U0251745

现代美学修复
modern esthetic dentistry

A–Z修复流程
an A to Z guided workflow

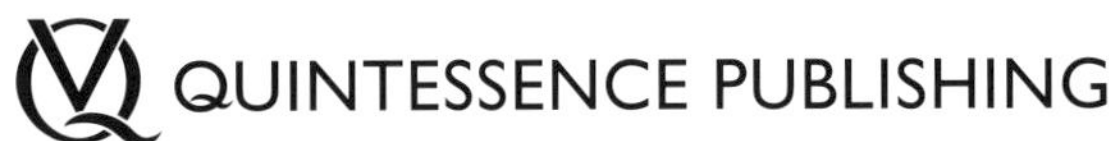

Berlin | Chicago | Tokyo
Barcelona | London | Milan | Mexico City | Moscow | Paris | Prague | Seoul | Warsaw
Beijing | Istanbul | Sao Paulo | Zagreb

现代美学修复
modern esthetic dentistry

A–Z修复流程
an A to Z guided workflow

（意）文森佐·穆塞拉 主编
（Vincenzo Musella）
刘伟才 范 震 主译

北方联合出版传媒（集团）股份有限公司
辽宁科学技术出版社
沈 阳

图文编辑

赵媛圆　刘　菲　丁宁宁　陈晓宇　刘玉卿　张　浩

This is translation of English edition Modern Esthetic Dentistry, An A to Z Guided Workflow, by Vincenzo Musella, first published by Quintessenza Edizioni S.r.l. in 2017

著作权合同登记号：06-2018第255号。

图书在版编目（CIP）数据

现代美学修复 /（意）文森佐・穆塞拉（Vincenzo Musella）主编；刘伟才，范震主译. —沈阳：辽宁科学技术出版社，2020.7

ISBN 978-7-5591-1556-0

Ⅰ. ①现… Ⅱ. ①文… ②刘… ③范… Ⅲ. ①口腔科学—医学美学 Ⅳ. ①R78-05

中国版本图书馆CIP数据核字（2020）第048304号

出版发行：辽宁科学技术出版社
（地址：沈阳市和平区十一纬路25号　邮编：110003）
印 刷 者：上海利丰雅高印刷有限公司
经 销 者：各地新华书店
幅面尺寸：280mm×280mm
印　　张：37.5
插　　页：6
字　　数：800 千字
出版时间：2020 年 7 月第 1 版
印刷时间：2020 年 7 月第 1 次印刷
责任编辑：陈　刚　苏　阳　殷　欣
封面设计：袁　舒
版式设计：袁　舒
责任校对：李　霞

书　　号：ISBN 978-7-5591-1556-0
定　　价：498.00 元

投稿热线：024-23280336
邮购热线：024-23280336
E-mail:cyclonechen@126.com
http://www.lnkj.com.cn

译者名单

TRANSLATORS

主译

刘伟才（同济大学附属口腔医院）

范　震（同济大学附属口腔医院）

译者

刘伟才（同济大学附属口腔医院）

范　震（同济大学附属口腔医院）

胥　春（上海第九人民医院）

杜　茜（上海品众百年茂骨整合中心）

李　琼（同济大学附属口腔医院）

李　琴（同济大学附属口腔医院）

俞懿强（同济大学附属口腔医院）

沈紫芸（同济大学附属口腔医院）

我以此书献给我的父母，感谢他们在日常生活及每一页的编辑工作中给我的支持与鼓励。

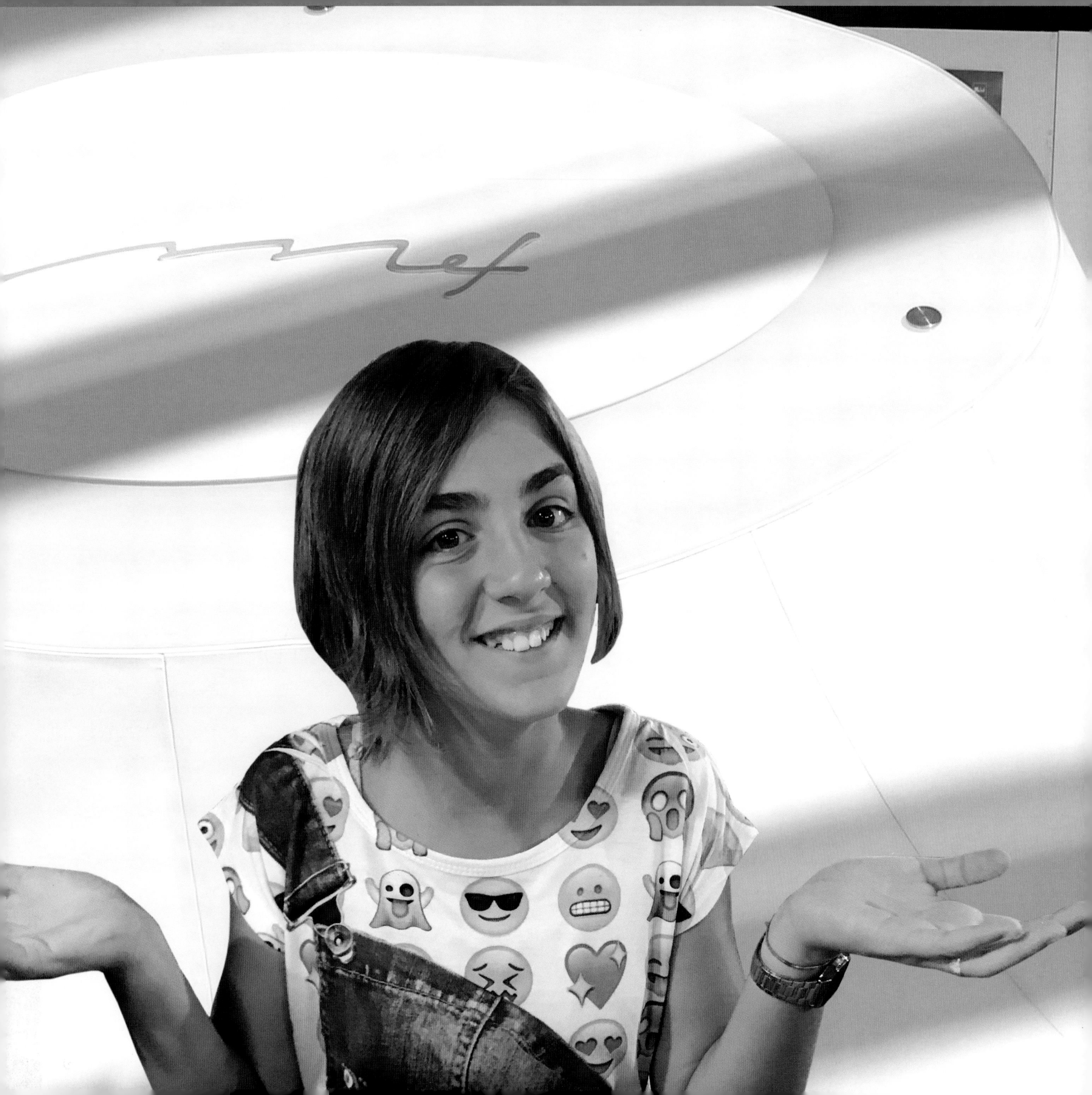

谢谢你——Nicole，感谢你的爱。

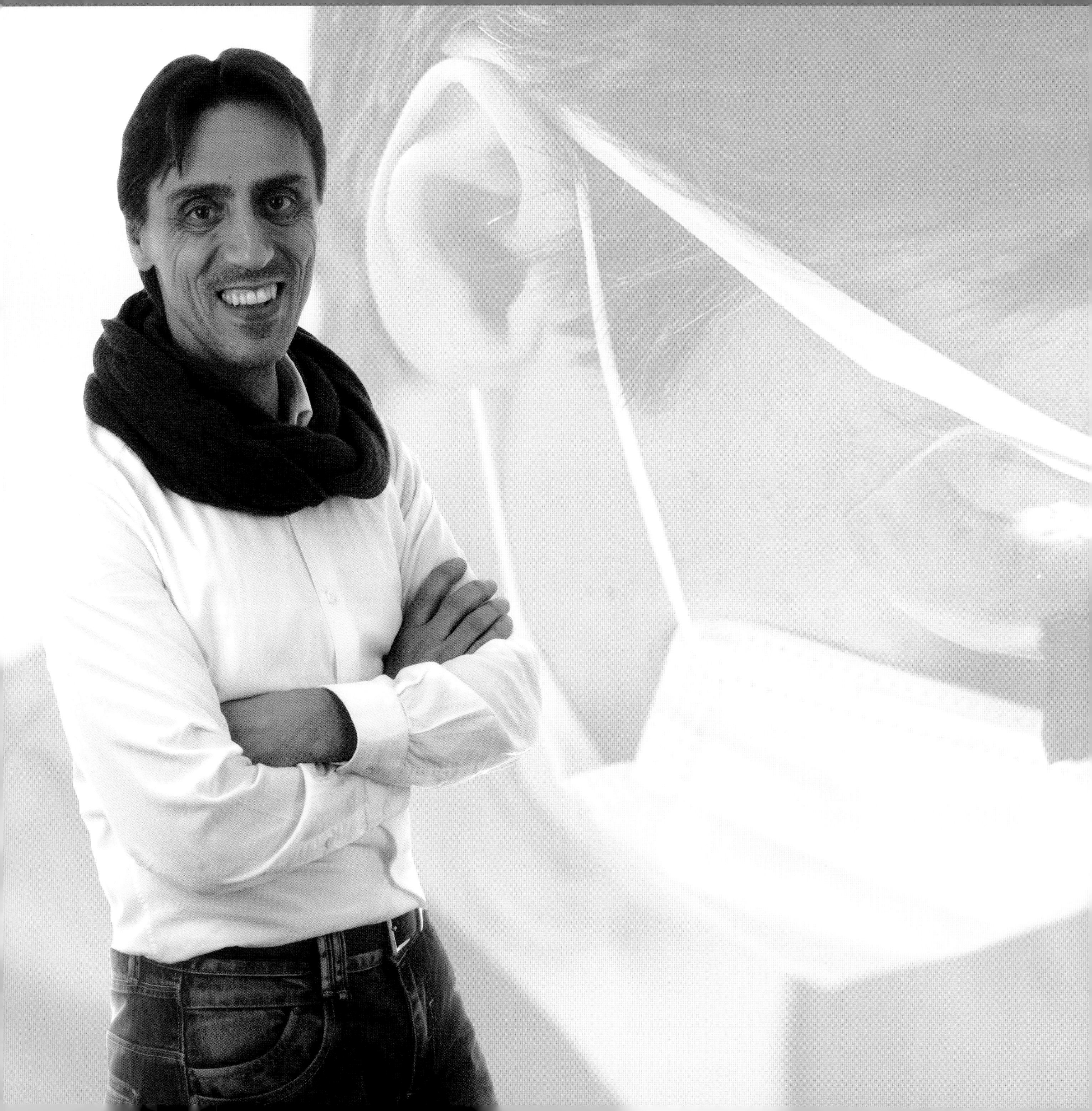

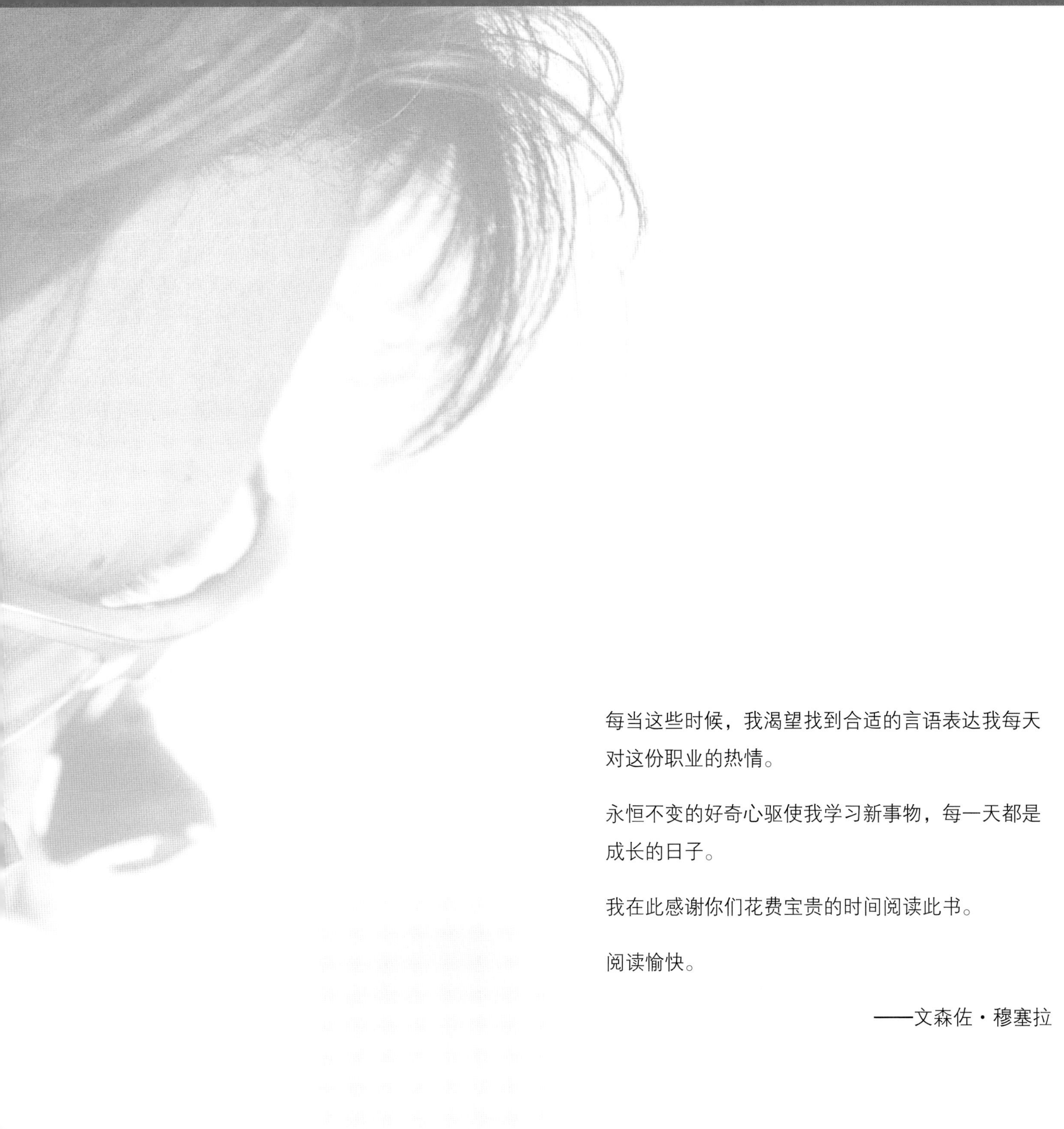

每当这些时候，我渴望找到合适的言语表达我每天对这份职业的热情。

永恒不变的好奇心驱使我学习新事物，每一天都是成长的日子。

我在此感谢你们花费宝贵的时间阅读此书。

阅读愉快。

——文森佐·穆塞拉

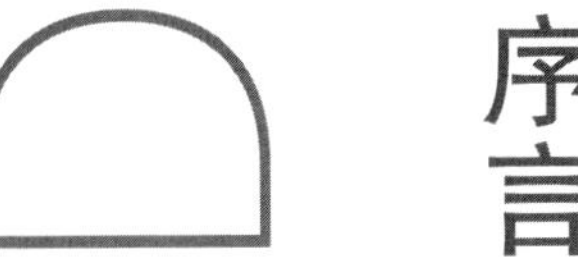
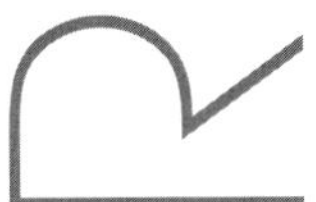
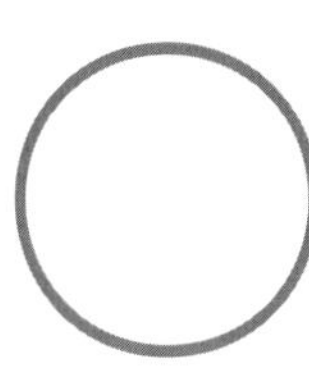
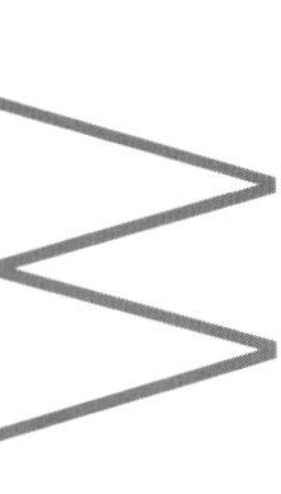
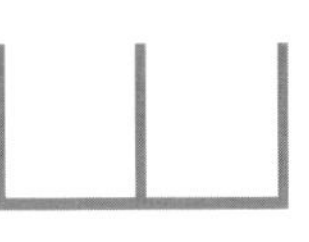

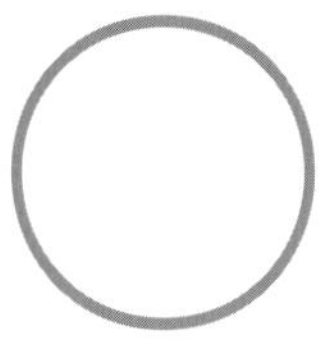
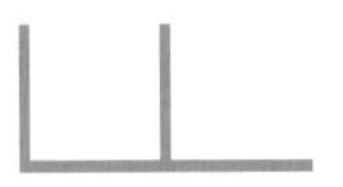

序言

在出版前，我很荣幸地阅读了文森佐·穆塞拉（Vincenzo Musella）所著此书的草稿。

这本书强调临床医生与技师之间重要的联系，同样关注口腔摄影。主题表达十分明确，旨在齿科领域有所指导作用。直白的文字能使读者立刻理解其中内容，领悟此书的精髓。

本书在图解丰富的摄影技术这有趣的章节后，开始展开“美学预览”的技工工艺和临床设计部分，作者在已有的修复方法上运用了一系列微妙、丰富的变化发明了这样一种技术，详细讲述了“美学预览”的概念并获得了高质量的修复效果。

简明的文字便于快速阅读，由此使读者沉浸于书本中渴望进一步获得和思考最终的修复效果。

本书阐述了一个观念：蜡型、石膏、硅橡胶、复合材料和瓷块摒弃了它们独立的特性，结合成为一个独一无二的整体元素。就好比独立的音符和准确的和弦结合在一起，便不再是单独的音符，而成了一首完整的旋律。

美学出自艺术家之手，是存在于常规的思路并进一步发展而来的最新组合——牙体解剖与殆学知识深远和发展的自然产物。

本书着重于如何通过逆向分层技术，利用前文提到的元素取得精湛的齿科修复效果。本书展示、介绍了这种新技术，通过不同复合材料有针对性的、独特的分层堆塑，可以简单地实现直接和间接的牙齿修复，并取得非常自然、逼真的修复效果。

作者通过对技工、临床、牙科材料的不断探索，得出逆向分层技术和“美学预览”的方法，来源于对该领域知识满腔的热爱和高敏感度。得到的出色修复效果不是运气，而是可预期的艺术和科学之间完美融合的结果。

阅读本书，欣赏了书中的照片资料后，被其中创新技术方法的自然美深深吸引。本书无疑是为了帮助那些渴望提升自己的知识和专业水平，并追求完美的医生。

达里奥·卡斯泰拉尼

ACKNOWLEDGMENTS

致谢

作为一名牙医和修复医生，我觉得需要列举一些被我当成榜样的具有不同风格特长的大师。由于上述原因，我发自内心地崇敬那些曾帮助扩展我的文化、专业背景的所有人。

与马里奥·马蒂尼奥尼（Mario Martignoni）教授跨职业交流为我的发展打下了基础；和他在一起，我学会了“看”，尤其是用一种不同的方式思考我的工作：正确的思考方式！马蒂尼奥尼教授教会了我严谨、准确，以及对义齿的无限热爱。我真的很荣幸能和他一起参与到各种牙科项目中。

另一个对我的职业发展产生深远影响的人是朱塞佩·祖帕迪（Giuseppe Zuppardi），我们现在成为了朋友，他是一名伟大的艺术家，一位拥有惊人天赋的牙科大师。他的人性和艺术品质使他成为一个独特的人。

最后，我还要提一个人，没有他的帮助我无法成为现在的自己。他是一个在幕后默默努力工作的人，正是因为这种“背后的努力”造就了成功。无论在阳光明媚还是黑暗的日子里，他总是陪伴着我，值得信任。感谢你，皮尔·保罗·戈尔多尼（Pier Paolo Goldoni），我的合作伙伴和永远的榜样。

感谢Alessandra Vinciarelli Michelangeli对本书礼貌和专业的翻译。

最后，真诚地感谢每一位给予我信心来分享这本有趣著作的人们。

团队

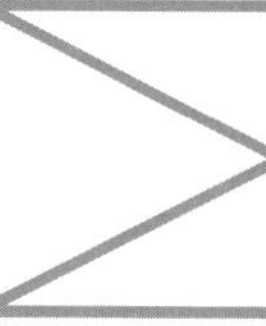
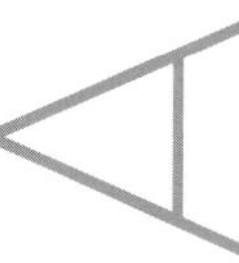

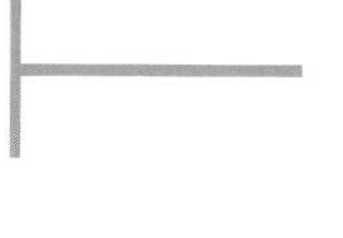
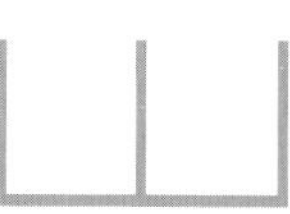
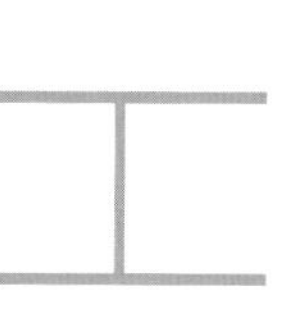
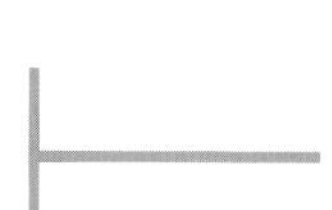

aesthetic dental®

美学齿科是一个有名望的组织，集中了全世界的牙医和牙科技师。这个组织每年都会在意大利摩德纳——传说中法拉利的诞生地，举办学术活动，讨论牙科技术。

年复一年，这些会议成功地在世界牙科领域中具有最高品质和声望的优秀个体与法拉利自动化汽车产业之间建立了平行关系。

这些会议包含了恩佐法拉利博物馆的参观旅行，一个理解法拉利如何、为何能成为传奇的完美场所。

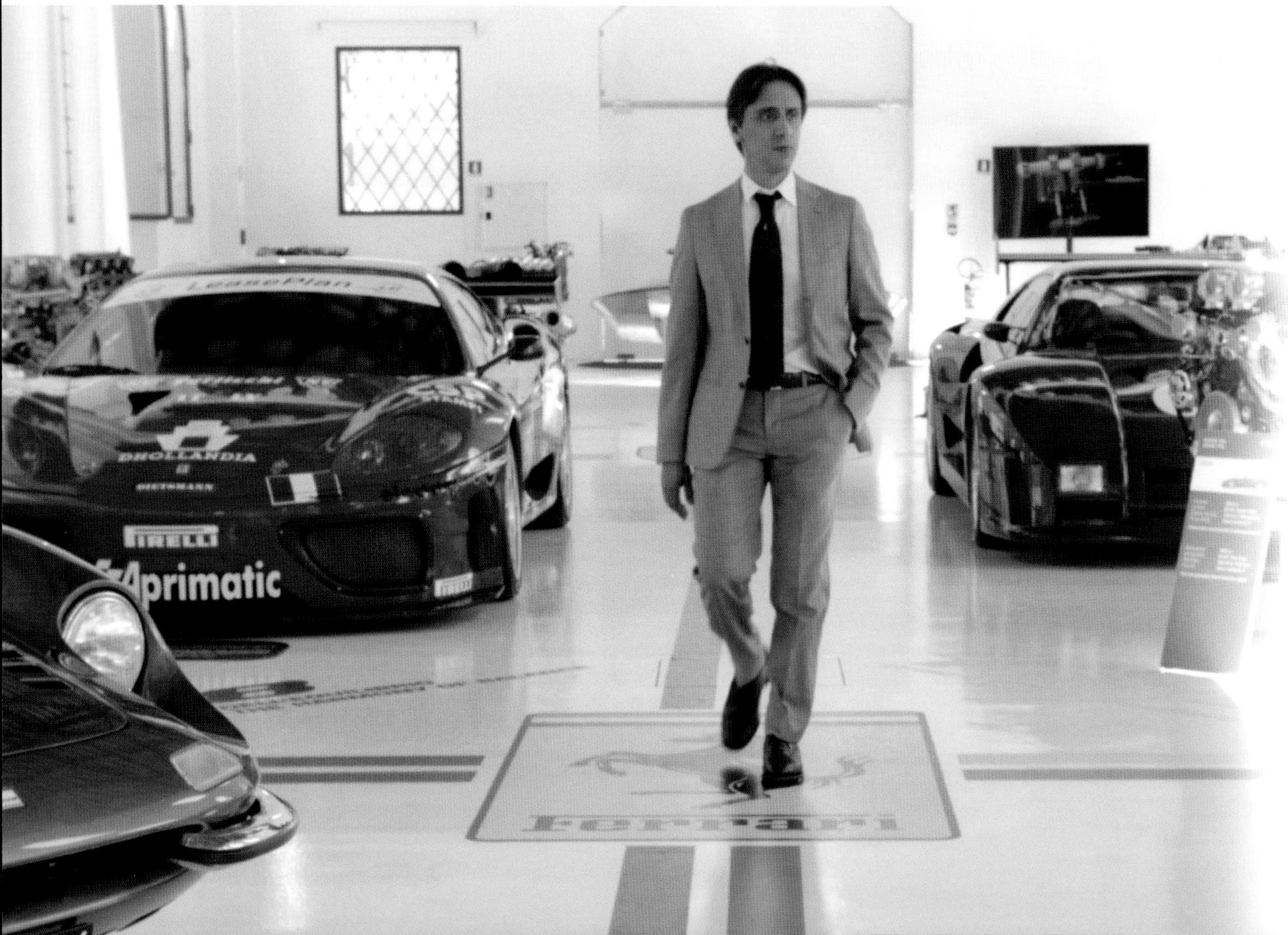

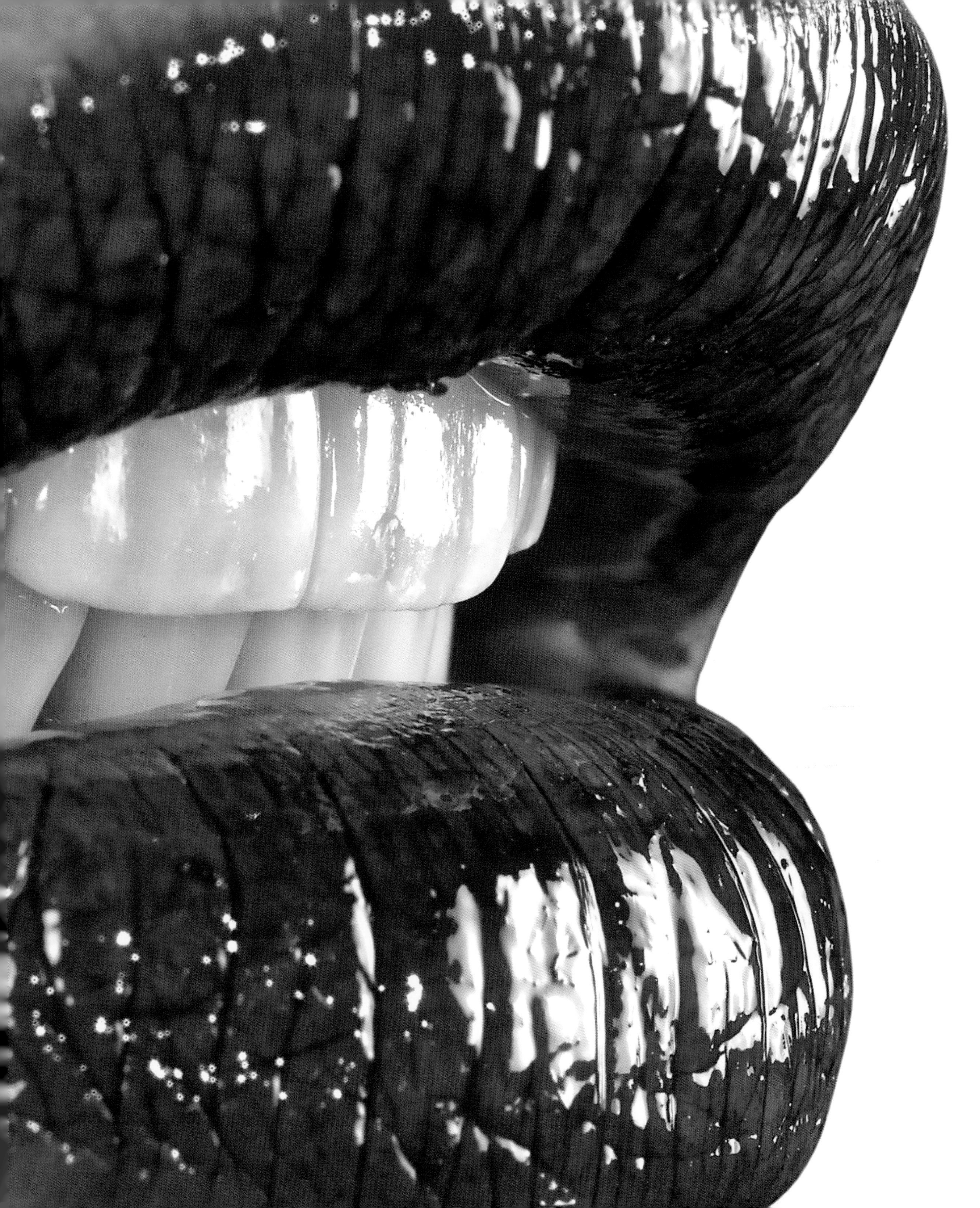

PART I

第一部分　美学预览

esthetic PREVIEW

前言

PREMISE

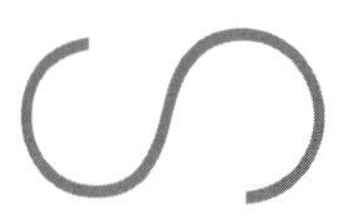

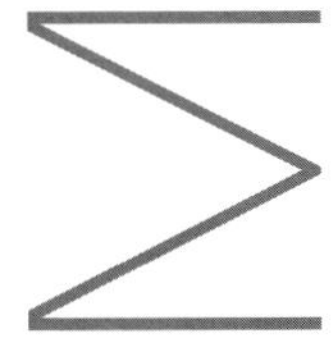

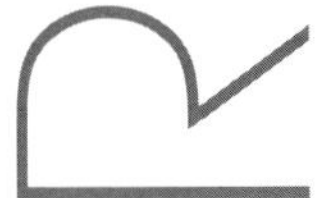

中切牙、侧切牙的美学修复一直是牙科修复中最大的挑战之一。的确，“没有健康就没有美学”，这有助于理解生物条件、牙科材料和技术，为有效的、可预期的、持久的修复奠定基础。

美学预览能展现所计划的所有治疗方案，使临床病例得到形象、真实的体现。美学预览能够让患者在专业治疗开始前粗略地看到最终的修复结果，取得患者对治疗计划的认可。

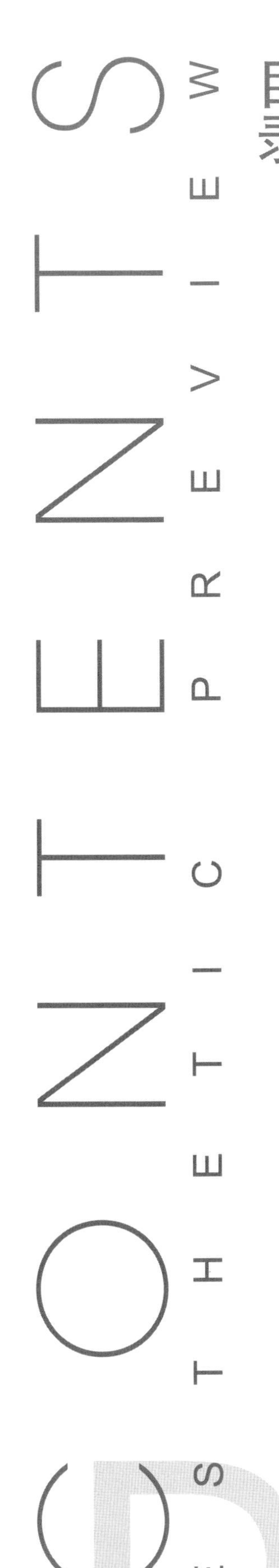

目录

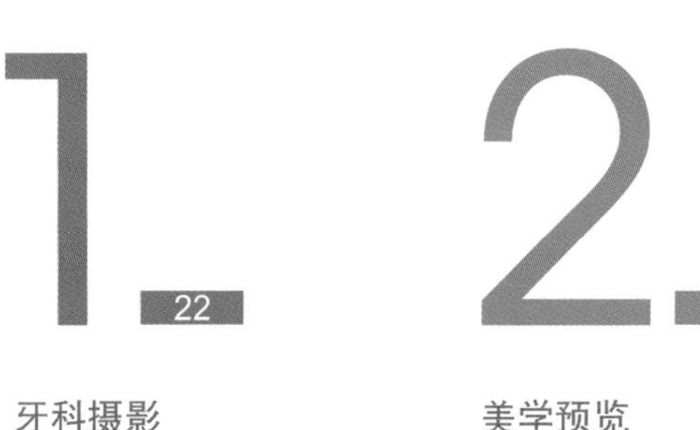

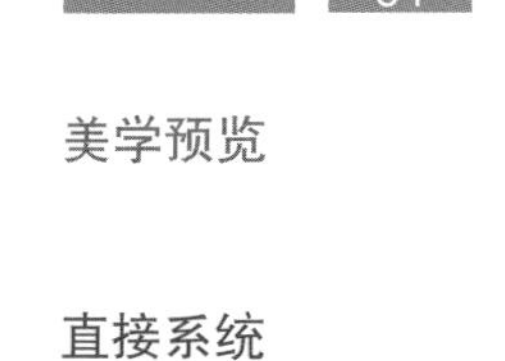

esthetic PREV

Vincenzo Musella, Mirela Feraru

牙科摄影
dental photography

牙科摄影的基础概念
basic notions of digital photography

1

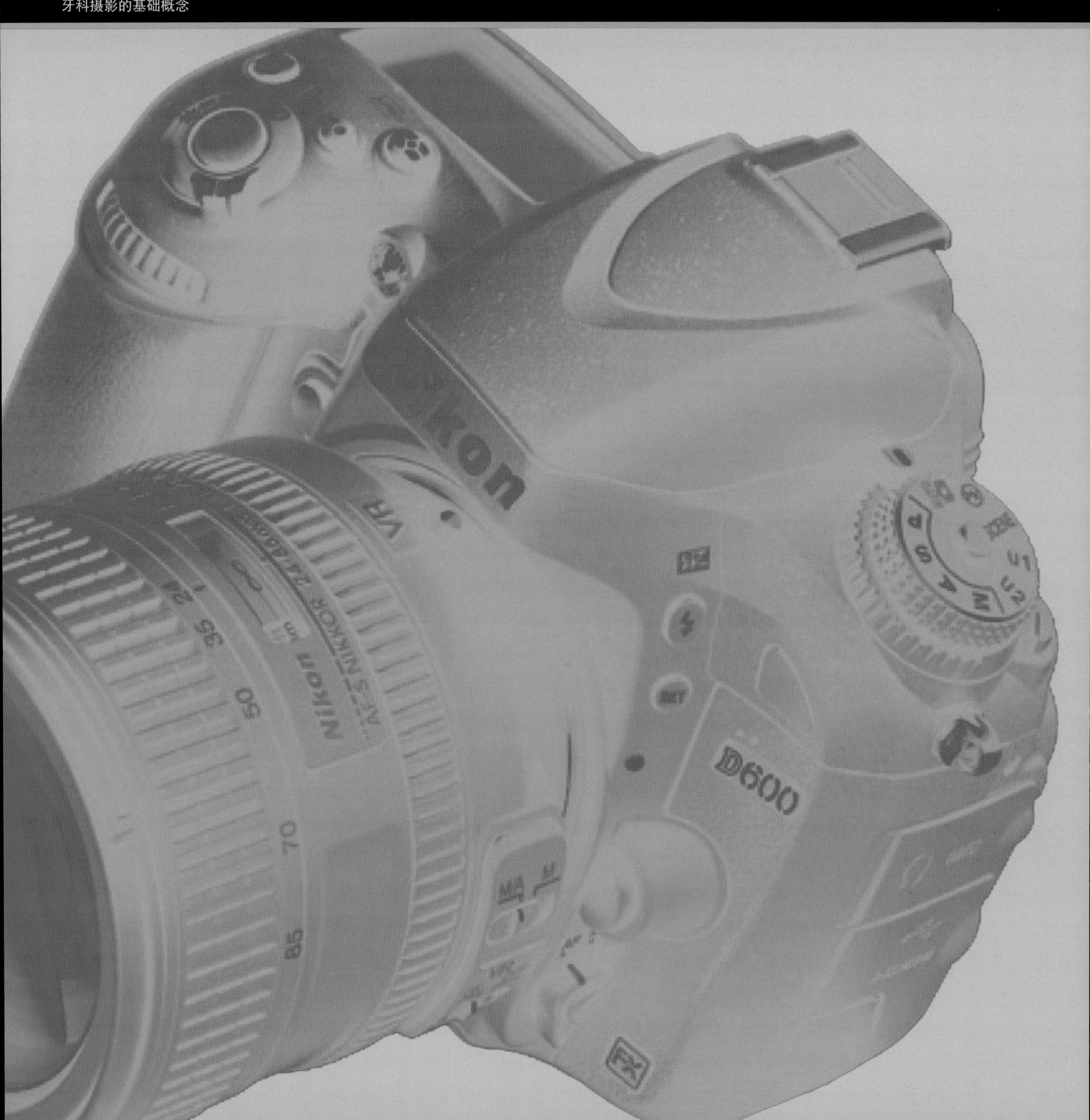
Nikon
AF-S NIKKOR
VR
24
35
50
70
85
D600
FX

前言

数码摄影在牙科中的应用

美学治疗的第一步是获取数据，包括对临床病例的详细分析以及必要的影像记录。

掌握正确使用相机的知识，并学习了解与之相关的信息，对于正确制订治疗计划至关重要。

本章旨在提供数码摄影在牙科中应用的基础知识，并聚焦于那些有助于牙医获得牙科领域最佳拍摄效果的知识，而剔除了那些容易打击他们积极性的晦涩、复杂的专业知识。

今天的照相机已经发展为一种可与计算机相比拟的高科技产品，如果牙医们学习并掌握了摄影技术，它将展现出令人满意的优越效果，而不只是牙科记录工作的辅助工具。在接下来的篇幅中，主要讨论了两方面问题：（1）在牙科摄影中正确设定拍摄参数；（2）摄影器材的最佳使用方法。内容涵盖牙科摄影的高标准规则、摄影器材、牙科数码摄影流程和常用技巧，以及便携式数码相机的使用。

牙科摄影的高标准规则

在过去的10年里，数字化技术越来越多地进入牙科领域。数字化技术使医生可以即刻制订可预测性的治疗计划并准确理解之，可以提供更精确的诊断，通过计算机辅助制订治疗计划，以及对各类修复体进行数字化、自动化加工制作。数码相机是牙科数字化设备的重要组成部分之一，具有多种配件。数码相机的应用，使医生得以全方位地了解患者的临床情况，获取并评估关键信息，做出更明智的决策。为了正确操作数码相机，以及理解其各种使用流程，从而更好地使用之，应全面了解牙科数码摄影的基础知识。

相对其他摄影类型，牙科摄影有其独有的特征和因素：患者的条件（如张口度不足）、牙龈的颜色和口腔的深度、口腔内的湿度，多种解剖结构并存，从口内到口外拍摄参数设置各不相同，以及其他不断扩展和深化的特征因素。摄影师（牙医或其他工作人员）在正式进行临床摄影记录前应确定获取相关影像的必要性。为了达到这一目的，牙医必须学会正确地设置和操作相机。作者认为尼康相机及其配件非常适合牙科摄影。

如前所述，相机可视为一个包含按键和菜单的计算机，有时还会较为复杂。牙医在面对诸多的复杂按钮和费解的菜单时，常常会感到沮丧和不知所措，继而越来越少使用相机。然而，如果他们专注于掌握自身拍摄领域所需的必要知识，就会发现相机实在是临床工作中令人惊叹、无可替代的重要工具。

所幸在牙科摄影领域，牙医只需掌握数码摄影的一些简单精准的基本概念，不需要成为专业摄影师。然而，牙医为了能正确拍摄和记录临床病例，了解一些相关的专业知识也是必要的。本章将着重讲解牙科摄影中最重要的一些参数，旨在提供简单明了的口内、口外摄影指南。本章中推荐的摄影参数均是针对配备105mm焦距微距镜头和双头微距闪光灯的相机。

牙医一旦掌握了这些摄影参数设置，再通过增加闪光灯反光罩、给既有的双头闪添加第三个闪光灯或者更换镜头，就能轻松地完成高质量的拍摄。尽管如此，在大多数临床病例中，采用基本的摄影器材装备就能获得足以令人满意的拍摄效果了，下文将对这些器材进行深入讲解。

摄影器材

首先，掌握摄影的基本器材最为重要，包括：**相机、镜头、闪光灯（或照明光源）**。

相机

让我们首先了解相机的基本构成。相机本质上是一个具有圆形开口的盒子，图像通过镜片投射到一个敏感原件表面，即目前普遍使用的数码传感器上，而既往使用的是胶片。**图1**和**图2**显示了尼康D7200相机，是尼康生产的最好用的相机之一。在相机机身上，分布着大量按钮，通过它们可以操控影像质量。

在相机诸多参数中，与牙科摄影关系最密切的主要包括：**感光度、F值或光圈值、曝光时间和白平衡**。

注意曝光主要由前3个因素决定。

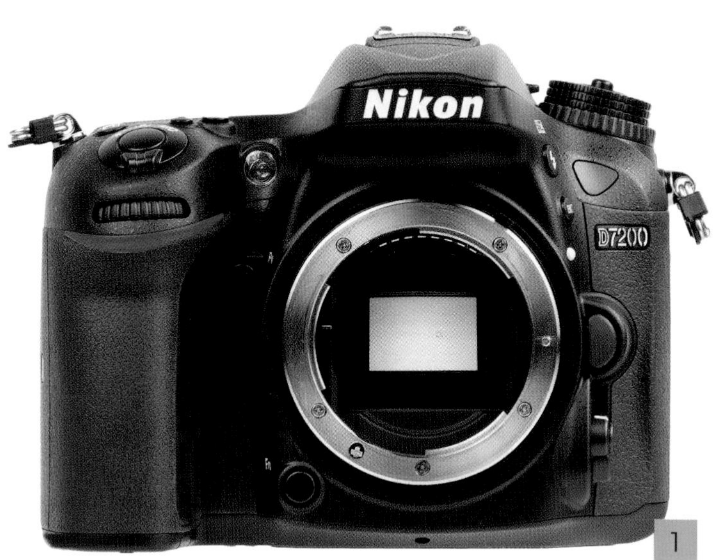

1

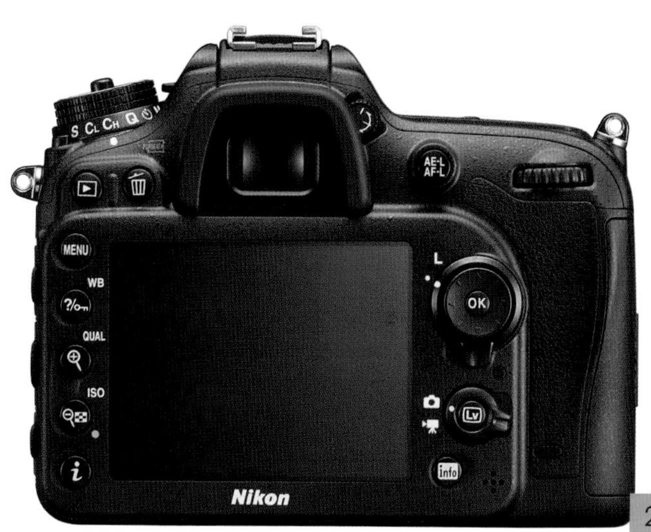

2

曝光

曝光是指通过相机镜头到达传感器的光量：到达传感器的光量越多，照片越明亮，反之亦然。正确调整曝光量可以避免照片过暗（曝光不足）或过亮（曝光过度）。

总而言之，当相机传感器接收的光量不足时，称之为曝光不足；当相机传感器接收的光量过多时，称之为曝光过度。基于此，摄影师必须找到正确的曝光平衡点。图像质量最终取决于正确的曝光平衡，使用闪光灯或人为控制照明光线方向和光量的情况除外。

感光度（ISO值）

感光度（ISO值）决定传感器的灵敏度：ISO值越低，传感器的敏感度越低。光照不足时，就需要设置较高的ISO值来提高传感器的灵敏度。然而，高ISO值有一个缺点：高ISO值带来了“数字噪点”，造成画面颗粒感强，图像粗糙，这在传统摄影中称为“颗粒感”。在摄影中，“噪点”或称“颗粒感”会从根本上劣化影像质量。

拍摄口内和小范围的口外照时，ISO推荐值为200；拍摄大范围的口外照如全面部照时，ISO推荐值为400（**图3，图4**）。高ISO值下的降噪效果是最新数码单镜头反光（digital single-lens reflex，DSLR）相机的价值所在，这使摄影师得以在难以控制的、昏暗的环境下拍摄照片。

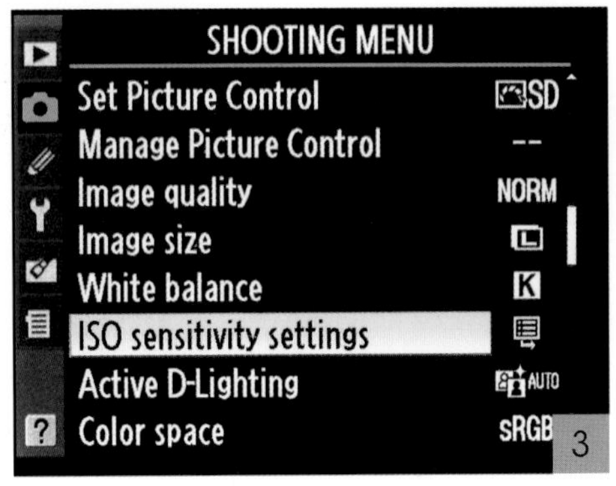

3

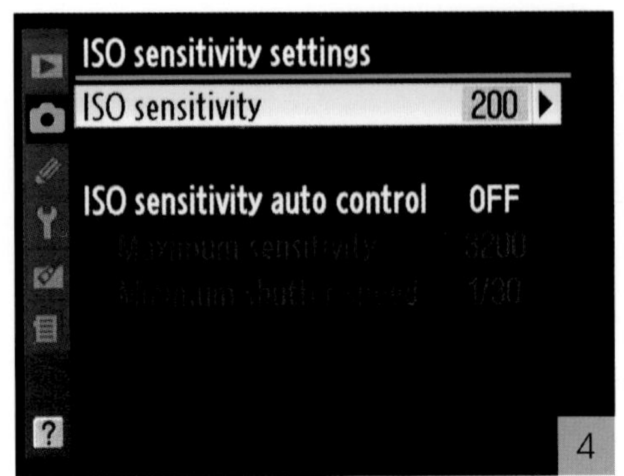

4

光圈值（F值）和图像的景深

光圈值（标记为F值）越小，镜头光圈口径越大，进入镜头到达传感器的光量越多；反之，光圈值越大，进光量越少。这是摄影师容易混淆的一个概念。

光圈值最大为f/1.0；然而，大多数大光圈定焦镜头的最大光圈值也仅为f/1.4～f/1.6。对于变焦镜头，f/2.8已经是很好的最大光圈值了。

大光圈镜头在光照不足的情况下也能拍出高质量的照片；此外，调整光圈值不仅能改变到达传感器的光量，还能控制景深。

摄影镜头的焦点通常是一个范围，在这个范围内的物体都能清晰成像（摄像镜头通常能在一定距离范围内聚焦使物体清晰成像）。景深的概念可理解为：获得清晰影像的范围越大，景深越大。

为了增大景深，可以减小光圈（增大F值）。通光量的减少可通过增强光源或延长曝光时间来补偿。

在拍摄牙弓正面照时，切牙和后牙（磨牙）均清晰可见是非常重要的。为获得较大的景深，必须缩小光圈、设置高F值（如f/32），同时增加照明补偿进光量。在拍摄远距离图片或肖像照时，景深并不重要，此时光圈可以开大，F值可设置在f/5.6～f/8。在人像拍摄中，通过虚化背景来突出被摄主体，常常可以取得很好的出片效果。

大光圈可以让更多的光线进入相机，进而能在昏暗的光照条件下拍摄（**图5**）。

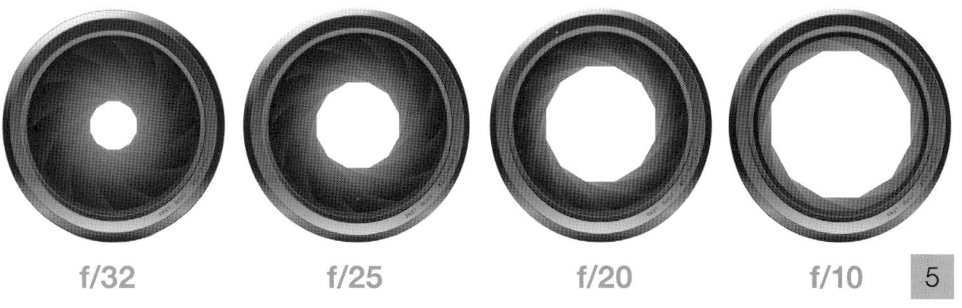

5

曝光时间

曝光时间或快门速度指的是相机中的胶片或数码传感器暴露于光线的时间。

快门速度越快，进入相机的光线越少；反之，快门速度越慢，进入相机的光线越多。快门速度通常以秒（s）为单位的分数表示：1/30秒，1/60秒，1/125秒等（**图6**）。

标准的曝光时间是1/60秒和1/125秒。在光照不足的情况下，需增加曝光时间；但是，当曝光时间超过上述范围时，必须配备防止相机晃动的配件，否则极有可能拍出模糊的照片。

快门速度和光圈是两个密切相关的参数；它们一起形成曝光组合，以控制到达数码传感器的正确通光量。曝光组合的调整符合“倒易律”，不同的光圈、快门速度组合起来能提供相同的曝光量。

曝光时间短，能较好地捕捉运动物体的影像。而短的曝光时间则需要大的通光量或高灵敏度的传感器（高ISO值）来补偿。

有时会使用长时间曝光来产生特效，如长曝光在夜间摄影中的应用。

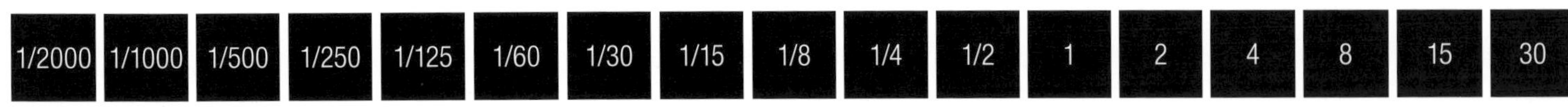

高速快门（曝光时间短，单位：秒）　　低速快门（曝光时间长，单位：秒）

6

白平衡

白平衡是决定图像色温的参数（**图7～图9**）。简言之，通过调整白平衡可使图像中显现的颜色与人眼真实所见的颜色完全一致。

人眼可以很好地适应色温的变化，因此无论环境光线如何变化，一张白纸看上去永远是白色的。然而，相机传感器并不具备人眼的这种能力，当受到周围环境影响时，其不能准确地感知颜色。因此，在特定环境中拍摄时，传感器必须首先设置白色的基准值，这个基准值就是在该环境下拍摄照片的色温参照值。在相机菜单内有多种色温可供选择。在牙科摄影中较合适的色温值是自然光的色温值：5500K。在即将进行拍摄的场所（通常是椅旁，多种光源照射下），通过拍摄白纸来设置白平衡值，可以确保正确的拍摄色温。建议在关闭牙科椅灯的状态下设置白平衡，拍摄照片时也始终保持牙科椅灯关闭。

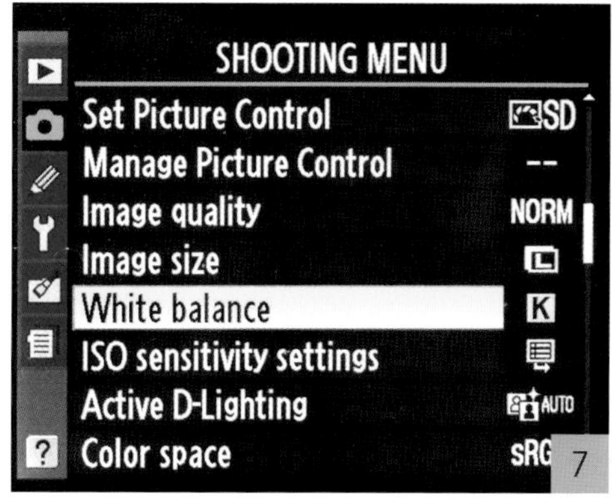

7

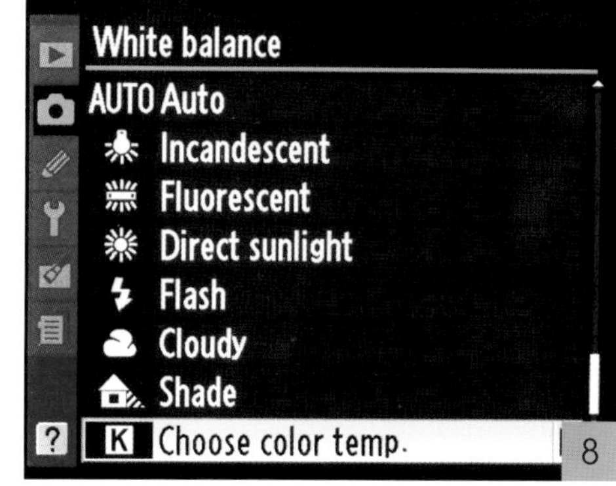

8

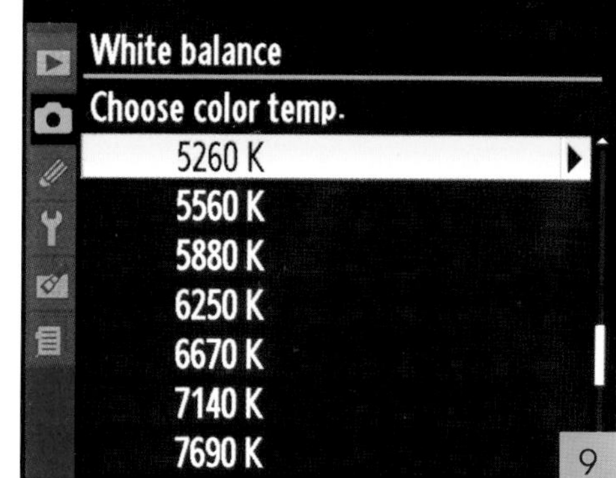

9

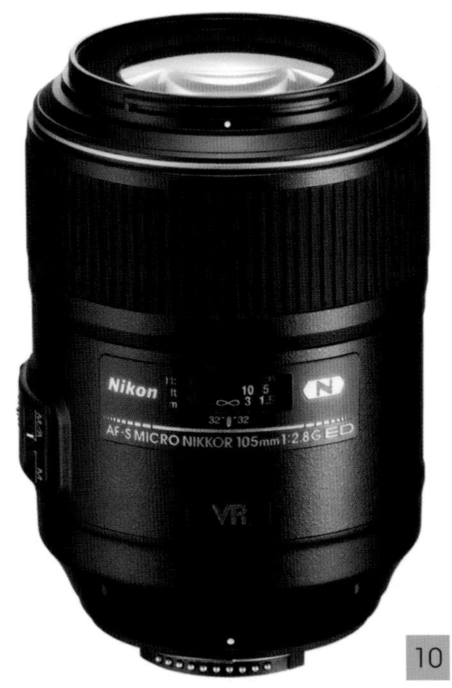

10

镜头

镜头是摄影的核心部件：相片的质量取决于镜头。单镜头反光（SLR）相机的优点之一是可以使用微距镜头拍摄，选择正确的镜头，配合正确地设置相机，可以得到稳定、可重复的完美摄影流程。

市场上有多种微距摄影镜头，考虑到摄影者与被摄主体的距离和取景特点，100mm焦距镜头是最佳选择。摄影者要考虑到该焦段镜头还将用于人像拍摄：105mm镜头拍摄人像需要的拍摄距离大约是4m，这显然要受制于牙科诊室的大小。尼康的105mm f/2.8 VR Micro-Nikkor镜头（**图10**）是临床和技工摄影中最常用到的镜头之一。其光学结构能很好地捕捉牙齿或模型的细节。正确使用该镜头，能获得色彩真实而温暖的图像。而且，该镜头最小光圈可达f/57。

闪光灯（以及其他照明光源）

在牙科摄影中，使用外置闪光灯可以补偿小光圈（如f/28, f/32）拍摄造成的曝光不足。闪光灯的亮度可以通过闪光指数来衡量。相机的内置闪光灯一般位于镜头上方，在牙科摄影中并不实用，因其亮度有限且常常产生煞风景的阴影。因此，需要在镜头的不同位置添加外置闪光灯，并关闭内置闪光灯。

环形闪光灯（环闪）：位于镜头前方（**图11**），通常具有减少阴影的效果，但是这也常常导致图像变得“扁平”，无法显示牙齿微观和宏观解剖结构上的凹凸不平的细节。使用环形闪光灯拍摄很难再现牙齿的细节，从而增加了通过照片进行医技交流的难度。靠近镜头的牙齿表面会出现反光。尽管如此，环闪由于可以很好地照亮口腔深处，因此特别适用于口腔外科手术摄影。

双闪：可固定在镜头上或置于扩展支架上（**图12**）。可根据所拍摄区域在口腔的位置来设置闪光灯相对于镜头的位置（见下文）。灯光的方向决定于两个因素：闪光灯相对于镜头的位置；闪光灯相对于被摄主体的位置。

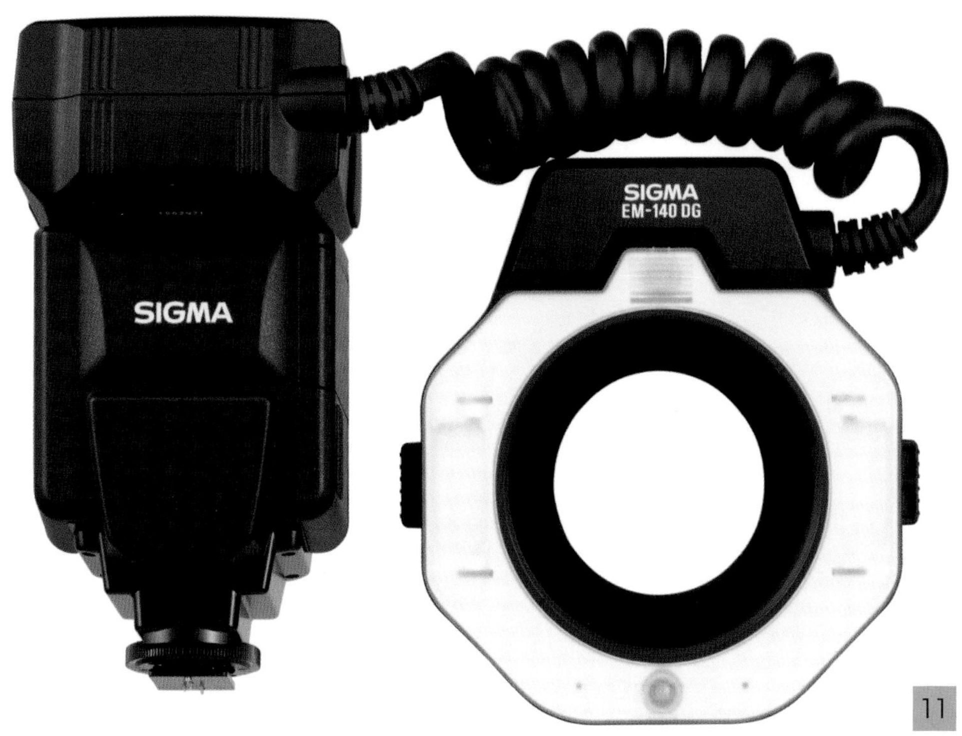

11

闪光灯能控制照射光量的大小，是另一个影响曝光水平的变量。可以通过下面两种方式控制闪光灯输出光量：（1）根据诊室内已有光源自动计算所需光量（即TTL测光系统）；（2）使用手动模式。通常建议使用手动模式，由摄影师来决定闪光量。

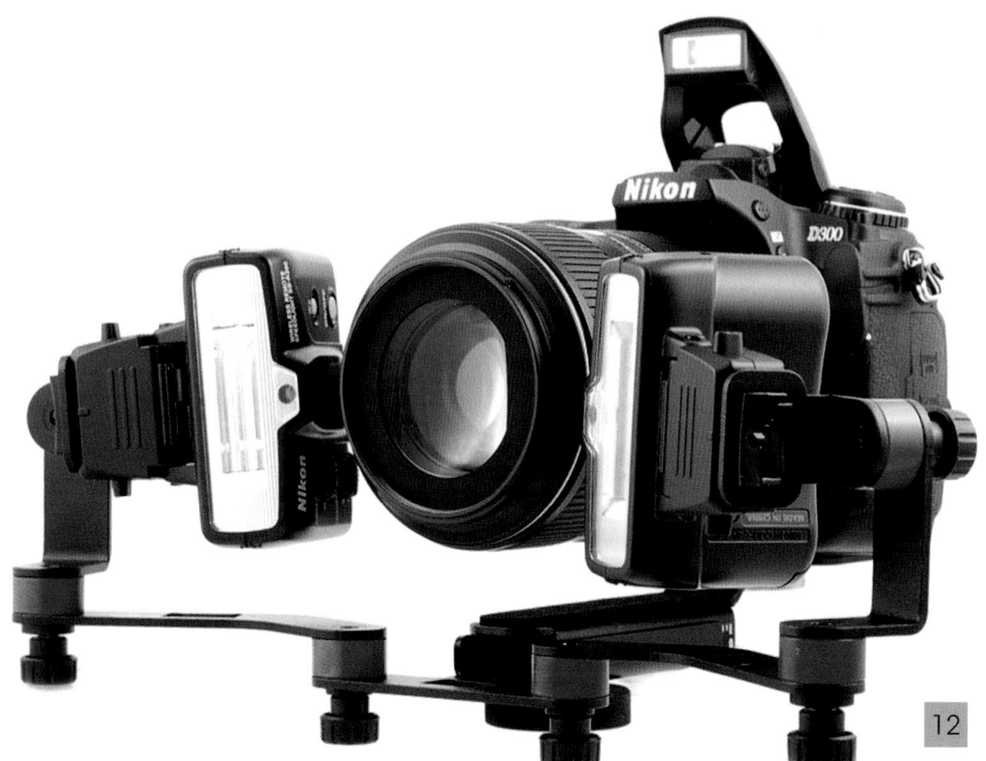

12

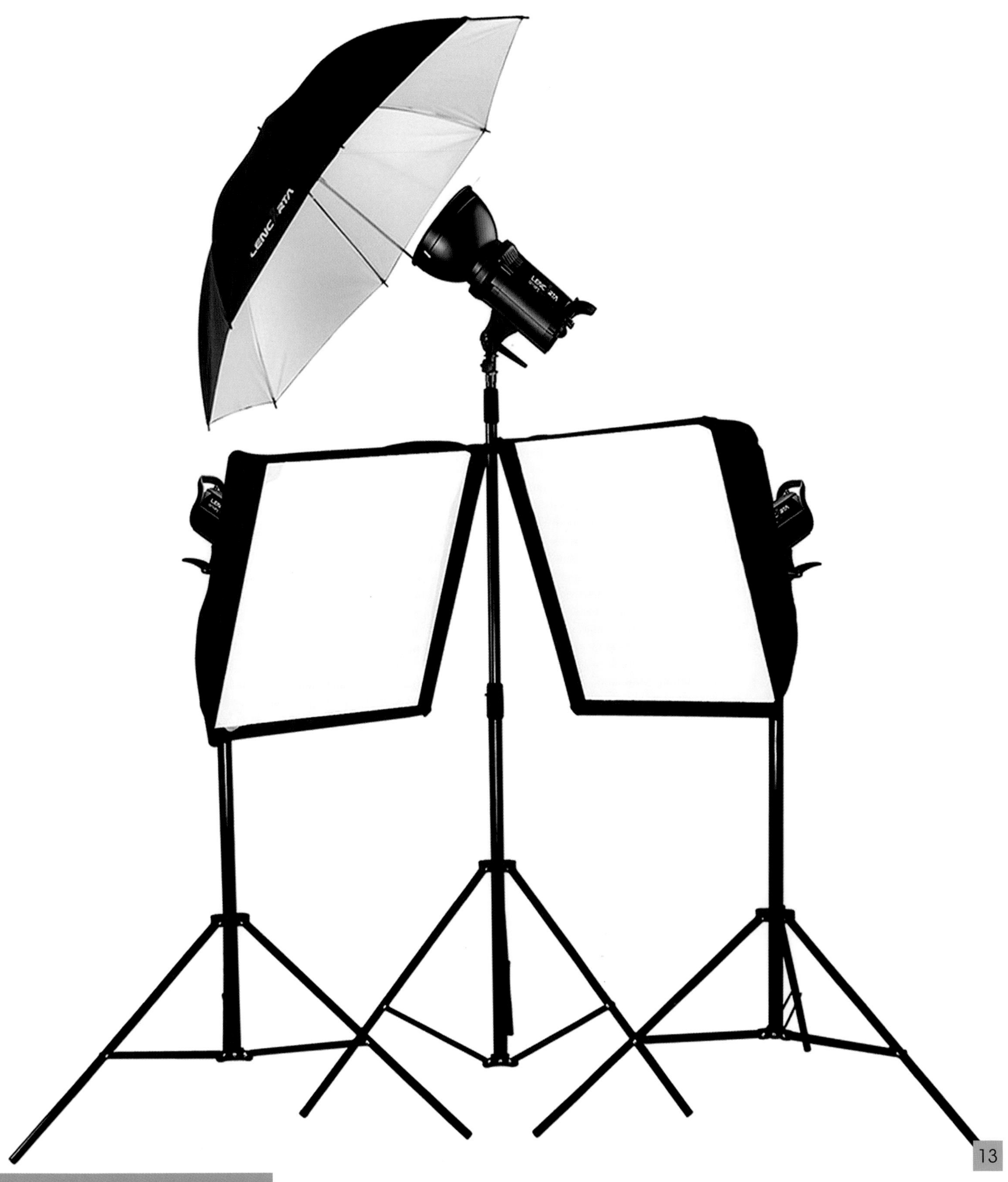

13

散射光或非直射光

使用散射光拍摄是指不直接用光源（包括阳光，闪光灯或其他灯光）照射被摄主体的情况下拍摄图像。

在牙科诊室或技工室，拍摄时的光线几乎全由闪光灯提供。这种情况下，光线在牙面上发生反射，在牙齿的重要部位留下大面积的白色光斑，大量光学特征无法显现。

散射光可经两种方式获得：（1）光线通过不透明白板反射后照射在被摄主体上；（2）闪光灯输出的光线经半透明物体过滤后再照射到被摄主体。有多种柔光板和反光伞可提供散射光（**图13**）。

散射光均匀照射不产生反射或折射，阴影柔和，能很好地捕捉被摄主体，色彩饱和度恰当，质感细腻。在牙科摄影中，散射光能产生柔和、宜人的效果，且并不丢失细节。在拍摄面部时，散射光可以柔化面部特征及缺陷。散射光尤其适用于正畸、修复、美学中面部肖像摄影。

柔光盒对拍摄牙科修复体很有帮助。柔光盒是一个内衬白色帆布的盒子，内置或外置闪光灯。光线经过帆布衬里间接照射在修复体上。如果闪光灯位于柔光盒内部，光线首先投照在盒子内壁上，光线经过不同表面的反射再到达被摄主体，这样的光线也是间接、分散的。

拍摄牙弓时使用的是另一种柔光盒；它们可以附着在闪光灯上，可以发出间接、柔化的光线。这样，闪光灯并不是正对被摄主体，而是投射在其周围，被摄主体由散射光照亮。

在牙科诊所中设置的专用摄影区，需要配备1～3种光源（**图14**）。

如果牙医想要使用经典的双光源照明，需要设置主光源（位于被摄主体斜上方）和背景光源。Lastolite出品了多种背景幕，方便医生在有限的空间进行拍摄。上述配置方式只是一个建议；多样化、个性化的设置组合方式数不胜数，因人而异。

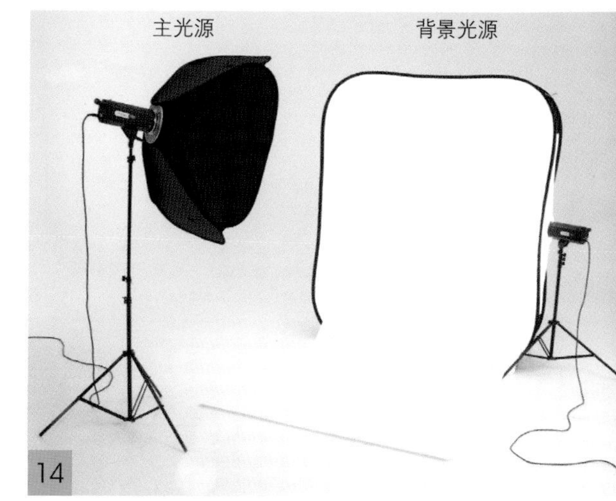

14

摄影配件

牙科摄影的主要目的是促进治疗中医生与患者、治疗团队间的沟通，以及论文和期刊文章等教学、科研方面的需要。作者们探索出如何既能突出细节又能反映整体观的摄影照明技术。

牙科摄影中需要使用大量的摄影配件，辅助口腔不同区域的拍摄并调整影像的亮度。下面对一些必不可少的配件进行概述。

口腔牵拉器

拍摄中，口腔牵拉器用于牵拉口唇和颊部以暴露口腔内部。

根据拍摄要求的不同，牙医可以选择不同款式、大小（成人和儿童）的牵拉器。有时候，为了获得理想的组织牵拉效果，需要磨改牵拉器（**图15～图18**）。

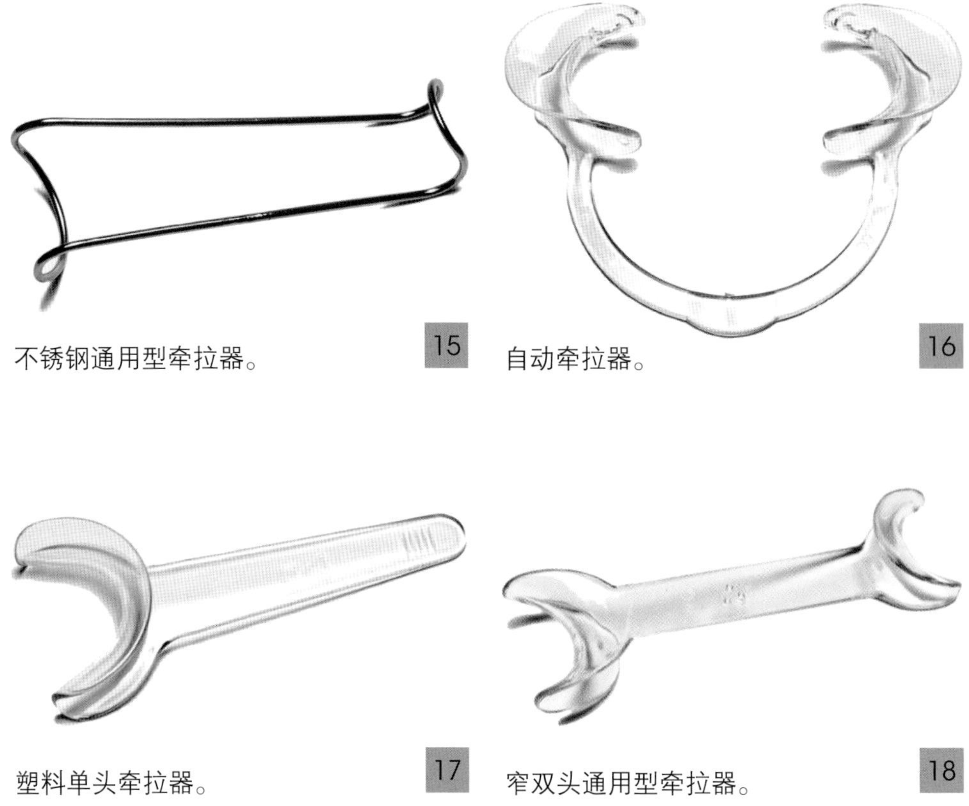

不锈钢通用型牵拉器。 15

自动牵拉器。 16

塑料单头牵拉器。 17

窄双头通用型牵拉器。 18

口腔反光镜

口腔反光镜有多种款式和大小可供选择使用，通常用于牙齿咬合面、颊侧、舌侧的拍摄（**图19～图21**）。应根据张口度的大小以及拍摄区域选择适宜大小和形状的反光镜（**图22～图24**）。

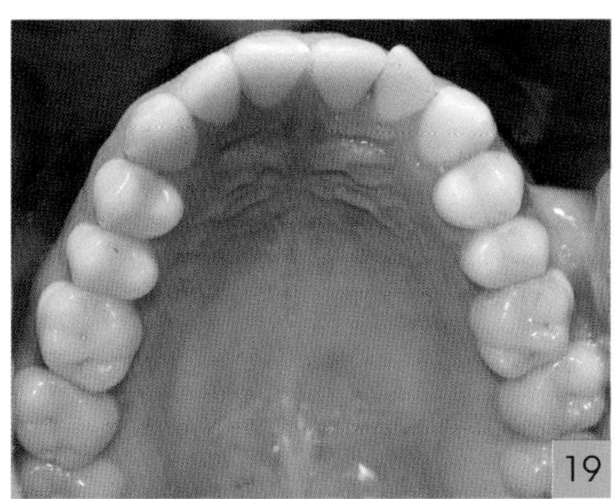

上牙列咬合面观。

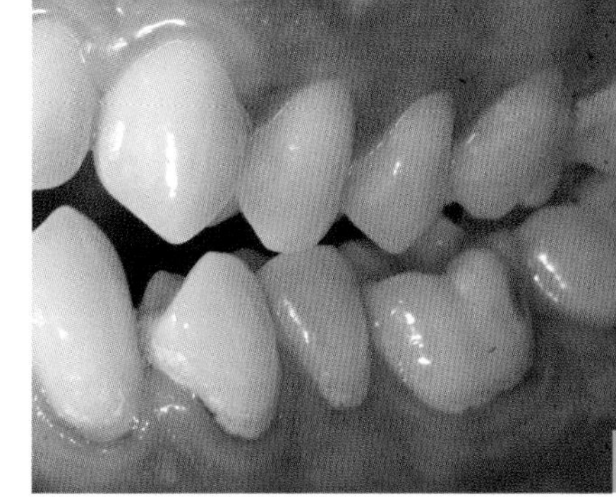

侧面观。

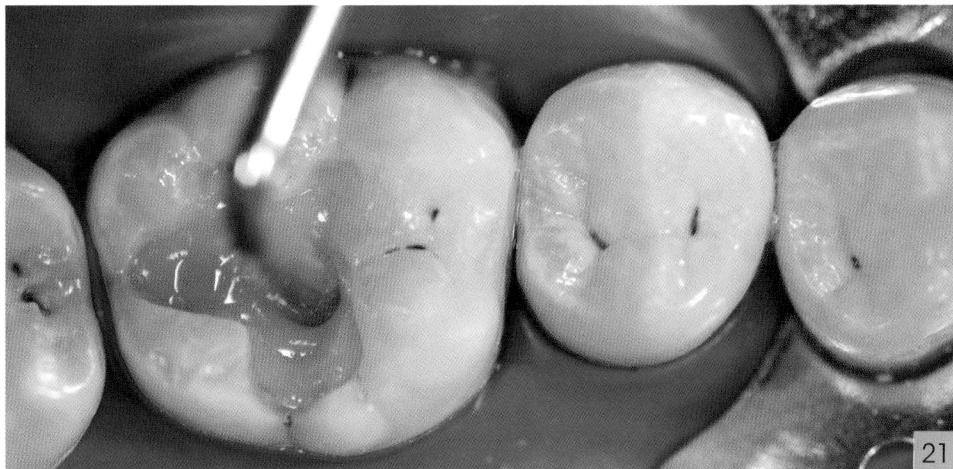

使用口腔反光镜辅助拍摄口腔后部的临床病例照片。

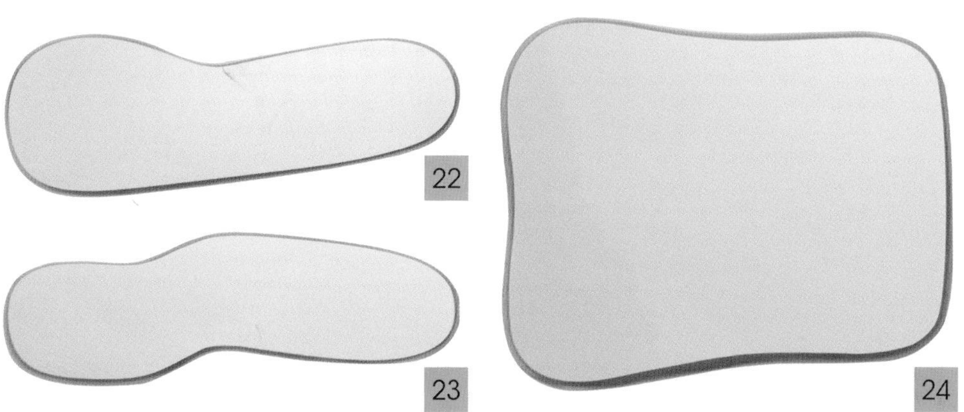

口腔背景板

口腔背景板（Flexipalette背景板，Smile Line）用以突出牙齿色彩特征，它有多种款式和大小可供选择（**图25～图27**）。Flexipalette比色背景板（Flexipalette Color Match）适用于数码相机调节白平衡（**图28**）。

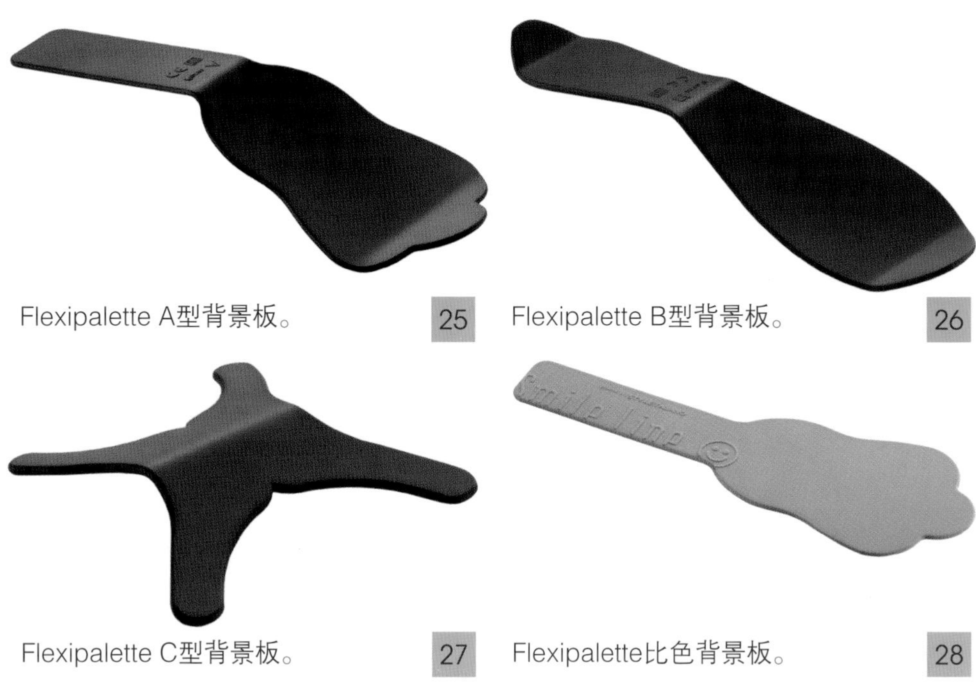

Flexipalette A型背景板。 25

Flexipalette B型背景板。 26

Flexipalette C型背景板。 27

Flexipalette比色背景板。 28

数字化印模口扫专用口腔牵拉器

Photo–CAD牵拉器（Smile Line）是一套专用于计算机辅助设计/计算机辅助制造（CAD/CAM）系统中进行口内扫描获取数字化印模的口腔牵拉器，材料与制作Flexipalette背景板的材料相同。CAD/LOW型（**图29**）用于下颌，CAD/UP型（**图30**）用于上颌。

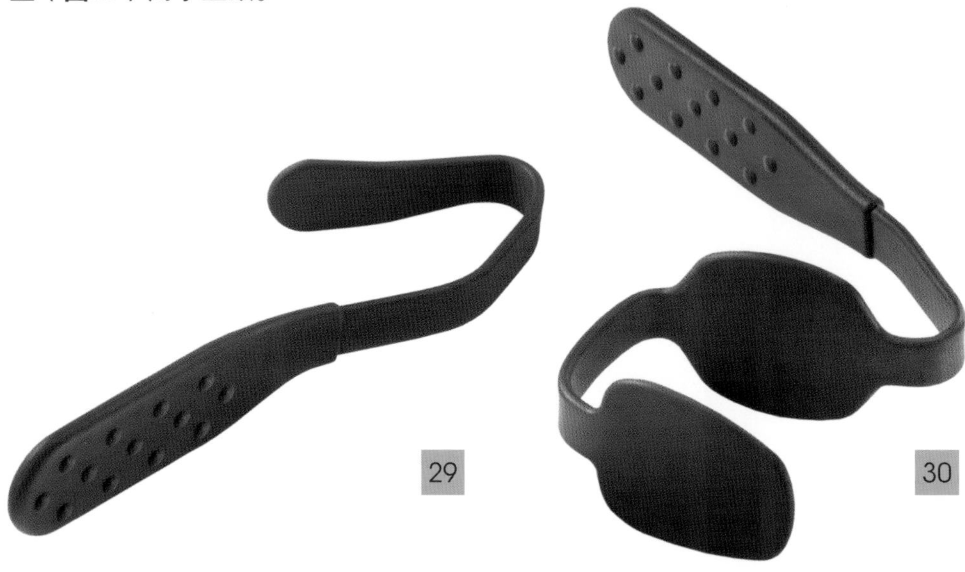

29

30

偏光镜

阳光或灯光通常在三维空间中的多个方向上向外振动传播。而偏振光只在一个平面上振动传播。将普通光线转化成偏振光的过程称之为偏振化，最常见的偏振化方法是通过滤镜（滤光器）将光线转化为偏振光。偏光滤镜将电磁波的多向振动压缩成单一平面上的振动。

偏光滤镜，如Smile Lite滤镜（Smile Line），可以消除牙面反光，揭示牙齿的色彩结构，是再现天然牙形态的重要工具（**图31**）。

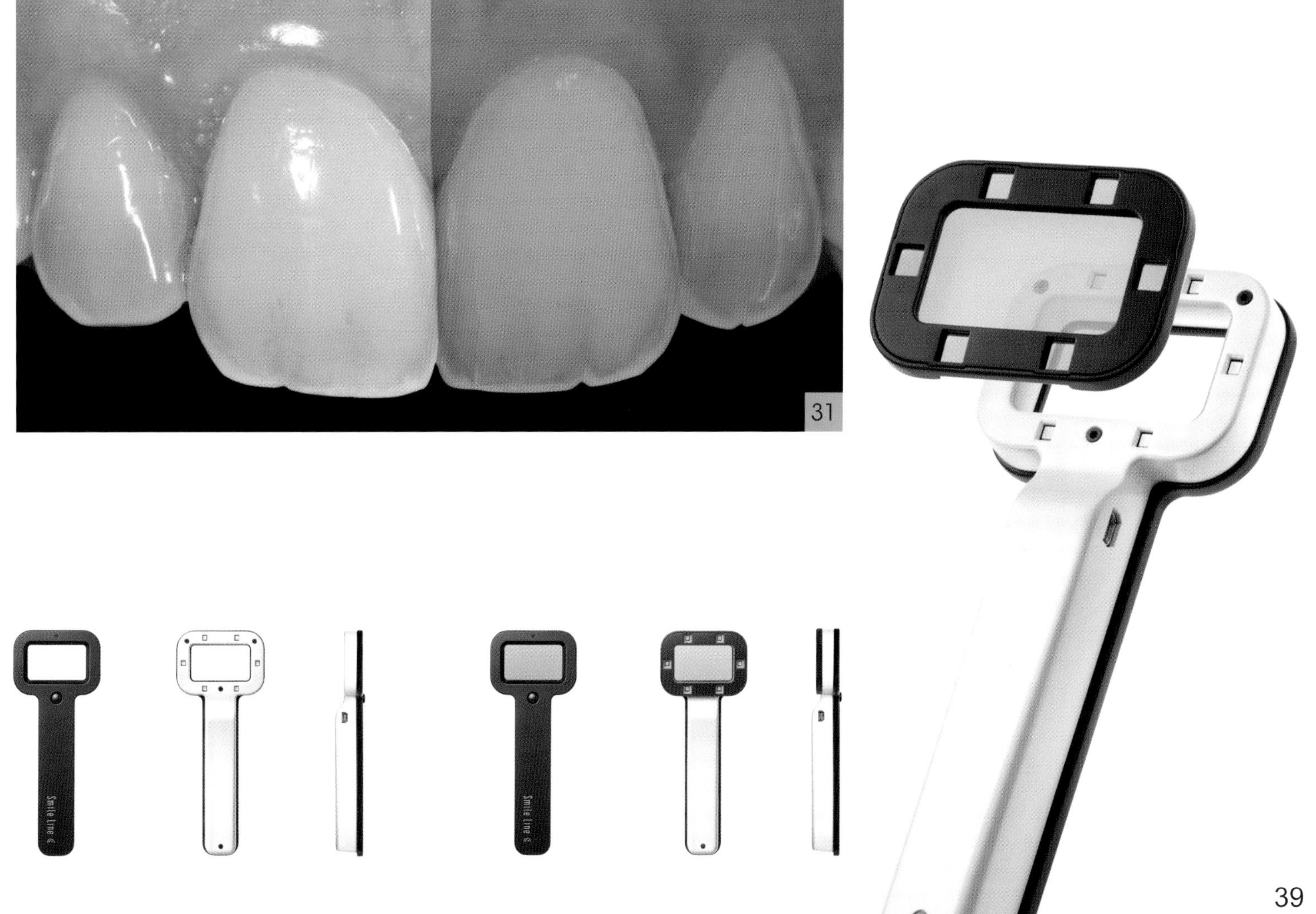

31

口腔摄影用反光罩和柔光器

反光罩

小型反光罩（如LumiQuest，**图32**）不像偏光镜那样会改变光线性质，但能改变照射在物体上的光线方向，产生散射光效应。光线首先照射在反光罩的侧面，再反射到物体上，实现间接光照。反光罩消除牙面的反射光斑，柔化图像，能更准确地确定牙齿颜色。

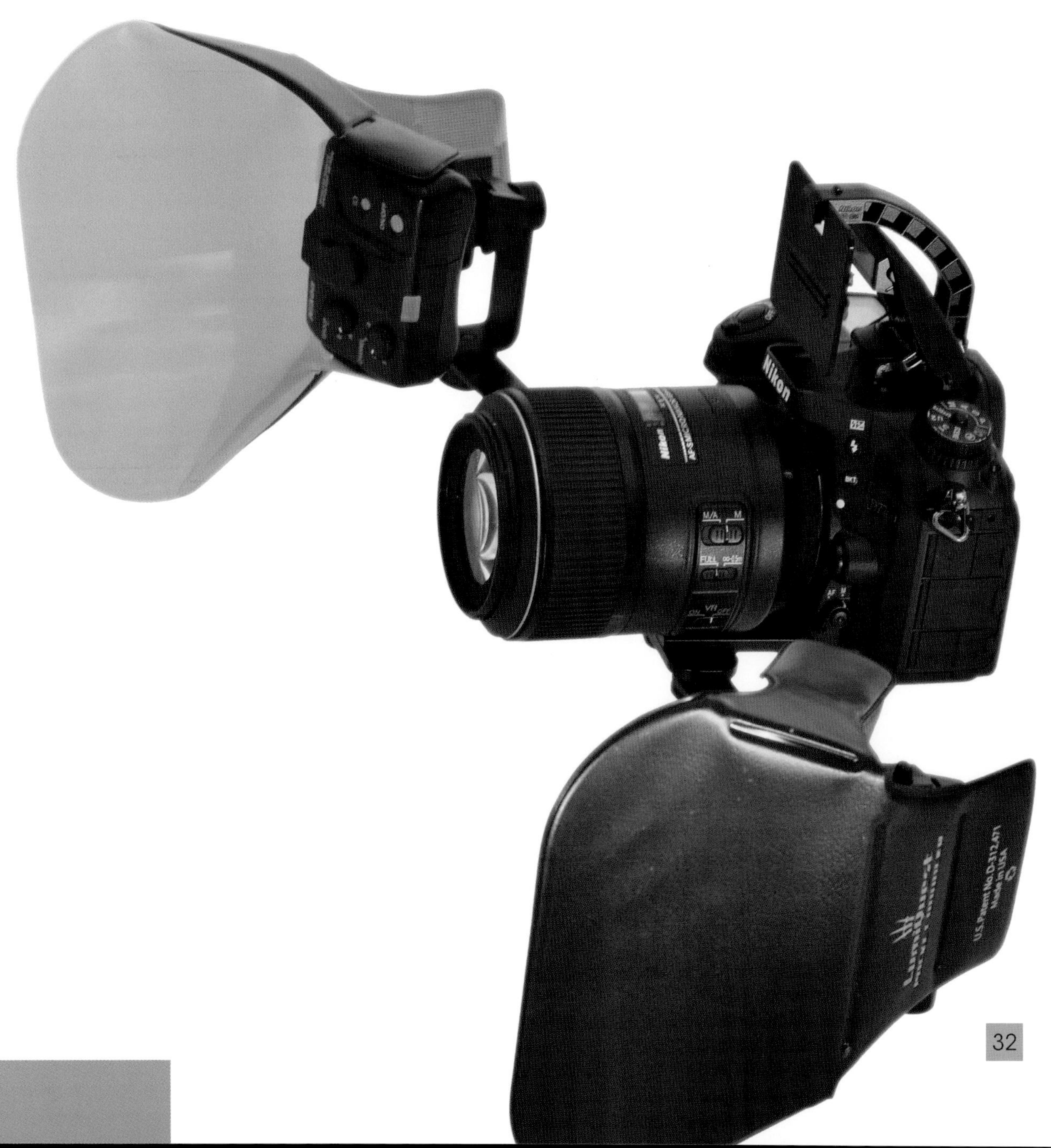

32

柔光器

小型柔光盒通常由塑料或白布制成（**图33，图34**），尺寸大小各异。它们可以附加在尼康SB-R200或其他类型的闪光灯上。这些柔光器产生的光线可以淡化阴影、柔化被摄主体。在牙科摄影中，柔光器用得较少，因其对光线的柔化效果弱于反光罩。

下面两幅照片分别由小型反光罩（**图35**）和小型柔光盒（**图36**）拍摄。

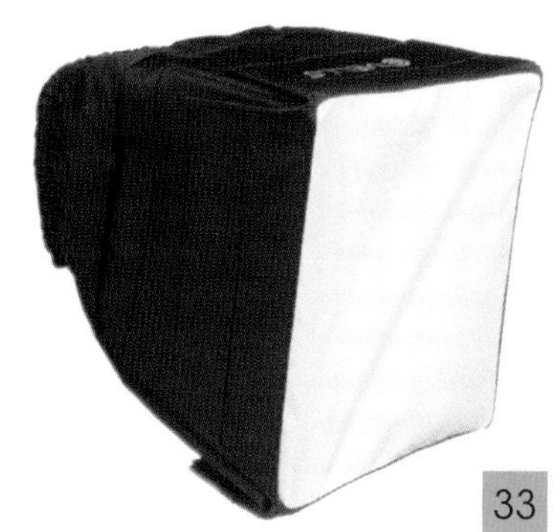

33

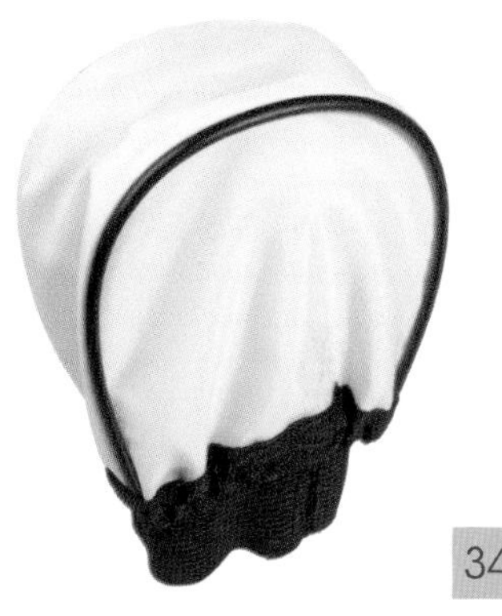

34

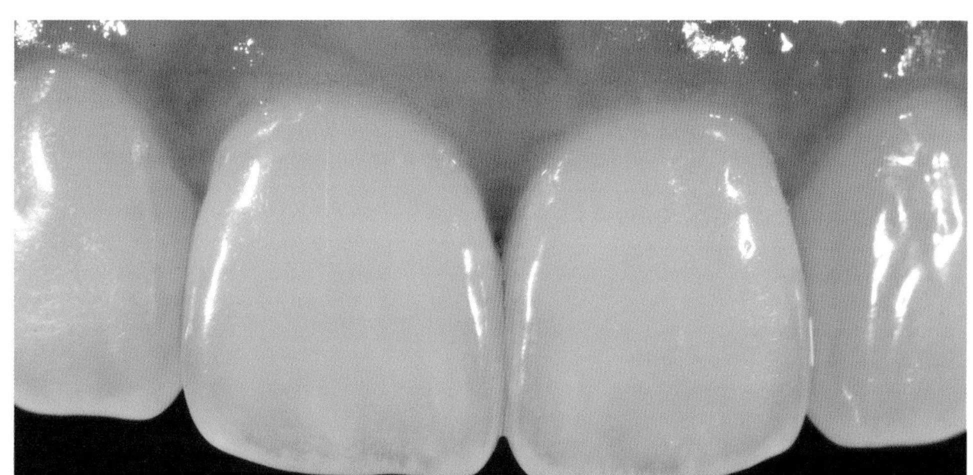

35

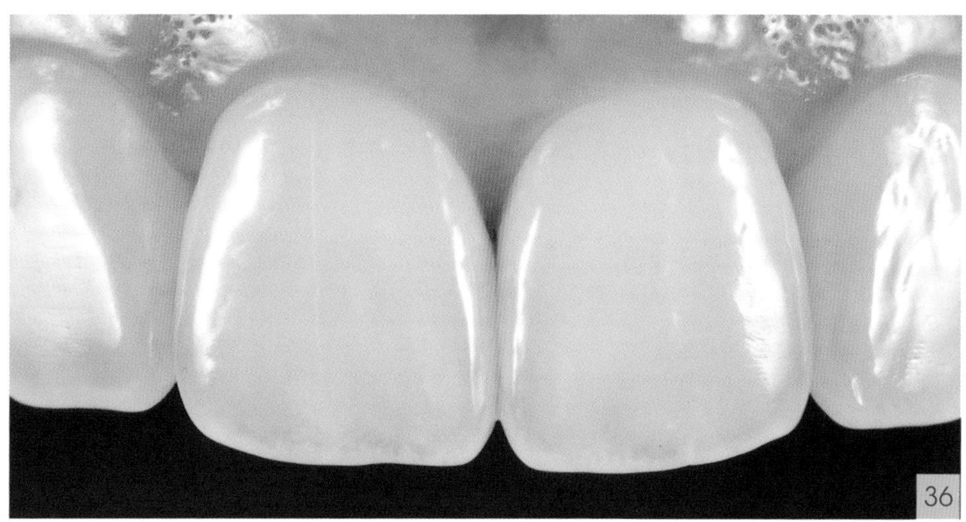

36

数码摄影流程

牙科摄影照片主要分为三大类：面部肖像照、口外照和口内照。大多数情况下，摄影记录和临床治疗同步进行。拍摄时间有限，因此摄影流程必须简单、易复制。这三大类照片的拍摄流程以及所有相关知识均会分别进行详细介绍，例如相机的参数设置及需要记录的临床病例资料。此外，技术室摄影也是口腔摄影流程的一部分。

必须认识到，从患者的立场来看，摄影记录通常被认为是在浪费其宝贵的时间，仅仅能增加医生的经济收益。某些患者甚至认为对其拍照是一种冒犯行为。因此，牙医必须向患者解释清楚照片记录的重要性，这些照片对于评估病例是必需的，并且摄影记录也是法律规定的治疗过程中不可或缺的步骤。

面部肖像照

在一些与患者面部美学相关的牙科治疗病例中，影像记录是非常有用的。面部肖像照连同一系列完整的口内照，为正确分析、评价术前状况、之后的临时修复体及最终修复完成的效果提供了所有必要的影像证据。

在记录不同临床治疗阶段的照片时，建议使用同样的背景，推荐白色（**图37，图38**）或黑色（**图39，图40**），相同的拍摄距离拍摄全套照片。为了避免在背景尤其是白色背景上出现影子，推荐使用额外的辅灯，通常放置在被摄主体后方，将光线直接打在背景上。该组照片包括正面照、3/4侧面照、侧面照，每个体位均需拍摄患者在休息位、微笑状态以及大笑状态时的影像。

相较于常规的微距摄影，使用105mm焦距微距镜头拍摄面部肖像时需要较大的拍摄距离。由于光线强度与距离的平方成反比（如果物体与光源之间距离加倍，接受的光线会减少为1/4），因此拍摄面部肖像时需要保证有足够的光照强度。

相机设置

相机设置为手动操作模式：ISO 400，光圈值f/10，快门速度1/60秒，自动对焦。上述参数是拍摄人像的简单组合，其他光圈和曝光速度组合也能达到同样的拍摄效果。

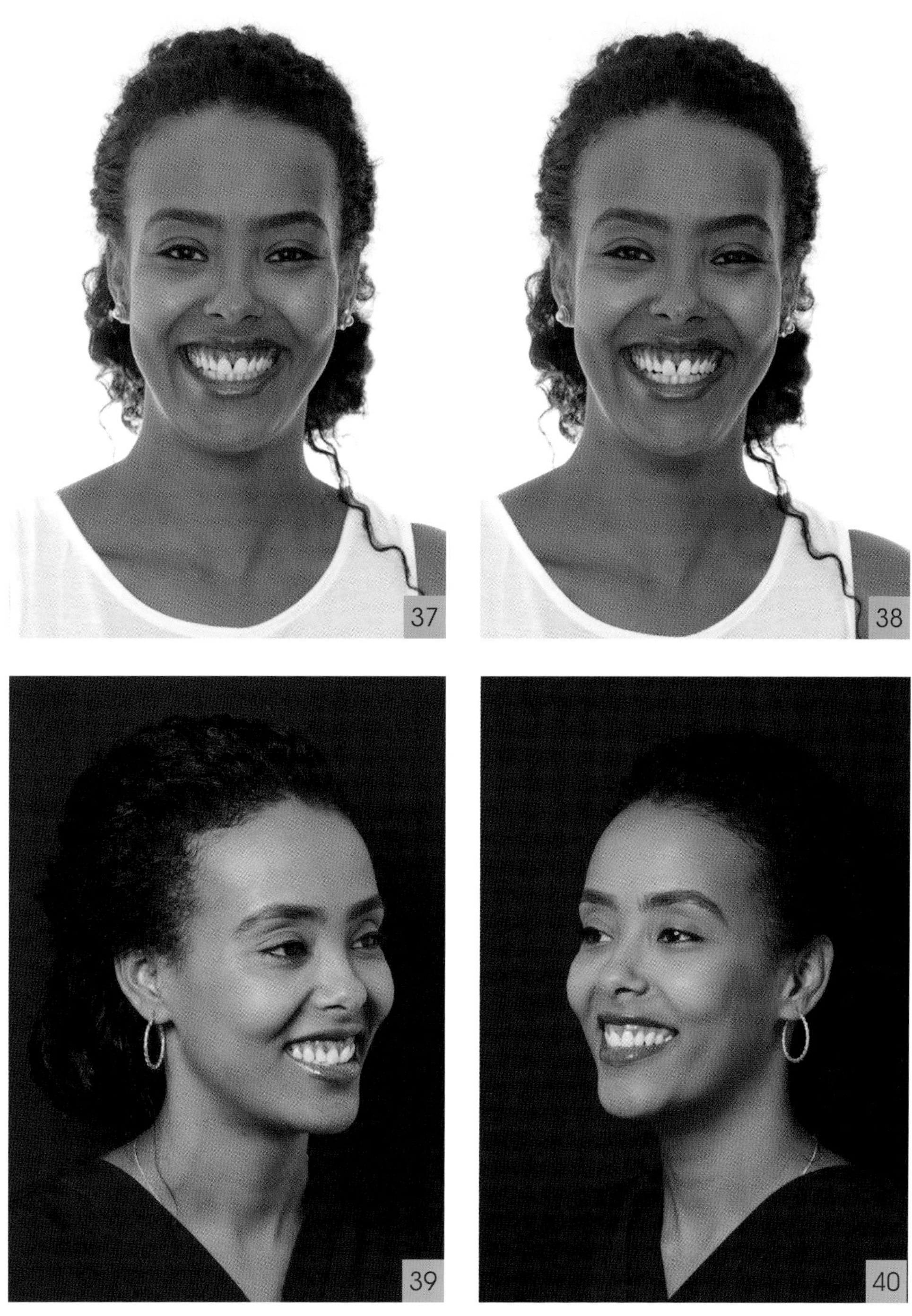

口外摄影

对于美学区治疗而言，唇齿区域的摄影记录是非常重要的（**图41～图46**）。因此，需要对前牙和嘴唇区域拍摄一组口外照片。通过由休息位开始，逐渐过渡到大笑的一组照片来进行笑容分析。与前述面部肖像照类似，这组口唇照片也应包括正面照、3/4侧面照和侧面照。

在拍摄微笑影像时，镜头必须始终保持与鼻–唇–颏平面垂直。只有如此，牙医才能正确评估微笑曲线以及上前牙切缘与下唇的位置关系。如果镜头角度不正确，拍摄的照片可能无法反映临床的真实情况。拍摄微笑影像时相机的参数设置与口内摄影类似。

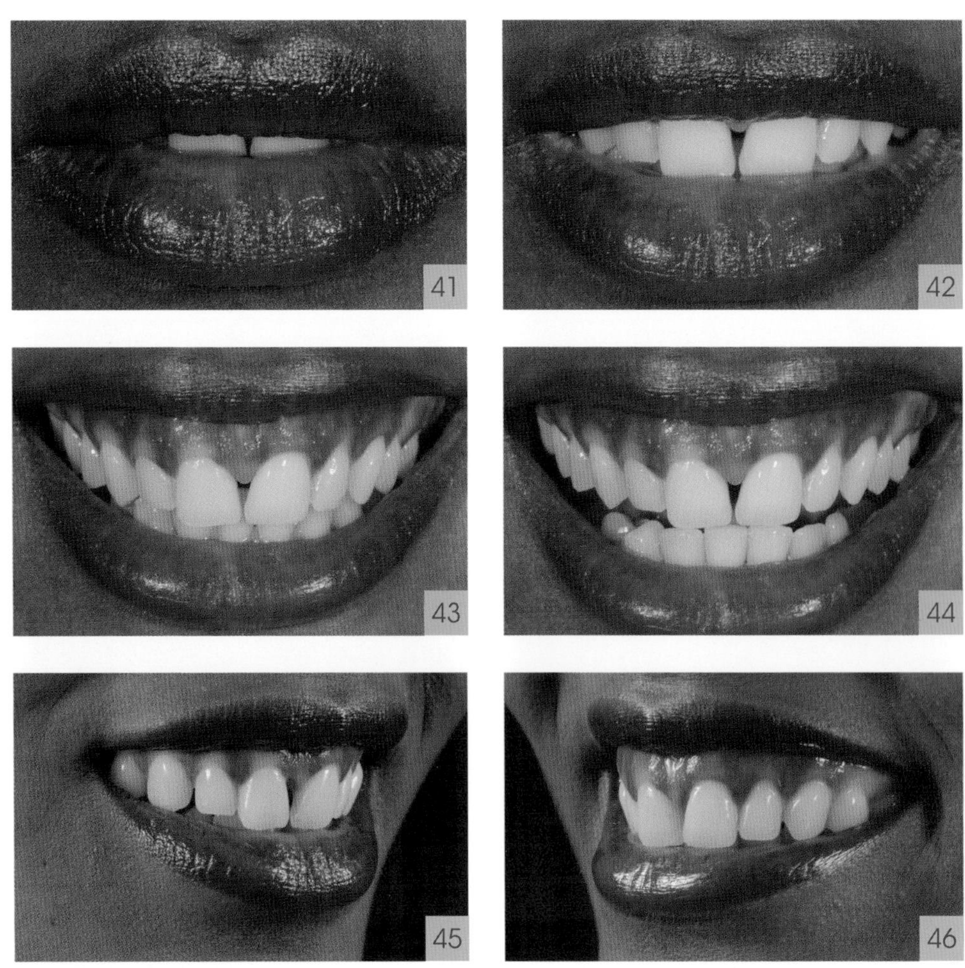

嘴唇从休息位到大笑的口唇部正面照以及大笑时的侧面照。

口内摄影

根据被摄主体和拍摄内容的不同，每一拍摄流程都要用到3种不同类型的闪光灯。要获得高质量的影像，除了正确设置相机参数外，还取决于另外两个主要因素：（1）光量（闪光灯功率，曝光时间，光圈大小）；（2）光质（直射光还是柔化光，取决于闪光灯相对于镜头的方向和位置）。闪光灯距离镜头越远，照射到被摄主体的光量越少。在这种情况下，曝光参数需要进行相应的调整。闪光灯的相对位置必须与特定的临床拍摄情况相匹配（**图47～图49**）。

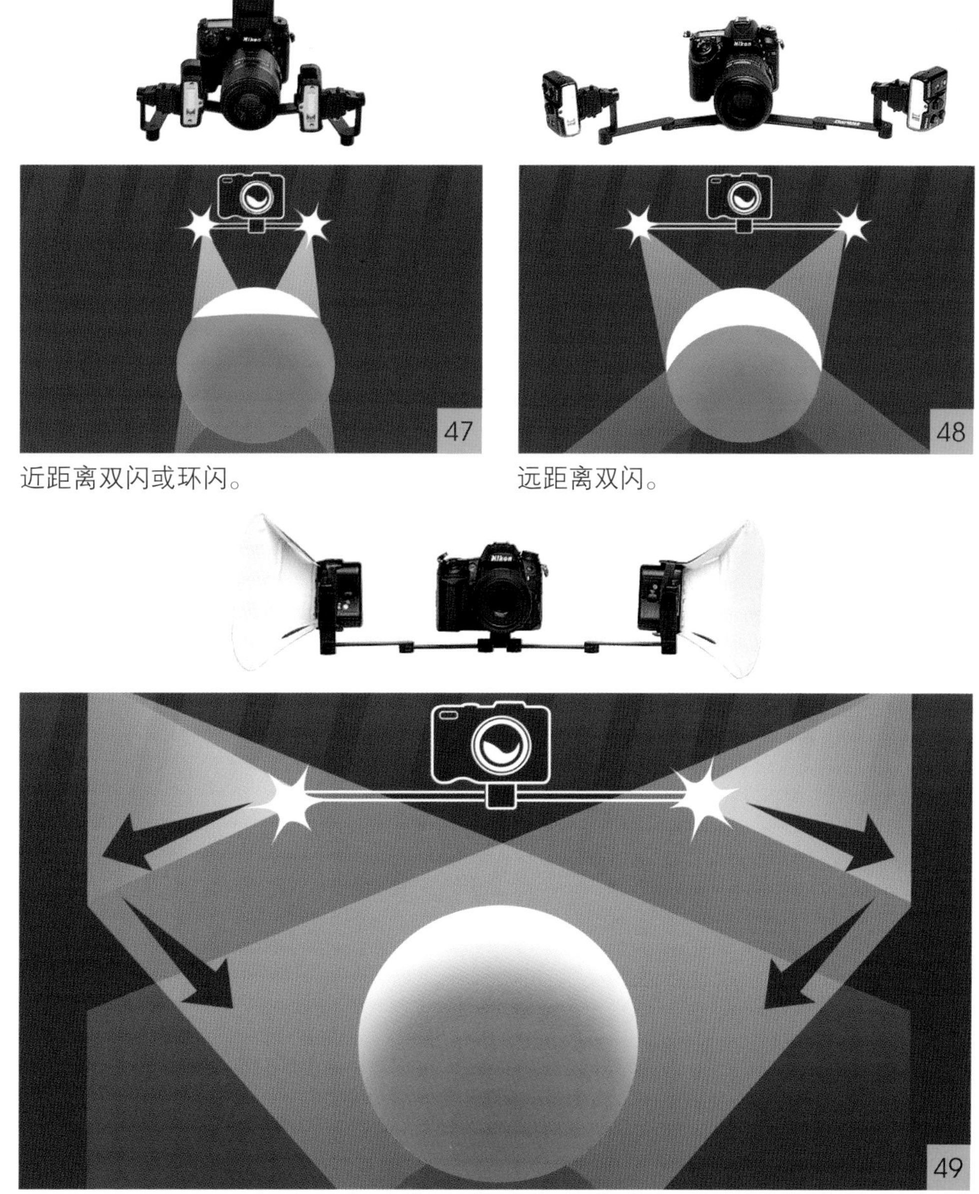

近距离双闪或环闪。

远距离双闪。

远距离双闪加反光罩柔光器。

近距离双闪或环闪

全牙列影像、功能分析以及手术影像：此类照片对光线没有特殊要求，因此，传统的环闪就可以很好地满足要求了。当然，双闪也能通过简单调节来产生与环闪相同的光束。双闪灯被固定在一个支撑臂上，可以在较大范围内调整闪光灯的位置。双闪紧挨镜头时就能产生平行光束，光线直接照射在被摄主体正面，此时双闪将两个不同光源发射的光线聚为一体，简言之，这时双闪的位置等同于环闪的位置。

牙弓正面像：这是牙医拍摄的口内照中最简单的一种影像，不需要使用反光镜。患者坐位，保持牙尖交错位，拍摄者位于患者正前方；牵拉器放置于牙列侧前方，暴露牙列正面全景。图像内所有牙齿均可见，牵拉器应与殆平面平行。手动对焦于尖牙位置，以保证较大的景深。

牙弓侧面像：需要使用一个合适的椭圆形反光镜，并需要一位助手帮忙（如果牙医使用防雾系统，则需要两名助手）。患者平躺在牙椅上，拍摄者位于患者需拍摄侧牙弓的对侧。反光镜放置在拍摄侧并将颊部推离牙齿；同时，对侧口角放置口唇牵拉器，防止嘴唇遮挡牙弓（这样可以使反光镜获得更大的牙列与颊部之间的距离）。镜头对准反光镜（尽可能与镜面垂直），对焦于前磨牙区。

下牙列咬合面像：患者平躺，拍摄者位于患者正前方。使用单翼牵拉器向下牵开下唇，舌位于反光镜后方，患者保持最大张口，反光镜靠在上牙列上。镜头对准反光镜，对焦于前磨牙区。

上牙列咬合面像：患者平躺，拍摄者位于患者后方。单翼牵拉器向上牵开上唇，患者保持最大张口，反光镜靠在下牙列上。镜头对准反光镜，对焦于前磨牙区。牙医在拍摄上下颌局部牙弓时，也要依照全牙列的拍摄方法进行拍摄，但可以选择尺寸小一点的反光镜。

覆盖和覆殆影像：患者坐位，保持最广泛牙尖交错位，拍摄者位于患者侧前方。牵拉器轻柔地向后牵拉口角，镜头手动对焦于中切牙上。

相机设置

此类摄影的关键是获得良好的景深，这可以通过缩小光圈获得（缩小到f/32）。如果F值大于f/32，则会发生衍射现象。当被摄主体发射出的电磁波通过光圈孔径边缘时发生转向和分散，即为衍射现象。这时图像就会变得不清晰，特别是在后方的背景区。

口内摄影均需设置并保持为手动模式。为了在不影响图像质量的前提下简化摄影过程，拍摄流程中尽量减少参数变动是很有必要的。在下面的临床病例拍摄中，仅改变了光圈值，而其他参数（ISO 200，快门速度，闪光灯功率）保持不变（**图50～图53**）。

功能影像示例。

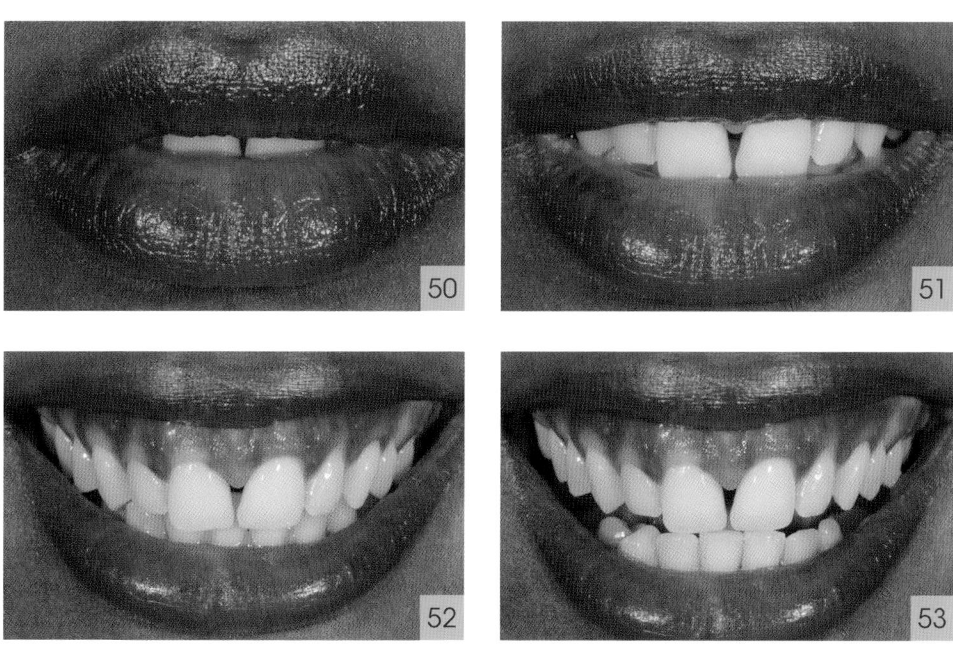

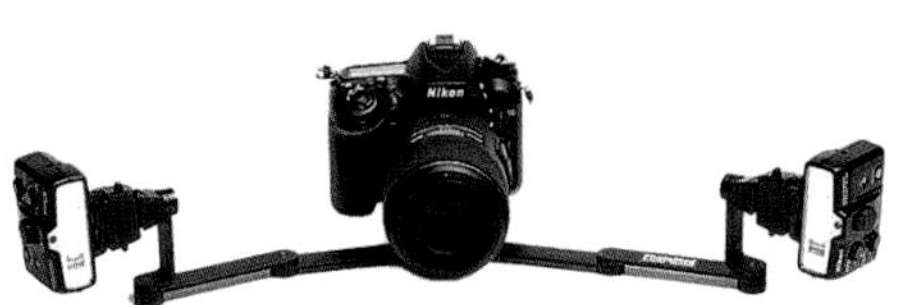

远距离双闪

将闪光灯置于镜头侧方，能更好地突出牙齿的内在结构特征，如半透明性，或者用于确定和传达牙齿的天然色彩。通过这种安装方式，可以改变光源照射被摄主体的方向，突出影像不同方面的特征。光线从侧方直接照射在被摄主体上。

相机设置

如前所述，增加闪光灯至镜头的距离会减少照射光量。为了补偿光量的损失，防止出现曝光不足，必须调整光圈值：增大光圈孔径，减小F值。根据“倒易律”规则，也可以通过调整快门速度来进行补偿。

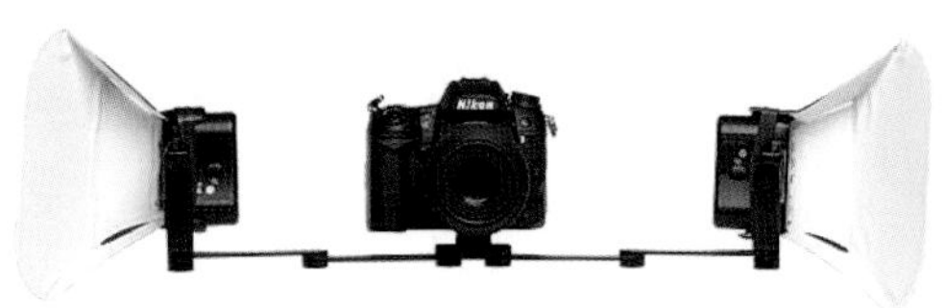

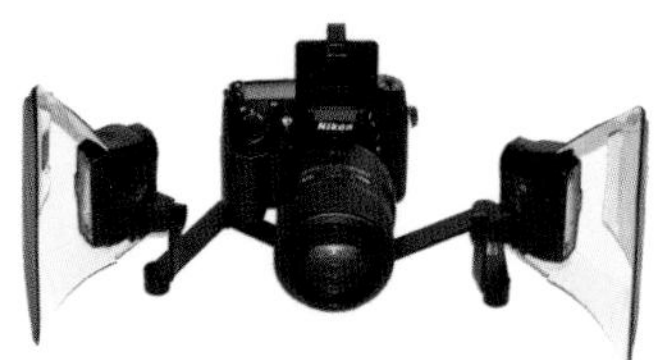

近/远距离双闪加反光罩柔光器

为了拍摄出软硬组织的不同特征和纹理，获得具有艺术美感的图像，可以在闪光灯侧方增加柔光反光罩进行拍摄。光线从反光罩间接照射在被摄主体上（**图54，图55**）。

相机设置

在这种情况下需要改变光圈值，即光圈孔径进一步放大。F值设置在f/20左右，其他参数不变（快门速度1/60秒，ISO 200）。

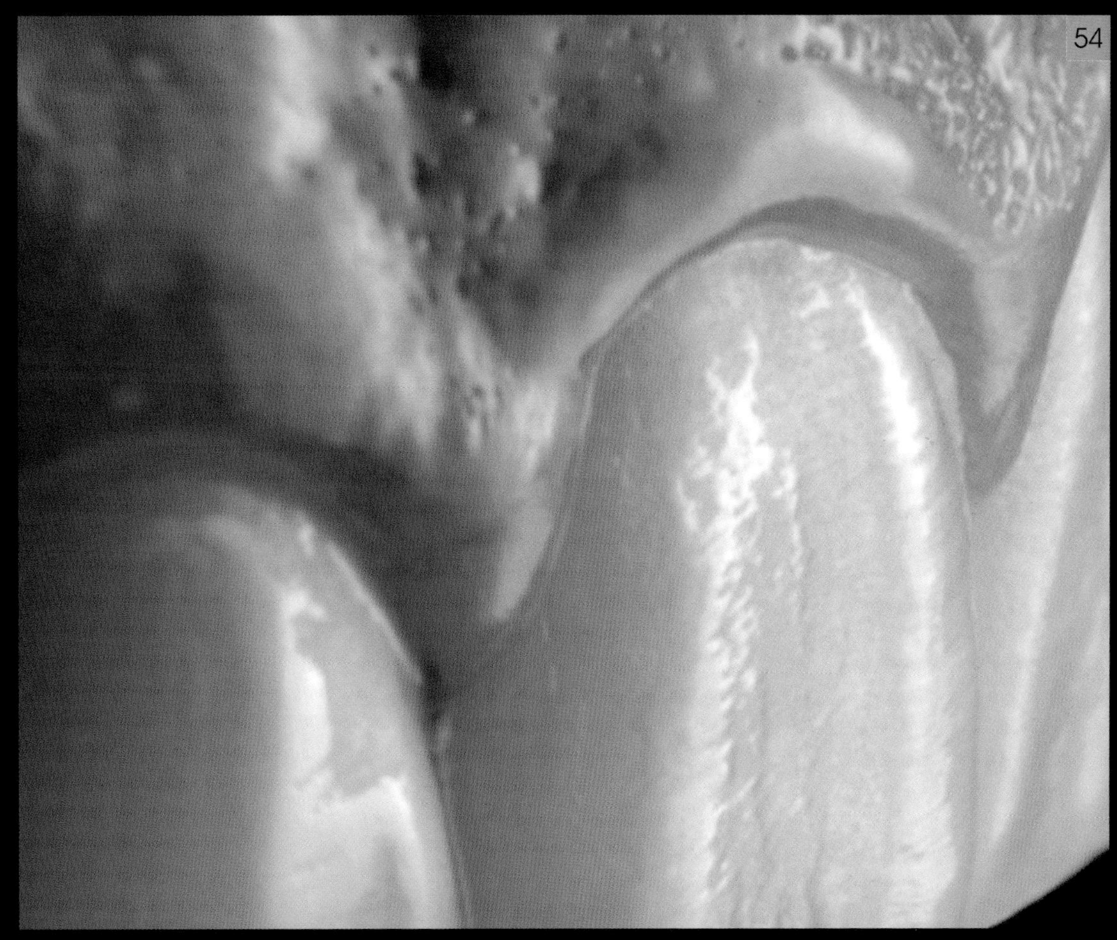
54

近距离反光罩拍摄照片。

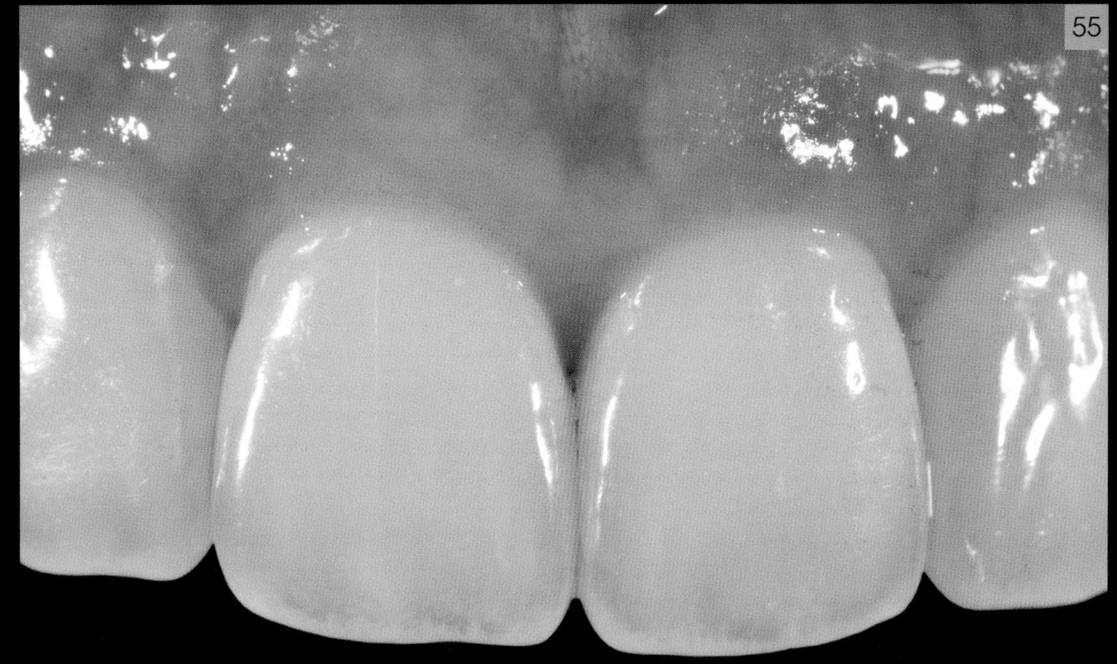
55

远距离反光罩拍摄照片。

技工室摄影

石膏模型和修复体照片也是牙科影像资料的一部分。此类摄影可以通过专门的“摄影箱”进行散射光拍摄。市面上有许多种“摄影箱”可供选择，其作用不同，形式多样。白色的SKUBB储物箱（宜家出品，**图56**）体积小巧，价格便宜，很适合作为柔光“摄影箱”。在摄影术语中这种箱子被称为“灯箱”，将闪光灯放在其中，光线经过盒子内壁反射，形成散射光从侧面、正面和后面间接或直接地照射在被摄主体上。如此，光线均匀地照射在物体表面，并消除了阴影和反光。闪光灯也可以放在箱子外面，使光线进一步散射，投照在箱内的物体上。也可以在箱内放置多个闪光灯，或置入不同色彩的背景板。**图57～图62**显示了几张通过柔光箱拍摄的照片。

数码摄影在临床中的应用与重要性

医患沟通

可视化沟通是最简单有效的向患者宣教的方法之一。治疗之初即可通过临床影像向患者展示牙科治疗过程和要点。可视化沟通是牙医和患者间的共同语言。通过这种沟通方式，患者能更清楚地认识到他们的问题以及对治疗的反馈。这些影像资料也需作为法律文件存档。

跨学科治疗计划

复杂病例通常需要不同专业的医生会诊，拟订跨学科治疗计划。口内、外影像对于诊断和正确制订治疗计划是不可或缺的重要工具。有了Skype、Dropbox、Keynote和PowerPoint等软件的支持，不同专业的专家可以通过影像资料进行即时、直接、高效的沟通。

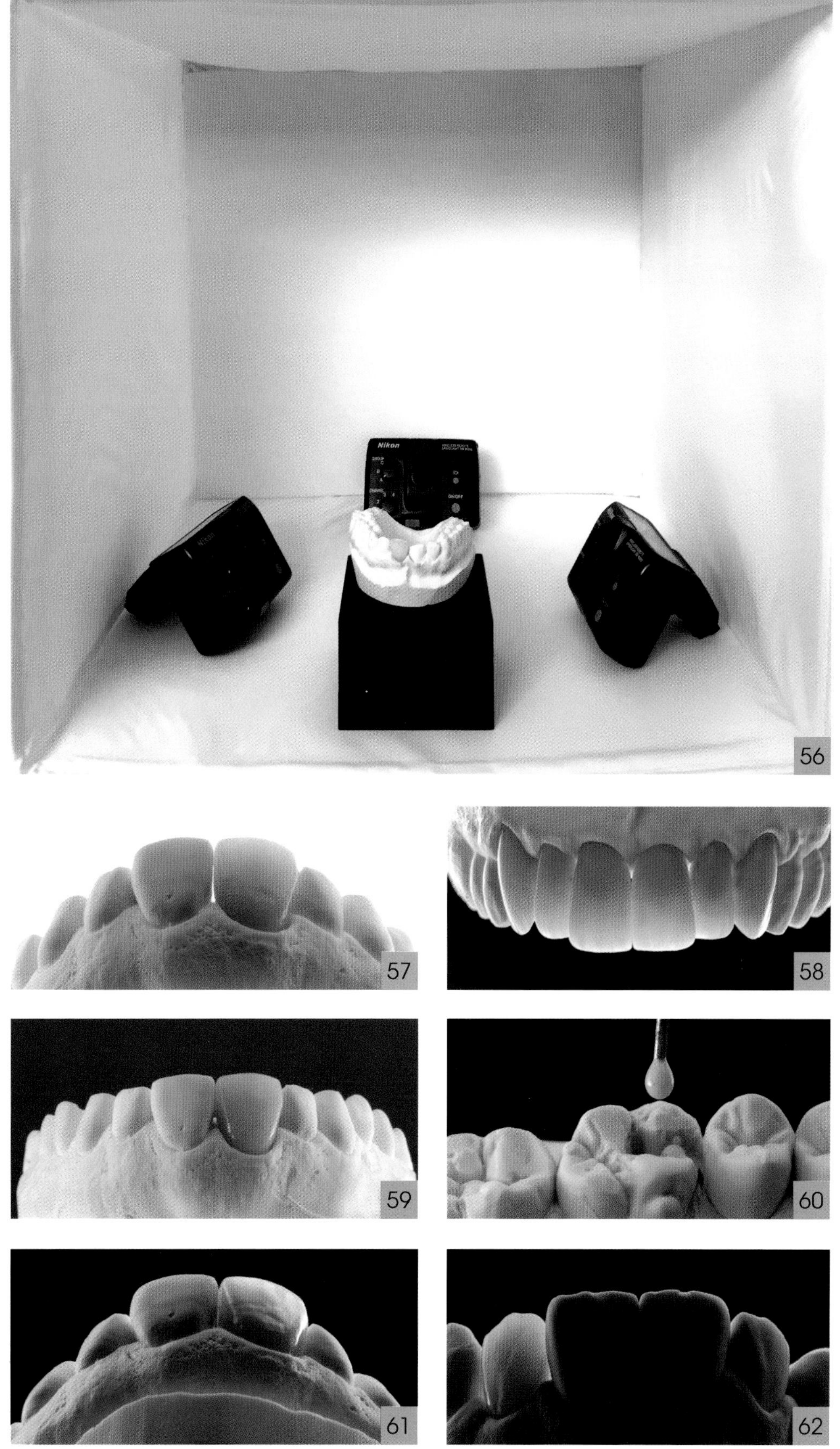
Nikon
56
57
58
59
60
61
62

医技沟通

向技师传达患者的信息是一个困难且复杂的过程，这需要细心收集在修复治疗的不同阶段技师所需要的患者相关信息。照片不仅仅用于向技师传递单一的牙齿颜色信息（**图63**），在多种条件下运用不同的比色片拍摄的照片对于技师也是很有价值的。这些附加的比色照片资料包括天然牙比色照（**图64**）、基牙比色照（**图65**）和软组织比色照（**图66**）。

因此，为了获得高质量修复效果，只拍摄单张照片是远远不够的。为了便于技师准确地分析评估，牙医需提供初始模型、咬合记录，以及有代表性的、高质量的术前照。之后，需要提供口内照（**图67**）、唇齿关系照（**图68**）、面部正面照（**图69**），以指导技师正确设计制作修复体。

自我评估工具

照片可以视为牙医进行自我评估的客观要素，这意味着图片不受治疗过程中情绪状态和医患关系的影响。回顾治疗各阶段的大量影像资料，可以重新评估病例完成的质量，突显临床治疗过程中可能被忽略的细节，当一回事后诸葛亮。对照片放大后进行仔细检查，就能暴露治疗中易忽略的小细节。自我评估是牙医提升自我、不断与时俱进的必要手段。

不管是在牙科临床还是技工工艺层面，摄影既是技术发展进步的公正的见证者，又毫不留情地揭穿任何潜在的治疗缺陷。

技师通过参考照片进行准确的色彩解析。

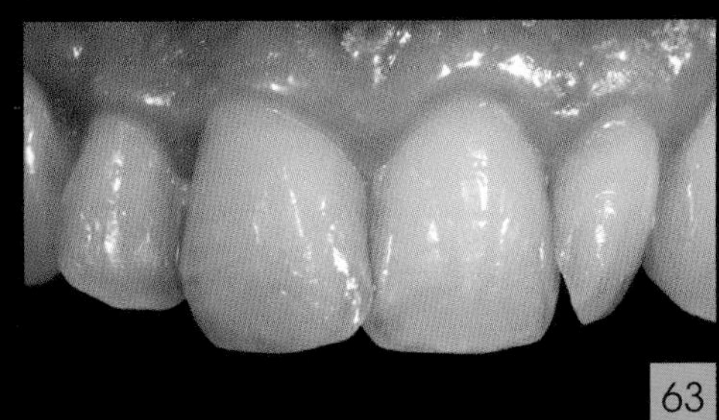

黑背景照片，突出牙体颜色。

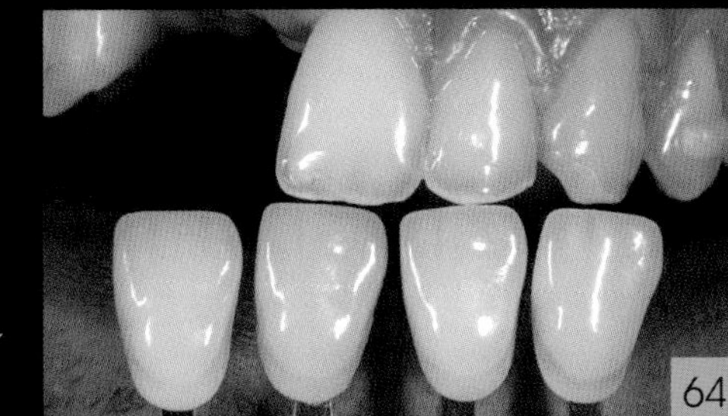

天然牙比色照。

面部摄影：正确布光示范

经典的双灯面部正面照拍摄布置：主灯位于被摄主体侧前方，辅灯照向后方白色背景，外加一个反光板（**图70**）。也可以用一个主灯、黑色背景加一个反光板代替（**图71**）。**图72**和**图73**显示了使用白色或黑色背景拍摄面部侧面照的简单布光方案。**图74**和**图75**显示了使用反光板拍摄面部3/4侧面照的简单布光方案。

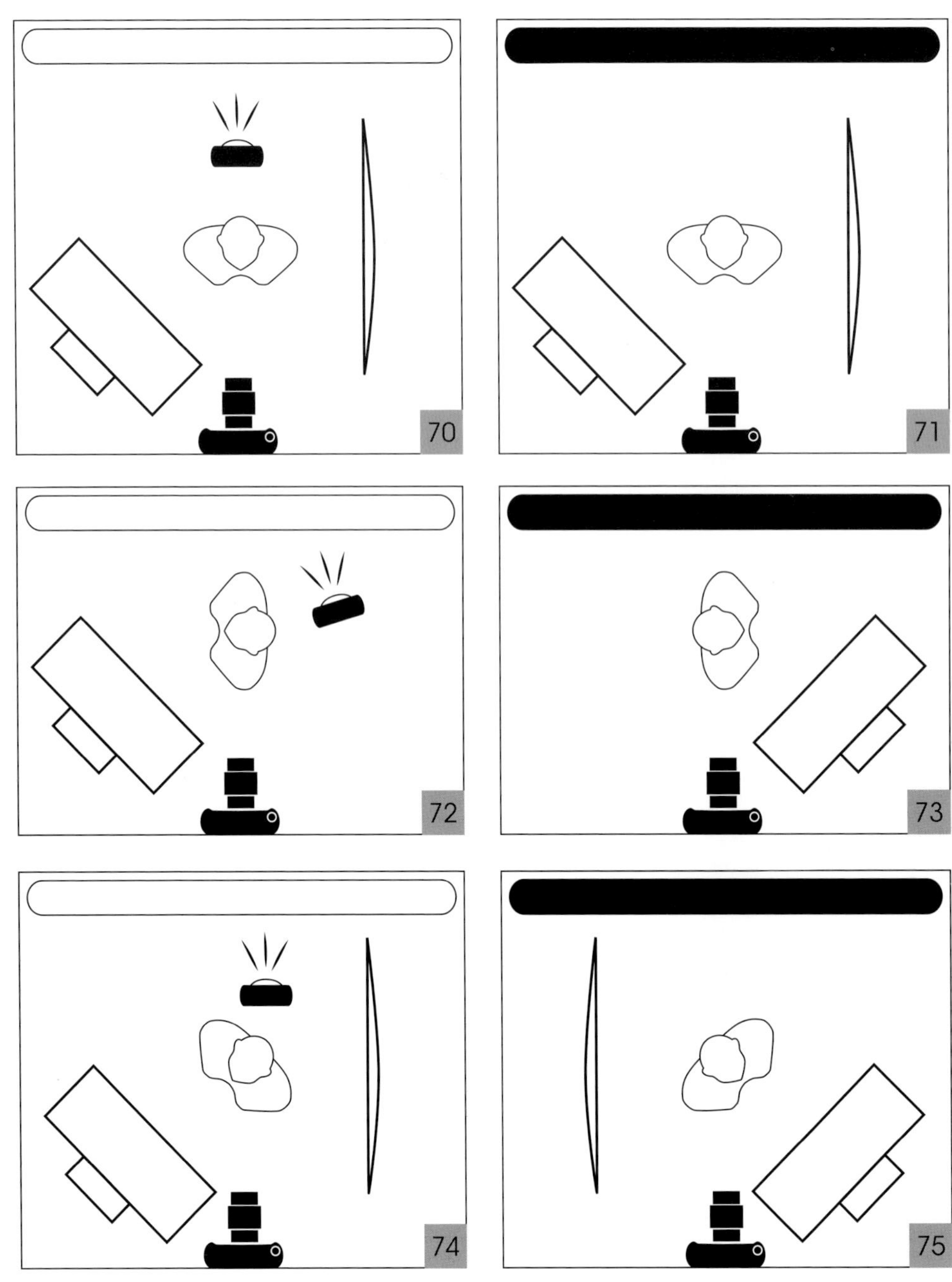

口内摄影：正确拍摄体位示范（图76～图79）

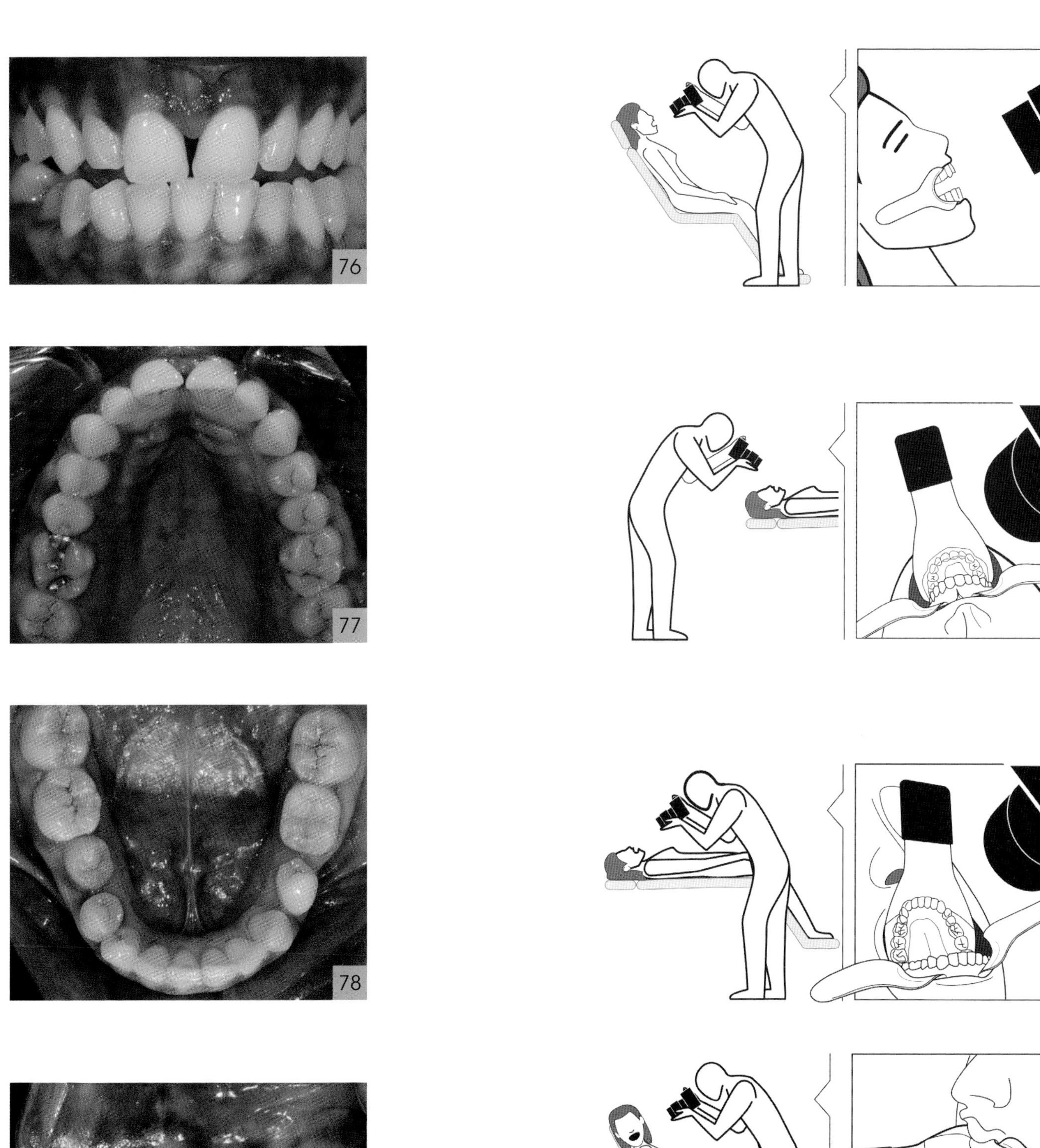

完整的拍摄序列示范

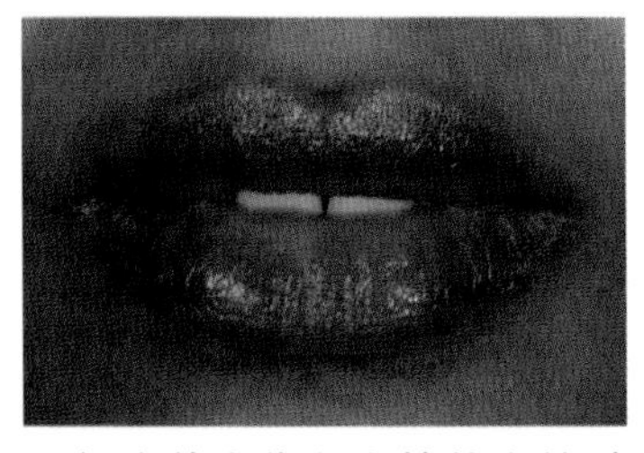
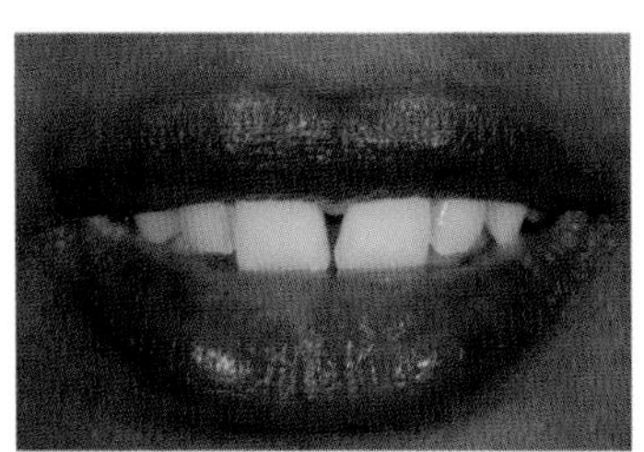
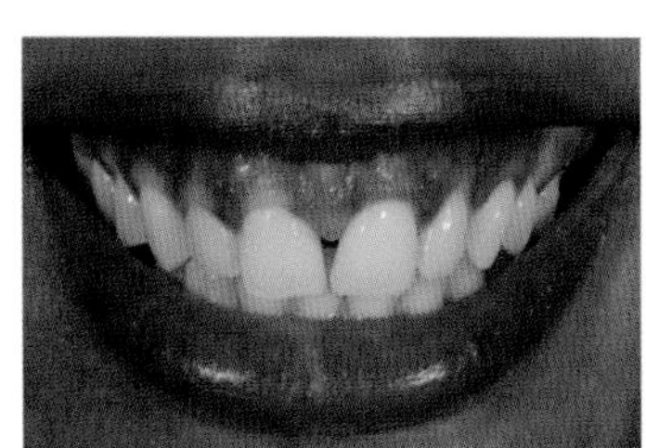
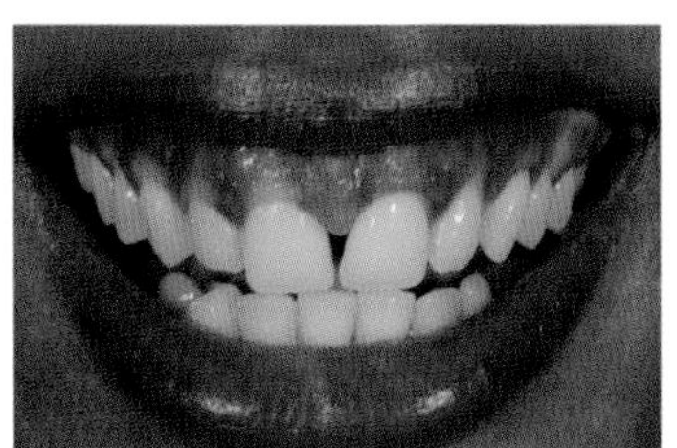

唇部由休息位向大笑状态的过渡（双闪或环闪）。

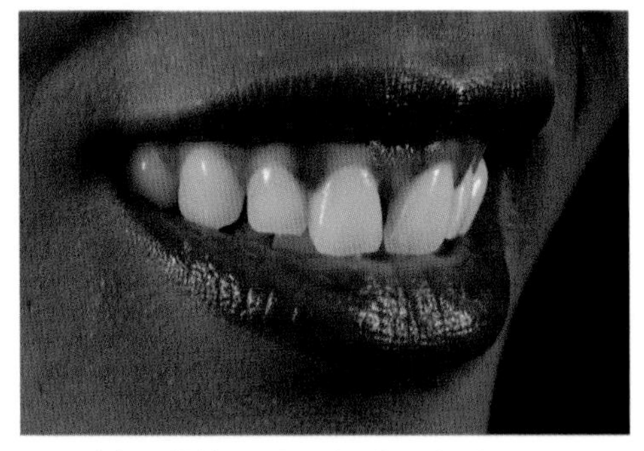
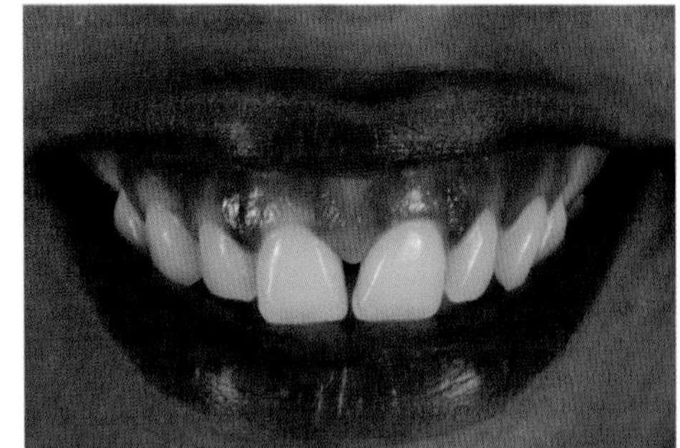
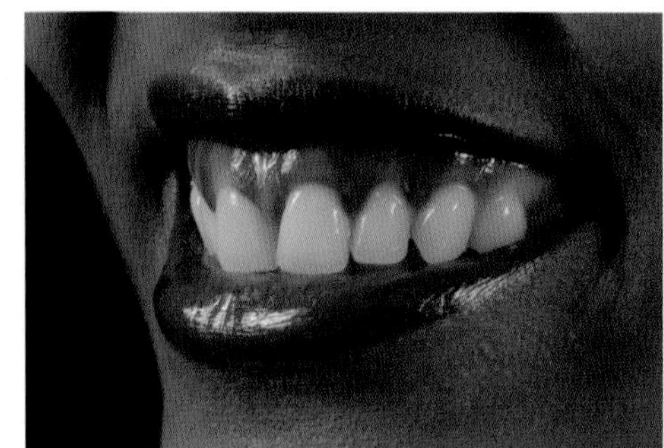

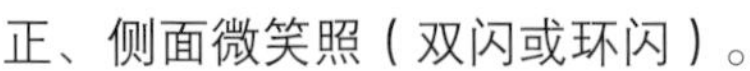
正、侧面微笑照（双闪或环闪）。

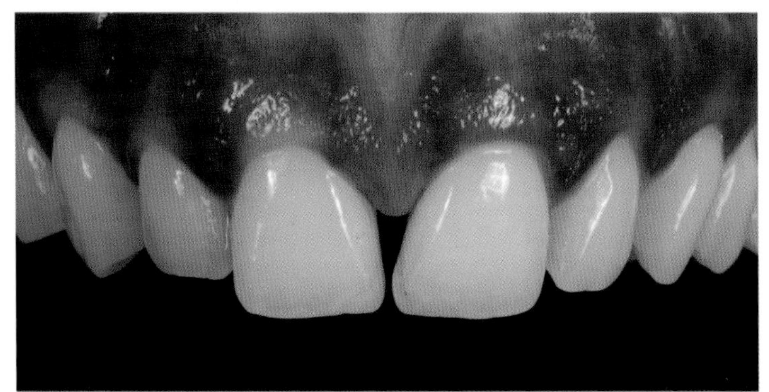
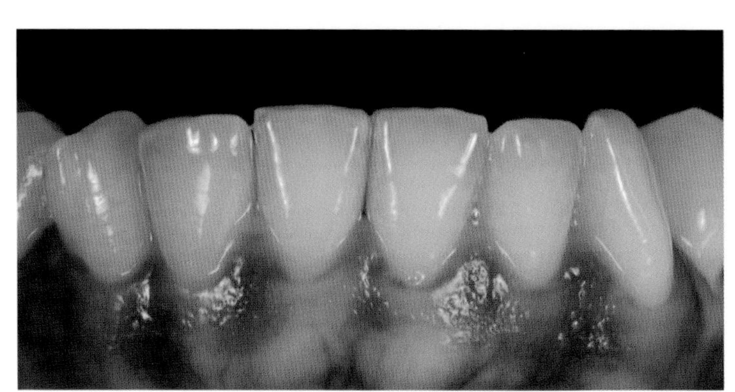

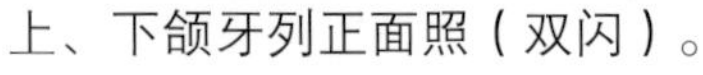
上、下颌牙列正面照（双闪）。

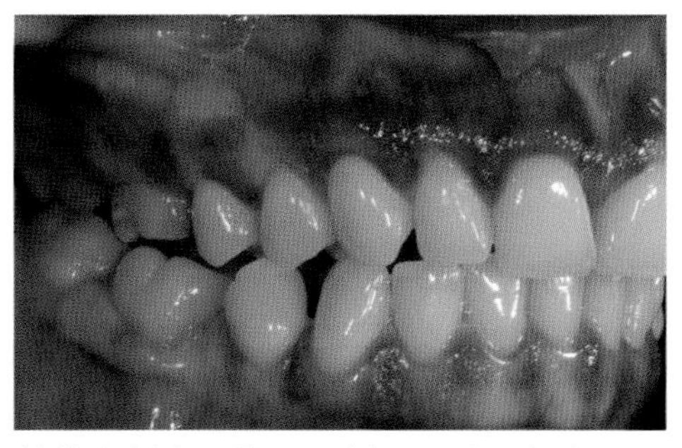
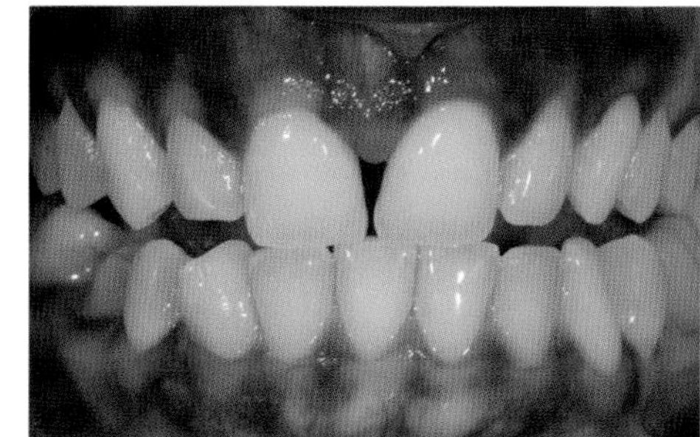
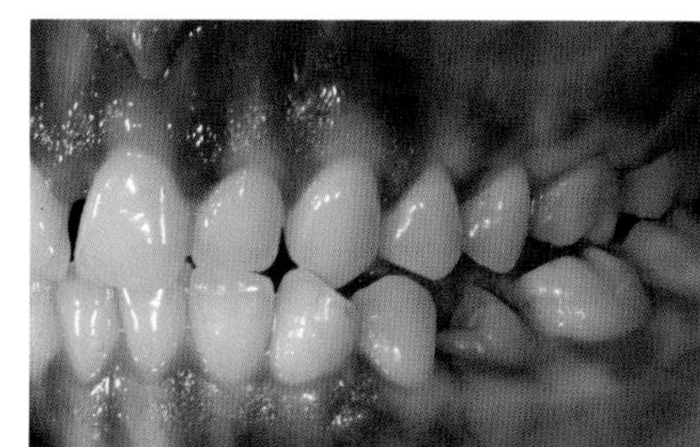

前伸和侧方𬌗的正、侧面照（环闪）。

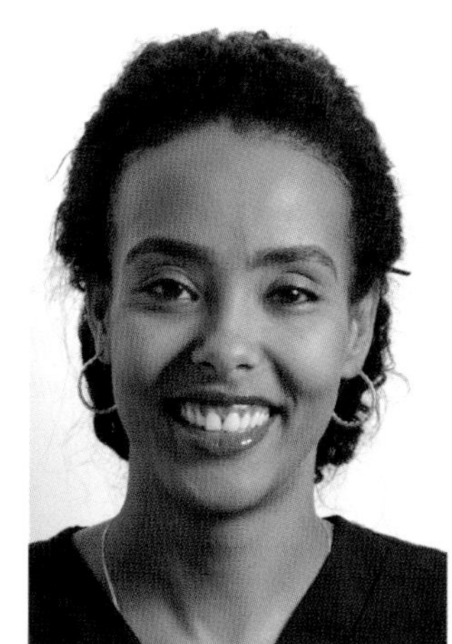
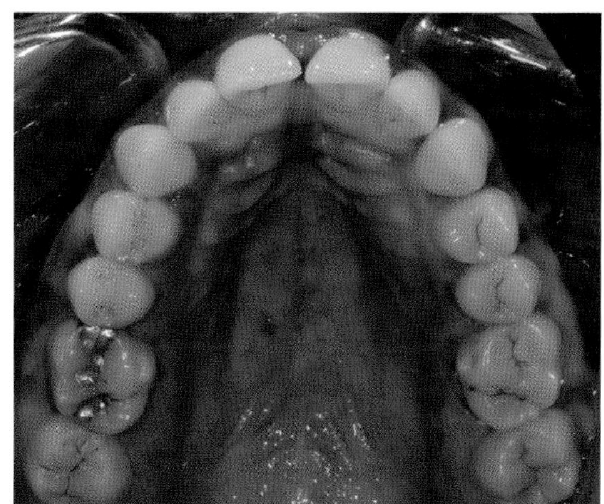
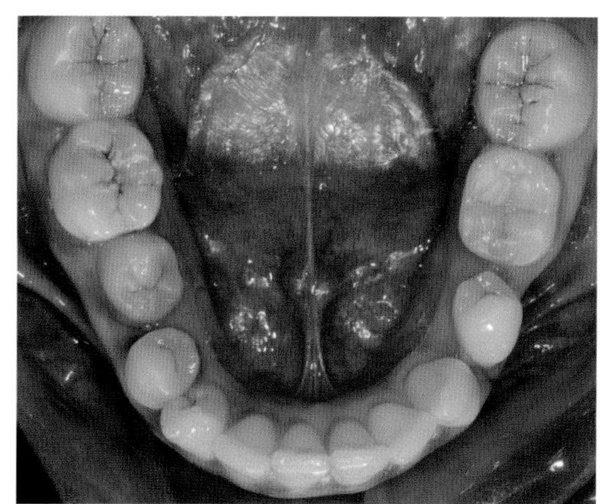

面部正面照以及上、下颌牙列的咬合面影像（环闪）。

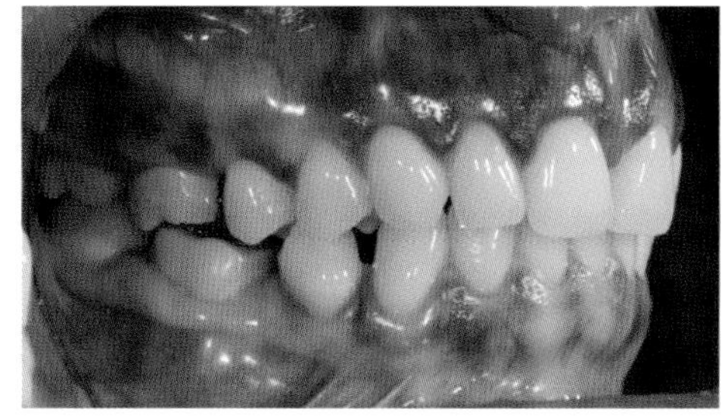
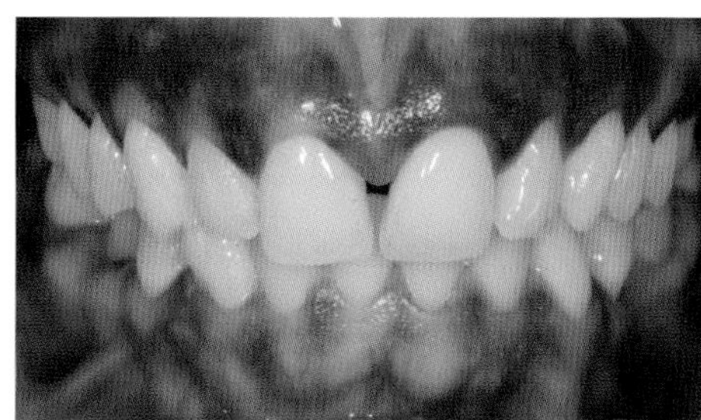
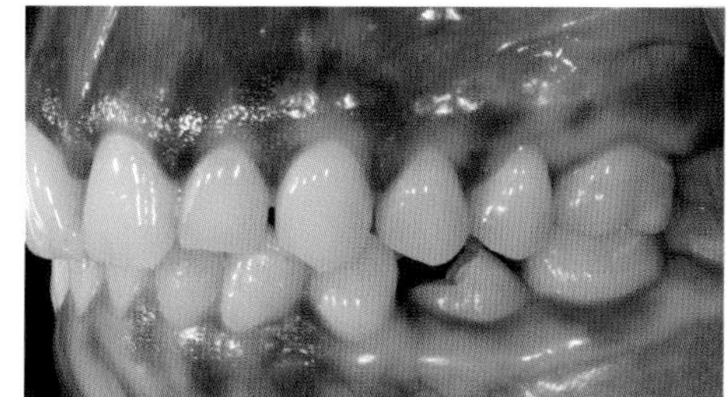

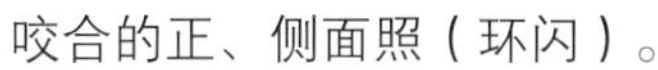
咬合的正、侧面照（环闪）。

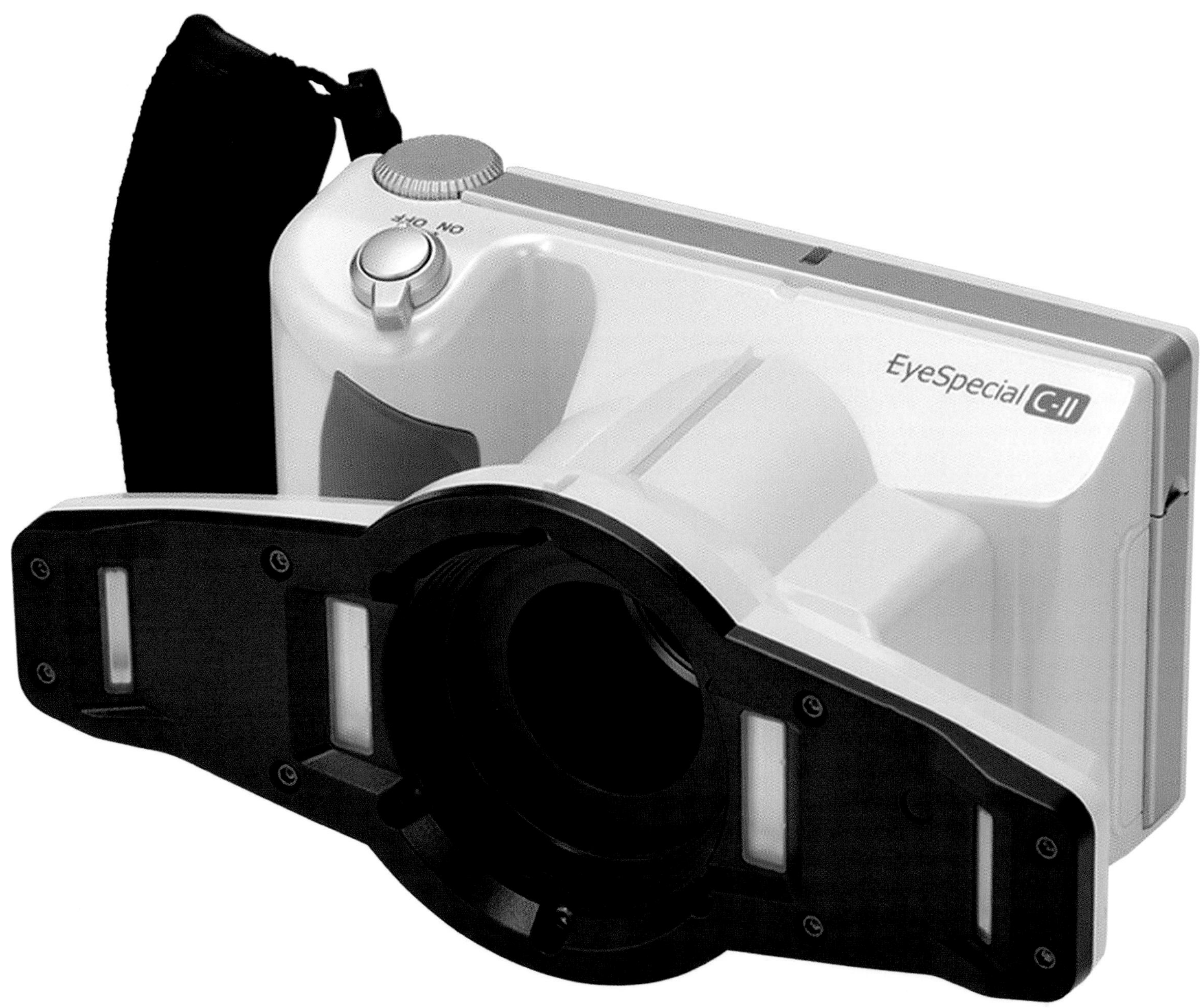
ON OFF
EyeSpecial C-II

便携式数码相机

EyeSpecial C-II便携式数码相机（松风）

这款相机拥有多种预设拍摄模式，简单操作即可获得专业的拍摄效果。EyeSpecial C-II牙科数码相机是一款专门针对牙科诊所和技工室摄影需求设计的相机。它操作简单、轻便小巧，单手即可握持拍摄。可拍摄1200万像素照片，带有一个大尺寸液晶触摸屏，支持触摸操作，可以非常简便地浏览、切换照片。与Eye-Fi无线存储卡兼容，可以将照片即时传输和加载到平板电脑、计算机或智能手机上。照片管理软件支持照片自动分类和排序。

8种预设拍摄模式

这款新型相机的实用性体现在其具备高性能的同时，拥有简单、直观的操作感。通过简单易用的操作模式，可以方便地从8种预设拍摄模式中选出需要的拍摄模式，拍摄出满意的照片。

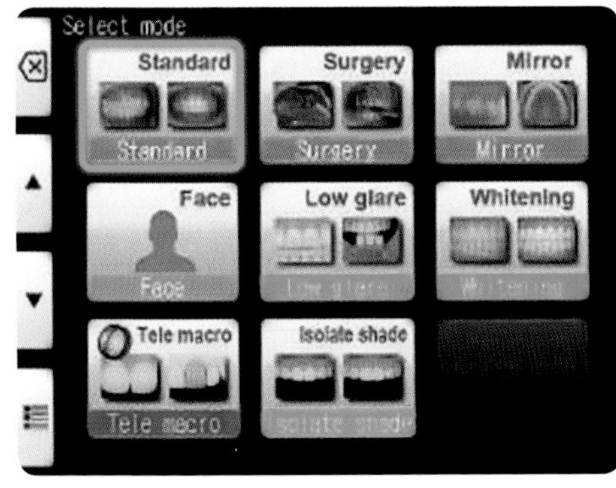

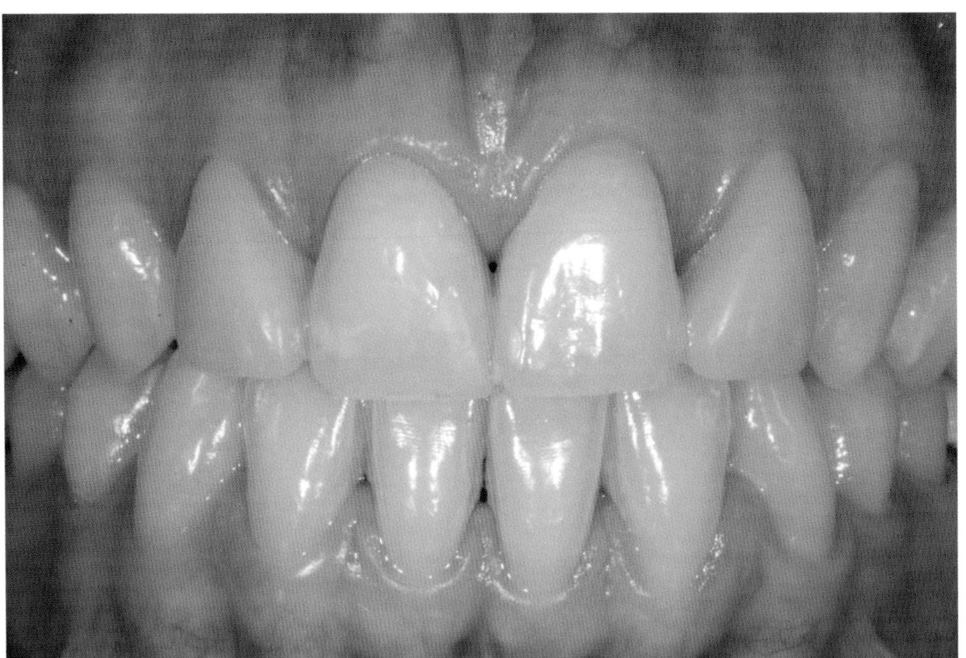

标准模式

用于口内摄影。

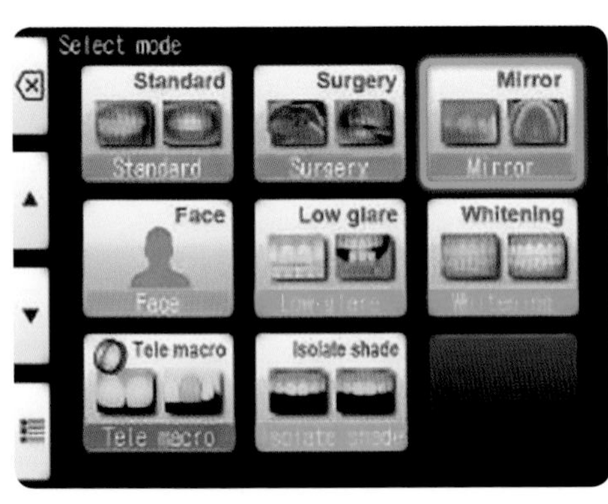

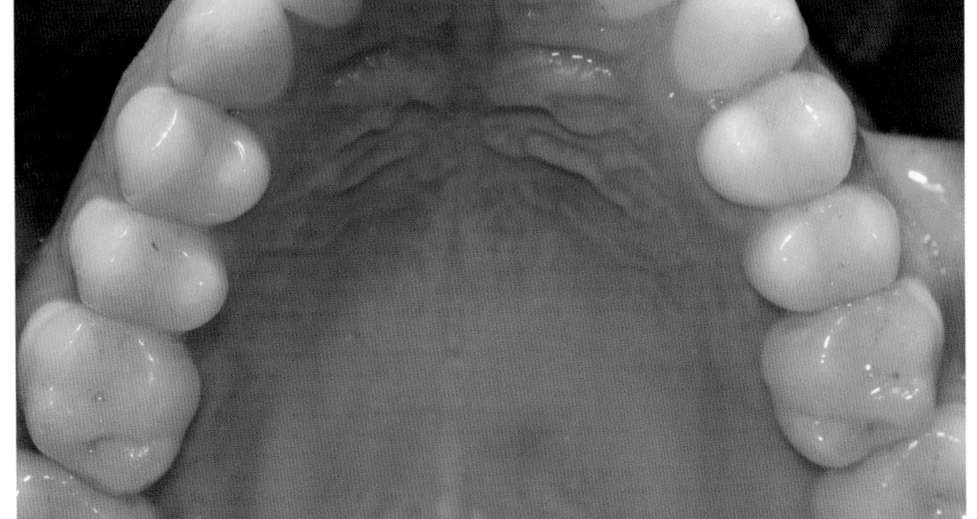

反光镜模式

使用反光镜进行口内摄影。

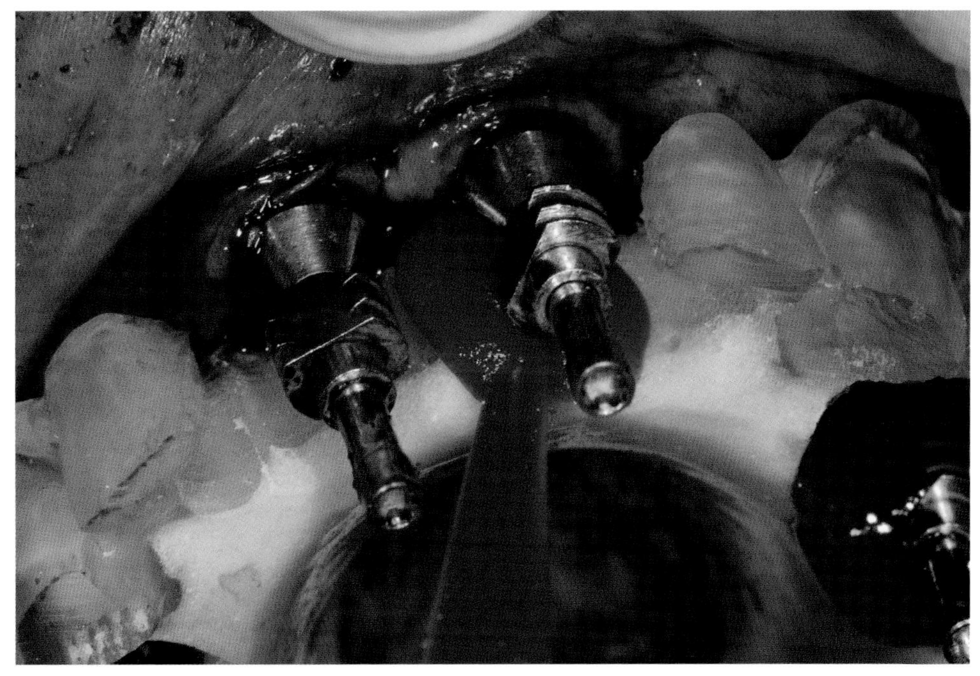

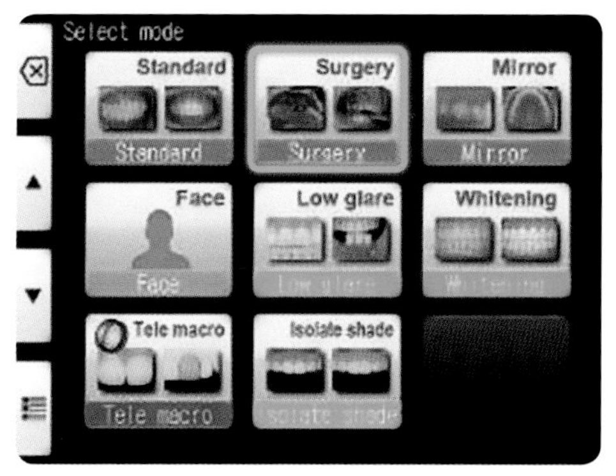

手术模式

用于远距离拍摄外科手术。

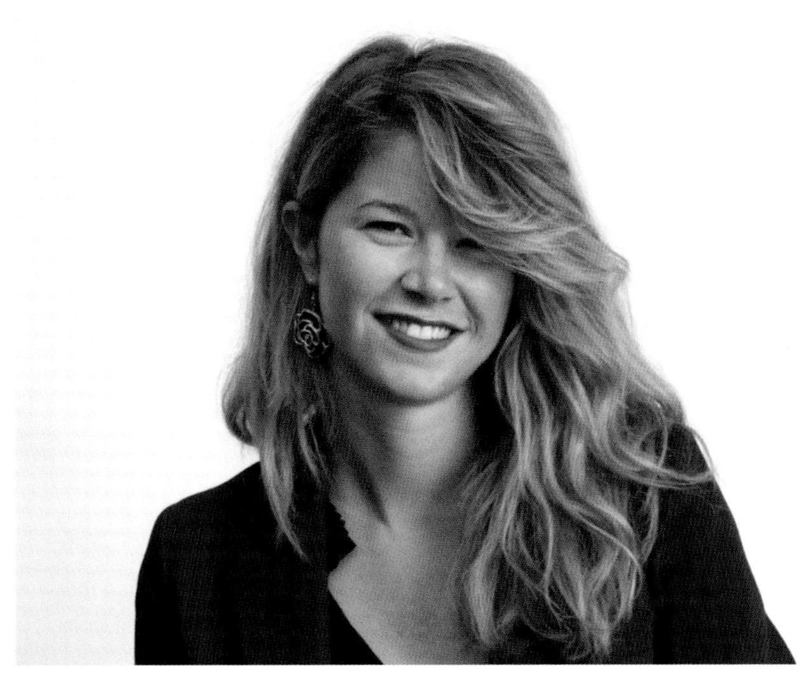

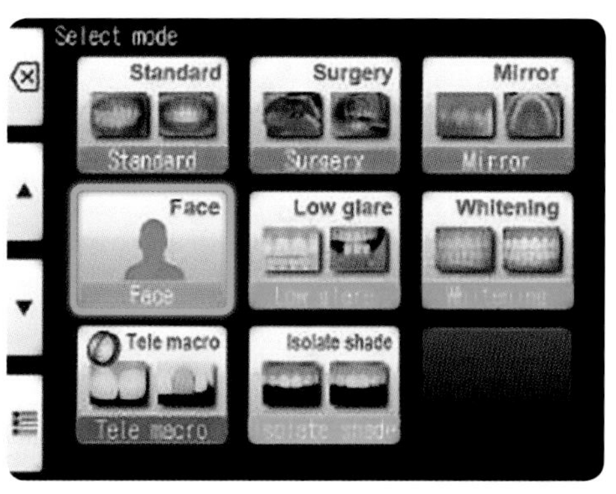

肖像模式

用于半身肖像摄影。

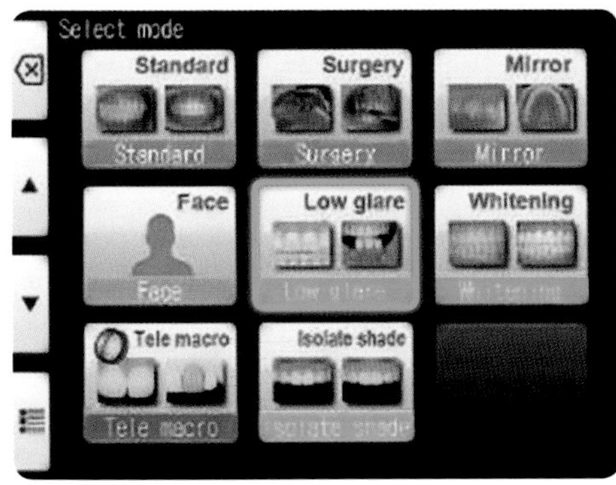

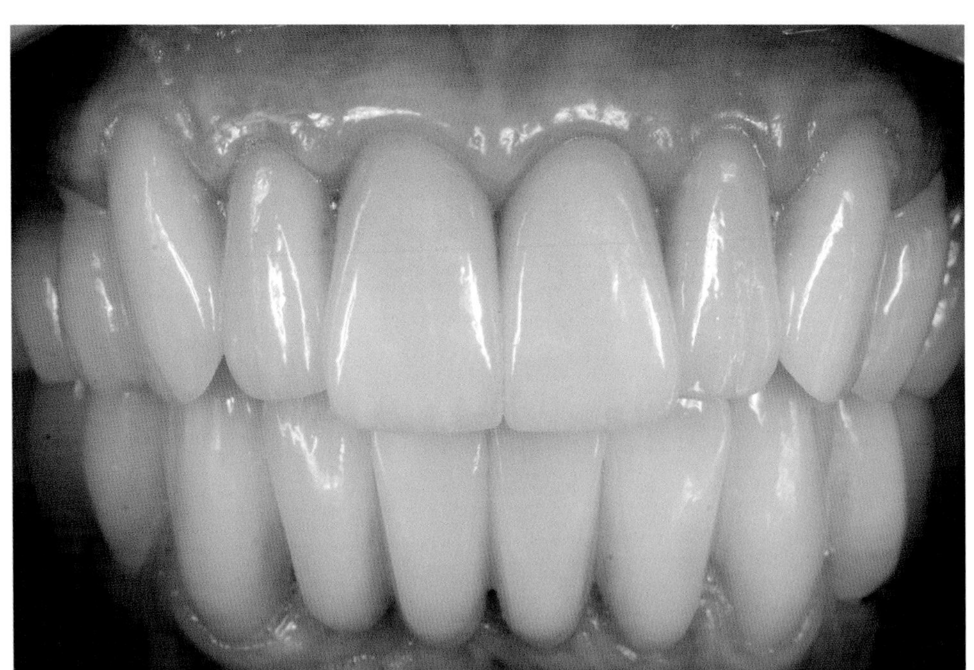

低反光模式

用于拍摄前牙、工作模型、间接修复体的细节。

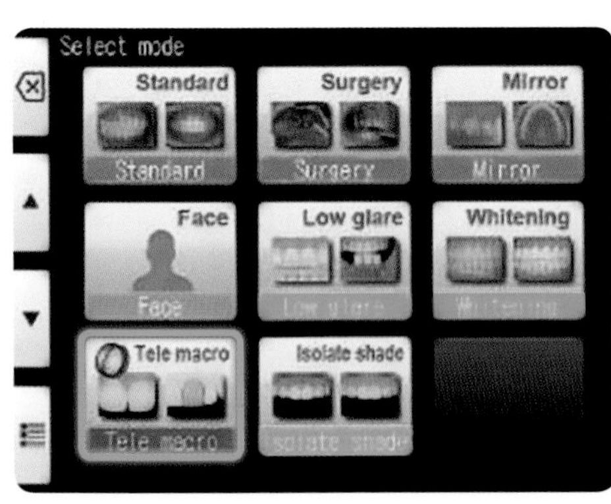

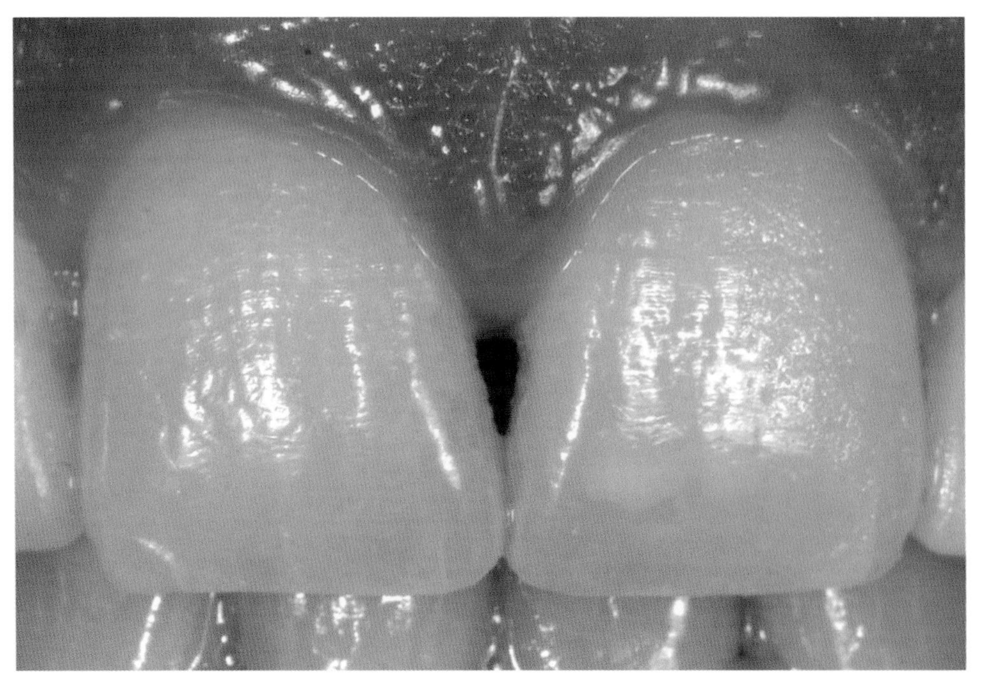

微距模式

用于放大拍摄前牙、工作模型、间接修复体。

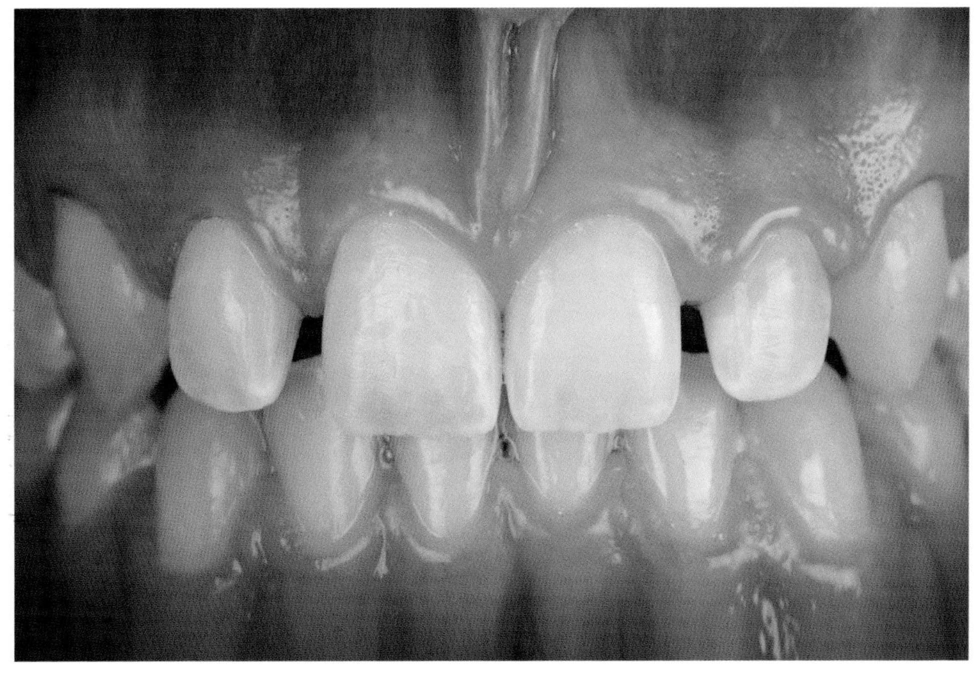

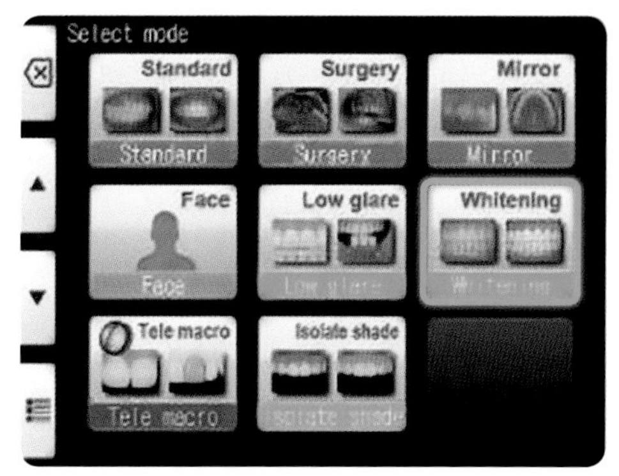

漂白模式

用以比较牙齿漂白前后的颜色变化。

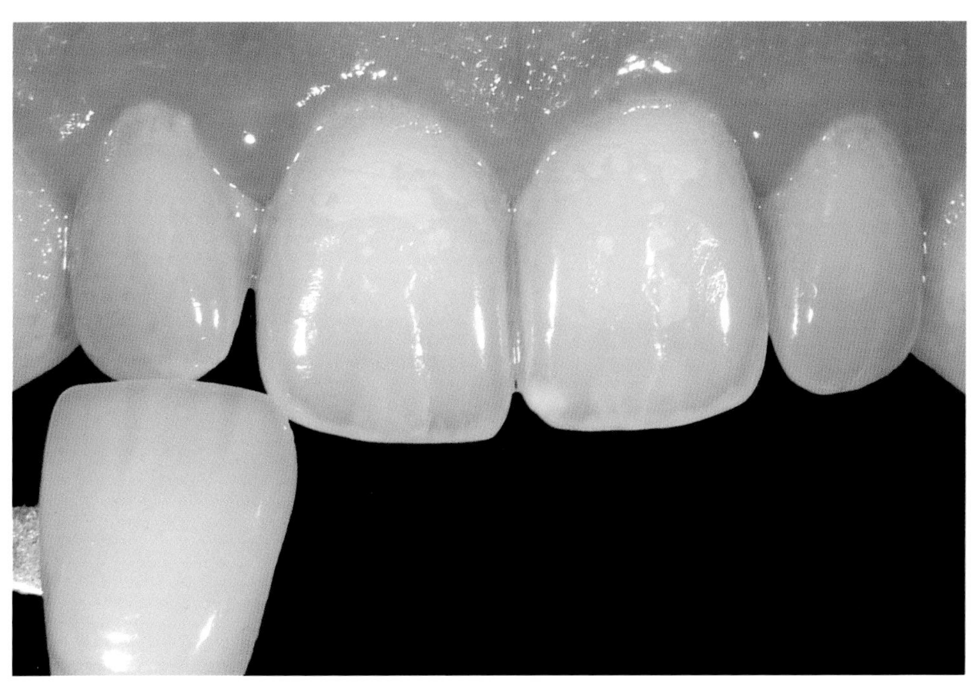

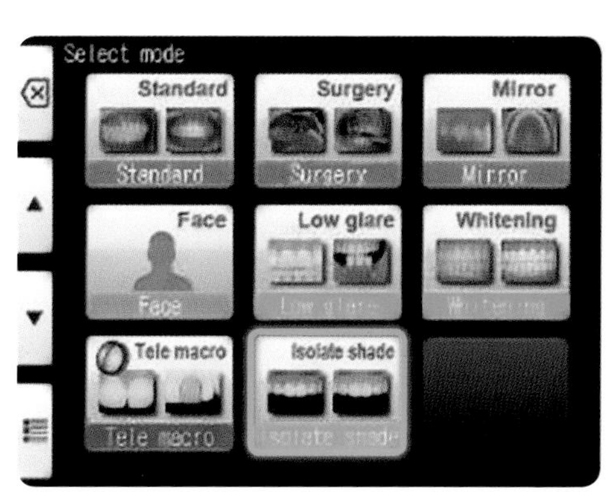

比色模式

突出牙齿或修复体的颜色。

Vincenzo Musella

美学预览
esthetic preview

直接系统
direct system

2

和下一章提到的病例一样，这个病例也是完整的美学预览技术的范例。它们是两个完全不同的病例，治疗方法各不相同；但是，两者的共同点是都涉及精细的美学和功能问题。这两个病例很好地展示了美学预览技术的不同应用方式，以及如何应用该技术与患者进行沟通。

本章病例应用了“经典”的美学预览技术；而第3章中所述病例除了应用到经典美学预览技术，还使用了CAD/CAM系统，用以检验数字化美学预览技术的可行性。

如何向患者提前预览治疗后可能的美学效果，是困扰牙医的一个难题。牙医需要向患者提供正确、清晰、准确的信息，以免辜负患者的期望。

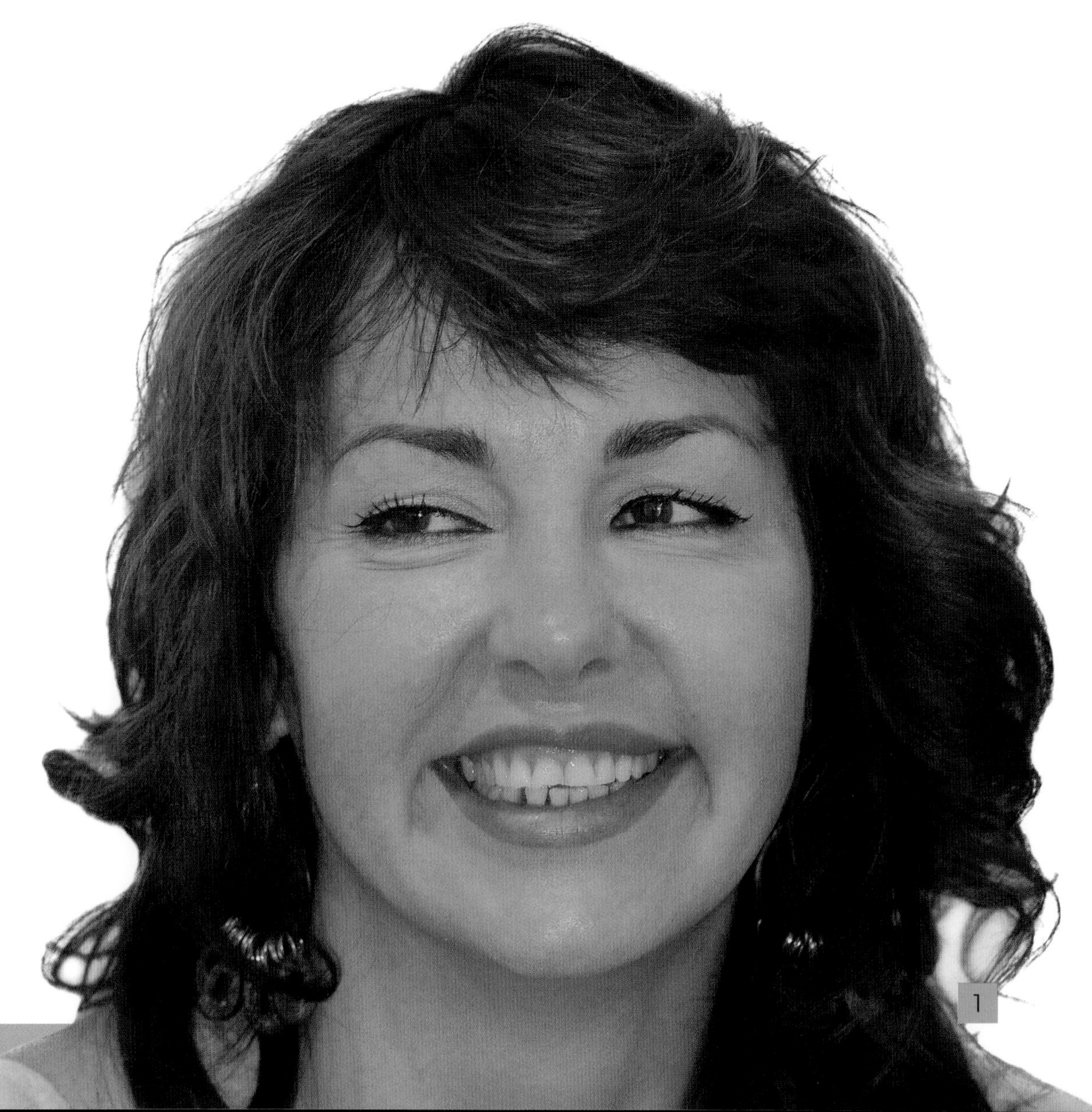

1

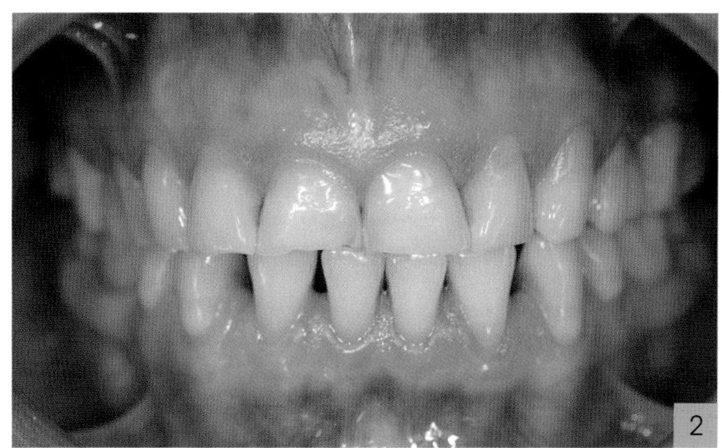
2

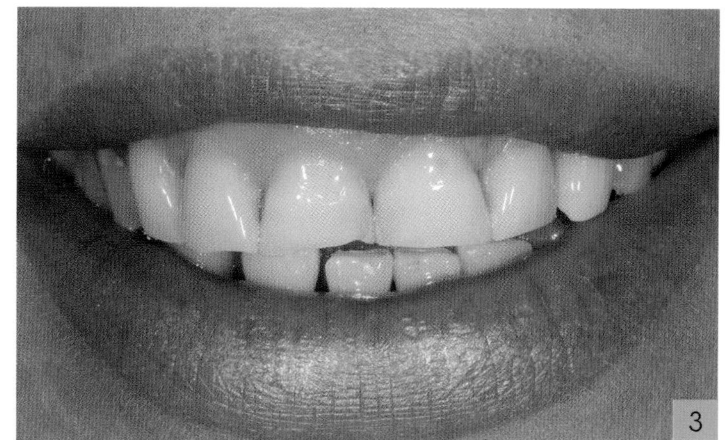
3

本章前几页重点介绍了美学预览技术及其正确应用方法。为了让患者易于理解这一概念，我们使用的术语已经尽可能地简化了。“简单预览”是指仅涉及前牙修复的病例，“复杂预览”则指同时涉及前牙和后牙的病例。

本病例向我们展示了如何通过复杂美学预览技术，向患者演示功能性美学修复的效果。开展美学预览技术无疑需要摄影基础，影像资料可以帮助我们阐明适合患者的修复类型。

为了重塑患者笑容，牙医需要获得精确的患者现有信息。有了影像资料，牙医才能确定美学修复的方法，为患者重塑与面容和谐的笑容。

而如果没有影像资料，牙医将无法确定修复体的设计是否合适。分析这些影像资料可以帮助医生一步步重塑患者的笑容。

为了做到这一点，至少需要3张患者照片，才能准确指导修复治疗：

1. **面部肖像照**。这张照片无疑是最重要的一张，必须非常认真地拍摄。拍摄时，患者需保持直立体位而不是躺在牙椅上，从而准确展现其面容。除面部外，这张照片还应涵盖患者部分躯干，拍摄时患者应保持微笑，这两点至关重要。只有这样，才能获得正确的肖像照，才能进行重要的评估工作（**图1**）。

2. **口内照**（**图2**）。

3. **唇齿照**（**图3**）。

VisagiSmile软件

对于此类牙科治疗，个性化的、美观的笑容展示是牙医、技工以及患者之间沟通的重要方面。

VisagiSmile是一款网络应用软件（由Braulio Paolucci、Galip Gürel、Georgi Iliev、Dimitar Filtchev、Adriano Schayder和Vincenzo Musella共同开发），与各种浏览器软件和计算机都能兼容。通过简单的操作，结合美学预览功能，牙医就可以开始制订治疗方案，在患者的照片上验证美学-功能设计（**图4～图11**）。

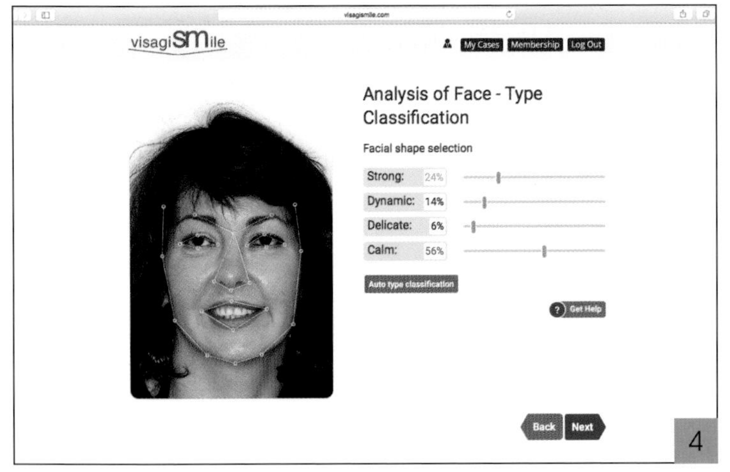

通过照片上的参考点，软件自动分析面部结构并对其分类：刚毅，充满活力，柔和或平静。分类结果以百分比表示。

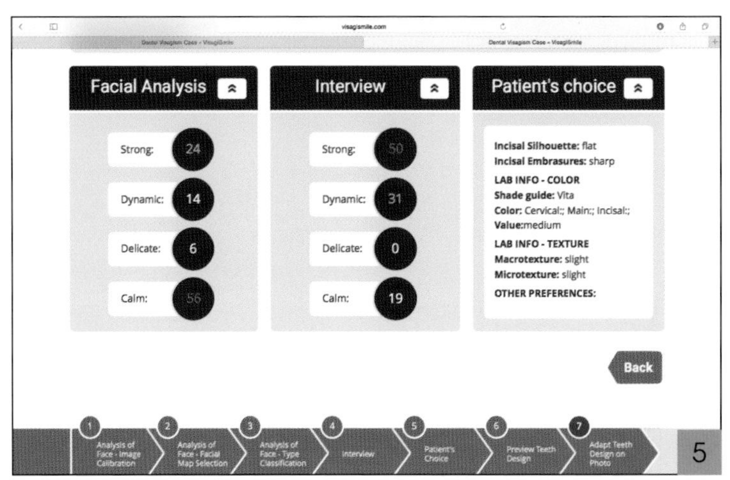

综合面部分析、与患者面谈以及了解患者主观意愿得到的结果，得以制订符合患者个性的、达到牙面和谐的治疗计划，为患者重建崭新的灿烂笑容。

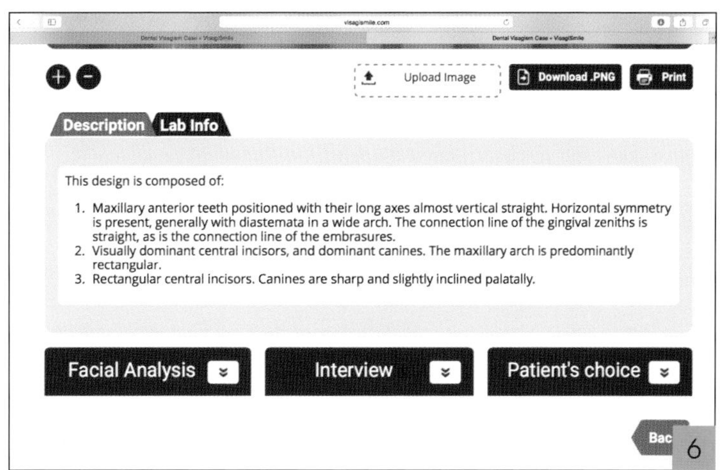

所获得的数据导出为一个文件，其中包括关于笑容、牙齿设计的图形图像和附加的详细文本信息。

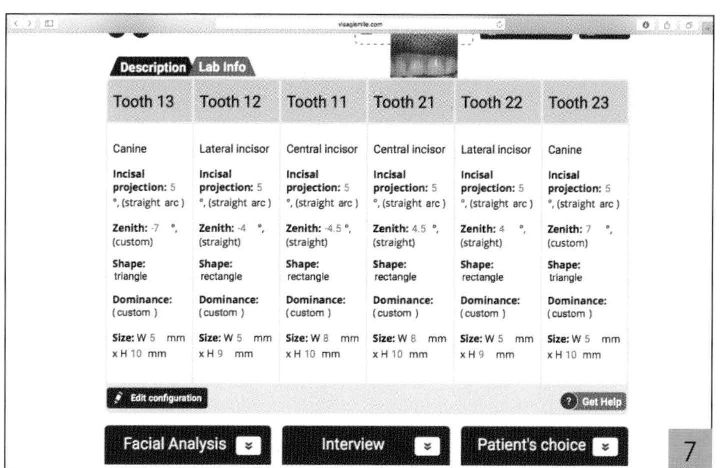

导出的数据包括牙齿之间的比例关系、牙齿形态以及牙弓的整体组成等详细信息，是非常有用的治疗指南。

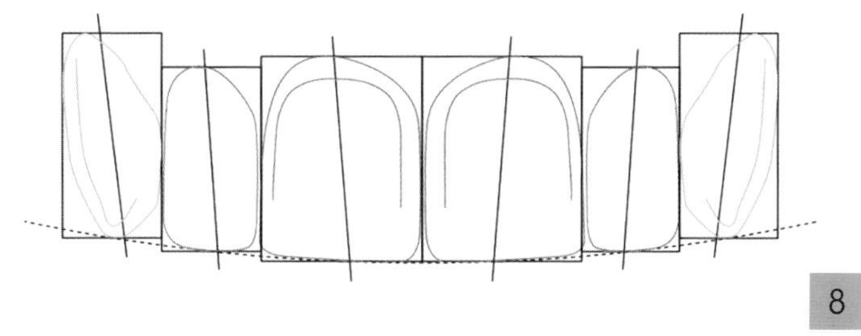

综合面部分析以及与患者交流后的结果，导出一个详细的牙弓设计图文件，其中包含牙齿长轴倾斜度、位置以及外形等信息。

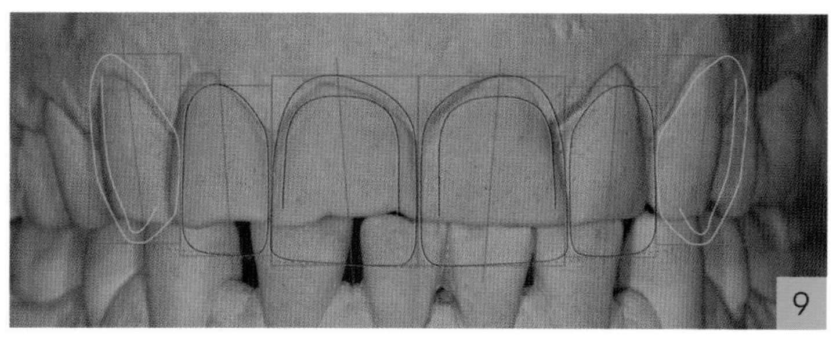

新的微笑设计方案自动重叠于患者的石膏模型照片或面部微笑照片上。照片依照第一阶段分析中获得的参考线定位，以获得完美的校准。

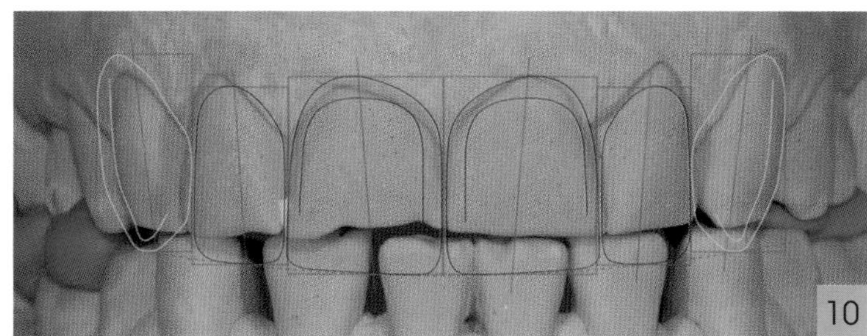

新的微笑设计自动以照片中的上中切牙为中心放置，根据选择的治疗方案重新定位设计图。

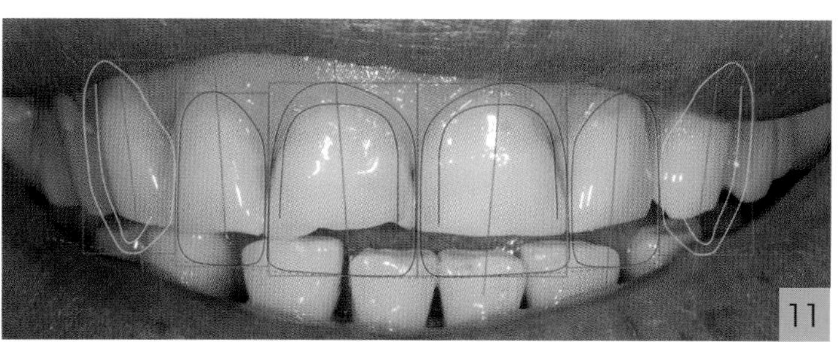

新的微笑设计重叠在前牙区可视的微笑照片上，然后根据治疗方案在新的背景上修改设计图。

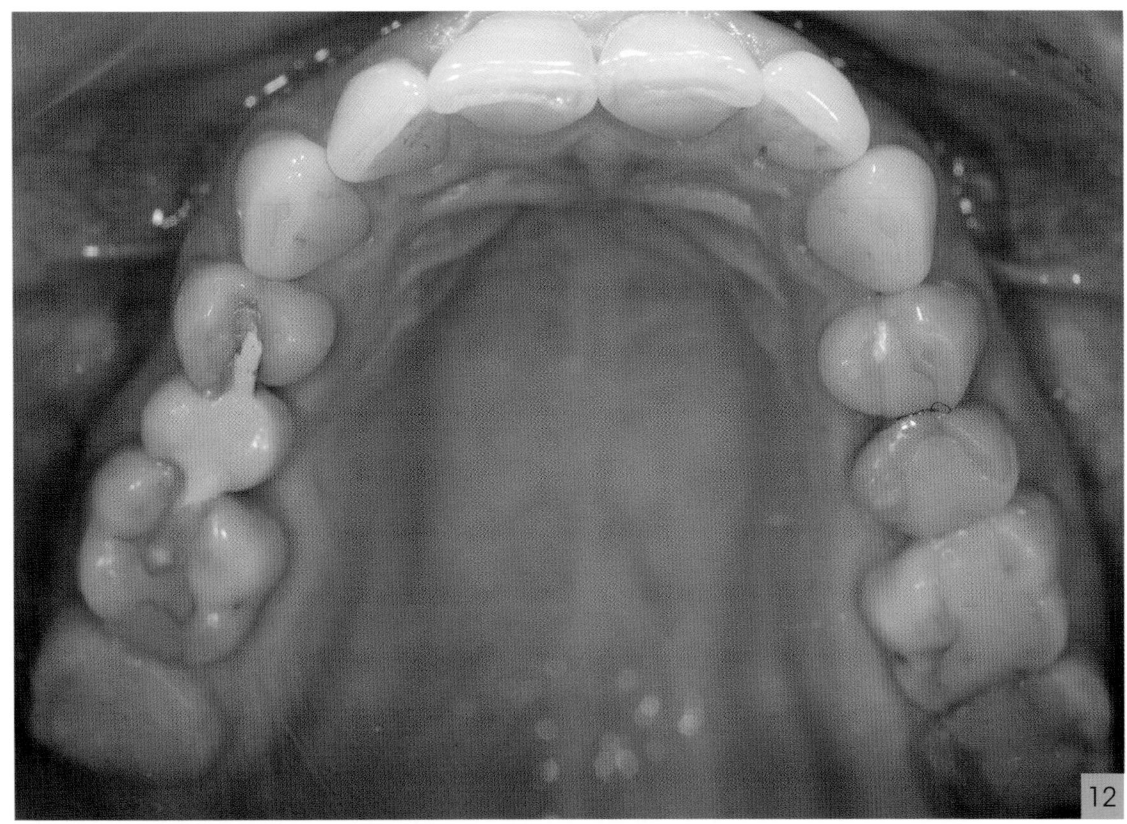
12

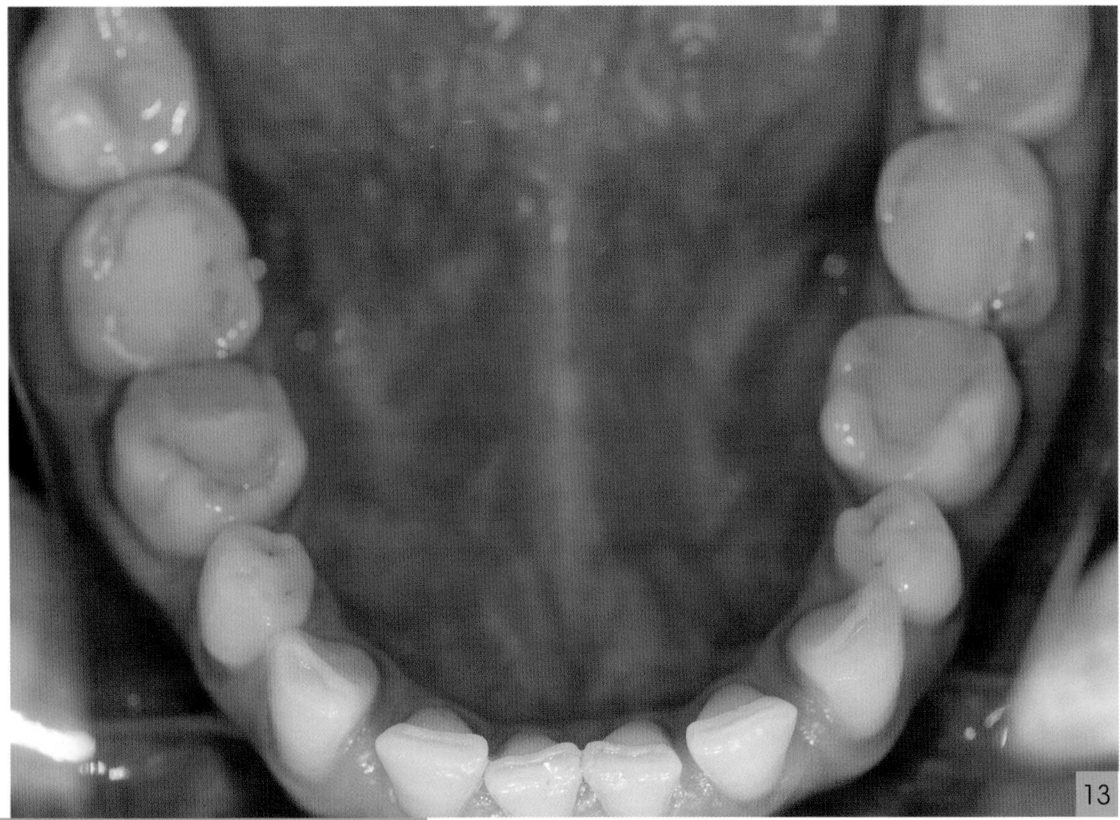
13

本章前面所述的3张照片足以进行精确的美学预览。其他照片，如咬合面照片（**图12，图13**），能增加一些价值，但并不是必需的。

接下来，我们将通过使用透明硅橡胶导板来介绍直接美学预览技术的技工和临床操作。

如前所述，摄影是美学预览过程的第一步，接下来是对咬合高度的评估；本章中的这个病例需要重建正确的垂直距离（**图14**）。评估咬合高度是为了在治疗初始阶段就为患者确立正确的垂直距离。接下来，制取印模（**图15**）。即使是在美学预览阶段，最好也能进行面弓转移，以便之后将石膏模型正确定位于𬌗架上（**图16**）。之后用石膏将模型固定在𬌗架上（**图17～图19**）并在𬌗架上进行后续操作（**图20～图22**）。

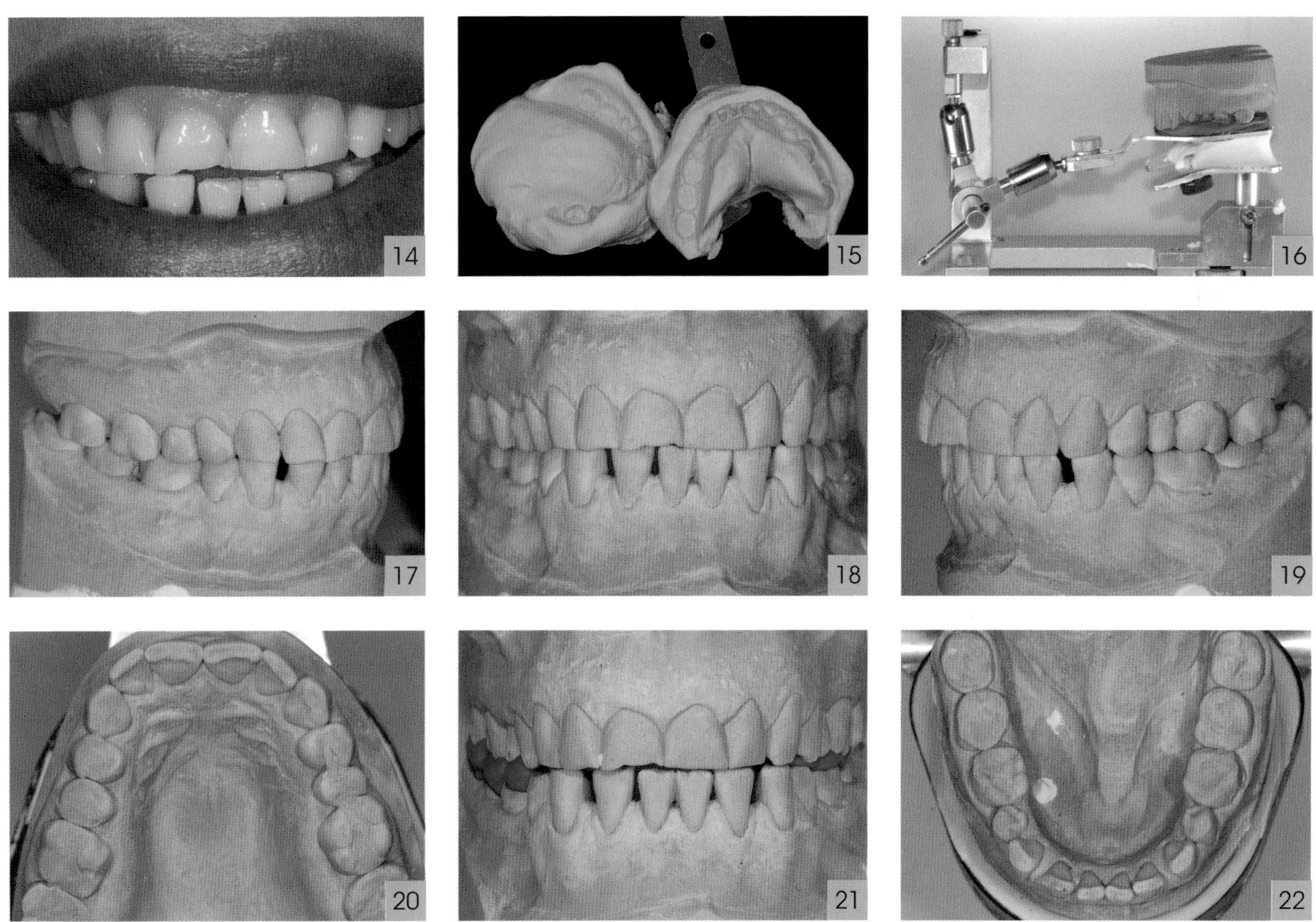
14 15 16 17 18 19 20 21 22

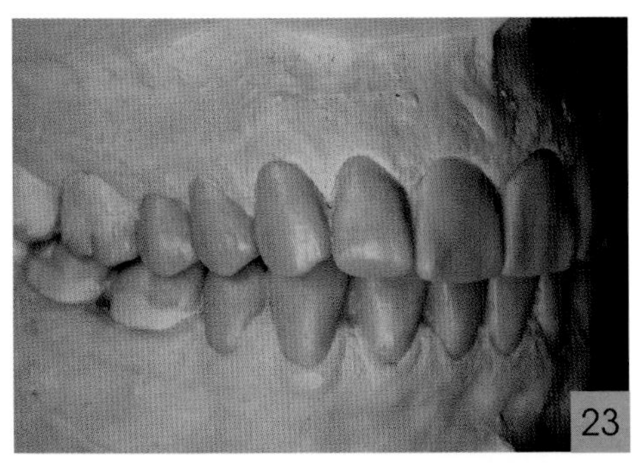

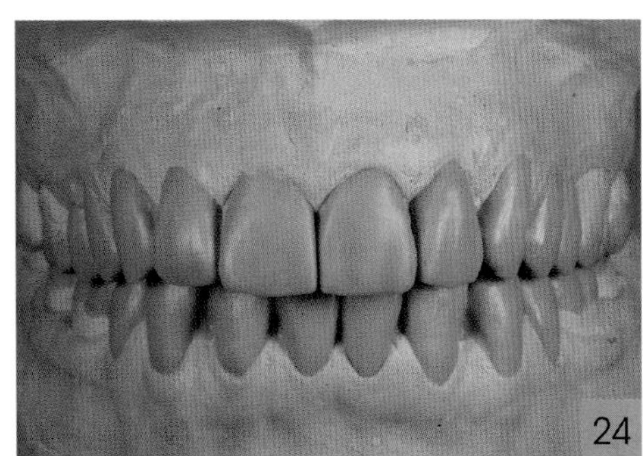

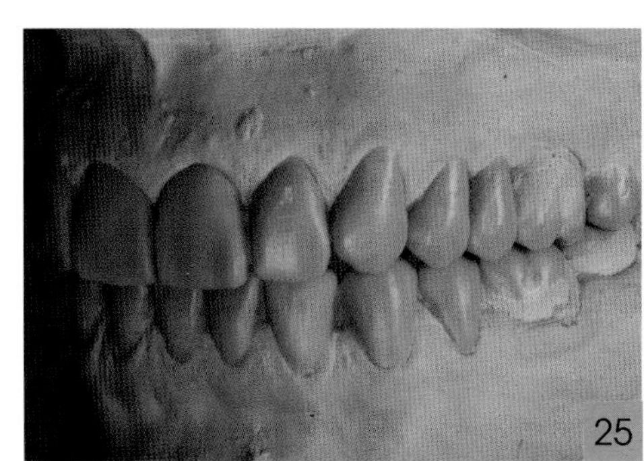

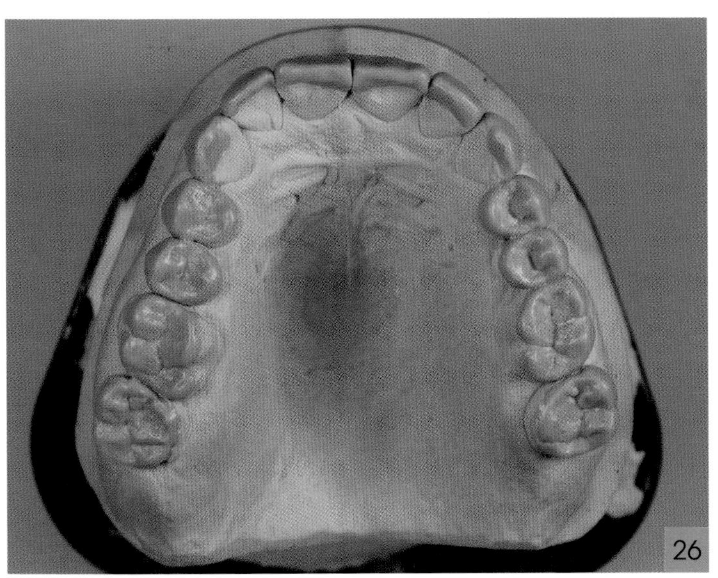

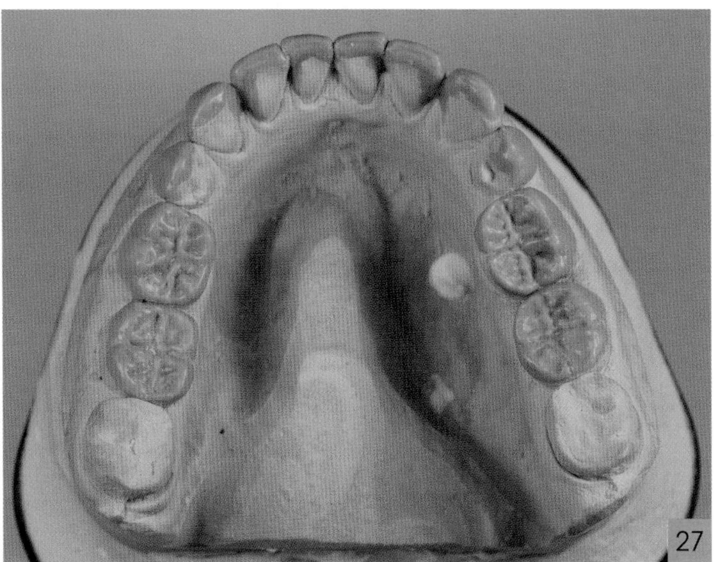

此时，利用从照片中获取的信息，就能制作个性化的诊断蜡型（**图23～图27**）。在诊断蜡型制作过程中，非常重要的一点是，只在必要的位置加蜡，而应避免在可能会明显改变修复外形的区域加蜡。事实上，这种技术优于其他方法的地方就在于其提供了真实比例下修复体的精确形态，让患者准确了解最终美学修复效果。

在一些复杂的重建病例中，还应考虑在骀面、舌侧、腭侧面的一些区域留白，不加蜡。

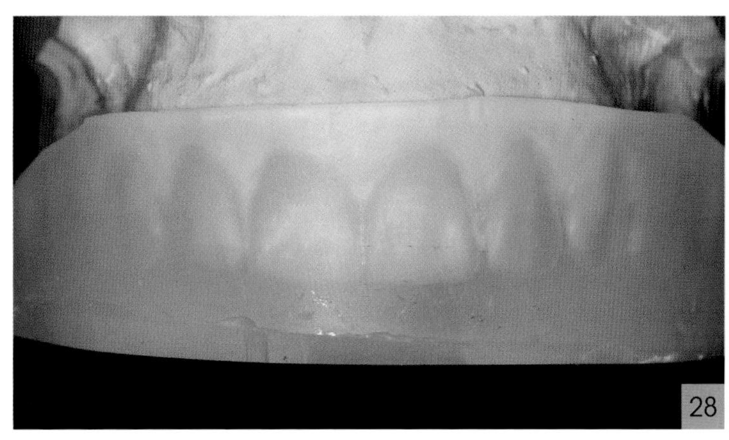
28

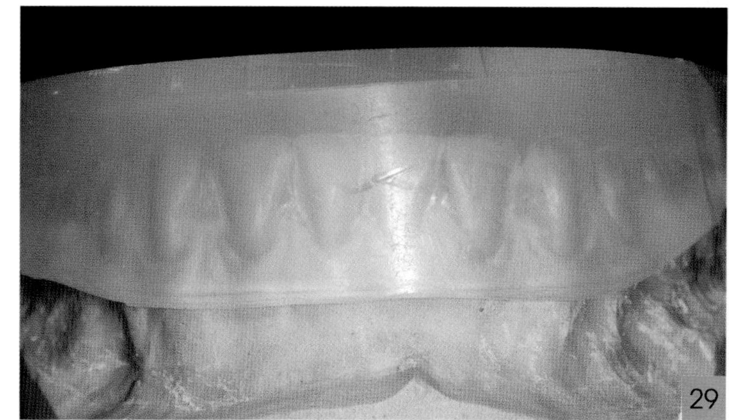
29

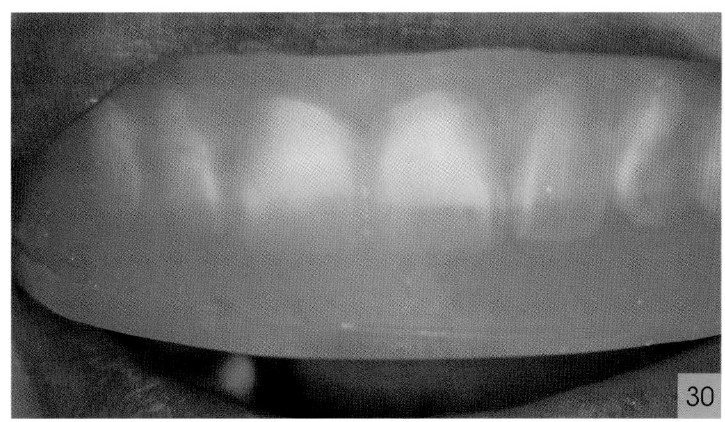
30

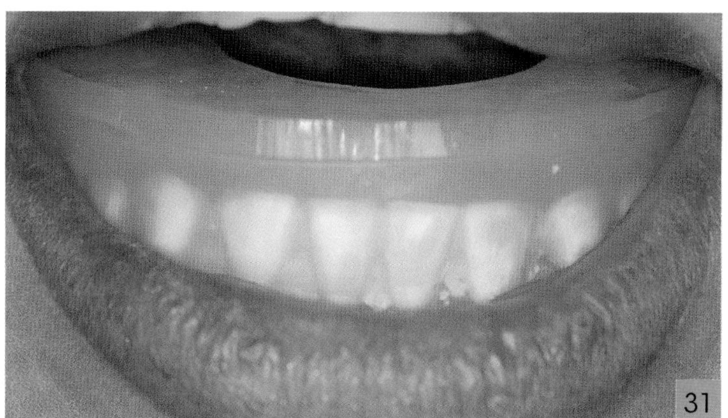
31

当整个殆面均需调整时，为了保证透明导板准确就位，而不改变重建后的垂直距离，上述区域就不可或缺。诊断蜡型制作完毕后，就可以使用75肖氏硬度的透明硅橡胶制作导板（**图28，图29**）。制作完成的硅橡胶导板可以放入患者口内，检测其精确性（**图30，图31**）。

该技术操作简单、效果好，并且可以使用单支的复合树脂材料来完成（大多数情况下推荐使用A1色牙本质树脂）；当然，也可以使用多种材料（如本例中所示）。

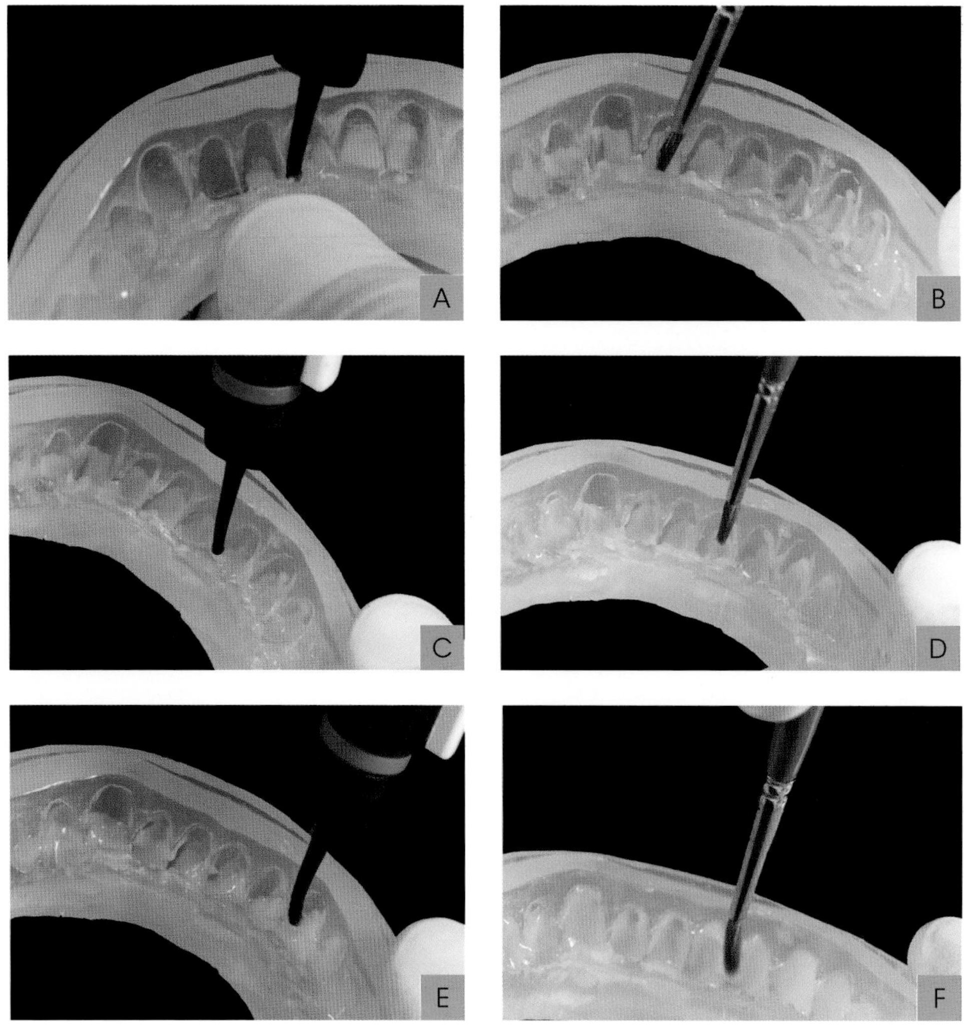

首先在前牙的切缘和后牙的䯼面位置置入BL3树脂（**图A**），并用小毛刷仔细涂匀（**图B**）。然后，应用通用型或个性化的釉质树脂（**图C，图D**）；最后，个别病例还需要加入牙本质树脂（**图E，图F**）。

上下牙列操作步骤相同。操作中最重要的是要选择合适的纳米填料流体复合树脂：（1）用刷子均匀涂布，不要将不同层材料搅混在一起；（2）维持各层材

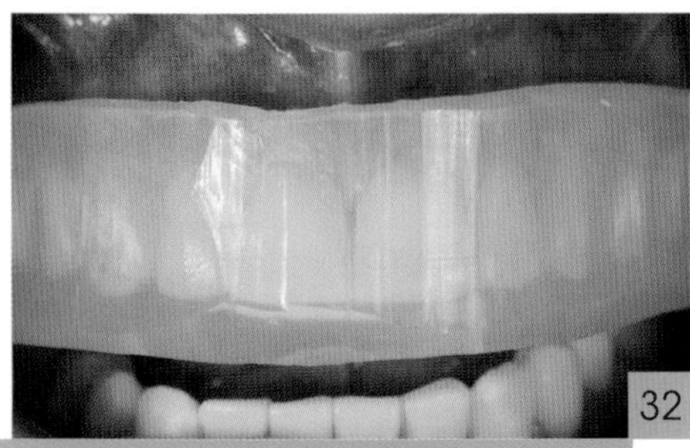

32

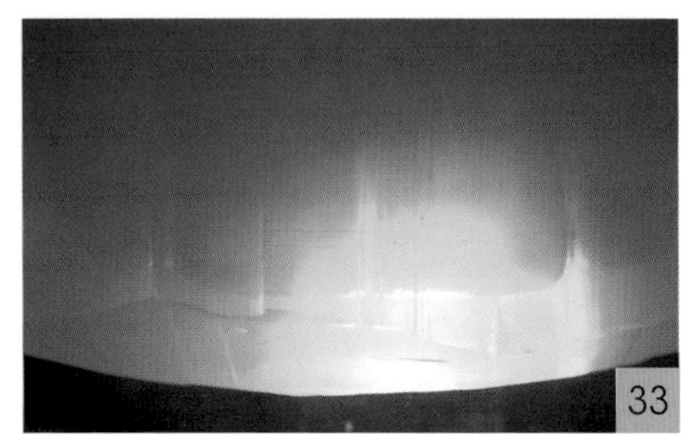

33

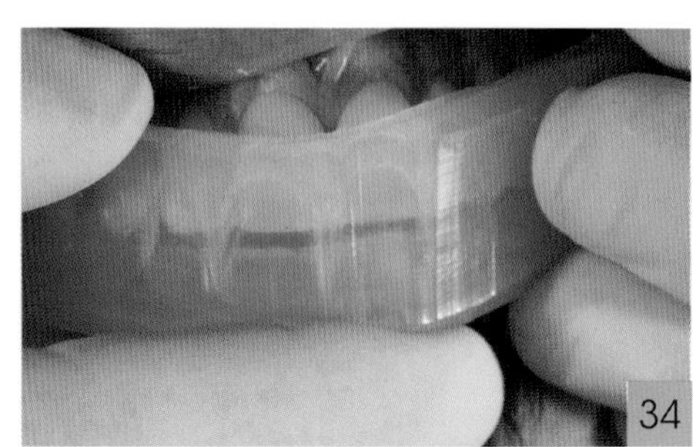

34

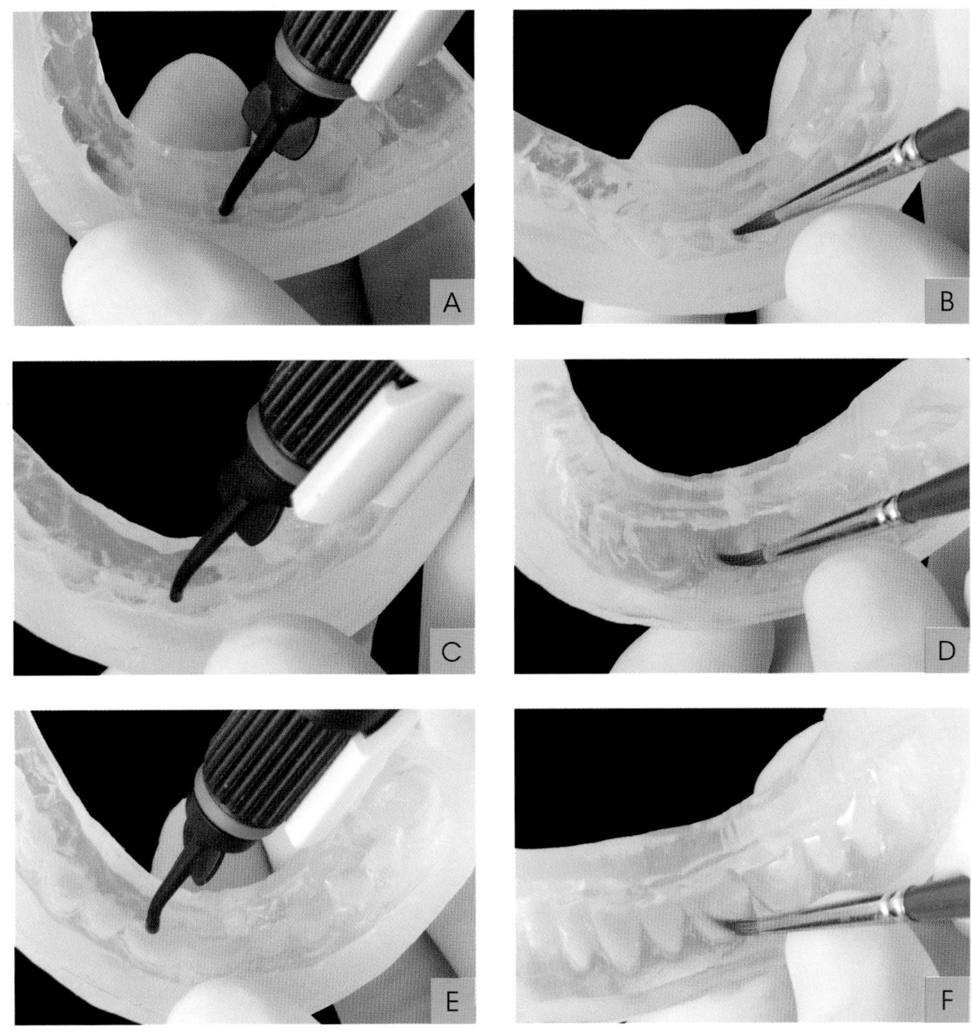

料均有一定厚度，通过单次光照完成固化。

接下来，将放置了复合树脂材料的导板就位于患者口内，先光照数秒，以方便从表面去除多余的树脂材料，然后进行彻底光照固化（**图32～图37**）。

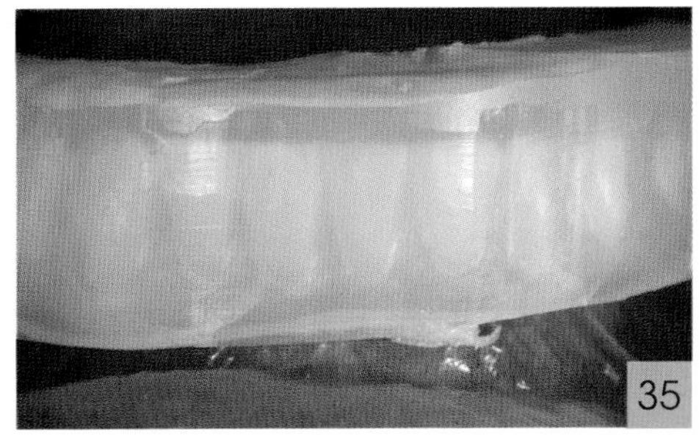

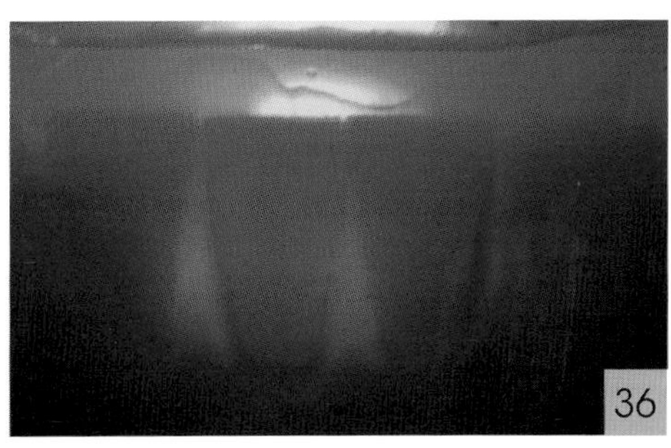

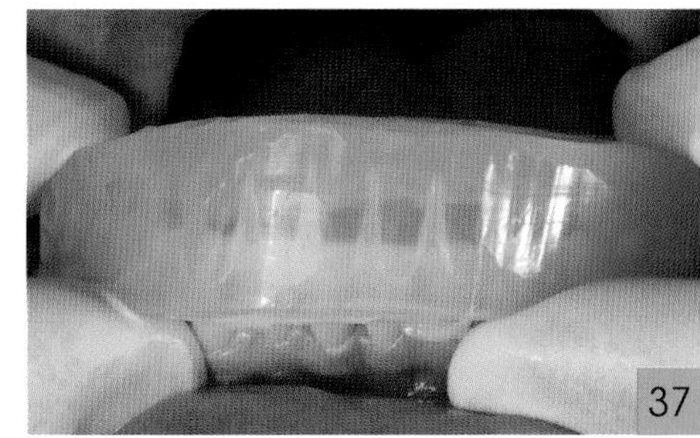

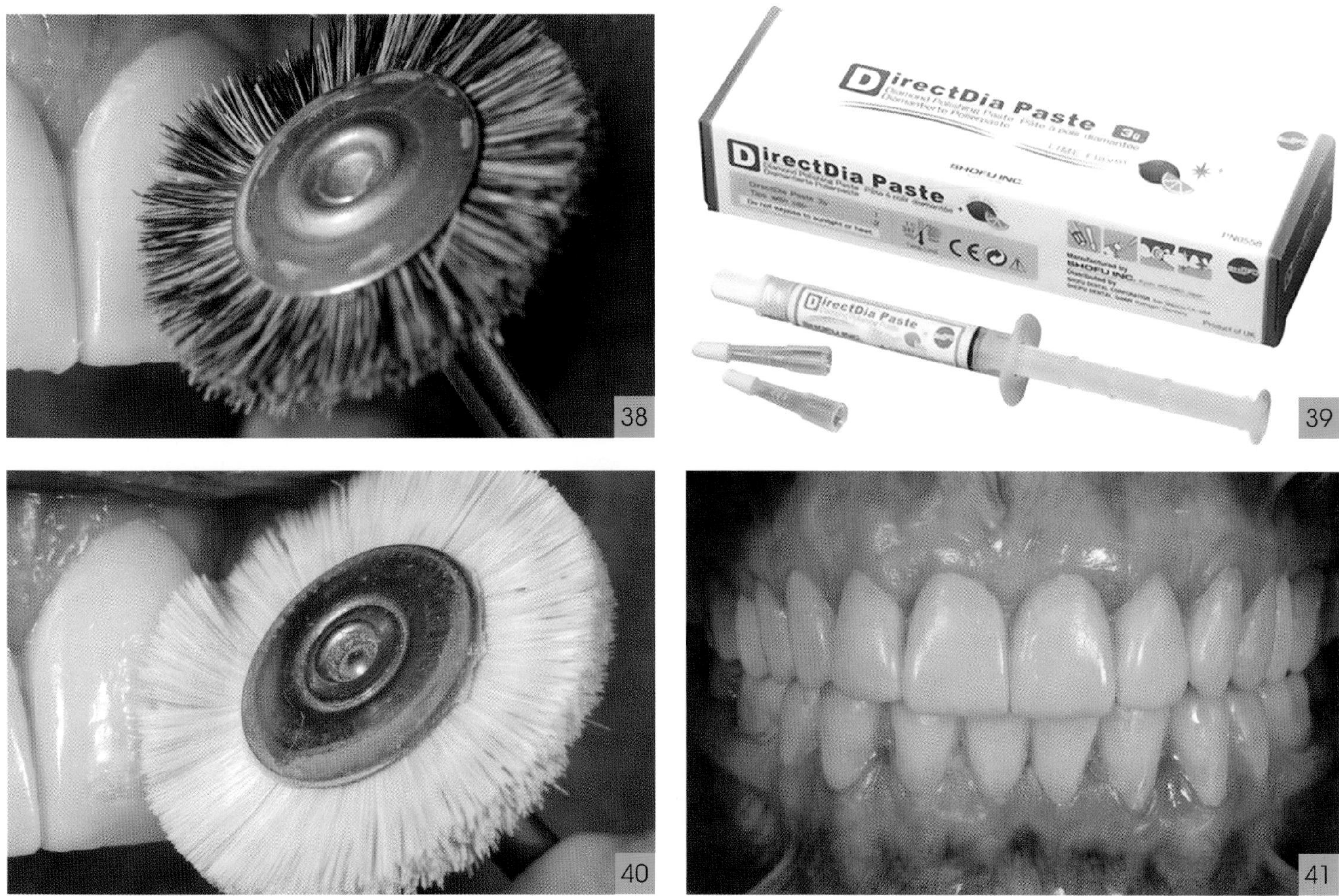

光固化完成后，通过简单的操作打磨抛光临时修复体。使用两种抛光刷就可以完成打磨抛光工作。首先使用Bison刷（Renfert）（**图38**），这种毛刷轮由猪鬃制成，具有理想的表面结构，能很好地存留抛光膏。打磨操作中需注意采用低转速（直机头约1000r/min）。抛光膏使用的是DirectDia（松风）（**图39**），是光固化材料理想的抛光膏，不会影响材料的表面结构，具有快速、高效的预抛光能力。接下来使用Ceroshine刷（Renfert）（**图40**），由山羊毛制成，具有镜面抛光效果，同样可以结合抛光膏使用。完成打磨抛光后，就可以和患者一起评估美学预览的效果了（**图41，图42**）。

此时，牙医可以让患者佩戴美学预览临时修复体一段时间，让患者更好地体会和检验美学上的变化；这样，医患双方都能确认按照美学预览的计划完成最终修复治疗。

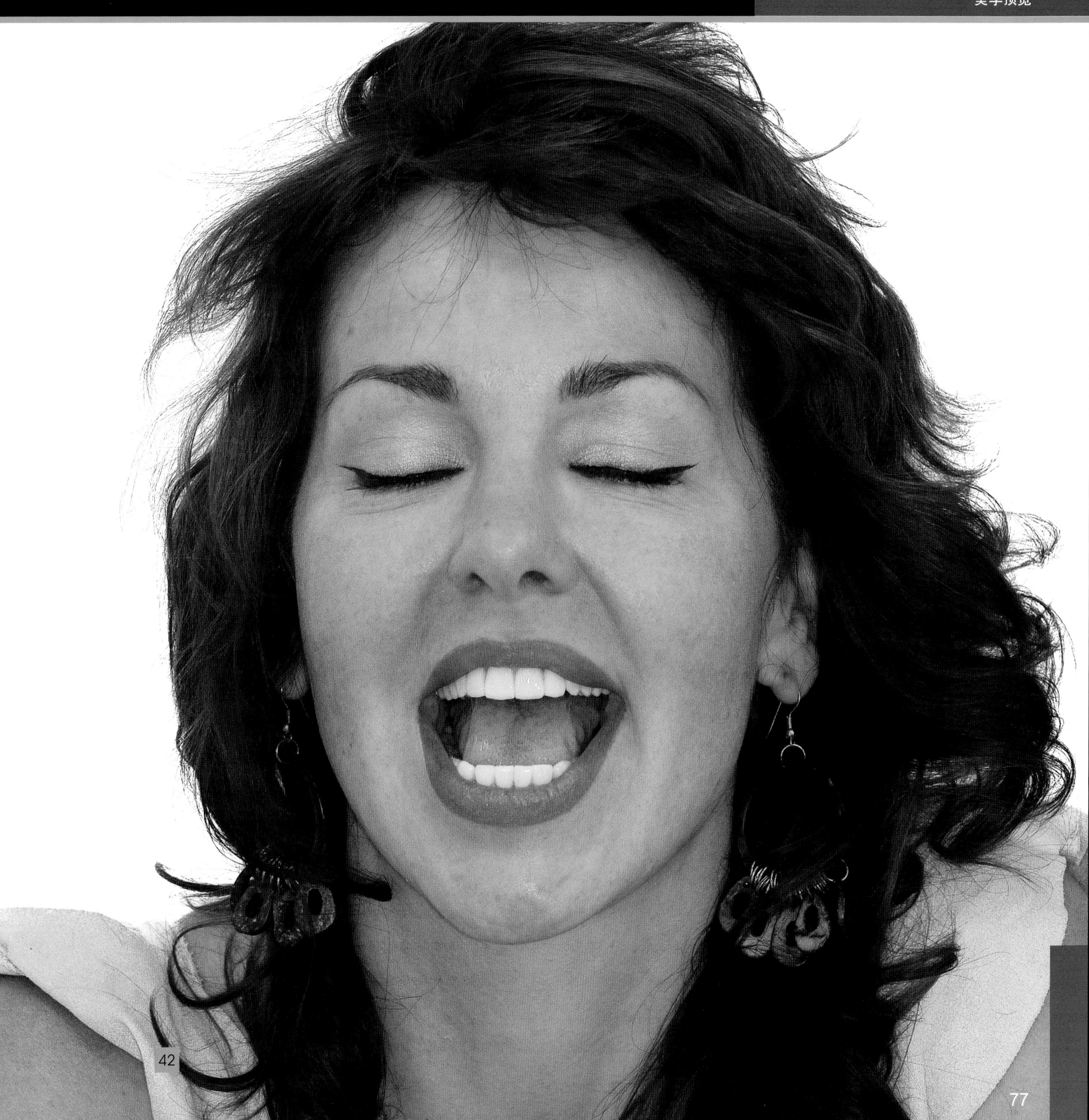
42

美学预览完成后，作者通常要求患者表述对治疗前后变化的感受。这时记录患者的感受非常重要。如果可以，除了拍摄照片，还可以摄制一个短视频，在视频中询问患者对于美学预览的体验和感受。

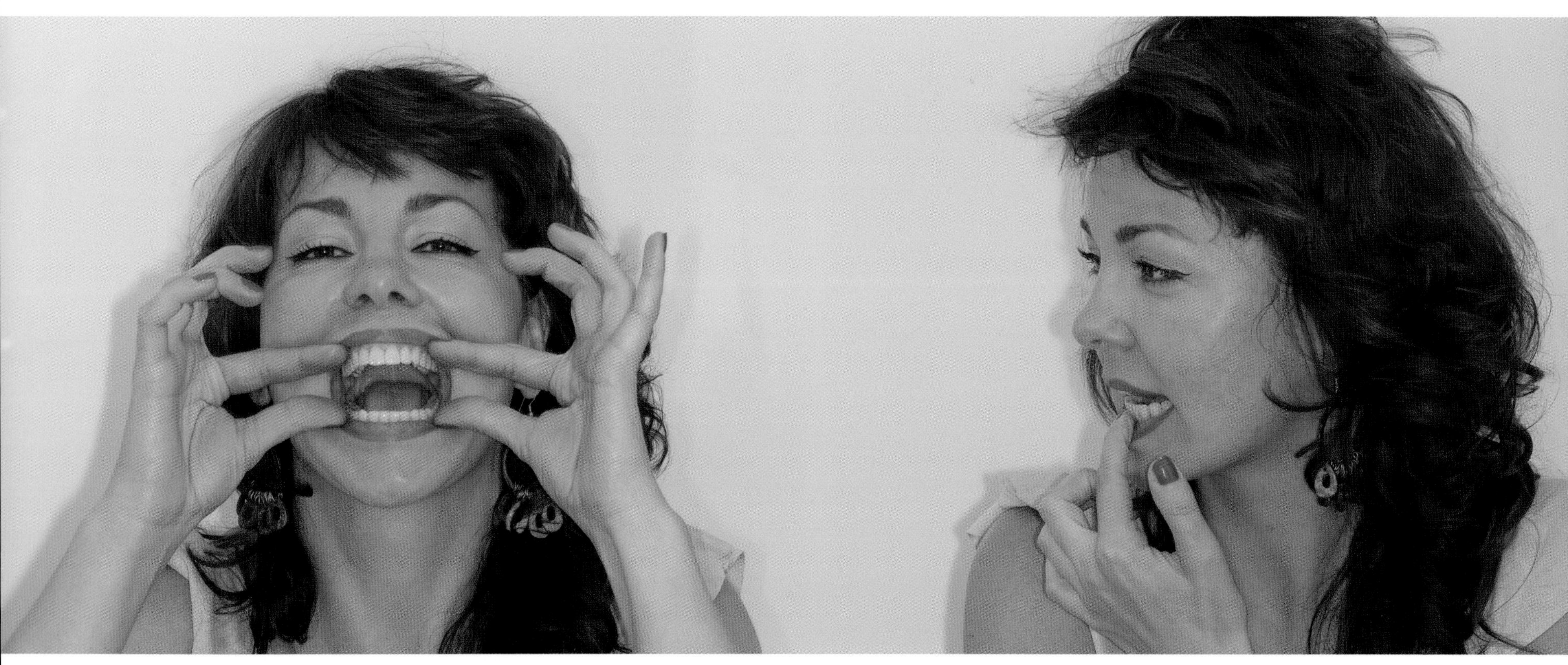

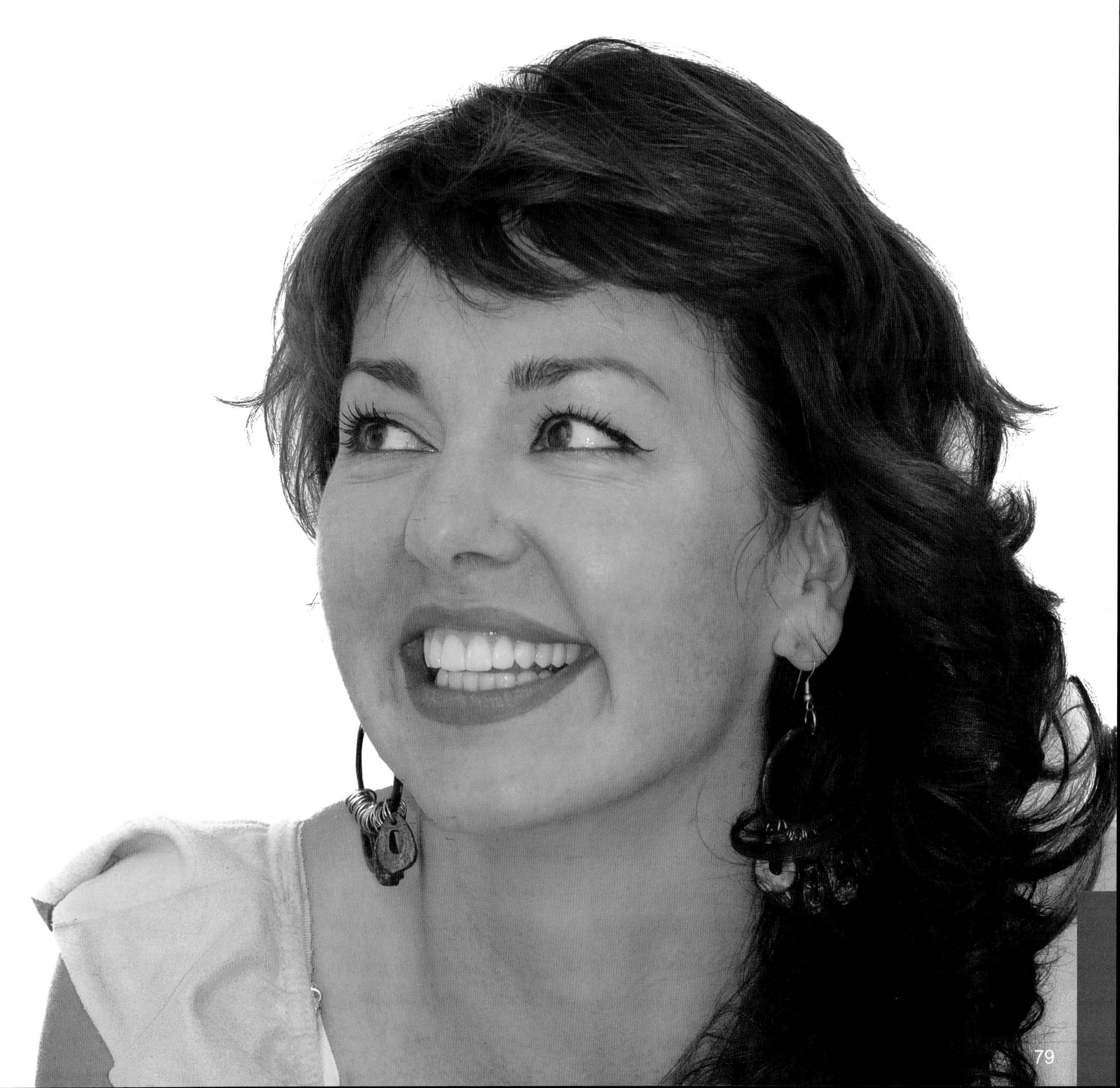

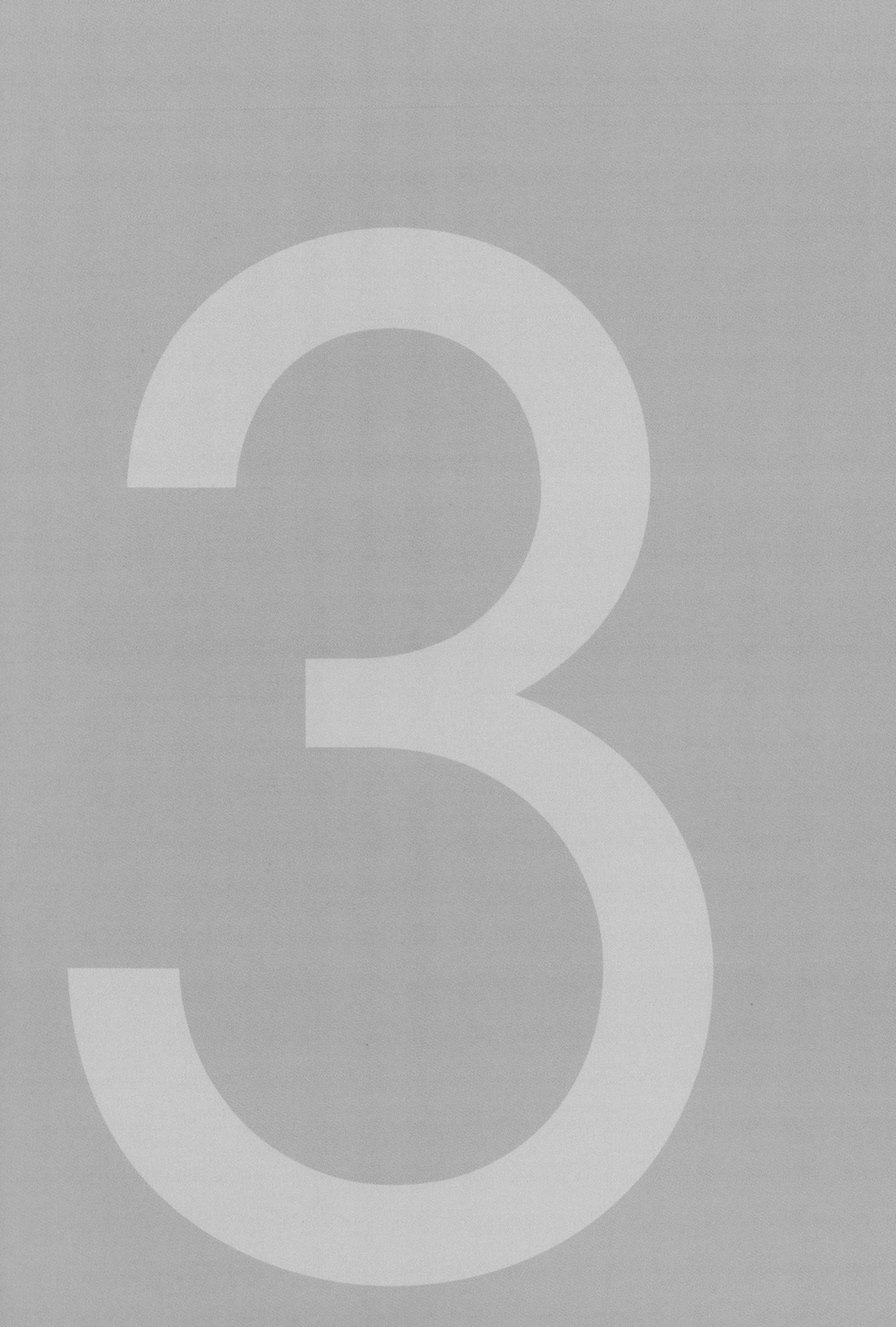

Vincenzo Musella

美学预览
esthetic preview

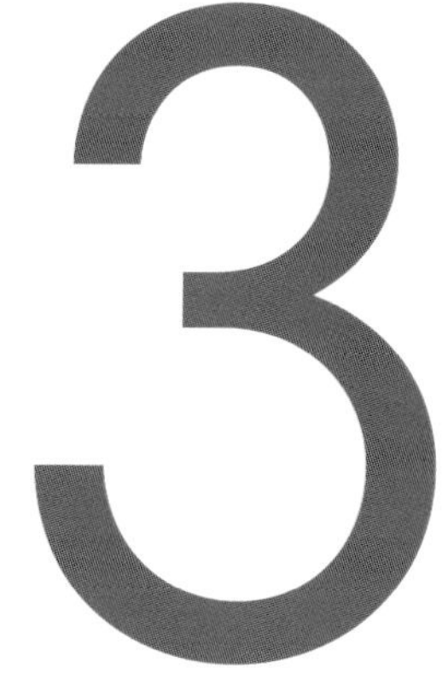

直接系统和计算机辅助设计/计算机辅助制造系统
direct and CAD/CAM systems

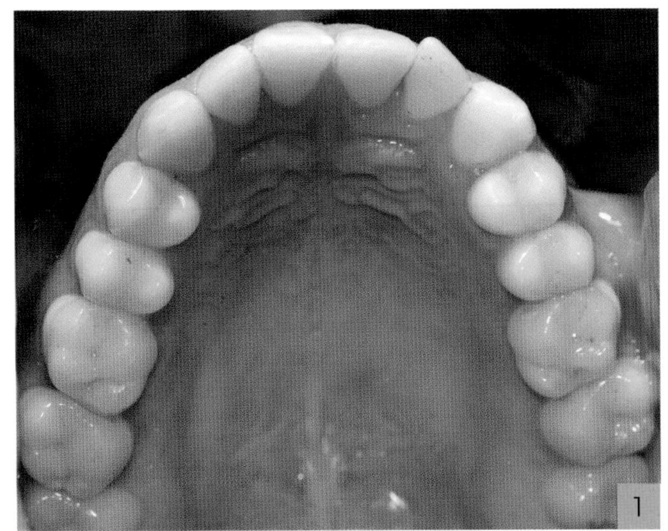
1

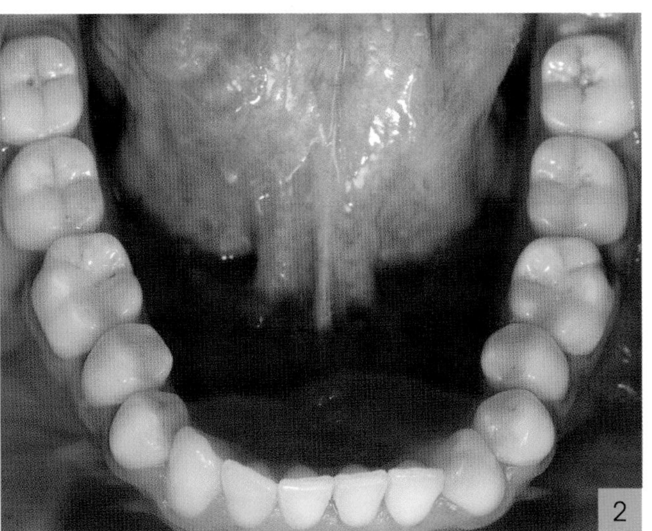
2

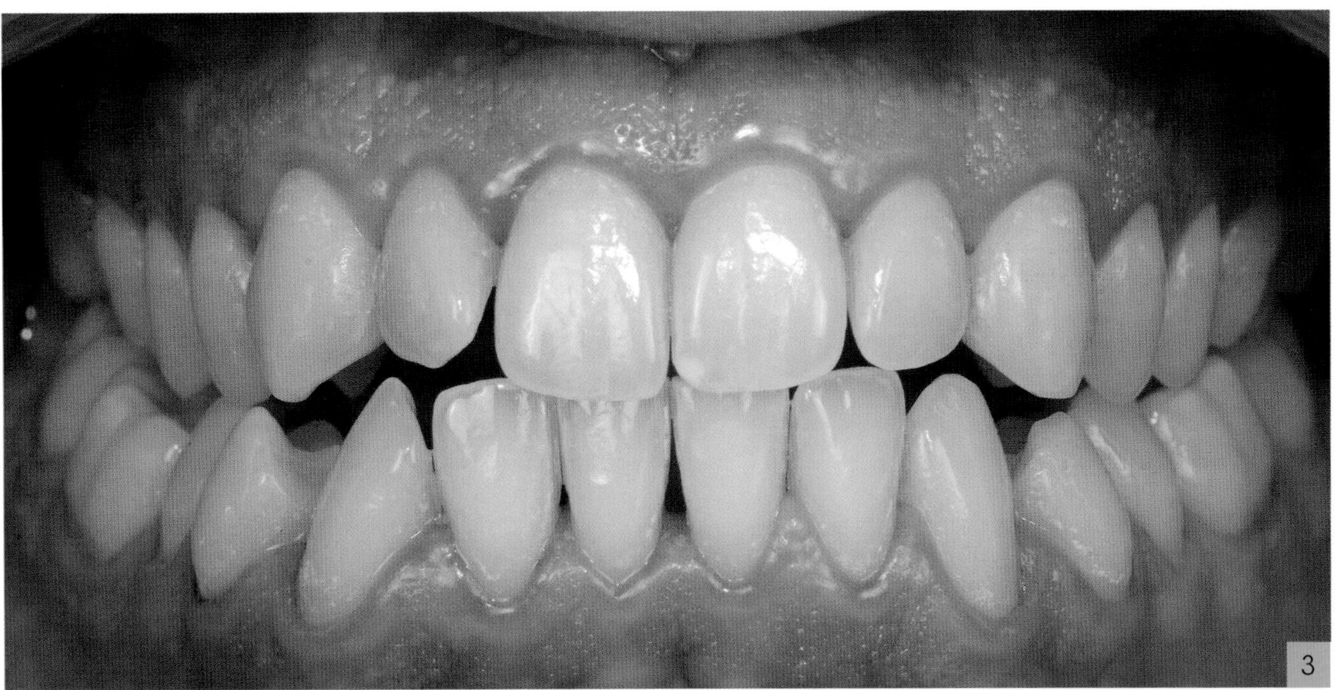
3

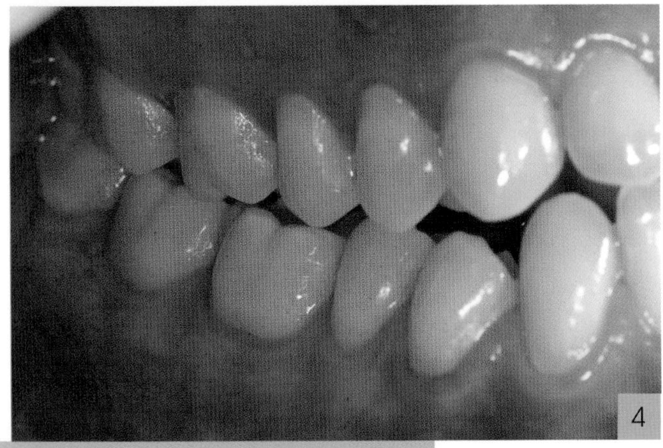
4

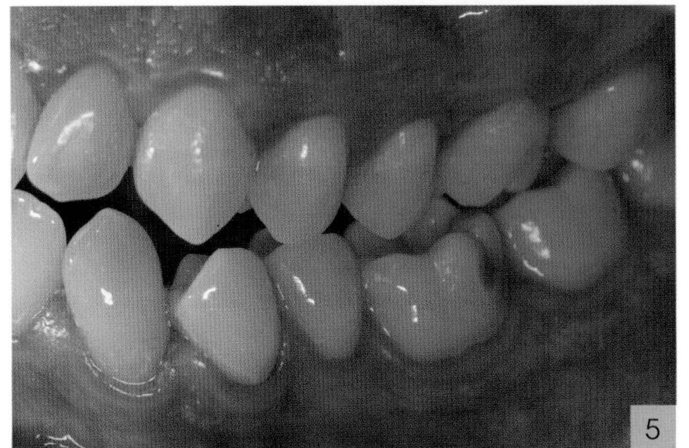
5

该病例对比了直接修复与结合了计算机辅助设计与计算机辅助制造技术（CAD/CAM）的间接修复方法。

患者35岁，有严重的牙齿美学问题和口腔功能障碍。上颌前牙与对颌牙明显不成比例，大多数后牙无咬合接触（**图1~图8**）。

患者20岁左右时接受的正畸治疗导致了现在的口腔问题。尽管患者理解进行正畸或手术治疗是最适合的治疗方案，但他仍然拒绝了这种诊疗方案，并要求其他可能的修复方法。

他向医生提出："我想要知道是否有其他不同的途径既能改善美观，又能提高我口腔的功能。"

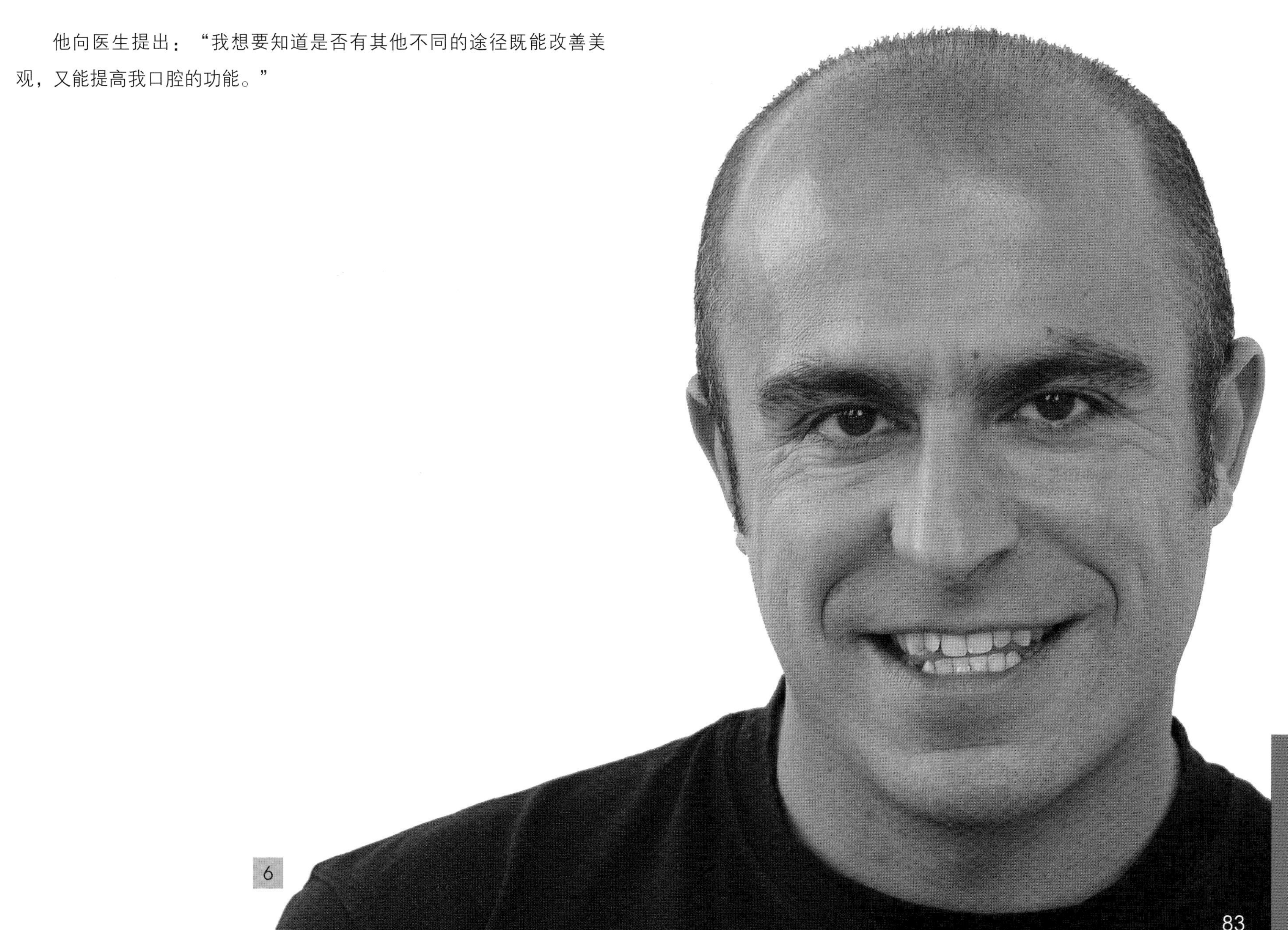

6

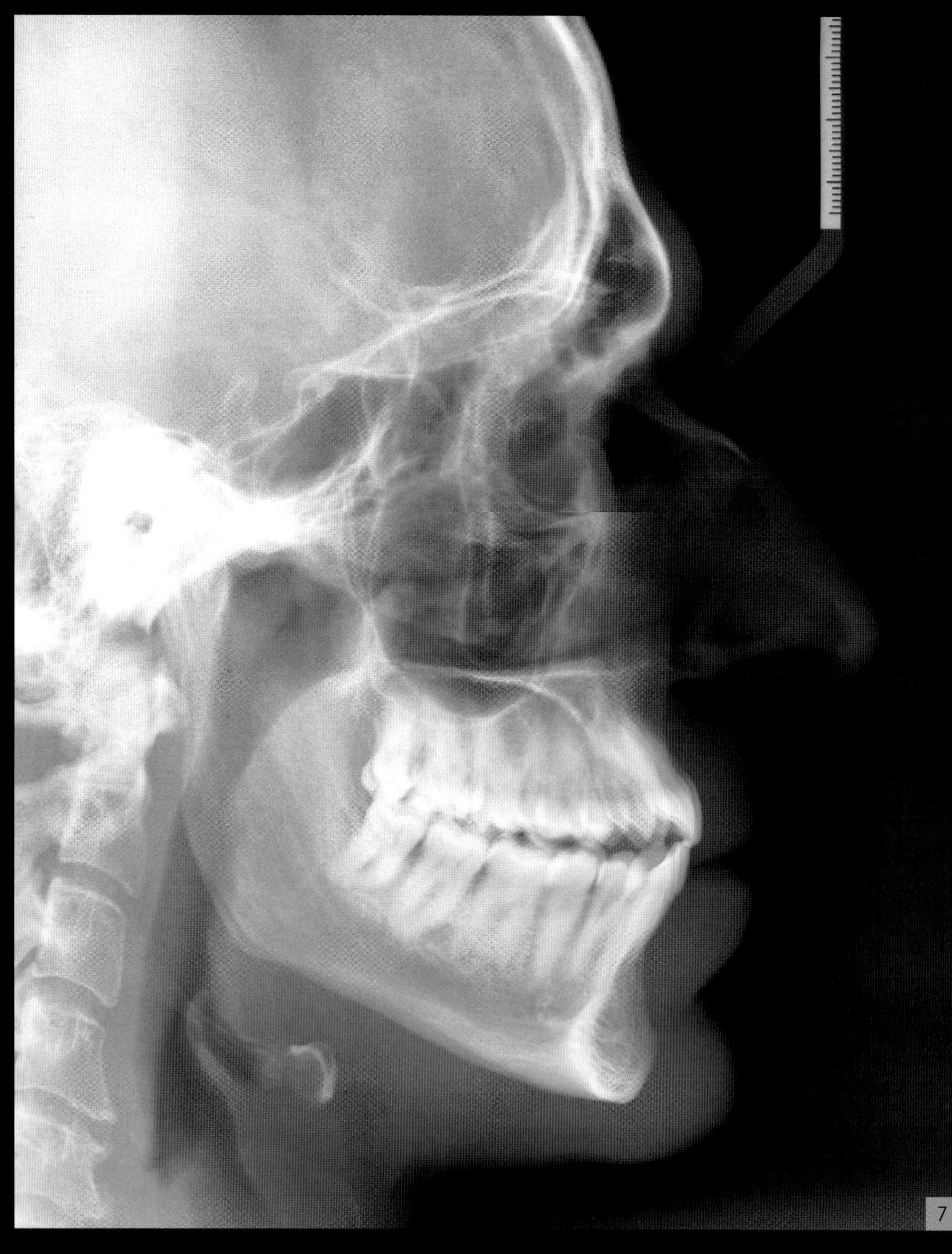

7

在这个病例中，由于患者拒绝正畸及手术治疗，制订一个既能满足美学与功能且保守的修复方案至关重要，因此医生决定对患者进行治疗前的“全面评估”，以明确治疗方案。

下面将依次介绍如何运用“经典”美学预览技术及结合CAD/CAM系统的评估技术进行修复设计。

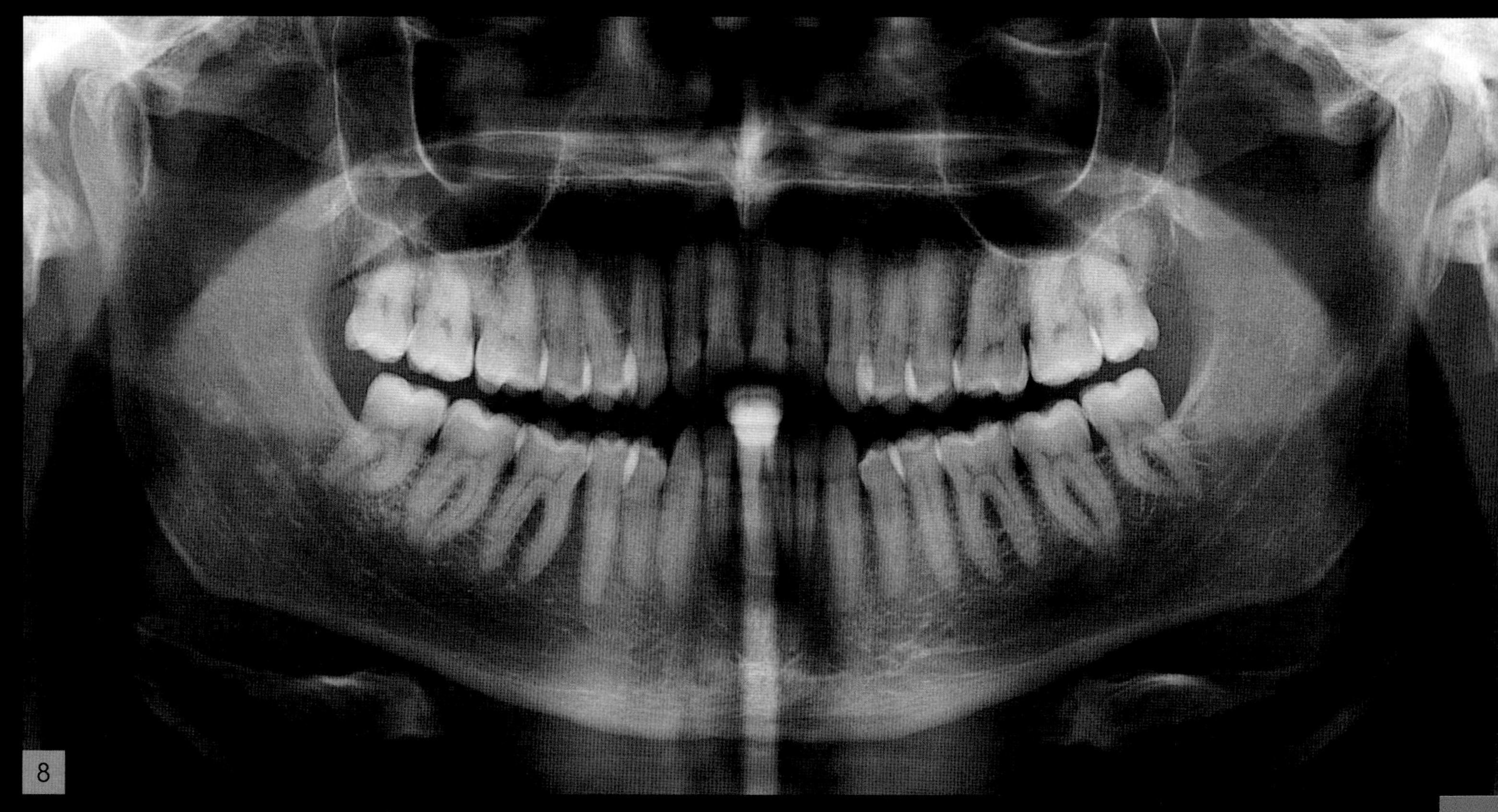

8

首先，使用藻酸盐印模获得口内牙体及所有组织细节的研究模型（**图9～图11**），之后进行面弓记录（**图12～图14**）。将上下颌研究模型（**图15，图16**）通过面弓转移至䝼架上，以确定上下颌的正确位置关系（**图17**）。

在确定咬合关系的模型上能清楚地明确颌间距离以及咬合接触区（**图18～图20**）。

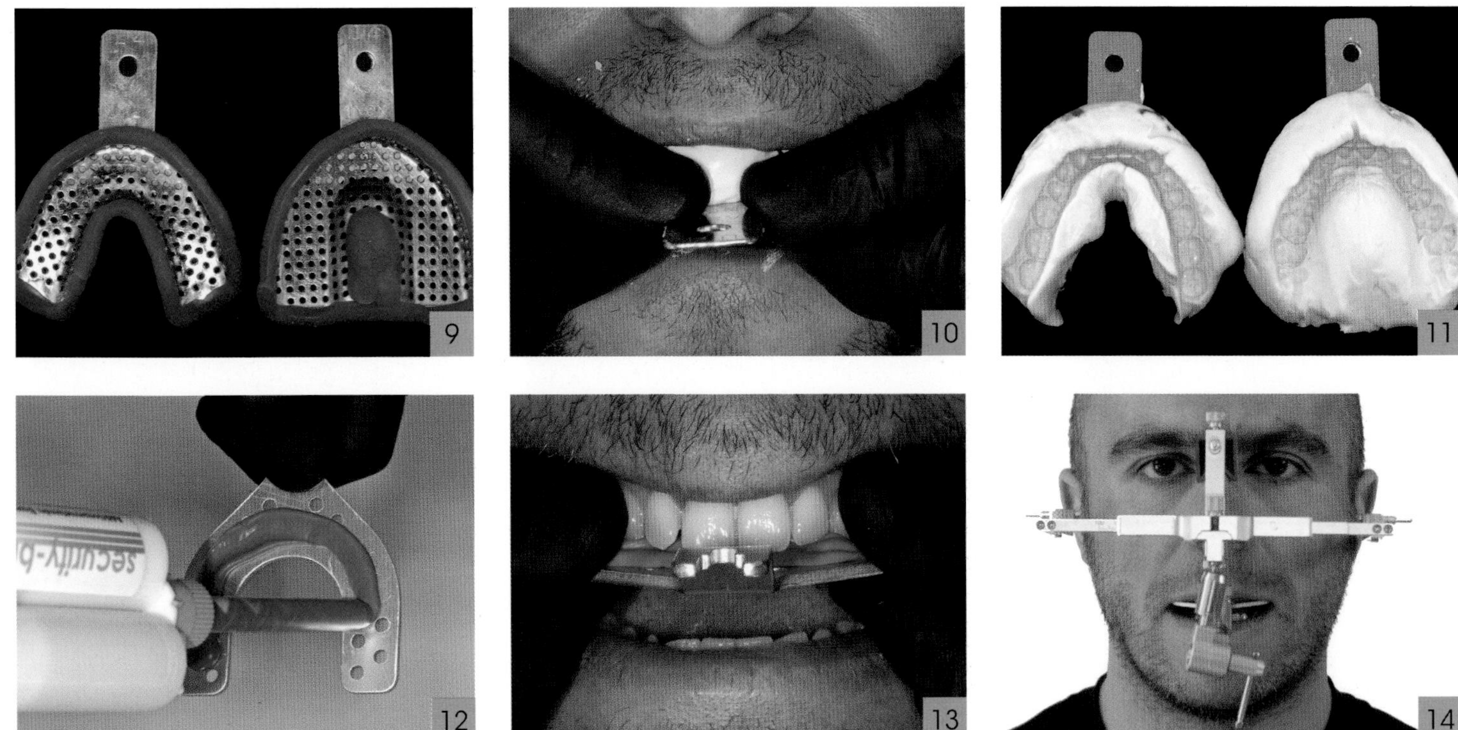

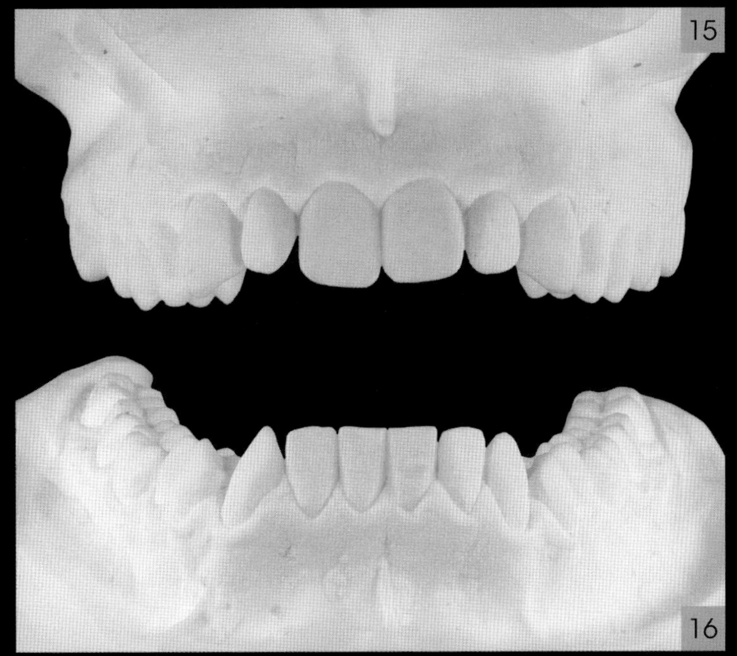
15
16

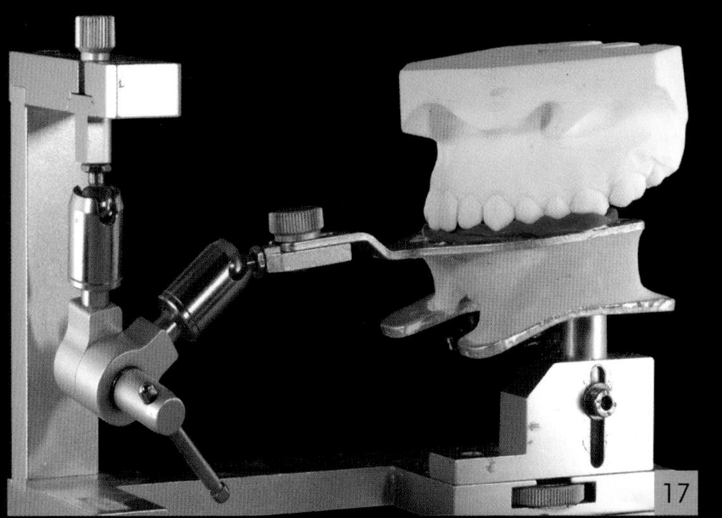
17

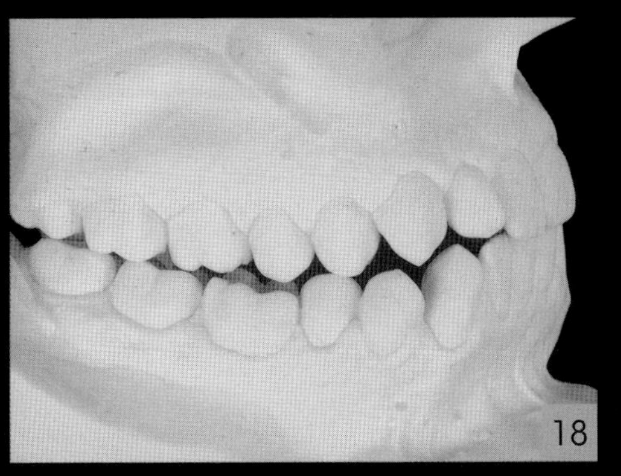
18

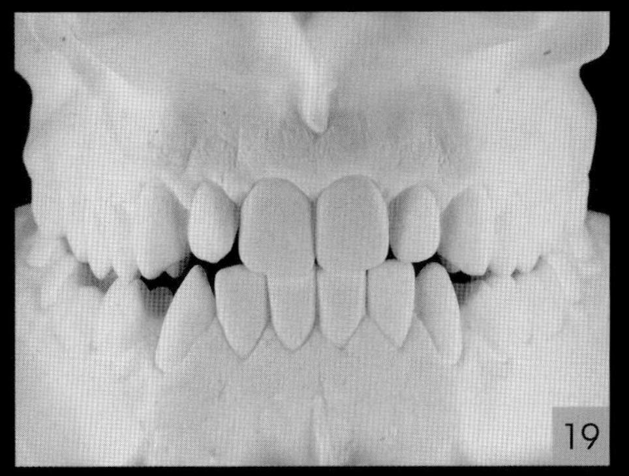
19

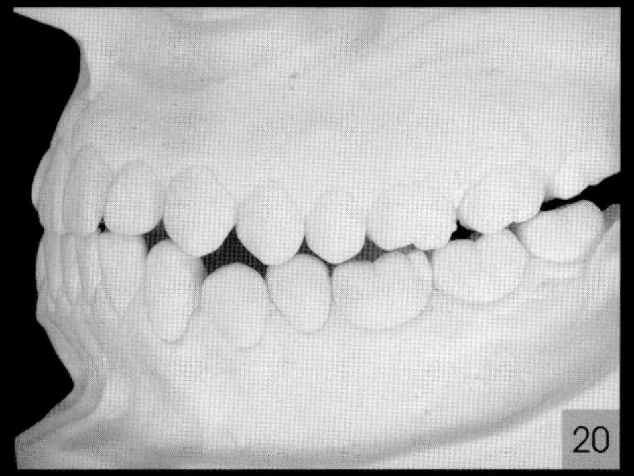
20

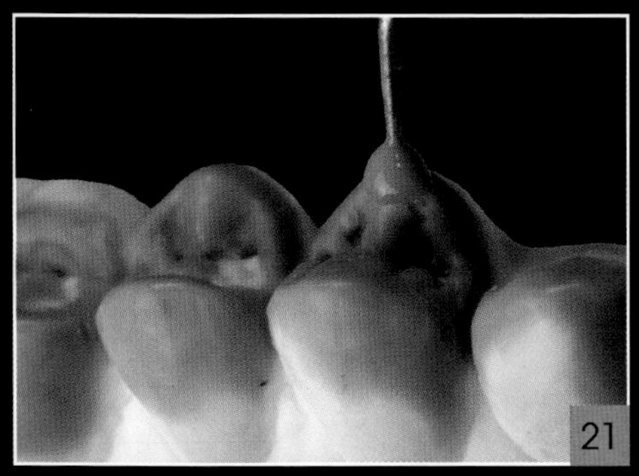
21

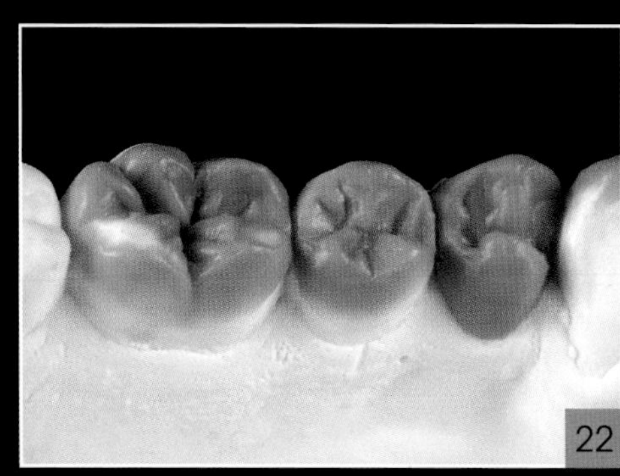
22

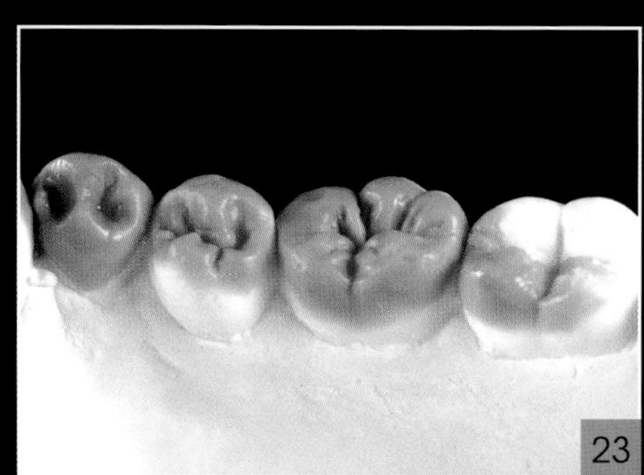
23

第一阶段后，按照预期获得的牙齿形态进行诊断蜡型的制作。为了获得口内完美的美学预览并令患者满意，蜡型制作过程中需要格外注重细节的恢复（**图21～图32**）。

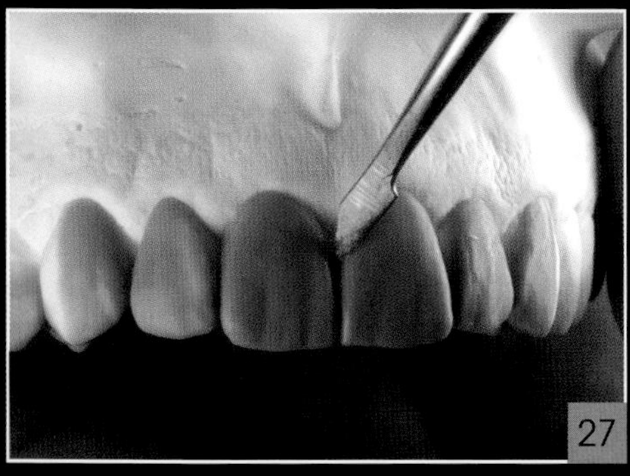
27

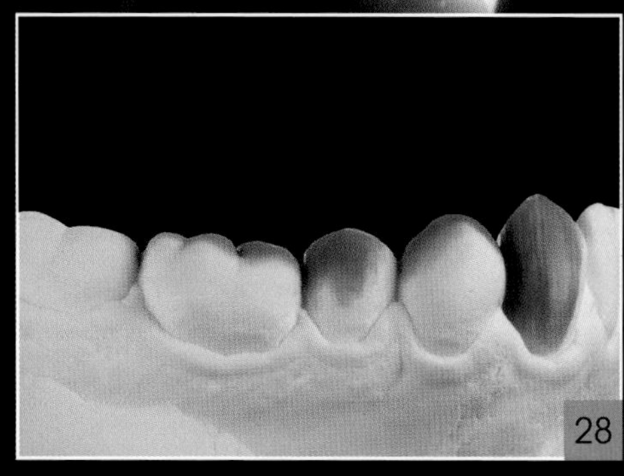
28

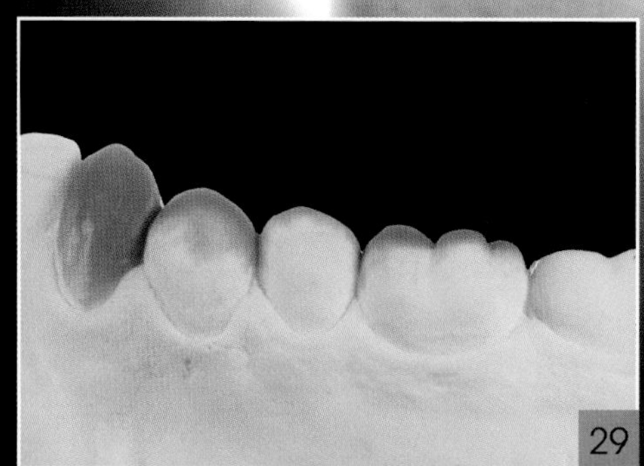
29

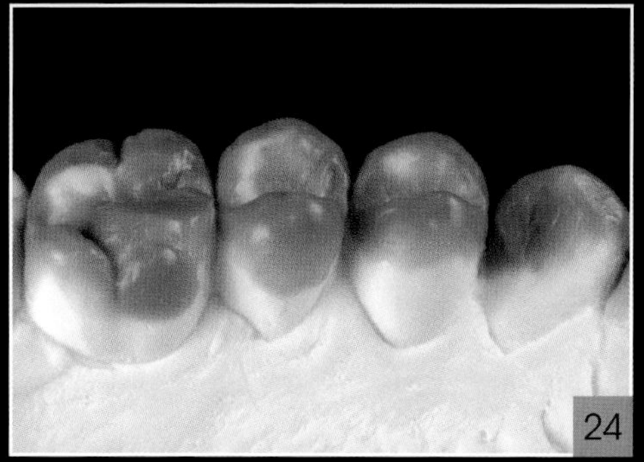
24

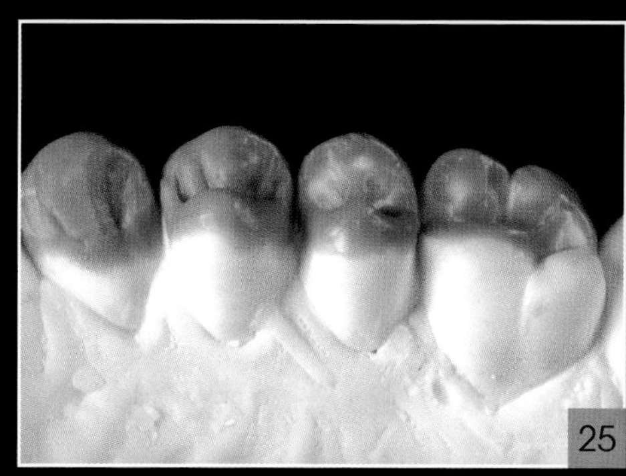
25

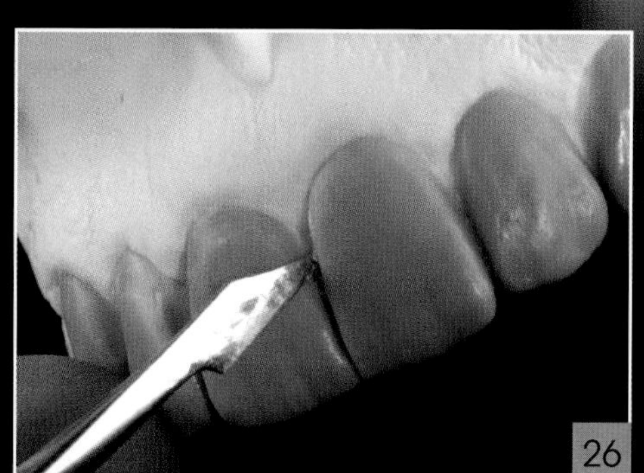
26

如果忽略了模型制作过程，没有达到患者的预期效果，患者可能不会接受医生的治疗方案。

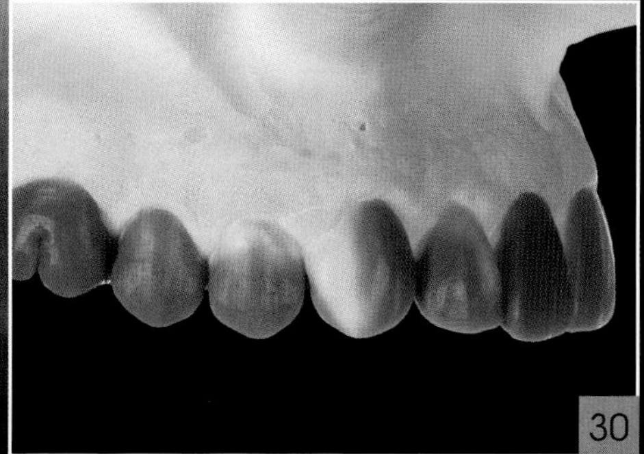
30

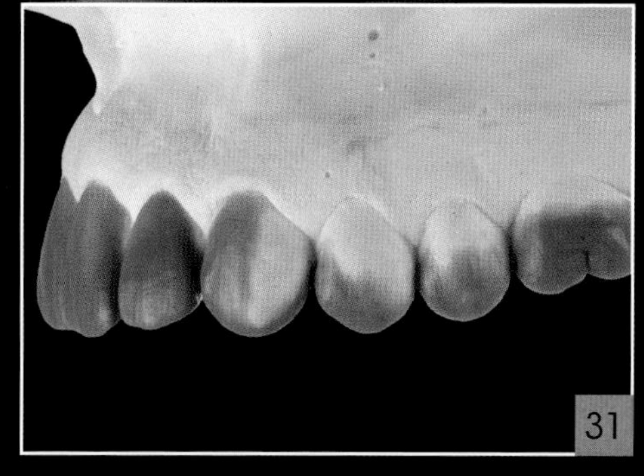
31

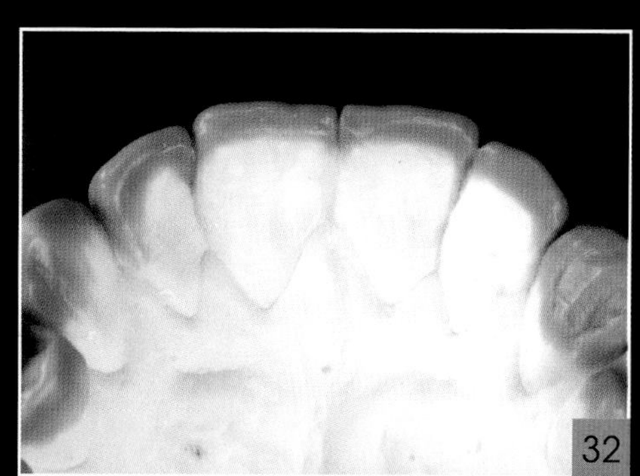
32

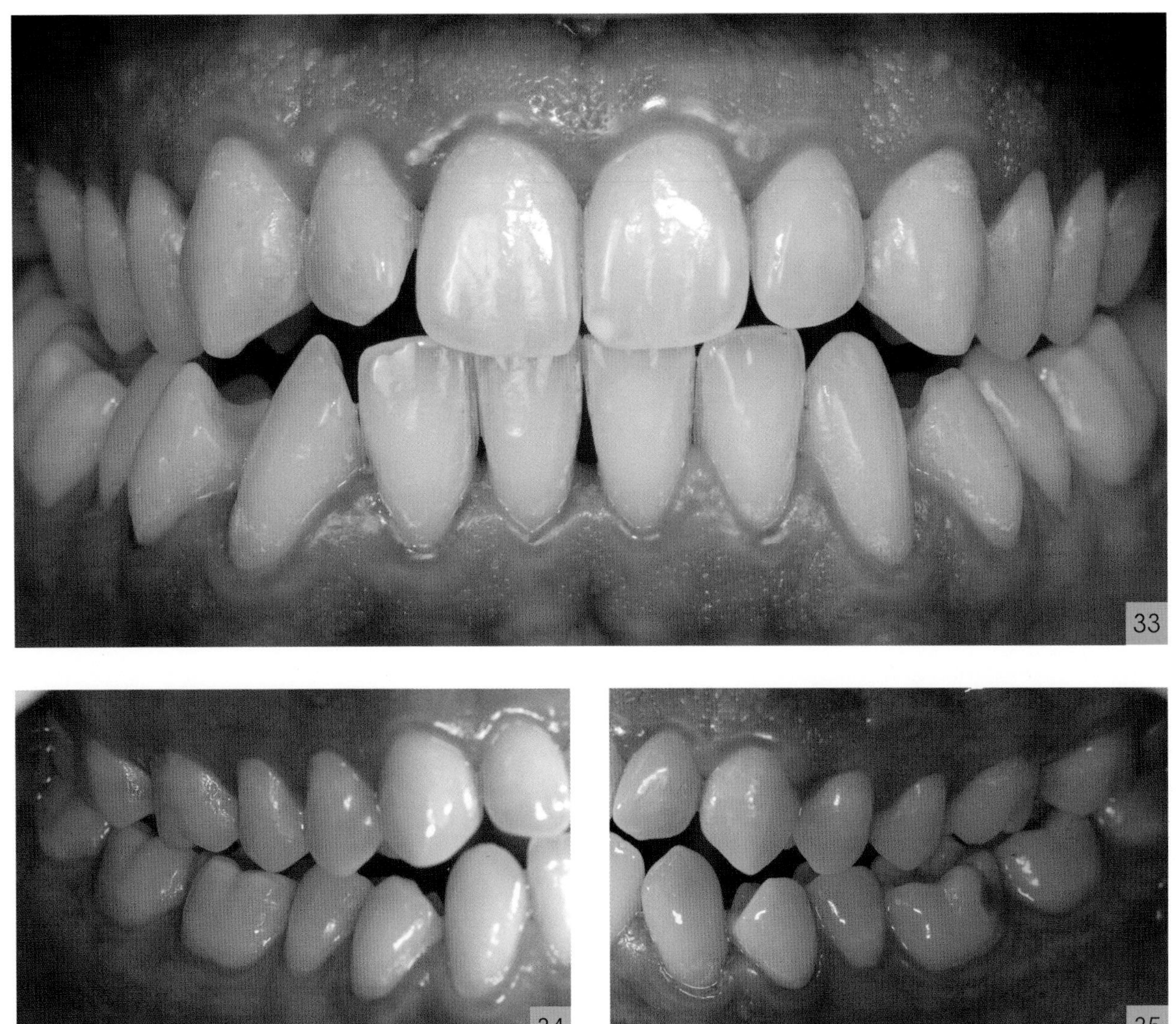

从患者口内照可以清楚地看到牙齿呈开骀，上下颌前牙比例失调（**图33～图35**）。通过蜡型可以弥补这些问题（**图36～图38**）。正如前文所说，要把关注点放在咬合受影响的区域，避免在模型上画蛇添足。

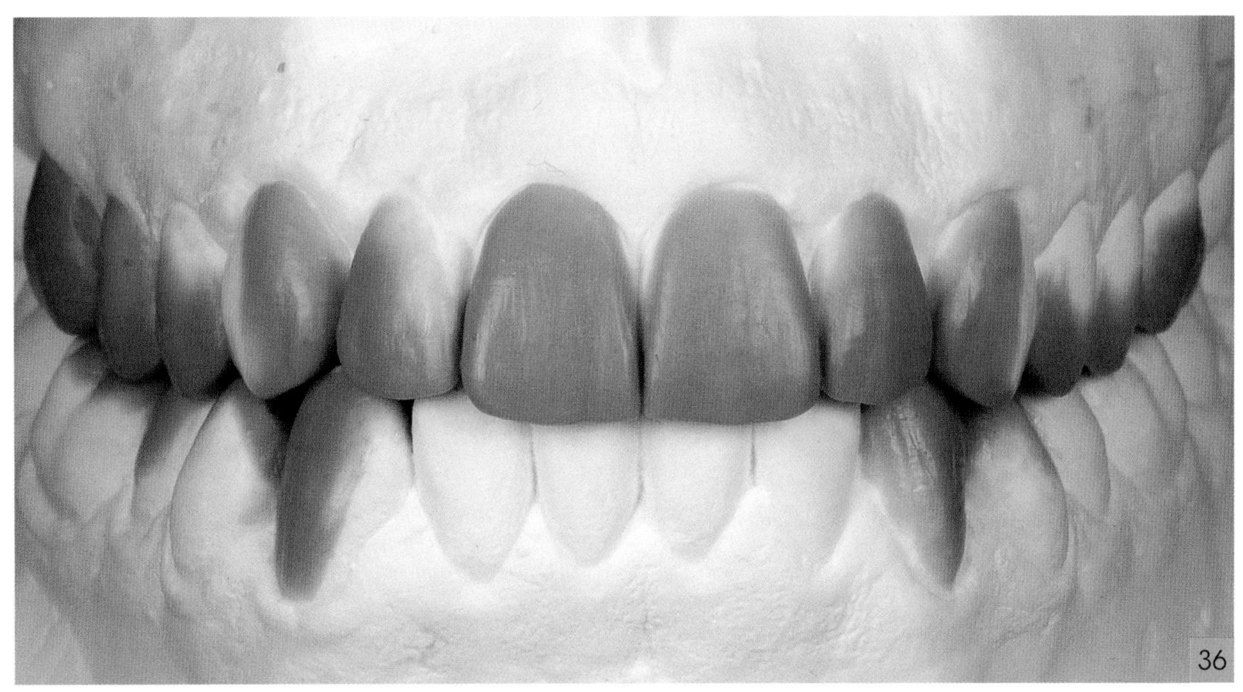
36

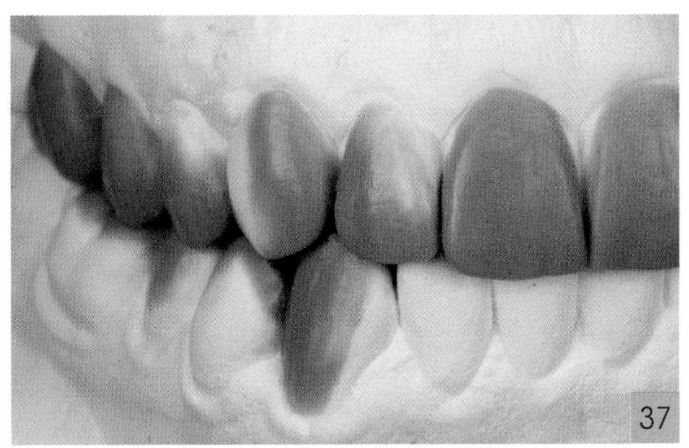
37

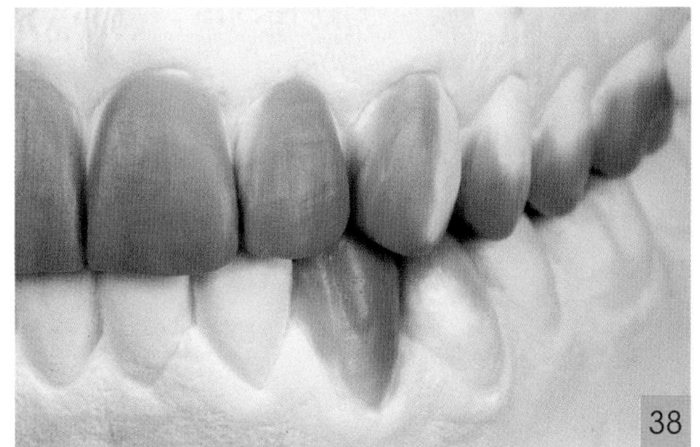
38

为了重建牙齿解剖形态，即使只是重塑牙齿的部分蜡型，也要保留咬合分离的空间。例如在这个病例中，没有将明显唇倾和扭转的上颌尖牙向远中改形。这样能更好地改善牙齿形态；其他因素也是如此。

在蜡型重建之后，将进行透明硅橡胶导板的制作。为了便于硅橡胶的注射，首先在蜡型周围铸造蜡围模，创造一个厚度均匀的空间，确保硅橡胶最佳的流动性和足够的透光性（**图39，图40**）。硅橡胶厚度取决于其材料的特性。然后医生在蜡围模内注射透明硅橡胶（**图41**），注射完成后用一块透明硬板将模型表面压平（**图42**）。

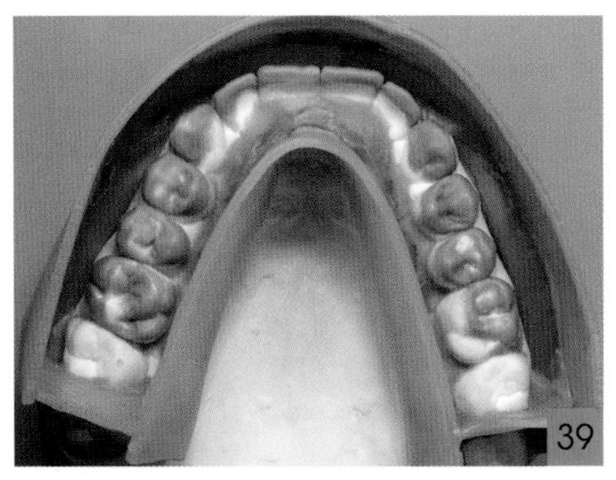
39

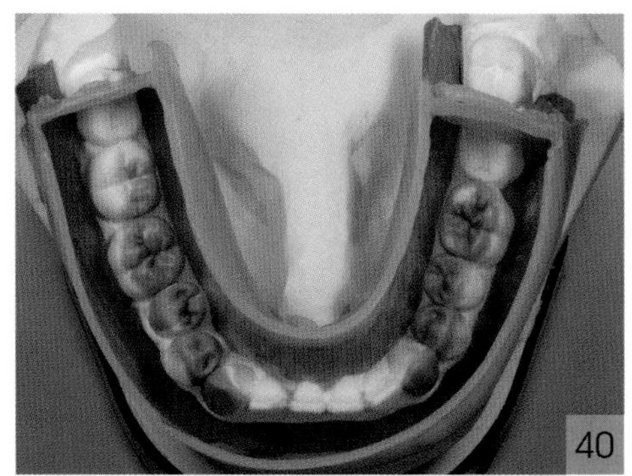
40

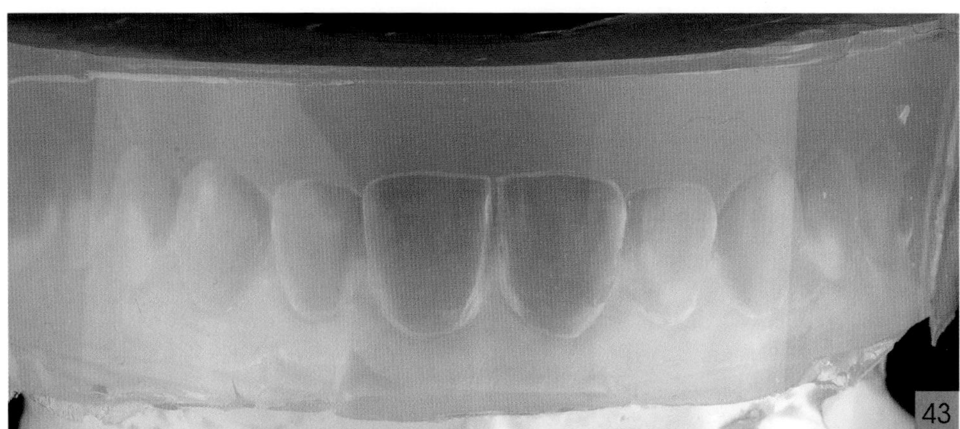
43

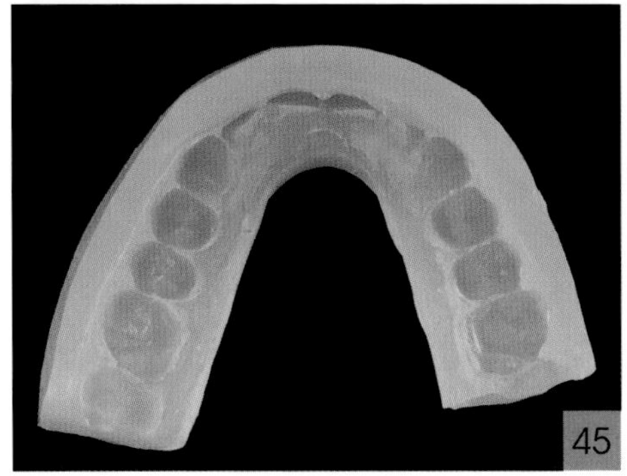
45

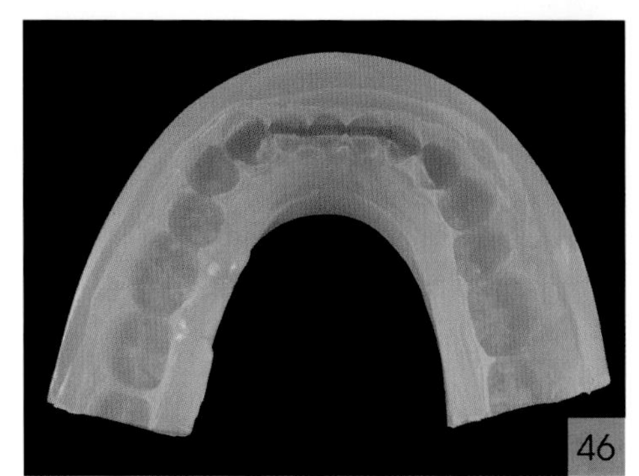
46

将硅橡胶模型放入光固化设备中光照以加强其材料强度，在无水的条件下施加300～400kPa（3～4atm）强度的力。硅橡胶材质硬固后去除蜡衬得到透明的导板（**图43，图44**）。此时能将硅橡胶导板从蜡型上取出、检查，确保所有结构细节都得到精确复制（**图45，图46**）。

在使用复合材料制作口内模型前，必须检查硅橡胶导板戴入口内后的稳定性和精准度（**图47，图48**）。

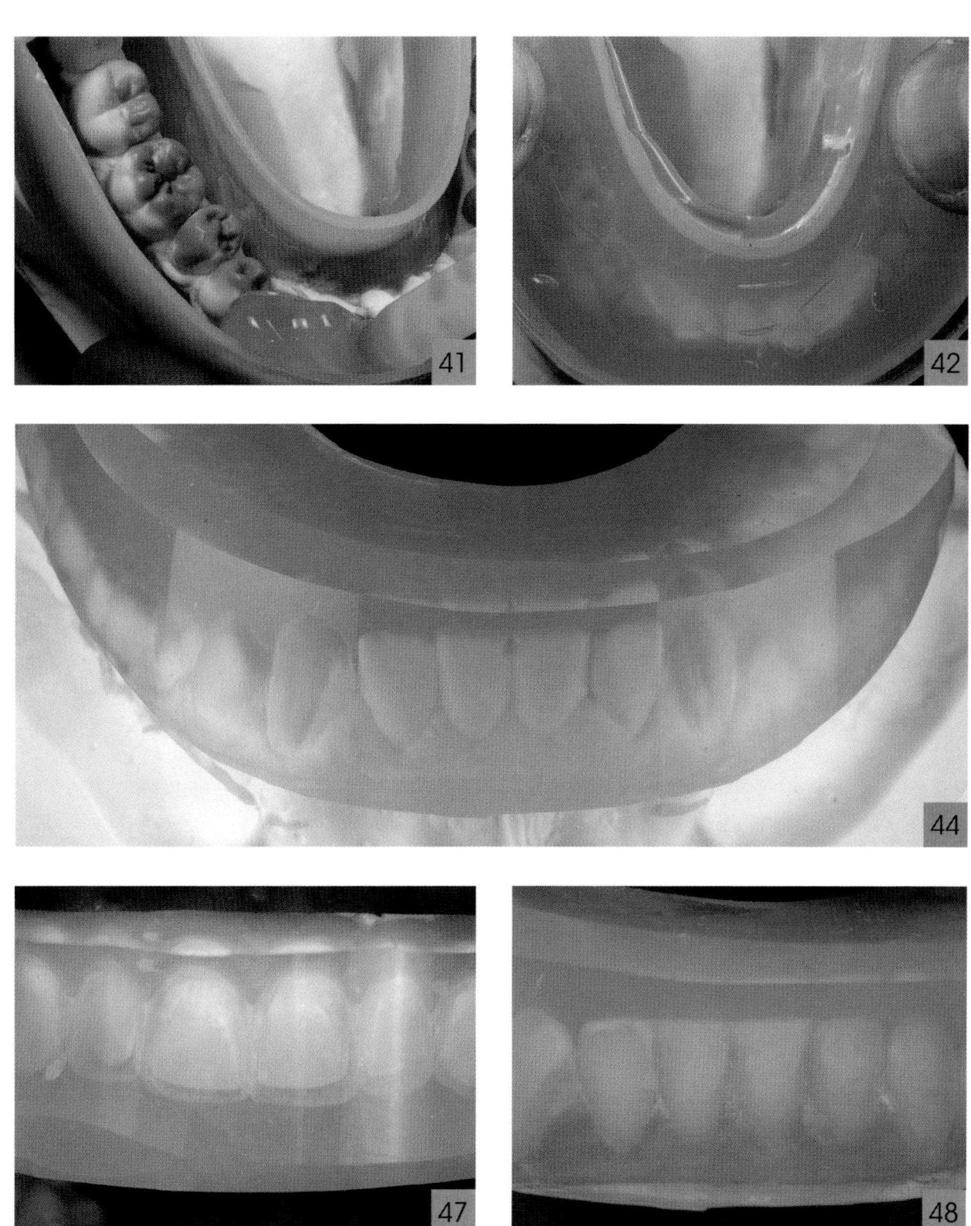
41 42 44 47 48

*1atm=101.325kPa

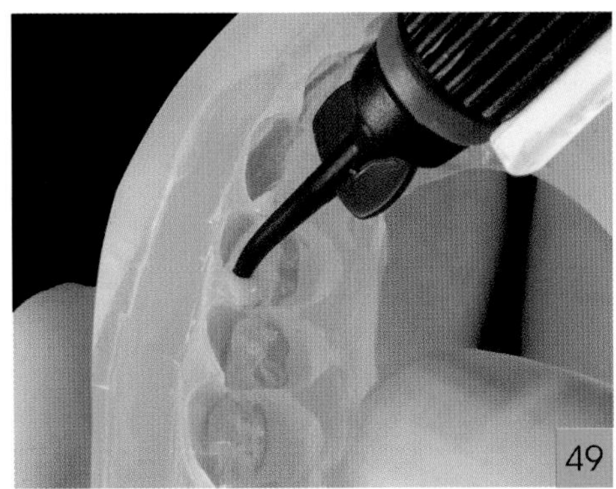
49

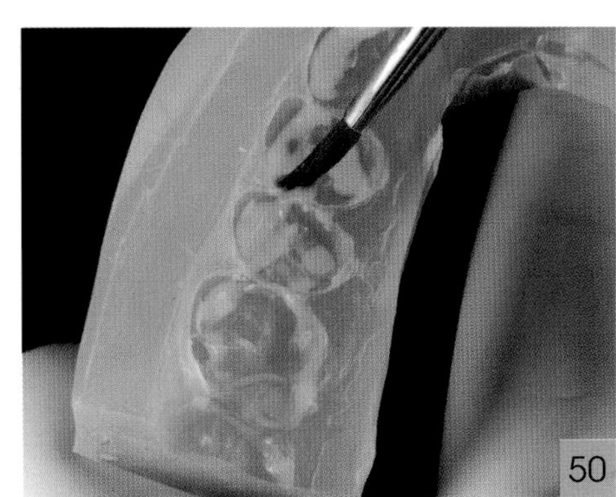
50

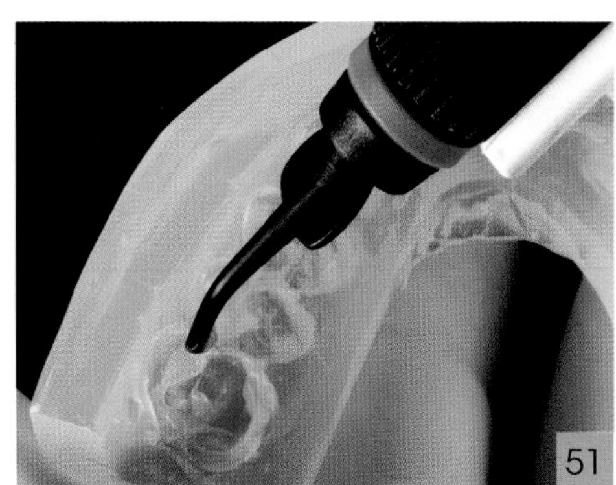
51

接着是用复合树脂材料将模型重塑于患者口内的临床操作过程（这是和传统mock-up最主要的区别）。通常使用单一复合材料A1牙本质色树脂进行口内模型制作。也可以用多层色材料将修复预览模板制作得更逼真、更有说服力（**图**

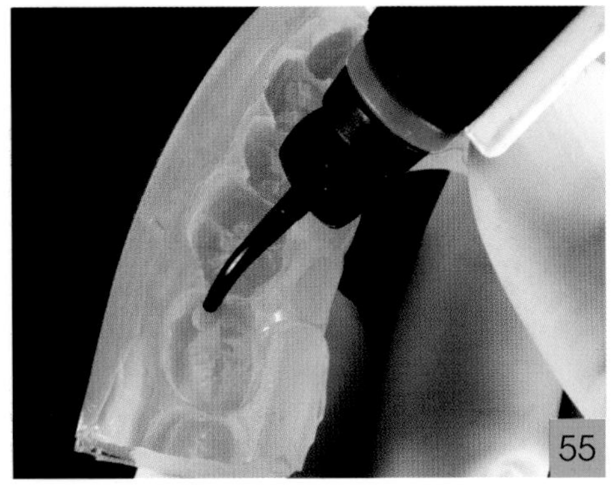
55

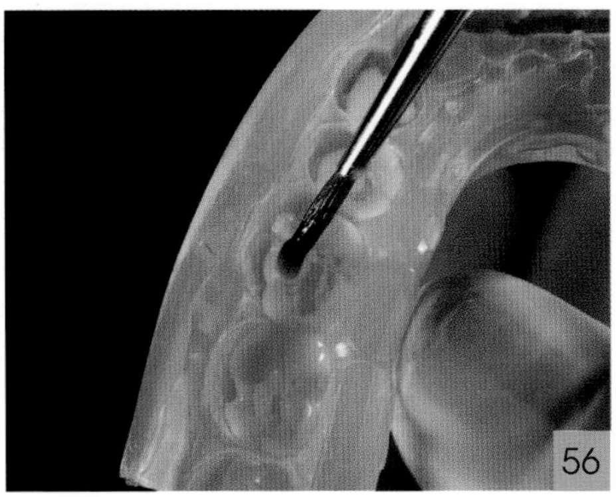
56

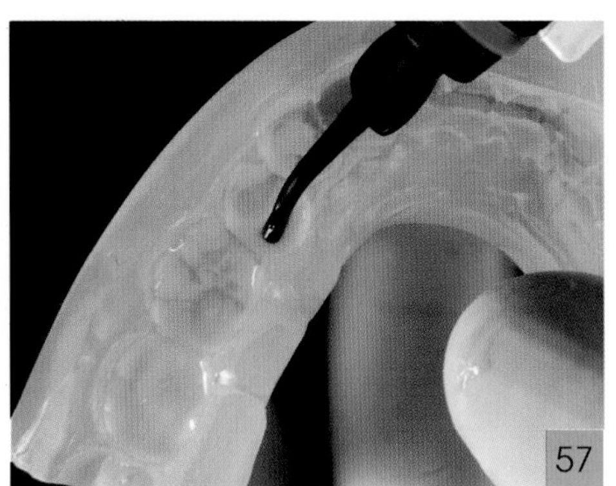
57

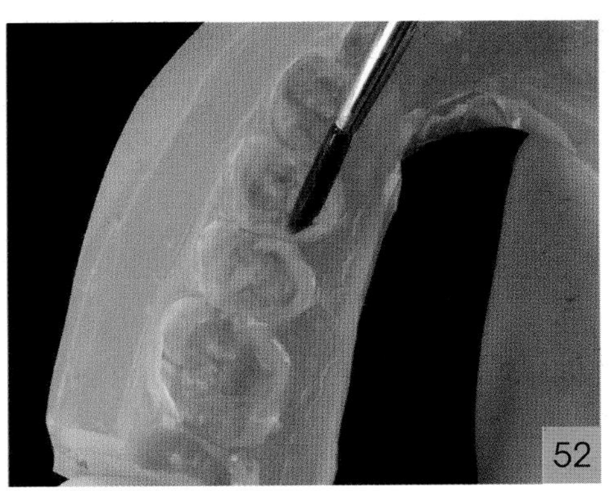
52

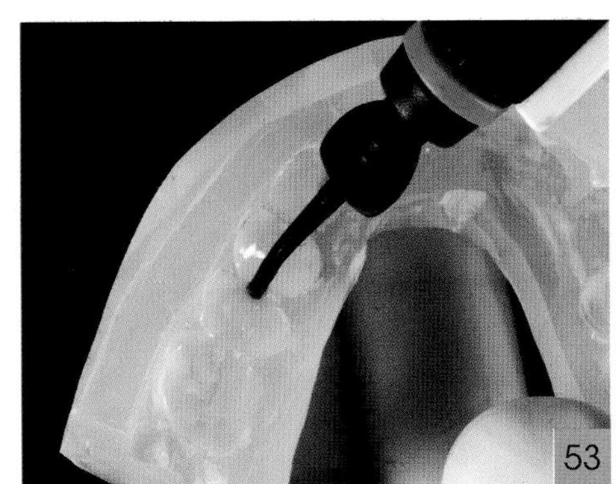
53

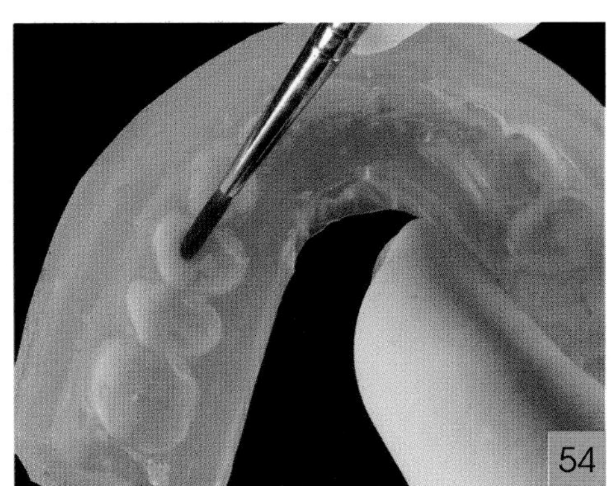
54

49～图60）。实际上，这一步骤对于医生和患者的交流影响很大，这通常决定了患者是否能接受医生的最终治疗方案。

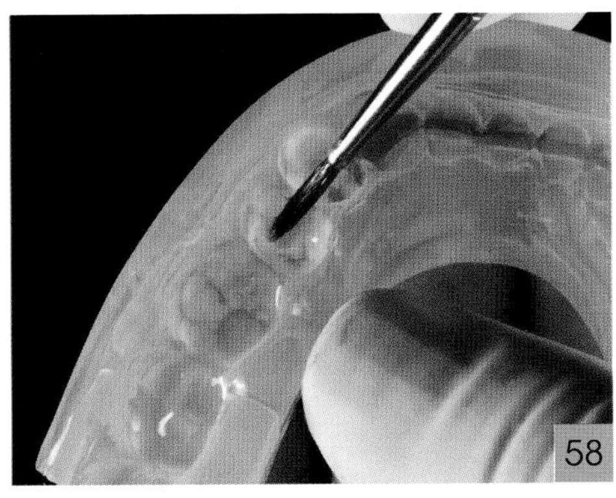
58

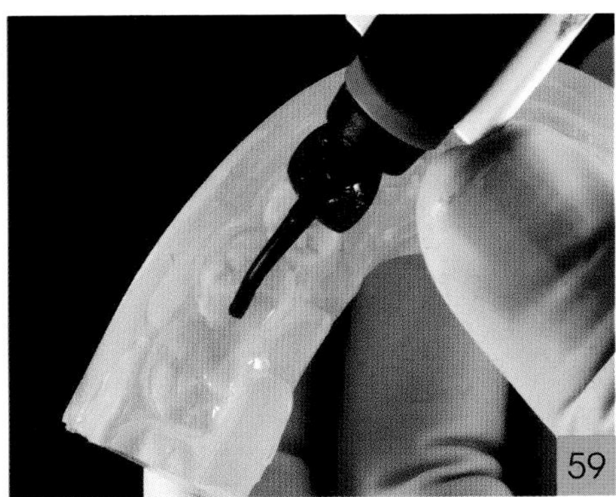
59

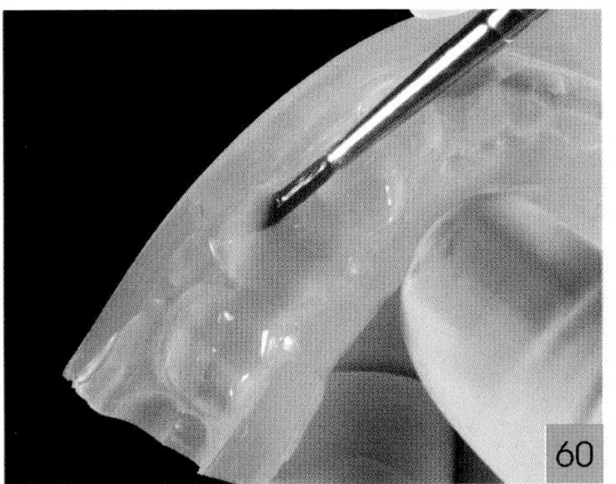
60

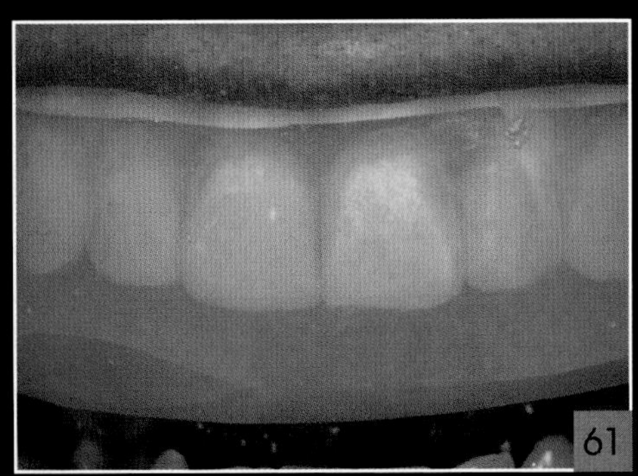
61

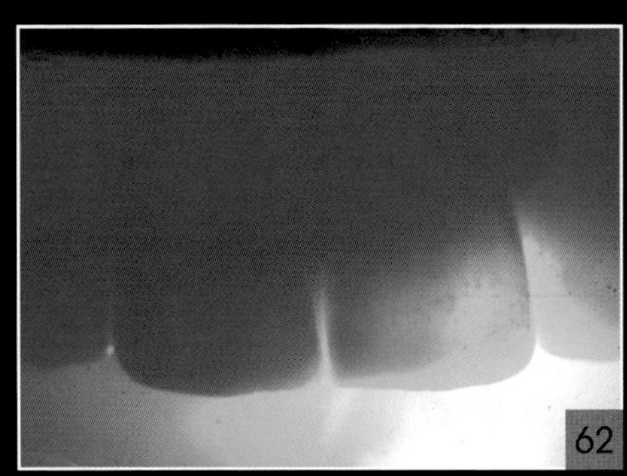
62

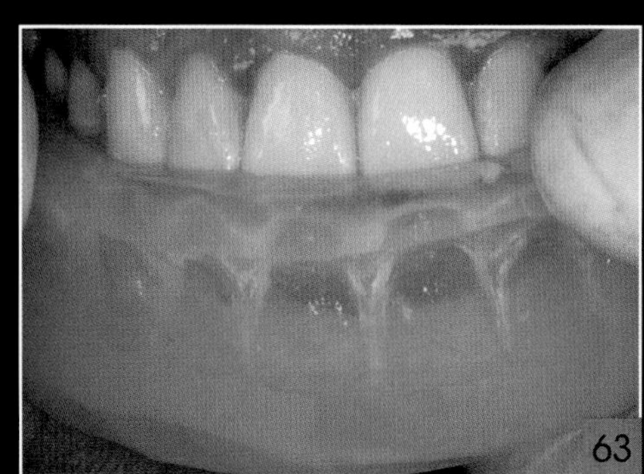
63

复合树脂材料注入透明硅橡胶模型，将其就位于牙列，使复合树脂流进模型每个角落（**图61**），光照数秒（**图62**），取出模型（**图63**）。下颌也按此步骤操作（**图64～图66**）。

像这样一个复杂的病例，建立一个具有合适功能的咬合十分重要（**图67～图70**）。

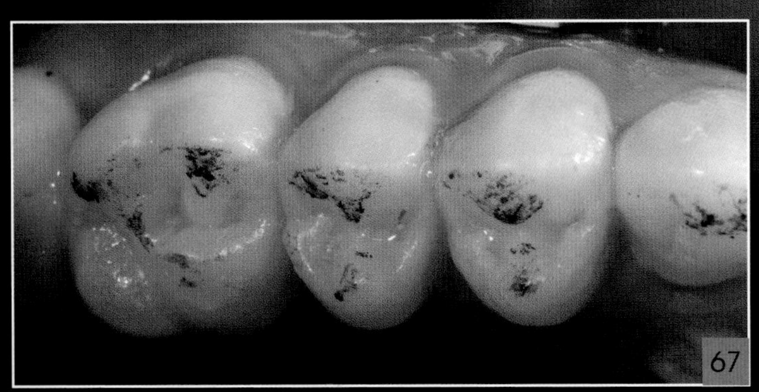
67

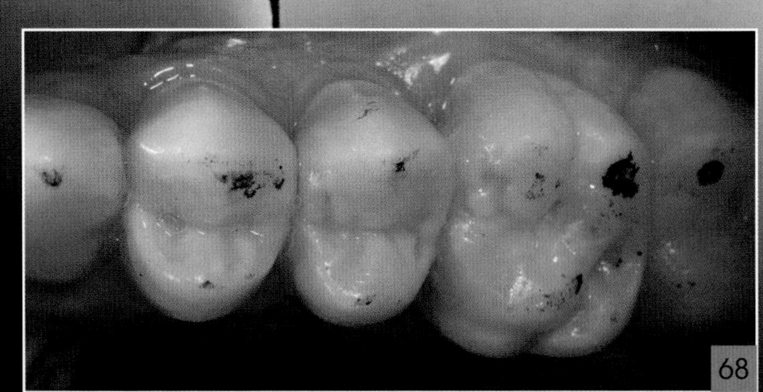
68

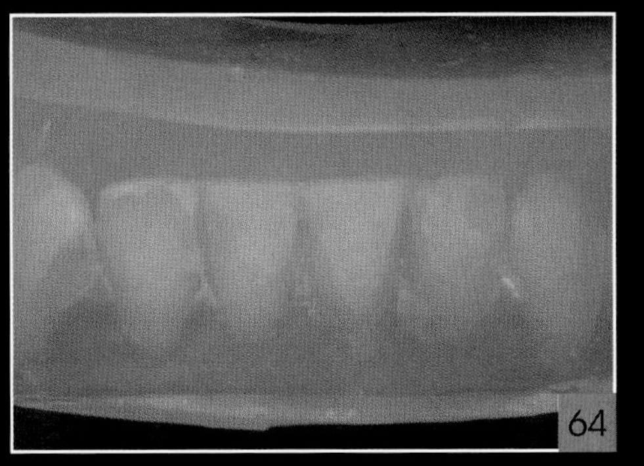
64

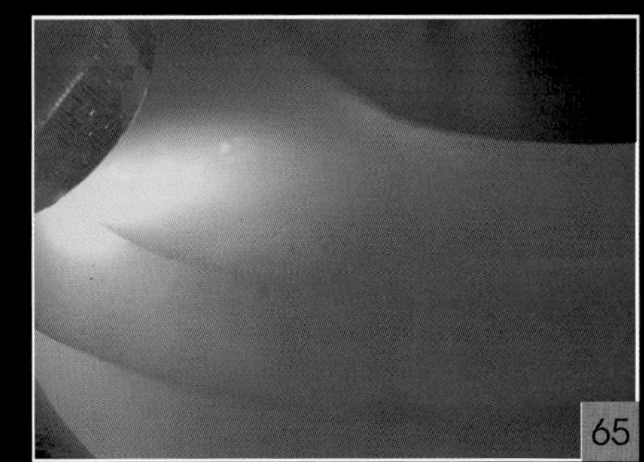
65

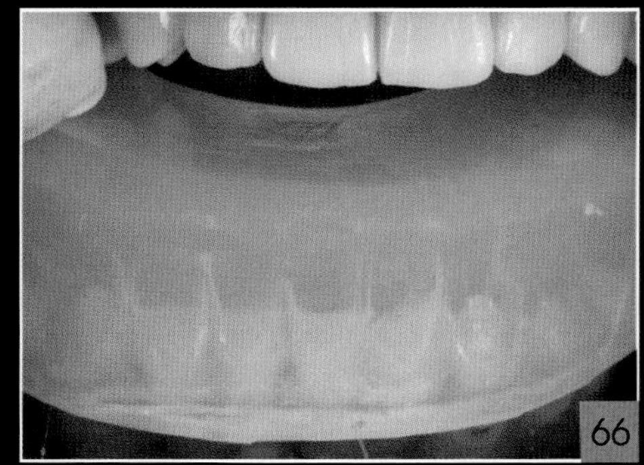
66

与患者达成一致后，通常医生会将美学预览的临时修复体戴入患者口内数天。患者能更好地评估修复效果并决定是否进行最终的修复治疗。

一旦患者接受这个预览结果，医生必须评估临时修复体是否有足够的机械强度、是否需要粘接剂，并且能无损、简单地取下。

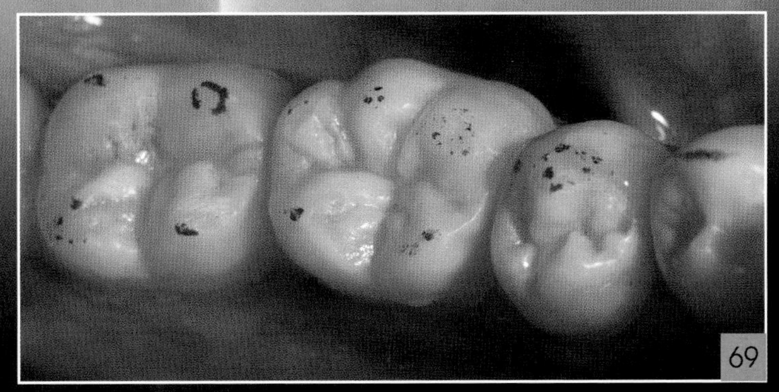
69

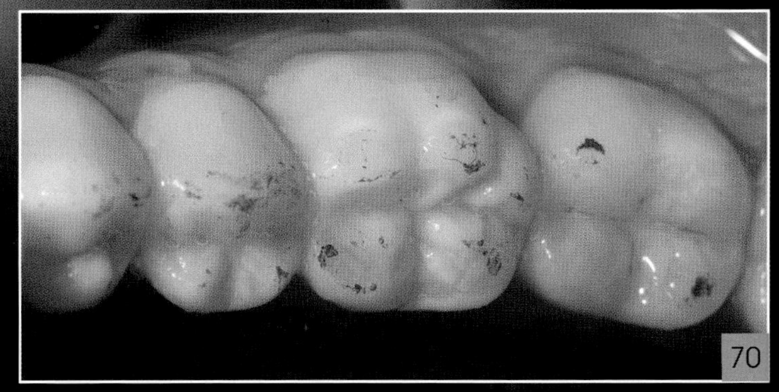
70

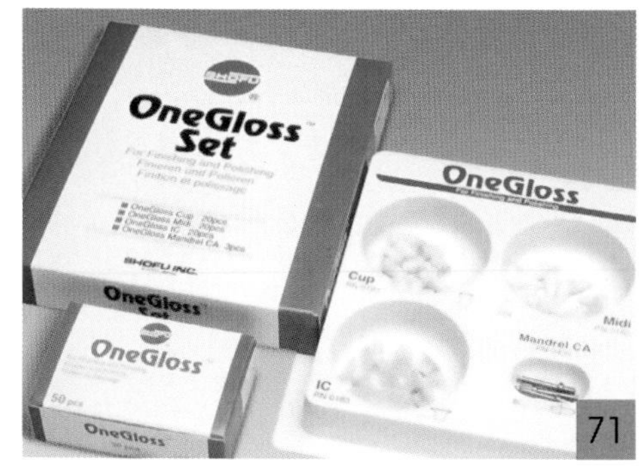

71

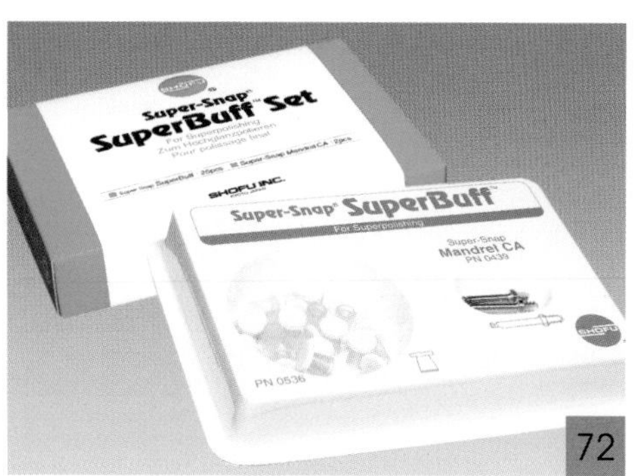

72

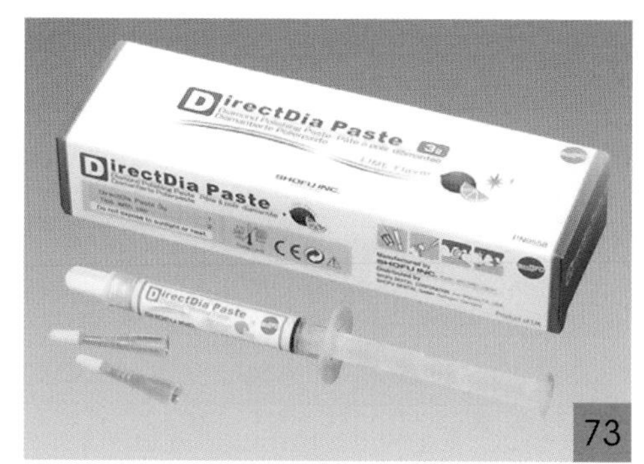

73

如果决定将临时修复体保留在患者口内数日，必须对复合材料进行精修、抛光。推荐使用OneGloss抛光杯（松风），SuperBuff抛光轮（松风），DirectDia抛光膏（松风）进行复合材料抛光（**图71～图73**）。精修和抛光之后通过拍摄的口内正、侧面影像（**图74**），评价、欣赏最终的修复效果（**图75～图77**）。医生能够评估修复后的齿唇位置、面型比例（**图78～图81**）。

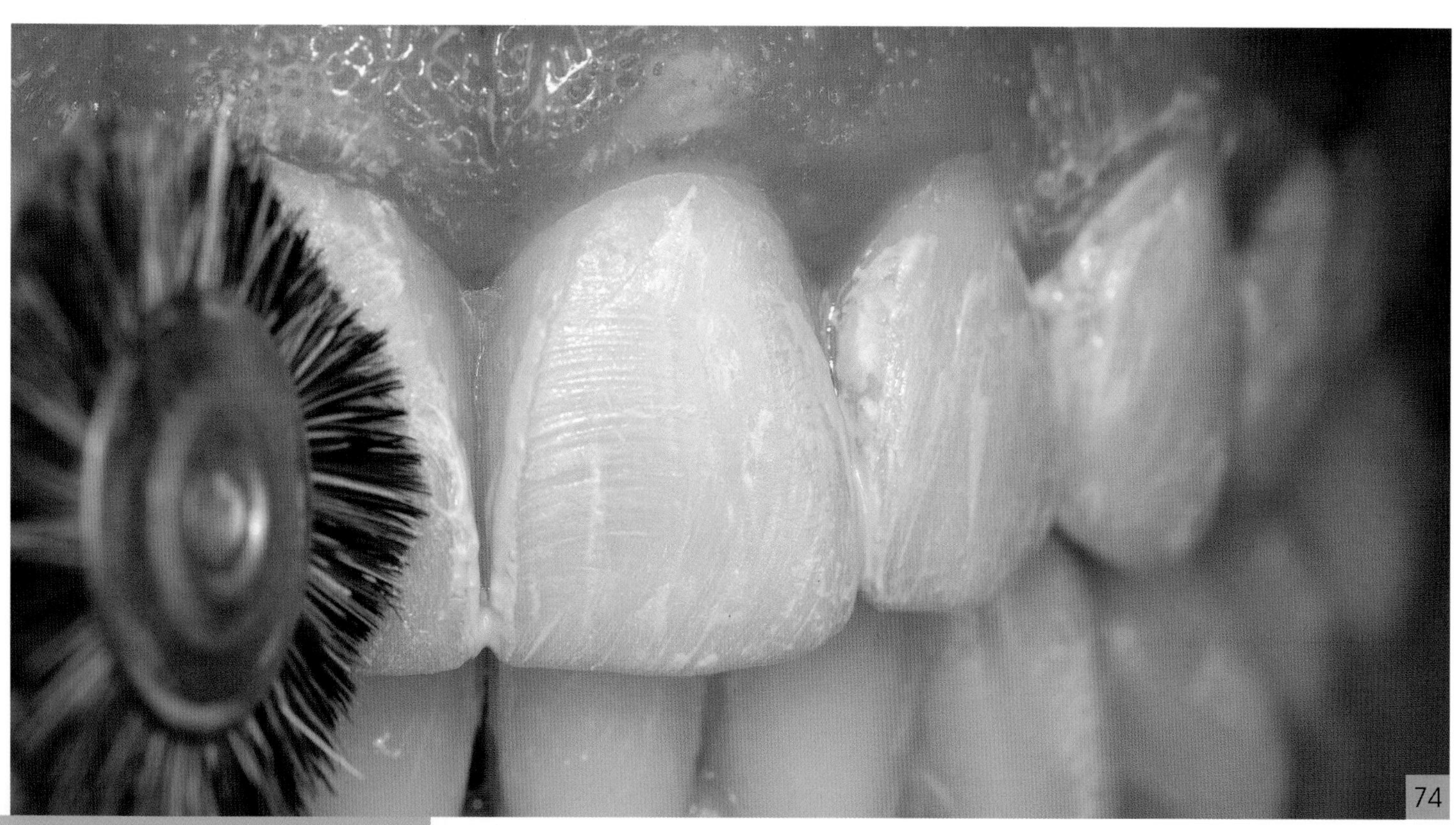
74

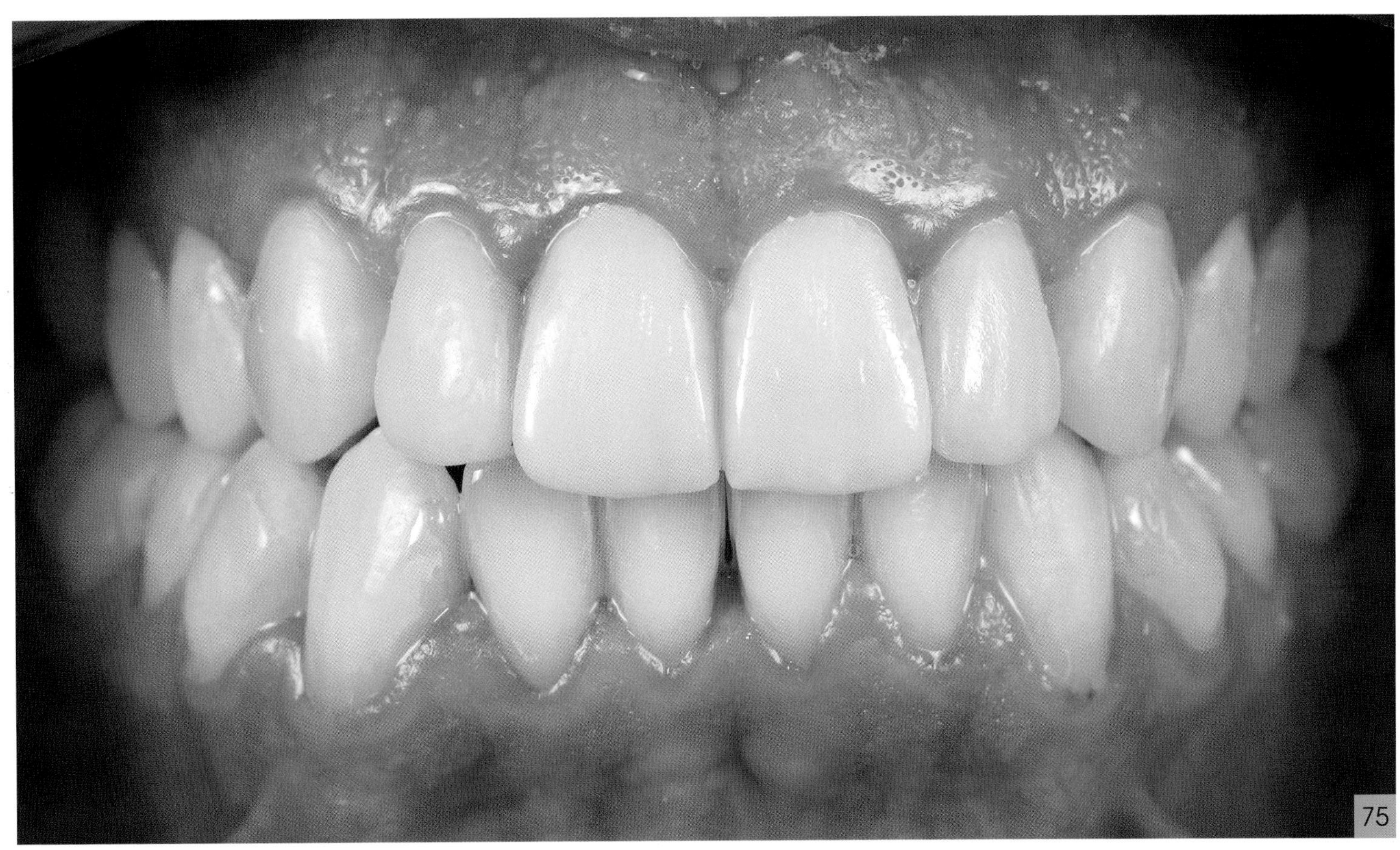
75

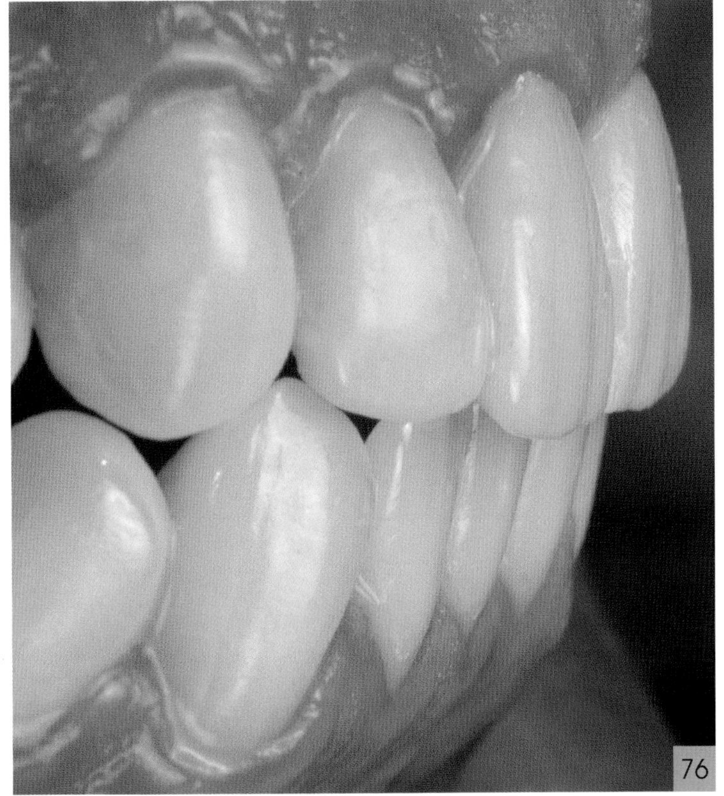
76

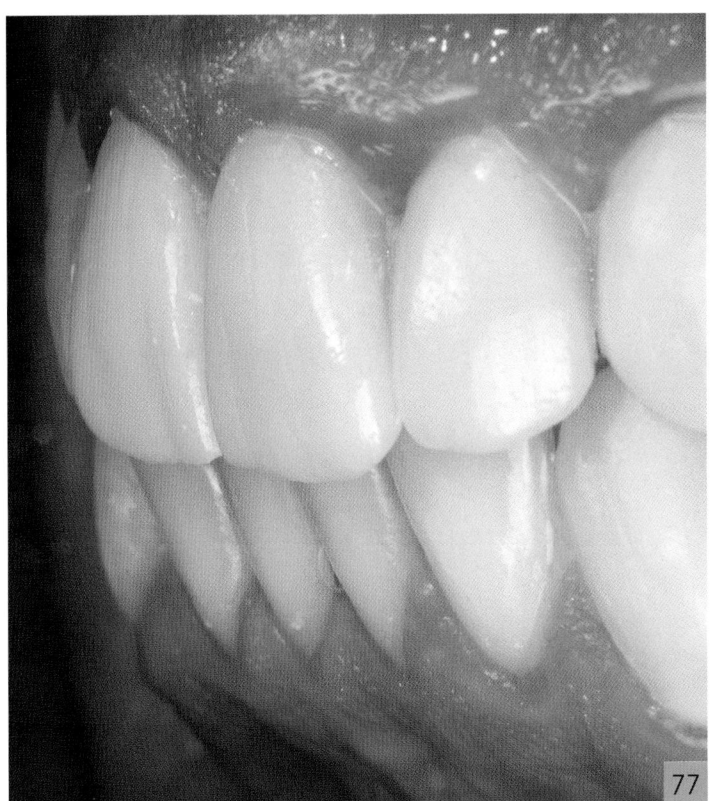
77

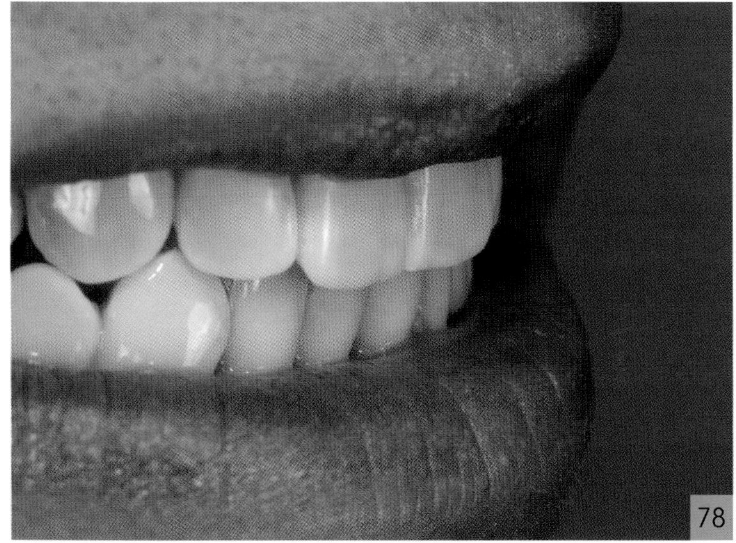
78

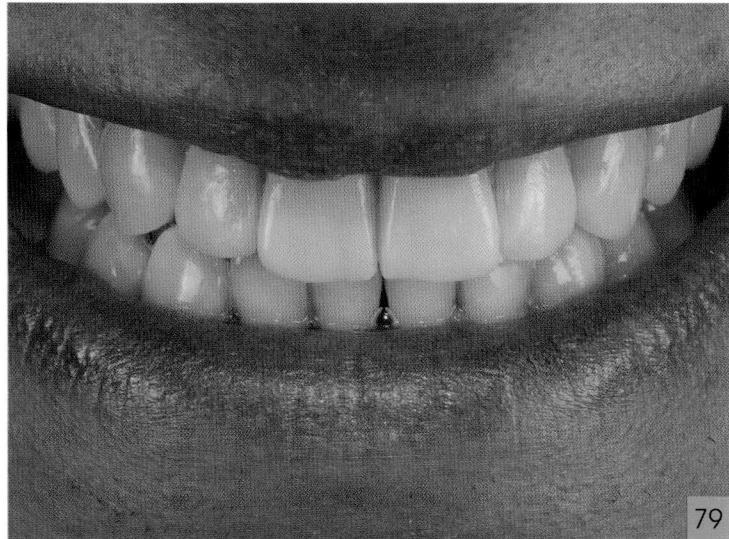
79

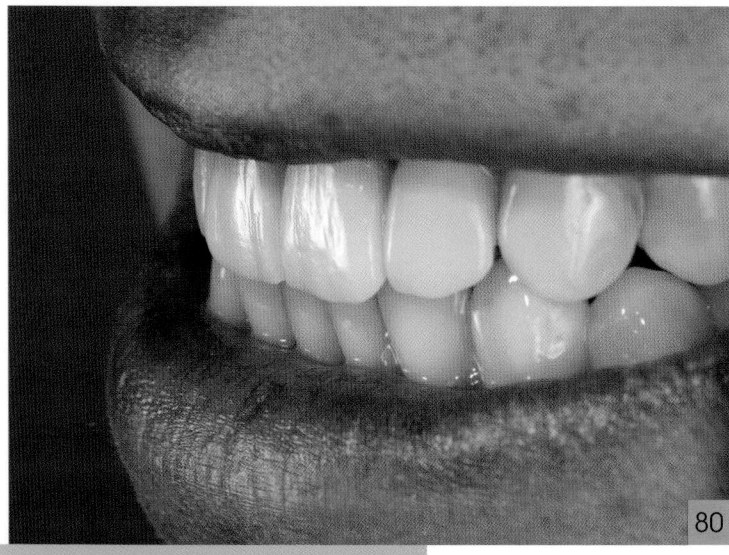
80

81

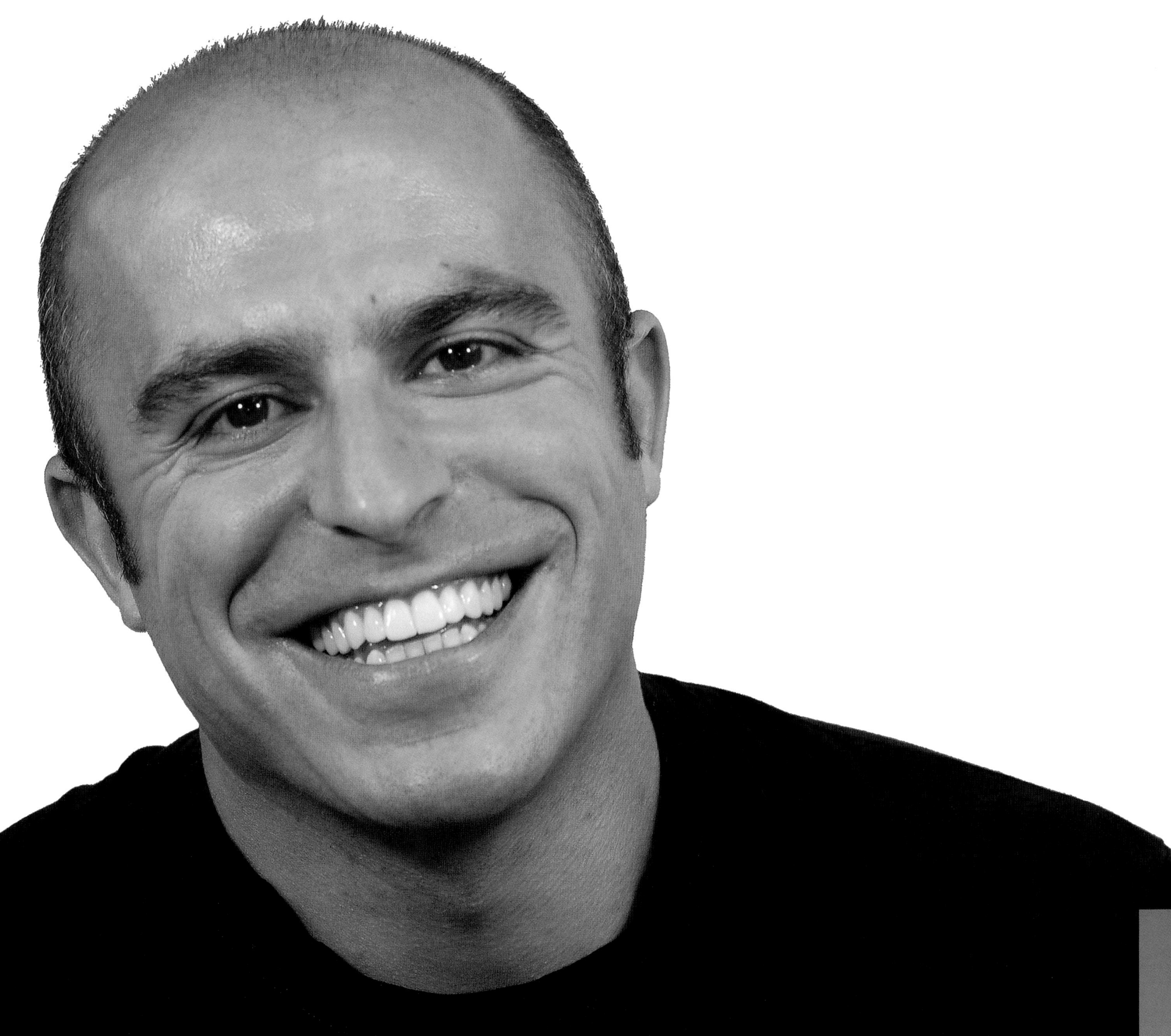

基于CAD/CAM系统的美学预览

在这个病例中，使用了CAD/CAM陶瓷加工系统（Amann Girrbach）进行美学预览技术的所有步骤的操作。

对于这个特殊的技术，为了能更好地扫描牙齿，使用可移动的牙齿构建精准的模型更为合适（**图82~图84**）。医生能够直接在模型上进行重塑（**图85~图87**）然后扫描（**图88，图89**），或者直接使用陶瓷设计加工软件（Ceramill Mind design software）构建虚拟的重建模型（**图90~图92**）。

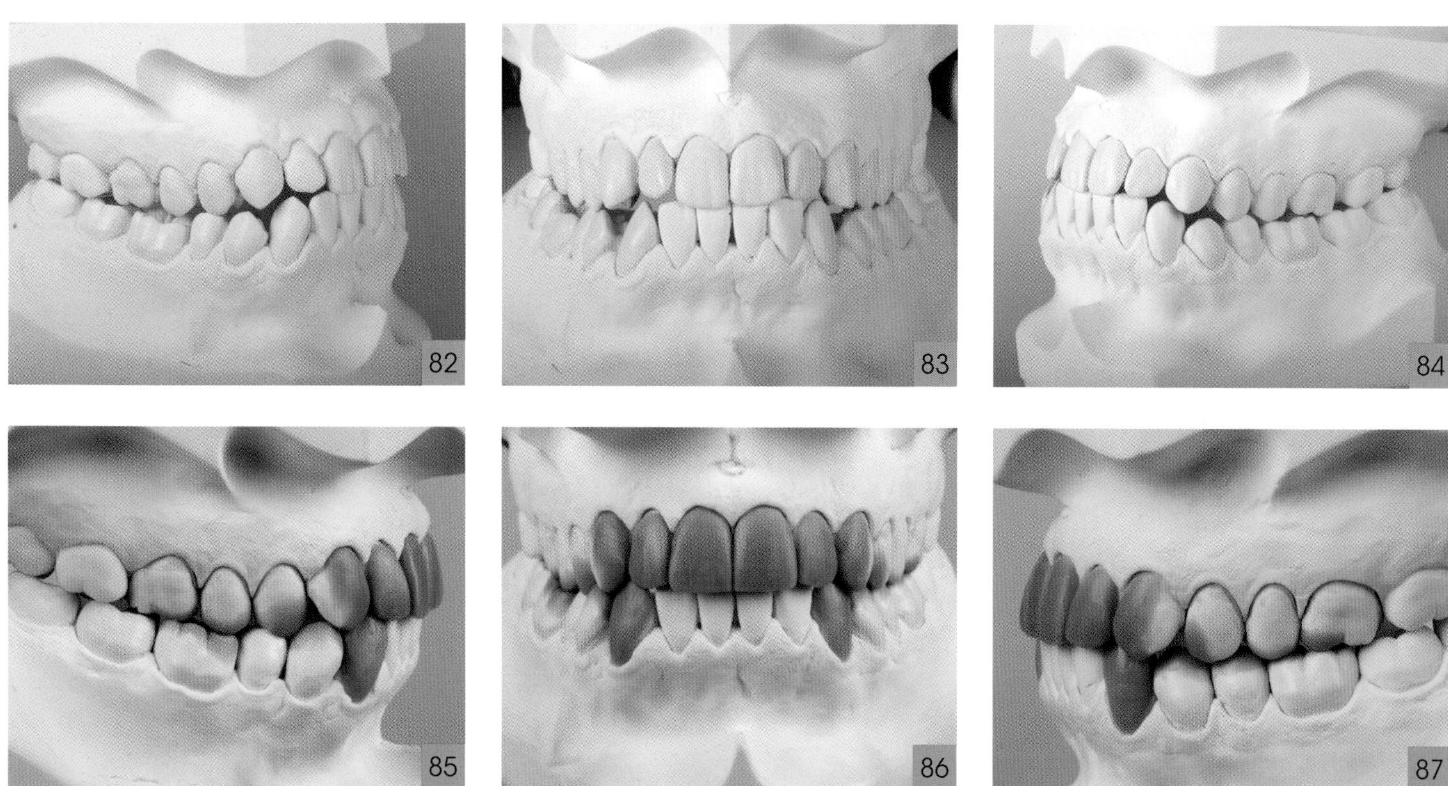

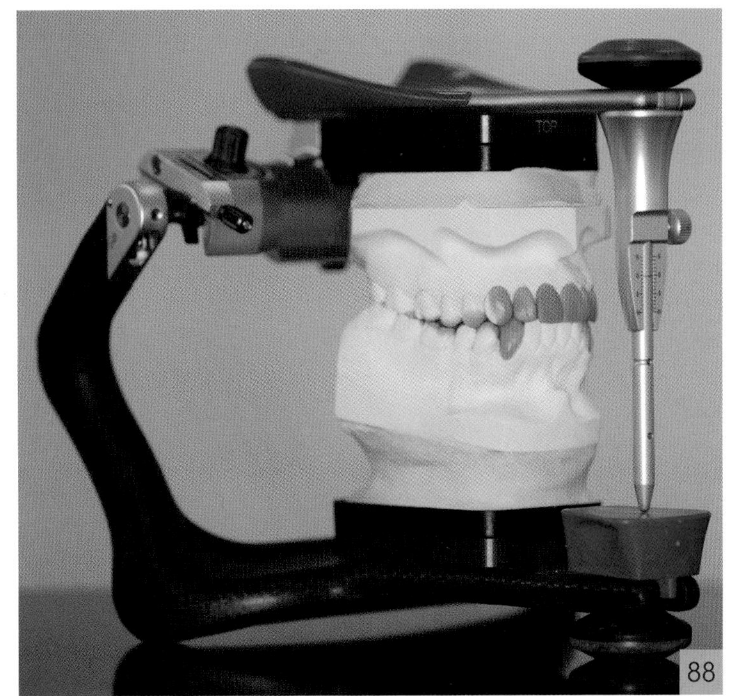

88

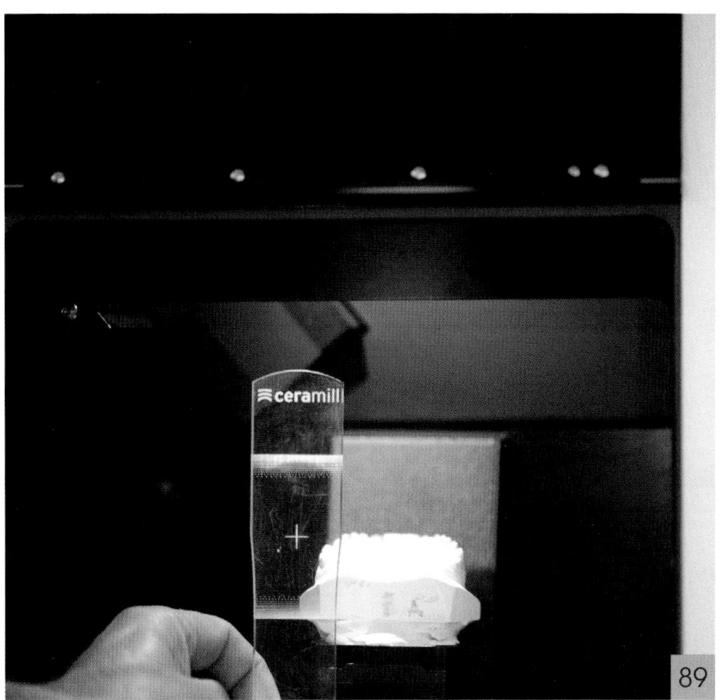

89

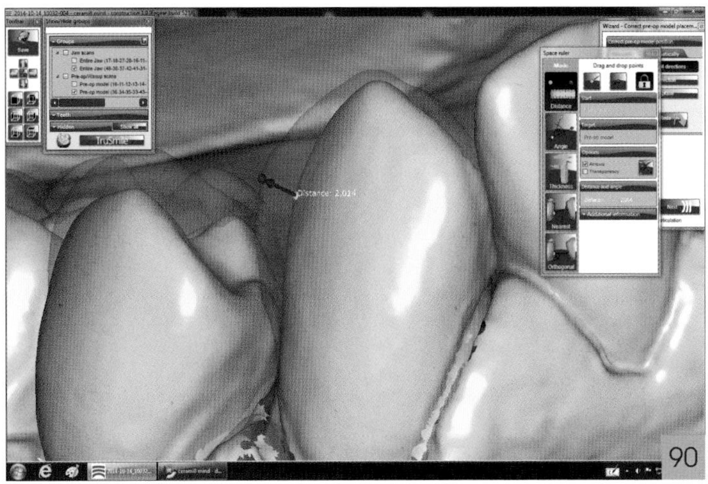
90

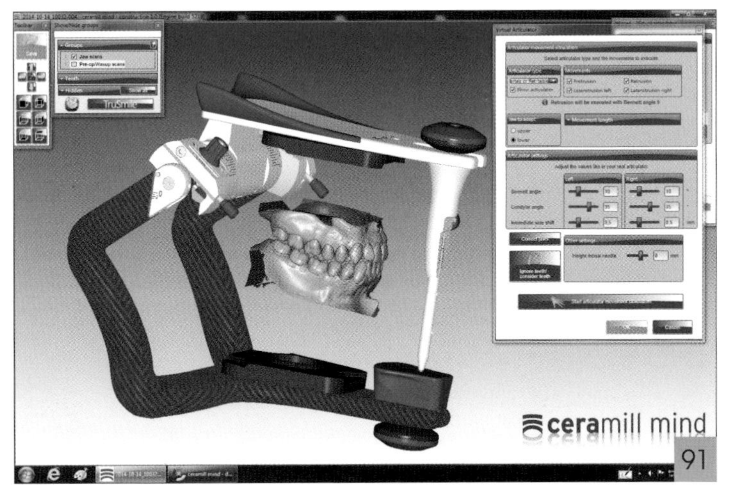

91

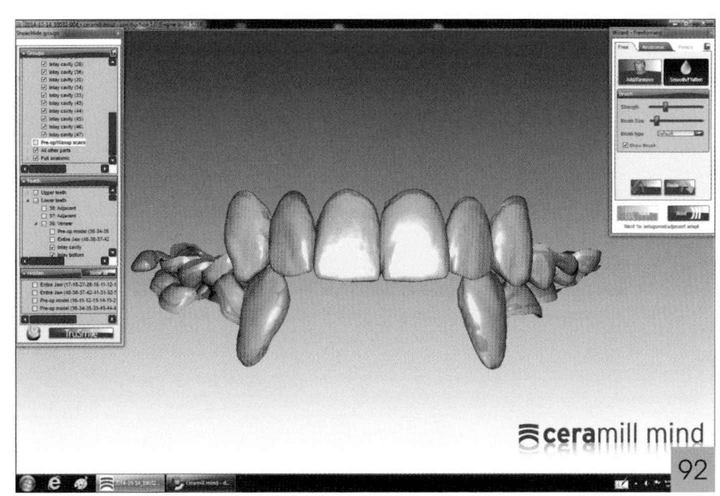

92

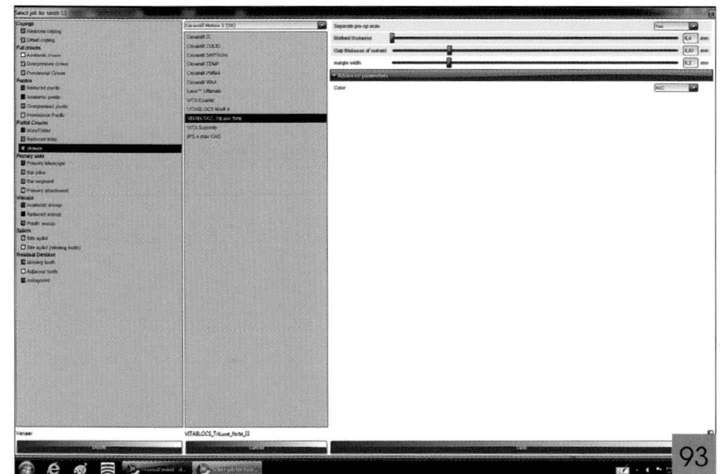

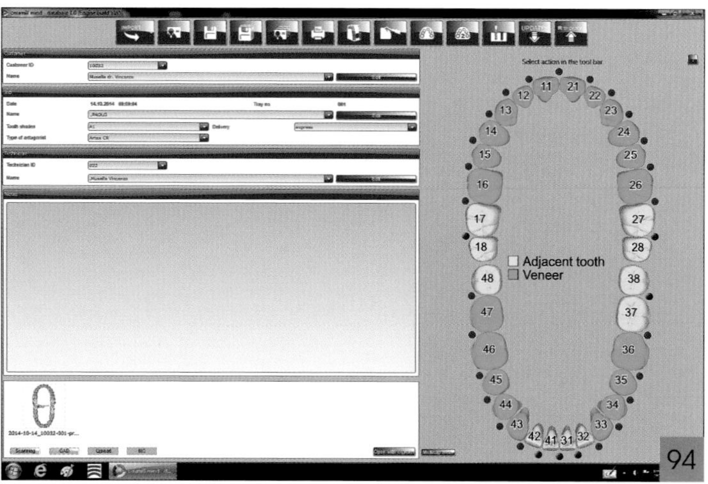

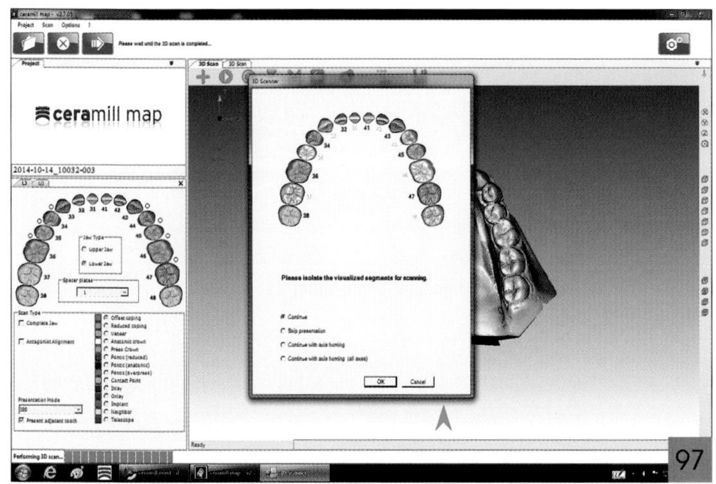

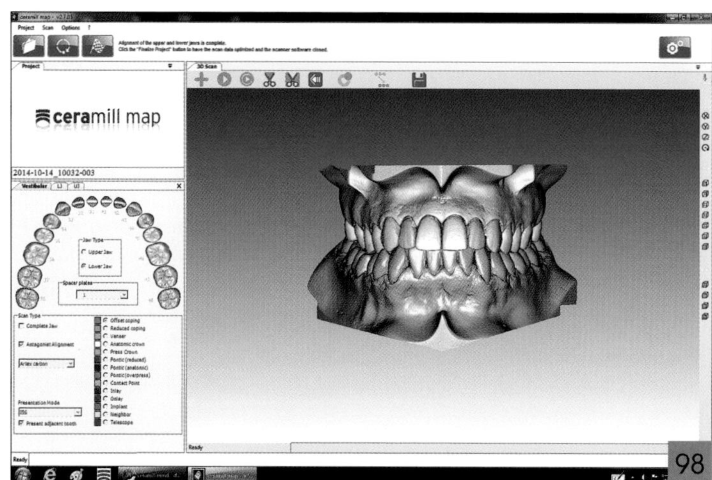

图93～图116展示了使用Ceramill Mind陶瓷设计加工软件的所有操作步骤。Ceramill Mind软件明确临床病例，选择材料，最小厚度和粘接空间（**图93，图94**）。使用Ceramill Map400二维扫描上颌诊断蜡型（**图95**）。

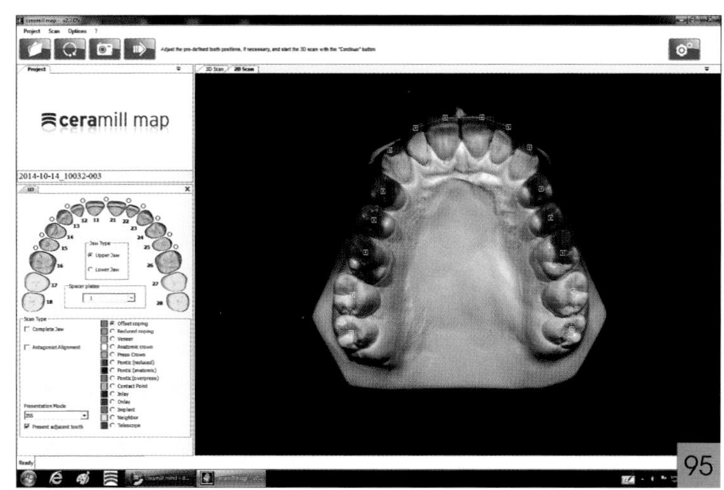

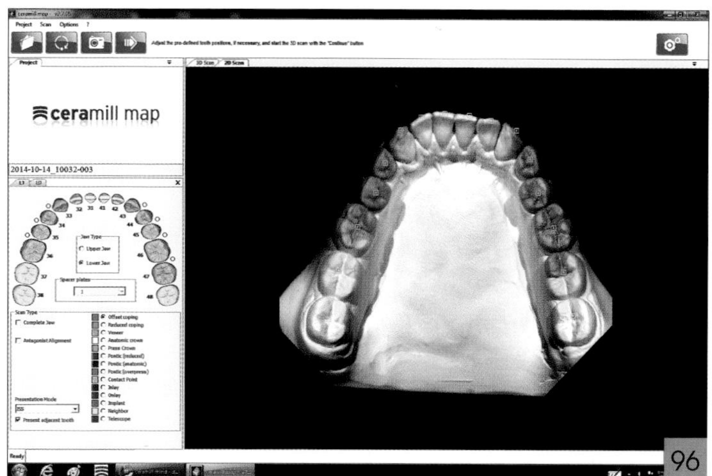

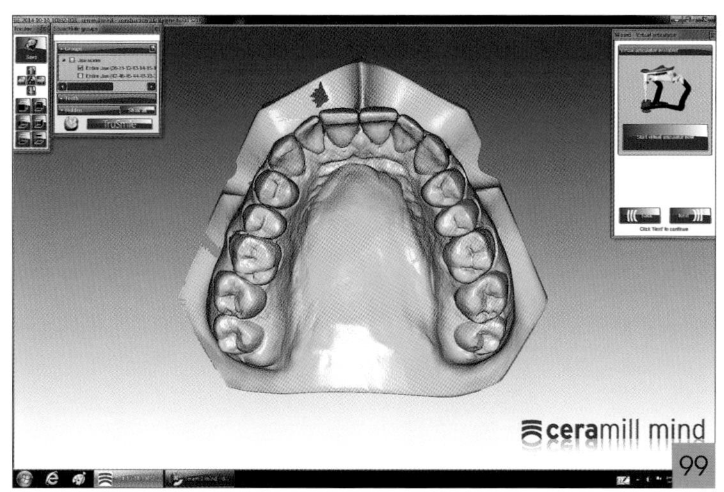

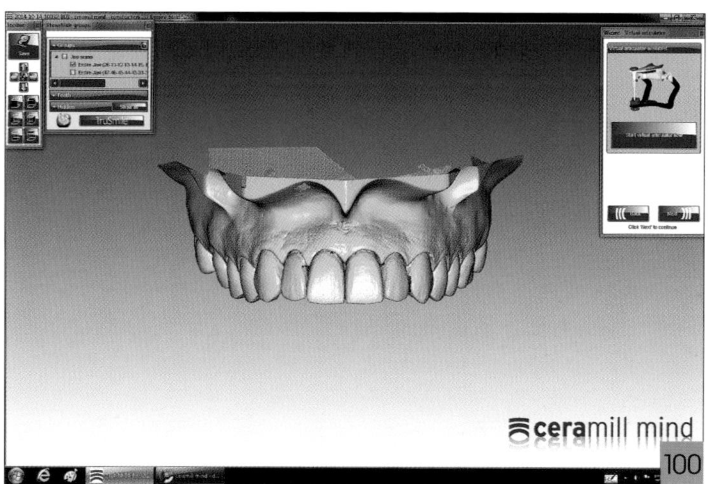

2D Map400扫描下颌诊断蜡型（**图96**）。Map400扫描系统操作流程（**图97**）。Artex CR（Amann Girrbach）殆架上诊断蜡型的扫描（**图98**）。上颌牙弓诊断蜡型最终扫描的殆面观（**图99**）和正面观（**图100**）。

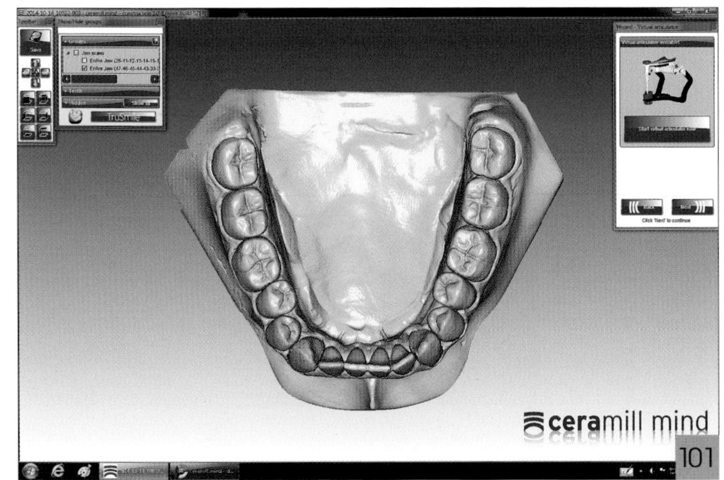

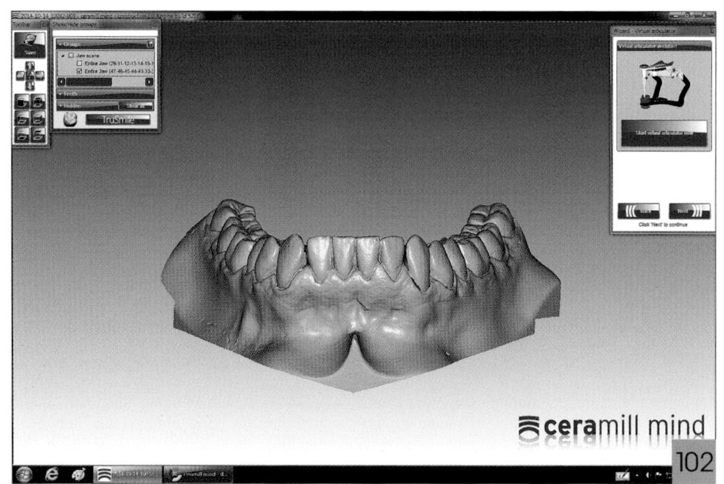

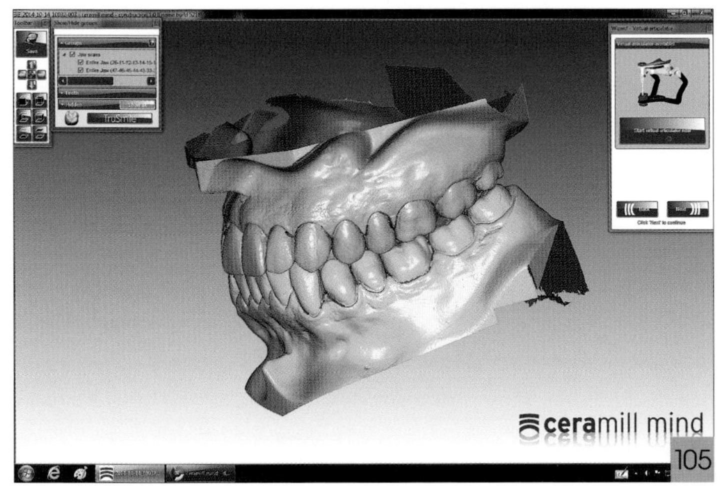

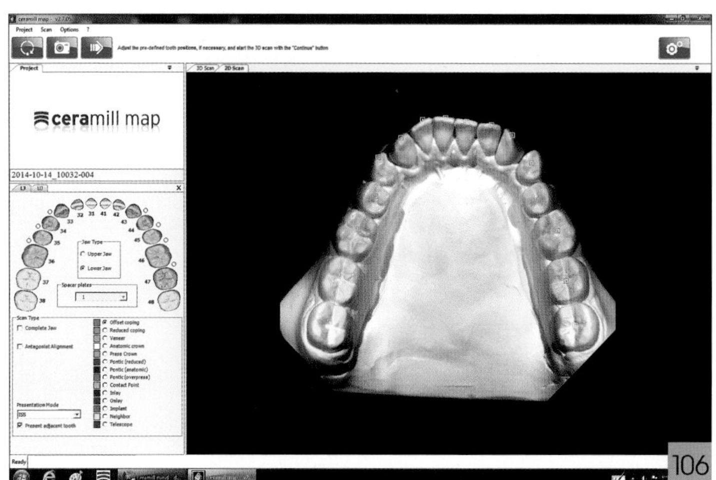

下颌牙弓诊断蜡型最终扫描的殆面观（**图101**）和正面观（**图102**）。Artex CR殆架转移的诊断蜡型牙列扫描：右侧面观（**图103**）、正面观（**图104**）、左侧面观（**图105**）。

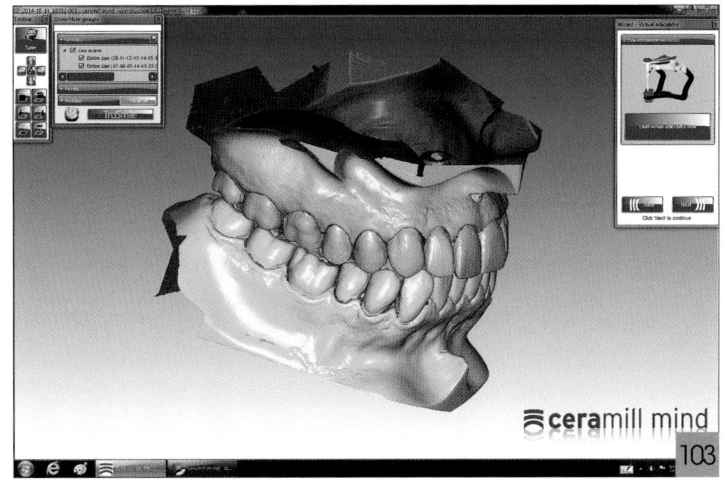

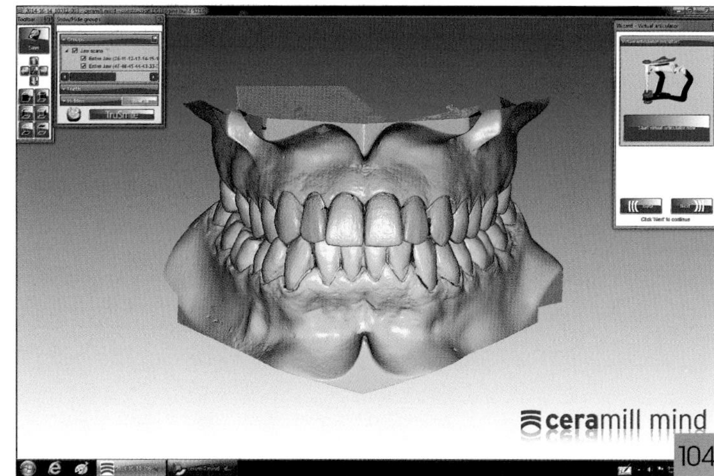

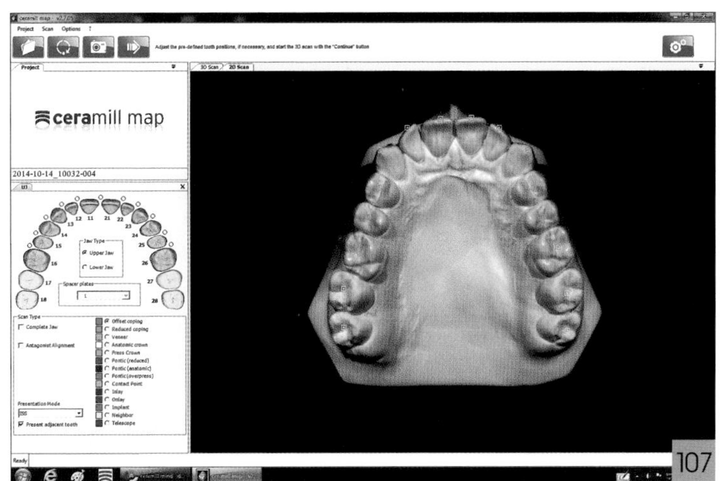

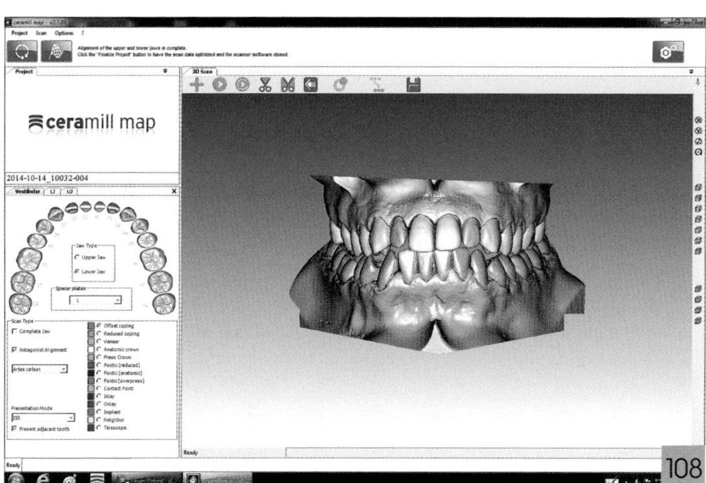

2D Map400扫描上颌主模型（**图106**），下颌主模型（**图107**）。Artex CR殆架转移的咬合关系扫描（**图108**）。

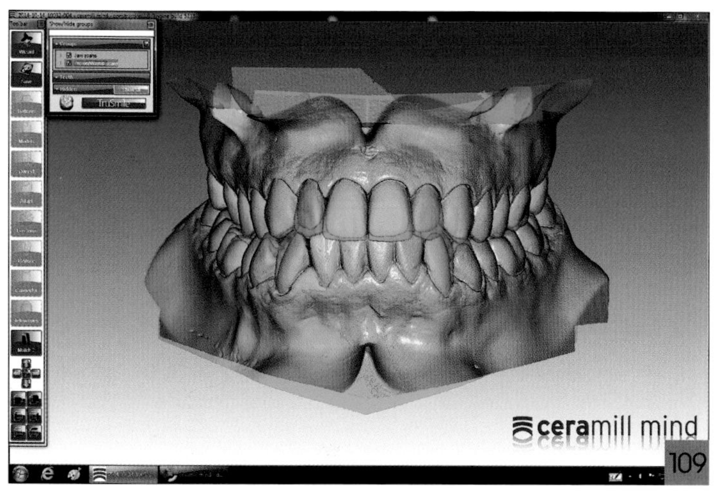

109

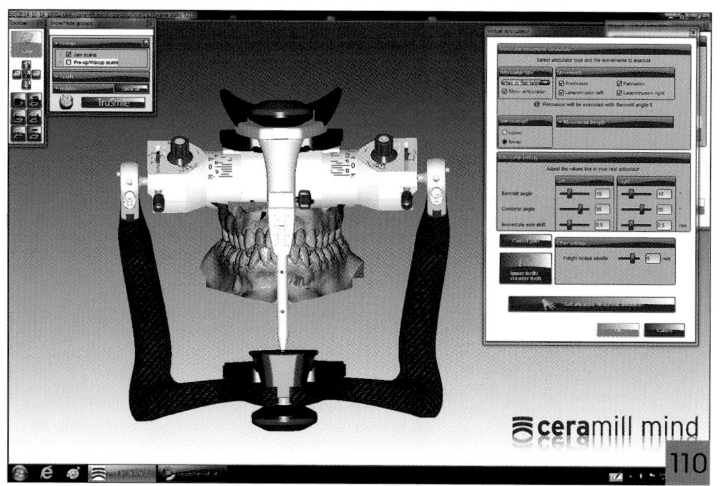

110

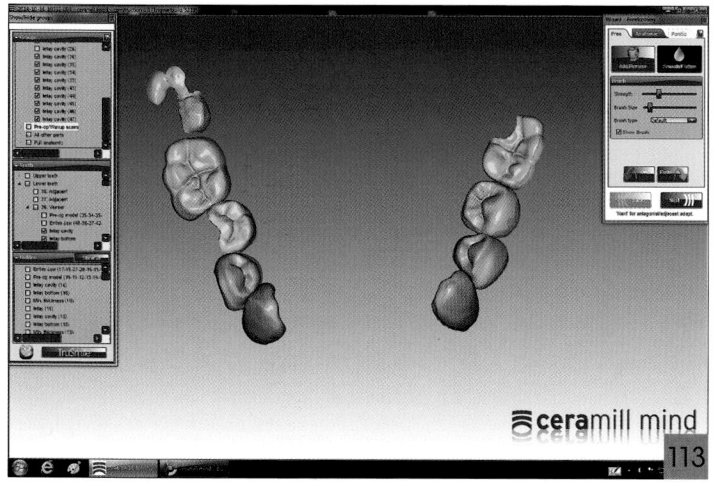

113

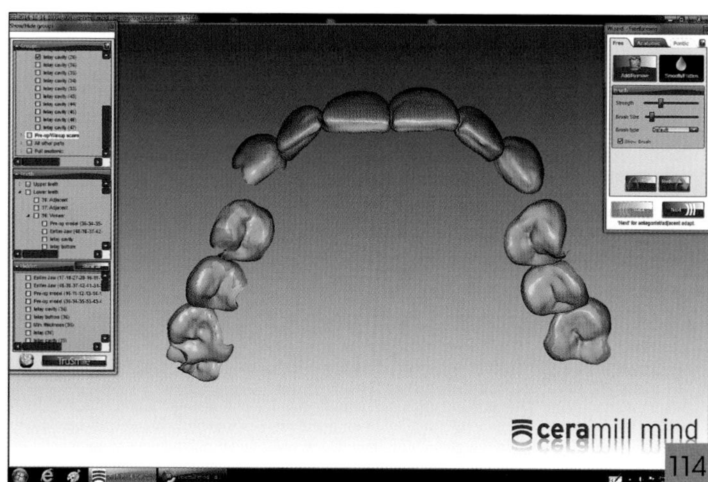

114

使用带2D Map400的Ceramill Mind软件扫描下颌诊断蜡型，进行模型校准和重叠（**图109**）。使用Ceramill Artex软件进行间接模拟动态咬合（正面观）（**图110**）。Ceramill Mind软件明确原始模型的工作边缘（**图111**）。使用上颌诊断蜡型的最终扫描模型自动生成贴面/全冠和嵌体（**图112**）。

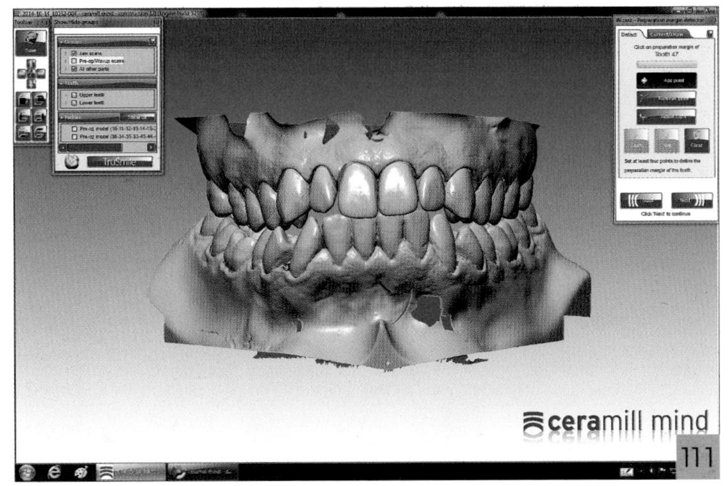

111

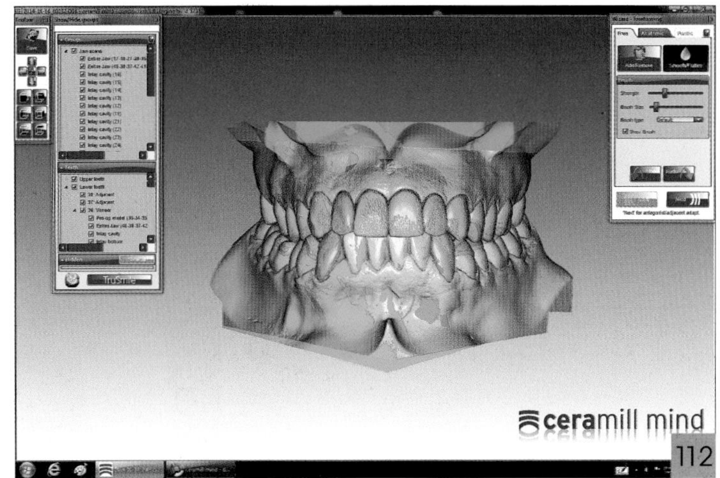

112

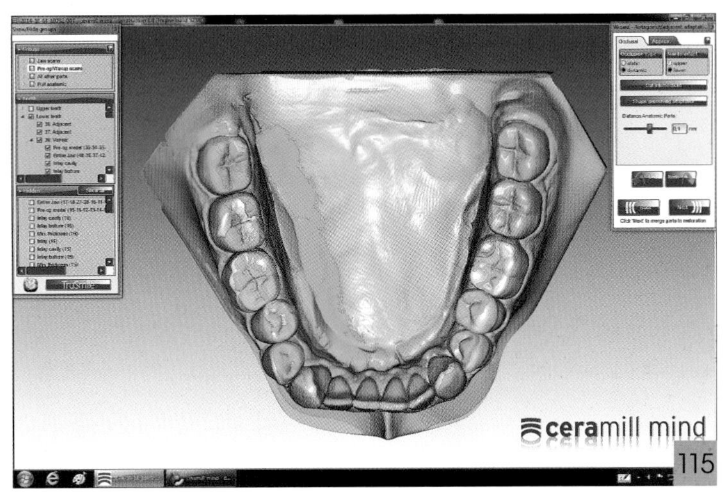

115

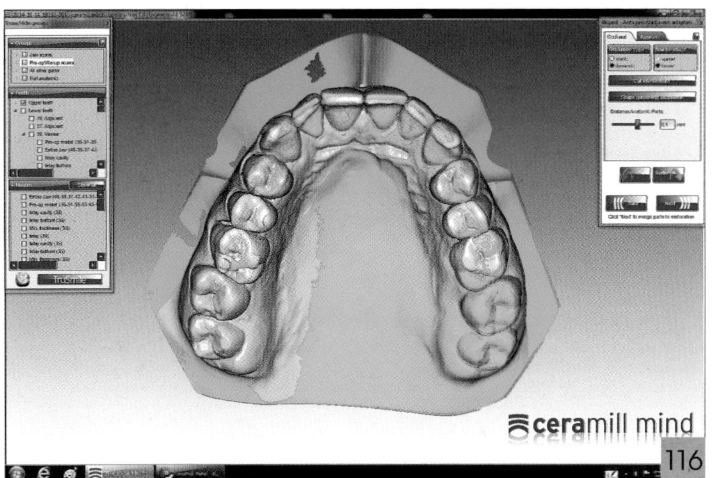

116

通过Ceramill Mind软件生成的全冠和贴面的咬合面观：下颌牙列（**图113**），上颌牙列（**图114**）。通过Ceramill Artex软件咬合面的自动动态适配：下颌牙列（**图115**），上颌牙列（**图116**）。

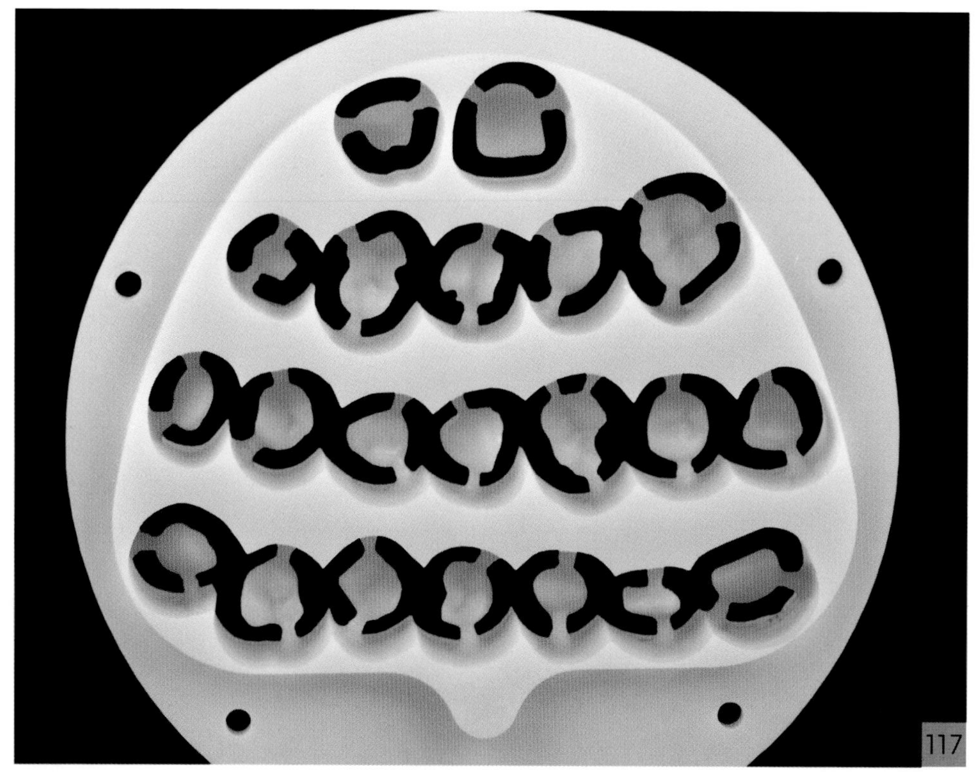
117

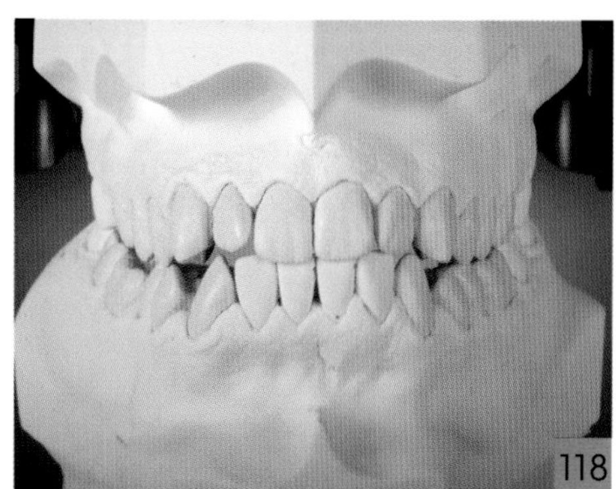
118

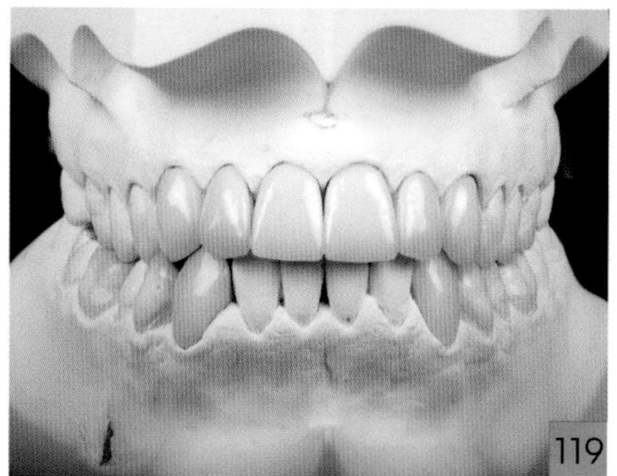
119

在这个病例中选择了Ceramill TEMP材料进行美学预览（**图117**）：选择原始单色或多层色材料；后者能体现牙本质、牙釉质颜色的梯度渐变。主模型的正面观（**图118**）和美学预览贴面（**图119**）。

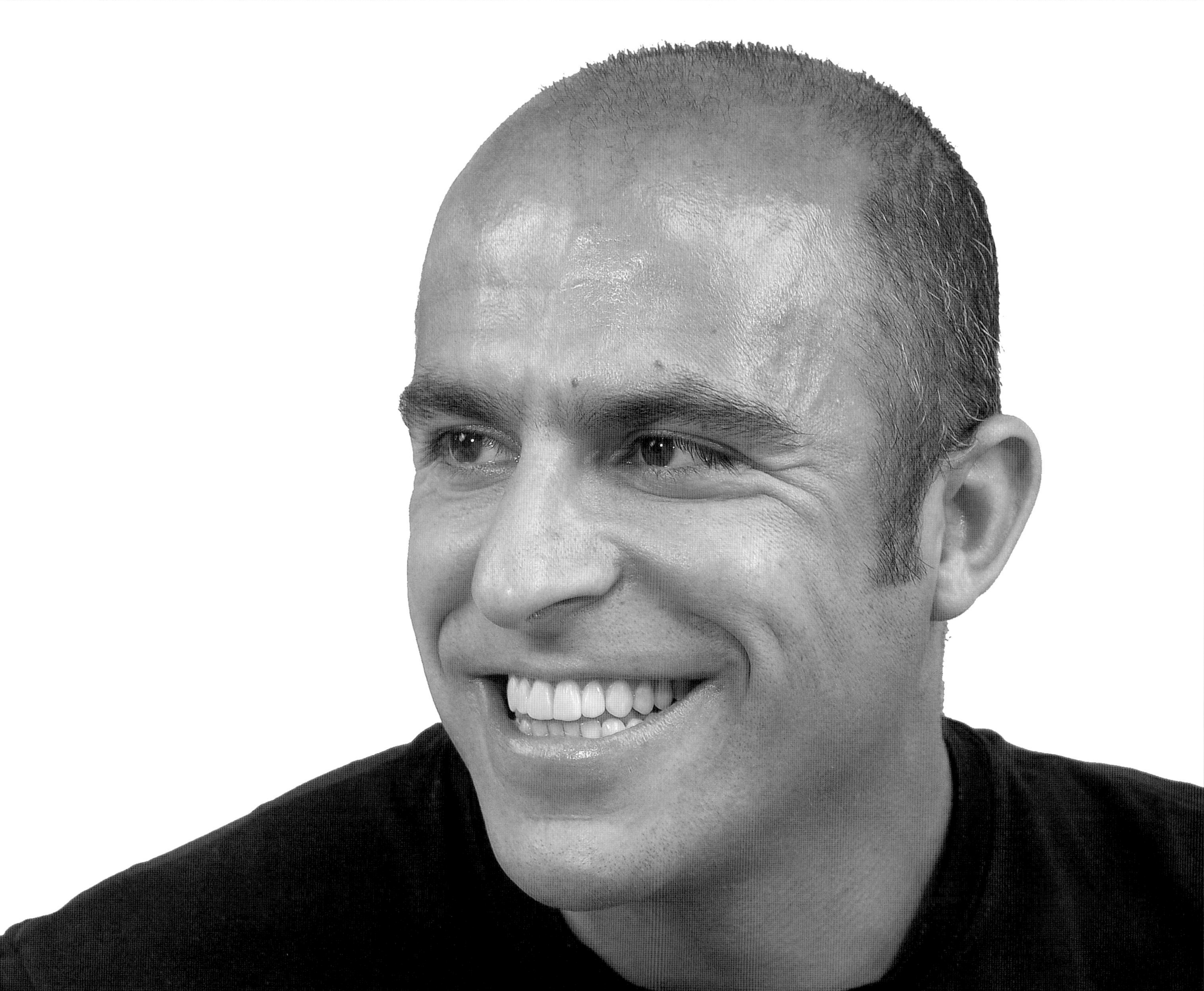

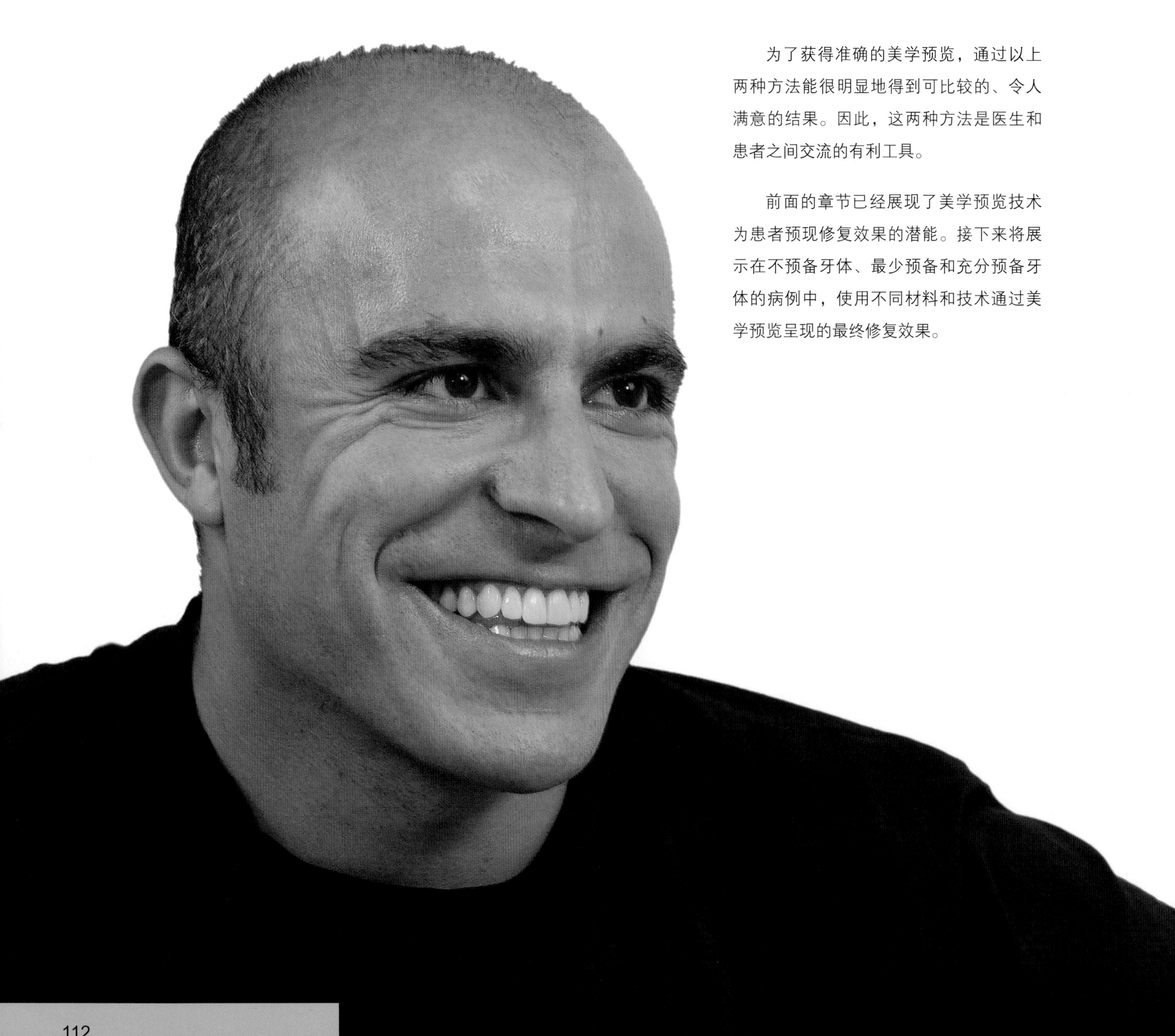

为了获得准确的美学预览，通过以上两种方法能很明显地得到可比较的、令人满意的结果。因此，这两种方法是医生和患者之间交流的有利工具。

前面的章节已经展现了美学预览技术为患者预现修复效果的潜能。接下来将展示在不预备牙体、最少预备和充分预备牙体的病例中，使用不同材料和技术通过美学预览呈现的最终修复效果。

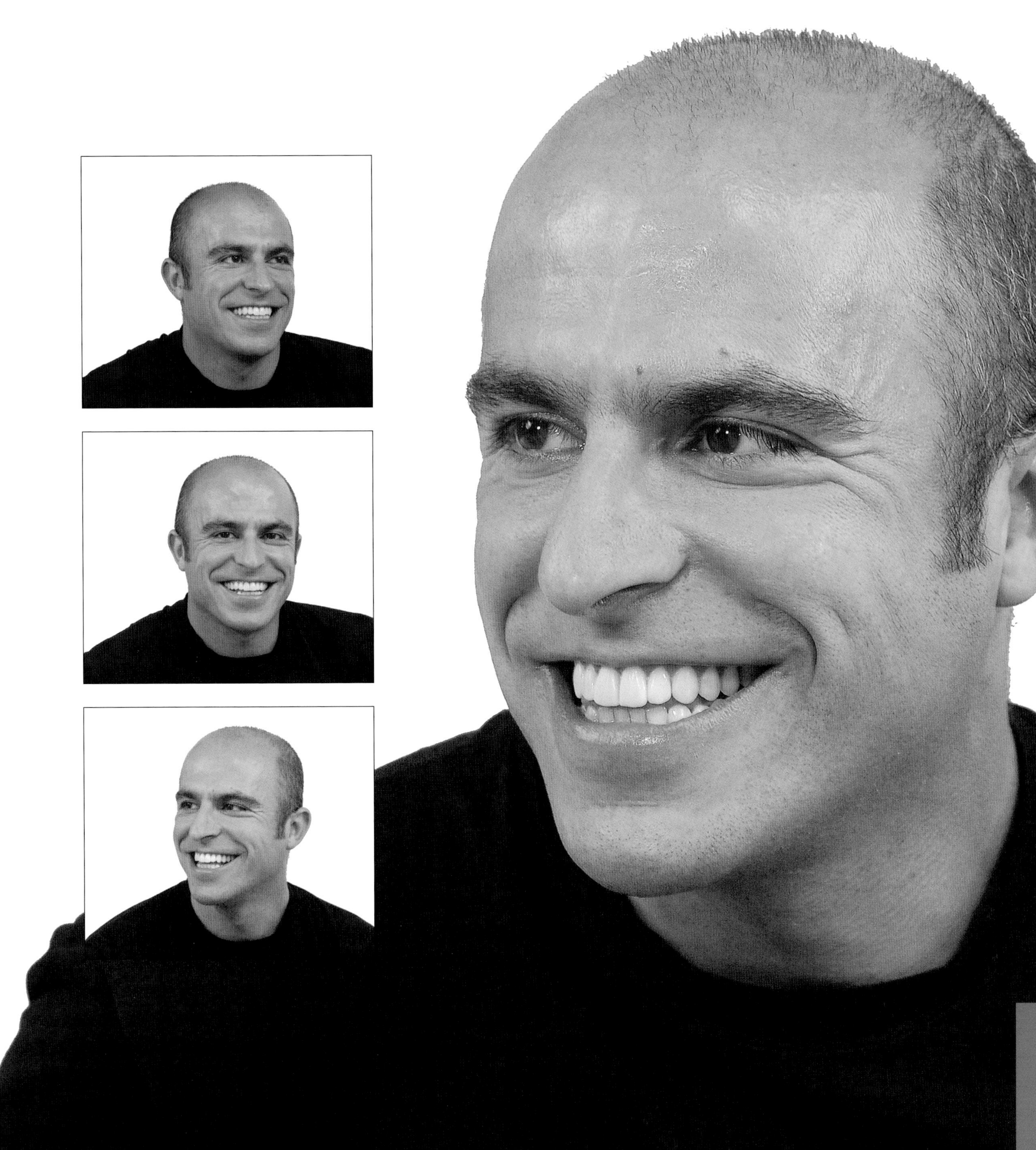

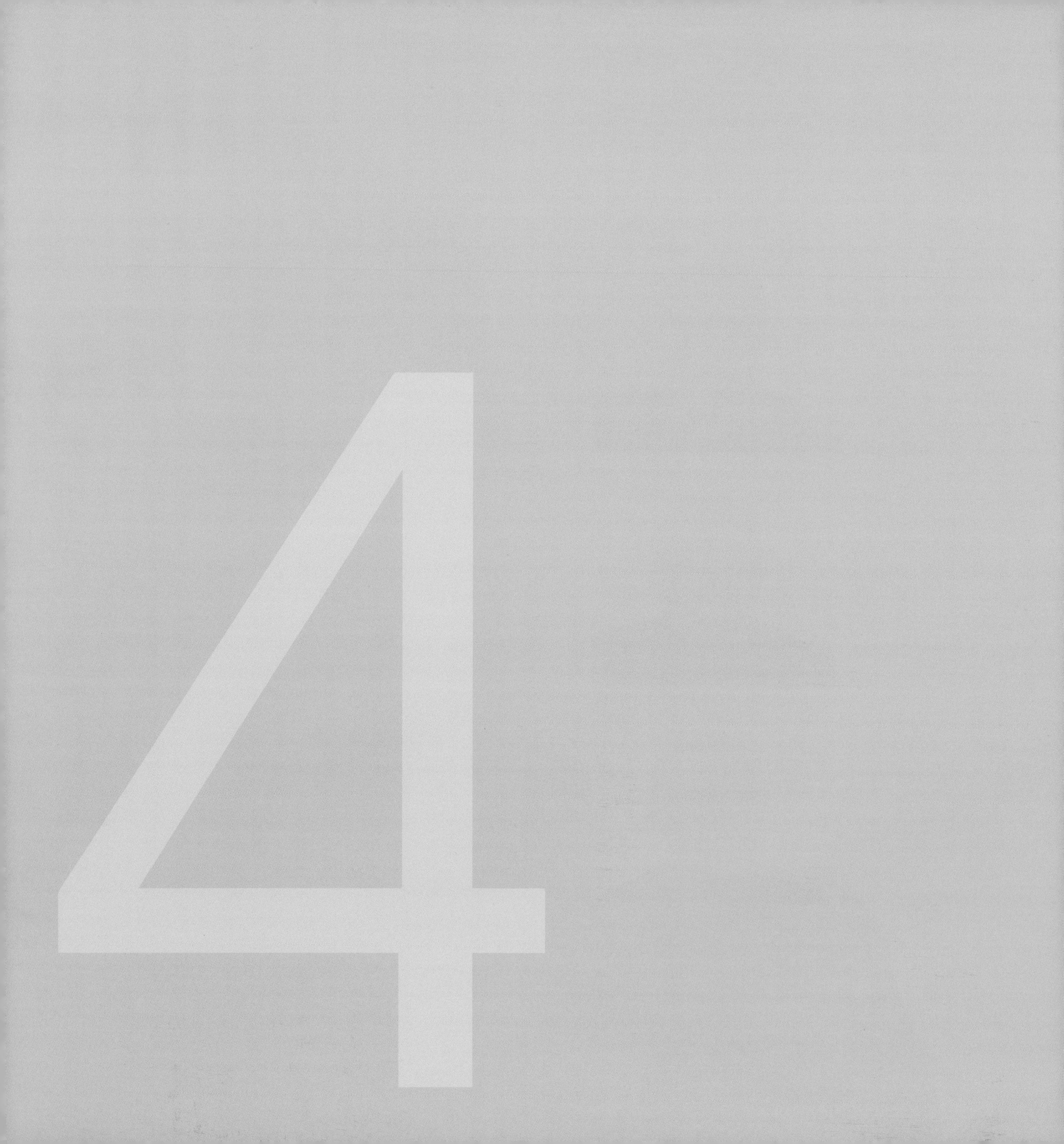

Vincenzo Musella, Angelo Putignano, Gianfranco Politano

临床病例
clinical case

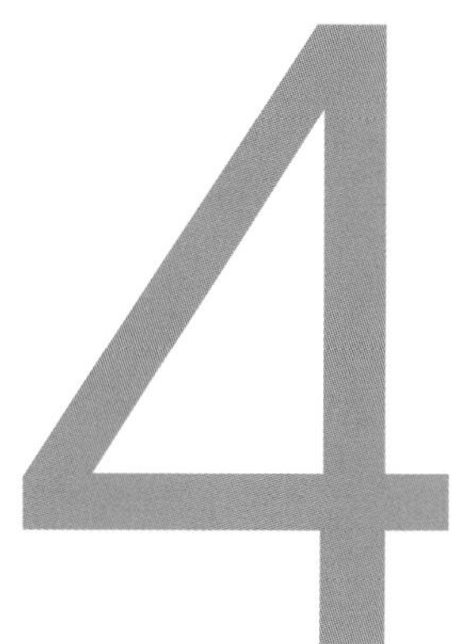

无牙体预备的加压长石质瓷贴面修复
rehabilitation with pressed feldspathic porcelain veneers without preparation

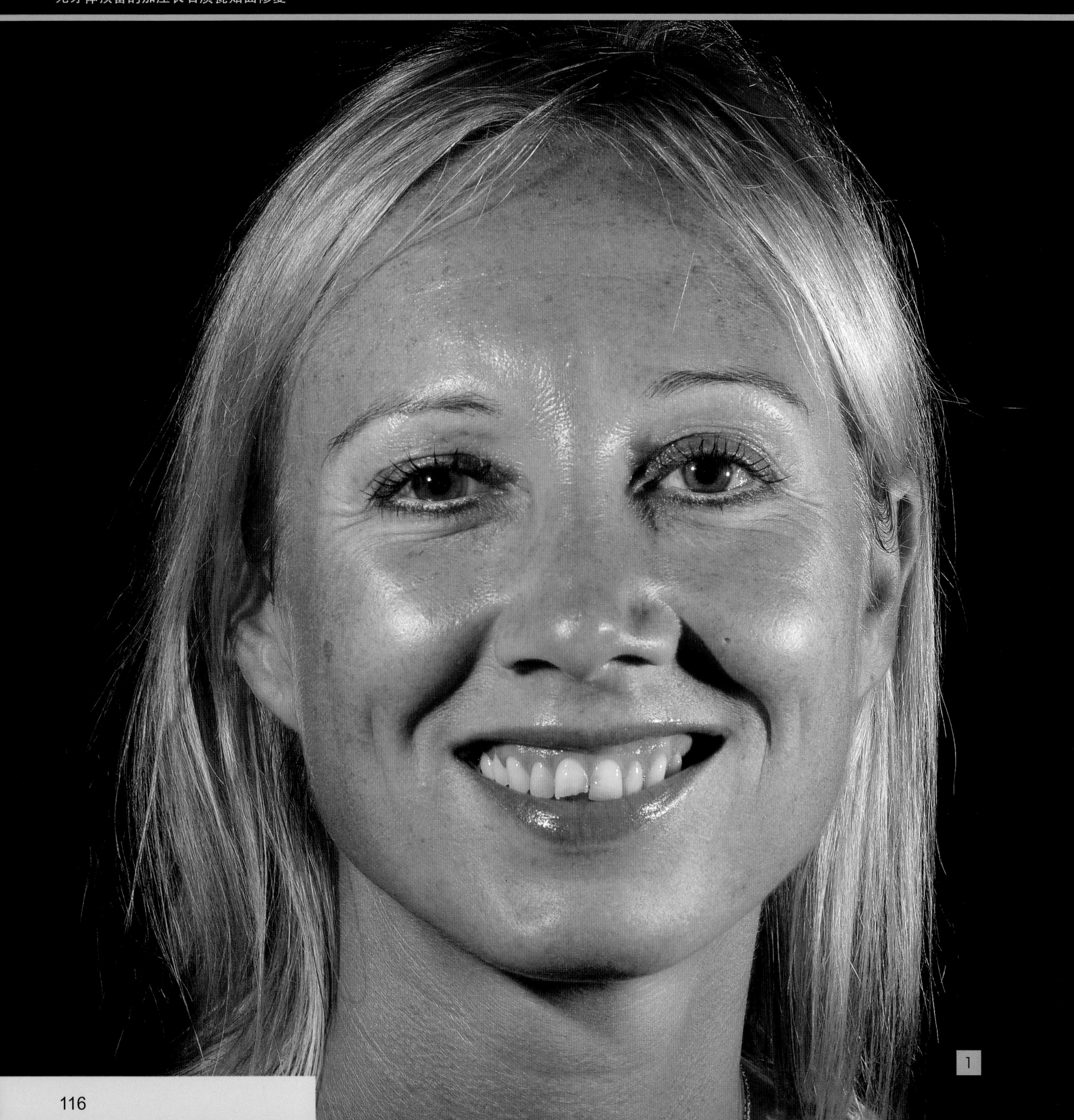

1

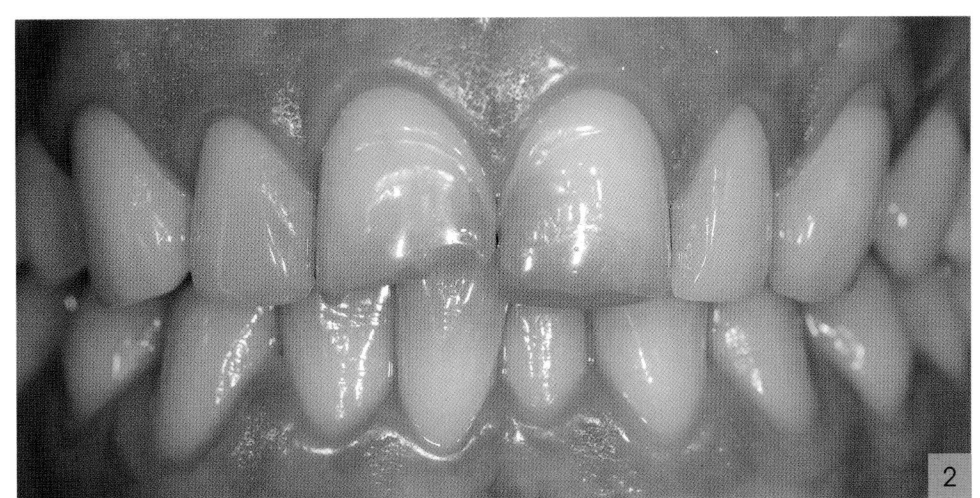

前面的病例证实了摄影和美学预览能帮助医生解决复杂的临床问题。接下来，将讨论几个完整的临床病例。

患者右上中切牙冠折伴陈旧的、不协调的Ⅳ类粘接修复。在就诊后，发现了更多复杂的、普遍的问题，医生只能建议患者进行彻底、即刻治疗，纠正微笑时的美学、功能参数。病例的分析首先包含重要的摄影素材，如人像照、口内照和唇齿微笑照（**图1～图3**）。

患者微笑时的另一个问题是俗称的“露龈笑”。在进行任何临床牙冠延长术之前，医生必须考虑切牙切端形态的不完整。如果医生准备通过外科纠正这个缺损重建切缘正确的解剖，最终牙冠长度该是多少？当决定是否在之后的治疗中纠正露龈笑时，需要验证恢复切端解剖后的美学效果。

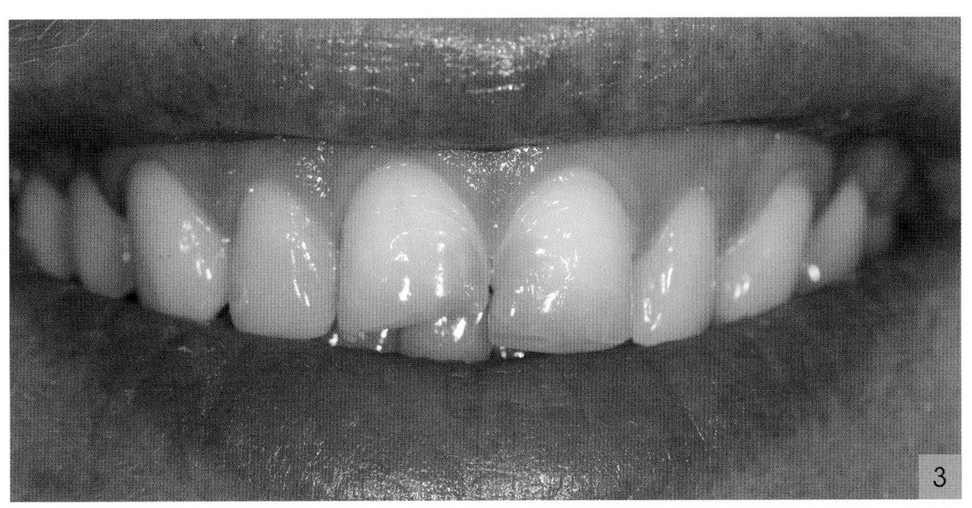

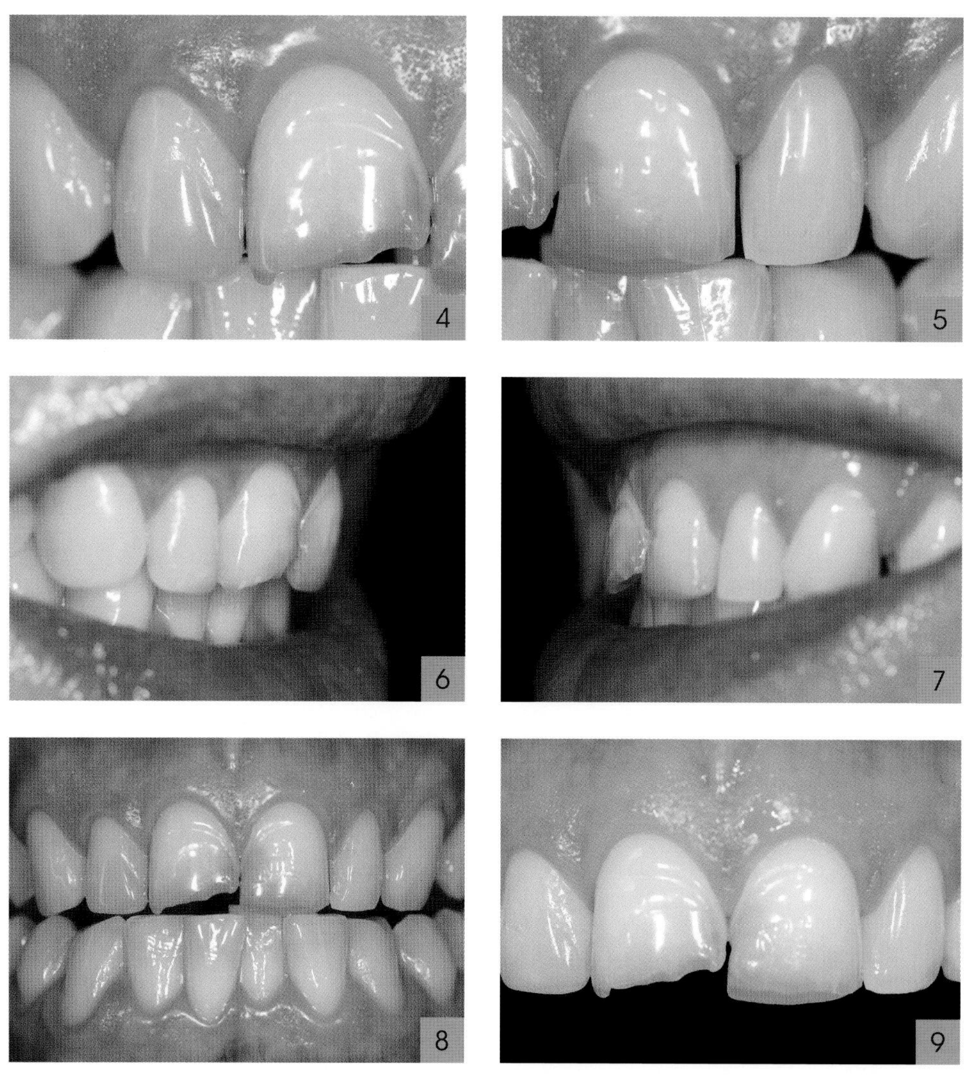

前文这些照片足以进行美学预览的预备分析。然而，为了扩大对口内情况的认识建议拍摄更多影像资料。虽然不是必需的，但能提高对患者口内情况的诊断（**图4～图10**）。

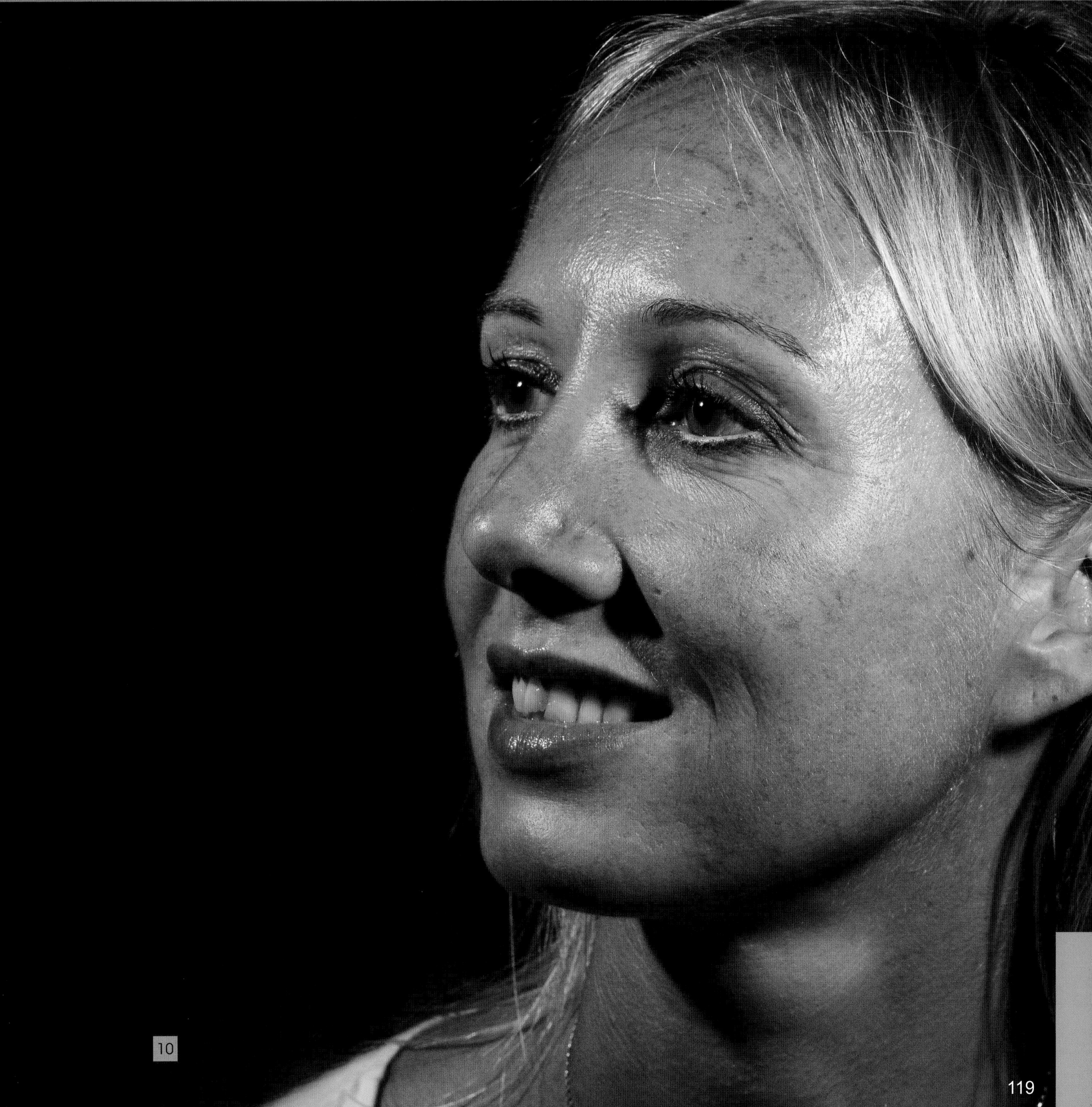

10

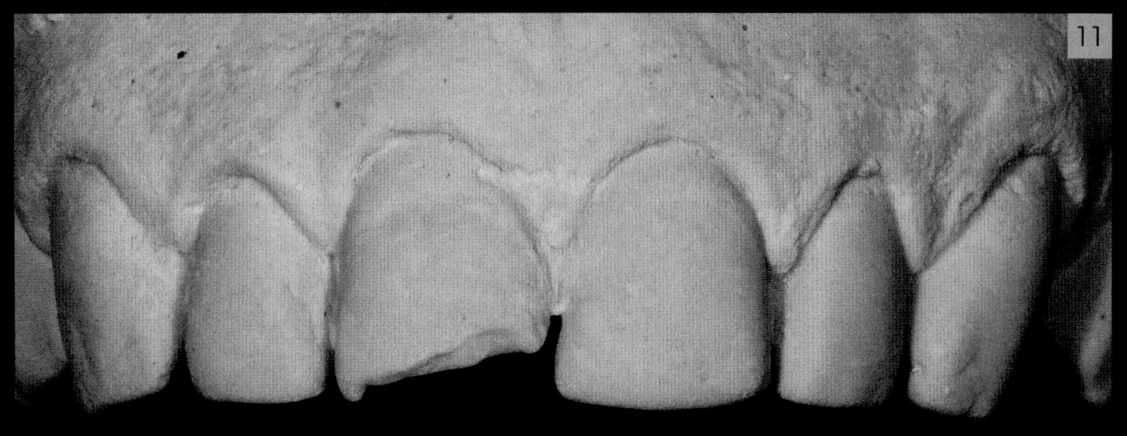
11

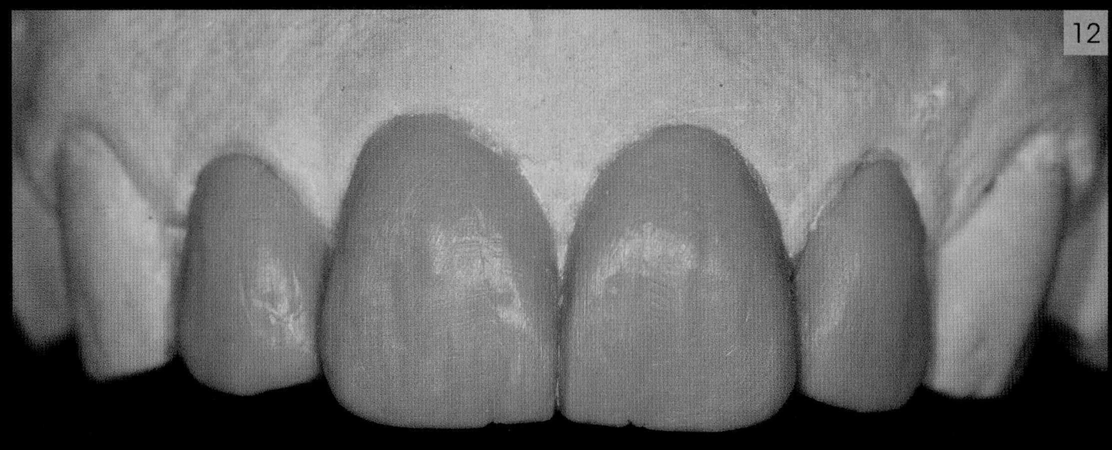
12

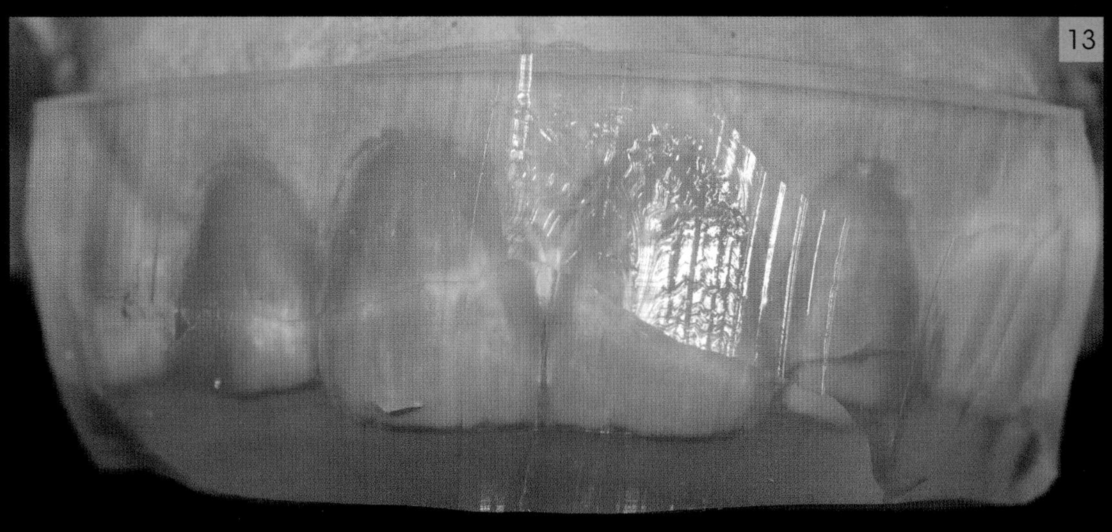
13

医生决定通过美学预览技术彻底改善患者微笑时的美学和牙齿功能。换而言之，这种方法能通过模拟预期修复体的形状、大小、表面质感，让患者能自己评估修复效果。为此，医生必须制取一个石膏模型（**图11**），不论通过何种印模材料（包括藻酸盐）制取。全面复制口内组织和牙齿的细节形态十分重要，一个精确的口腔印模和轮廓清晰的石膏模型是准确预览的基础。通过蜡型最大可能地改善模型以恢复最终的解剖形态（**图12**）。在第2章和第3章中提到的透明硅橡胶导板也是通过诊断蜡型来制作的（**图13**）。保证透明硅橡胶导板在口内准确就位及稳定后（**图14**），注射复合材料，根据美学预览设计的结果选择单一或更多的分层材料。在这个病例中使用了普通的牙釉质色和牙本质A1色复合树脂（**图15，图16**）。

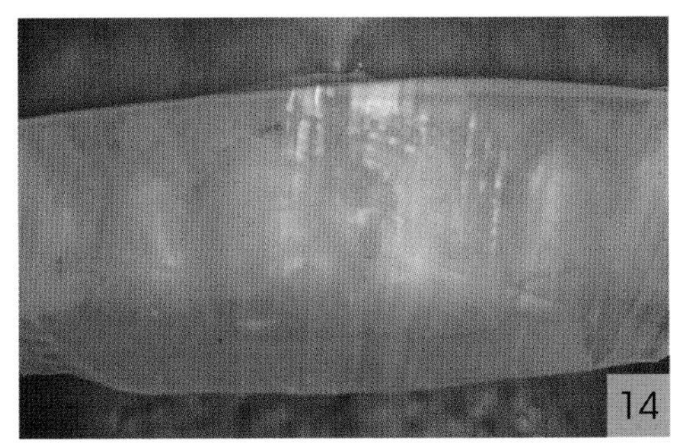

14

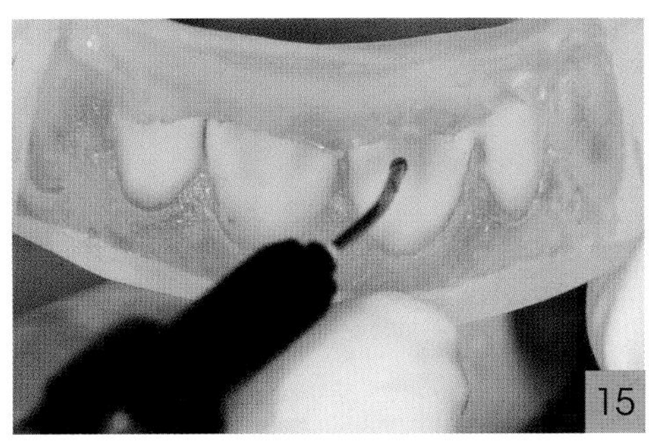

15

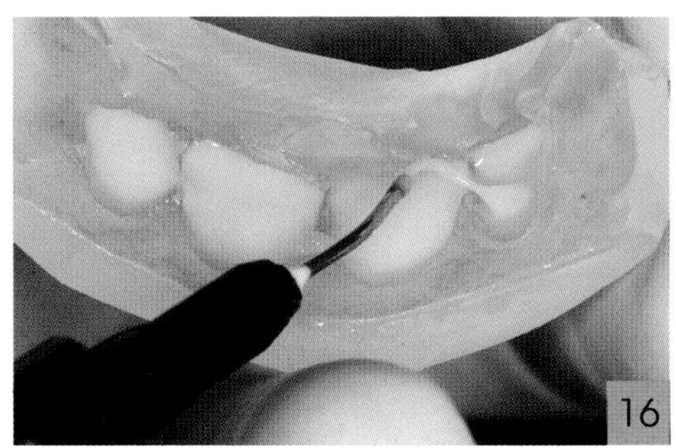

16

此时，注入复合材料（**图17**），光固化（**图18**），去除透明硅橡胶导板（**图19**）。

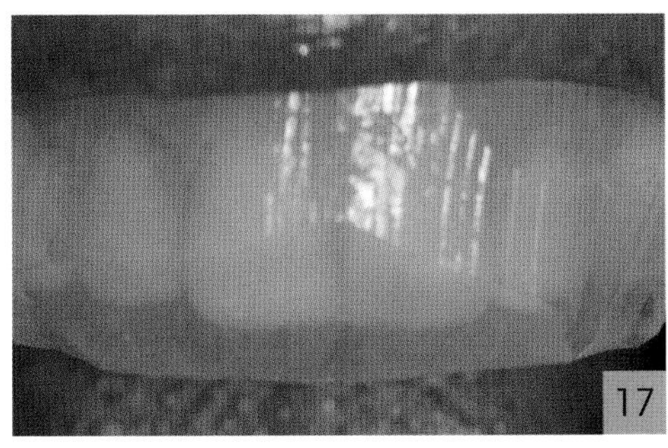

17

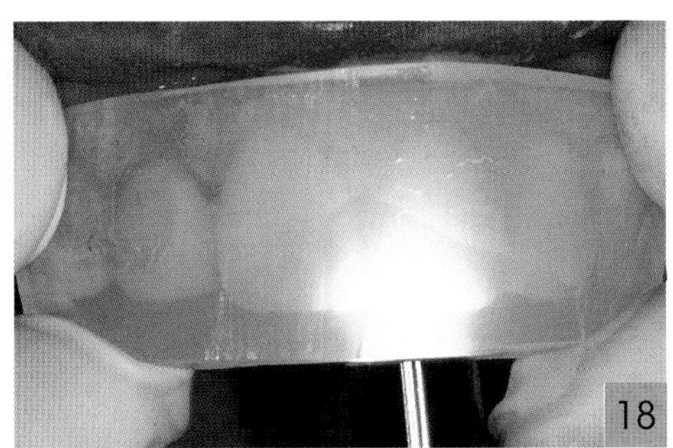

18

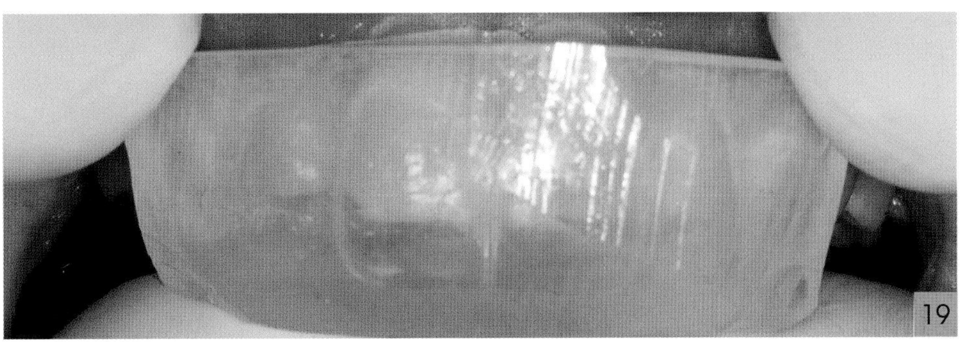

19

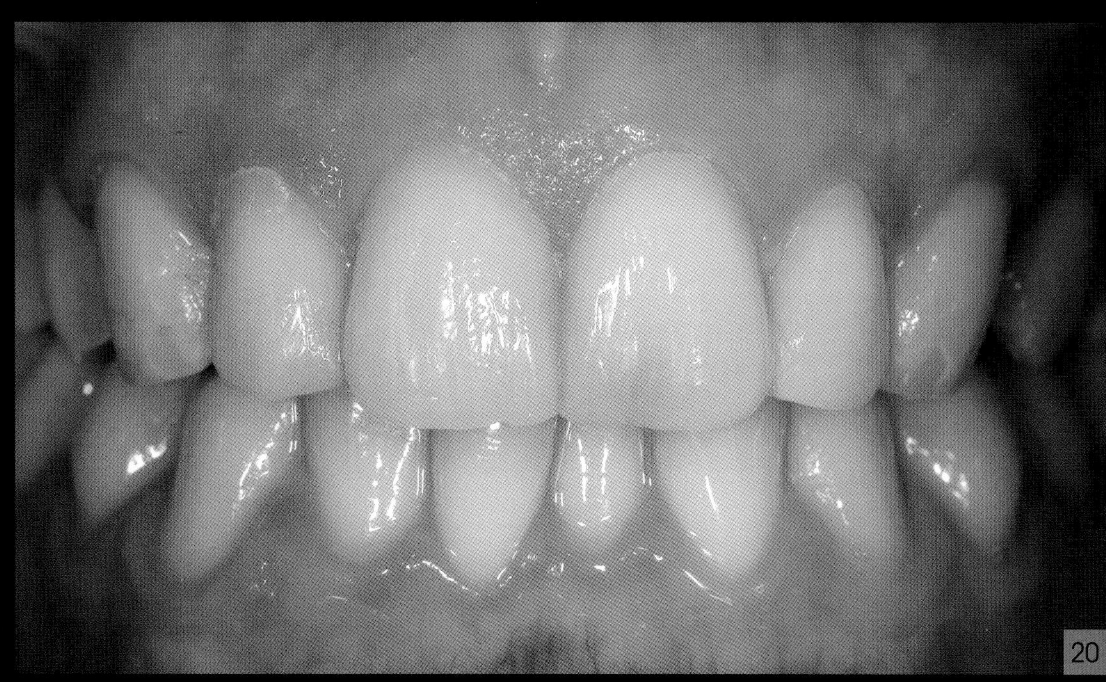
20

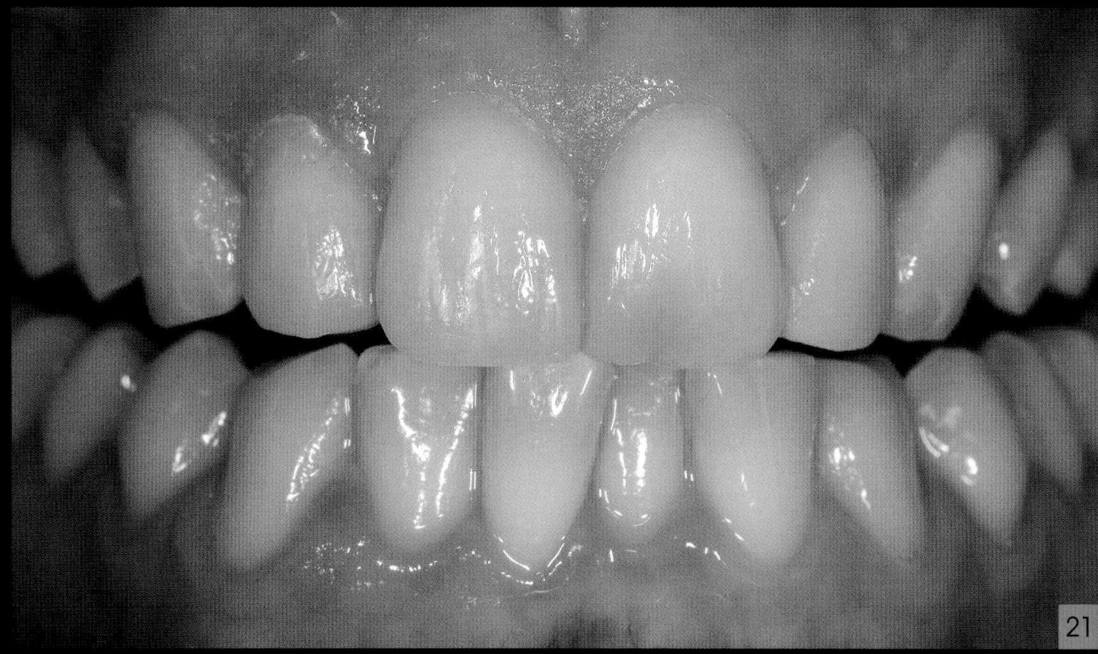
21

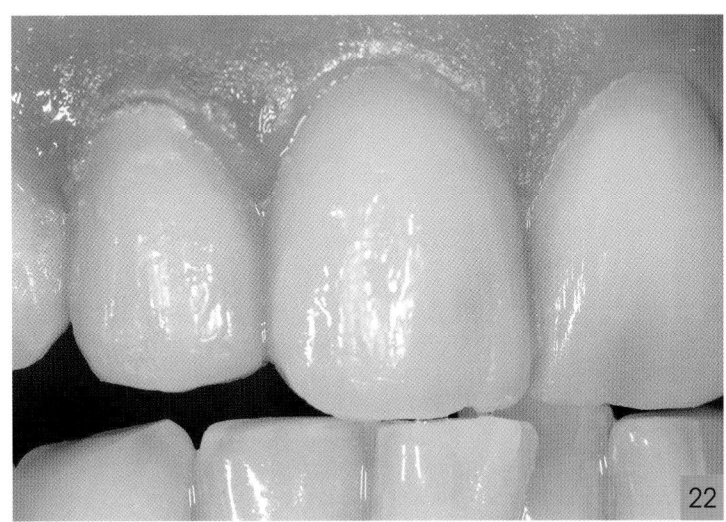

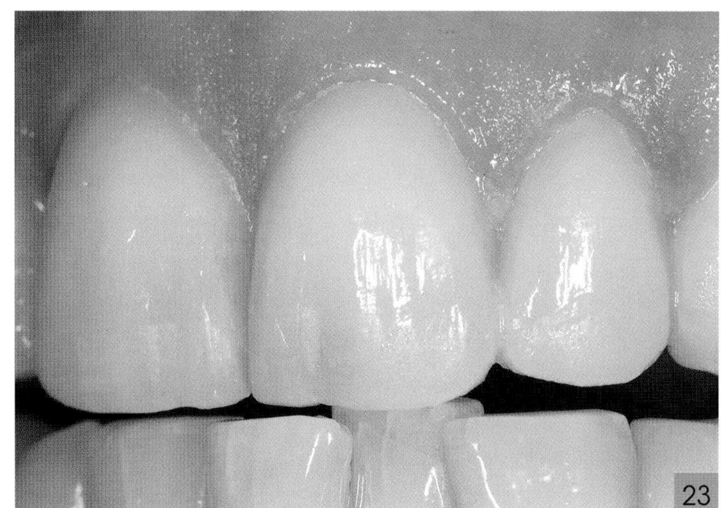

在光固化阶段完成后，医生和患者能够预见修复的预期效果，对修复体的美学和功能方面进行评估（**图20～图23**）。

以下是决定复合材料进行口内直接重塑质量的重要因素：

• 具有所有口内组织和牙齿清晰解剖结构的精确印模；

• 制作完美的模型，没有任何瑕疵；

• 诊断蜡型上准确而清晰的微观和宏观形态；

• 为保证更好的质量，需对透明硅橡胶模型施加至少300kPa强度的力。

关于硅像胶导板的性能必须记住以下两点：

1. 过硬的硅橡胶材质可能会使材料脆性过大，将模型放入口内的过程中有折断的风险，特别是在邻间区域。

2. 软硅橡胶放入口内的过程中容易弯曲，变形。

以上两点对于最终美学恢复的质量至关重要，硅橡胶强度推荐70～75肖氏硬度。

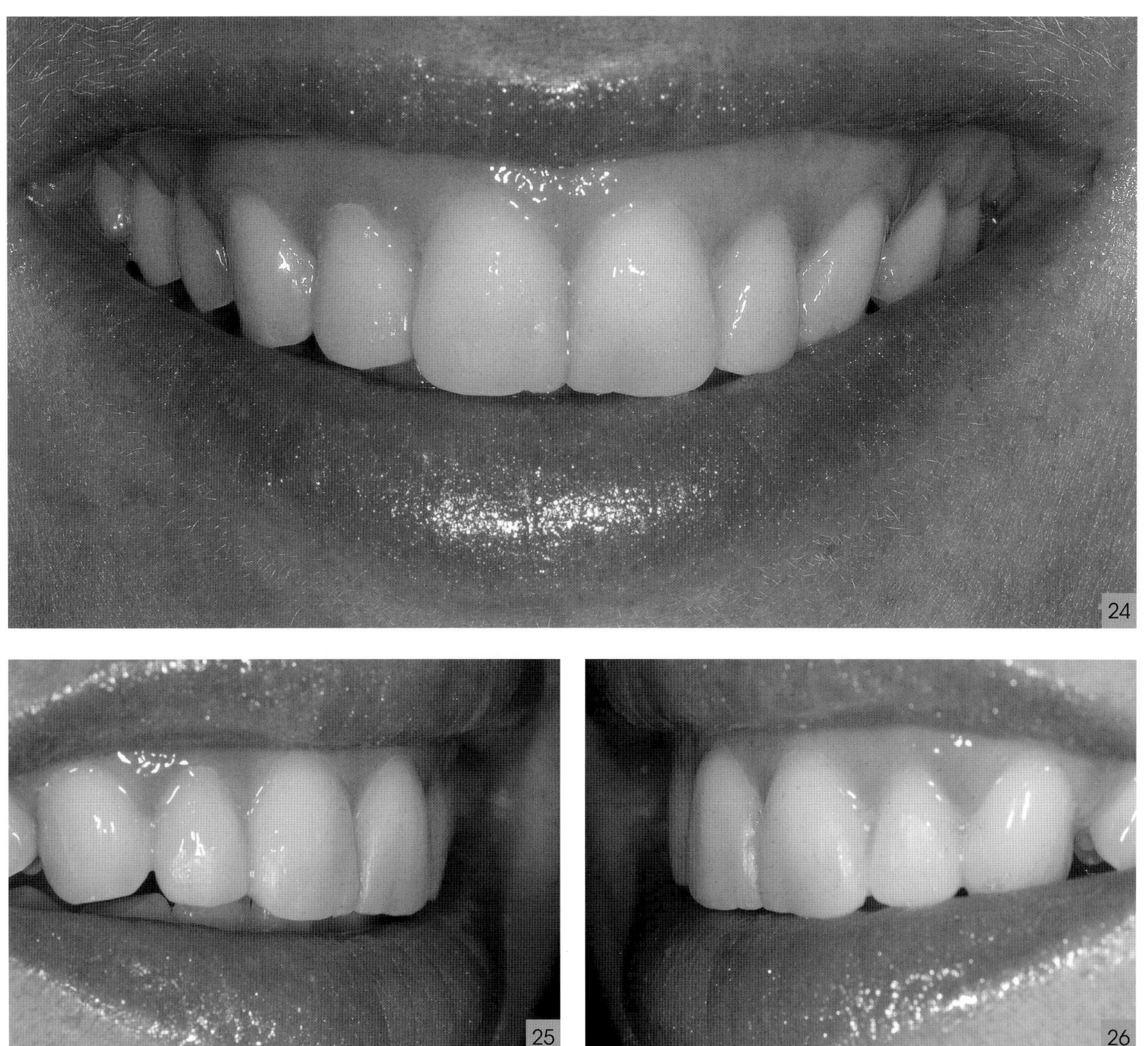

图24～图26是正、侧面的黑白唇齿影像。

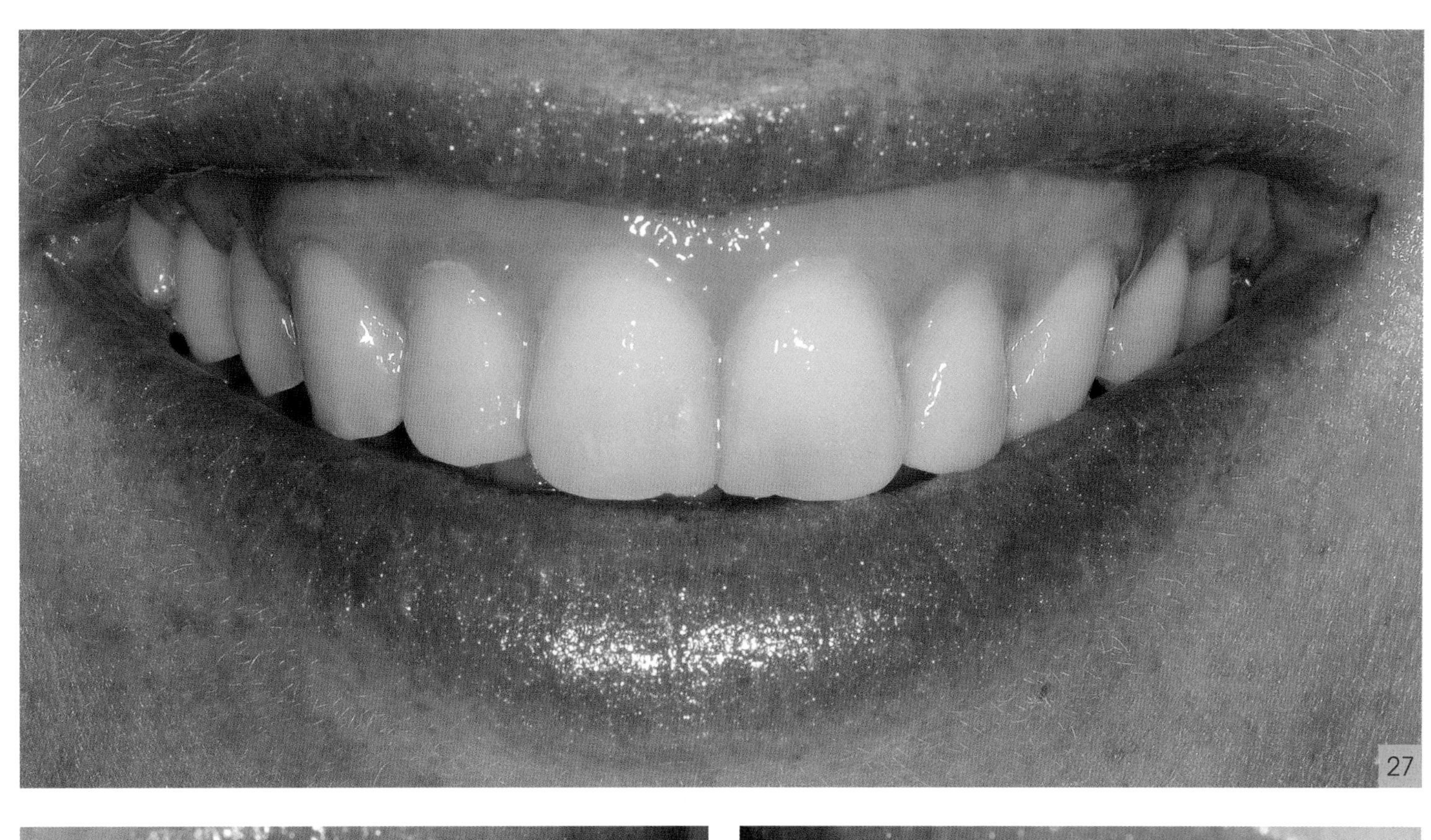

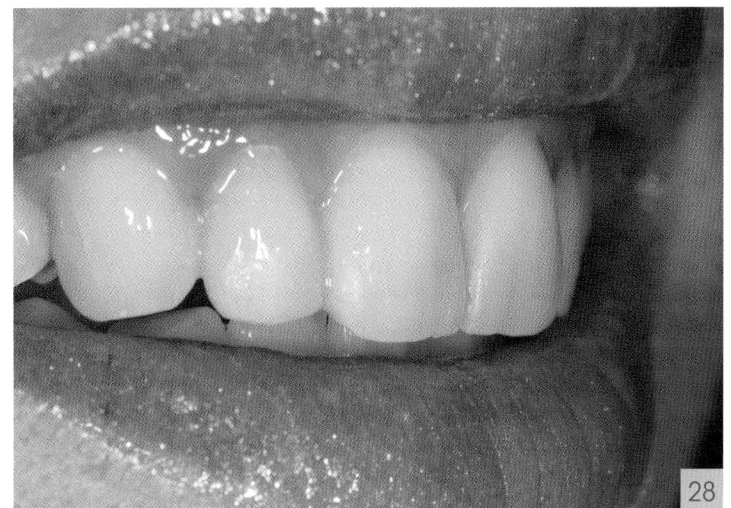

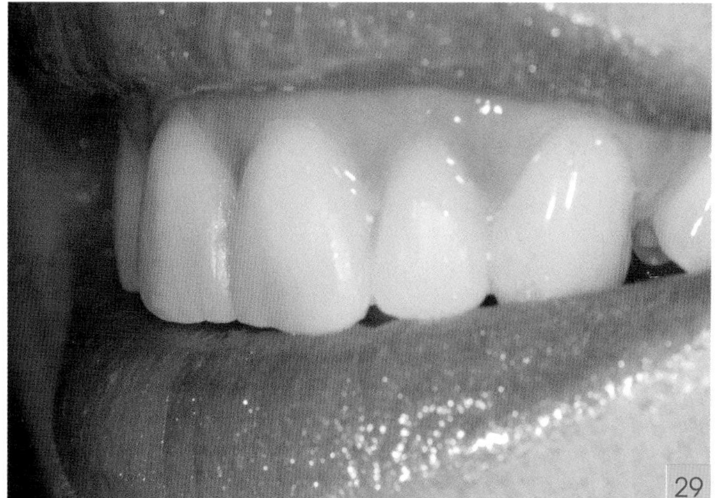

图27～图29是正、侧面的彩色唇齿影像。

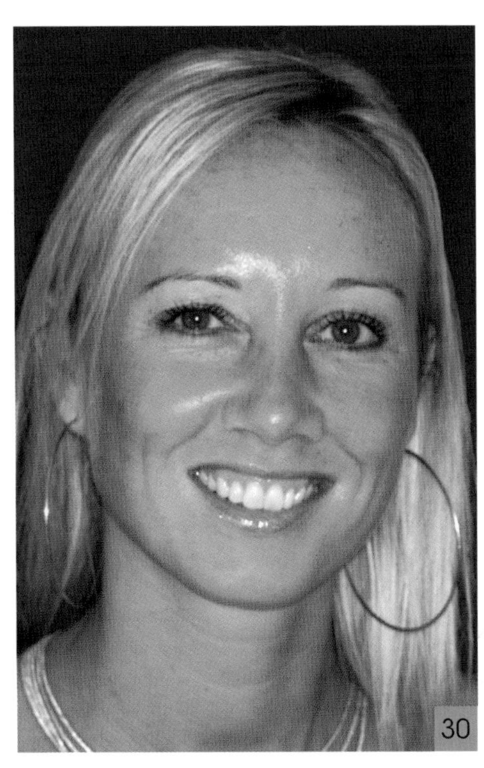
30

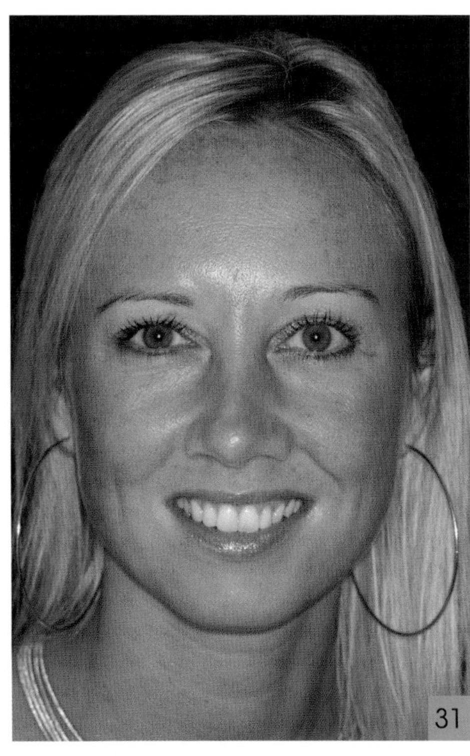
31

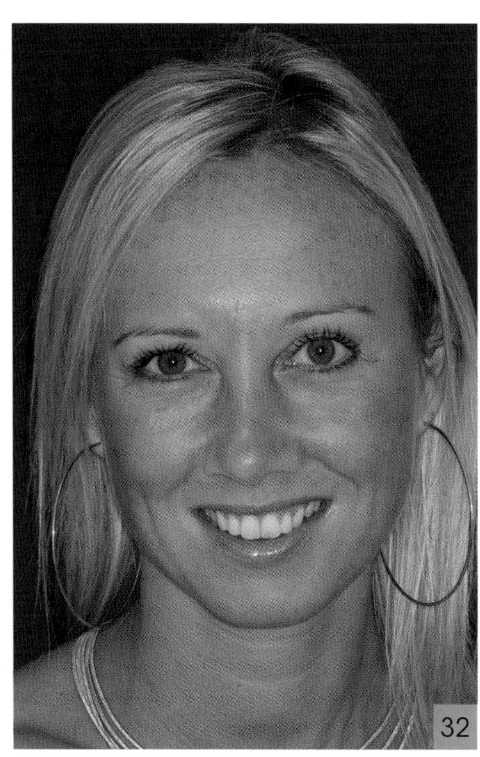
32

图30～图33展示了患者戴入临时修复体后的美学预览照片。这些图片是和患者讨论治疗计划时能分析美学结果的最有代表性最实用的工具。

在这个病例中，不纠正露龈笑是明智的决定，因为整体的美学结果是令人满意的，患者非常喜欢。

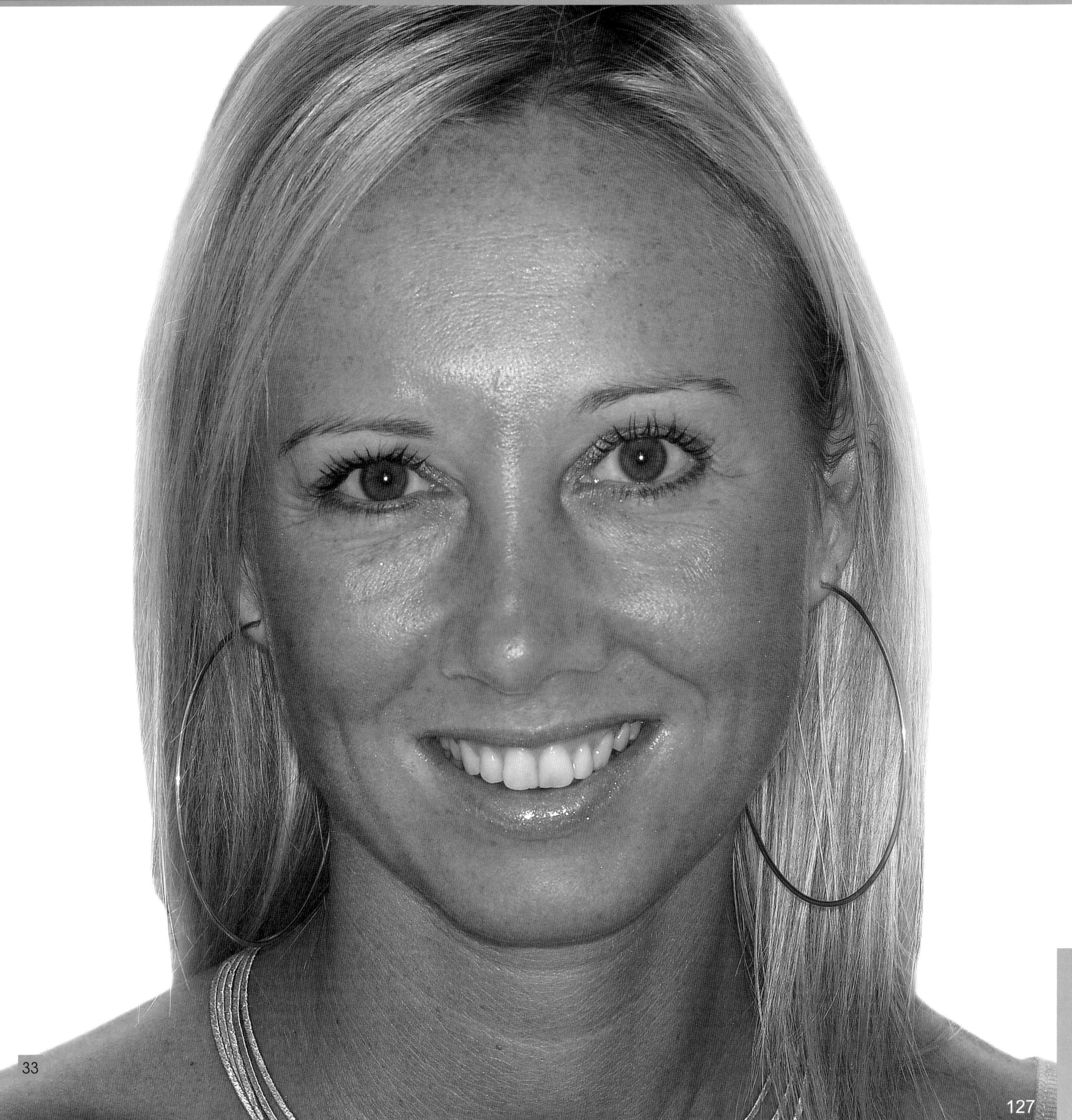

33

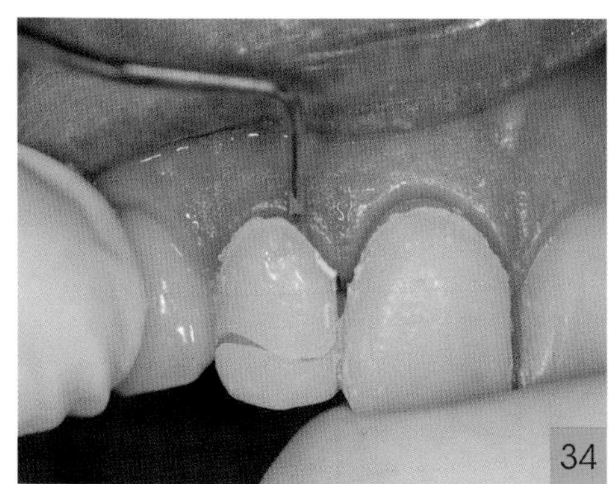
34

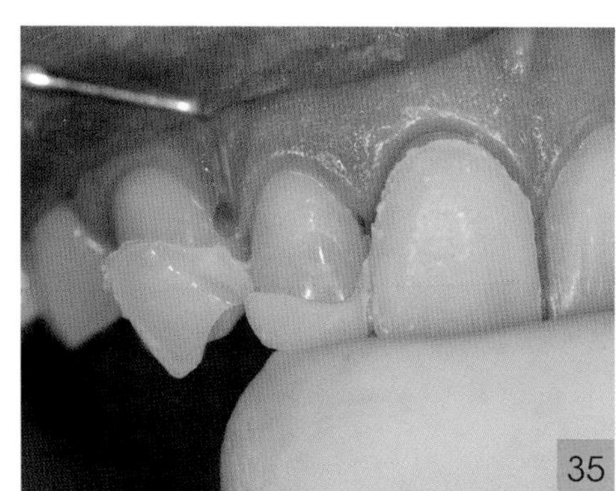
35

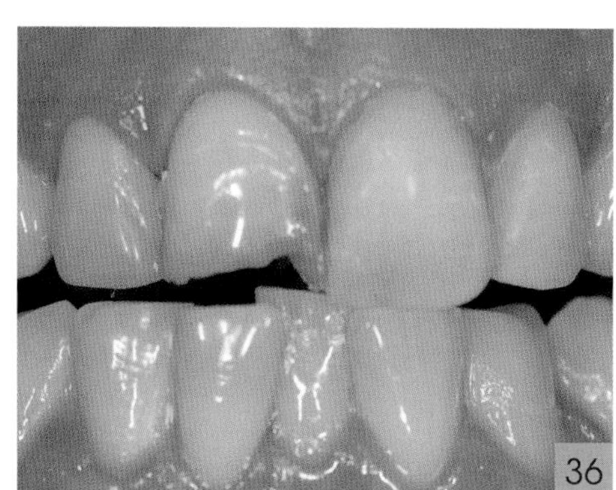
36

当所有美学预览和功能评估完成后去除临时修复体（**图34～图37**）。由于贴面有足够的修复空间恢复其解剖形态，因此决定仅去除复合材料修复体而不预备牙体组织（**图38**）。然而，使用#000排龈线排龈为瓷贴面提供修复空间尤为重要（**图39**）。

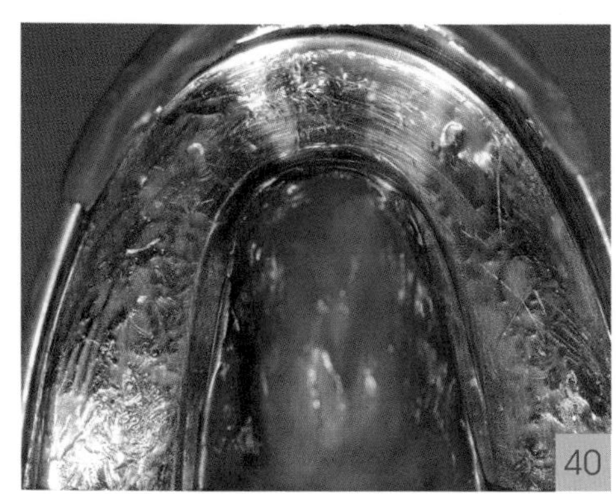
40

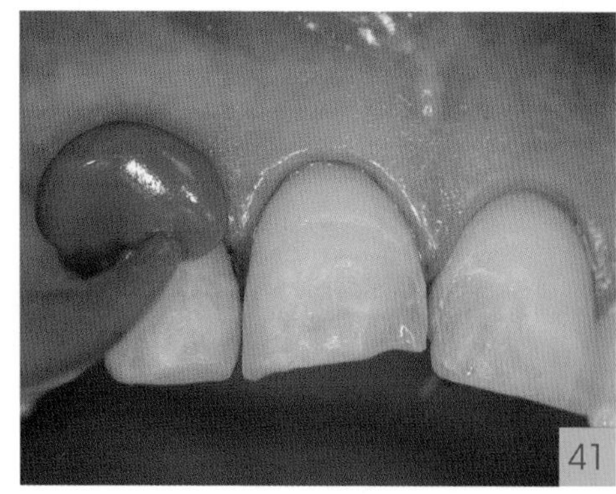
41

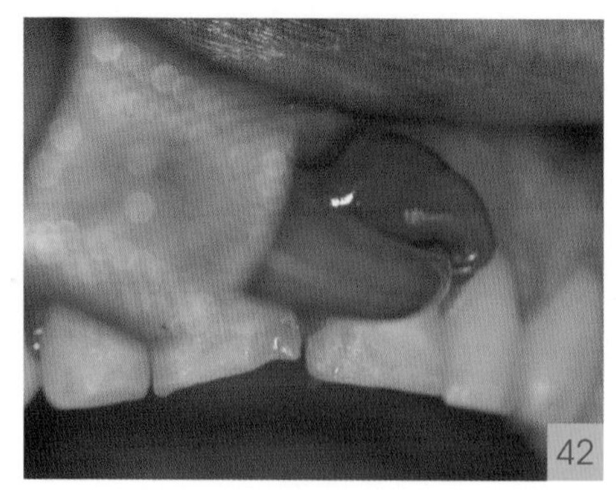
42

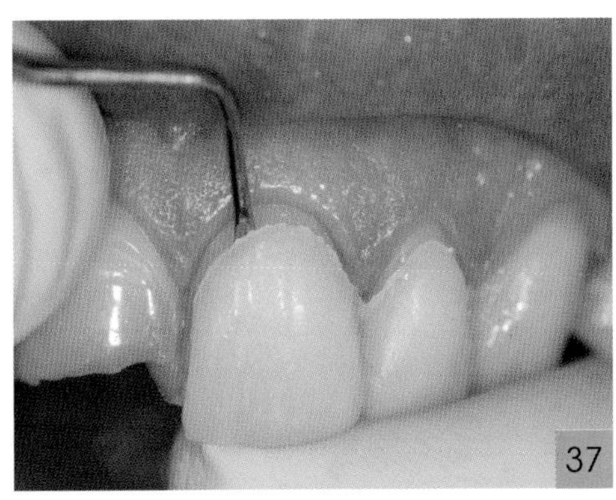
37

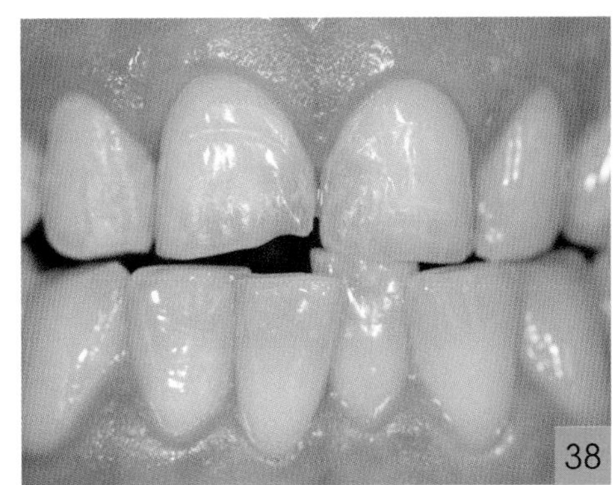
38

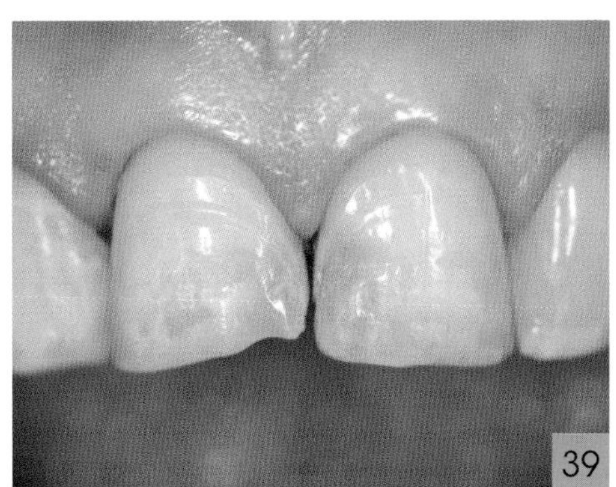
39

如果使用标准化印模托盘而不是个性化托盘，必须要在托盘中放置少许蜡，防止托盘下沉，否则会导致牙齿切端触碰到托盘边缘（**图40**）。然后使用聚醚硅橡胶印模材料（3M ESPE）制取口腔印模（**图41～图44**）；聚醚材料本身具有亲水性，结构黏性，突然快速固化特性和高防水性的特点。

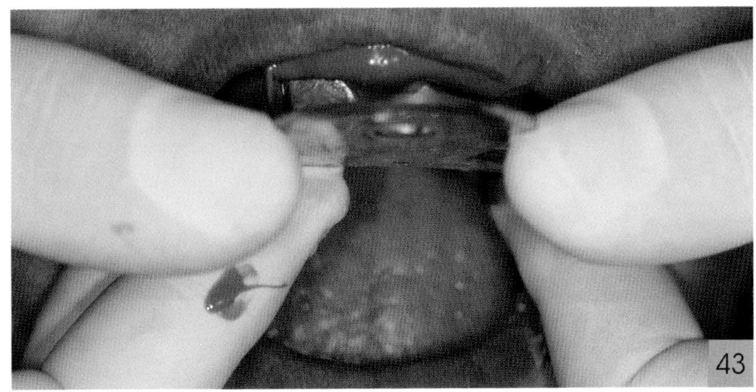
43

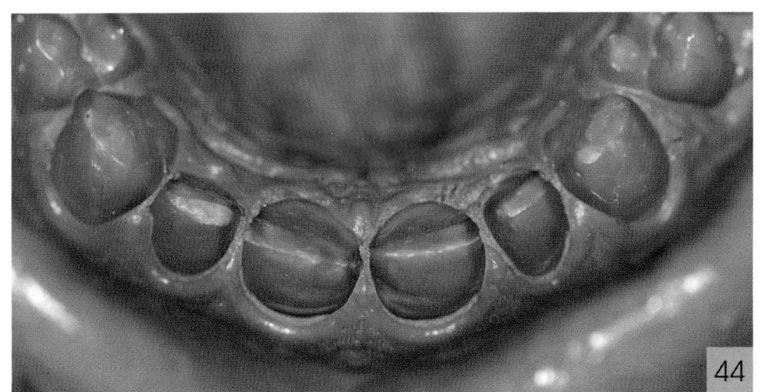
44

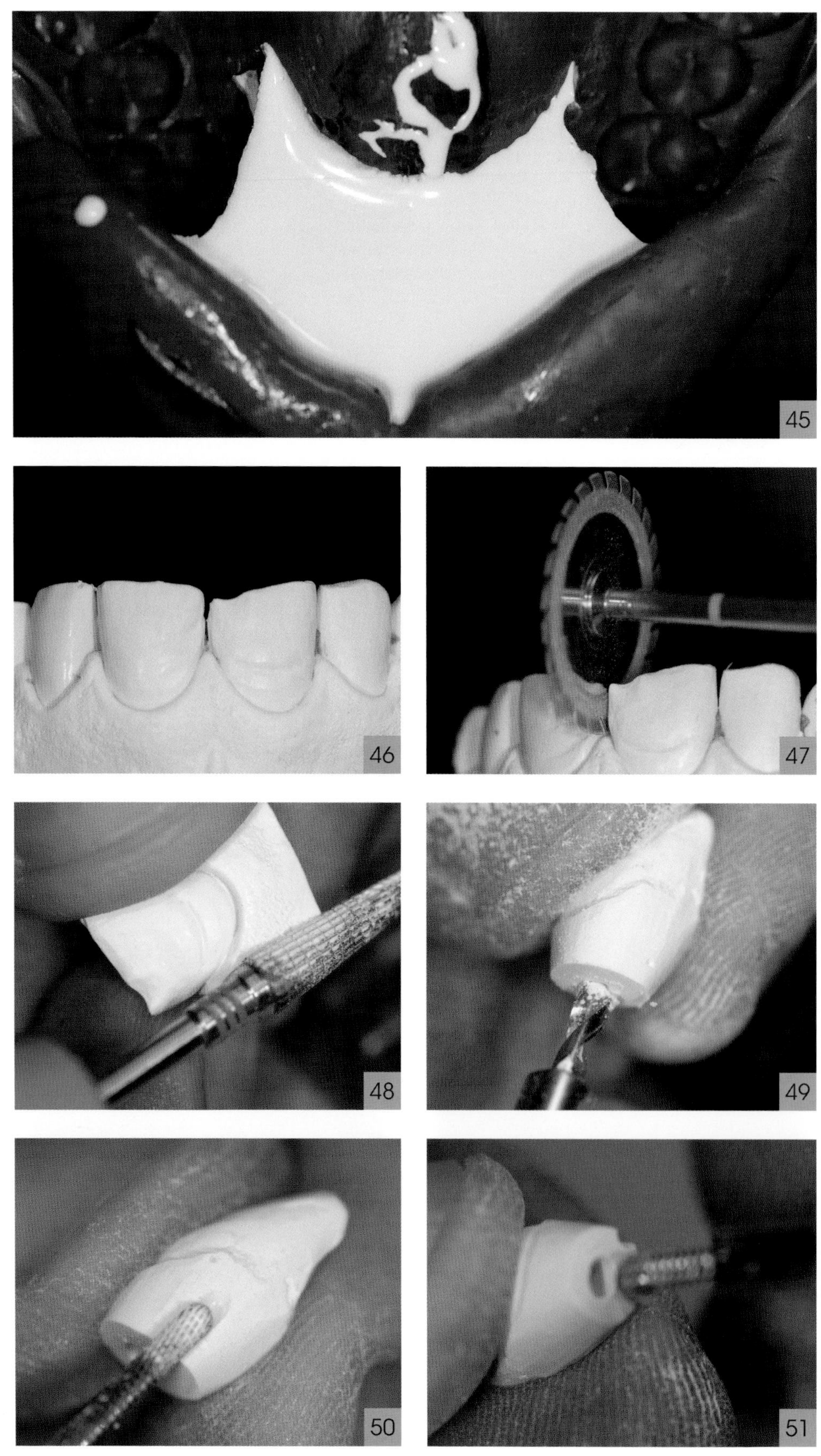
45
46
47
48
49
50
51

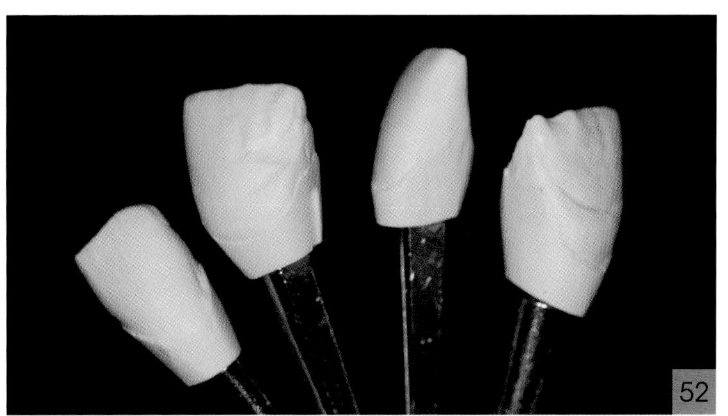
52

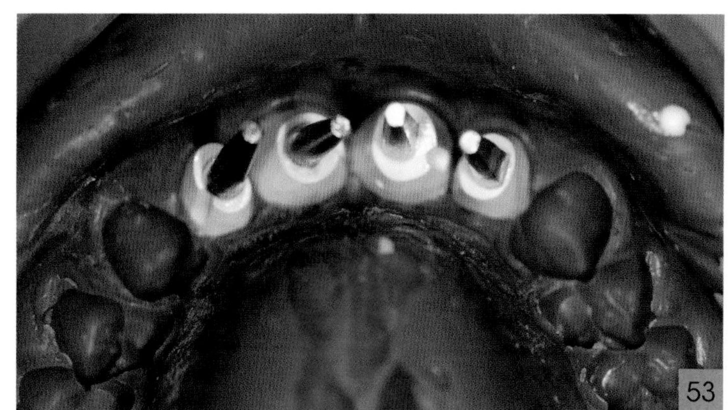
53

接下来是主模型的制作阶段。上颌4颗切牙需要用树脂制作代型（**图45，图46**），然后用金刚砂磨片将其分开（**图47**）。用锥形磨头修整代型避免缺口（**图48**），接着在代型底部用圆柱形磨头制作抗旋转磨痕（**图49~图51**），最终界面通过粘接剂结合。

制作出的代型涂布分离剂（Renfert，**图52，图53**）；最后用Ⅳ类超硬石膏注入印模的其他部位（**图54**）。由此带有可拆卸树脂代型的主模型就这样完成了（**图55**）。

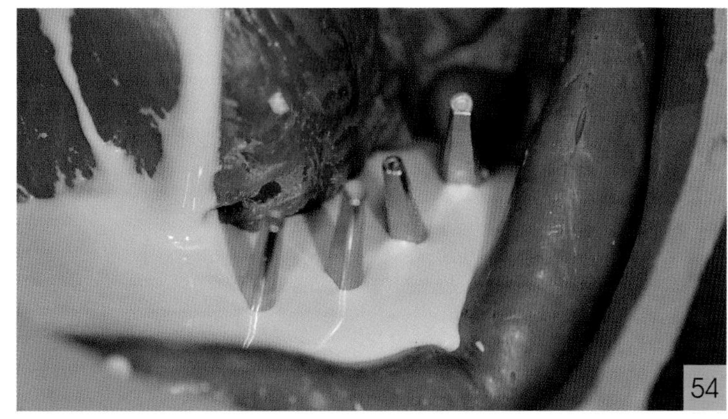
54

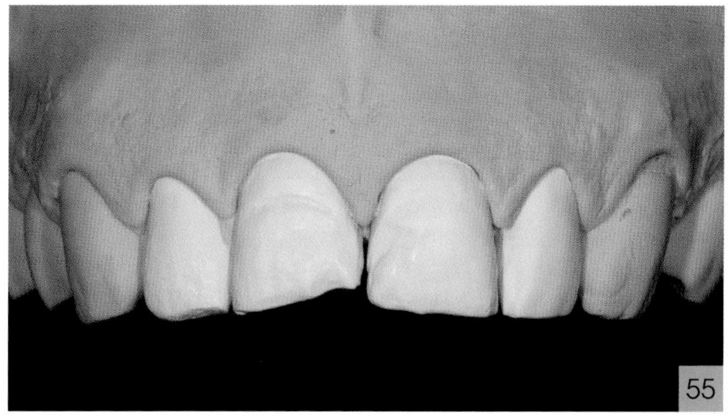
55

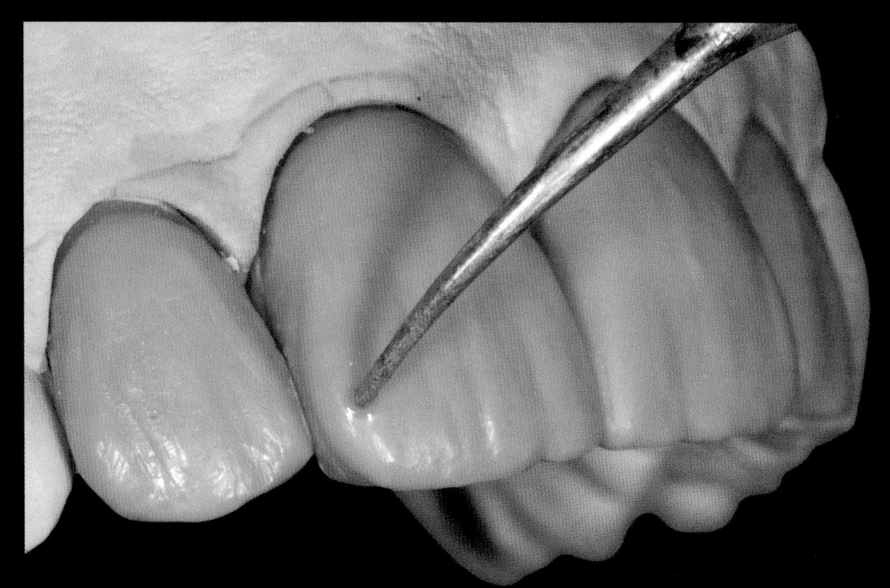
56

准确的美学预览是美学修复重建预判的决定因素。在这个病例中，由于使用了压铸陶瓷加工技术，能够轻松地复制预览阶段的主模型（**图56**，**图57**）。再次运用诊断蜡型恢复牙体缺损（**图58**）。

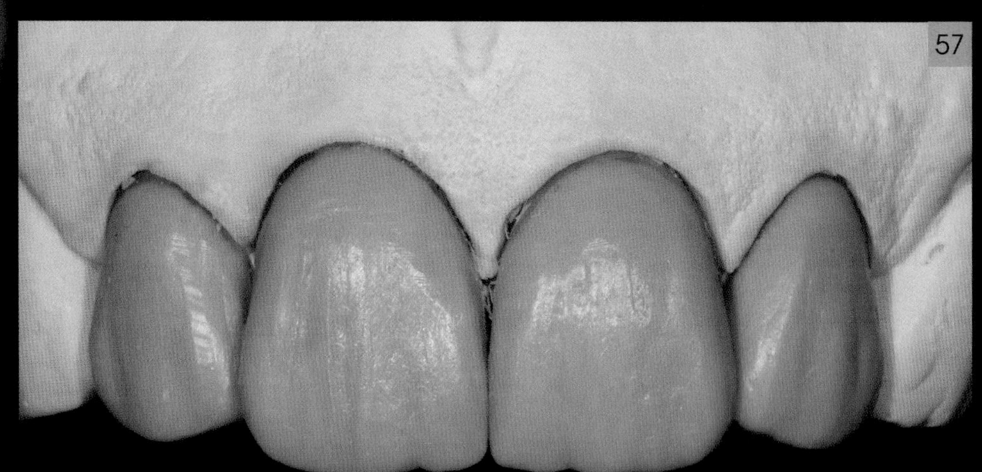
57

58

这个病例决定使用压铸陶瓷技术，选择使用Initial瓷团（GC）制成长石质陶瓷。然后不同成分混合在一起制成独立的团块（**图59**）。由于是未加工的定制材料，因此没有通用配方，只能通过感觉判断选择最合适的成分。根据病例独特的颜色特征个性化地选择瓷粉成分使得瓷胚变得更通透。医生必须考虑到贴面的厚度，被修复的天然牙是否会或多或少显示出明显的变色。每一项评估都是个性化的。

瓷混合物被压入模具中成为原始、未加工、未提炼的瓷团称之为TotalPress（Feniiiiiix）（**图60**）。然后，干燥、放入厨用烤箱，按照陶瓷烘烤说明进行烤制（**图61**）。因为模具的性状，一旦完成后瓷胚是密实的，然后进行压铸（**图62**）。

贴面使用的压铸瓷块制成后，切断铸道分离瓷块（**图63**）。作者建议在去除贴面所有的表面涂层之前切下栓道（**图64**）。

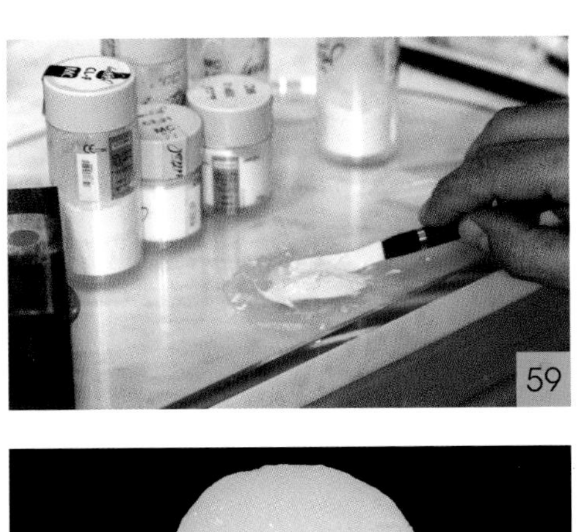
59

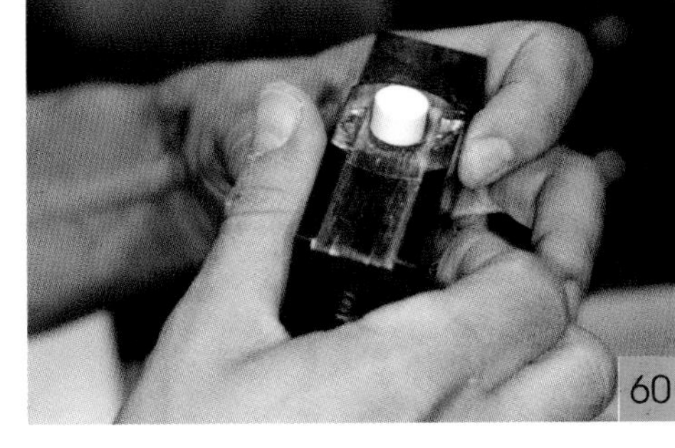
60

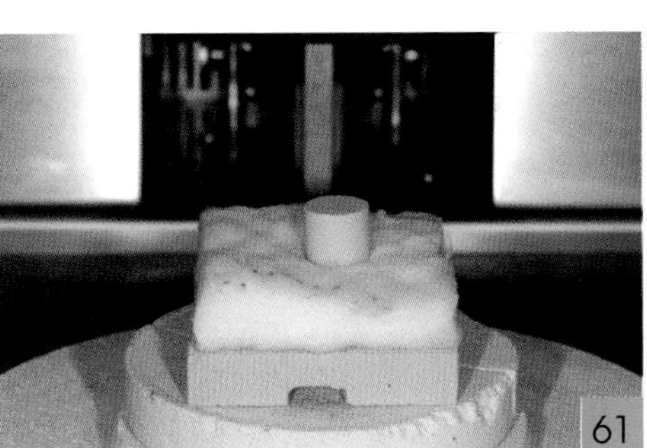
61

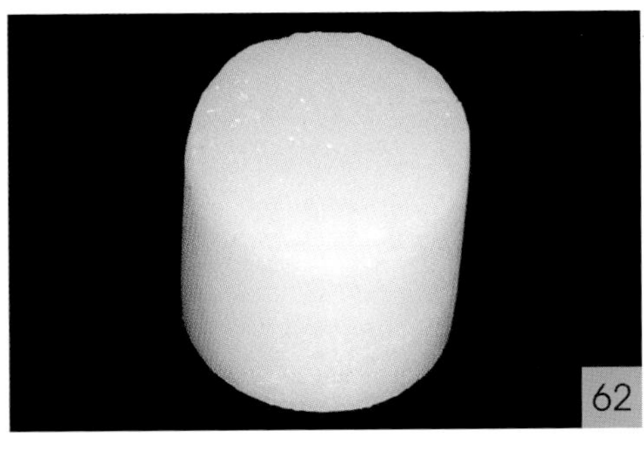
62

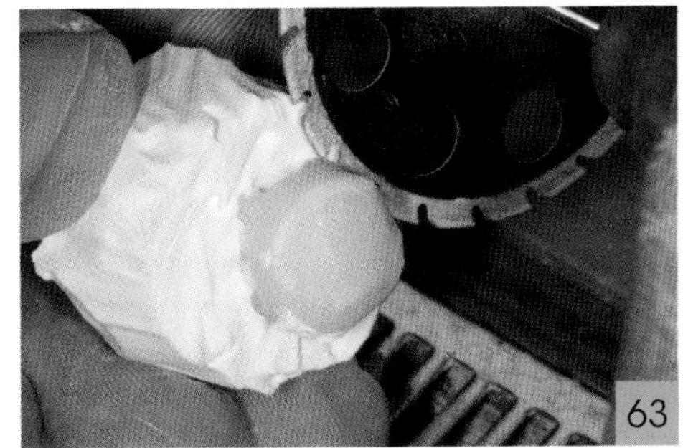
63

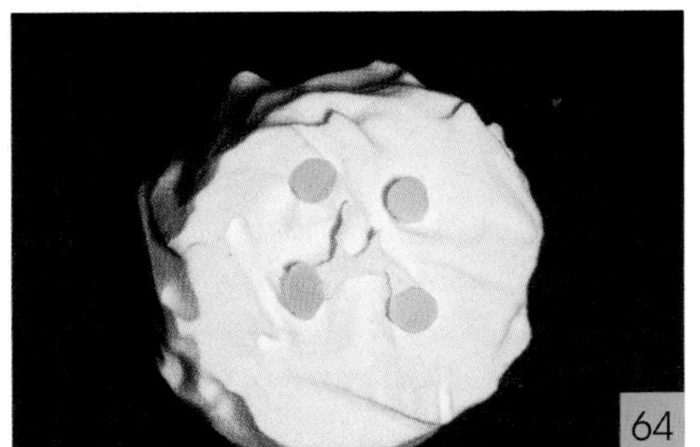
64

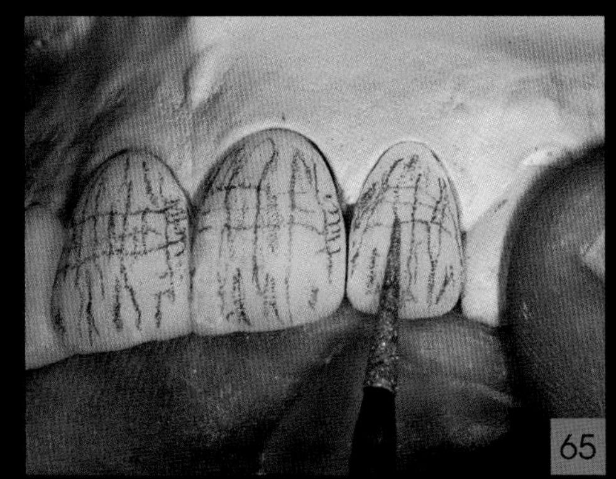

65

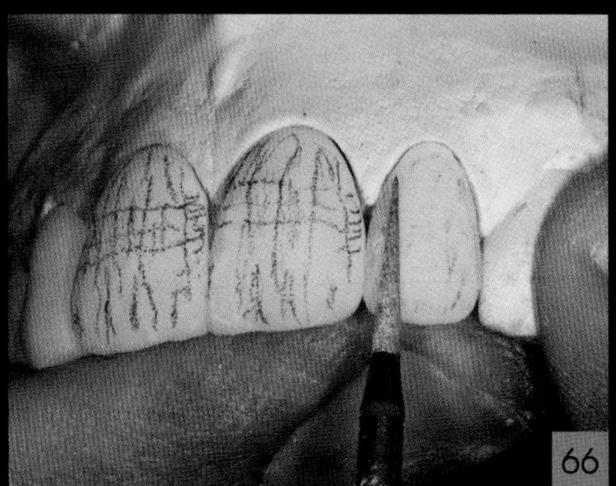

66

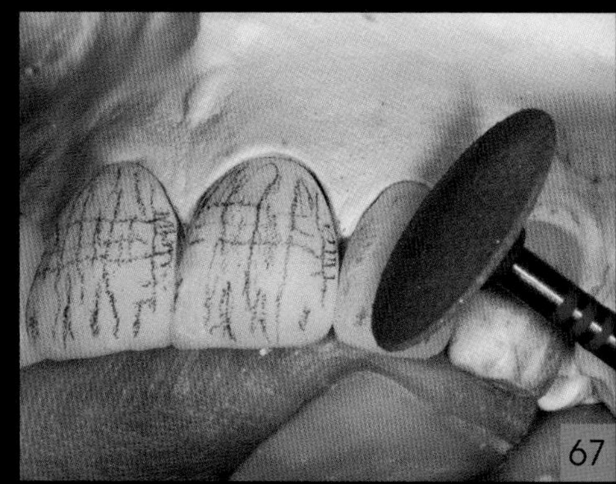

67

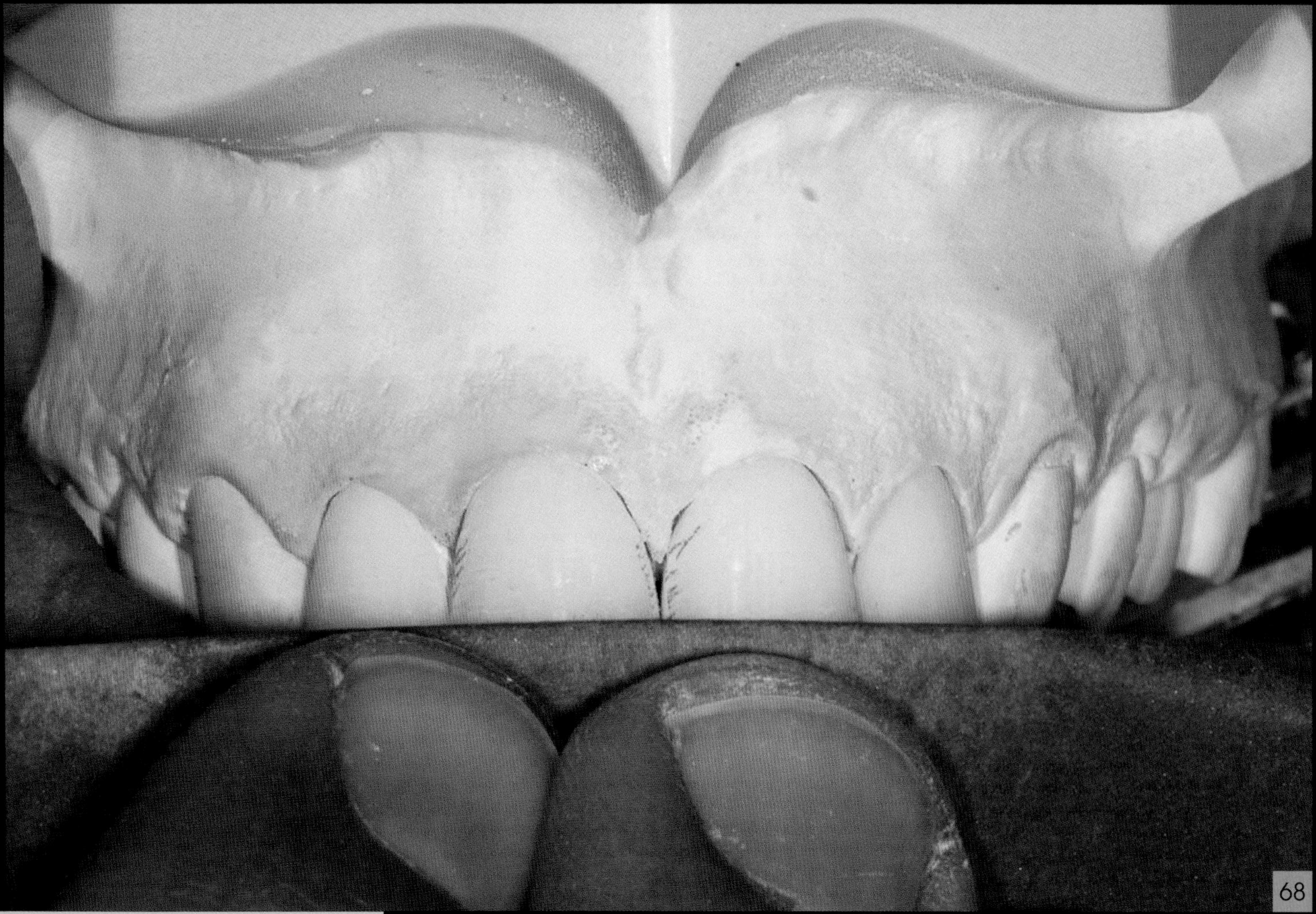

68

在这个加工阶段，必须保证常规的步骤都已完成，在将贴面匹配到主模型上时尽可能小心谨慎。首先在贴面上画出结构纹理，先用中粗金刚砂磨头进行修整，然后用细磨头精修（**图65，图66**）。

为了使修复体表面呈现出更自然的纹路，建议使用不同粗度的硅橡胶磨头进行精修（**图67**）。最后，在抛光之前，应该先用极细的1200粒度的砂纸进行打磨（**图68**），这样会呈现出非常自然的表面纹路（**图69**）。精修抛光完成后，贴面需要表面修饰，贴面需按其表面切线角度进行喷砂（**图70**）。

作者推荐的Basic Quattro IS（Renfert）精密喷砂设备具有极佳的视野、光线、高效的喷砂作用，并具有瞬时停止装置（IS）。这台IS喷砂设备功能实用，使用50μm的细砂粒提供高精准度的牙体磨损，避免磨损过度（**图71，图72**）。

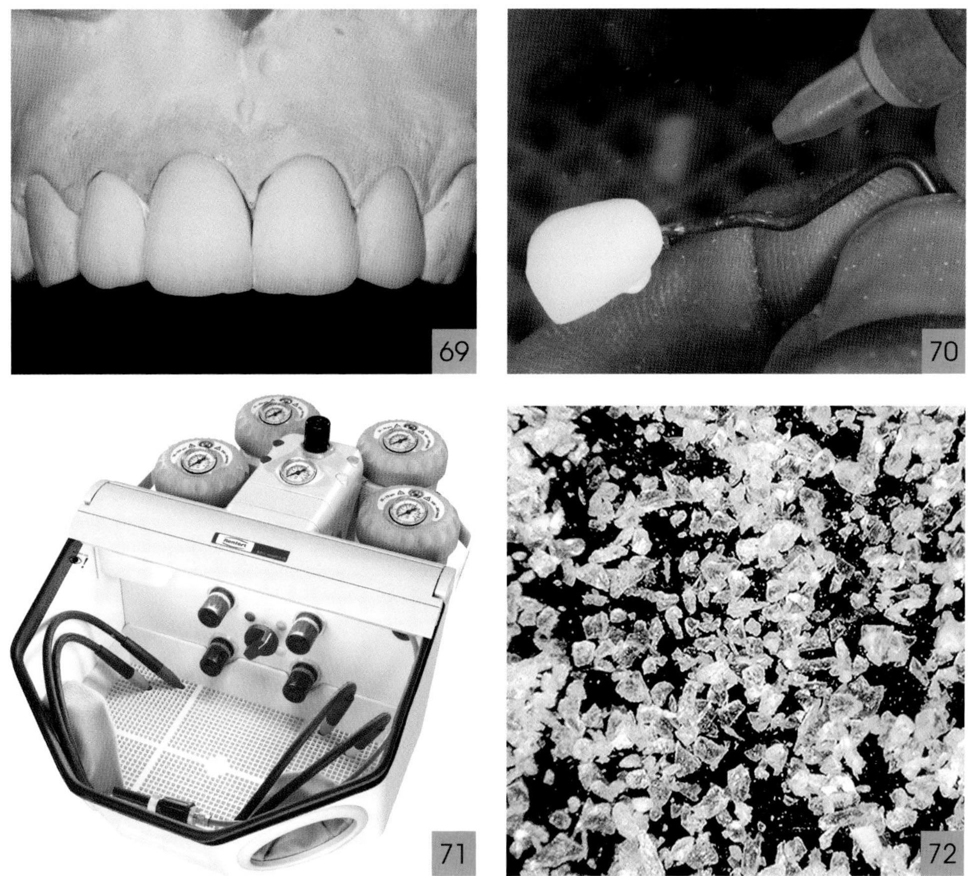

69 70 71 72

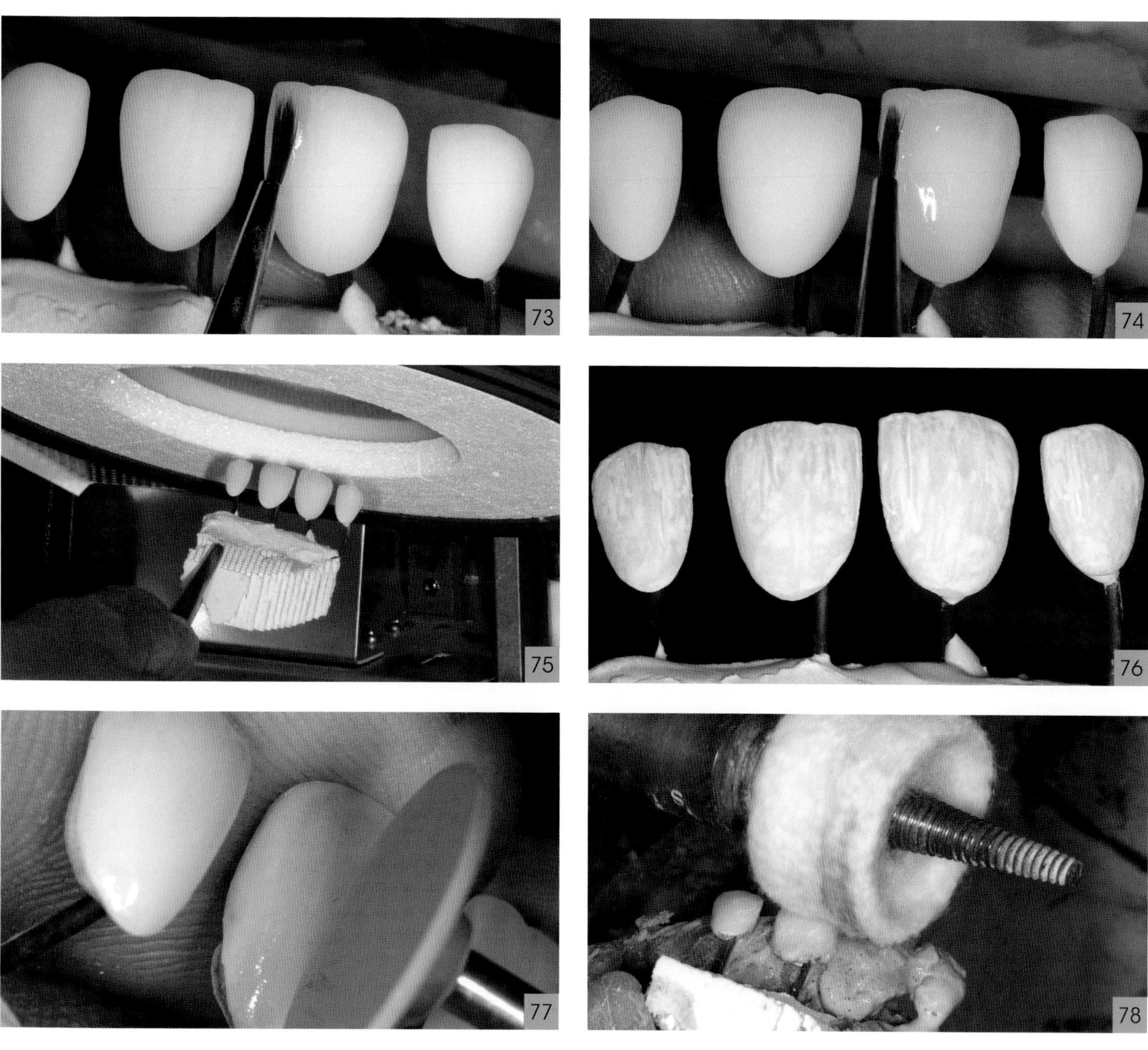
73
74
75
76
77
78

贴面固定在技工钉上以便表面上釉等加工时操作避免变形。在这个过程中，医生可以进行表面染色（**图73，图74**）。重要的是一旦贴面烧制后，完成饰瓷堆塑，必须迅速烘干（**图75**），以防止染色晕染（**图76**）。

在瓷面上色完成烘烤时，先用橡胶轮（**图77**）再用混合毛轮和Sidol清洁剂（Henkel）（**图78**）进行打磨，使表面更自然。间接光照下，贴面放在主模型上（**图79**），其菲薄的厚度提供了修复体的高度通透性（**图80**）。

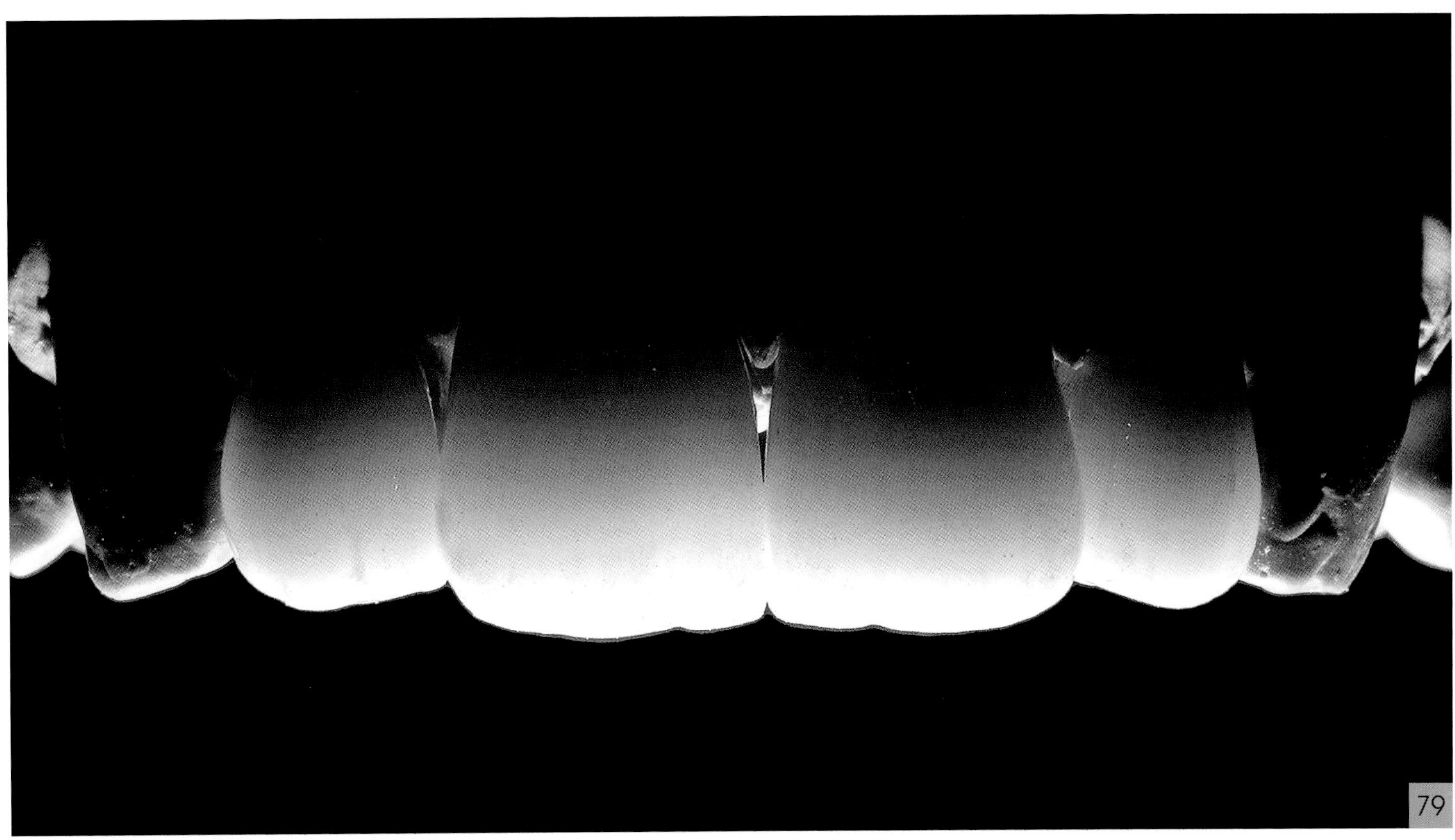

79

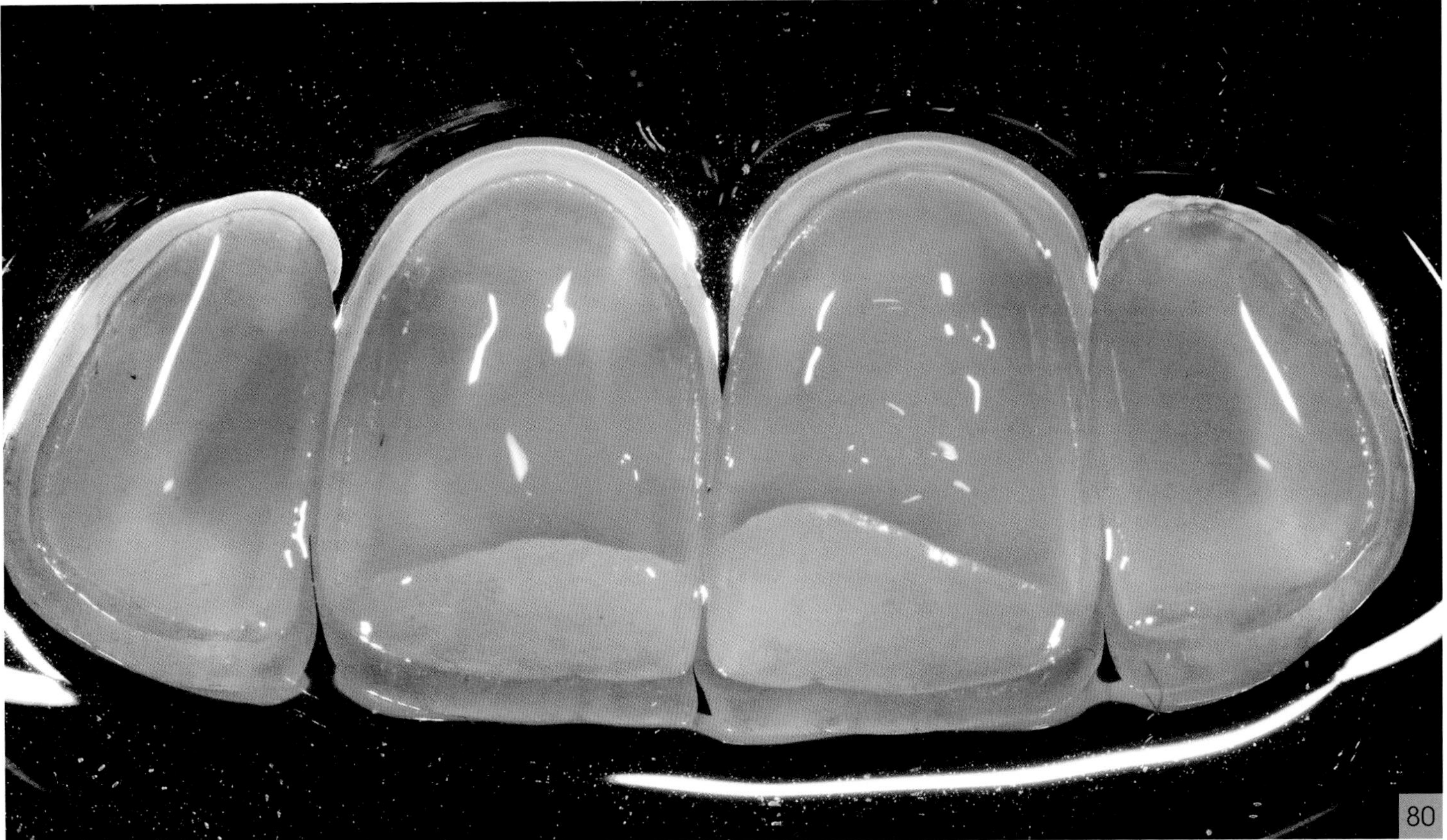

80

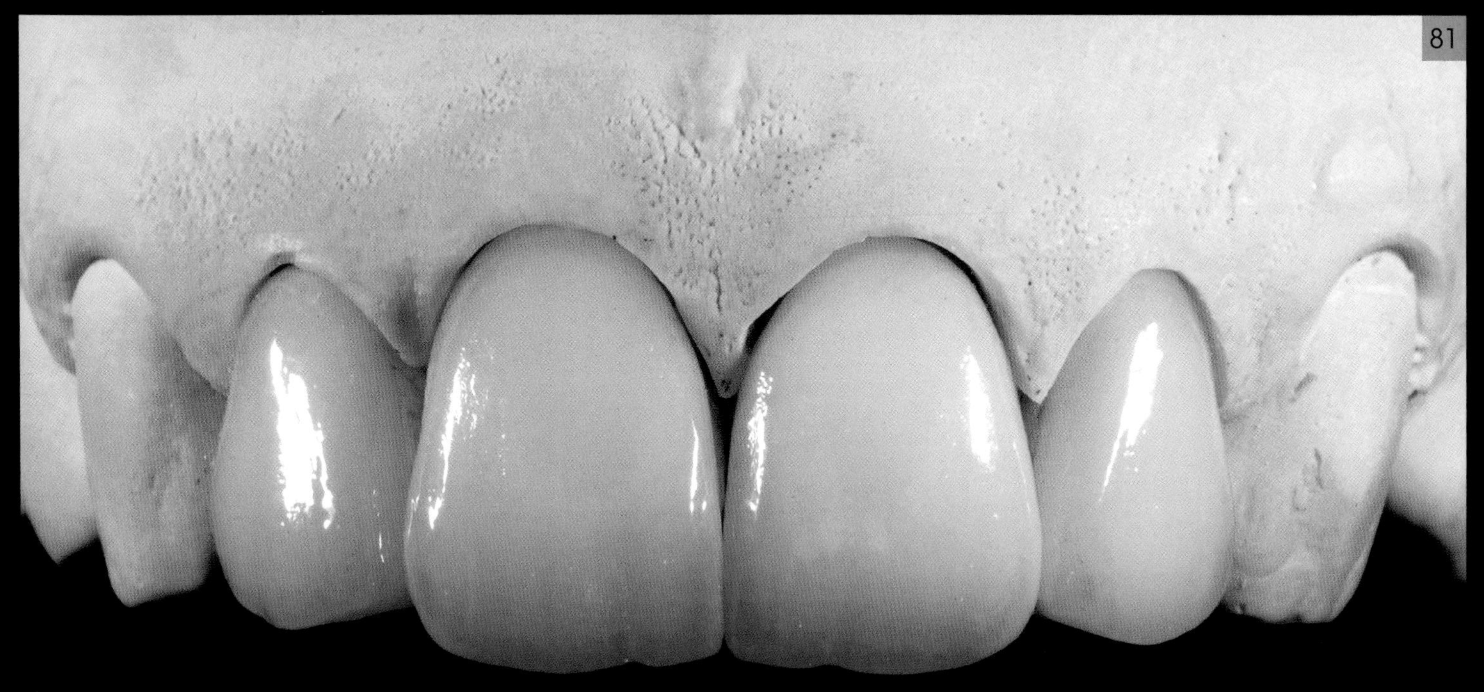
81

制作完成的贴面将准备粘接（**图81，图82**）。即使在这样一个无牙体预备的修复重建病例中，为了减少粘接过程中的牙齿敏感，局部麻醉仍十分必要（**图83**）。

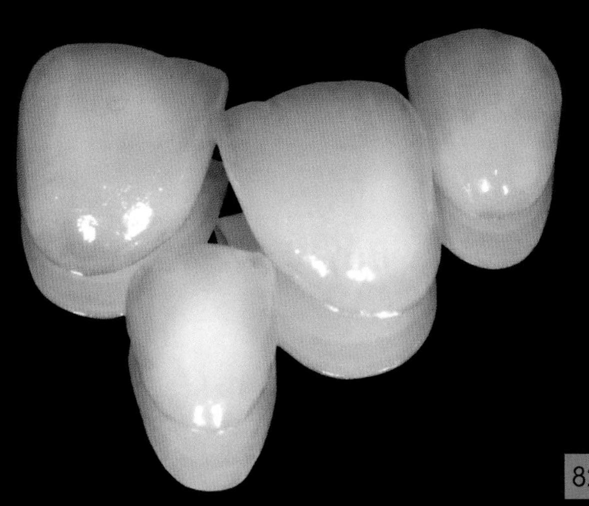
82

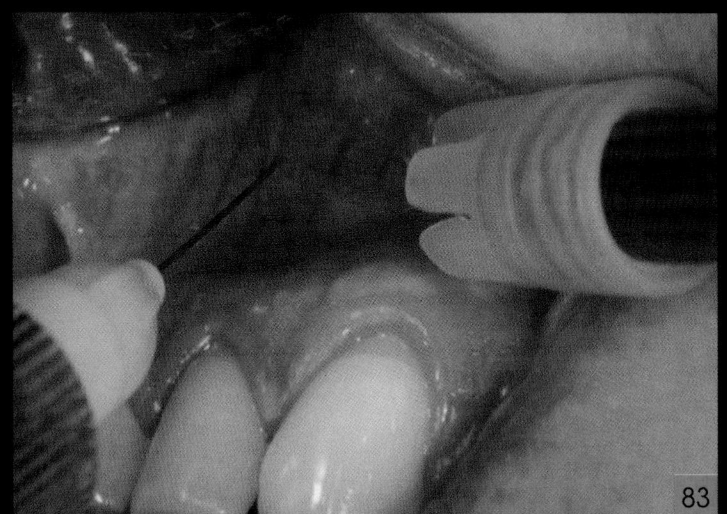
83

通过使用橡皮障结合根向牵引结扎将需粘接的牙位隔离（**图84～图86**）。然后开始粘接操作，从中切牙开始粘接，一次一颗牙；使用金属隔离片保护邻牙（**图87**）。37%磷酸酸蚀粘接面（**图88，图89**）。对于去除旧修复体时没有损伤牙面的情况下（完整牙釉质、无牙体预备），建议酸蚀时间为60秒。对于经过预备的牙釉质，建议酸蚀时间为30秒。然后通过吸唾器吸走酸蚀剂保证不会流到口腔其他部位，并彻底冲洗酸蚀剂不少于30秒（**图90**）。

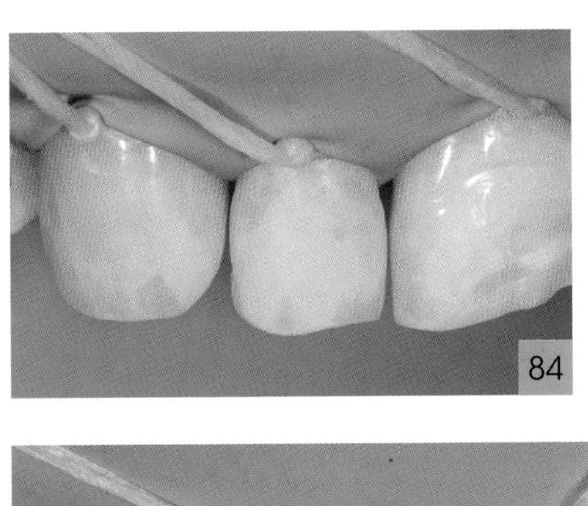
84

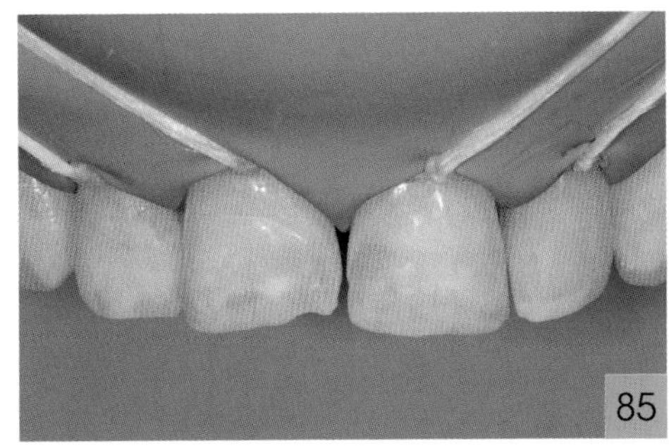
85

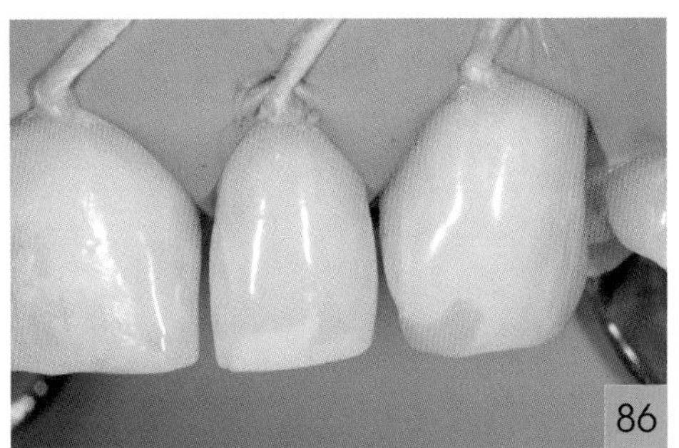
86

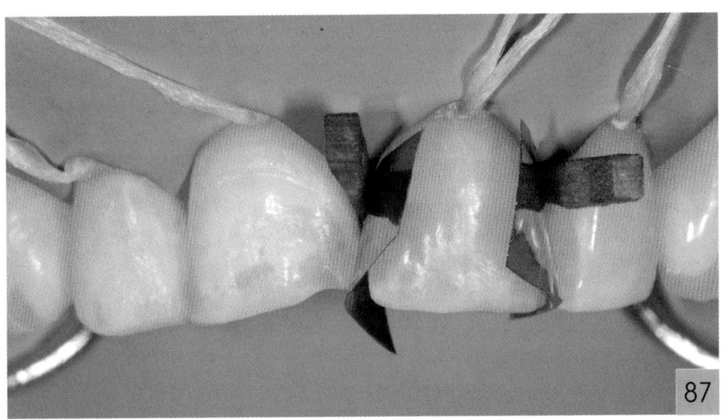
87

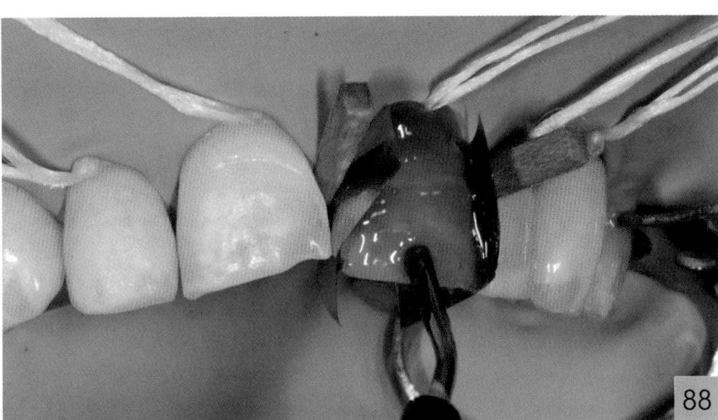
88

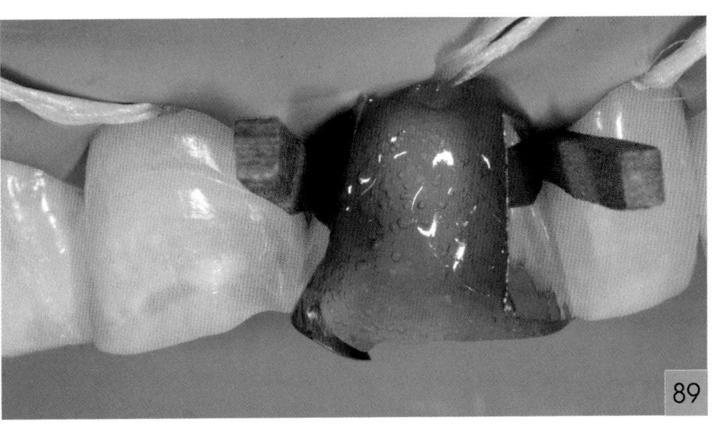
89

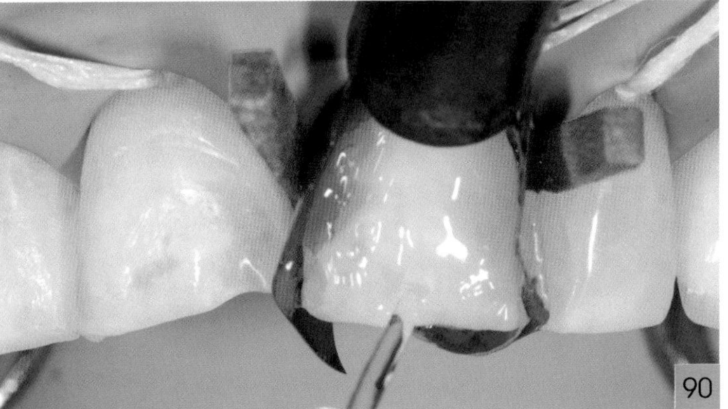
90

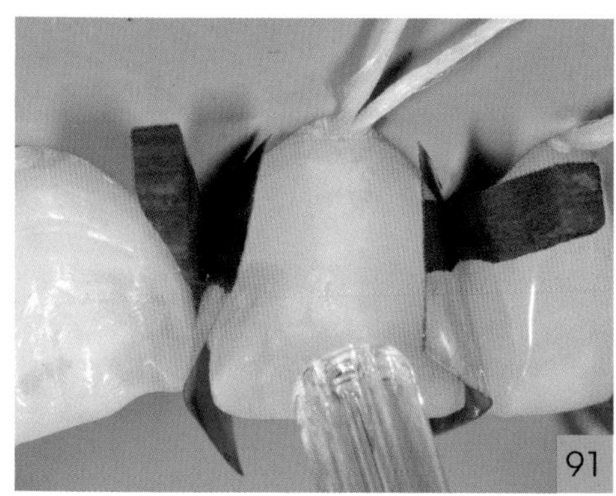
91

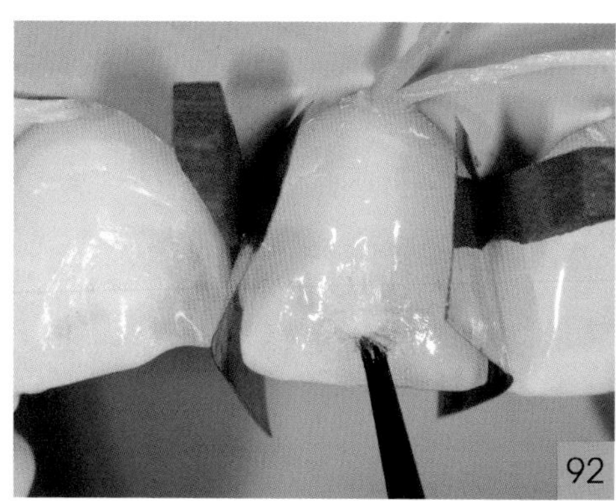
92

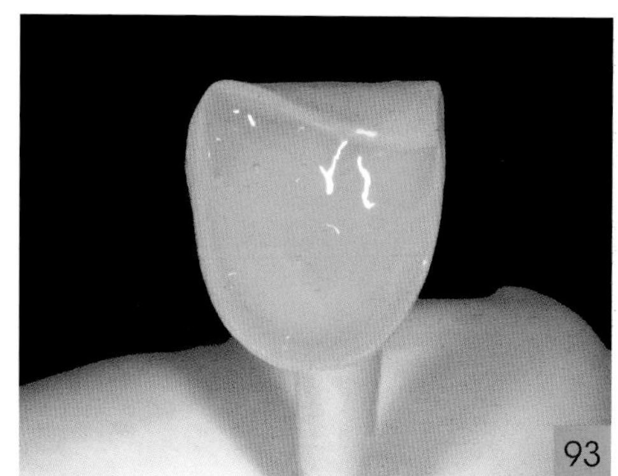
93

牙面完全吹干后（牙釉质的彻底处理）（**图91**），长石质瓷贴面粘接面用10%氢氟酸酸蚀60秒（**图93**）、彻底冲洗（**图94**），随后医生开始粘接操作（**图92**）。

必须要注意的是，和酸蚀过程有关的所有可能的氧化物必须冲洗干净，然后才能开始下一步的粘接操作（**图95**），涂布酒精（**图96**），再涂布37%正磷酸5秒（或者用酒精和98℃超声波处理5分钟）。

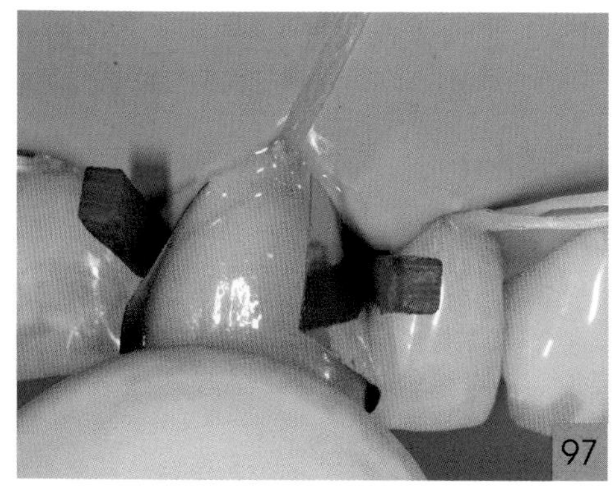
97

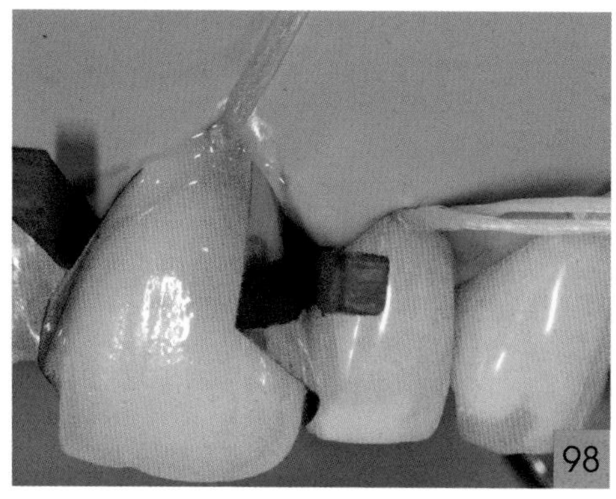
98

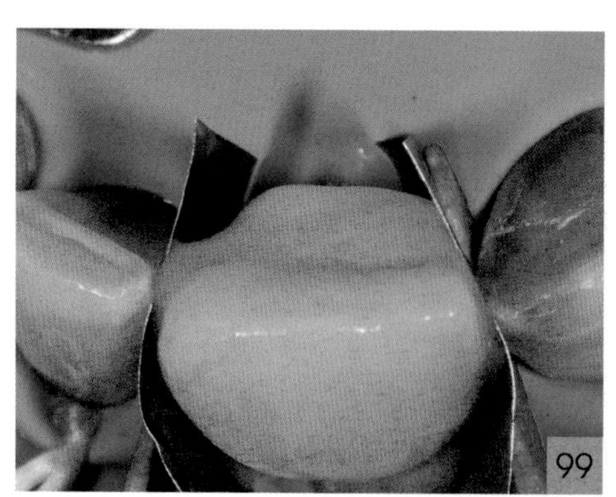
99

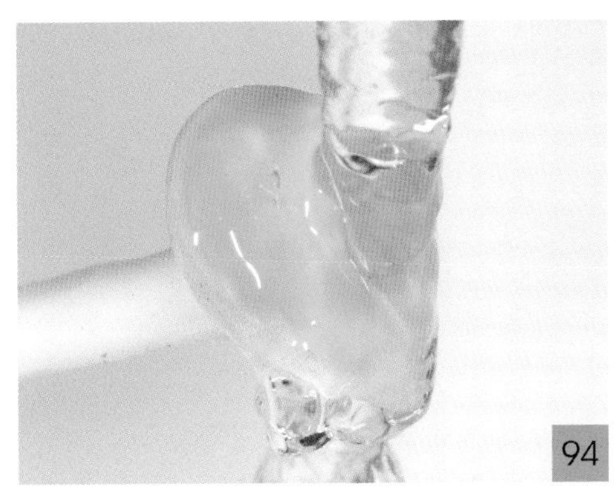
94

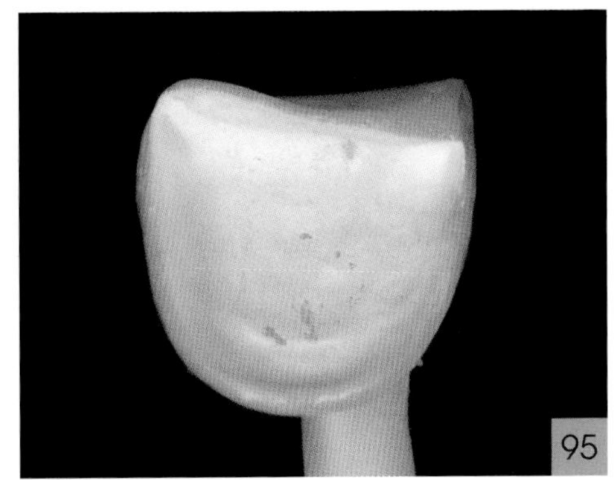
95

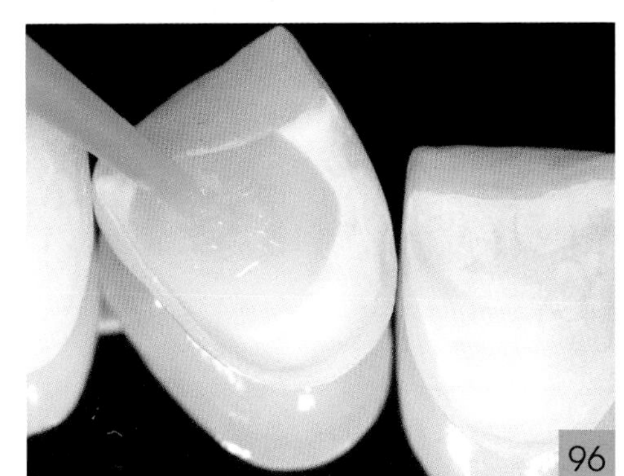
96

牙面和贴面粘接表面完成处理后，以恒定向前的力将贴面就位（**图97**）。在这个过程中必须控制粘接剂的溢出，所有过量的粘接剂必须全部去除（**图98，图99**）。必须记得涂布甘油凝胶抑制表层氧化，然后准确光照（首先腭侧光照5秒，然后每一面光照1分钟）（**图100**）。这样仍然可以去除少许过量的粘接剂。

在粘接剂完全聚合后，使用复合材质的抛光杯在低转速、喷水的条件下进行修复体龈下抛光（**图101**）。去除所有过量的邻间粘接剂（**图102**）。

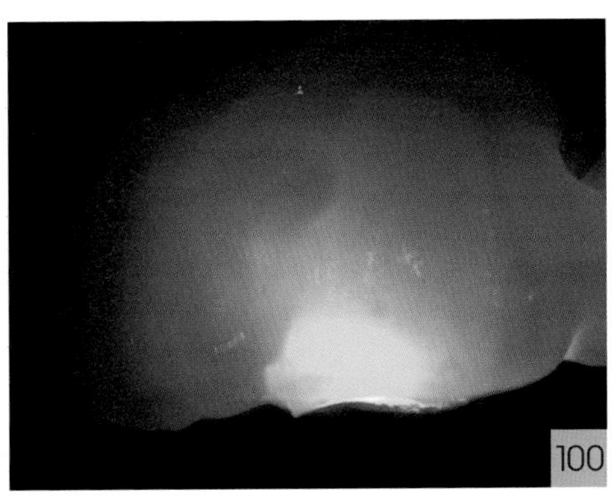
100

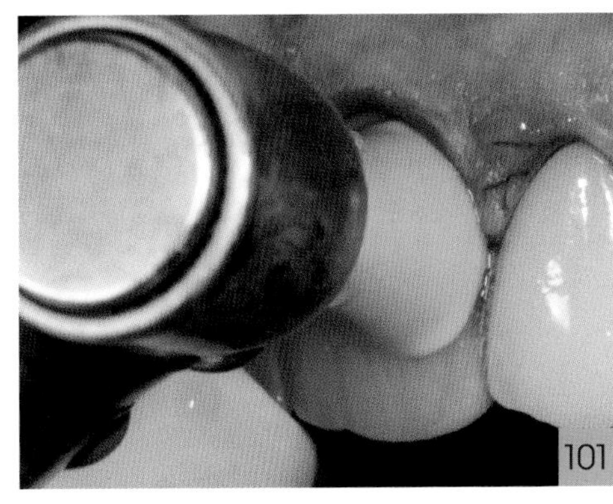
101

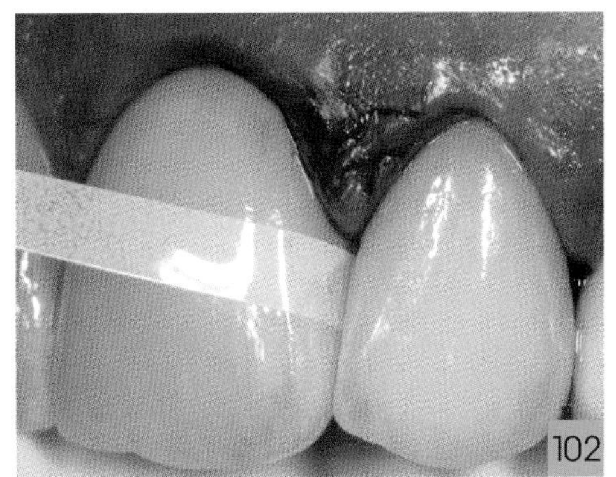
102

粘接后数天，拍摄齿唇位的右侧照、左侧照（**图103，图104**）。通过黑白的口内照能看到形态、颜色的整体美学效果。在黑背景的衬托下修复体的形态、大小、通透度能更好地展现（**图105～图108**）。

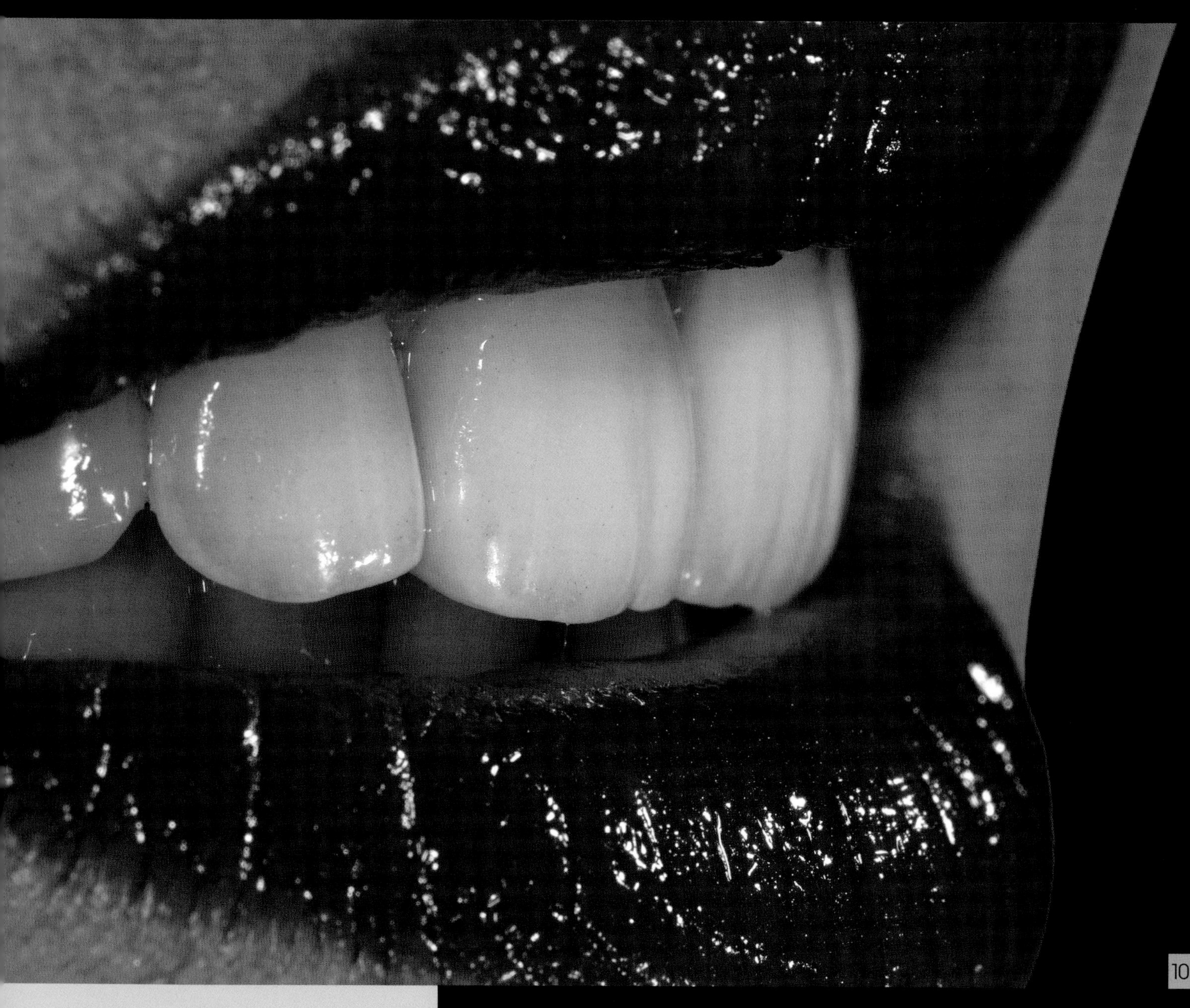

103

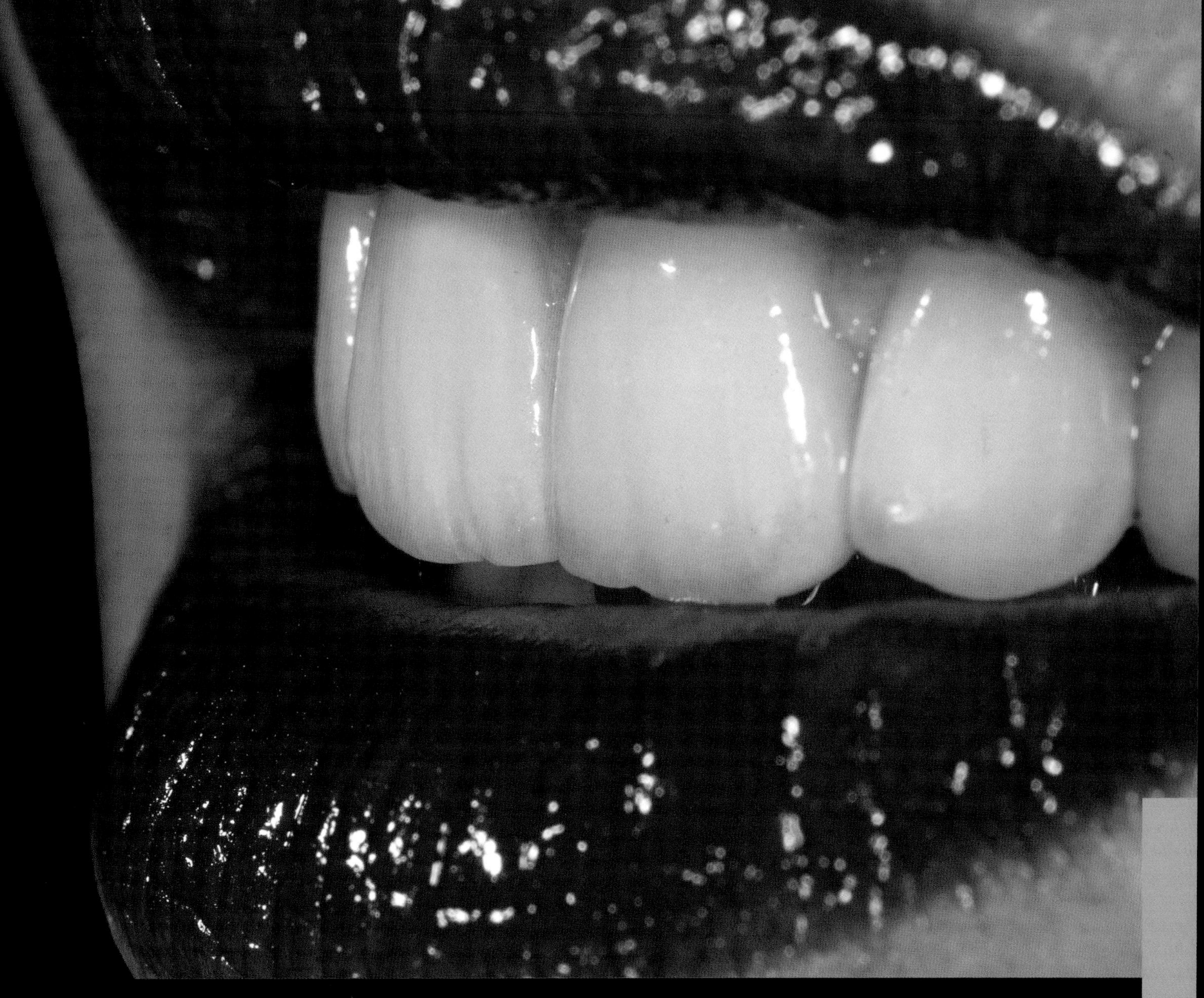

104

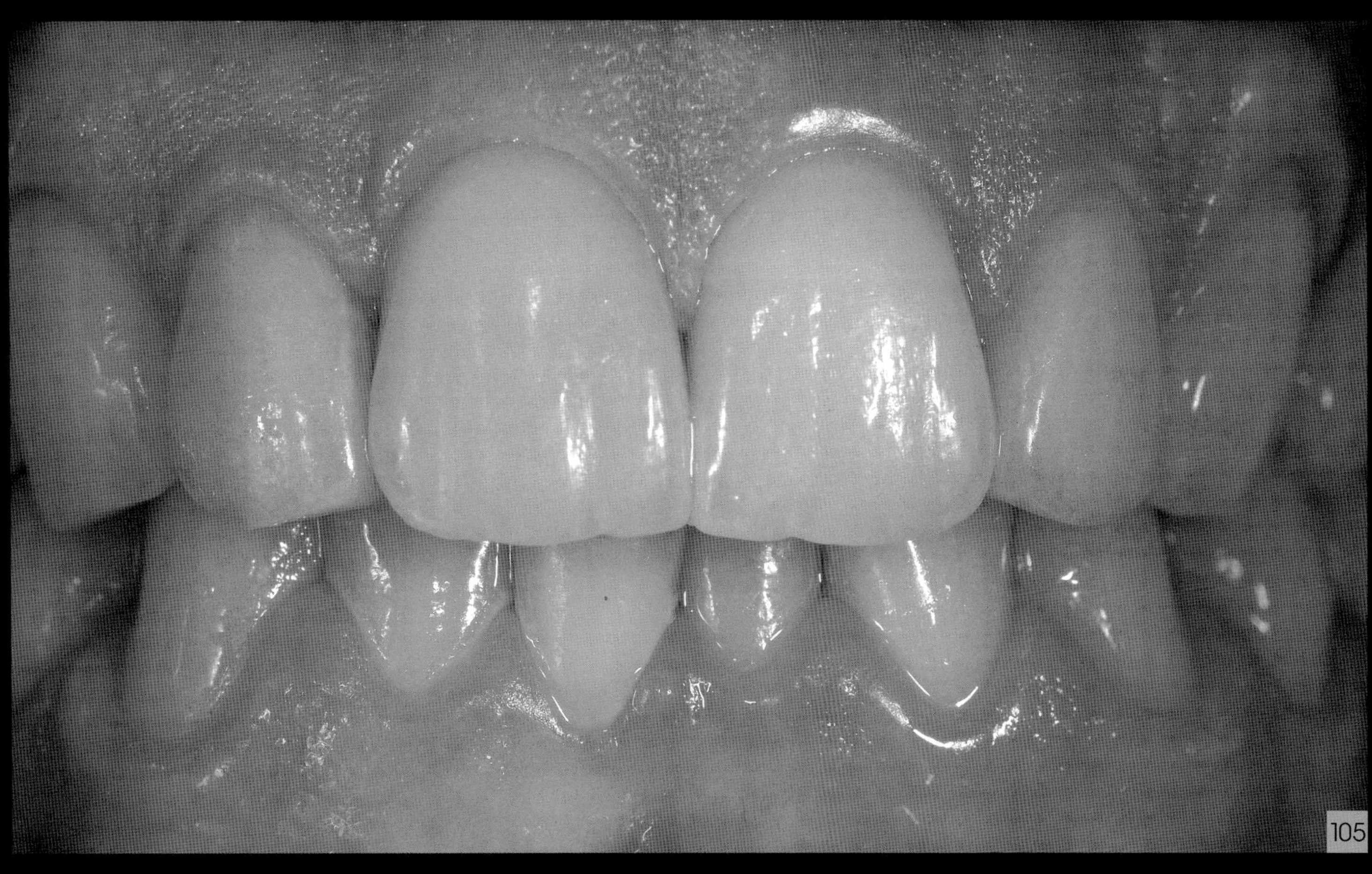
105

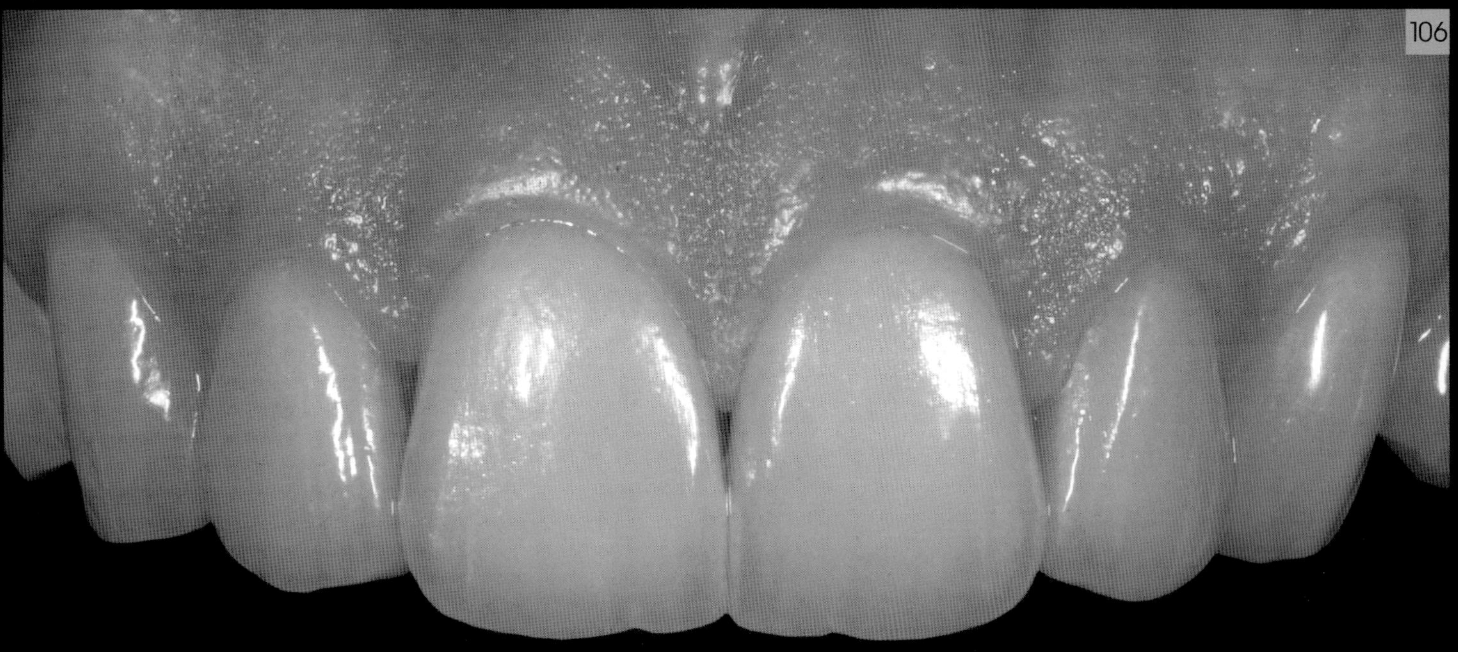
106

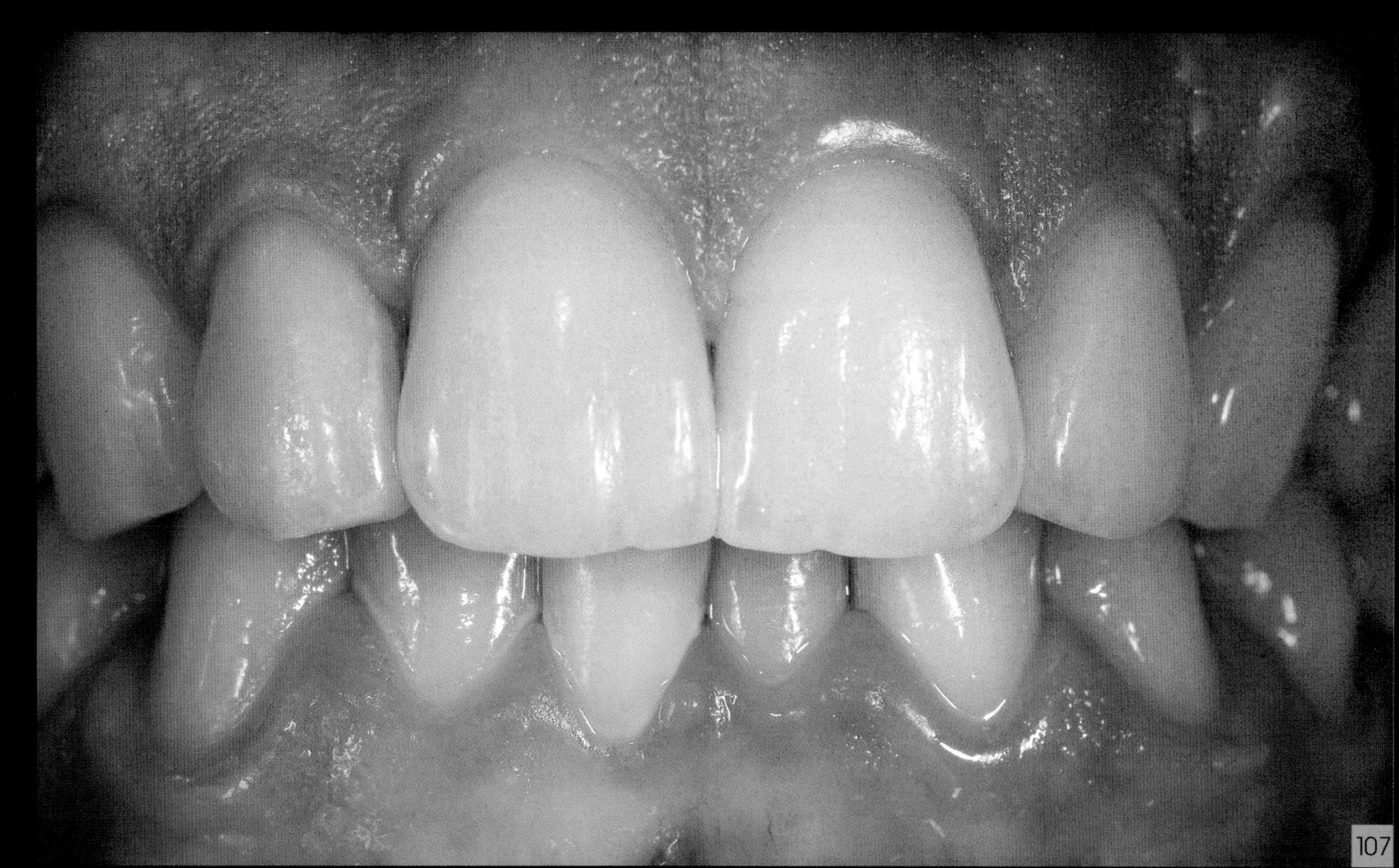

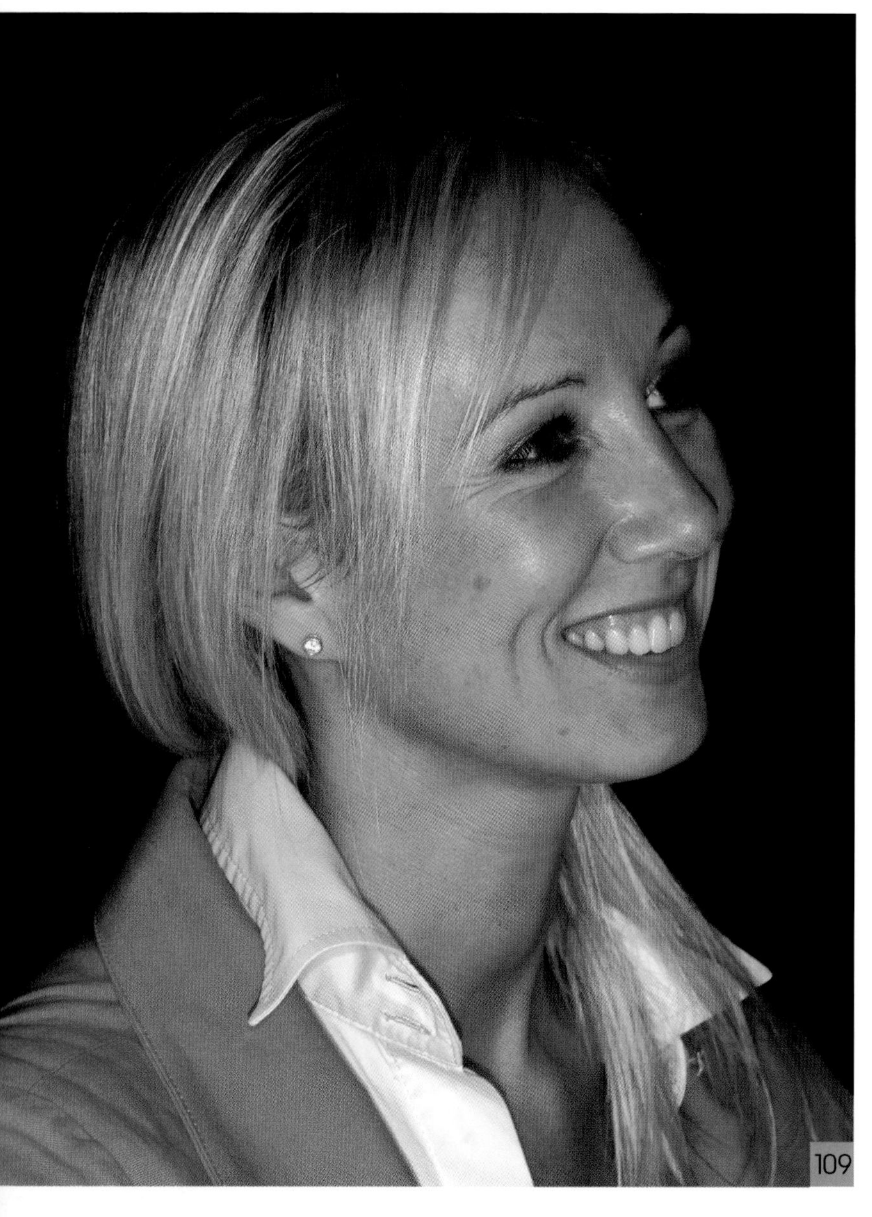
109

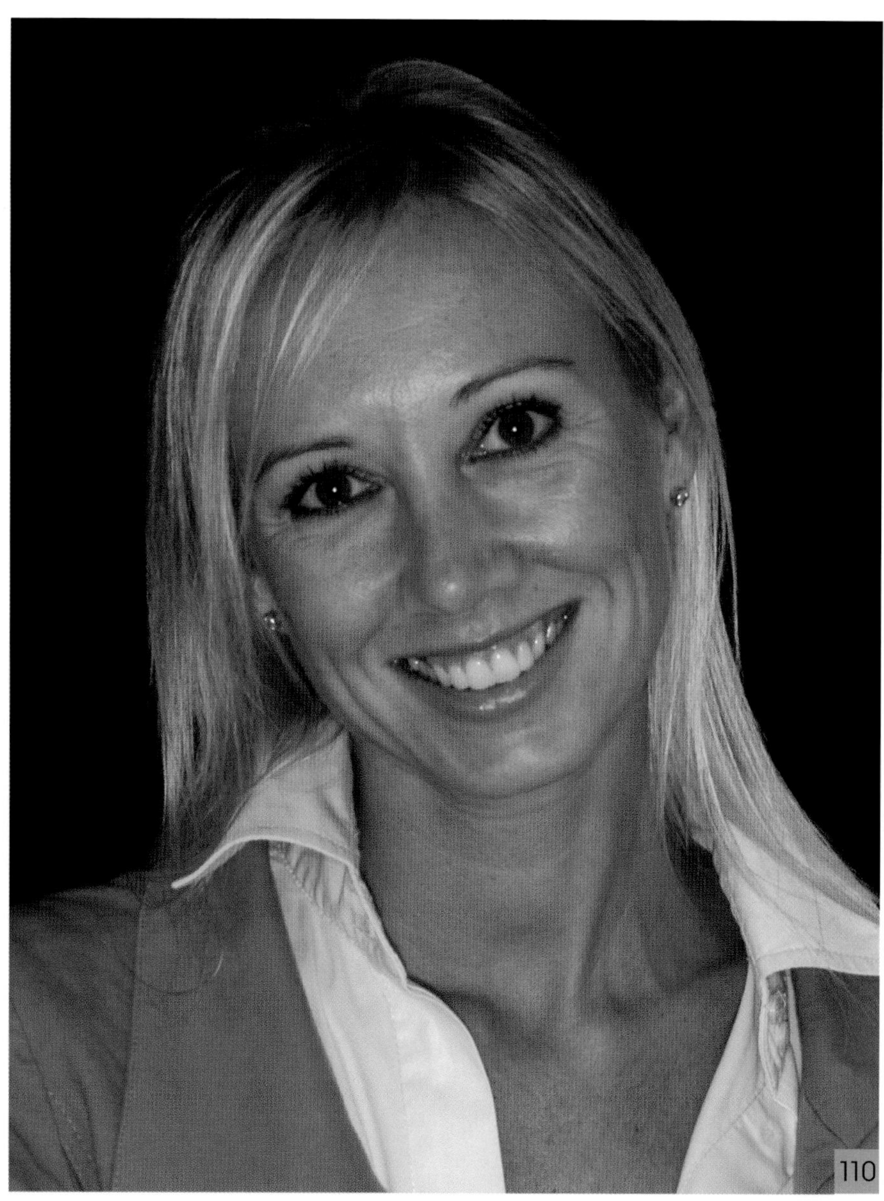
110

患者微笑面照展现出最终的美学效果和患者极大的满意度（**图109～图111**）。

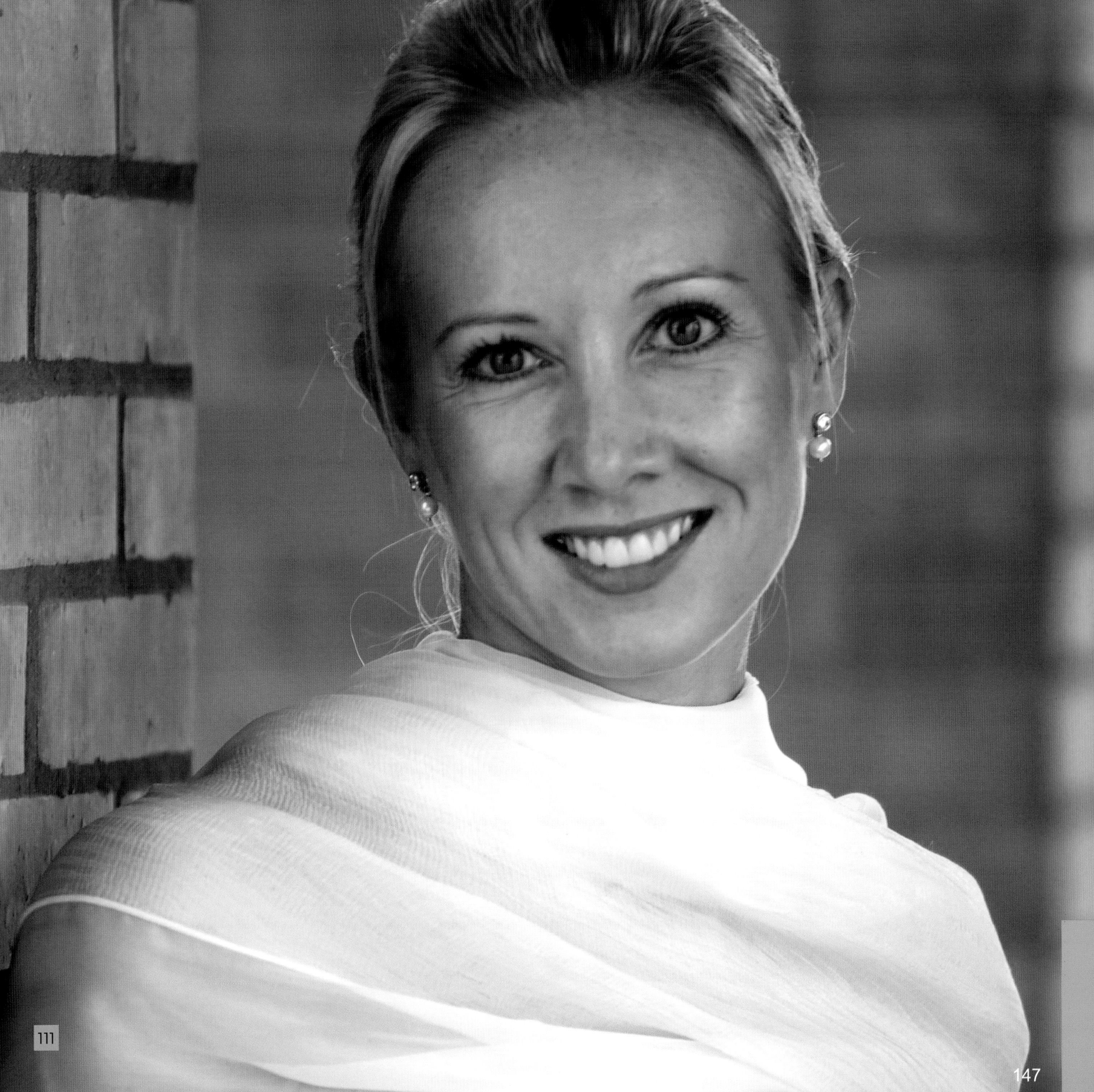

111

患者微笑时的唇齿关系展现出令人满意的美学效果（**图112，图113**）。

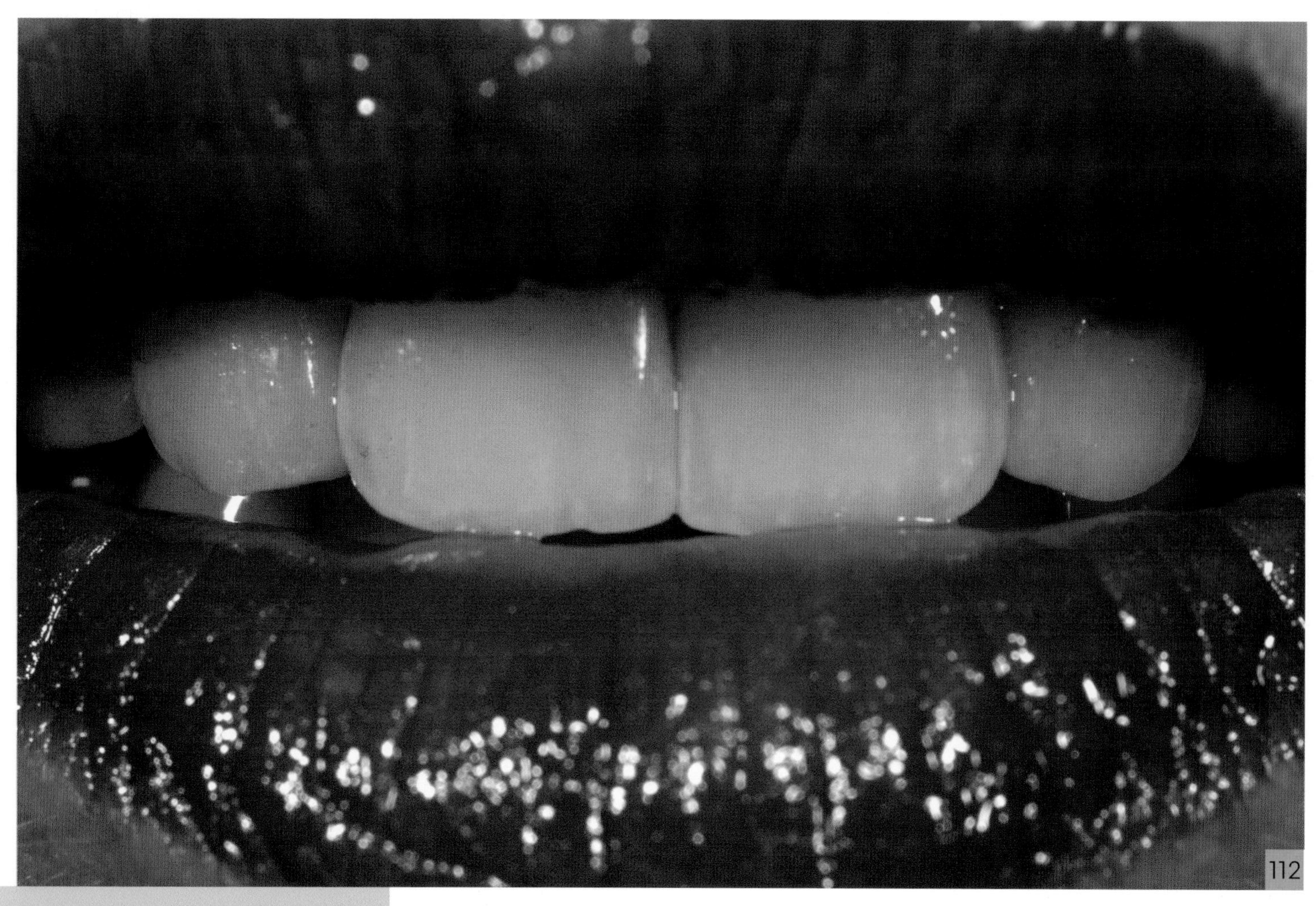

112

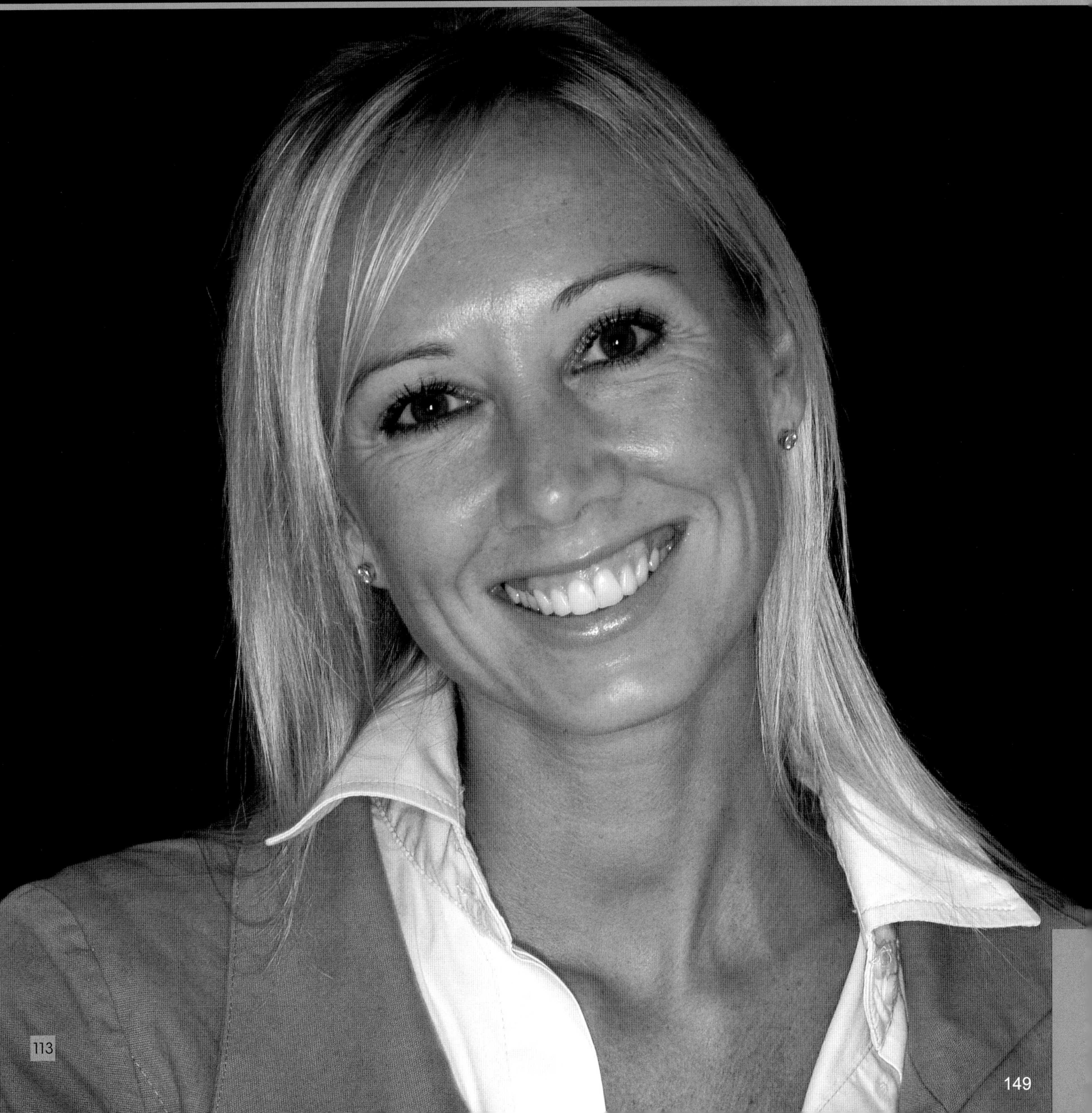

113

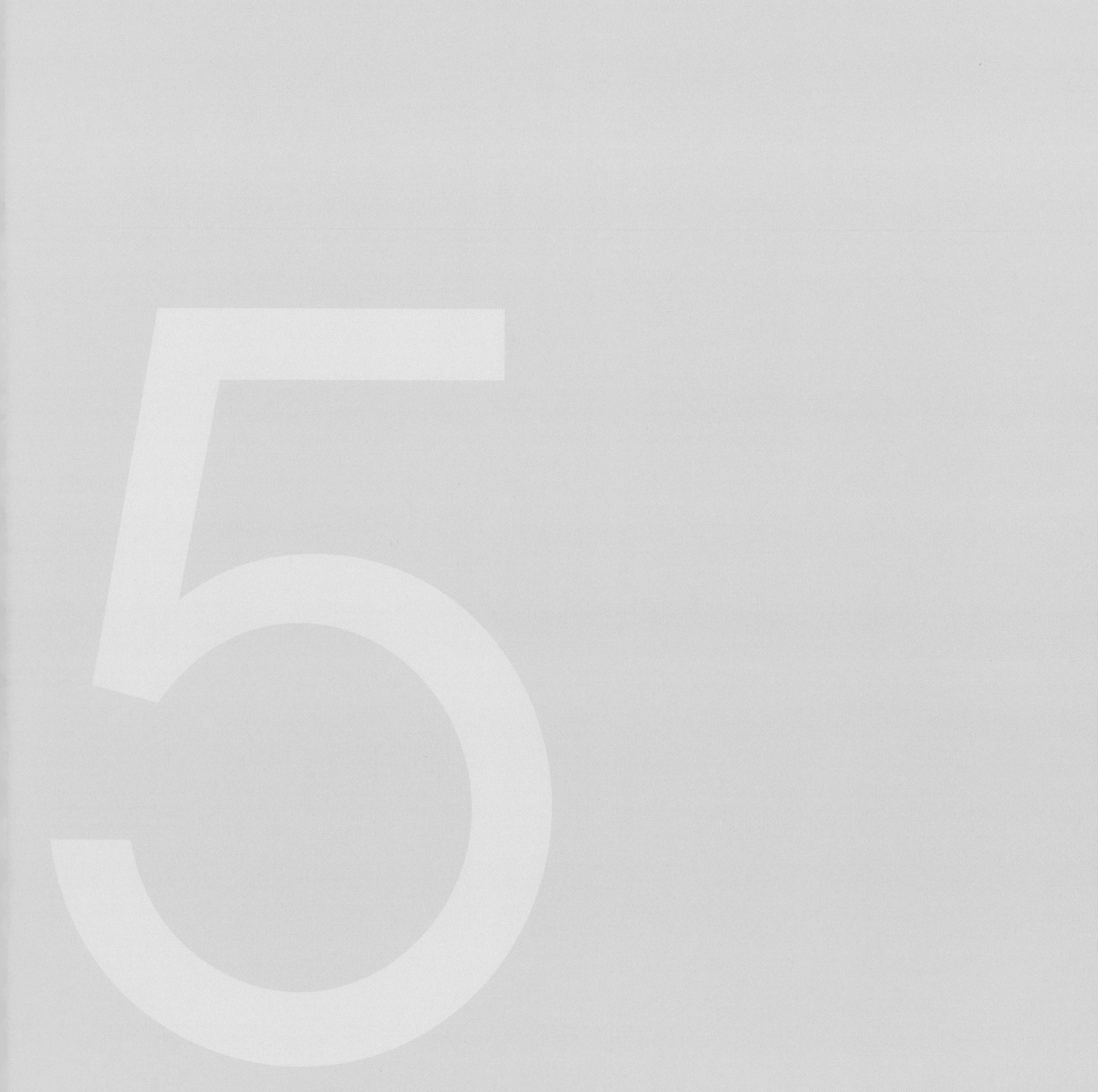
5

Vincenzo Musella, Mirela Feraru, Nitzan Bichacho

临床病例 5
clinical case

采用最少量牙体预备的美学重建——压铸型长石质陶瓷贴面修复
rehabilitation with feldspathic porcelain veneers with minimal preparation

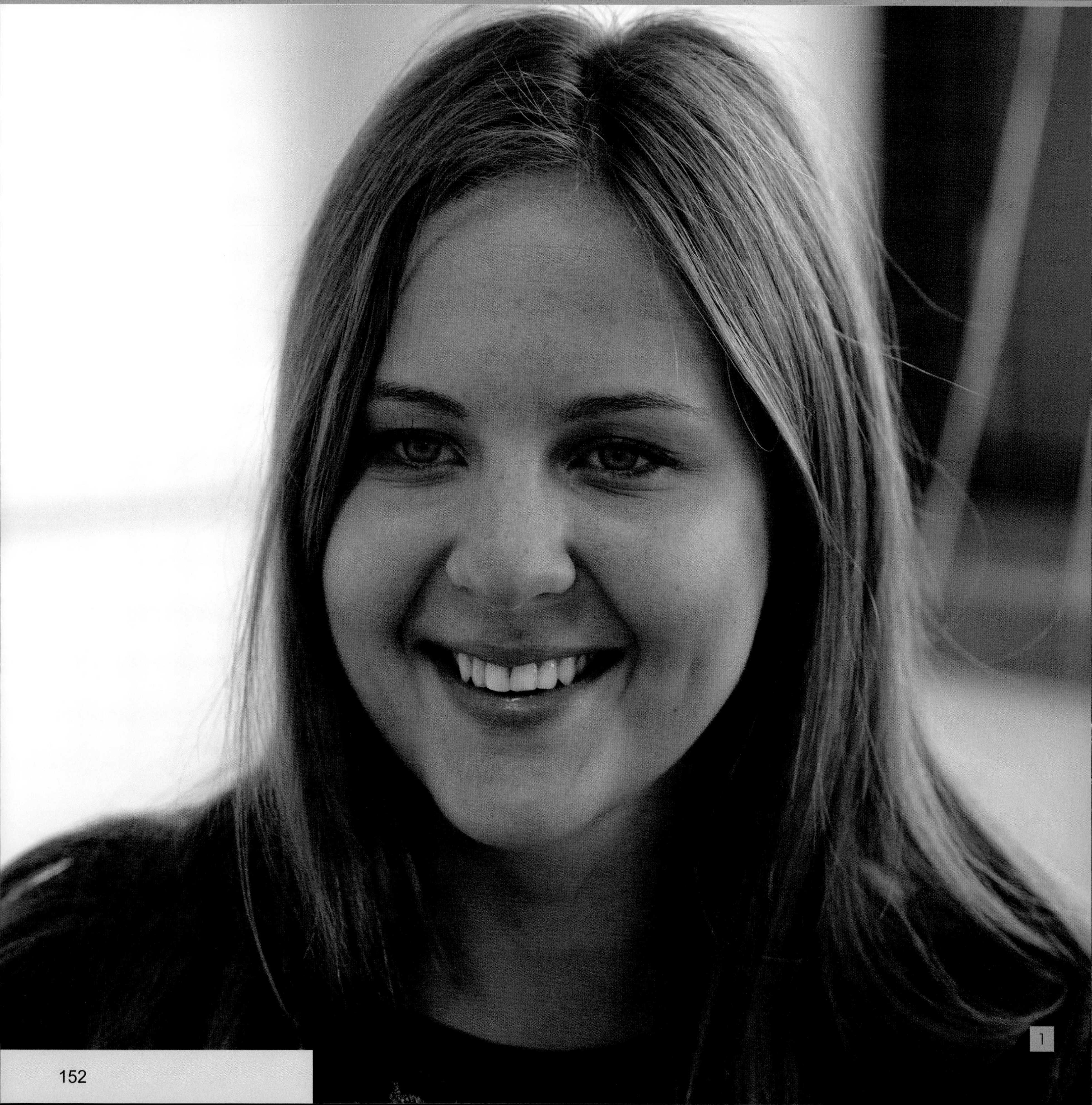

1

20岁患者，上颌中切牙及右上侧切牙因外伤冠折行复合树脂修复，然而美学效果并不理想。

患者迫切要求改善树脂修复失败导致的美学问题。在该病例中，我们可以看到美学预览不仅有助于保证美学诊断的精确性、清晰性和直观性，而且可以按实际比例来进行美学诊断。整个过程首先要求必备术前原始照片资料：微笑正面照、口内照、唇齿照（**图1～图3**）。

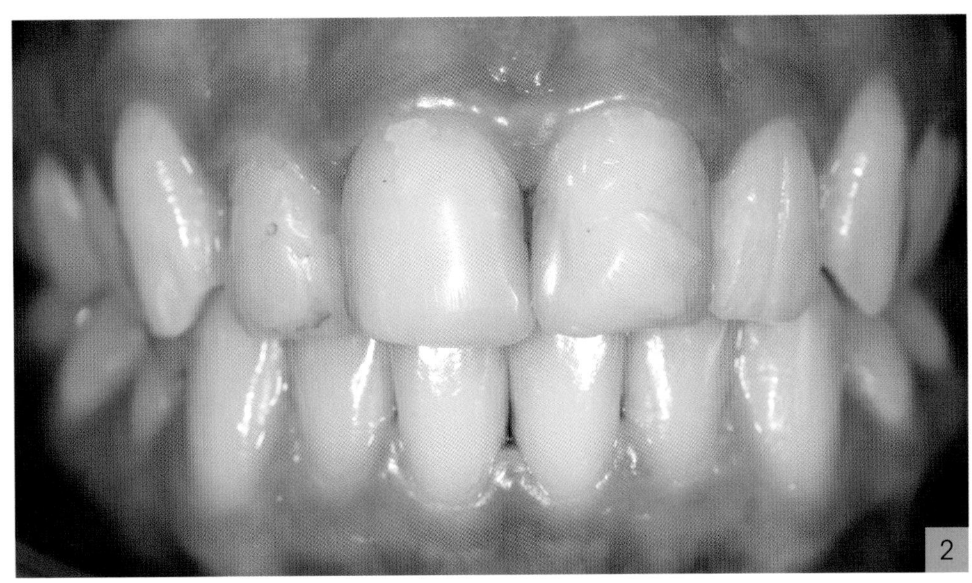

2

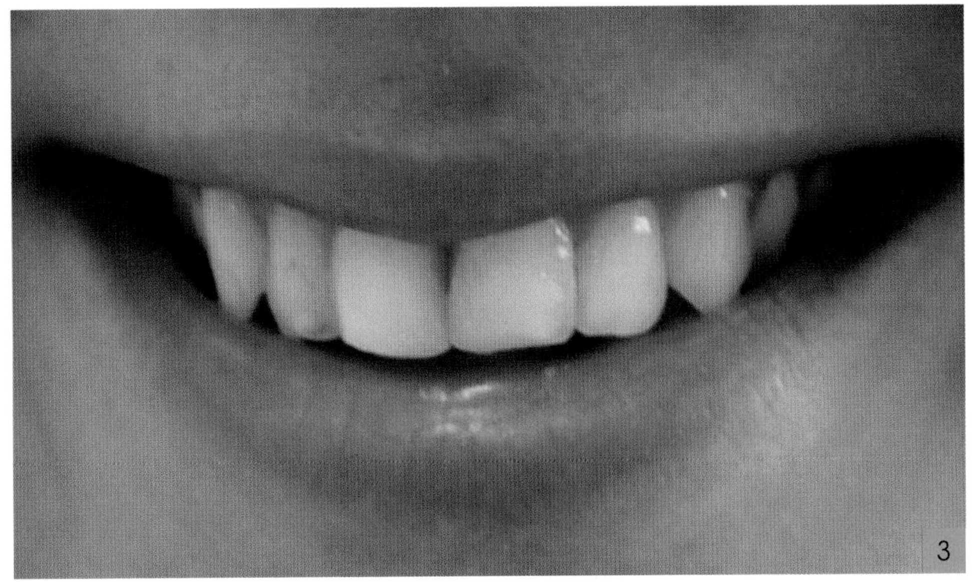

3

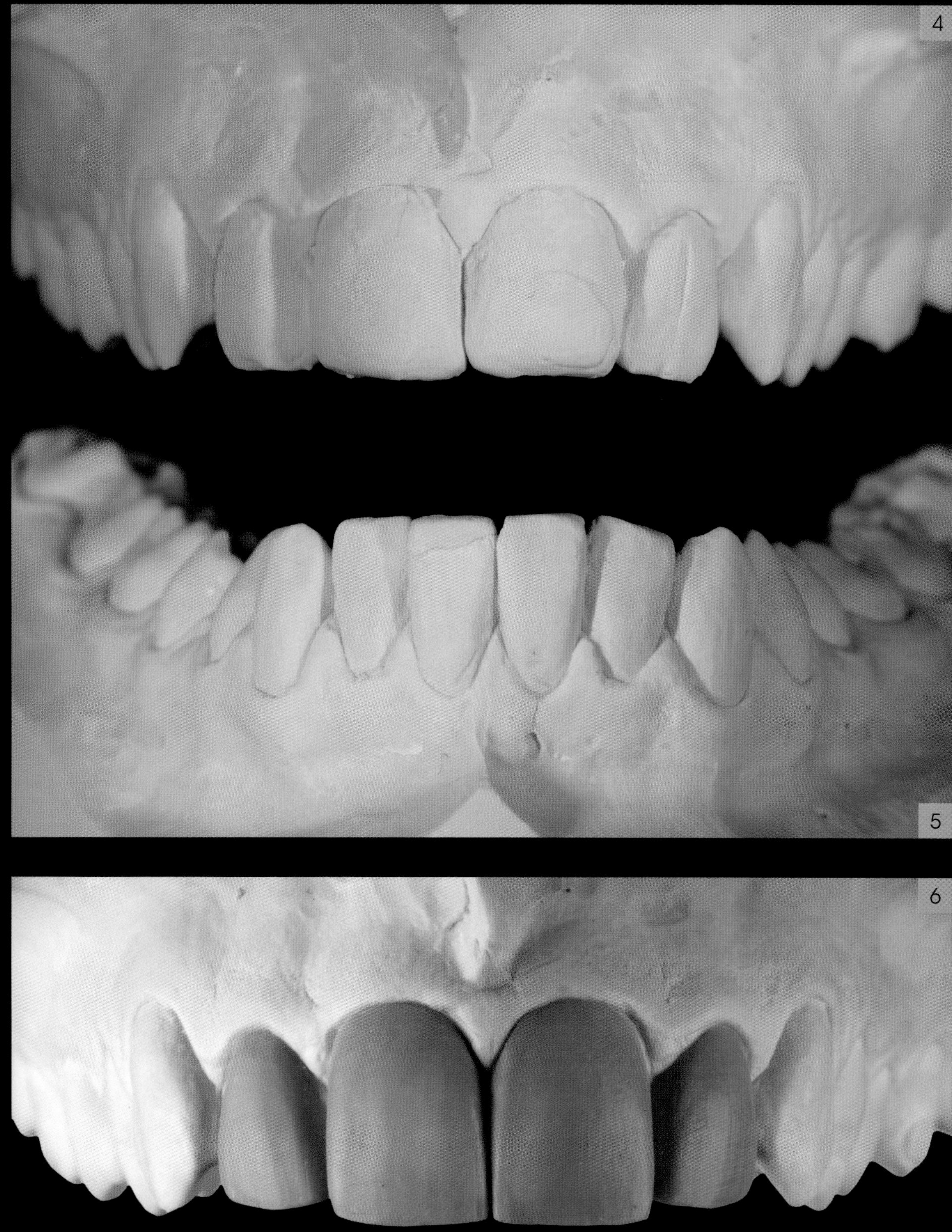
4
5
6

下一步是制作牙列的石膏模型（**图4，图5**）。在这类病例中，复制一个原始分析模型可以很好地保存原始牙列记录作为参考。然后，在模型上制作4颗上前牙的美学诊断蜡型（**图6**），最后根据这个诊断蜡型翻制透明硅橡胶导板（**图7**）。

接下来这个阶段的操作步骤均直接在患者口内进行：首先选取合适的流体树脂注入硅橡胶导板中（**图8**），将其就位于患者牙齿表面（**图9**），然后进行光固化（**图10**）。建议最好在树脂光固化之前等待几秒钟，这样有利于流体树脂充分铺展于美学修复区的前牙表面。

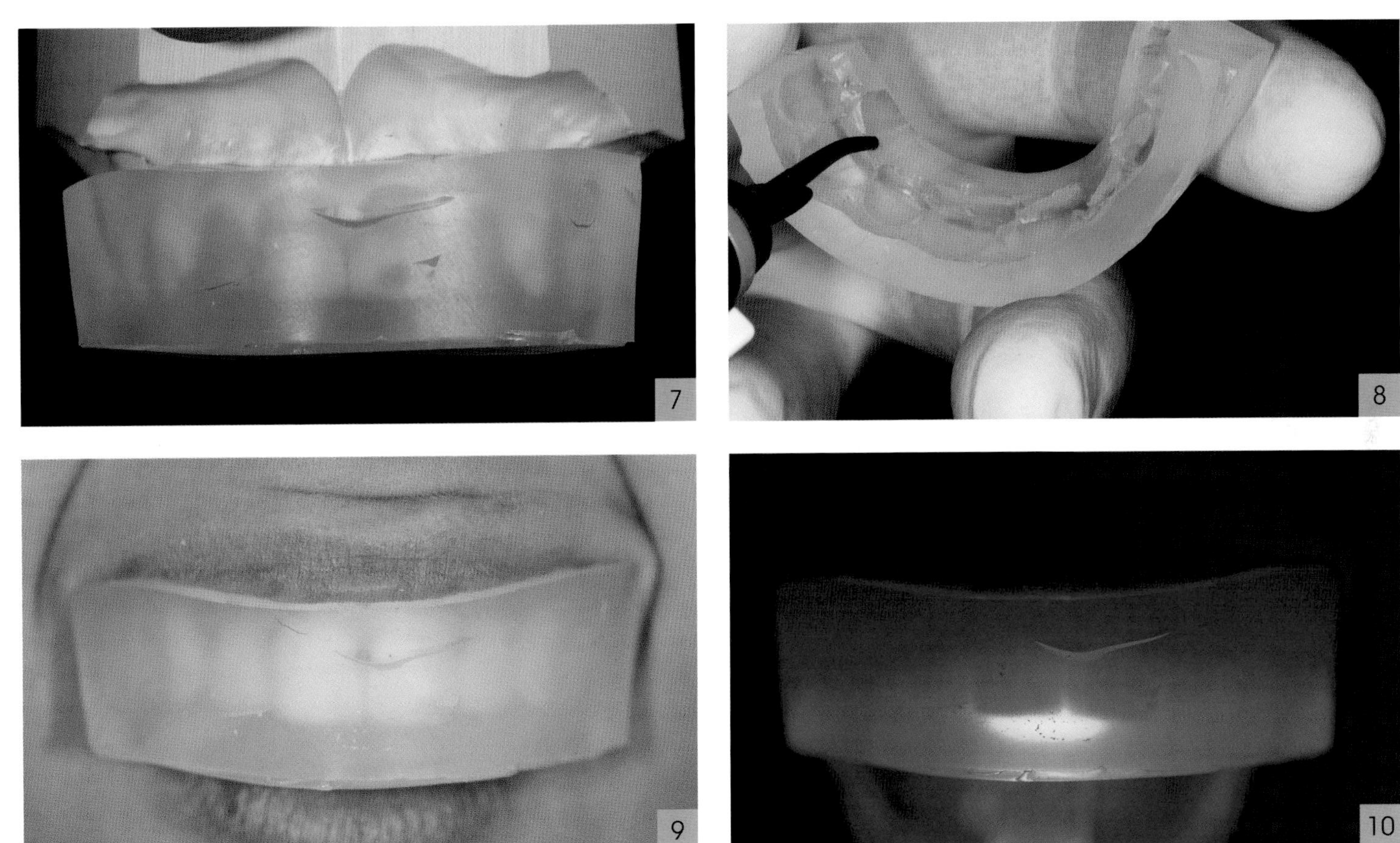

这时候，去除透明硅橡胶，医生和患者能清晰地看到并评估美学设计的预览效果。术前及术后的颜面照和口内照对讨论美学修复效果很有价值（**图11～图13**）。

在这阶段，还可以对美学修复体外形进行必要的修改，以获得完美的修复效果，然后就可以进行最终修复了。

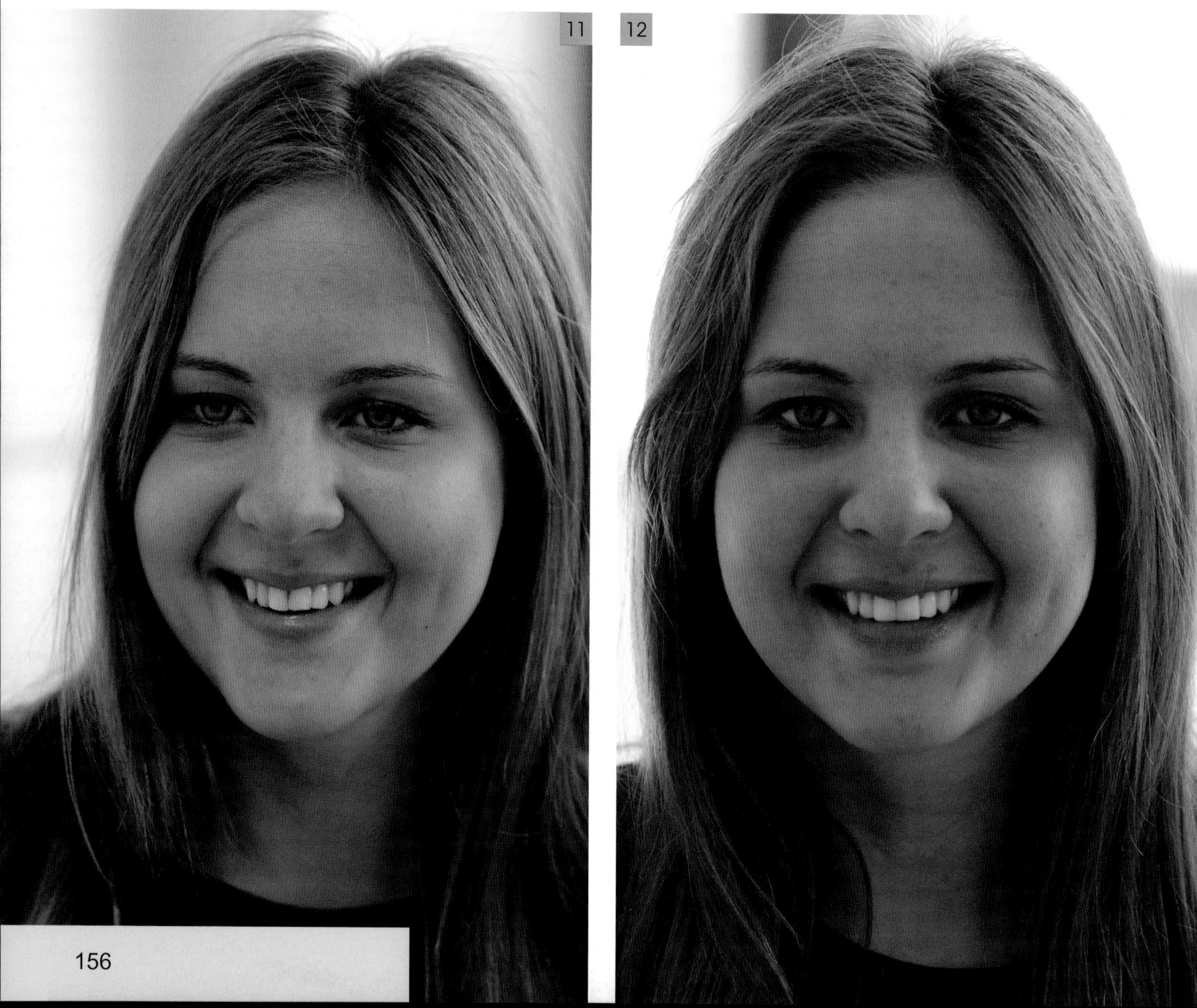

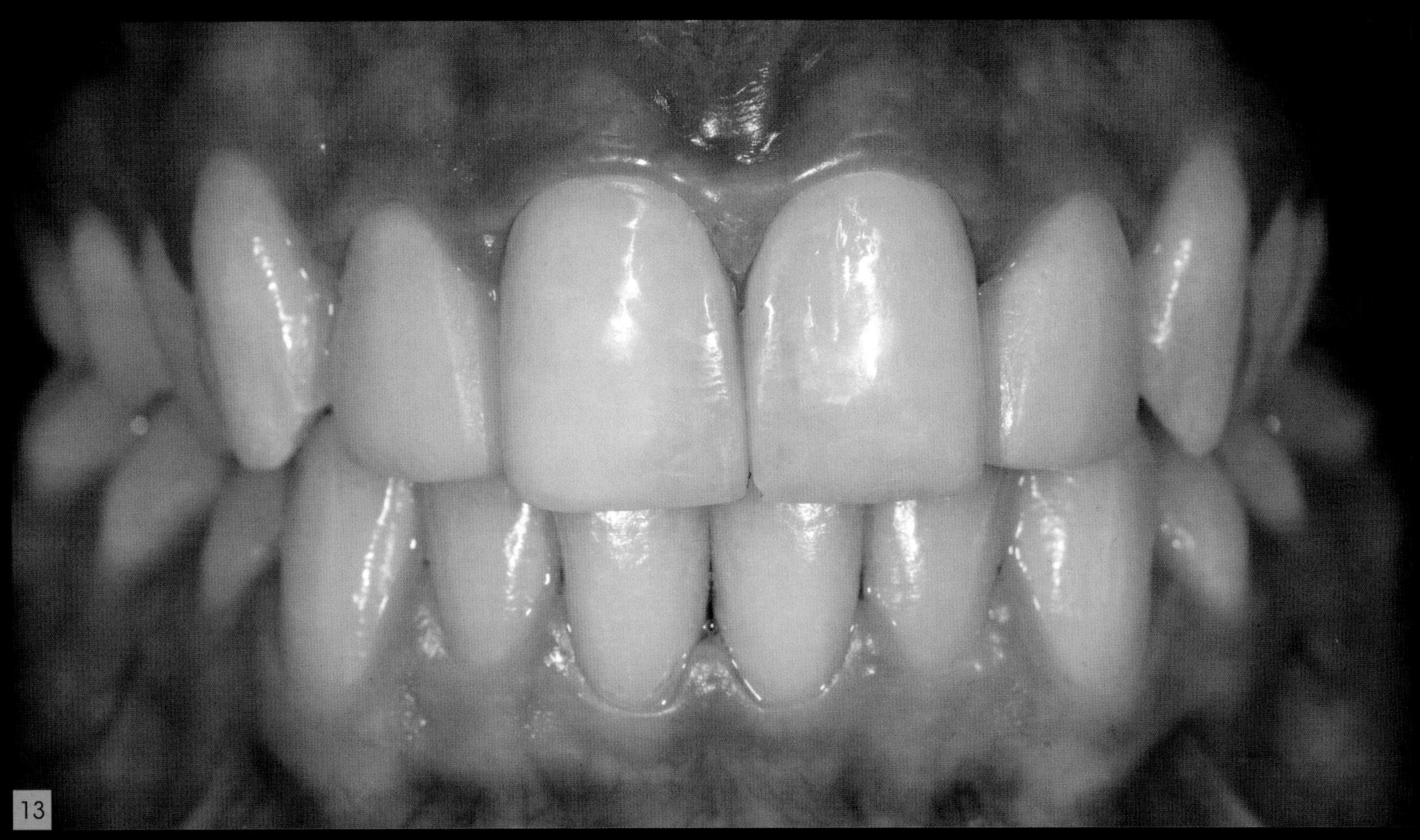
13

图14清晰显示了先前树脂修复体的初始状况，这些修复体严重影响了牙齿和组织的美观与健康。在拆除树脂修复体后，口腔医生能更好地评价分切牙剩余的天然牙结构。尽管切牙结构层次不均一可能会影响修复体与牙齿的结合，然而，为了避免进一步的损伤患牙，计划不再磨除任何牙体组织（**图15**），对于上颌侧切牙，拟行无牙体预备贴面修复。

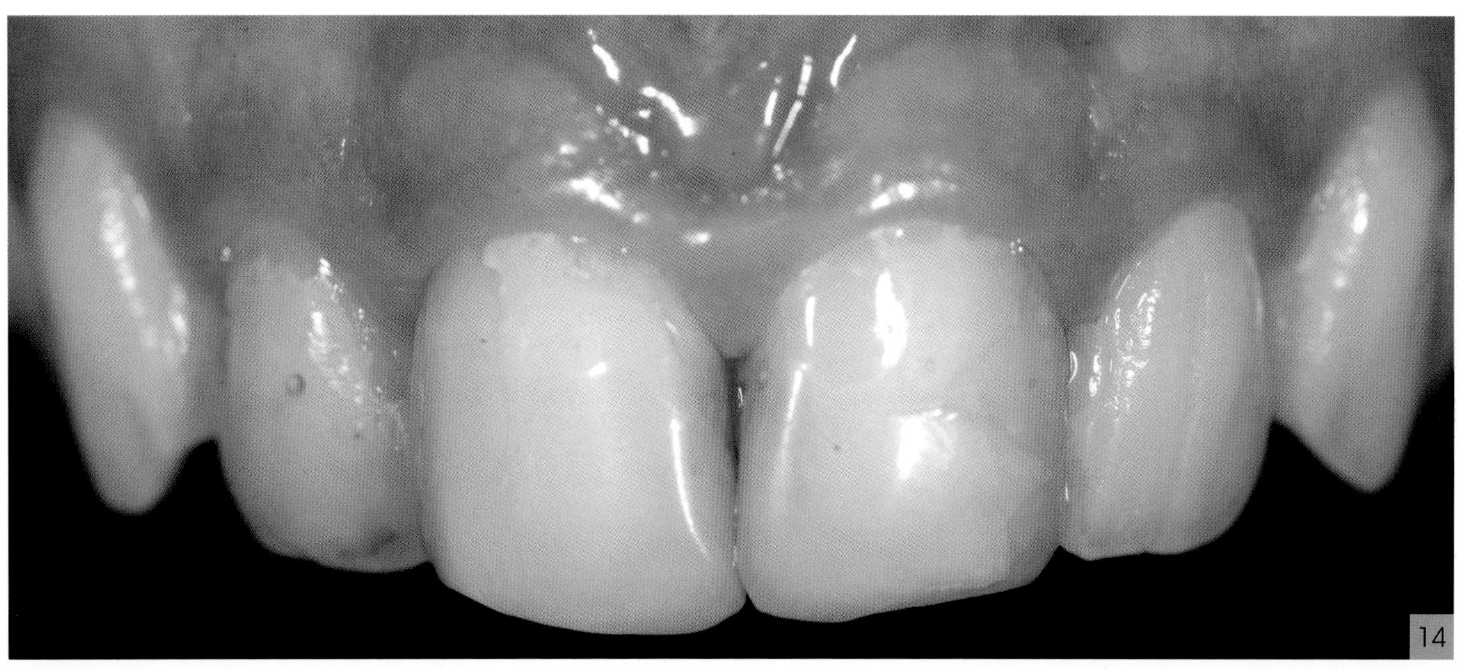
14

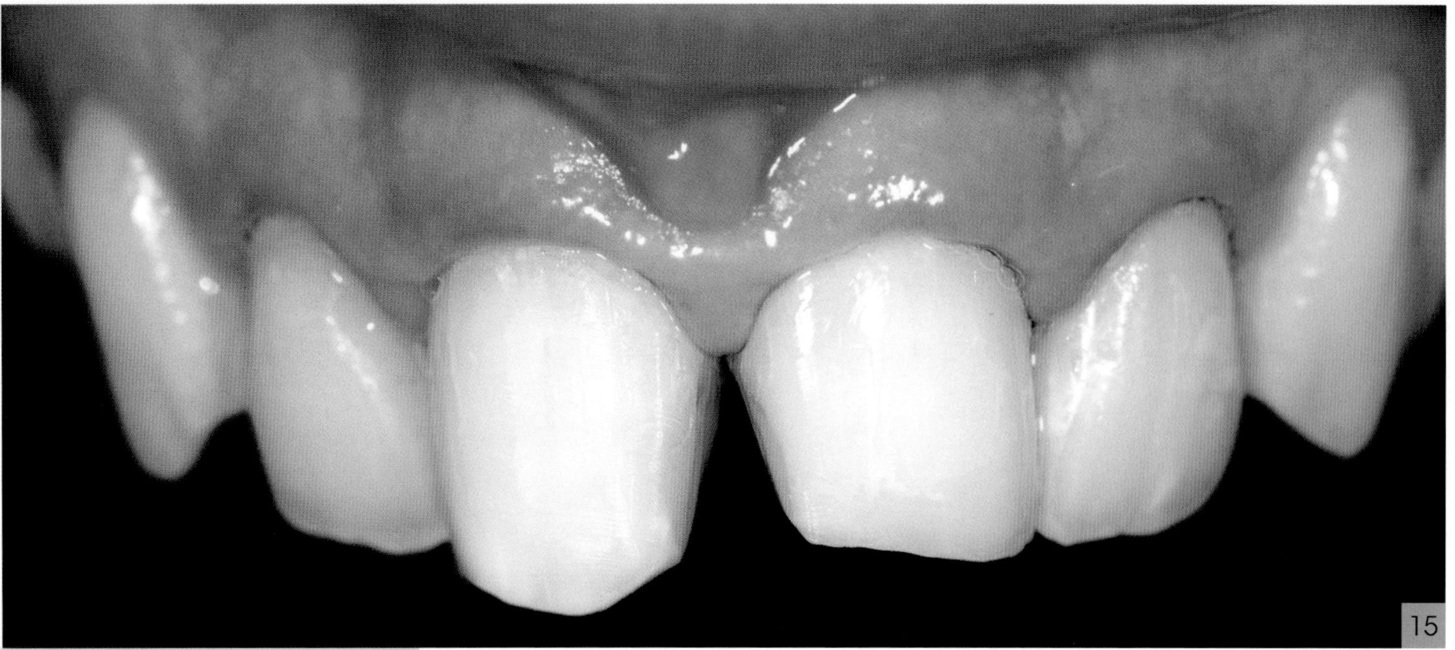
15

图16和**图17**显示了原始的解剖形态设计与美学诊断蜡型设计。

在此类病例中，谨慎选择正确的修复材料至关重要。该患者上中切牙拆除原修复体后的剩余牙体结构欠缺协调的解剖比例（**图18**）。选择最大限度保留剩余牙体组织，虽然具有生物学优势，但这给选择合适修复材料增加了难度：该材料既要具有足够的遮色性，又要兼顾天然牙的美学性。

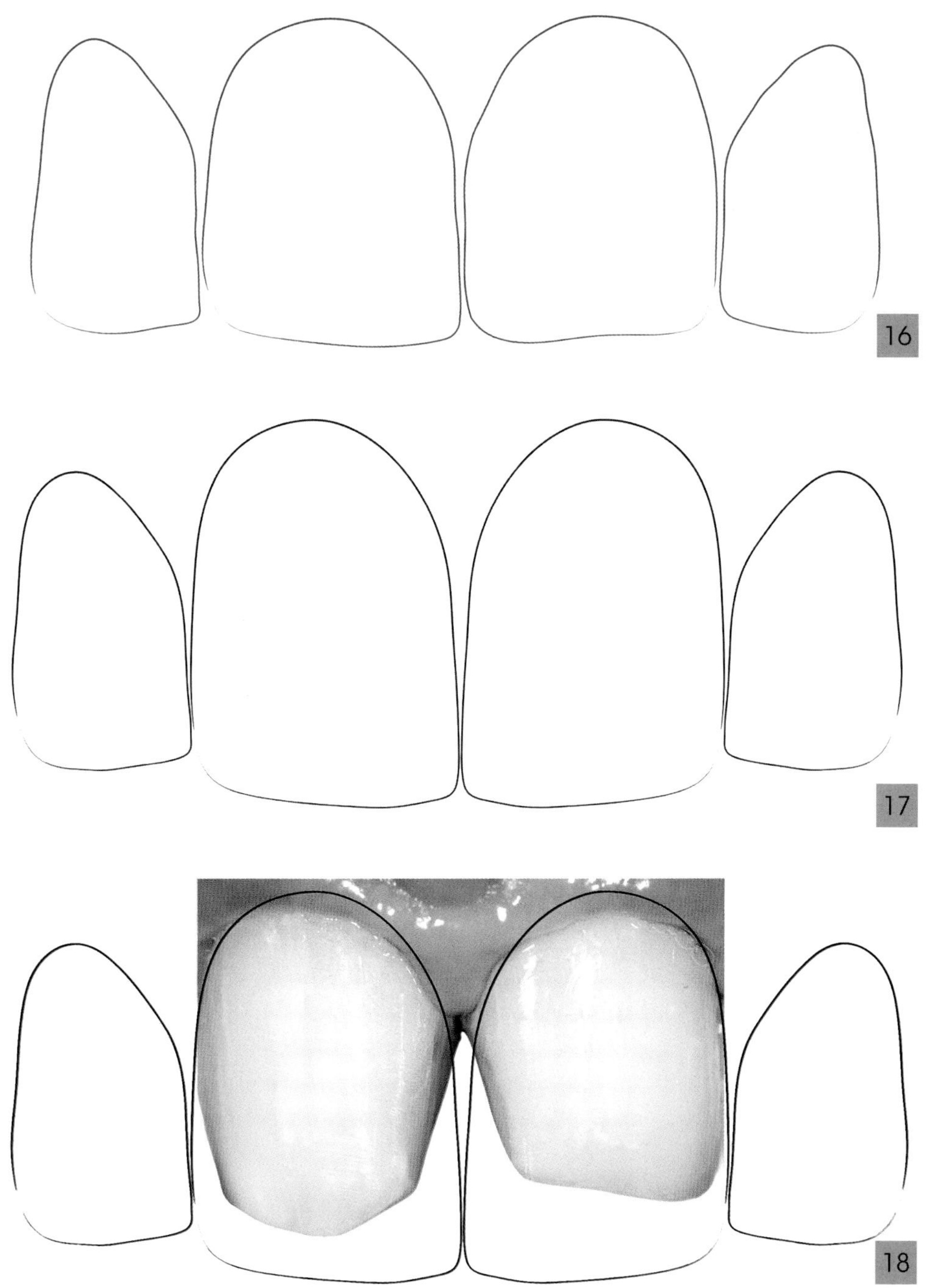

16

17

18

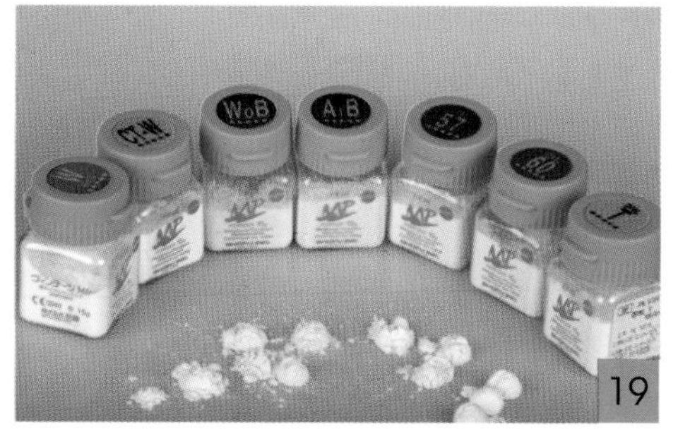

19

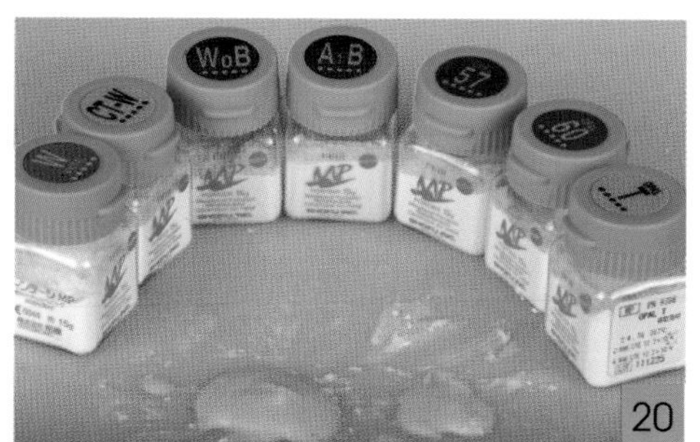

20

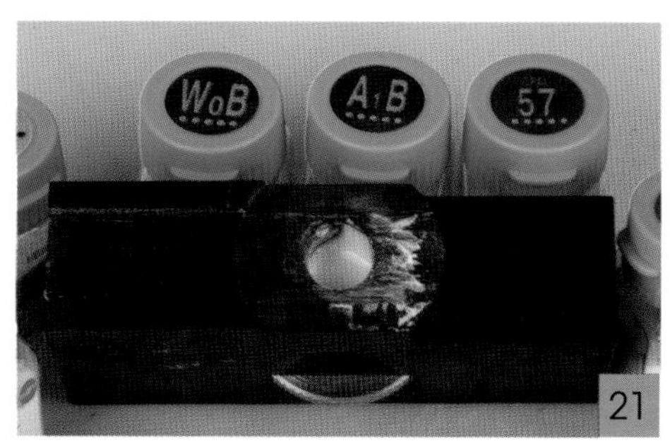

21

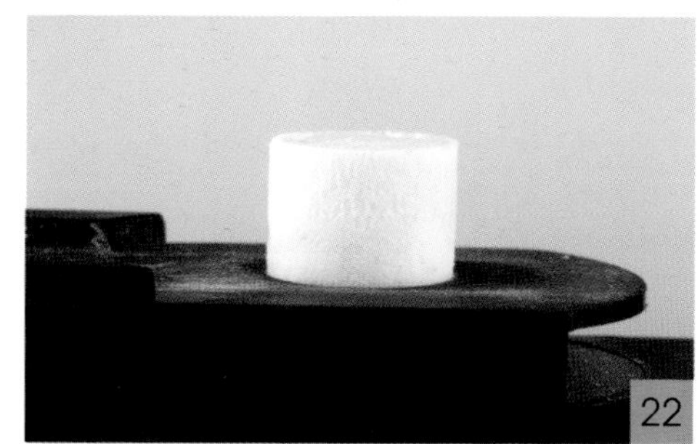
22

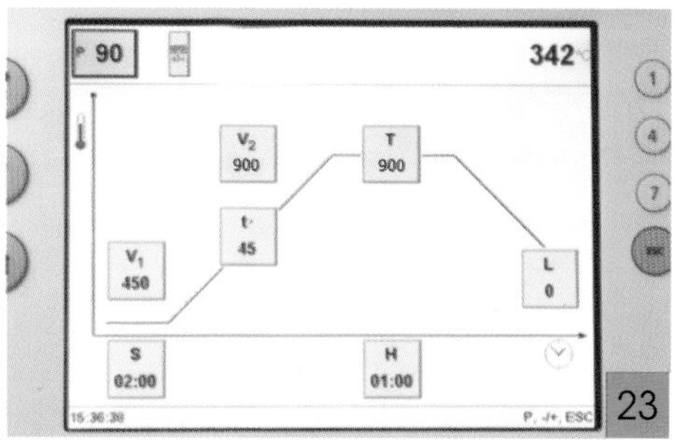

23

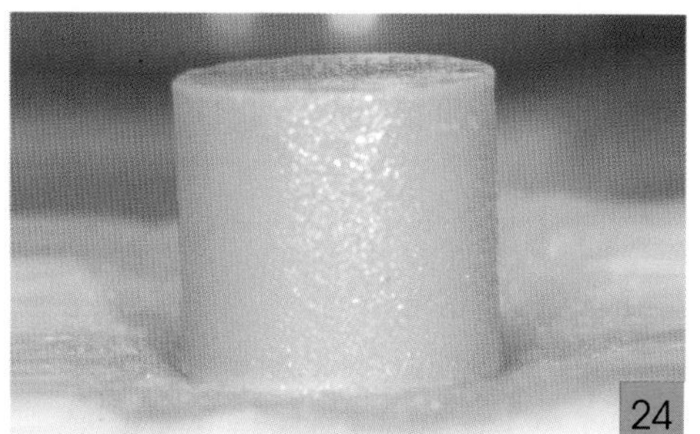
24

医生通过选用多种长石质瓷粉（松风）来定制个性化体瓷胚（**图19**）。这样就获得了具有平均半透明度的混合物（**图20**），然后在TotalPress成型器中铸模（**图21**）。

图22显示了形成体瓷胚的过程，然后放入烤瓷炉中焙烧（**图23**）。**图24**显示了个性化体瓷胚在焙烧循环结束后的状态。在上述阶段之后，我们就可以进行常规蜡型贴面压铸工艺（**图25**）。最后，完成瓷贴面上色和抛光（**图26**）。

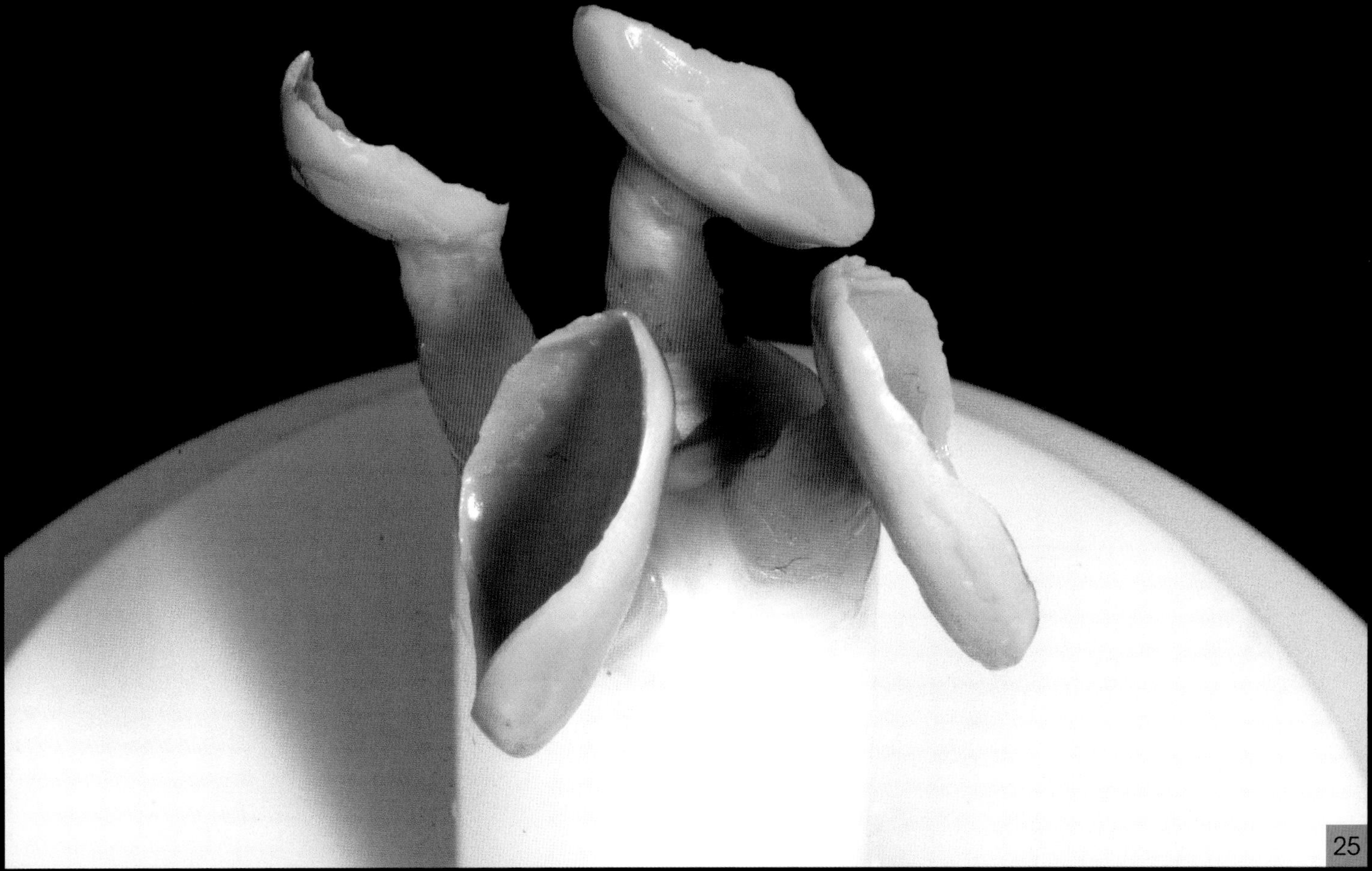

25

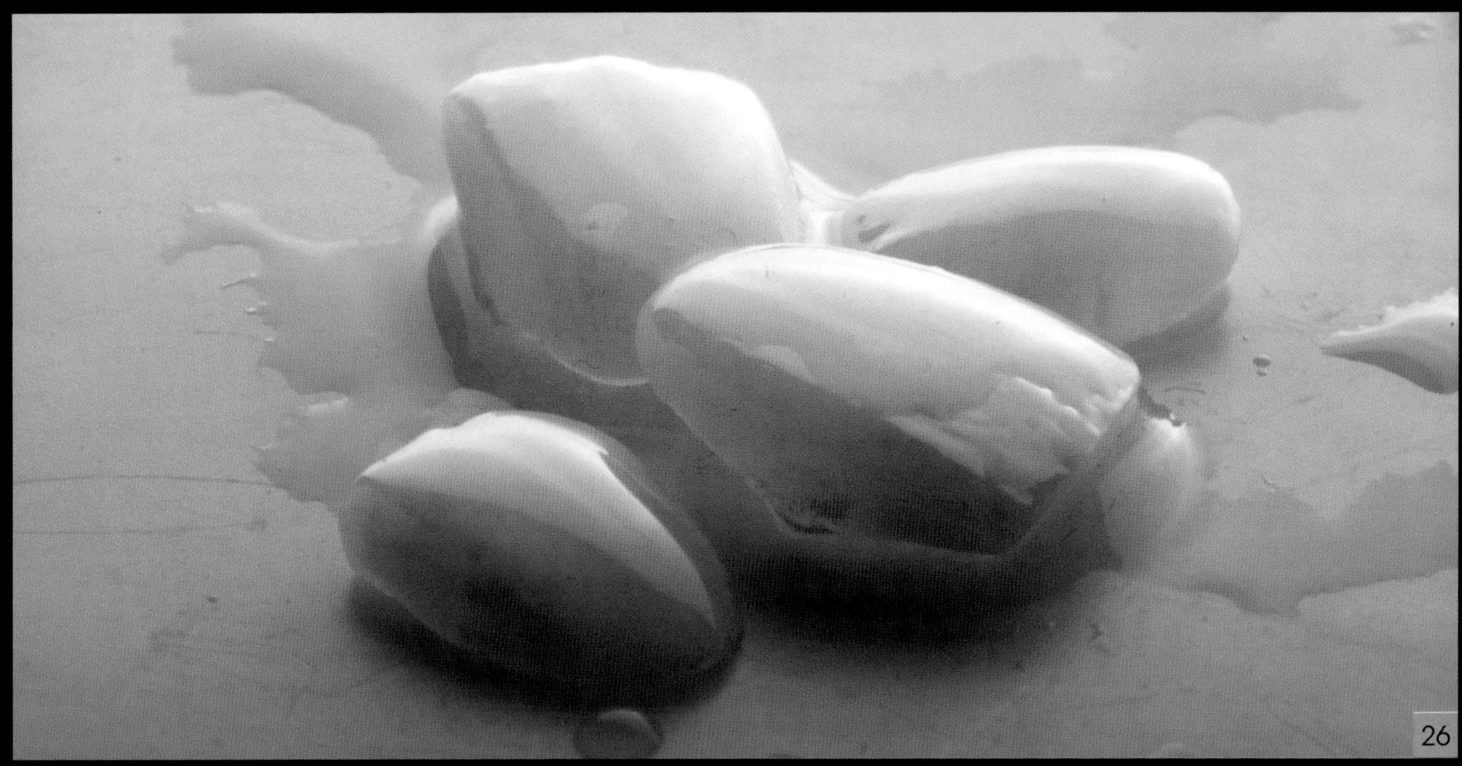
26

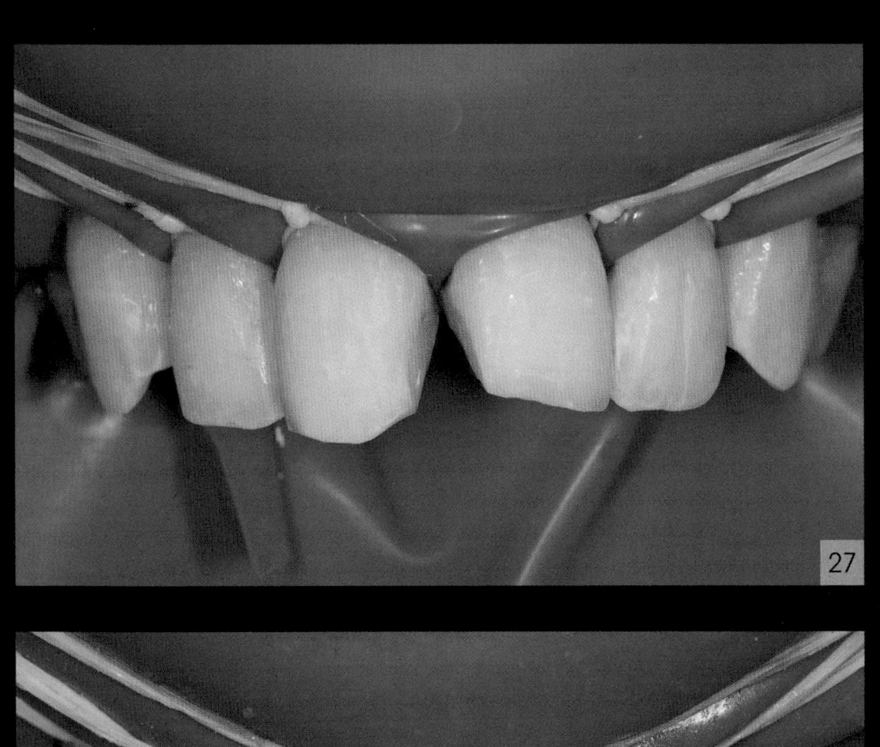
27

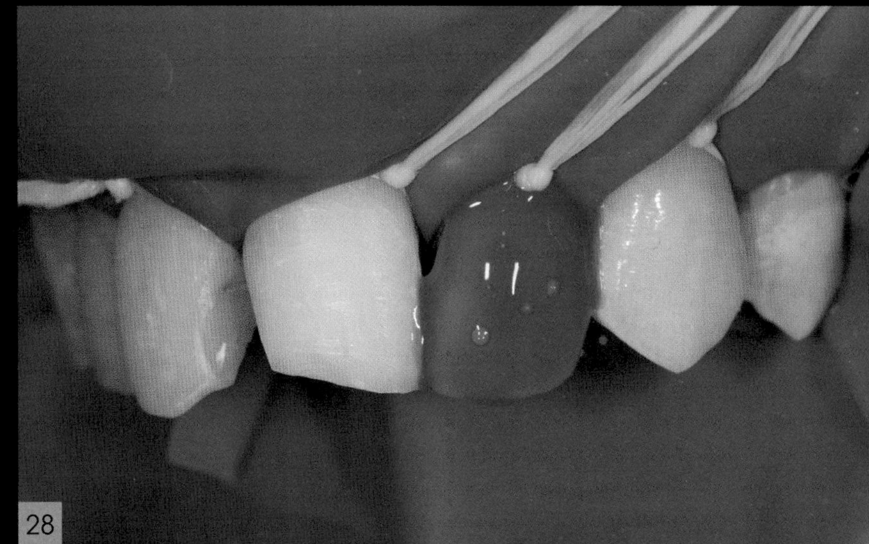
28

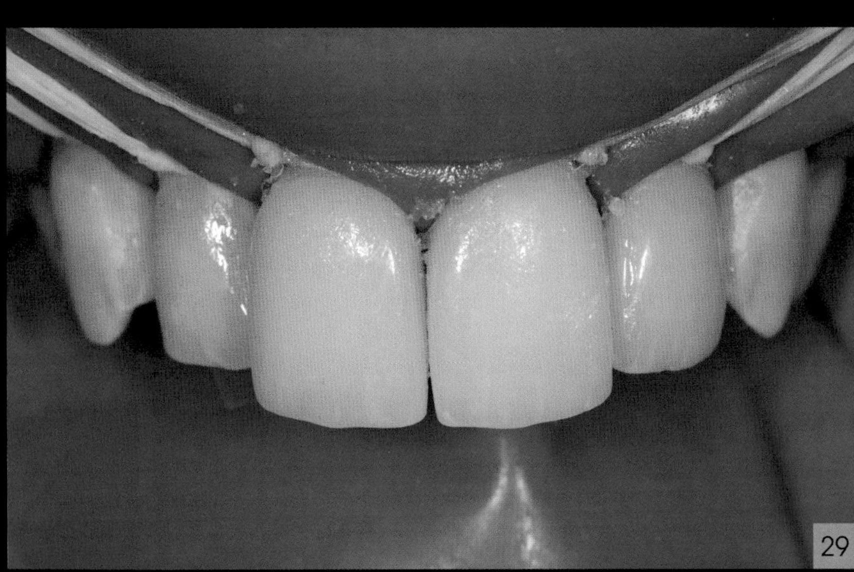
29

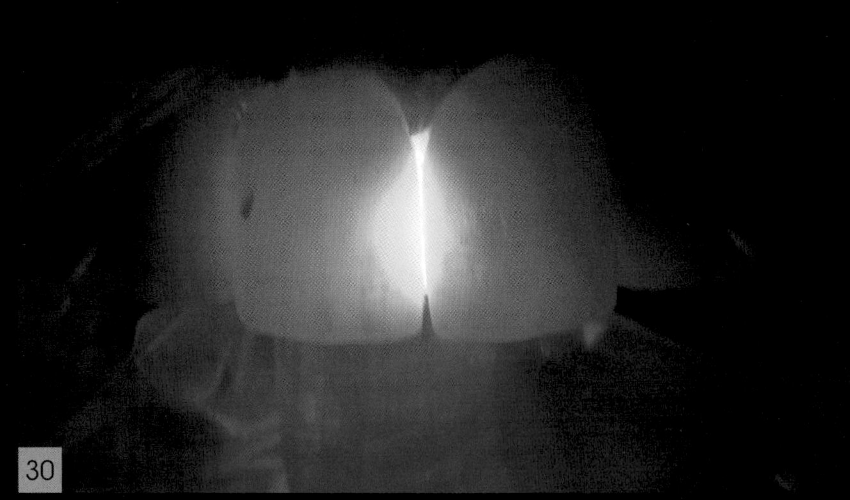
30

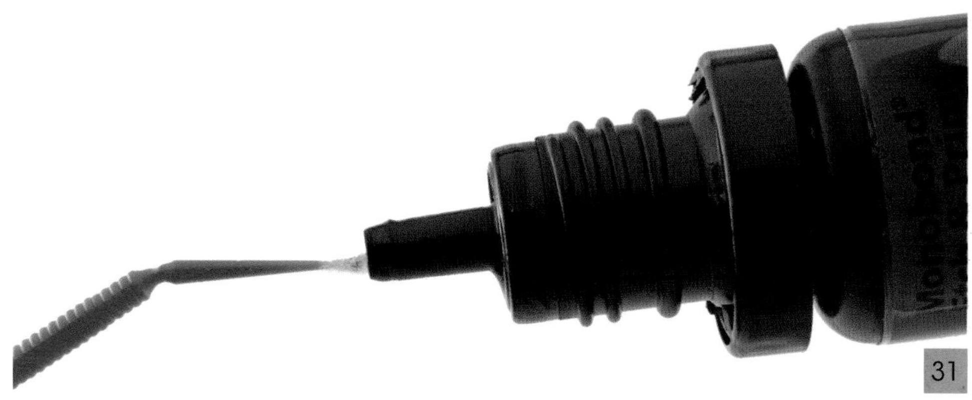

31

所有瓷贴面粘接步骤及牙齿表面处理方法已在前面的章节中详细阐述，因此在本病例中仅展示了几张粘接过程的照片（**图27～图30**）。

在该病例粘接修复过程中，应用了同步酸蚀-硅烷化的概念，即采用特殊的产品加速了玻璃陶瓷修复的处理过程，从而简化了粘接步骤。用小毛刷蘸单组分酸蚀-前处理剂［义获嘉伟瓦登特（Ivoclar Vivadent）］（**图31**）涂布瓷贴面20秒（**图32**），然后再让处理剂停留贴面40秒，再用水彻底冲洗干净（**图33**）。待贴面表面彻底干燥后再涂布树脂粘接剂（**图34**）。

图35～图40口内照和唇齿微笑照展示了最终完成的贴面修复效果。

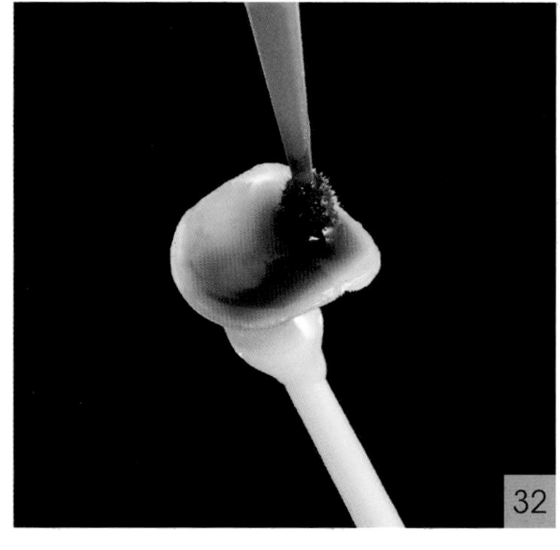
32

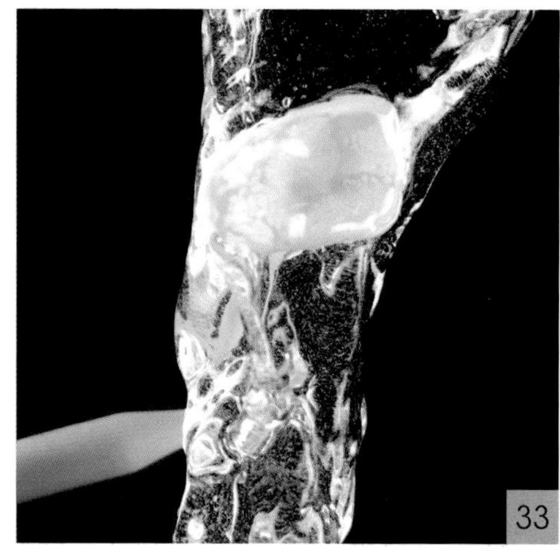
33

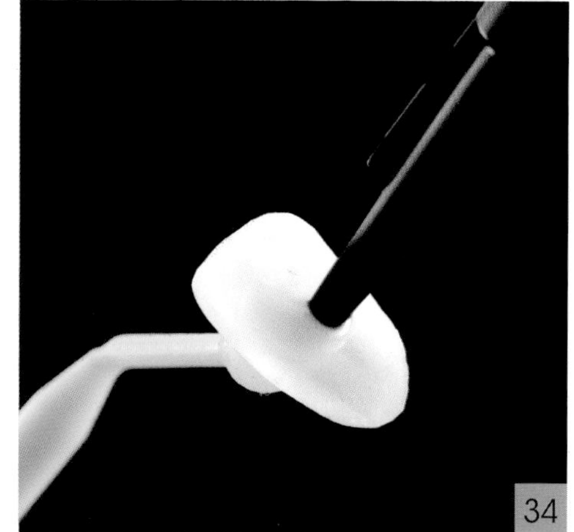
34

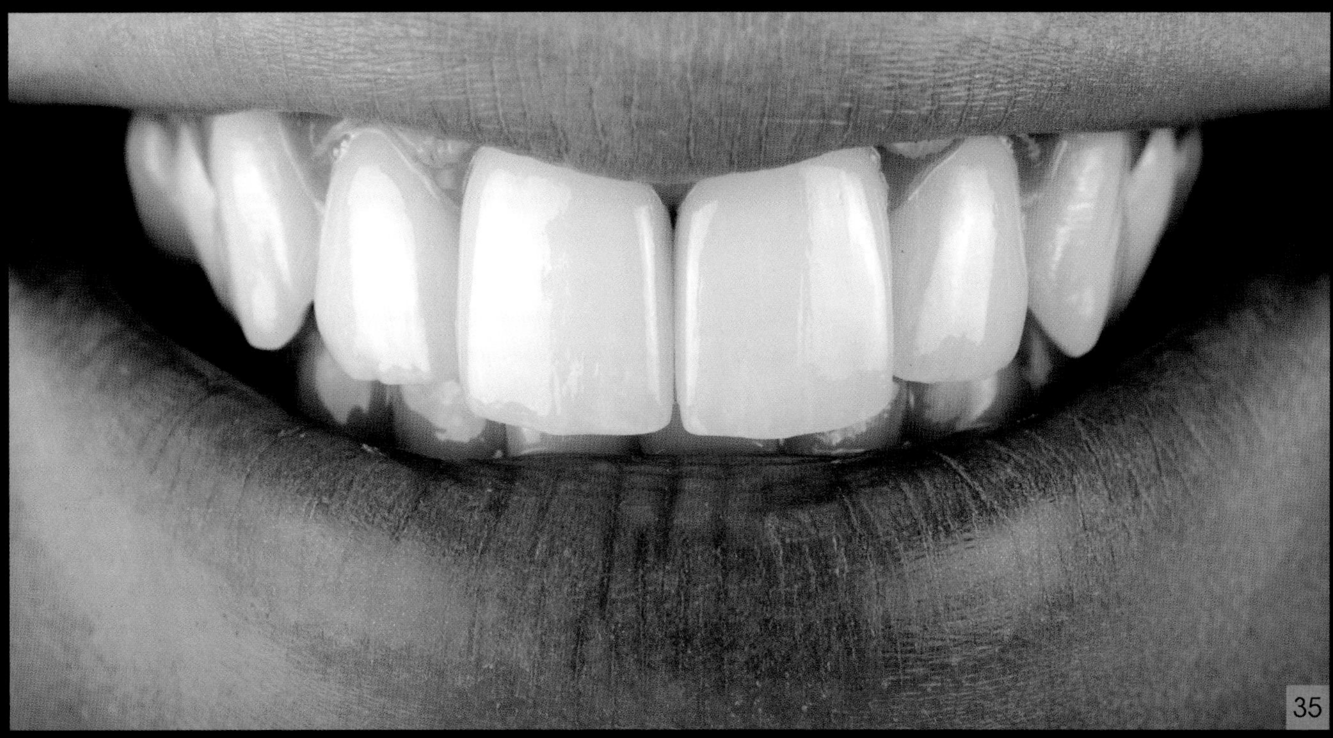
35

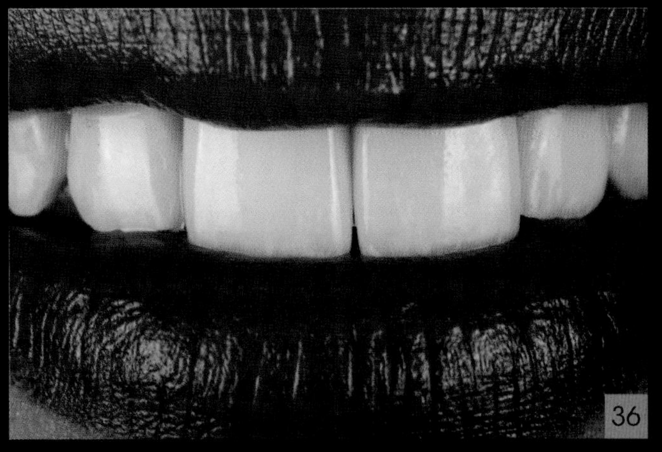
36

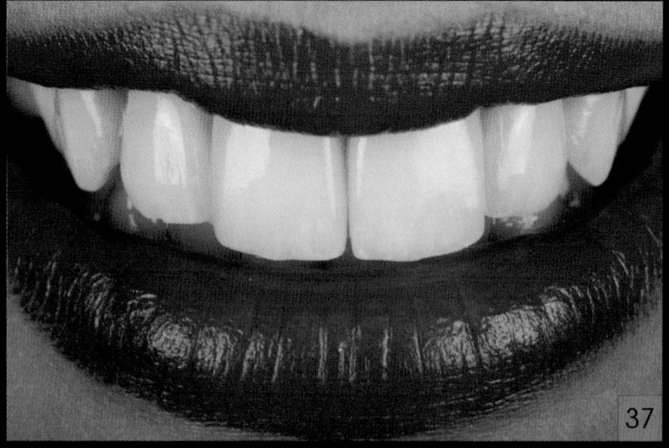
37

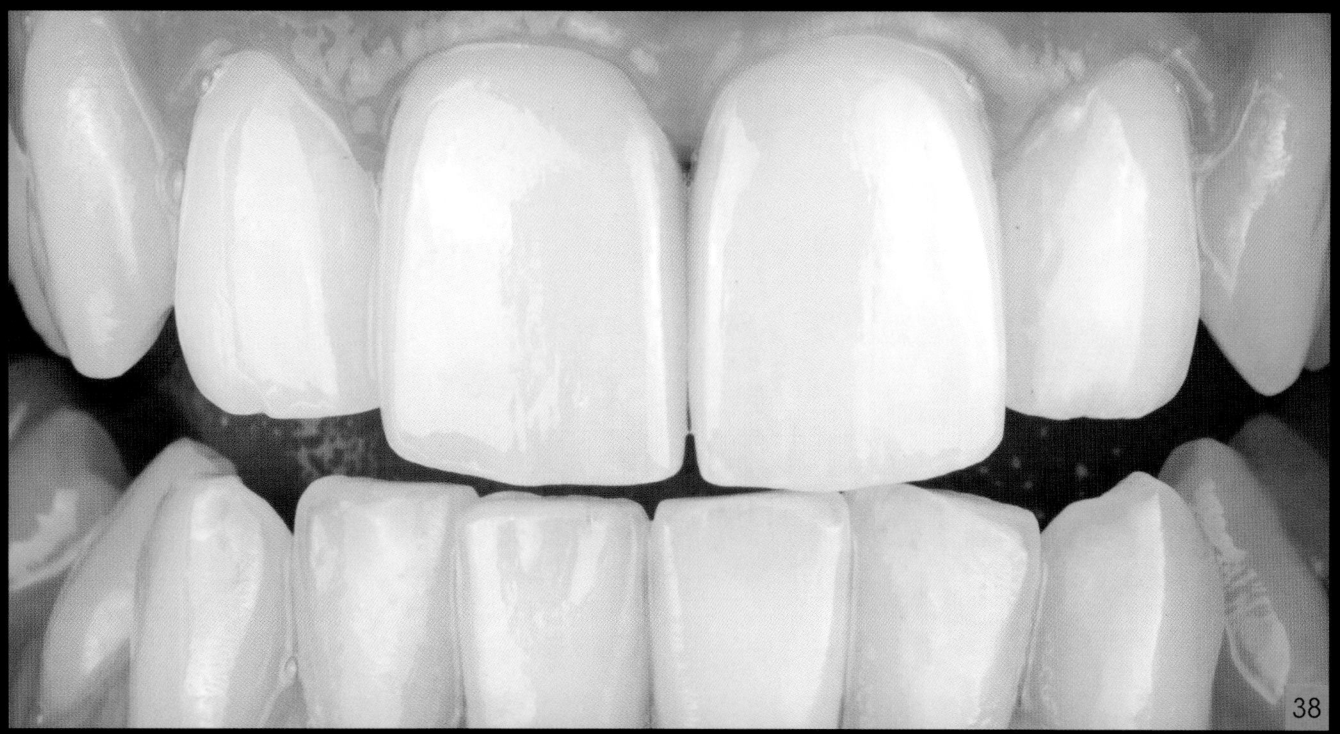

38

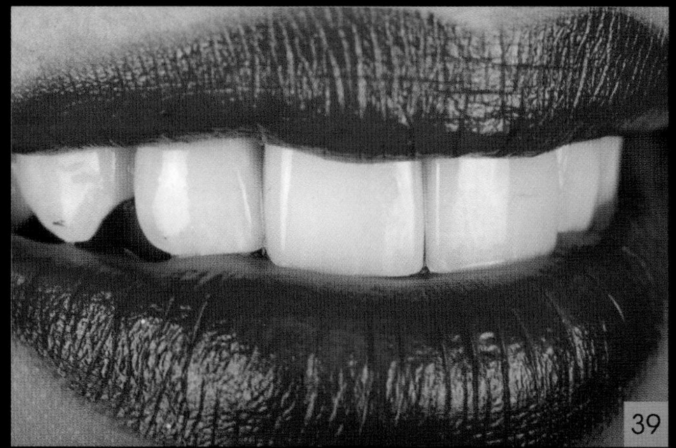

39

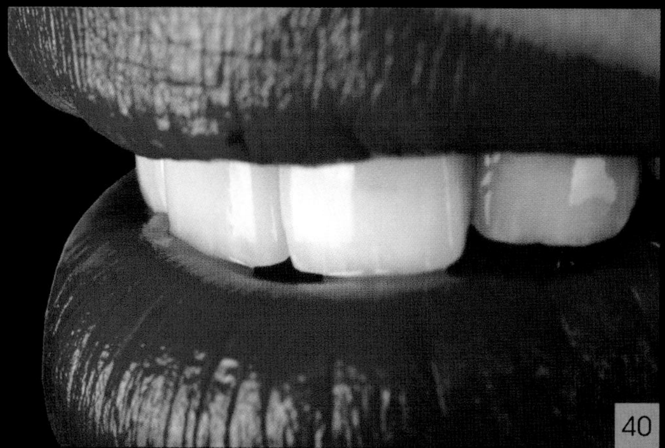

40

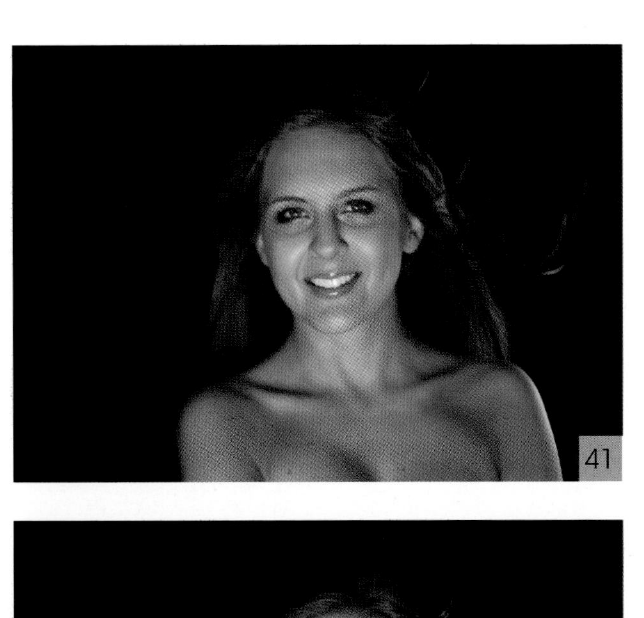
41

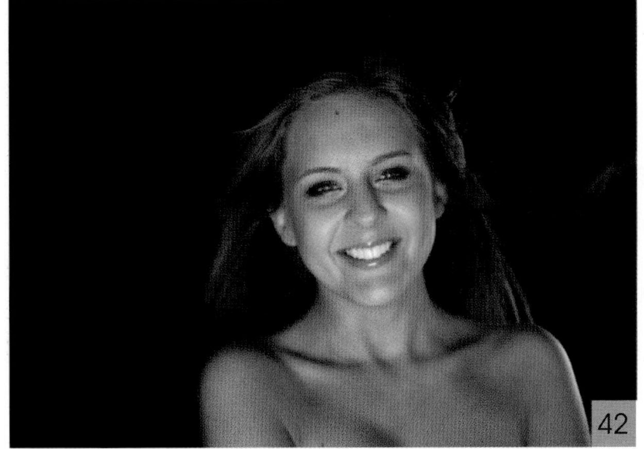
42

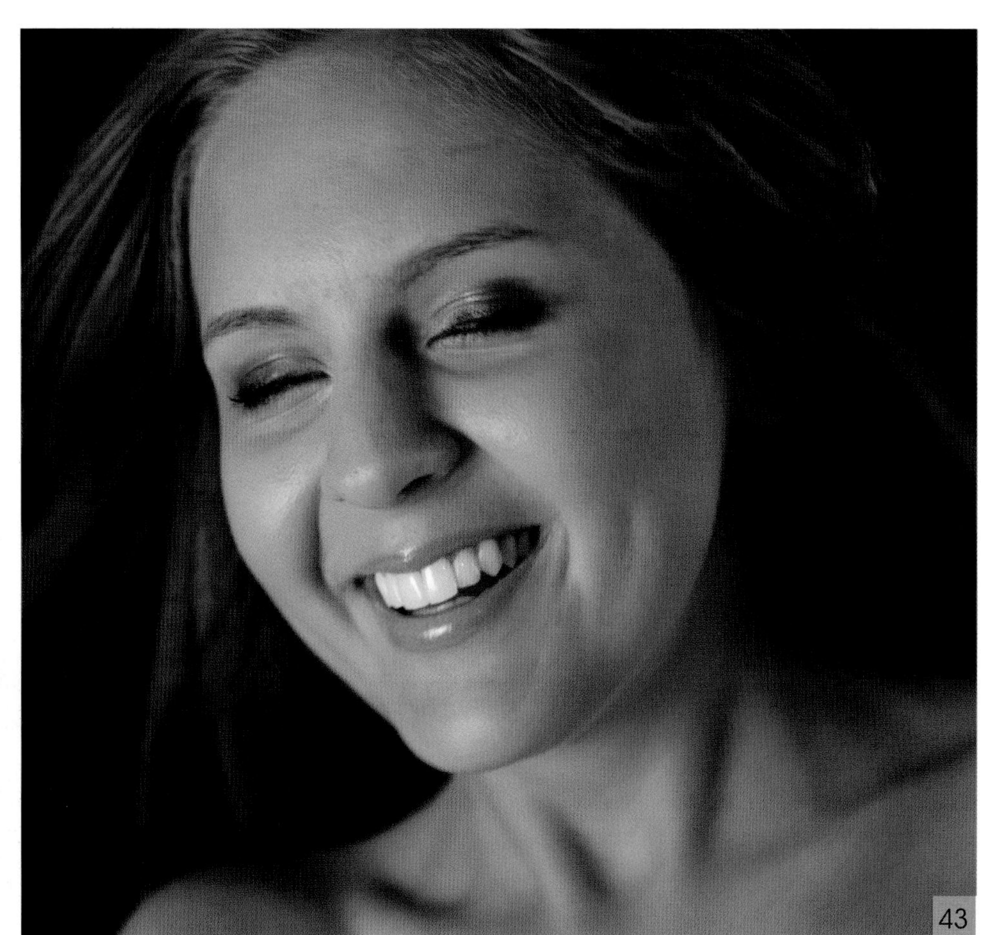
43

面部特写更好地展现了美学修复对微笑的提升效果（**图41～图44**）。

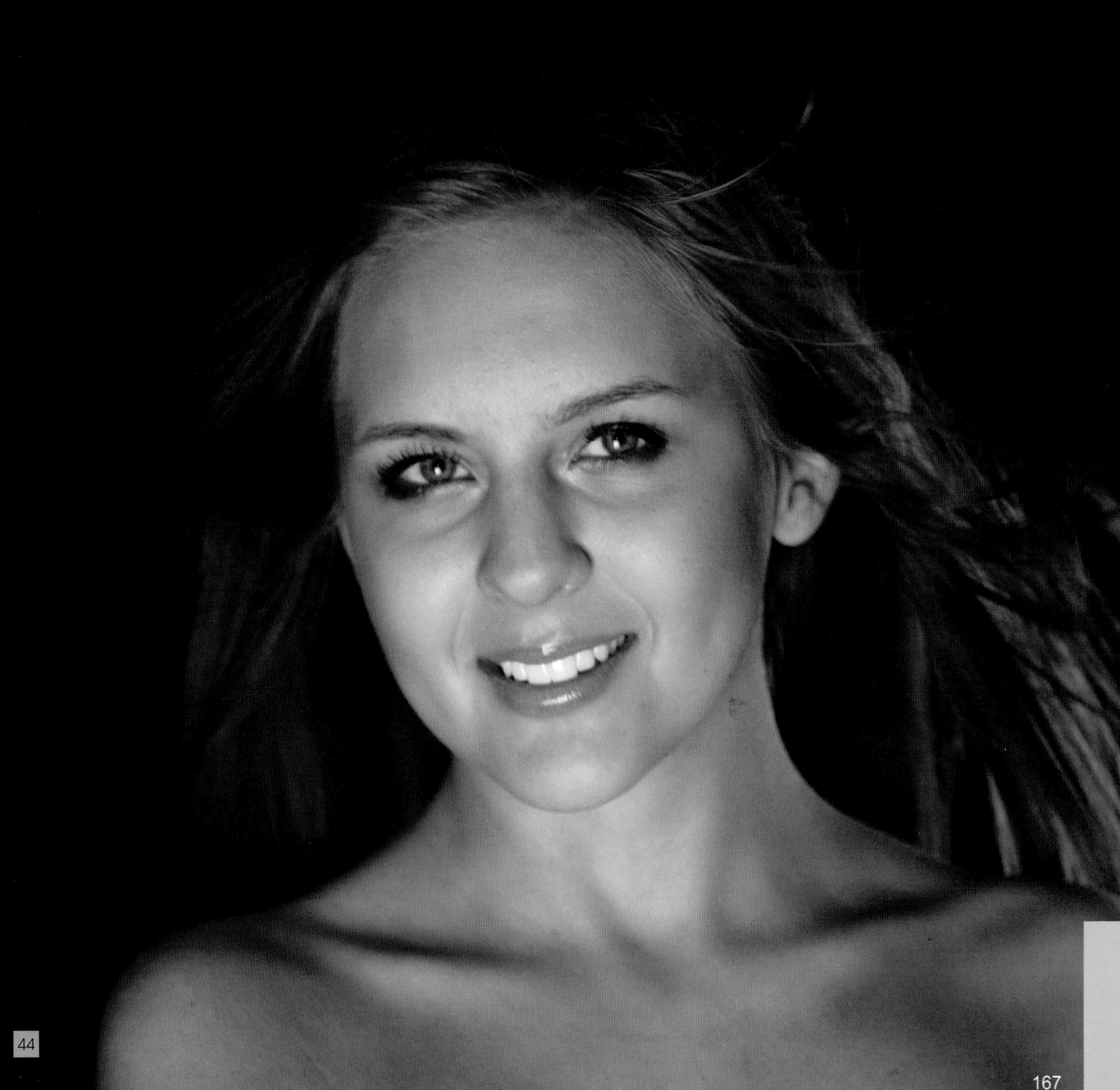

44

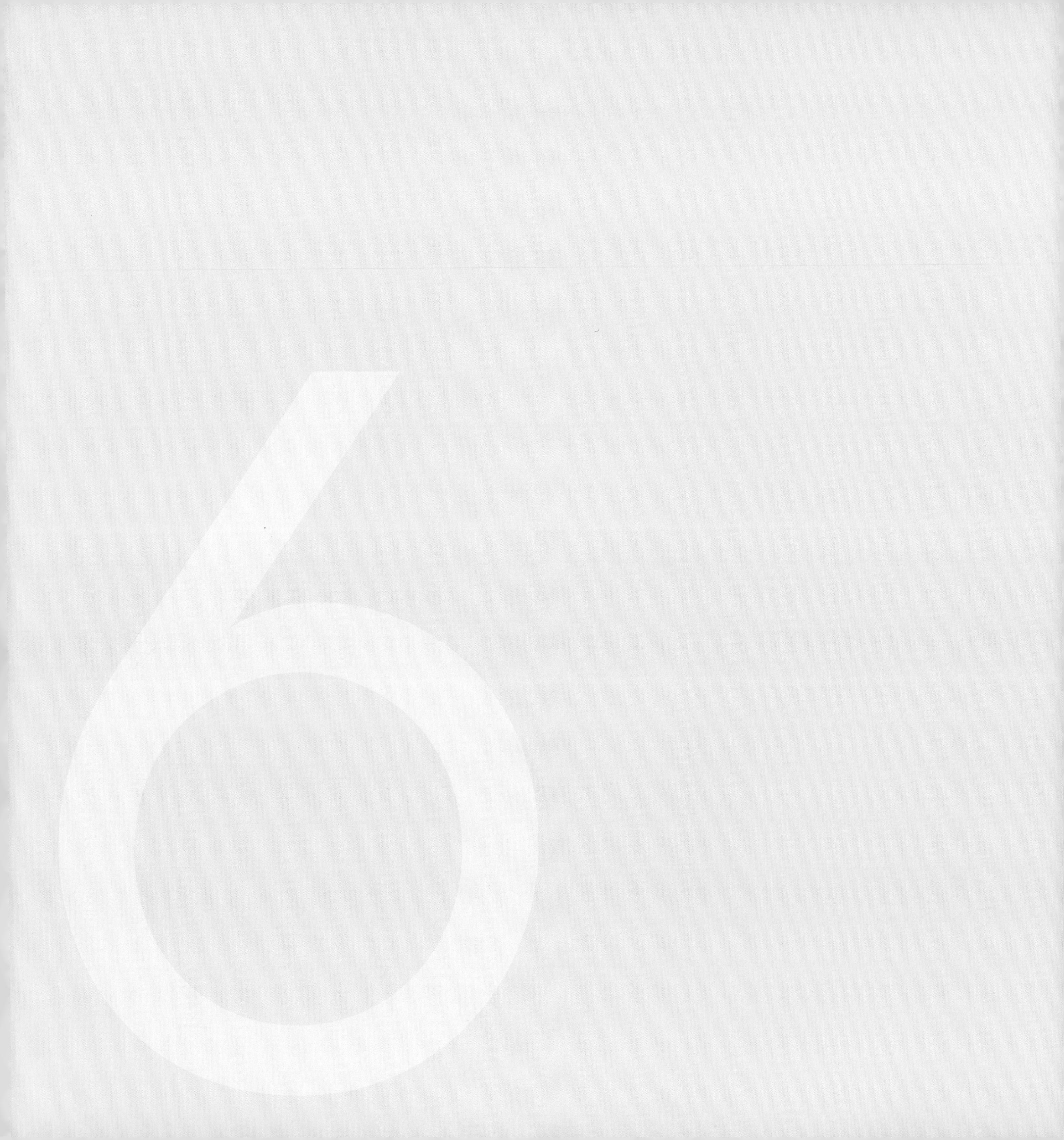

Vincenzo Musella, Angelo Putignano

临床病例
clinical case

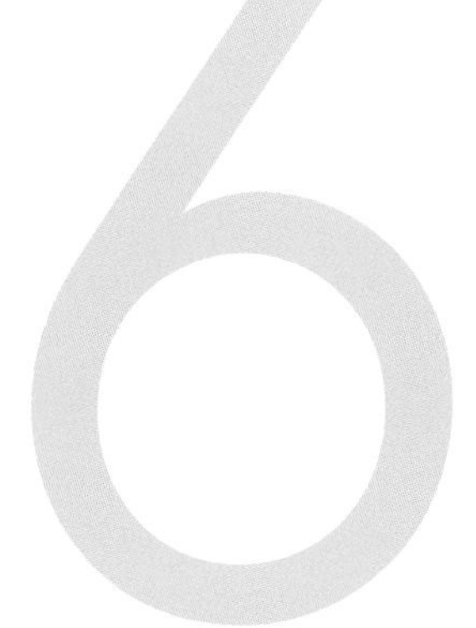

无牙体预备的美学重建——分层长石质瓷贴面修复
rehabilitation with stratified feldspathic porcelain veneers on a refractory die without preparation

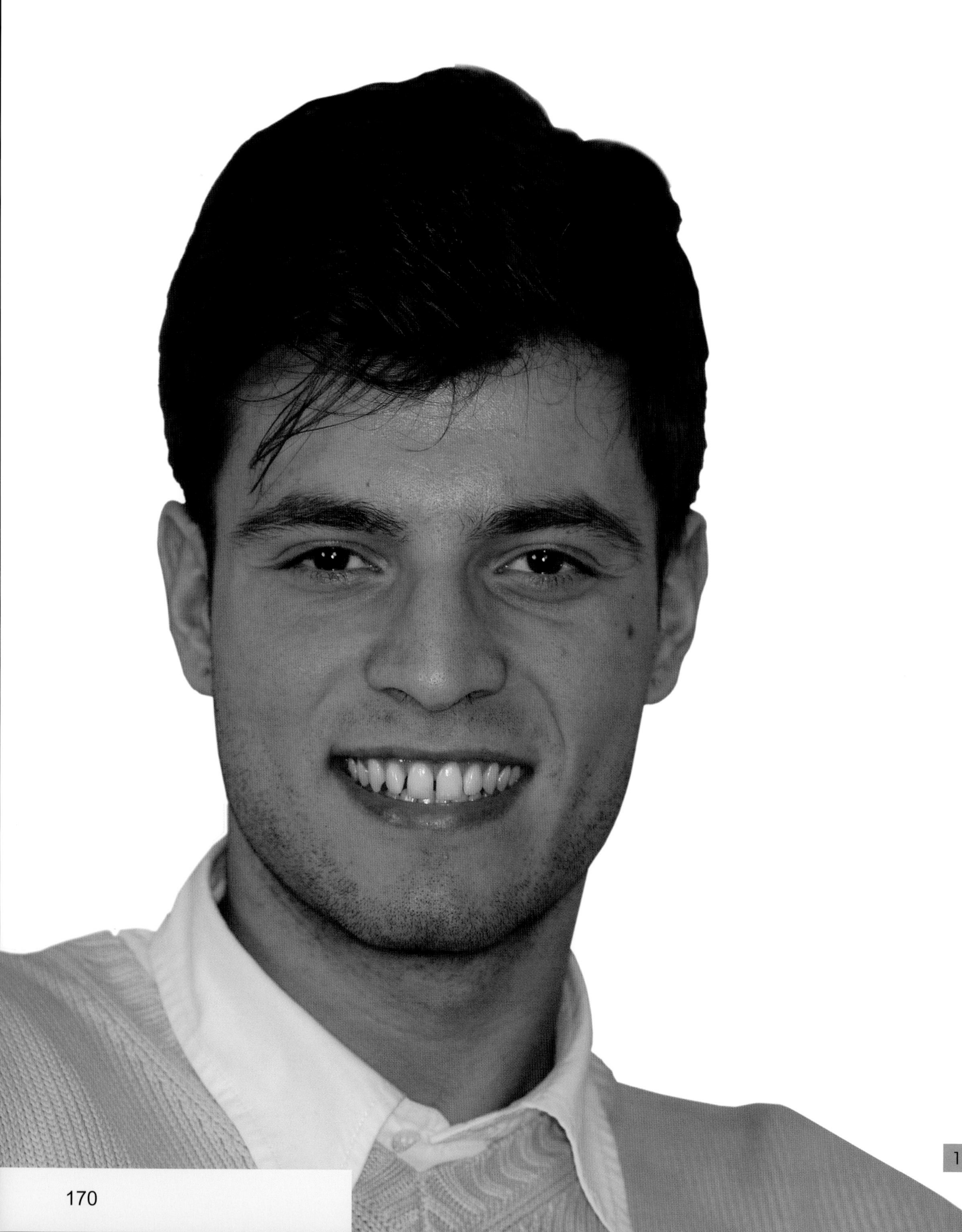

1

在前牙美学修复的医患沟通过程中，尤其当患者期望得到无创（不损伤牙齿生物学结构）的美学治疗时，美学预览发挥着至关重要的作用。

这位28岁的患者对他的微笑不甚满意，他的美学要求很明确：期望在不去除任何牙齿结构的基础上关闭前牙散在间隙。基于美学病例资料完整存档的要求，我们拍摄了3组主要的照片：面部特写、口内照及唇齿照（**图1～图3**），这些照片将指导医生在美学修复治疗过程中做出正确的判断。

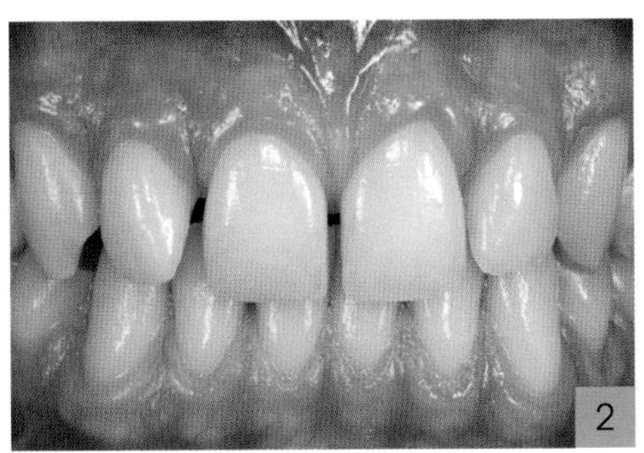
2

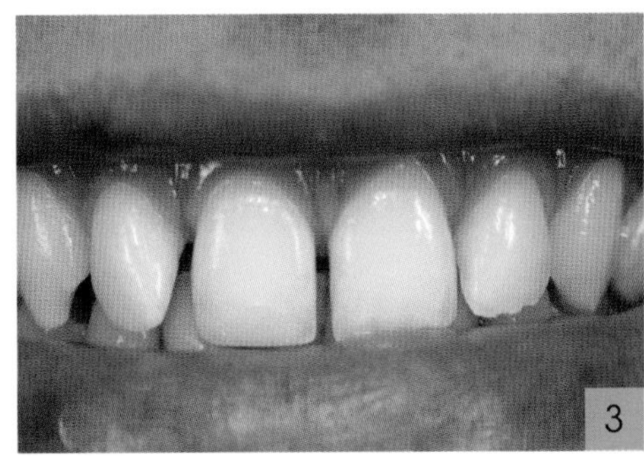
3

首先，牙医制作了美学诊断蜡型，从蜡型上能发现两个治疗难点（**图4**）：右上侧切牙由于扭转，其前庭空间太小；其次，左上中切牙的龈缘顶点过高。然后制作透明硅橡胶模板（**图5**），先直接在口内试戴后（**图6**），将流体树脂注入模板中（**图7**）。

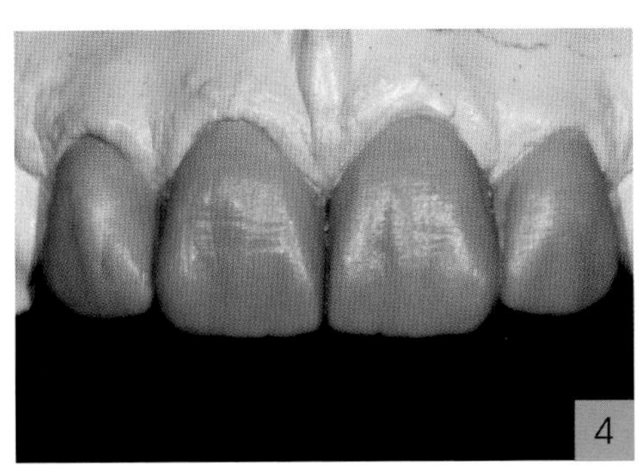
4

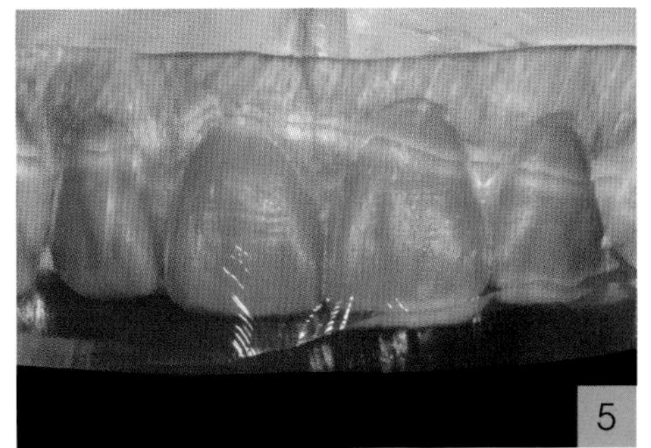
5

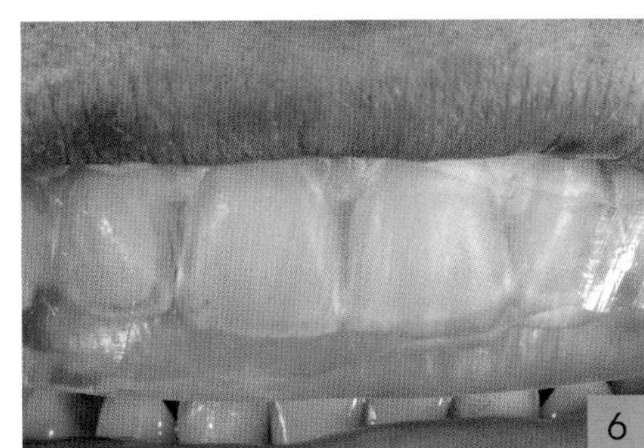
6

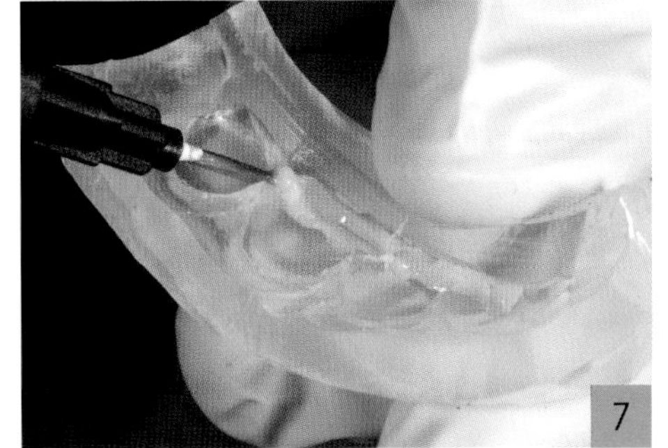
7

将注入流体树脂的透明硅橡胶模板在患者口内就位（**图8**），光照固化后就形成了树脂诊断罩面，再仔细检查和评估美学性及功能性方面的细节（**图9**）。这些方面可以通过多方位图像如唇齿照、口内照及侧面照进行评估（**图10～图13**），尤其是微笑时面部照（**图14**）。尽管树脂诊断罩面只有薄薄一层（仅零点几毫米厚），但患者的前牙美观度已有很大的改善。

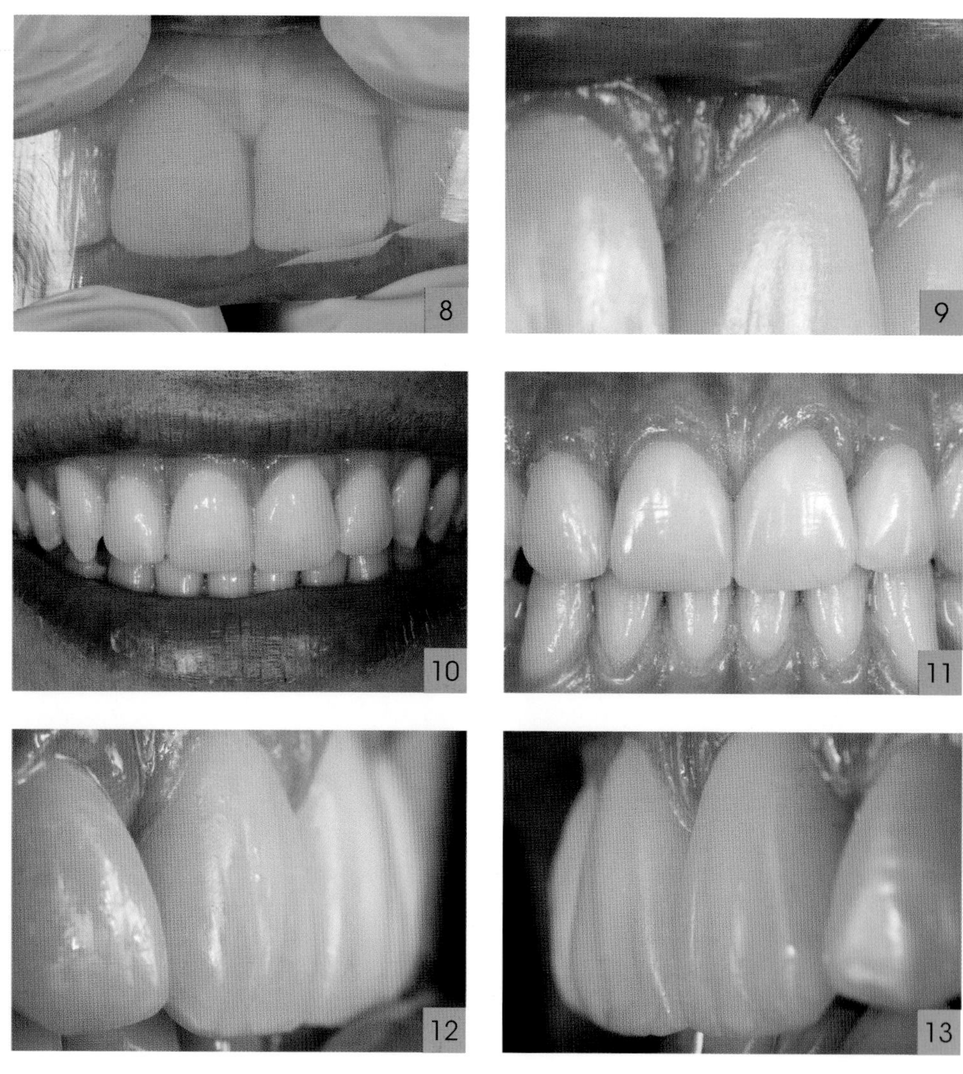

患者看到这样的美学效果兴奋不已，然而他还是佩戴了好几天诊断罩面来感受其美观性并记下需要修改或改进的地方，以便下次复诊时与医生共同探讨。

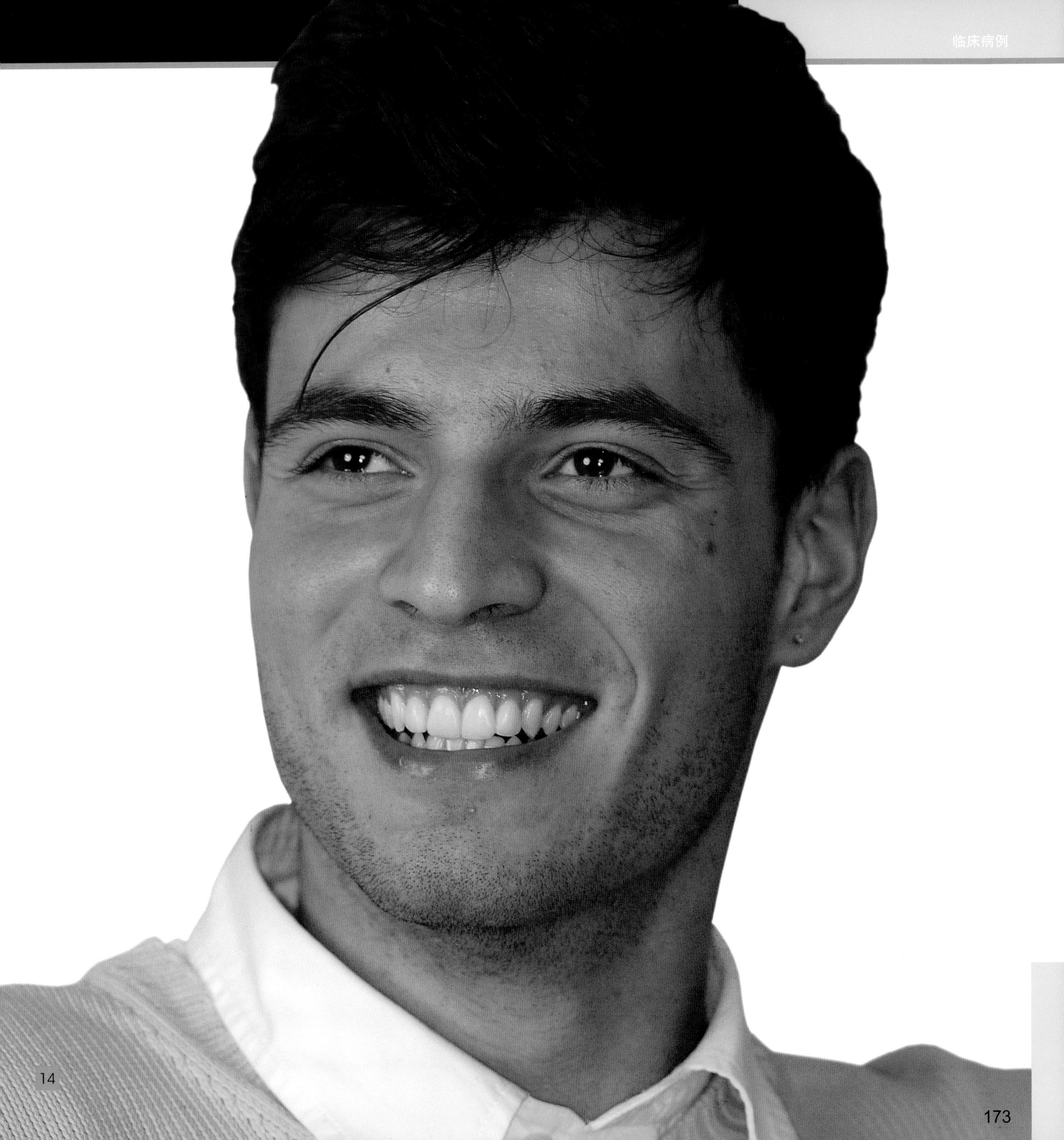

14

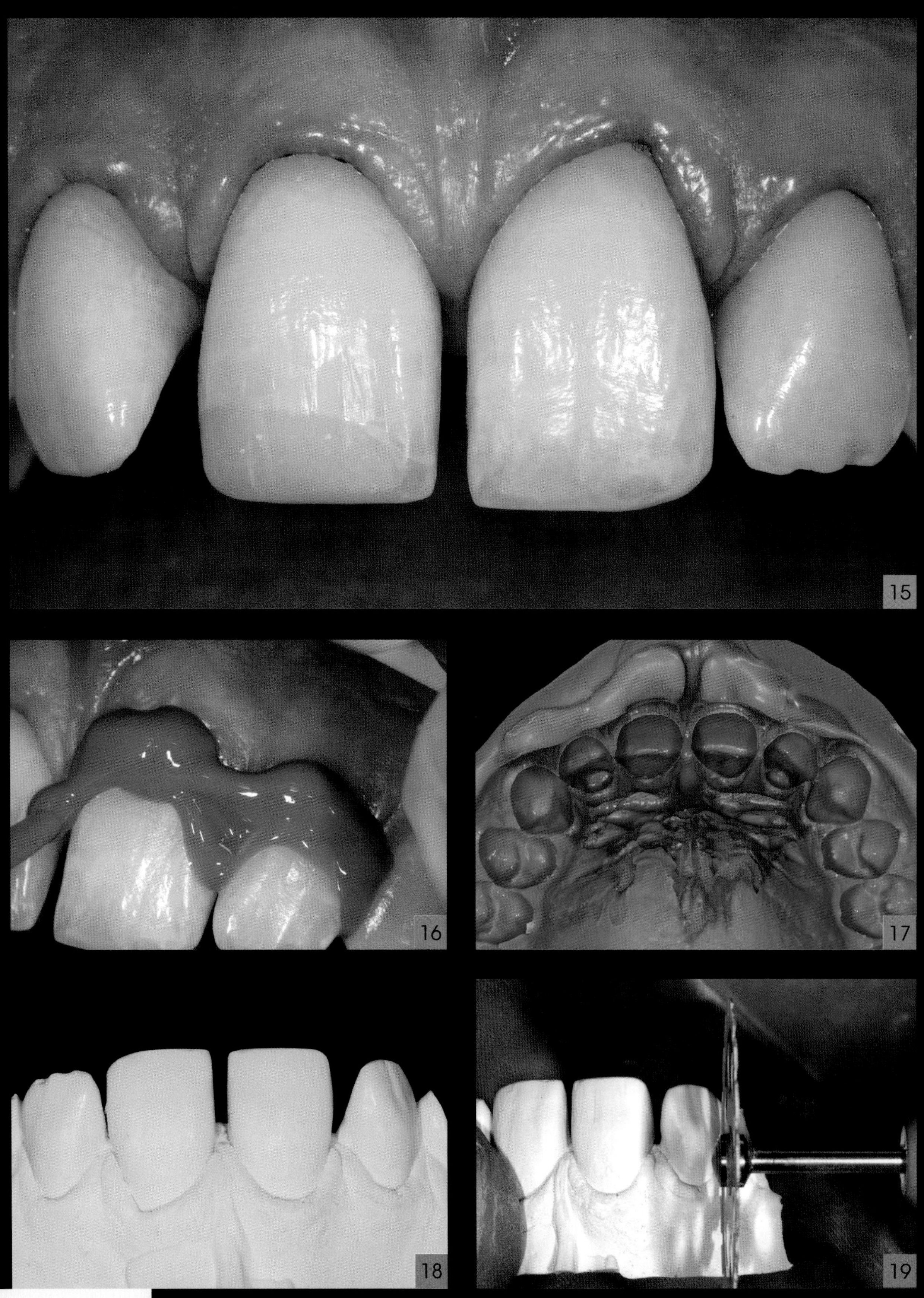
15
16
17
18
19

患者最终接受4颗上前牙的无牙体预备的瓷贴面修复。但由于左上侧切牙轻度扭转，需对其近中区域施行最小量牙体预备（磨除釉质0.2mm），其余3颗牙均未行任何牙体预备。尽管不进行牙体预备，为获得支持组织的正确形态，需要进行排龈（**图15**）。模型制作需要采用硅橡胶印模（**图16，图17**）。为了得到更精准的主模型，首先将所有修复牙位复制树脂代型（**图18**），然后再使用金刚砂片分割开来（**图19**）。

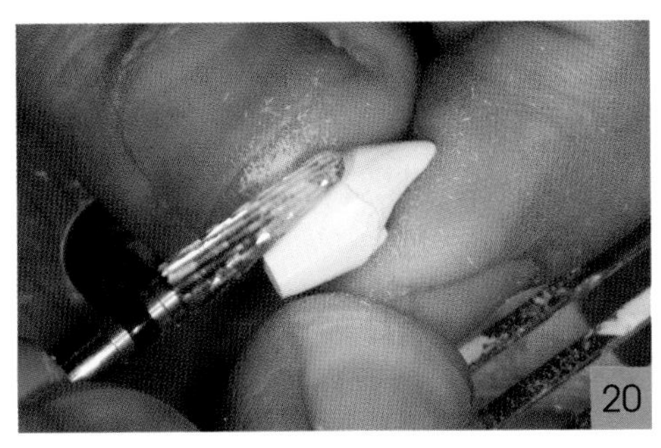
20

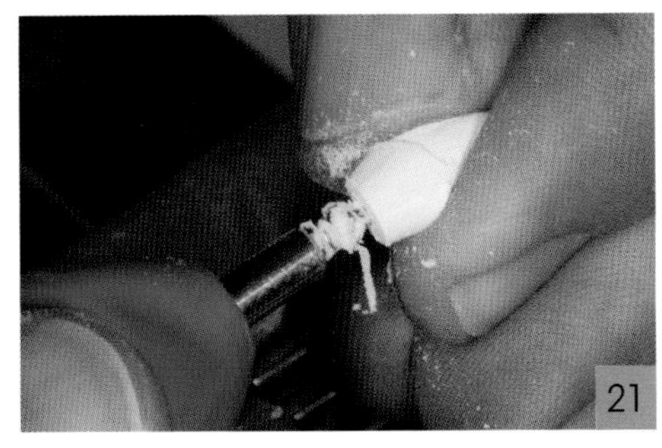
21

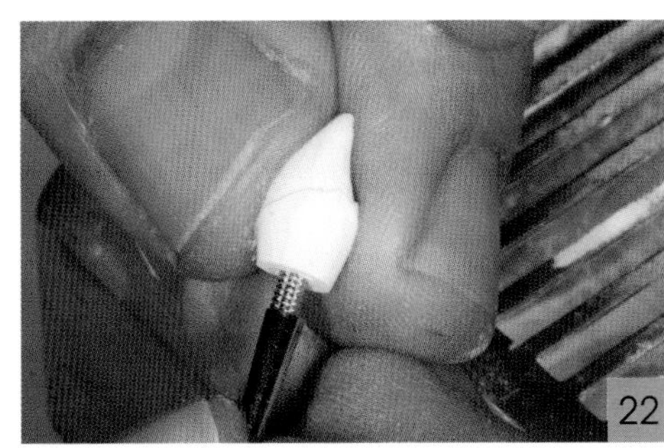
22

首先用圆锥形模头修整分离代型的基座（**图20**），再用定位梢在代型基座底部钻孔（**图21**）。在孔内旋入一个可拆卸的扁面锥形销（**图22**）；将可拆卸树脂代型就位于硅橡胶印模中（**图23**），用IV级石膏灌模（Fujirock, GC；**图24**）。至此，带可拆卸树脂代型的石膏模型就制作完成了（**图25，图26**）。

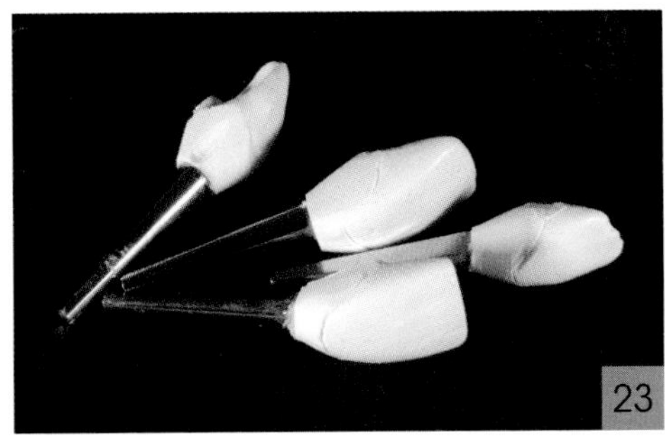
23

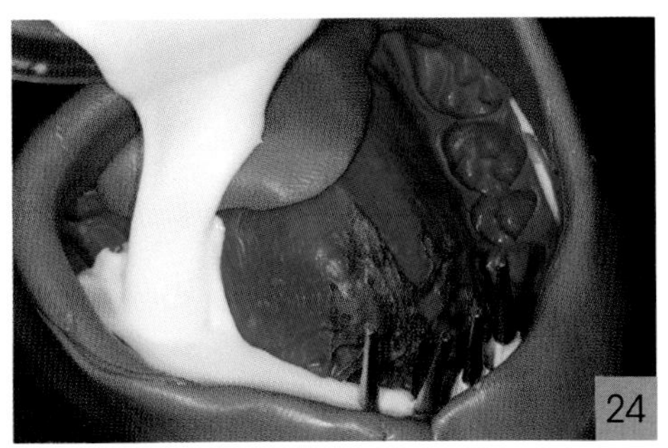
24

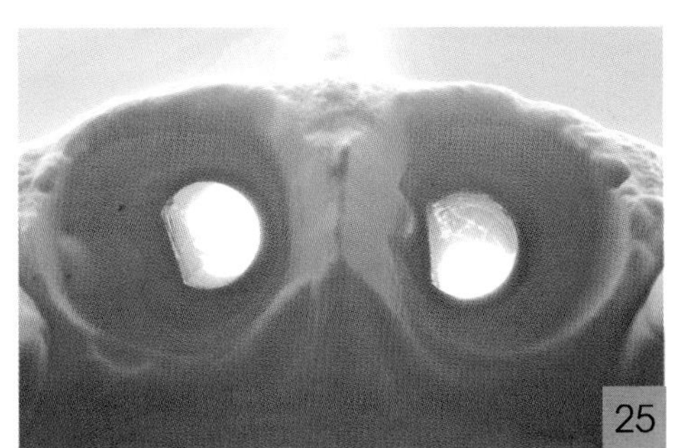
25

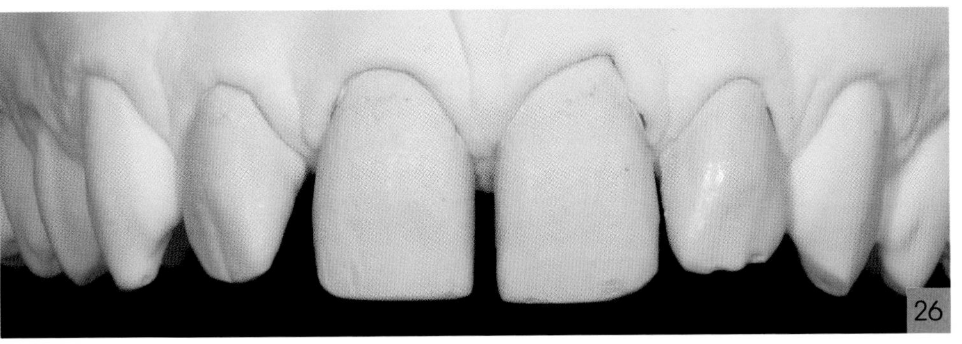
26

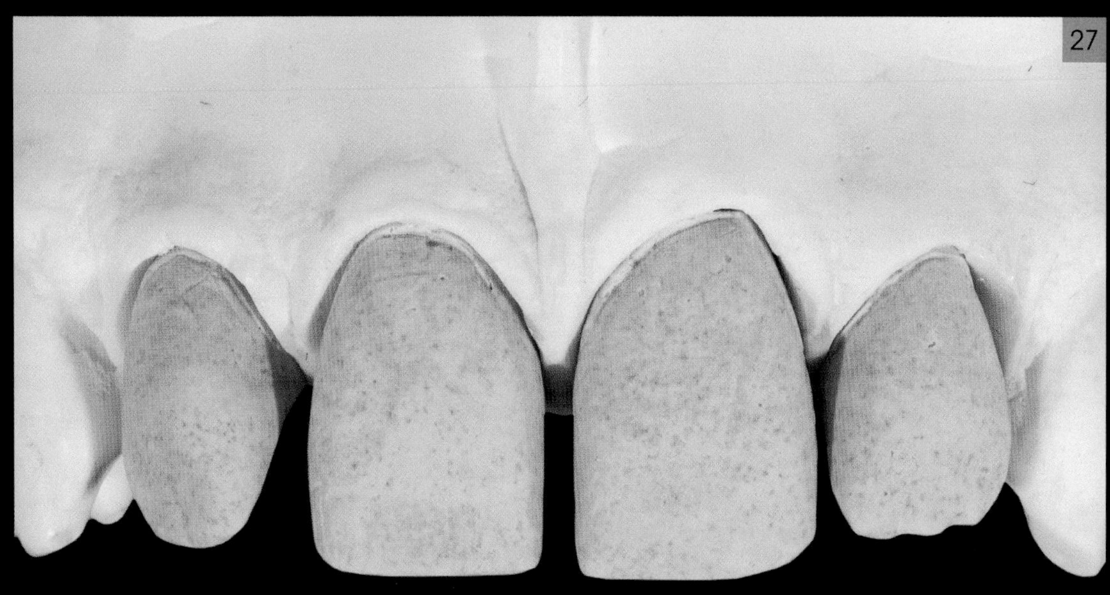
27

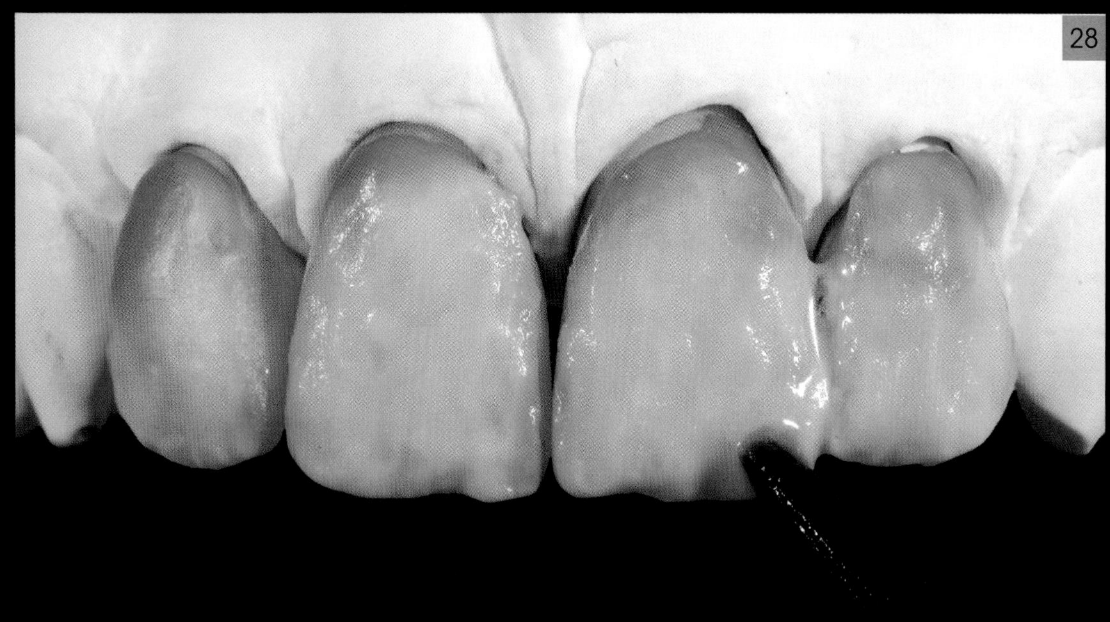
28

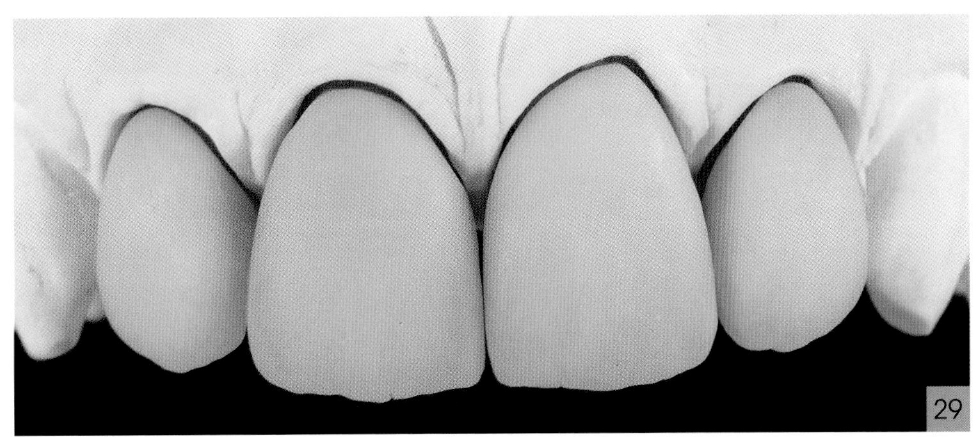
29

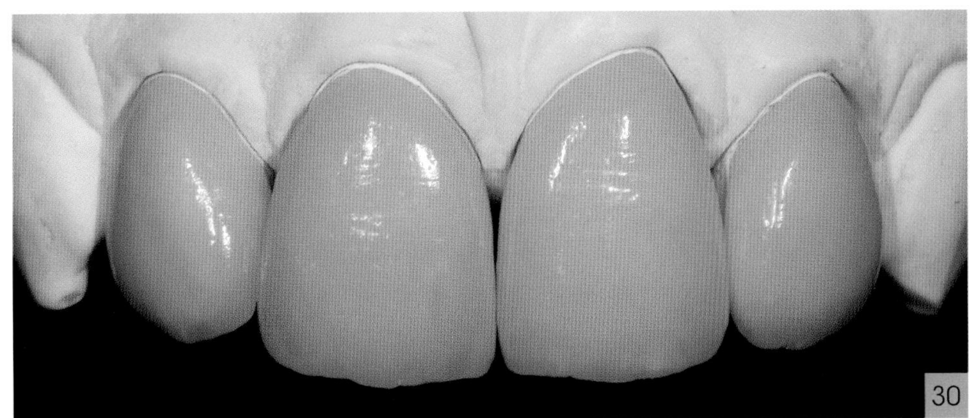
30

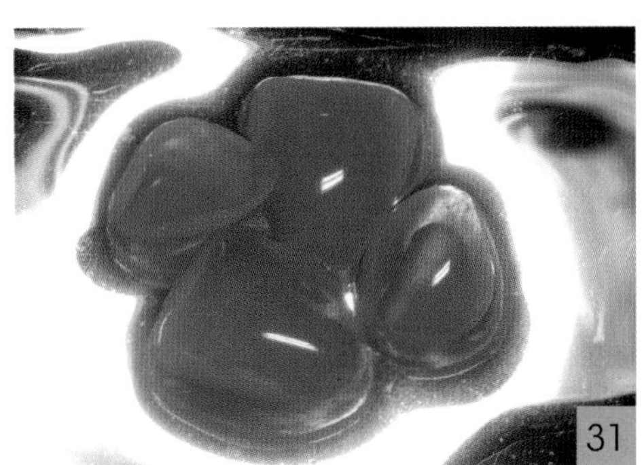
31

该病例的瓷贴面是采用长石质瓷粉分层堆塑制作，使用G-Cera Orbit Vest（GC）复制带涂层的树脂代型（**图27**），代型表面耐火衬里材料处理后再开始烤瓷分层堆塑工艺（**图28**）。

在陶瓷焙烧和表面修整后（**图29**），贴面在烤瓷炉中初步抛光，随后最终机械抛光，从而使瓷贴面显示更自然的外观（**图30**）。这种在耐火代型上直接层层堆塑烤瓷技术能满足超薄瓷贴面制作（**图31～图33**）。

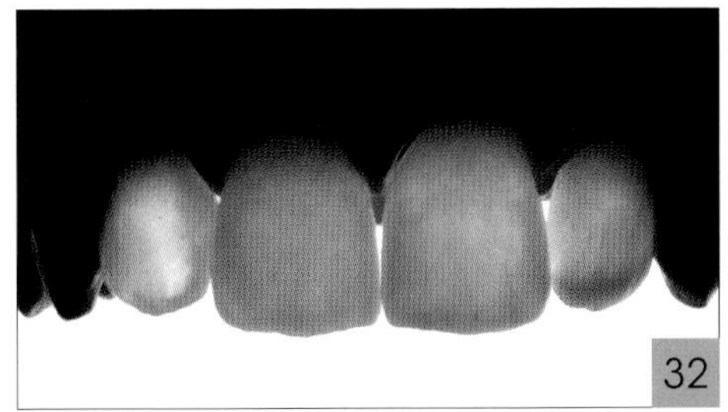
32

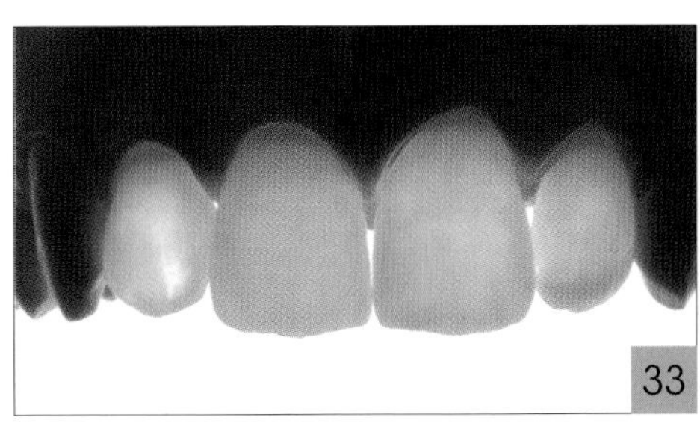
33

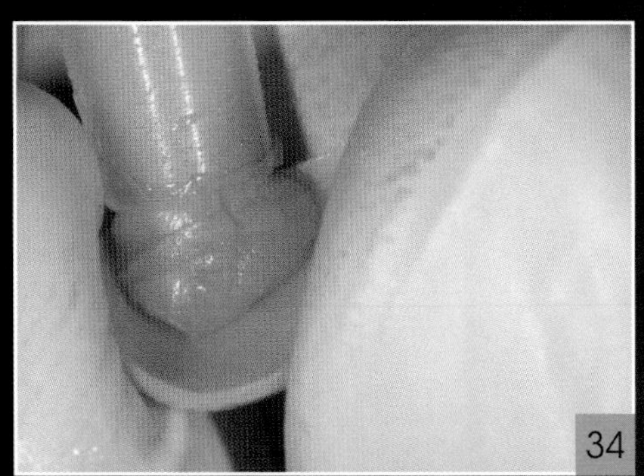
34

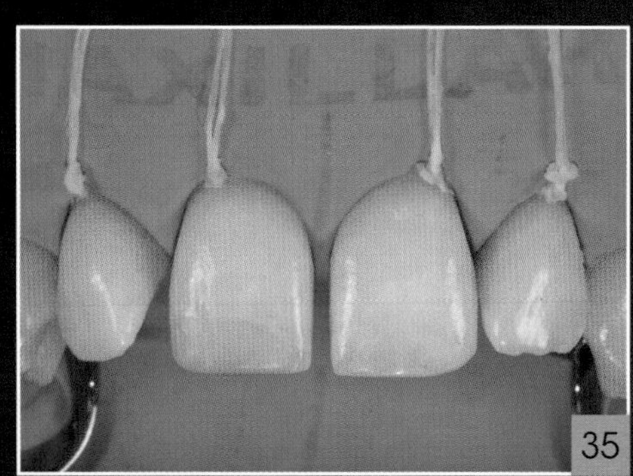
35

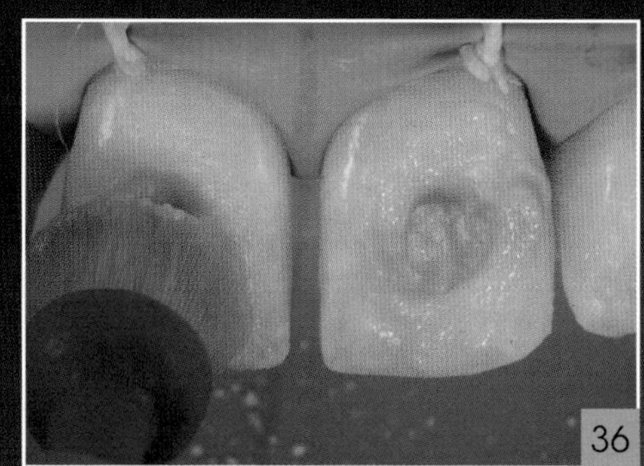
36

在瓷贴面完成后，医生可通过使用试色糊剂来选择合适颜色的粘接剂（**图34**）；然后用橡皮障隔湿牙齿，用牙线绑扎前庭结来固定术区的橡皮障边缘（**图35**）。在这类涉及多颗牙修复的情况下，最好不要使用锥形挂钩，而是仅使用橡皮障架，一般可以清除多余的材料而不用担心挂钩影响到口腔内；此外，挂钩很难控制自如。

用氨基乙酸或00#的浮石糊剂（超细颗粒）彻底清理牙齿表面（**图36**）。由于这些物质具有良好的水溶性，是清洁牙面的首选。用25μm的氧化铝颗粒喷砂彻底去除右上中切牙的旧树脂修复体（**图37**）。接着用大量水冲洗去除酸中含有的硅粒子（**图38**）。

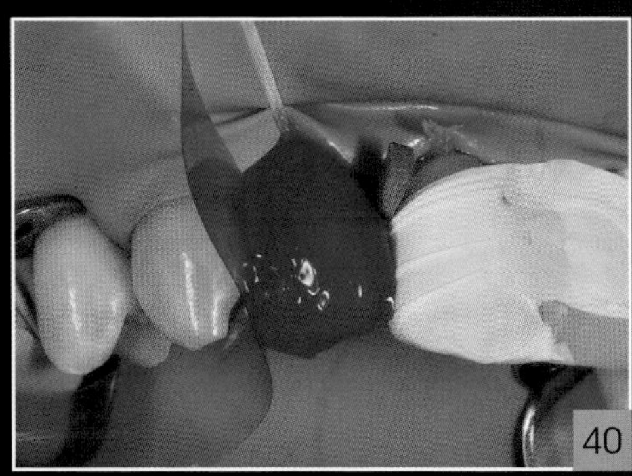
40

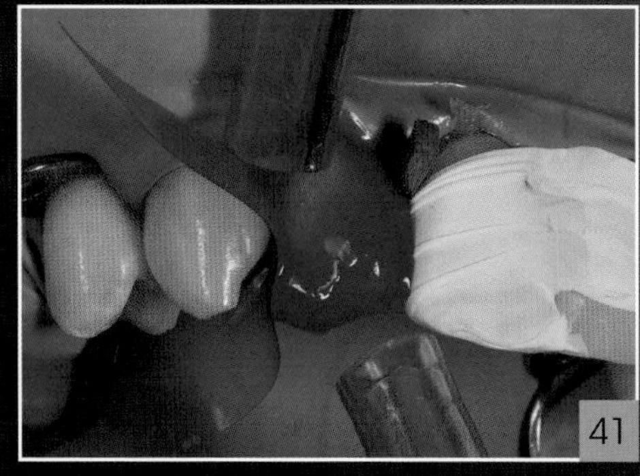
41

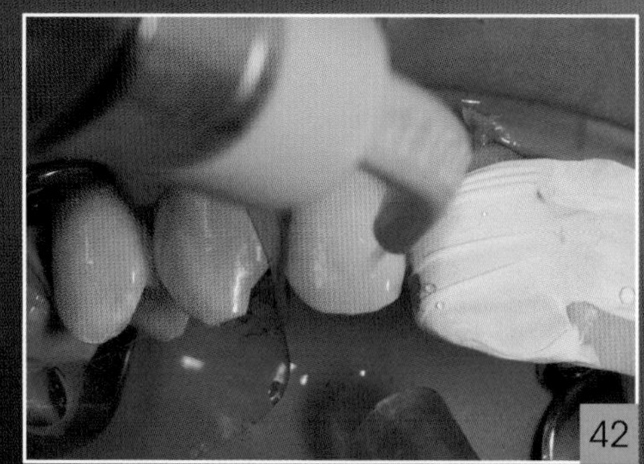
42

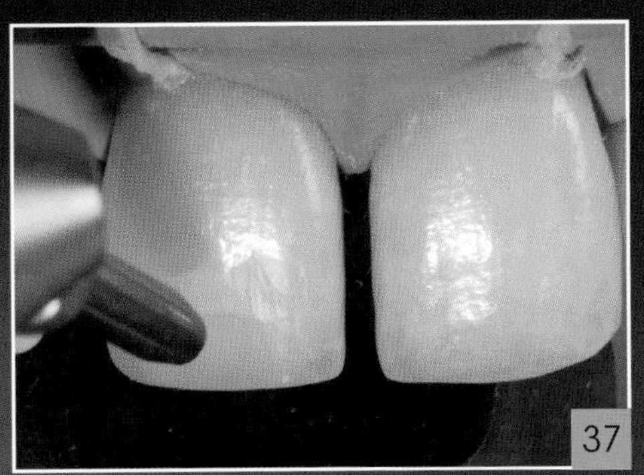
37

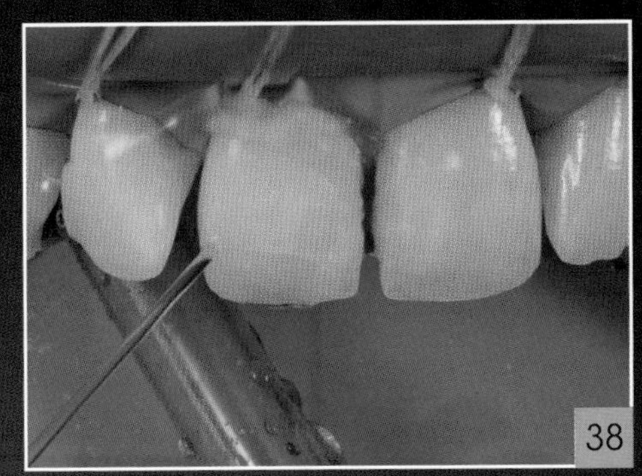
38

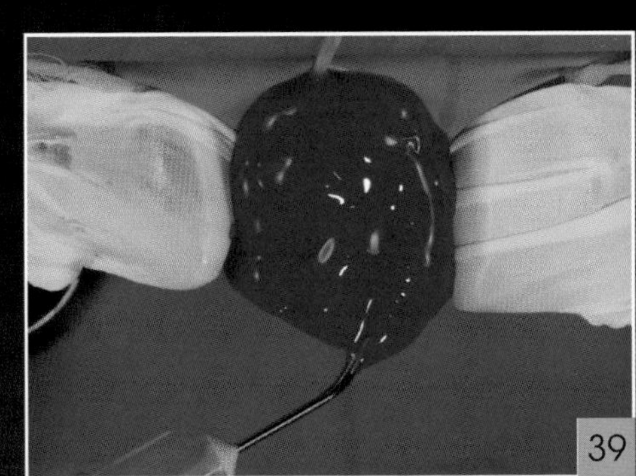
39

在粘接贴面之前，需要用聚四氟乙烯密封带将邻牙完善隔离，以确保邻牙免受潜在污染而影响其他贴面的粘接强度。由于该病例是无牙备贴面修复，釉质层完好无缺，因此采用37%的磷酸酸蚀牙面釉质60秒（**图39，图40**）。酸蚀完毕后，先使用吸唾器吸去牙面的酸蚀剂以免其扩散（**图41**），然后仔细地冲洗30秒以上以去尽酸蚀剂（**图42**）。

牙面彻底脱水后（**图43**），开始粘接步骤（**图44**）。此外，建议在贴面酸蚀区域（组织面）边缘涂布隔离剂，以保护贴面的唇面（抛光面）不受酸蚀剂的破坏（**图45**）。

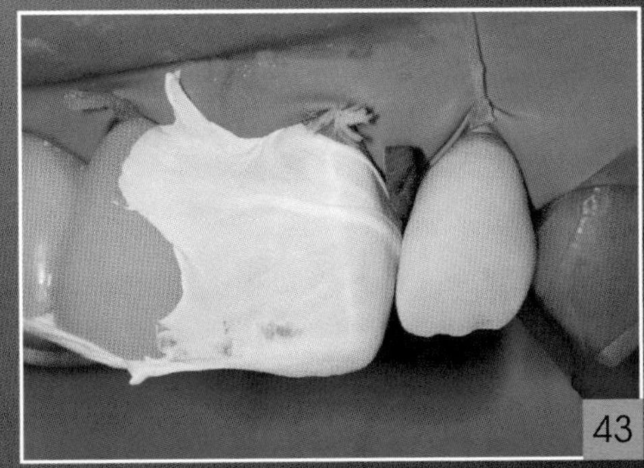
43

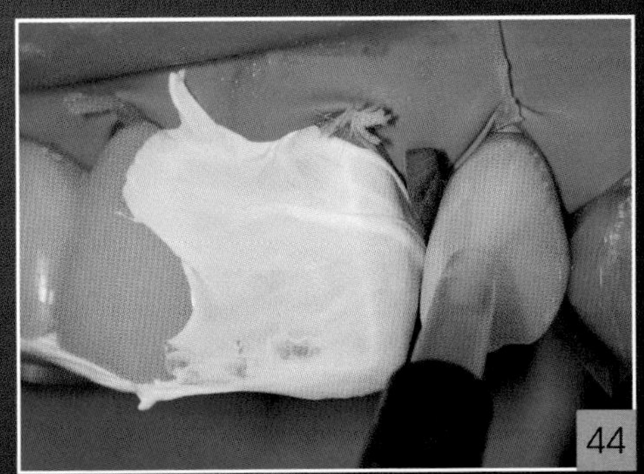
44

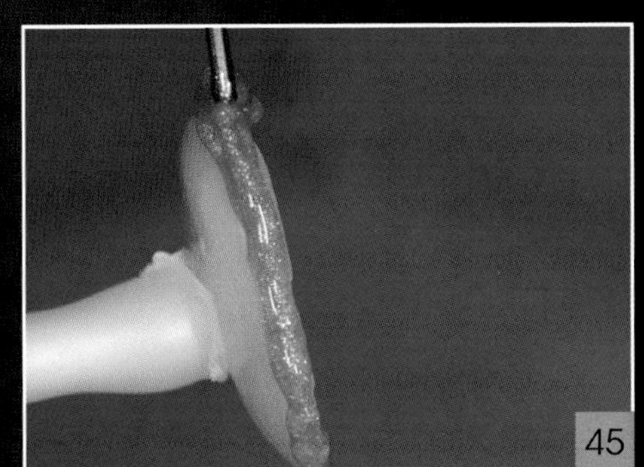
45

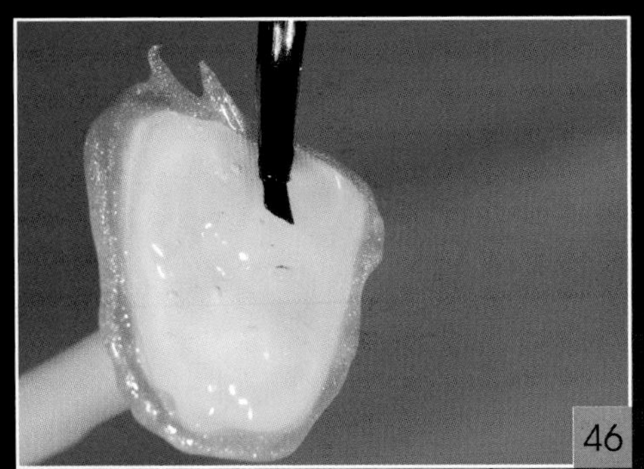
46

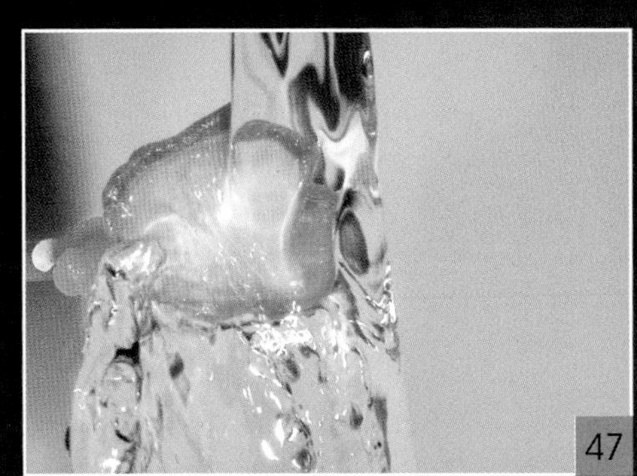
47

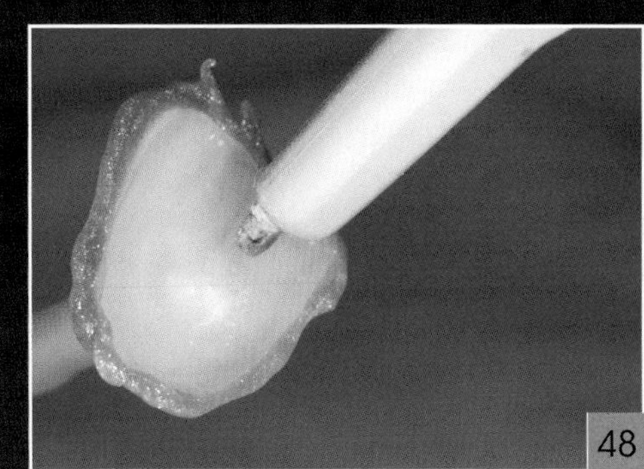
48

用10%氢氟酸酸蚀贴面组织面60秒（**图46**），用水彻底冲洗后仔细干燥（**图47，图48**）。随后用37%的磷酸替代超声水浴对贴面进行二次酸蚀5秒钟，以避免过酸蚀而增加贴面脆性（**图49**），并再次彻底冲洗（**图50**）。这时，用Monobond硅烷偶联剂（义获嘉伟瓦登特）处理瓷贴面，静置60秒（**图51**），随后先后涂布粘接剂和先前选定颜色的树脂水门汀（**图52，图53**）。

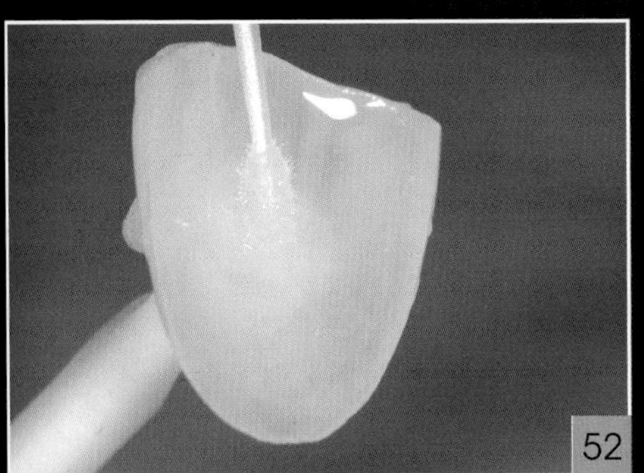
52

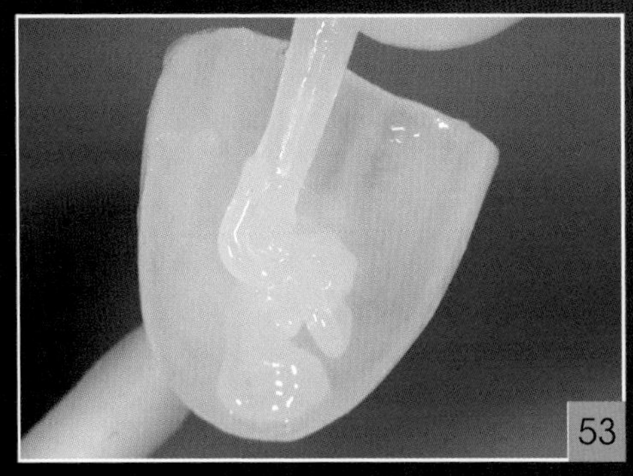
53

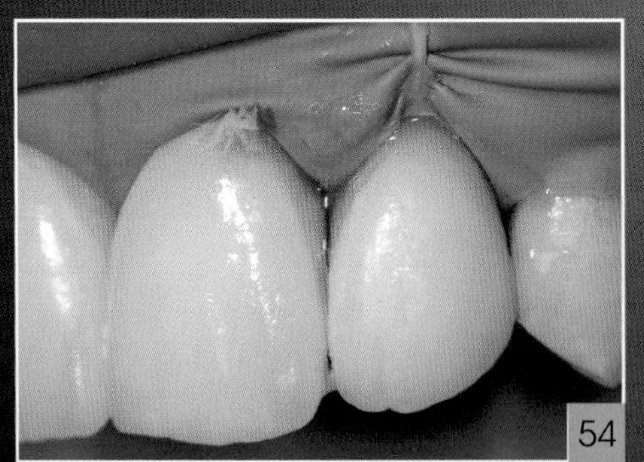
54

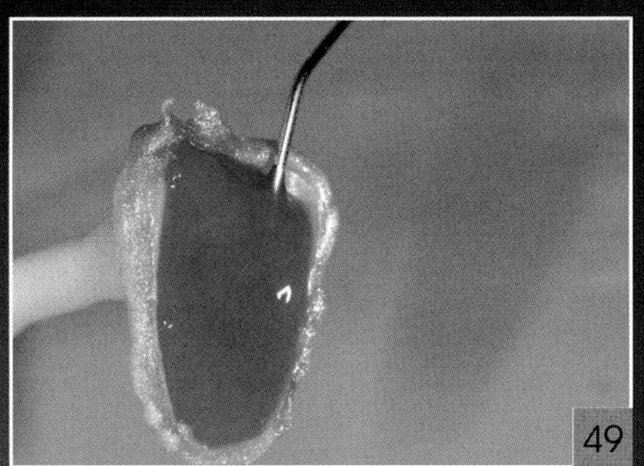
49

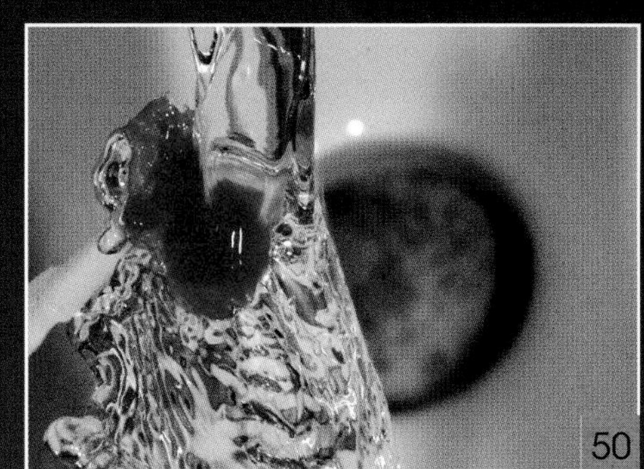
50

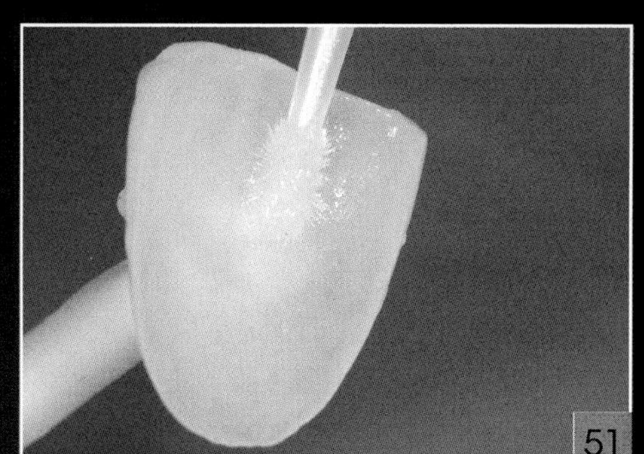
51

从中切牙开始逐一粘接贴面，这样就可以立即评估贴面是否就位于预设的正确位置。

用探针、牙线及小棉棒去除多余的水门汀（**图54**），随后初步光固化几秒钟，以保证必要的时间来去除所有的残余水门汀，最后在每个面光照1分钟彻底固化树脂水门汀（**图55**）。在彻底聚合前，牙面上涂布丙三醇阻氧剂，有助于防止形成表面的氧化抑制固化层（**图56**）。

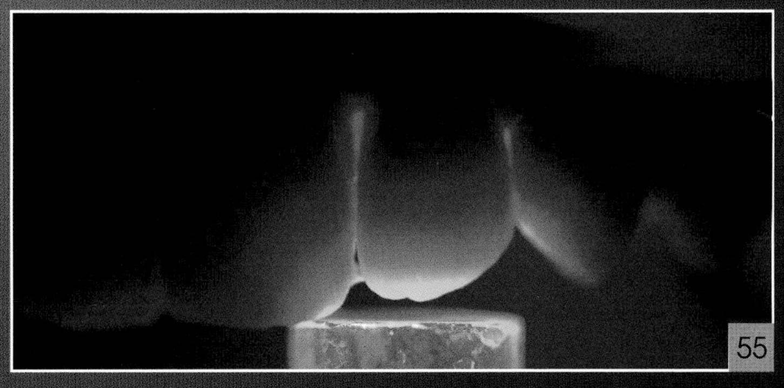
55

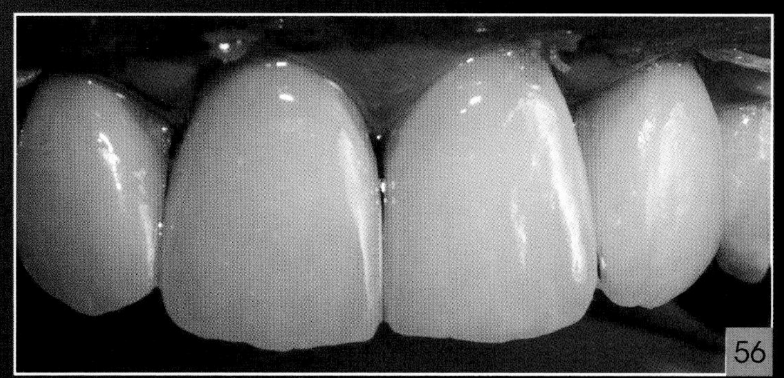
56

贴面粘接数天后复查，患者和医生均能欣赏到最终的前牙美学修复效果，口内照、唇齿照及面像照全方位显示了良好的美学效果（**图57～图59**）。

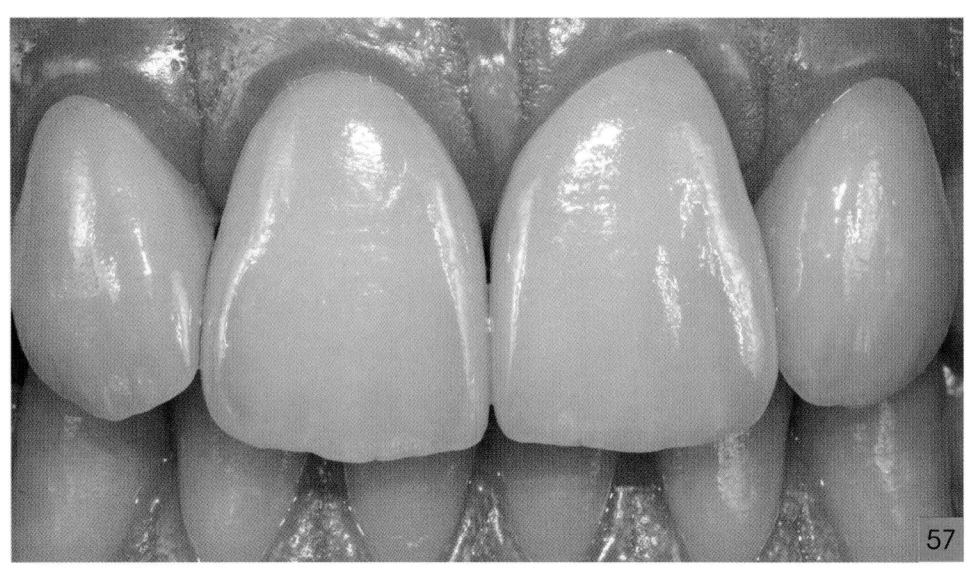

57

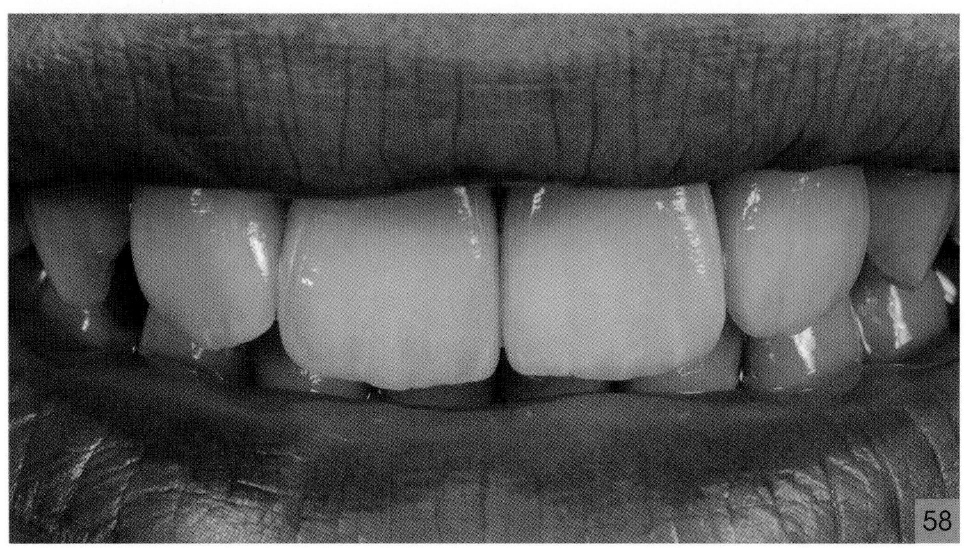

58

治疗结果的满意度最终由“高级法官”——患者本人评估。毫无疑问，患者非常满意该病例的美学设计和美学效果，更重要之处是无牙体预备的无创治疗完美契合了患者的健康初衷。

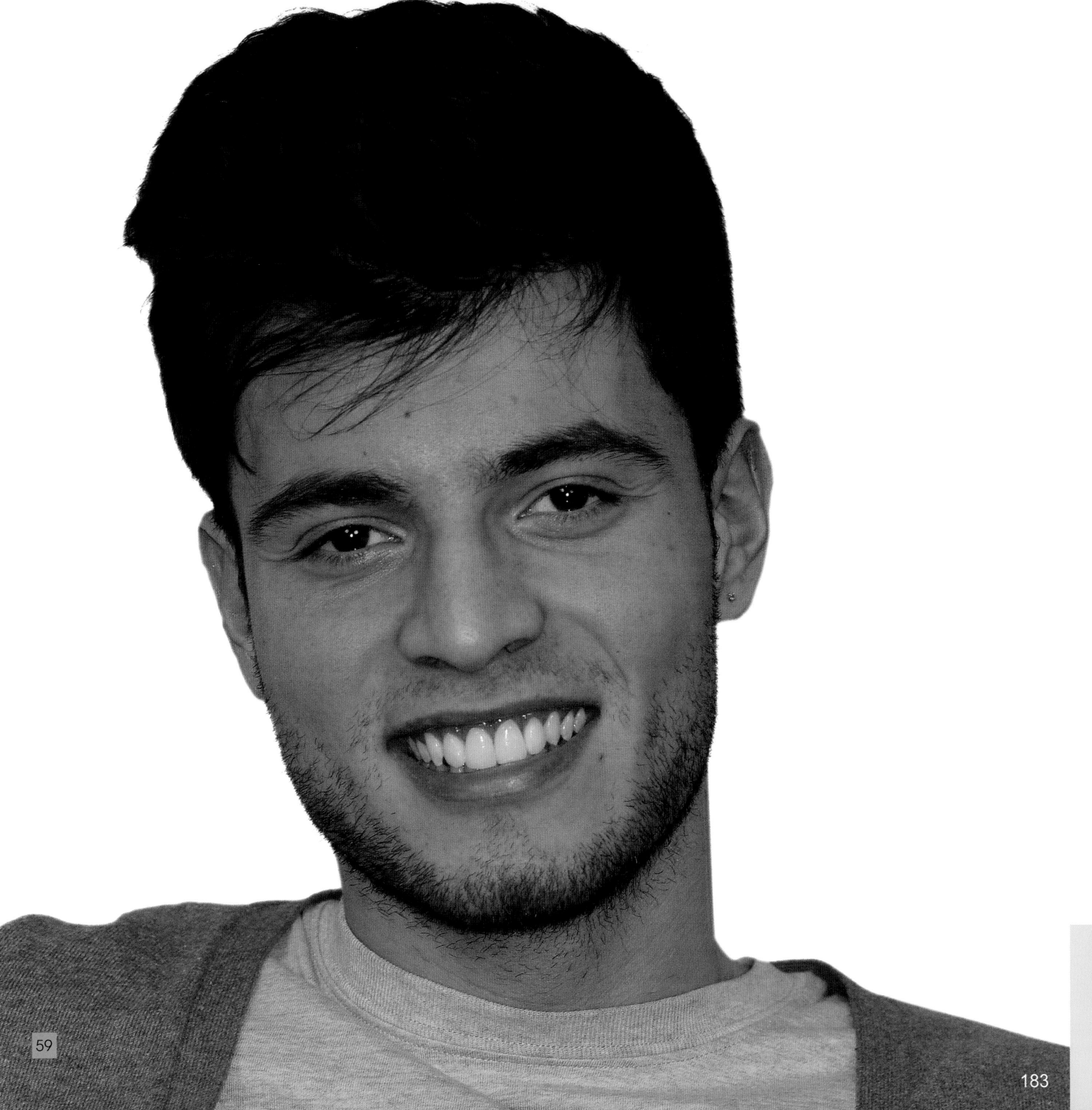

59

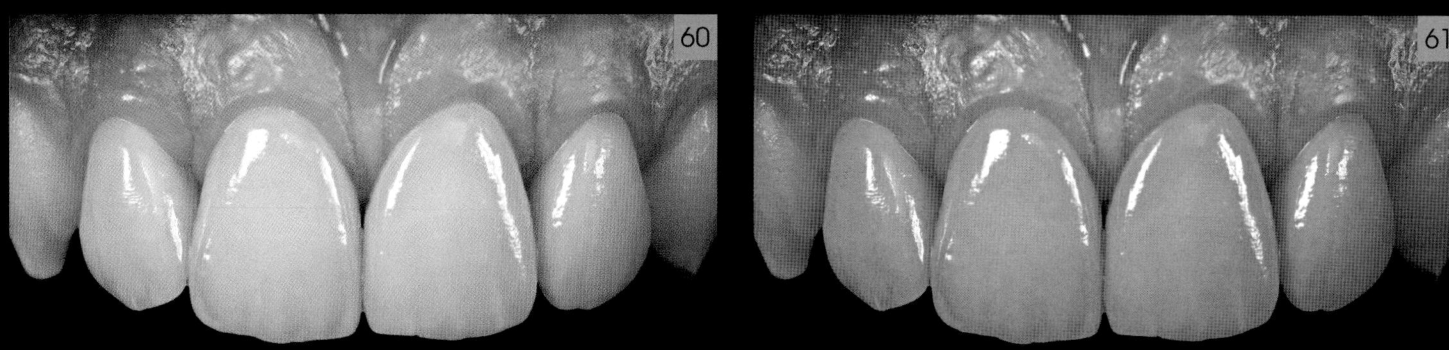

修复体的形态、阴影层次效果通过彩色和黑白照片充分表现出来（**图60，图61**）。同时，腭侧面照则显示了牙体-修复体之间极为严密的粘接界面（**图62，图63**），**图64**呈现了另一个面部特写。

一切都那么完美，修复效果也令人十分满意：无牙体预备，优化的美学效果，牙齿牙周组织健康稳定。

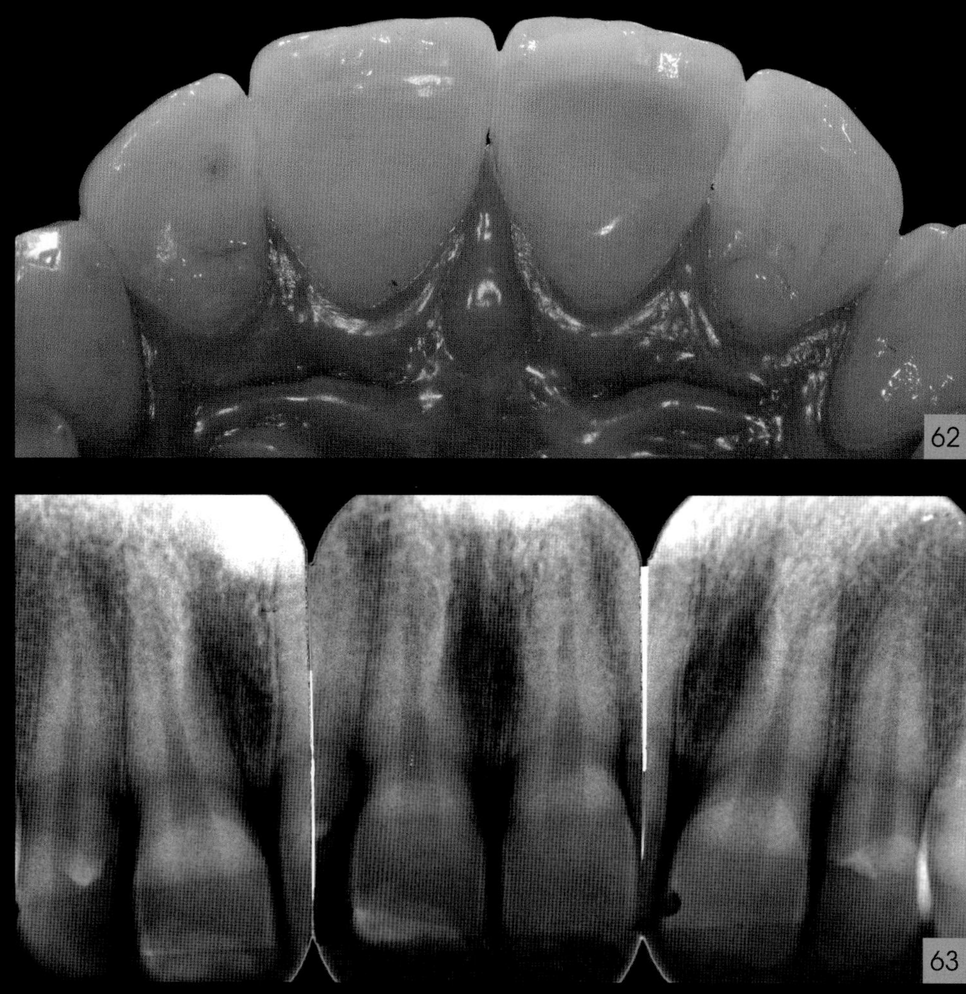

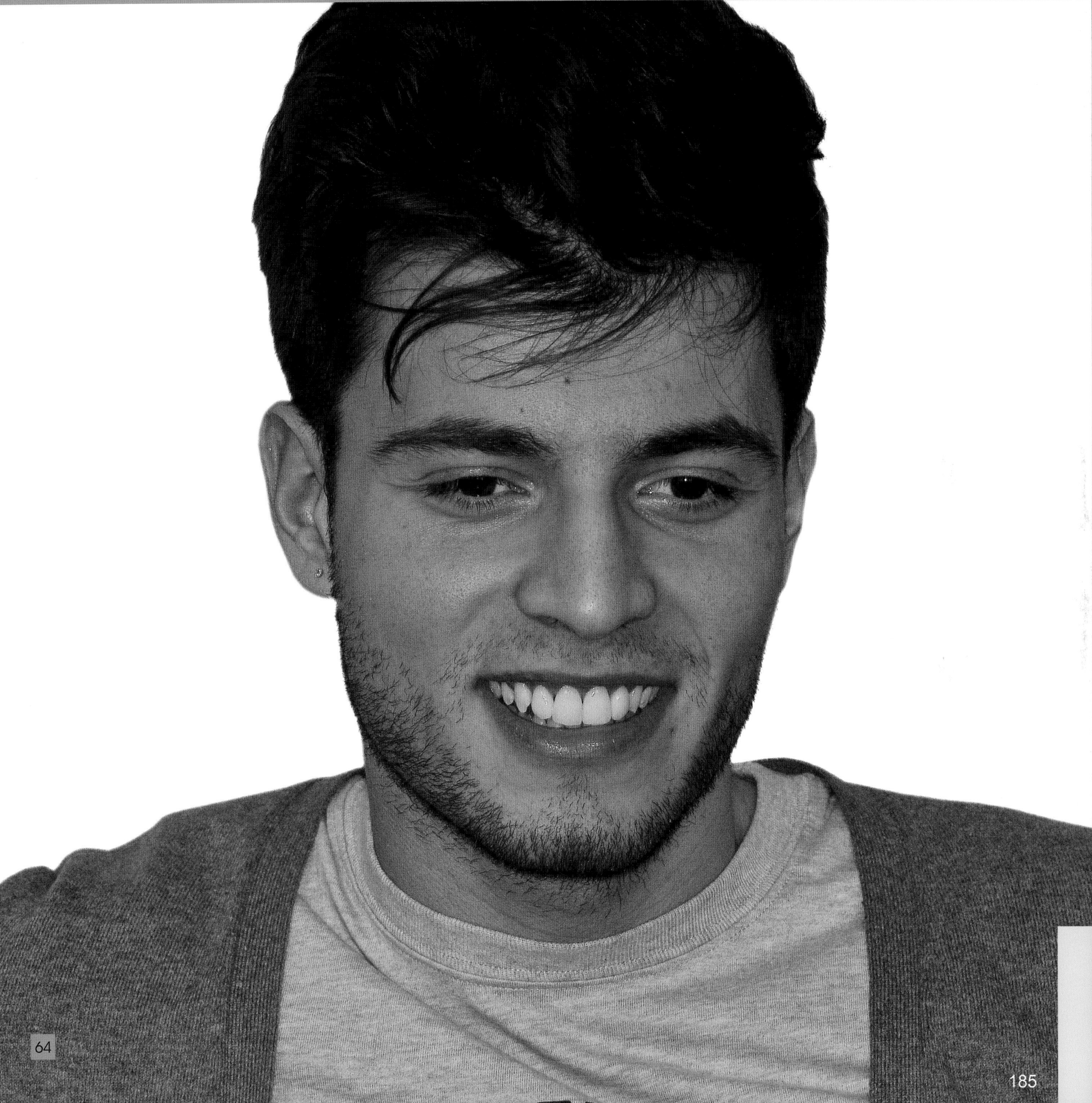

64

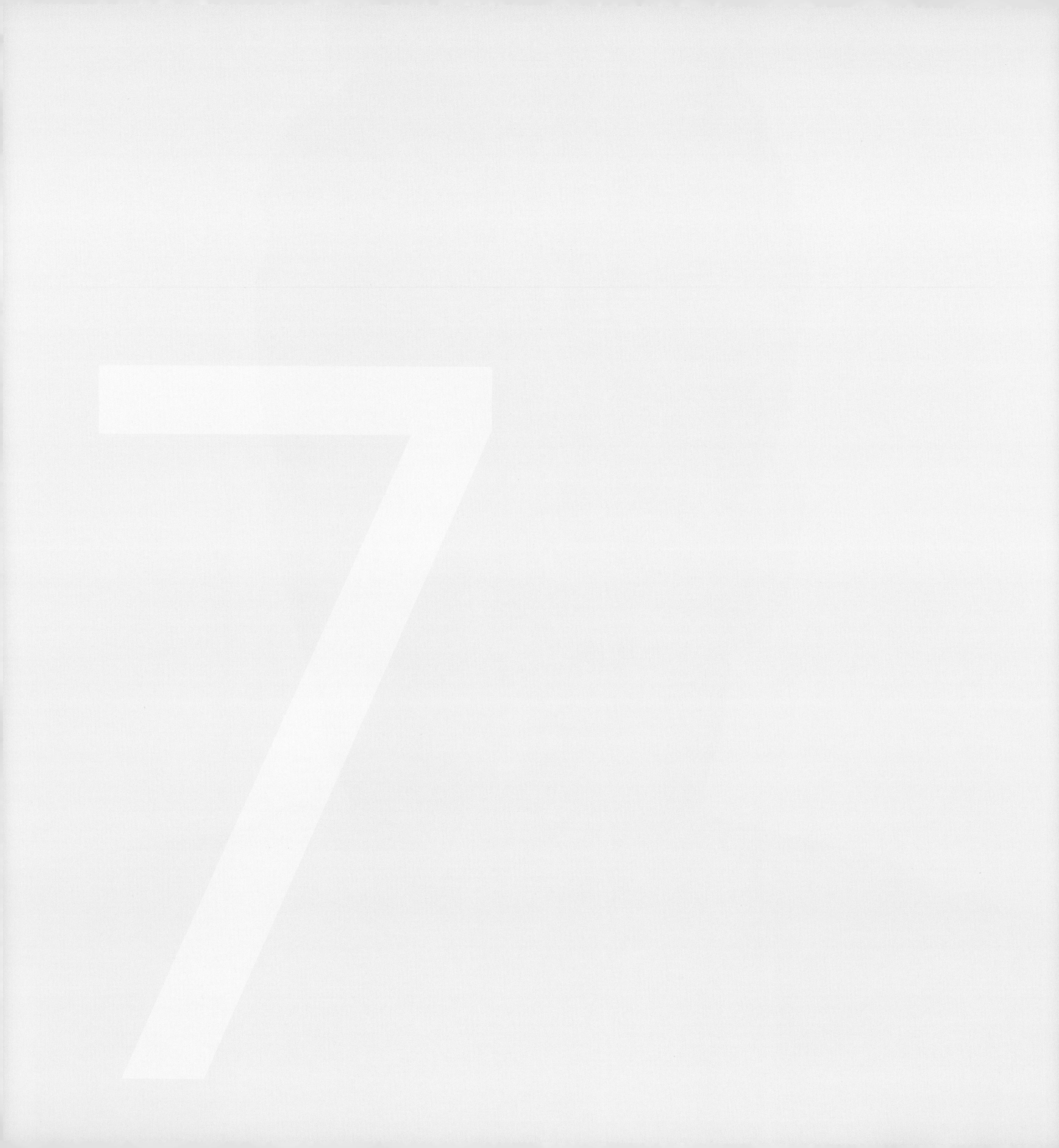
7

Vincenzo Musella, Massimo Rossi

临床病例 clinical case 7

复杂咬合重建——二硅酸锂基玻璃陶瓷贴面及铸造金属烤瓷冠修复

complex rehabilitation with lithium disilicate veneers and pressed metal-ceramic crowns

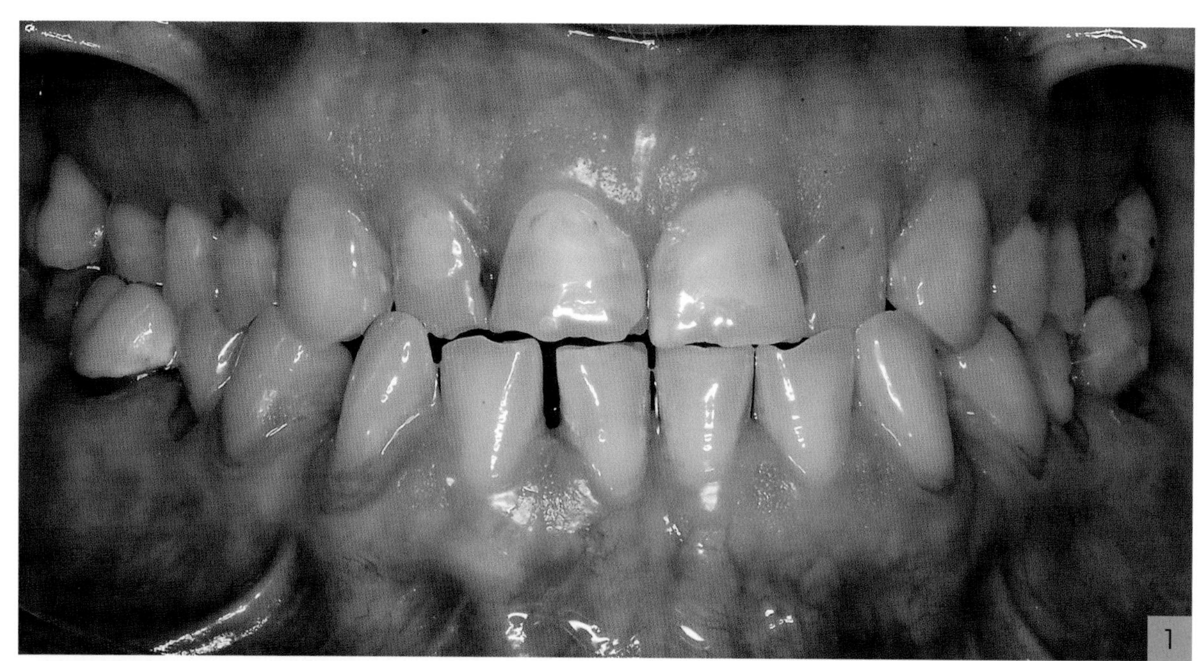

1

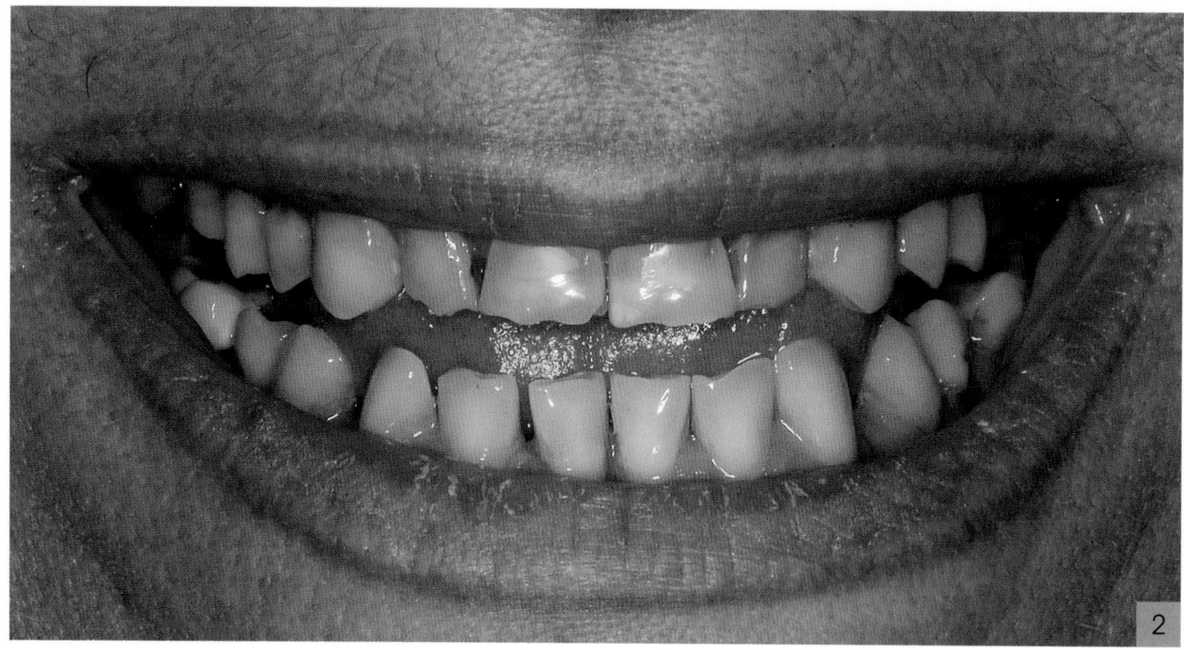

2

63岁女性患者，因涉及全牙列的重度磨耗而就诊。无系统性疾病史，无吸烟史，口腔卫生良好。牙周健康，除了左下第二磨牙舌侧存在7mm的附着丧失，病变累及根分叉（**图1～图11**）。鉴于解剖形态不够理想，牙根分离，医生决定拔除该牙。仅有右下第二磨牙进行冠修复，但其根管需要再治疗。其余牙均为活髓牙，其中部分做过牙体保存治疗。

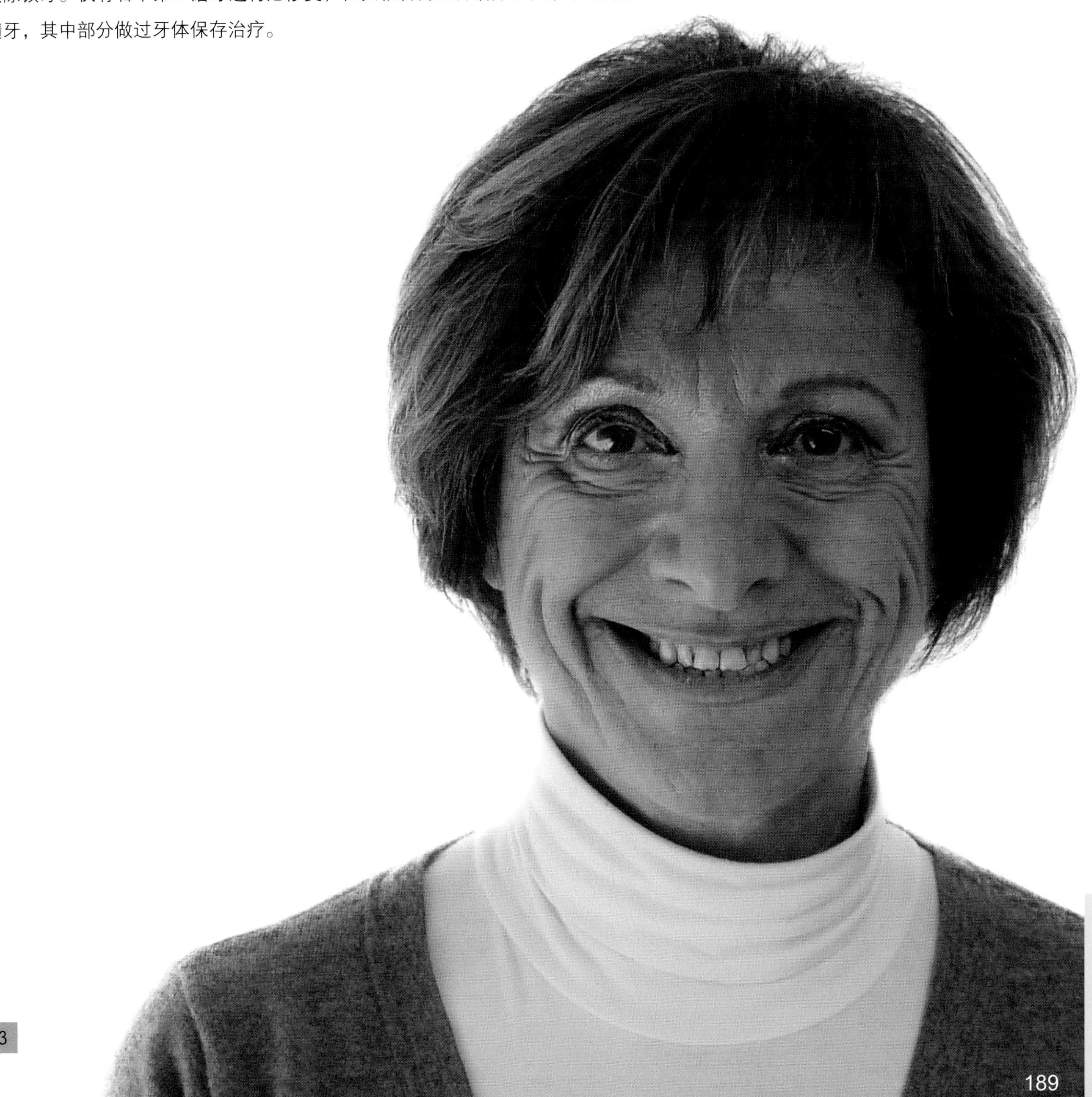

3

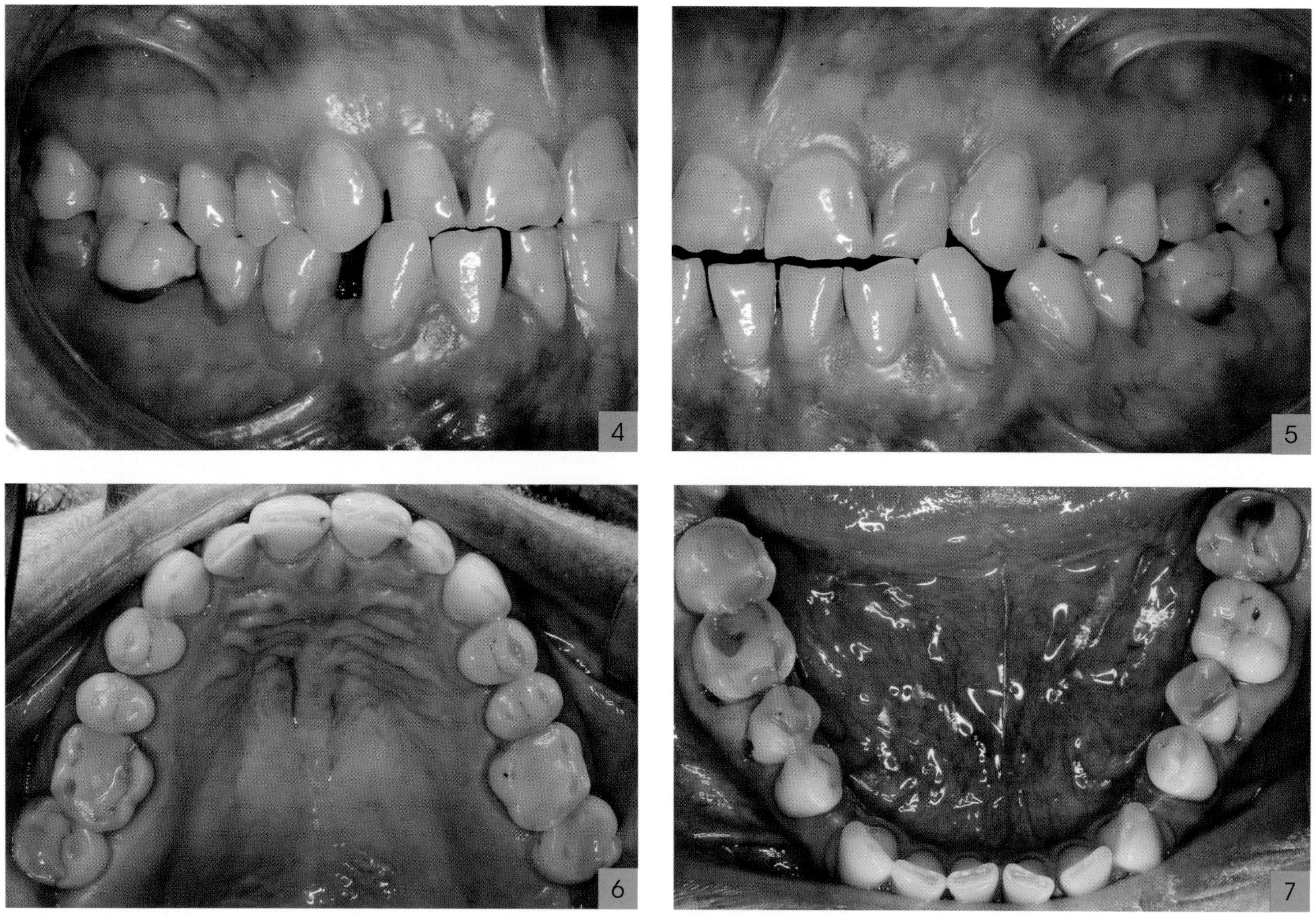

治疗计划包括：应用加法技术通过贴面、嵌体进行牙体形态的重建，以及对右下第一磨牙冠修复以恢复正确的咬合。头影测量分析提示患者有长颅形侧面外形并且存在骨性开骀，因此，患者面下1/3高度高于平均水平。模型及照片分析提示：中切牙呈对刃咬合关系，下颌切缘暴露明显，且双侧磨牙区反骀。

这些检查提示需要增加垂直距离以恢复正确的咬合平面以及调整适当的覆骀、覆盖关系。然而，增高垂直距离会进一步加长面下1/3的高度，并导致下前牙的暴露量更为明显，这两点相互矛盾。医生和患者决定先恢复前牙的美观，而暂不考虑后牙的咬合关系。为了获得实现正确的咬合关系所需的空间，决定先在前牙切端加长1.5mm，推迟后牙区诊断蜡型的制作。

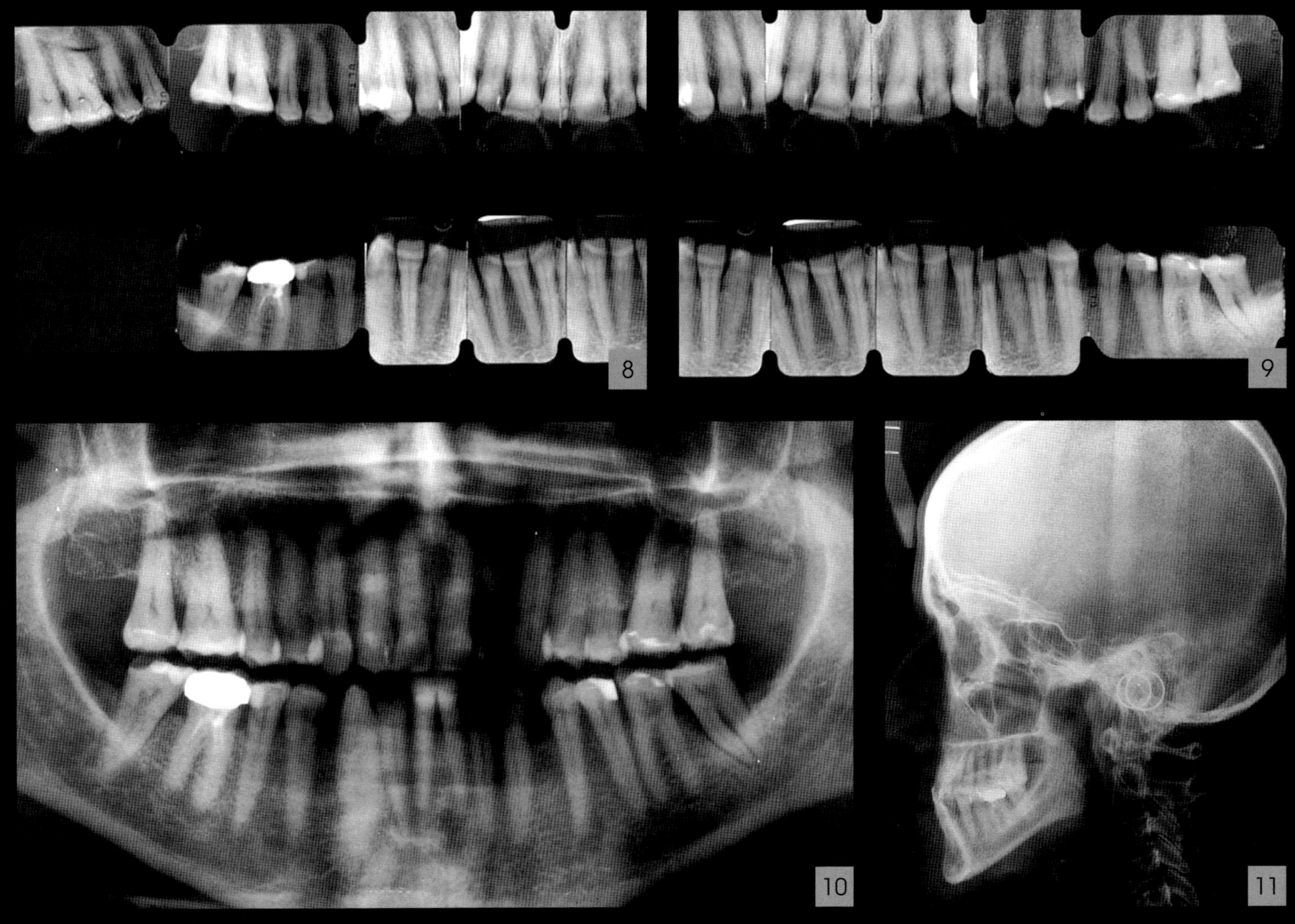
8
9
10
11

根据上下颌前牙区的美学蜡型分析（**图12**），医生通过制作透明硅橡胶导板来进行前牙区的美学预览（**图13**）。将复合树脂注入透明硅橡胶导板中，戴入患者口内并光固化（**图12～图20**）。

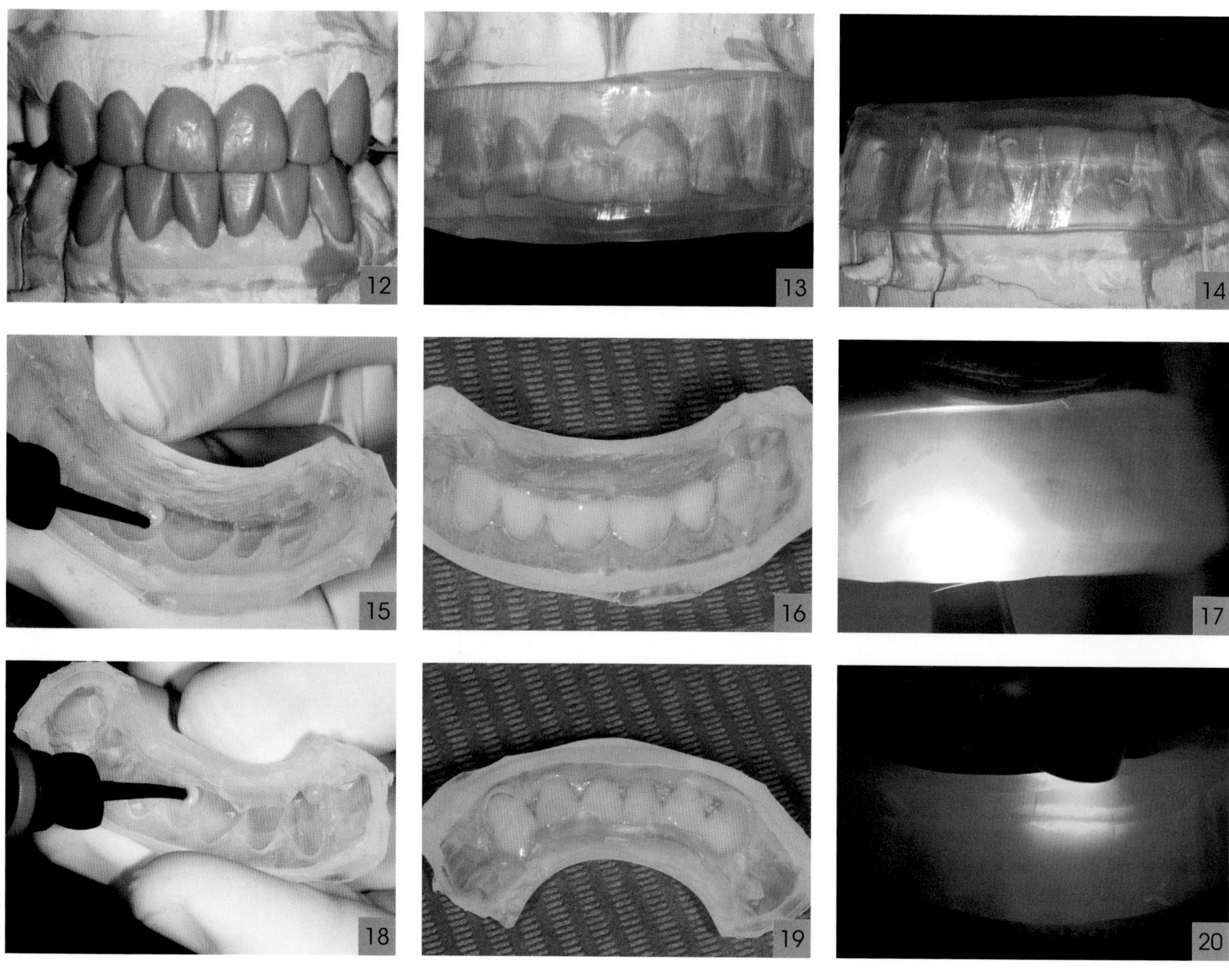

这时，医生可以根据美学原则分析笑线、切缘位置、中线，以及前牙比例等美学因素（**图21，图22**）。

此外，医生还需通过让患者进行语音分析来评估切缘的长度和位置是否合适。诊断树脂蜡型明显改善了前牙区的美观，患者也可以借此做出美学评估。由于诊断树脂在整个治疗过程中都将作为模板，并且决定最终的修复效果，因此在这个阶段必须花费充足的时间，详尽地检查诊断树脂的美学及发音情况等效果。需要强调的是，这种类型的复合树脂在牙面上十分稳定。因此，如果有必要可以直接在树脂上完成精修。而且患者戴入诊断树脂后不会感到不适。此外，诊断树脂脆弱易碎，可以轻易地从牙面上移除，且在口内软、硬组织上不会残留多余的材料。

通常，观察患者戴入诊断树脂后的反应是一件非常有意思的事情，因为患者所体验的是十分真实的最终修复效果。在这个病例中，美学预览对向患者解释后牙区的治疗必要性也非常有帮助。

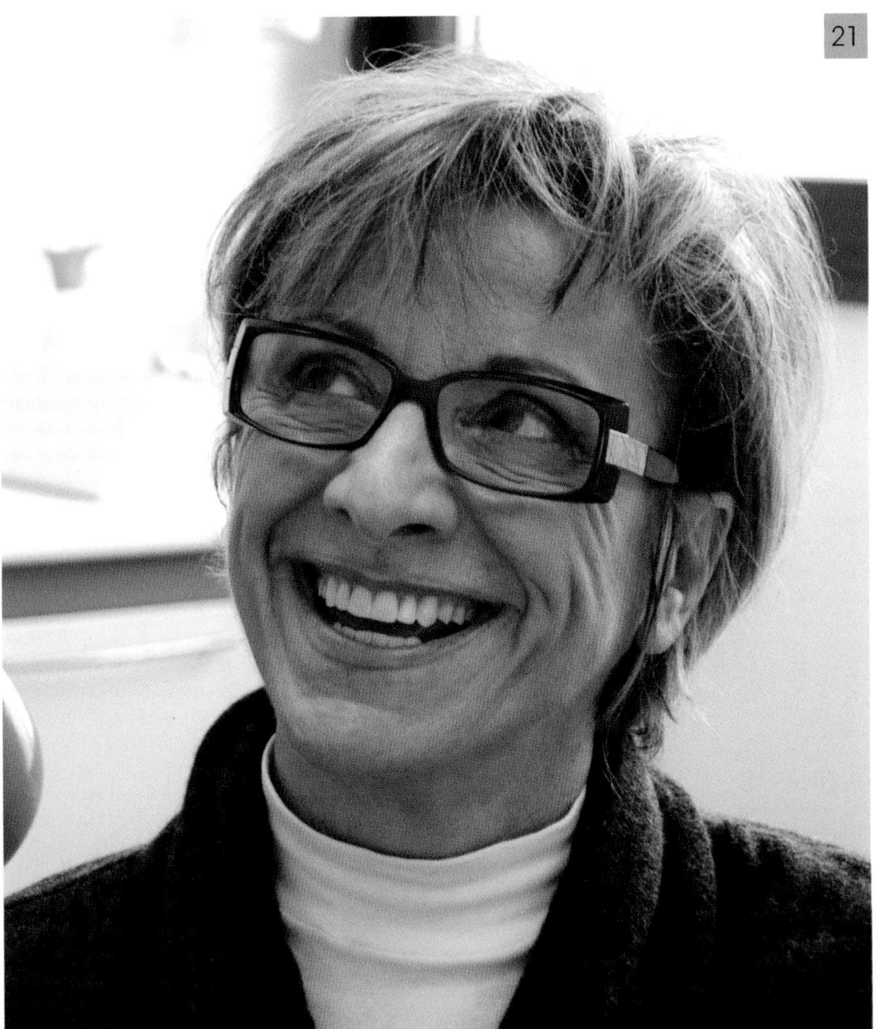

21

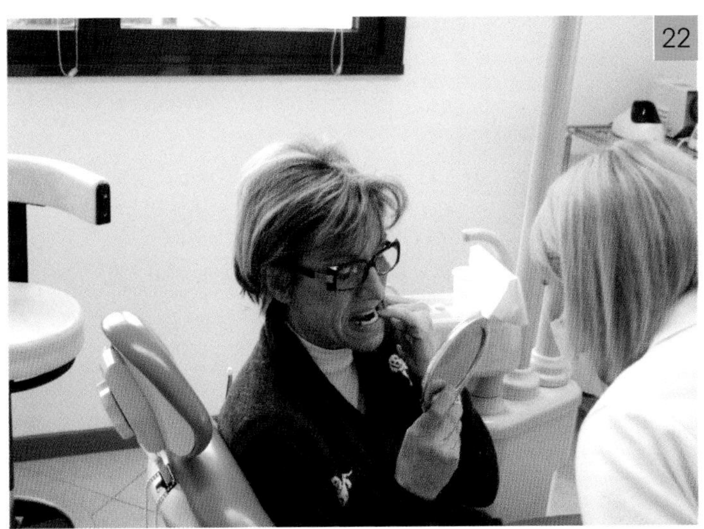

22

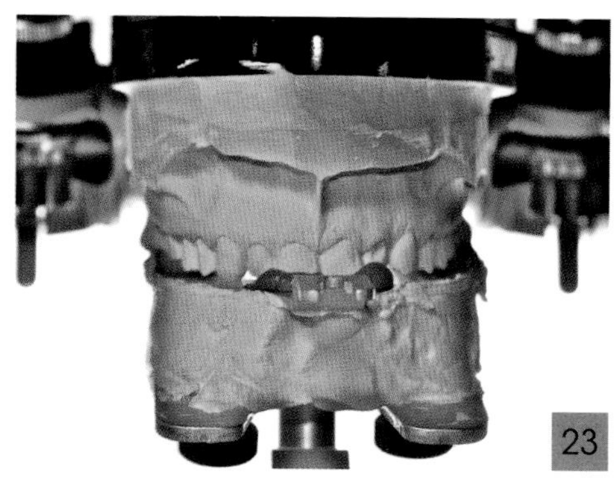
23

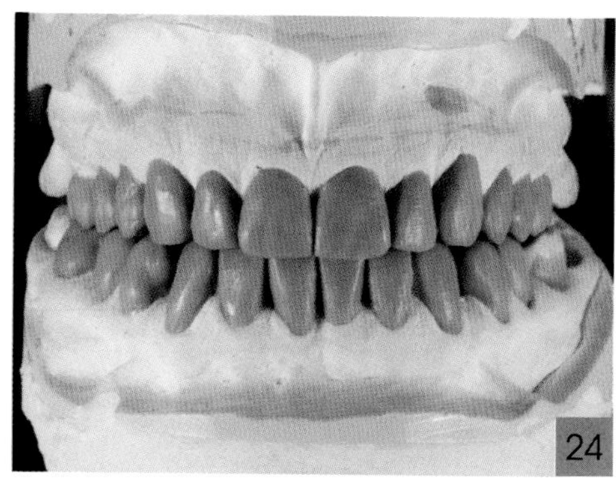
24

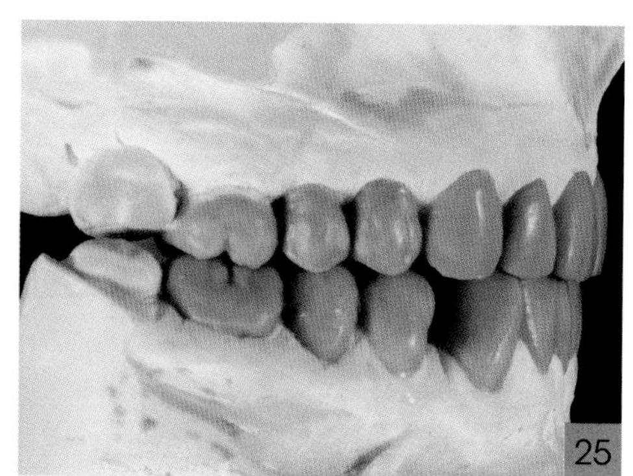
25

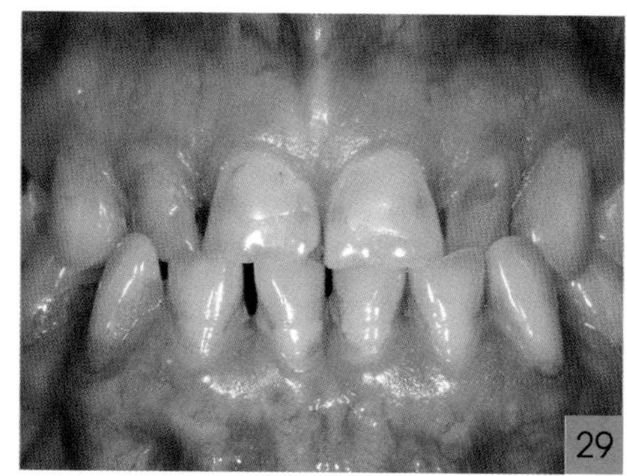
29

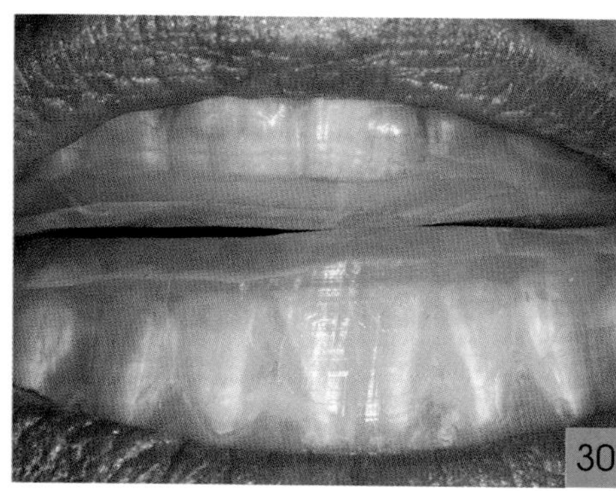
30

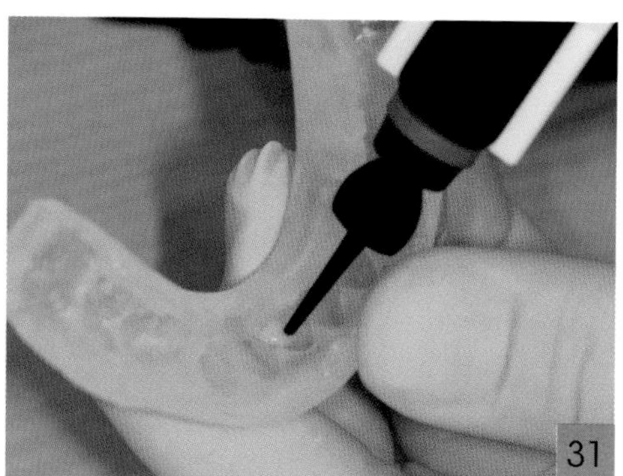
31

患者满意后，根据第一次蜡型获得信息制作整个牙列的诊断蜡型（**图23～图26**）。并且根据这个诊断蜡型，获得除双侧第二磨牙外的上下全牙列新的诊断蜡型（**图27，图28**）。

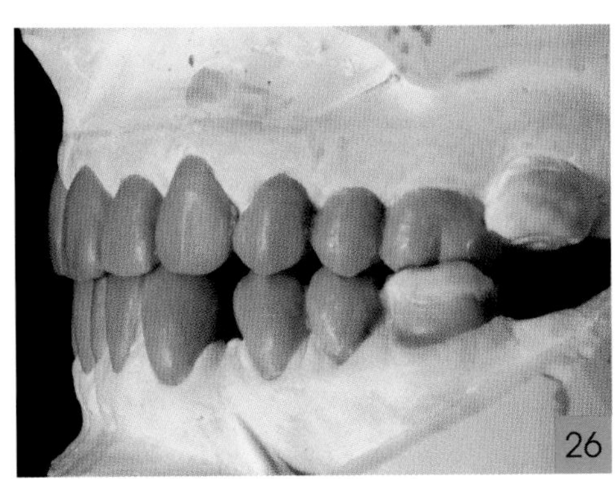
26

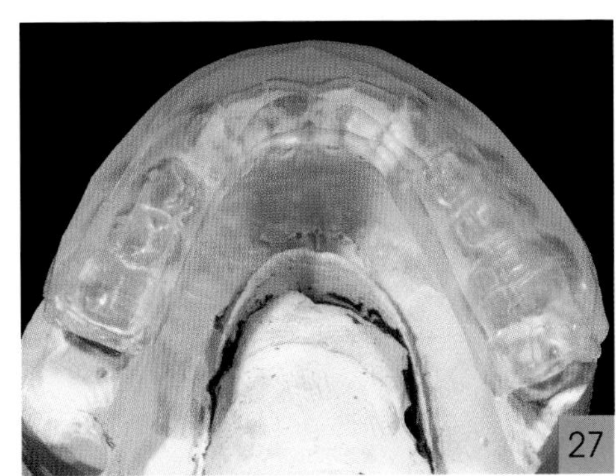
27

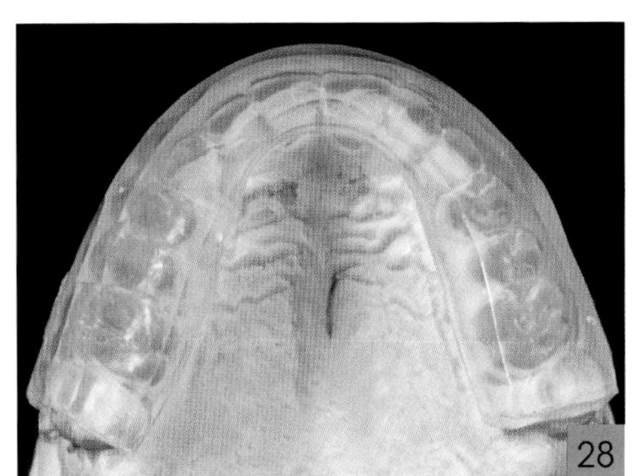
28

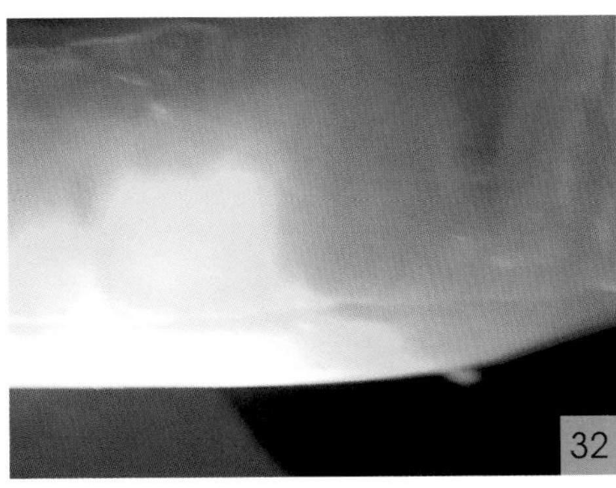
32

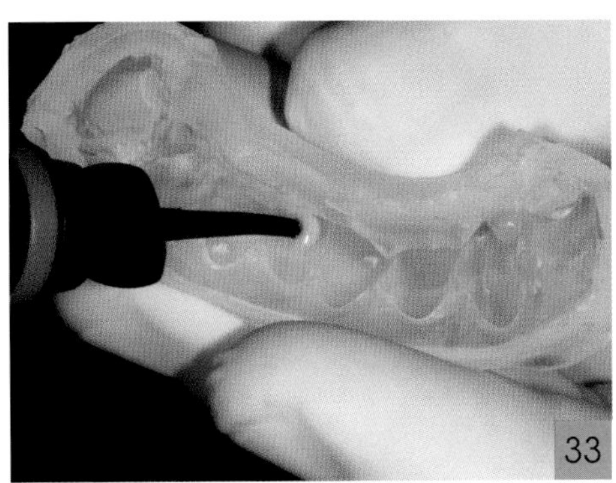
33

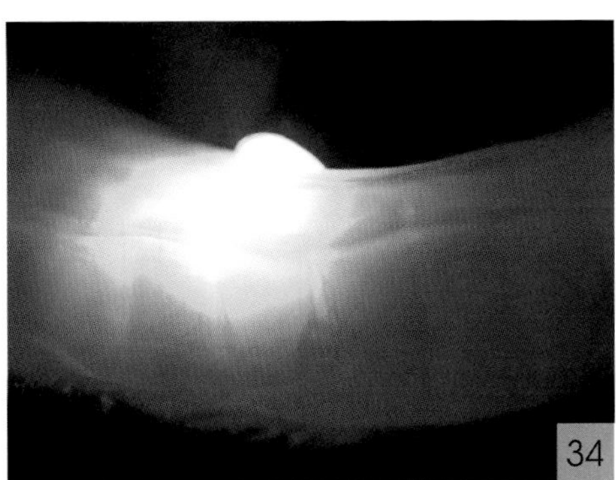
34

一旦完成新的诊断蜡型，患者口内牙列的位置会发生变化（**图29，图30**）。之后在上下牙列透明硅橡胶导板中注入复合树脂，并光固化（**图31～图34**）。

当美学预览结束、精修、抛光后，在进行最终修复前需要全面评估美学及功能等各方面因素。将面部肖像照（**图35**）及口内照（**图36，图37**）进行比对后，患者和医生决定再稍加长中切牙的长度。在任何一个时间段都可以对美学预览效果进行调整，这是此方法最为方便之处。在这个过程中，医生和患者可以就这个病例的各个方面进行讨论与分析。最终确定的美学预览效果将被拍摄照片保存下来，这对后续的技工室制作阶段有重要的指导价值。

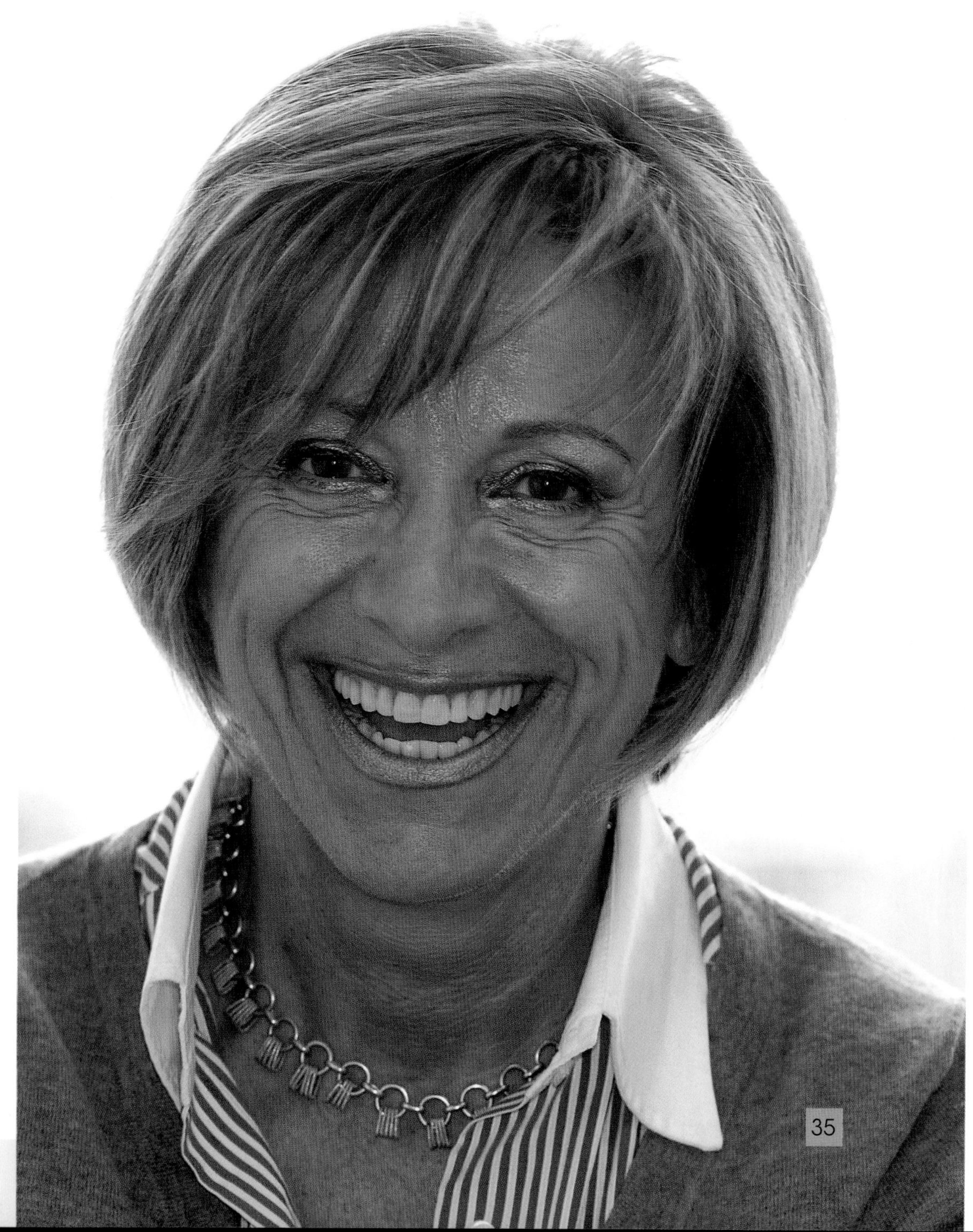
35

制取两副藻酸盐模型便于获得目前口内的情况，也有利于技工室的修复体制作。可以考虑让患者试戴一段时间的美学树脂面罩，给予患者一定时间，适应最终的修复效果。在完成上述预览的基础上，综合考虑多种因素，患者在下一次就诊时可以开始最终确定的修复治疗。

事实证明，预先做好治疗计划有巨大的优势，可以尽可能避免美学及功能上的错误，而且能够根据最终修复体所需要的修复空间进行微创的牙体预备。患者也可以通过美学预览评估美学蜡型分析的结果，获得对预览的满意度以及进行修复治疗的欲望。

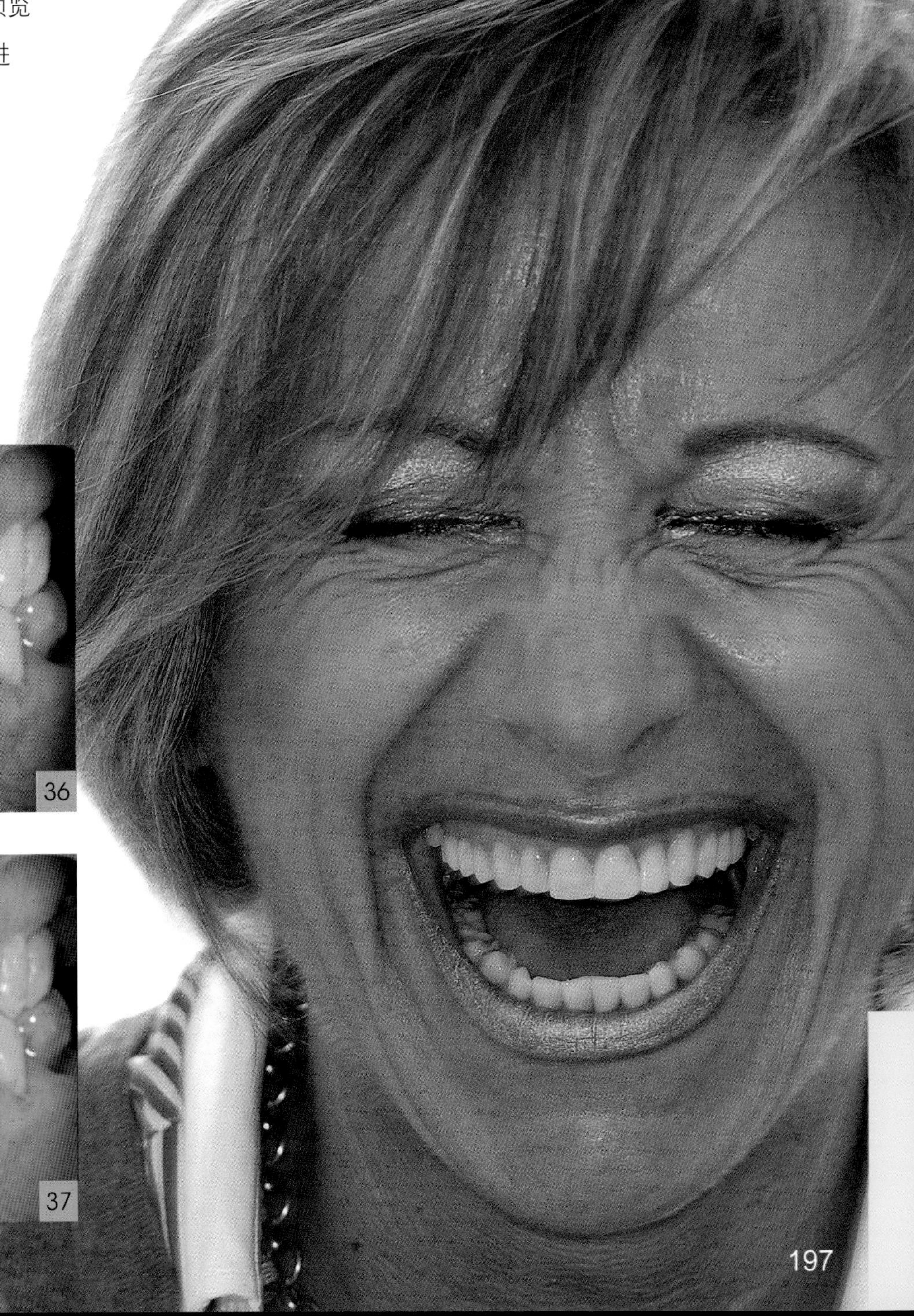

36

37

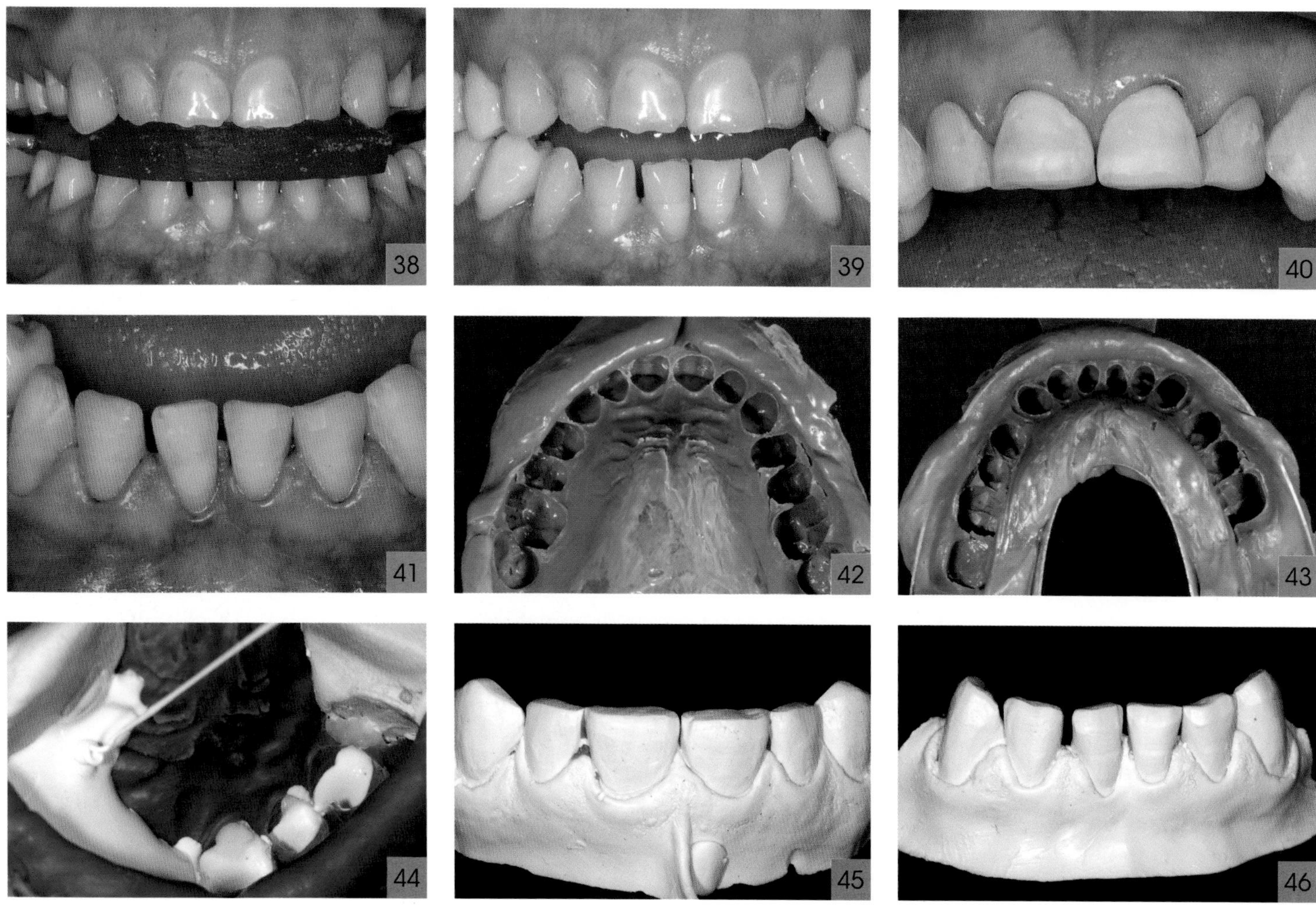

最终的修复治疗包括：后牙金属铸造烤瓷单冠修复，上下颌前牙二硅酸锂基玻璃陶瓷贴面修复。接下来的临床步骤是口腔后牙区的牙体预备；除右下第一磨牙外，全口其他牙齿均为活髓牙。修复治疗计划包括垂直向牙体预备的单冠修复。

根据预先确定的垂直距离，在上好𬌗架的模型上制作前牙区的树脂定位夹板（**图38**），在正中颌位固定于患者口内，这个夹板用于指导基牙的牙体预备，以及后牙区临时冠的重衬（**图39**）。

可以利用导板在切牙区制作树脂临时贴面。由于前牙区拟采用加法制作切牙修复体，因此采取保留釉质的微创牙体预备（**图40，图41**）。随后，制取印模准备制作二硅酸锂基玻璃陶瓷贴面（**图42，图43**），并且用聚氨基甲酸乙酯树脂制作可拆卸代型（**图44～图48**）。

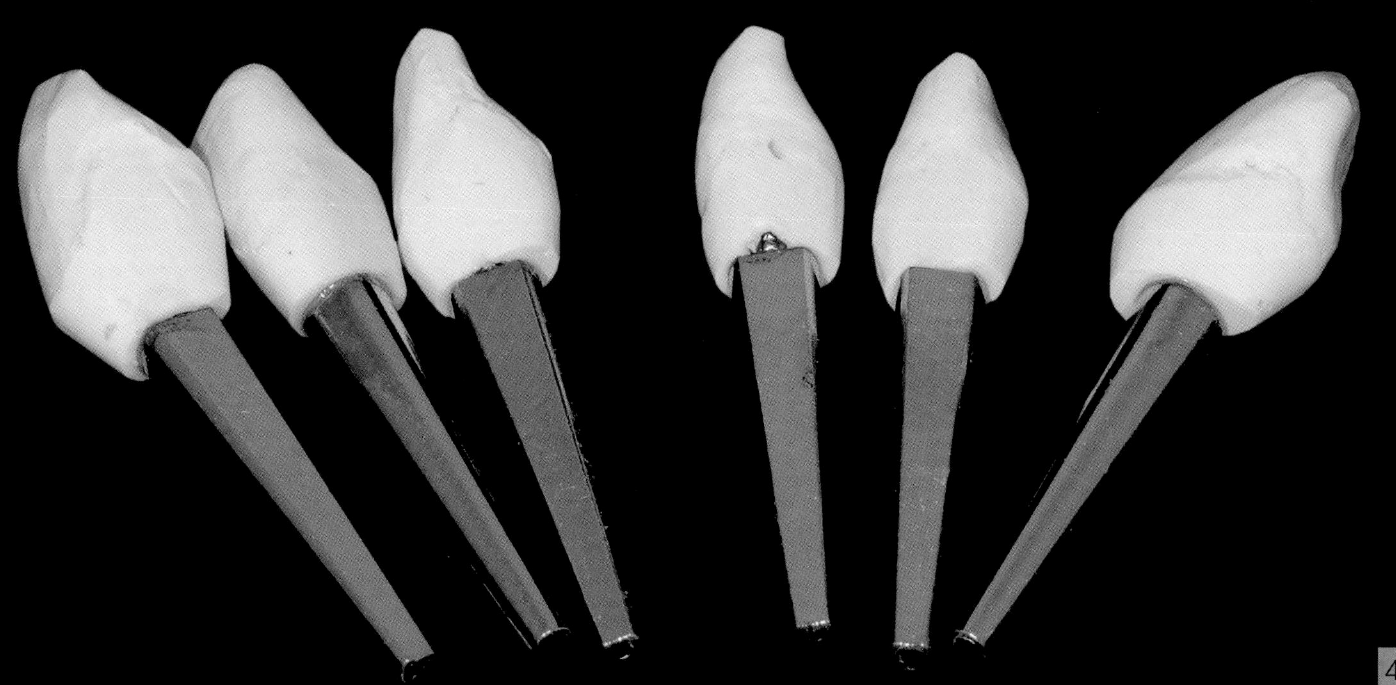

47

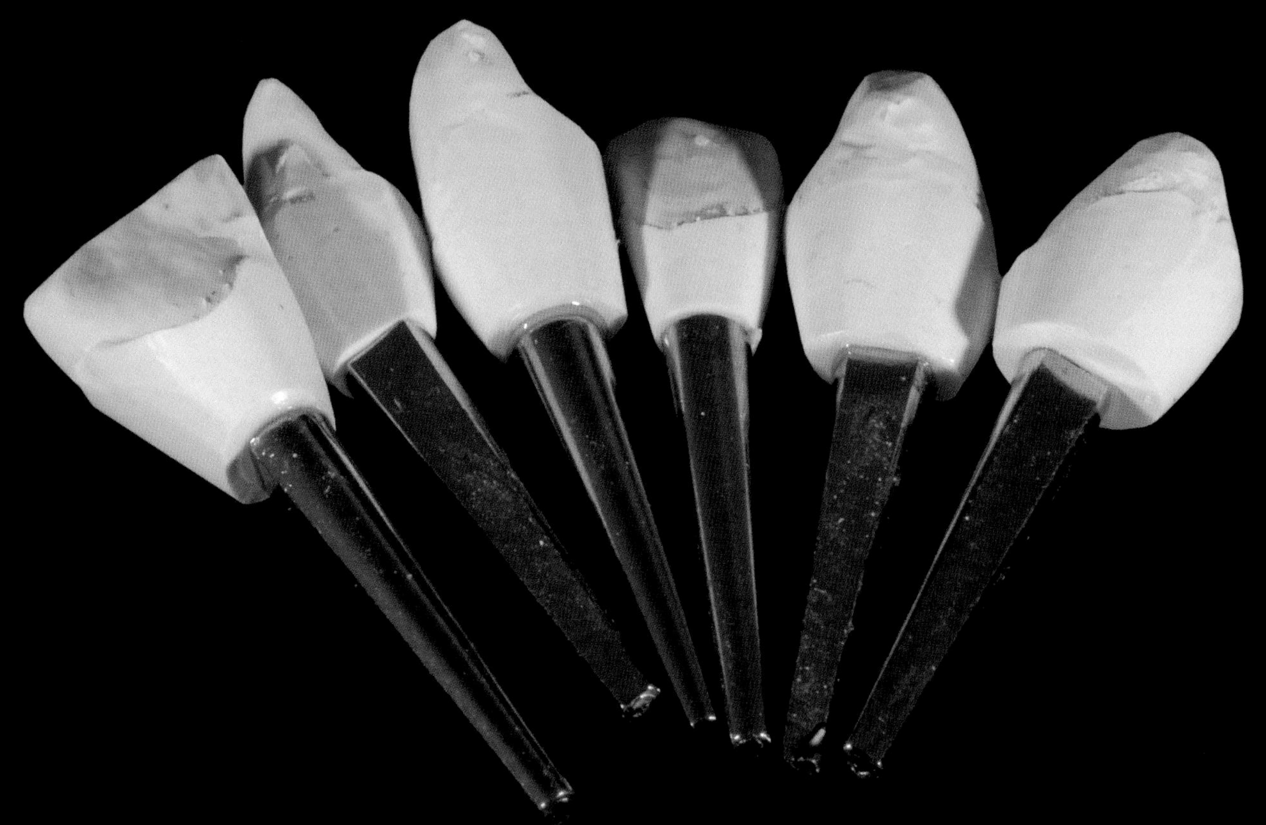

48

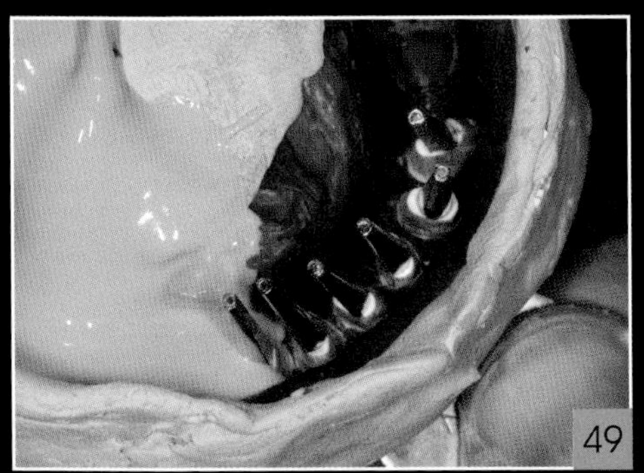
49

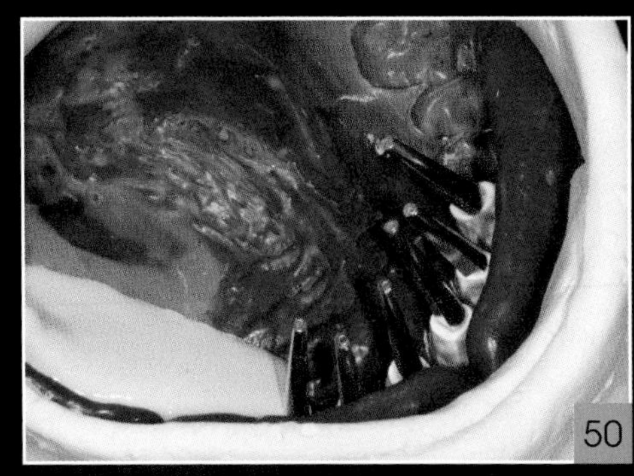
50

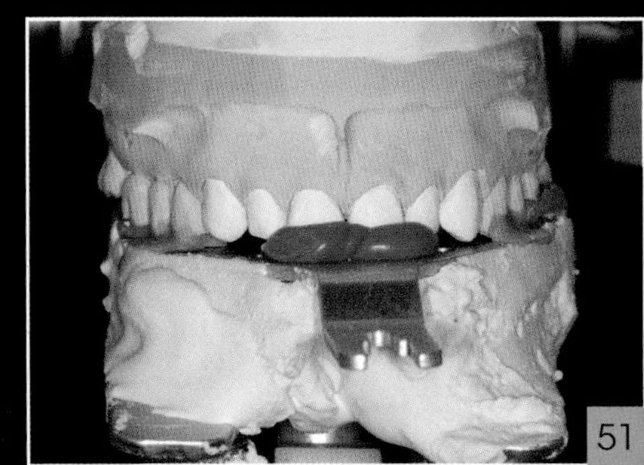
51

可拆卸代型要再次插入印模内，并确保其稳定性；注入Ⅳ类石膏（**图49，图50**），并且根据临床的咬合记录将代型安置在𬌗架上（**图51，图52**）。在完成的主模型上（**图53**），根据此前获得的美学预览信息，为加压铸瓷技术复制诊断蜡型（**图54**）。

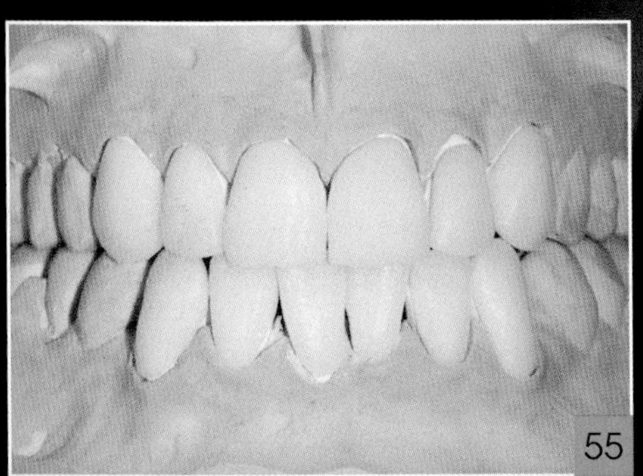
55

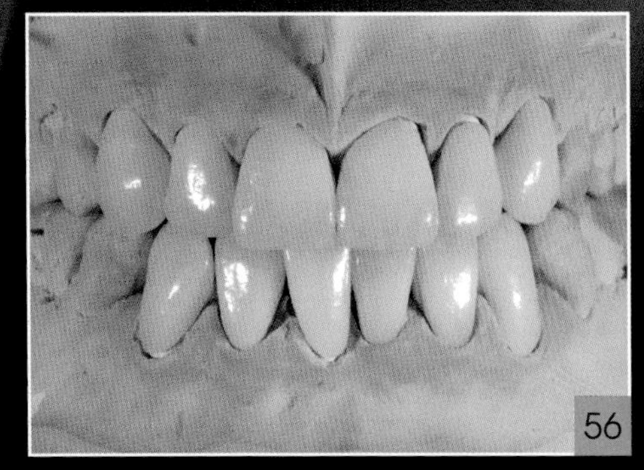
56

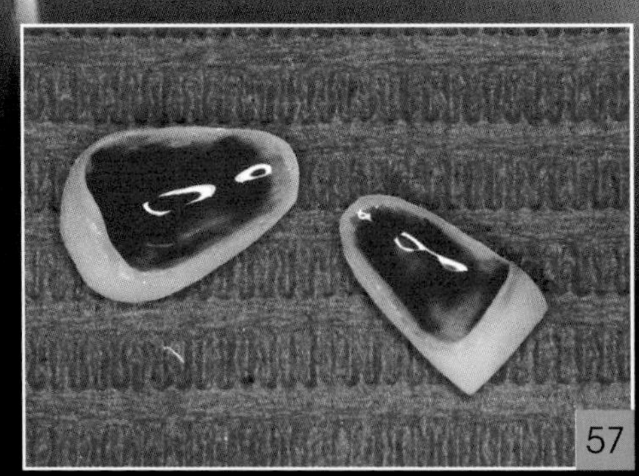
57

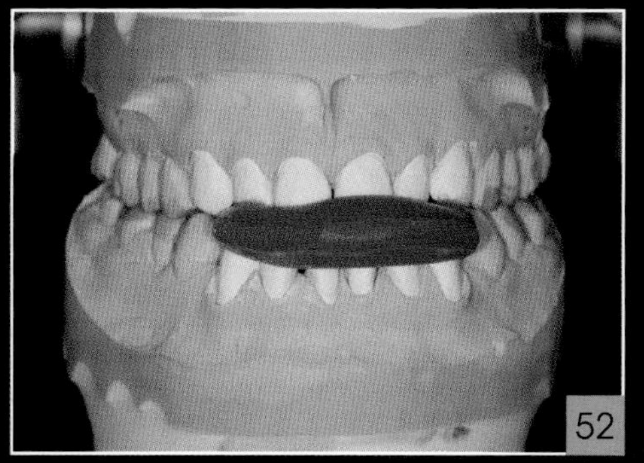
52

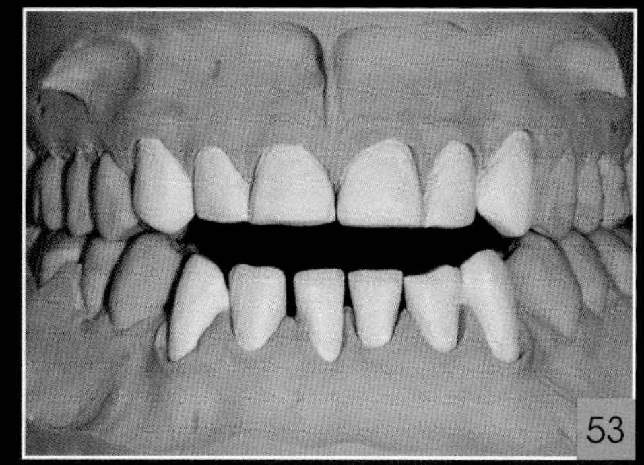
53

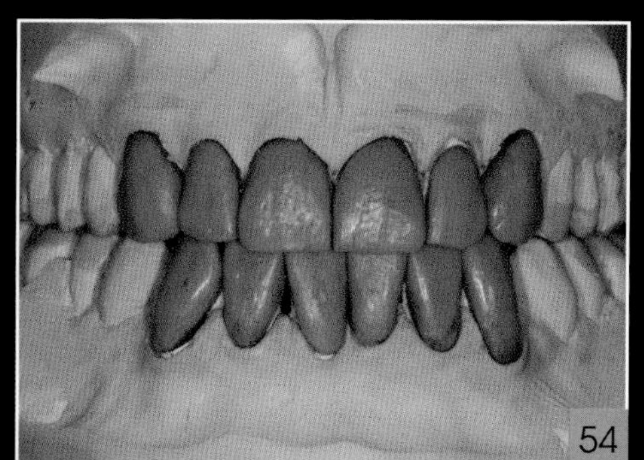
54

当加压二硅酸锂基玻璃陶瓷贴面制作完成（**图55，图56**）后，准备通过树脂粘接剂粘接贴面（**图57，图58**），这一步骤应在橡皮障隔湿下进行（**图59，图60**）。

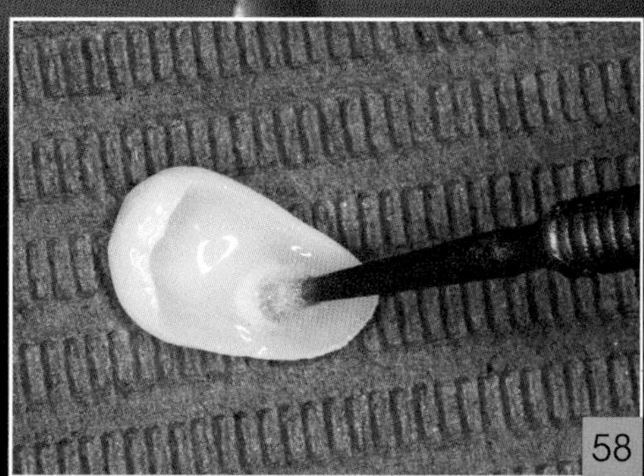
58

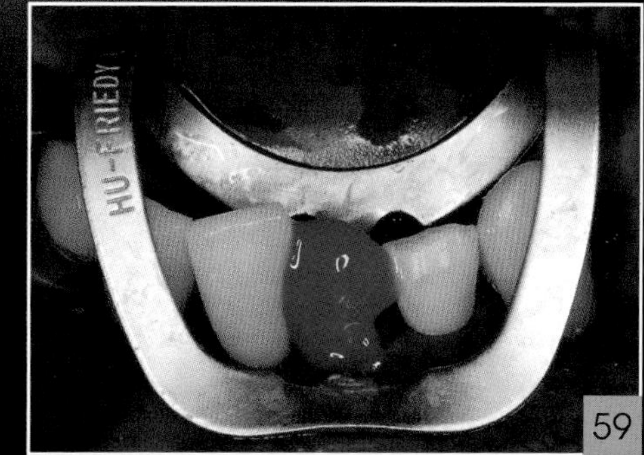

59

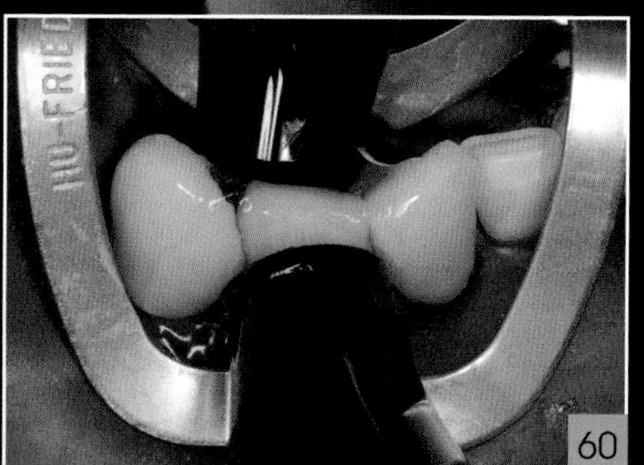

60

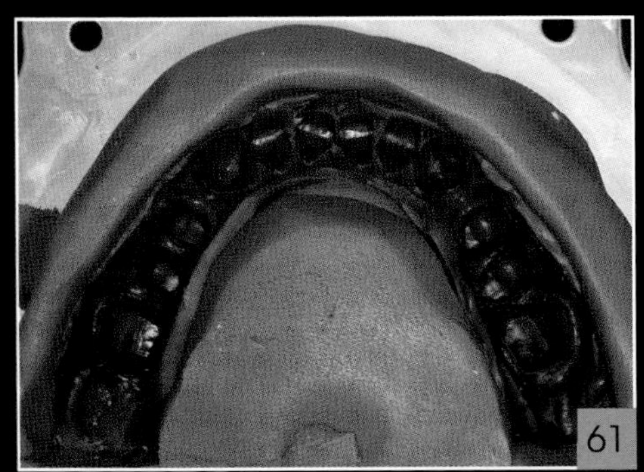
61

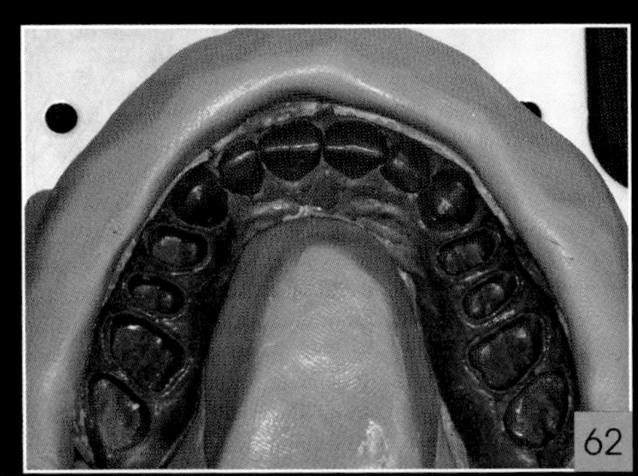
62

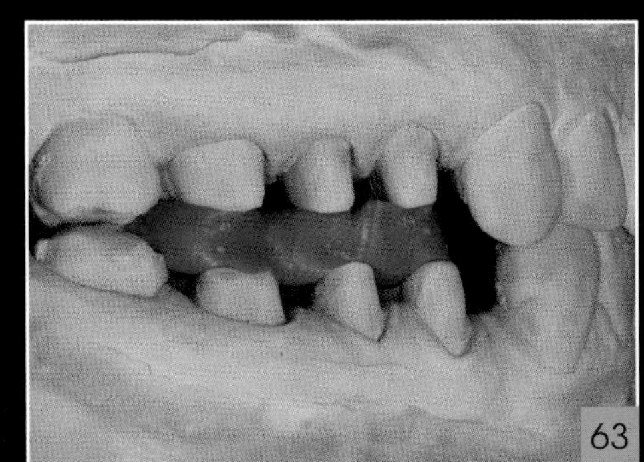
63

完成前牙区修复后，下一阶段是后牙区全冠修复。制取精准印模，灌注石膏模型（**图61，图62**），并放置在船架上（**图63，图64**）。先制作诊断蜡型用于之后金属铸造（采用失蜡法制作金属基底冠）（**图65，图66**）。在这个病例中，由于患者为Ⅲ类错船畸形，其前牙切导不充分，且咬合平面没有足够的倾斜度，因此磨牙及前磨牙均降低了牙尖斜度。

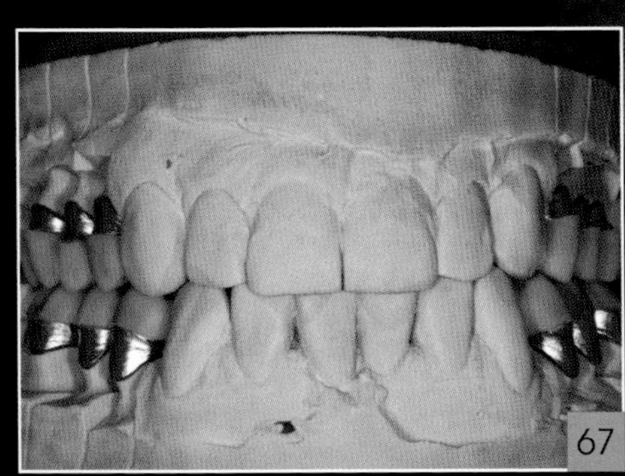
67

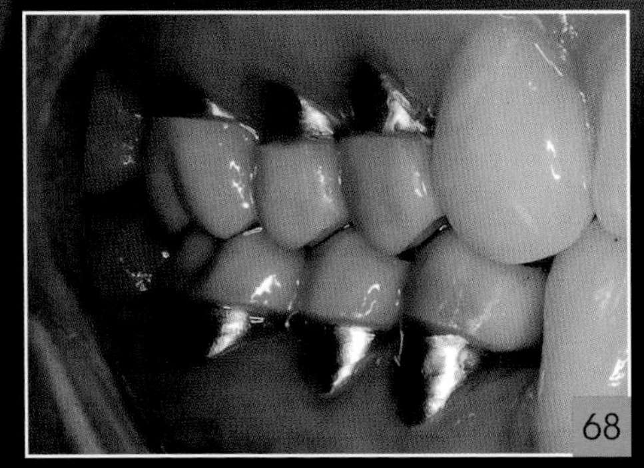
68

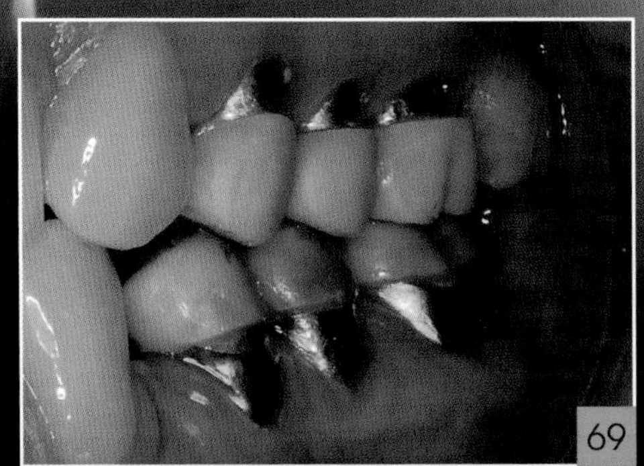
69

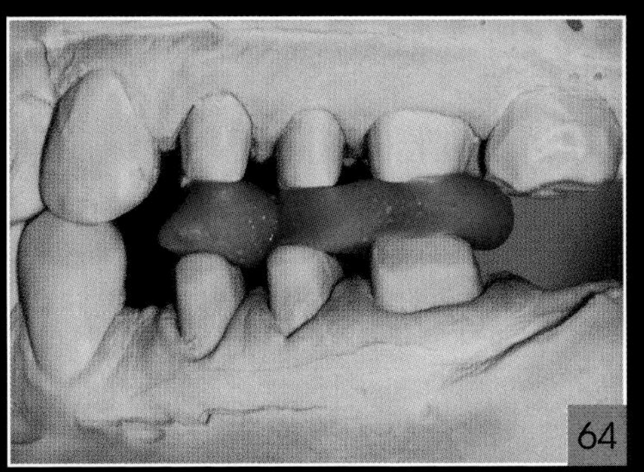

64

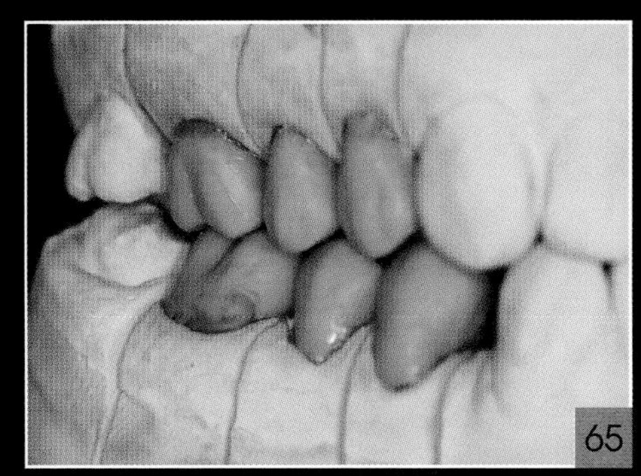

65

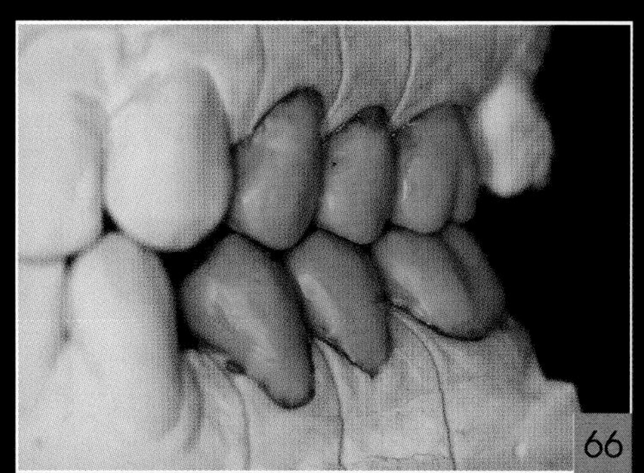

66

通过咬合记录树脂来确认全冠金属内冠部分的比例（**图67**）；这样在口内检验时，可以更好地控制各个功能性成分（**图68，图69**）。为了更好地制作修复体，需制取戴入金属基底冠的印模（**图70，图71**），并灌注模型（**图72**）。

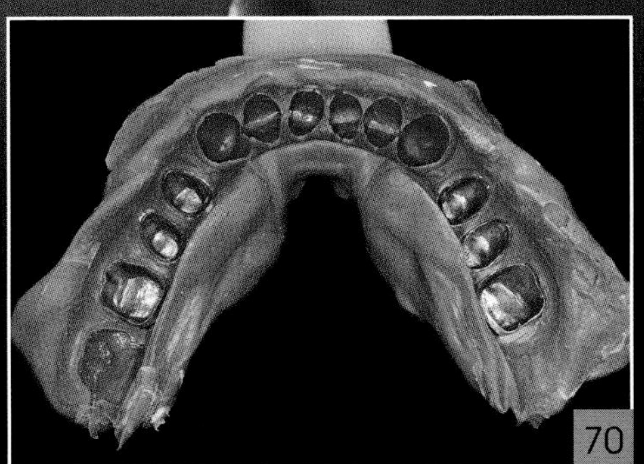

70

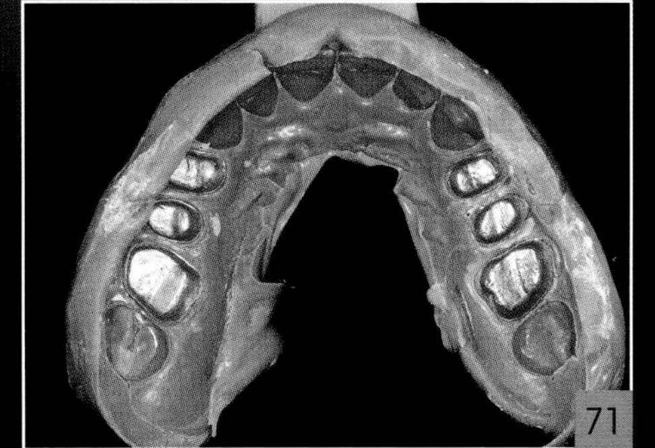

71

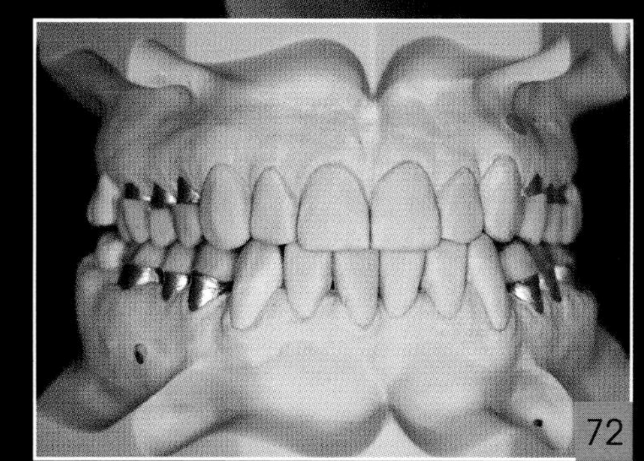

72

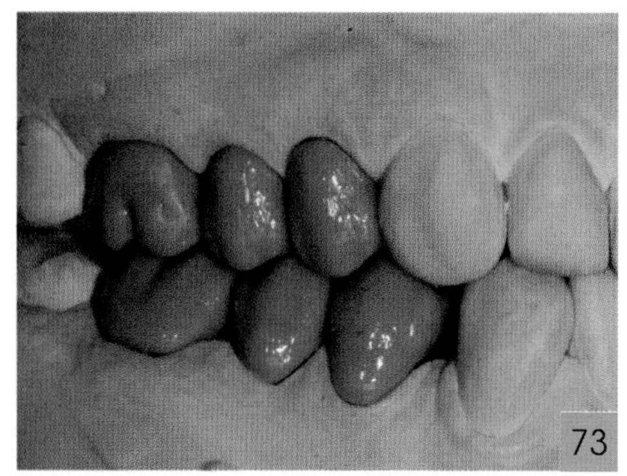
73

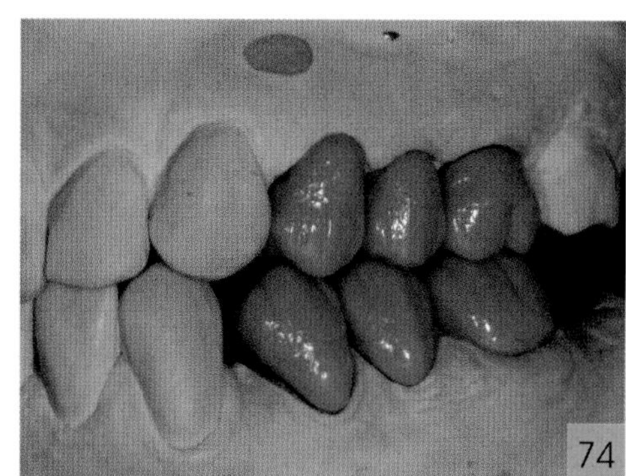
74

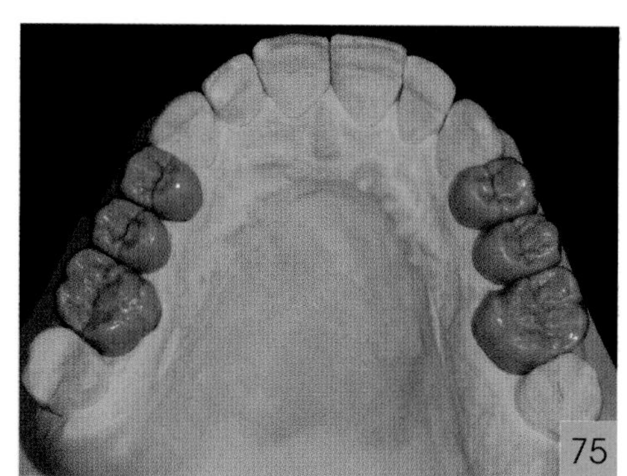
75

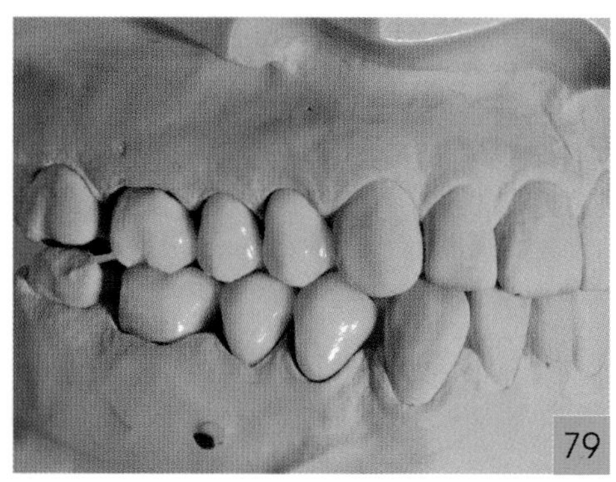
79

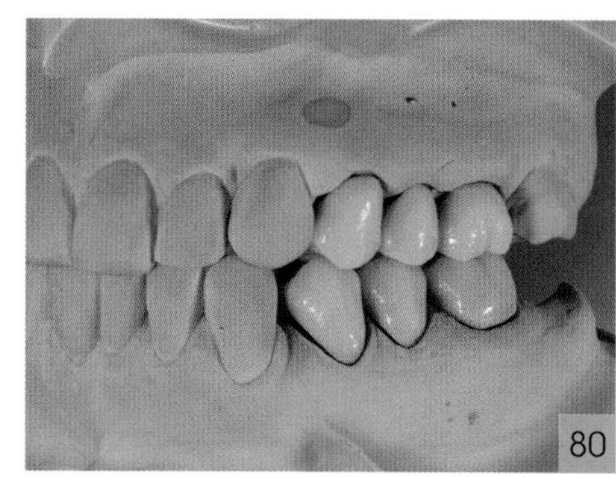
80

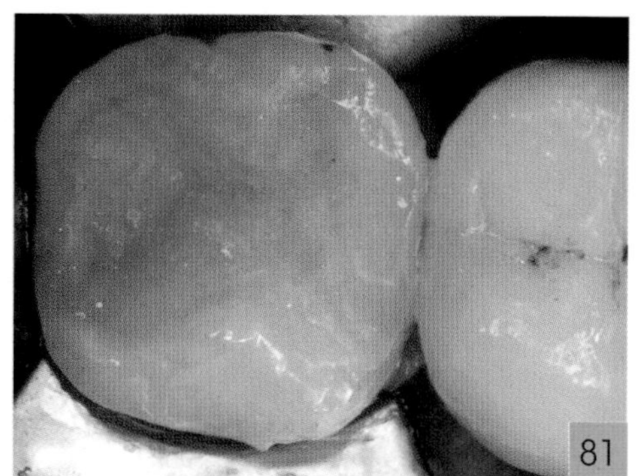
81

当精确的主模型制备完成后，通过逐层制作蜡型遮盖金属基底冠的颜色（**图73～图76**），通过加压铸瓷技术（**图77，图78**）完成修复体。当铸瓷阶段结束，全冠就按照之前设计好的形态制作完成了（**图79，图80**）。

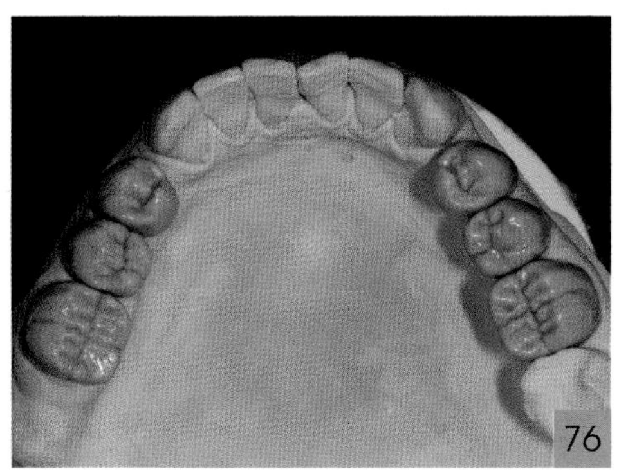
76

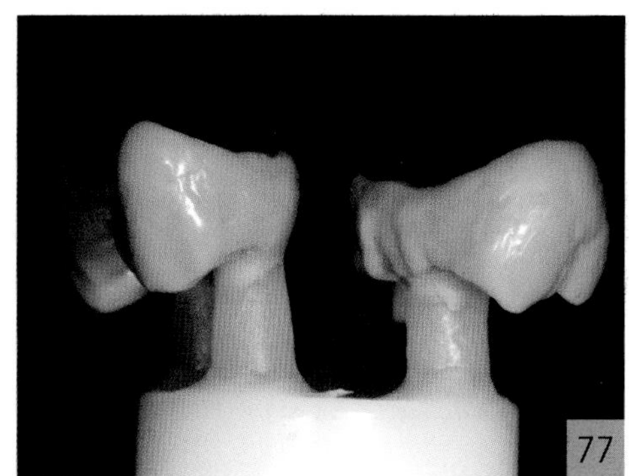
77

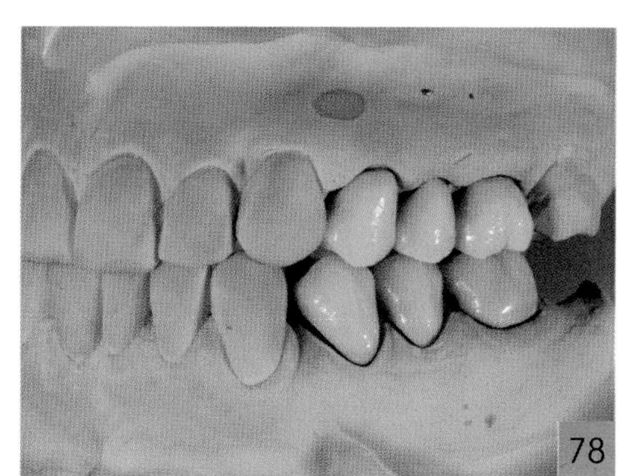
78

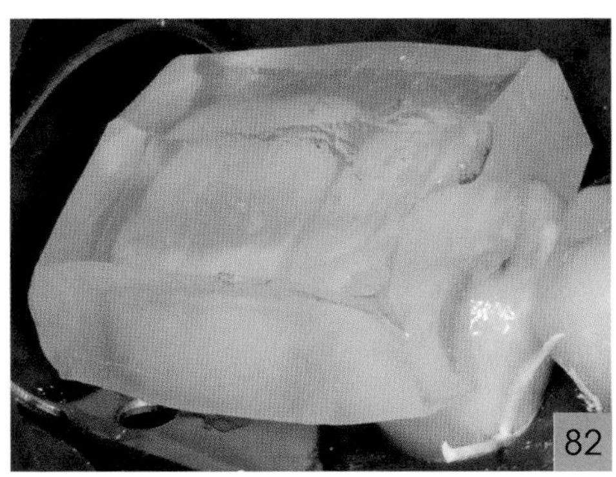
82

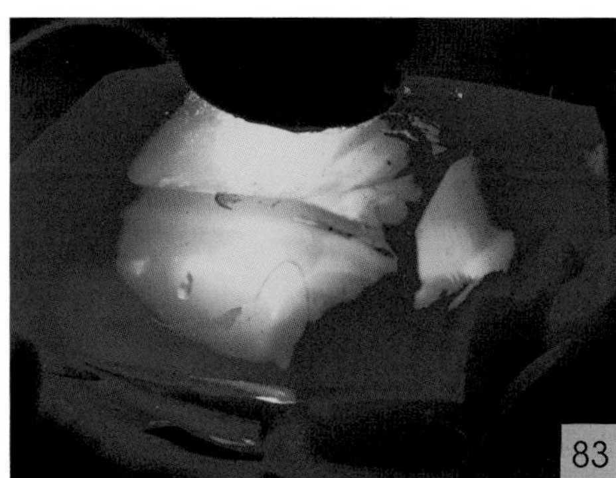
83

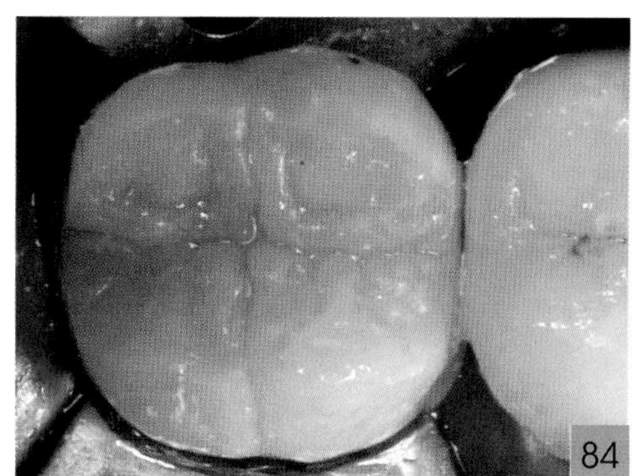
84

完成全冠粘接后，右下第二磨牙通过透明树脂块采用直接法制作复合树脂殆贴面恢复咬合（**图81～图84**）。最后，在所拍摄的照片辅助下，检查修复体的功能及美观效果（**图85，图86**）。

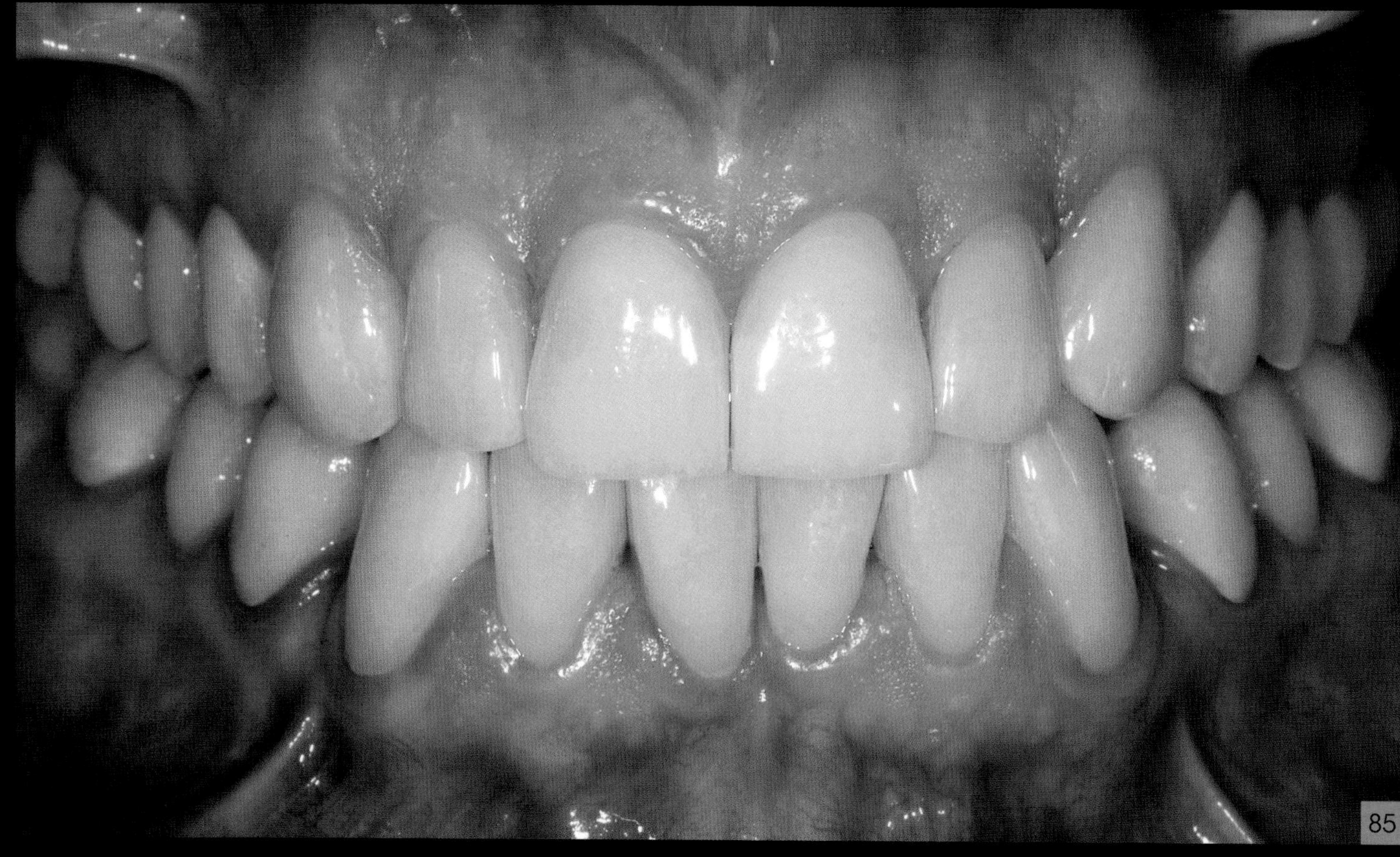

85

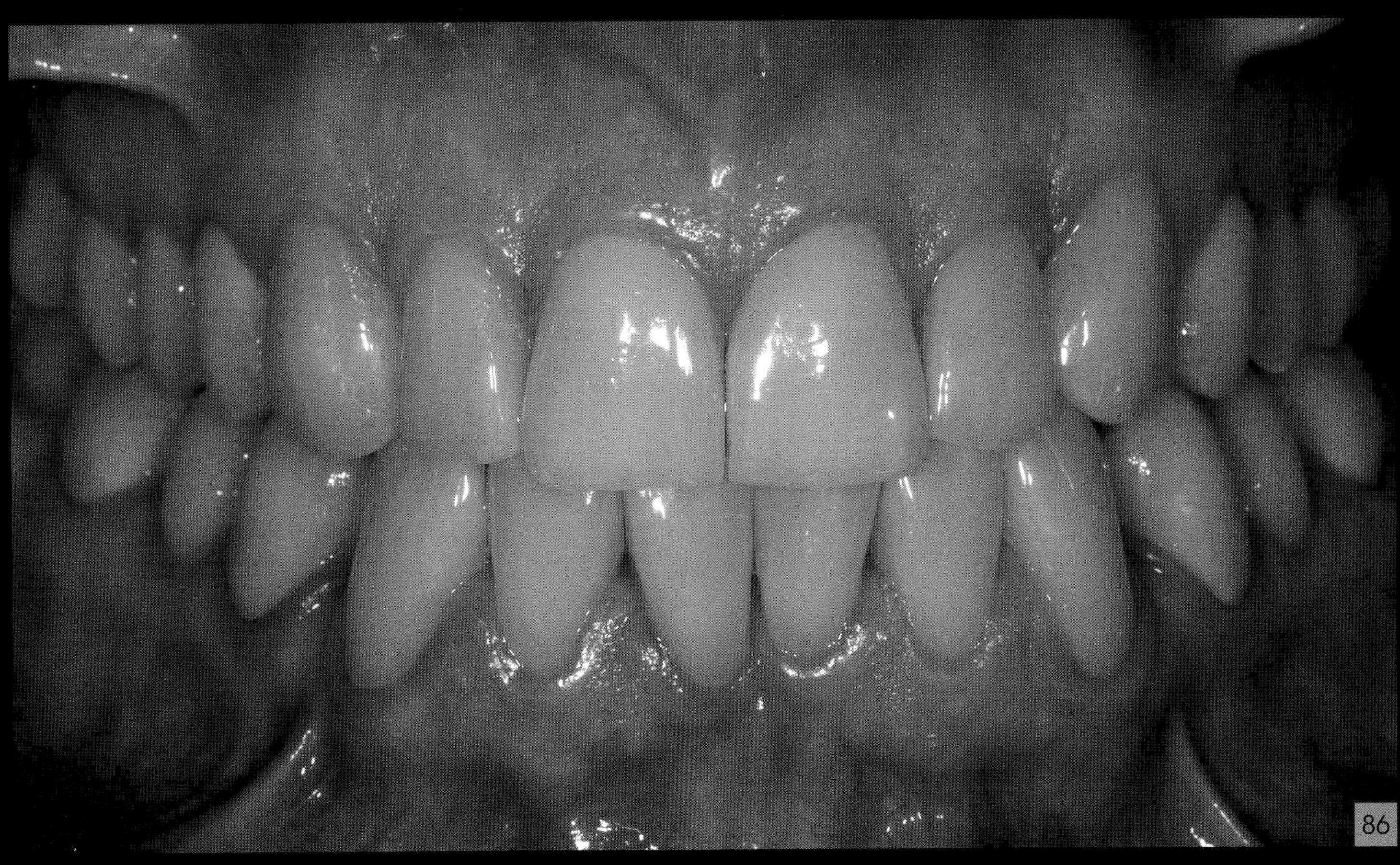
86

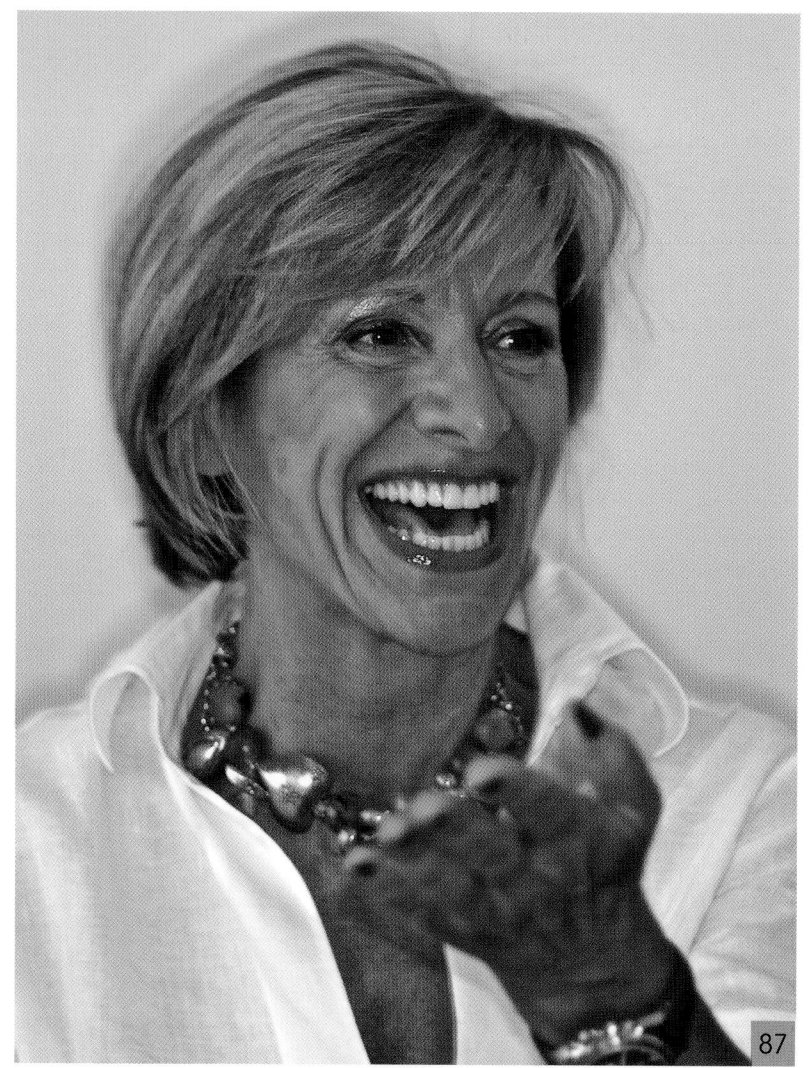
87

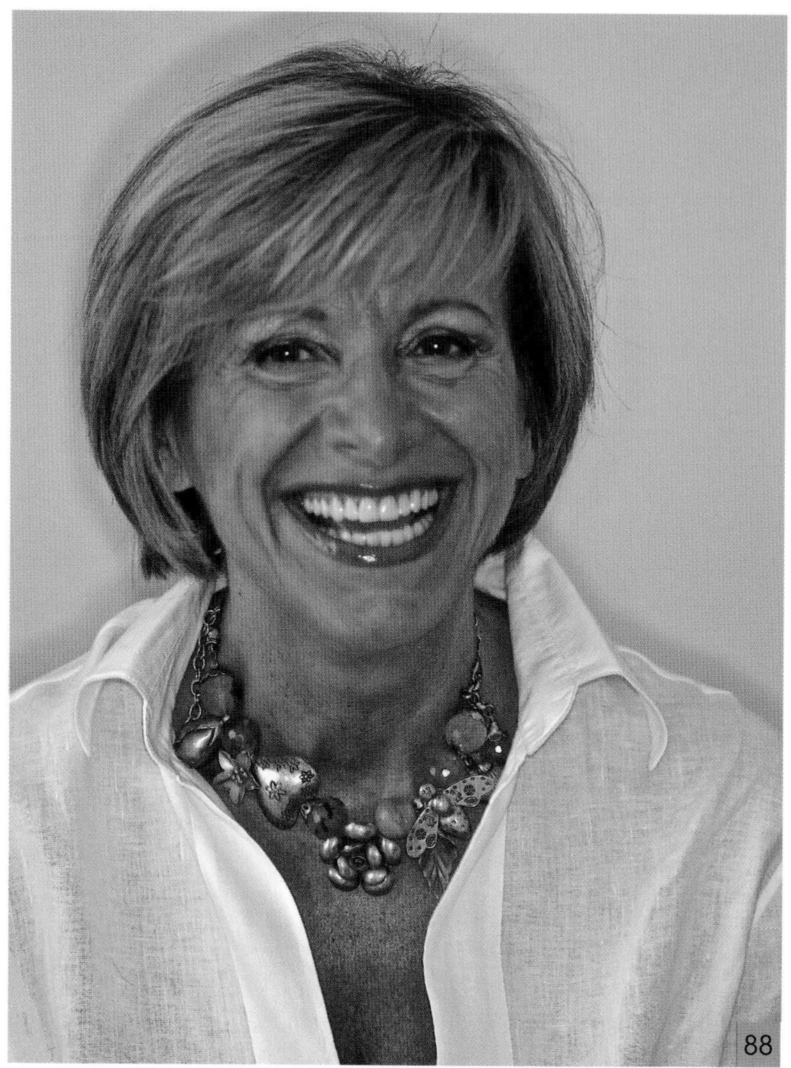
88

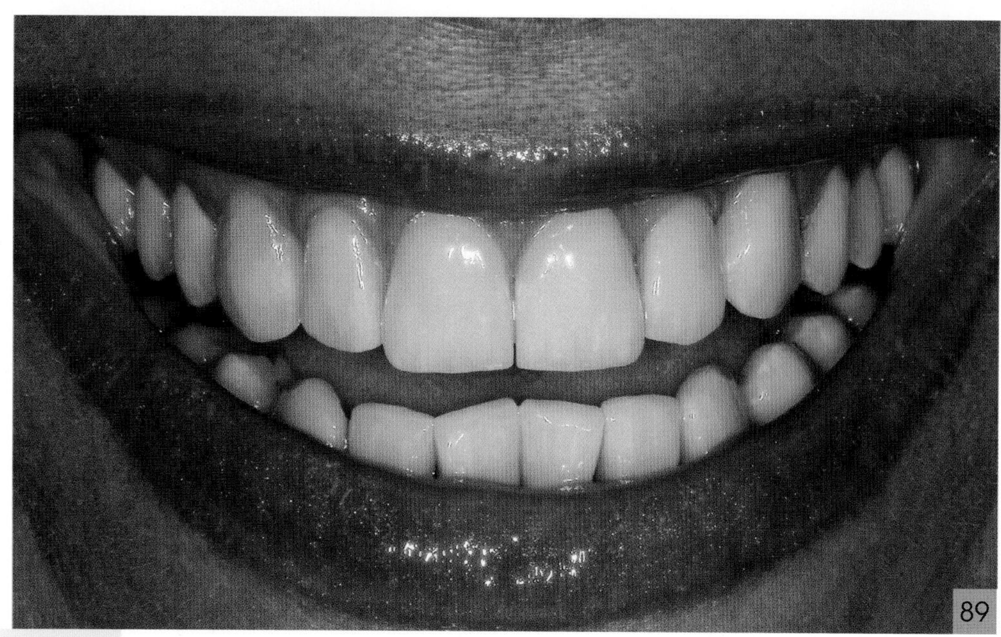
89

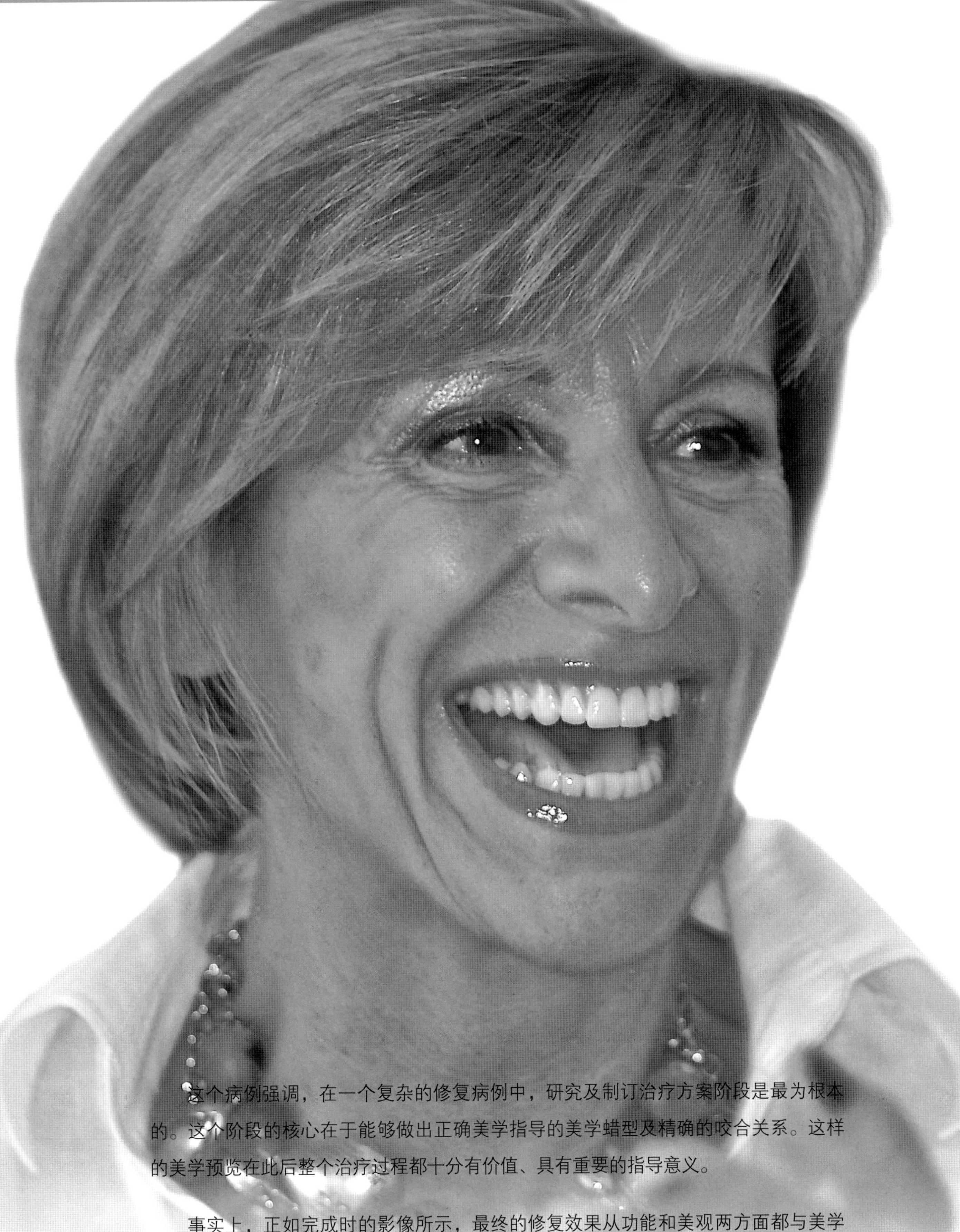

这个病例强调，在一个复杂的修复病例中，研究及制订治疗方案阶段是最为根本的。这个阶段的核心在于能够做出正确美学指导的美学蜡型及精确的咬合关系。这样的美学预览在此后整个治疗过程都十分有价值、具有重要的指导意义。

事实上，正如完成时的影像所示，最终的修复效果从功能和美观两方面都与美学预览阶段一致，唯一的区别只是最终修复体所使用的材料不同（**图87～图89**）。

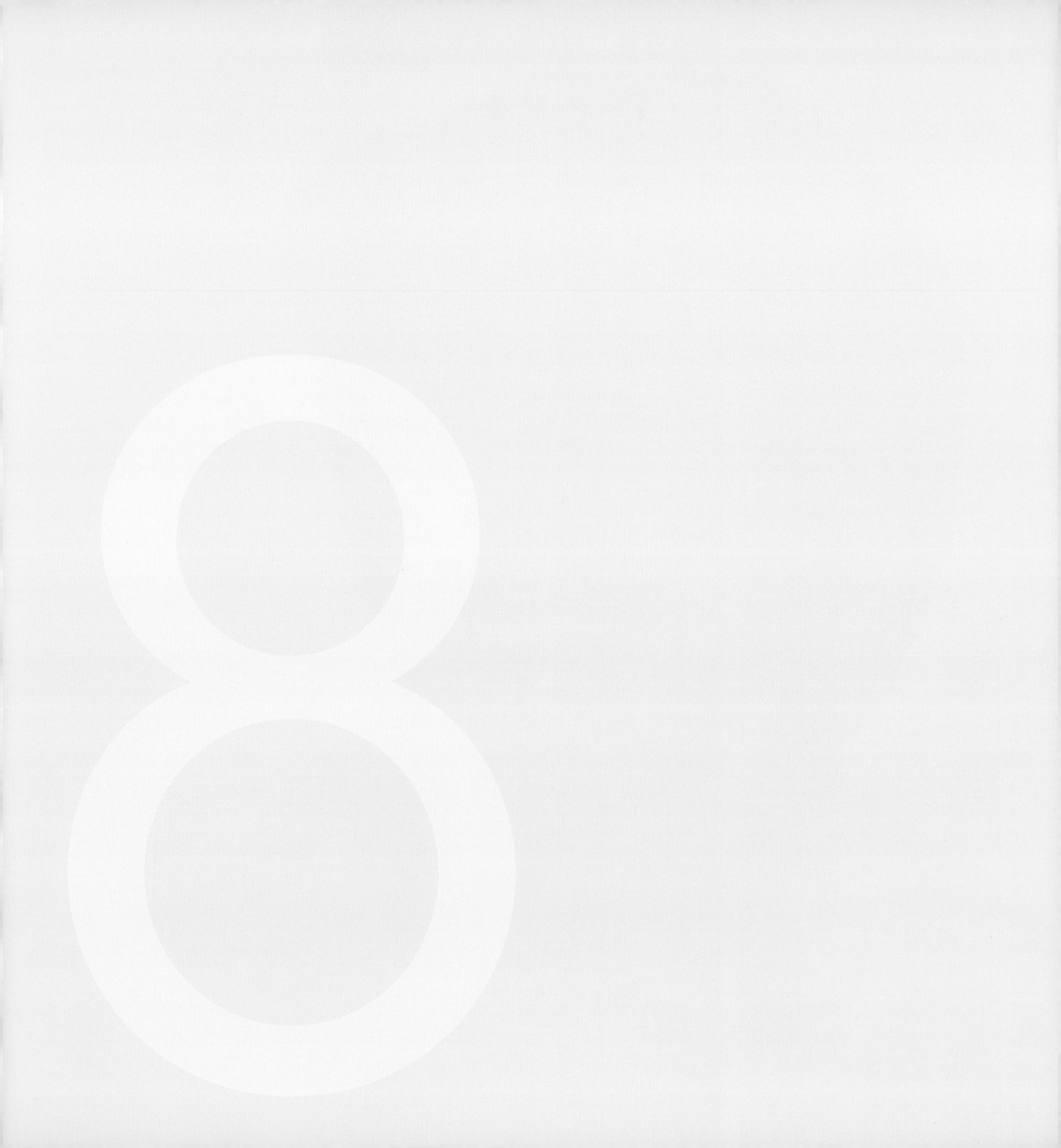

Vincenzo Musella, Alessandro Agnini

临床病例 clinical case 8

复杂咬合重建——二硅酸锂基玻璃陶瓷修复
complex rehabilitation with lithium disilicate

37岁女性患者，主诉口内多颗牙敏感，且自觉牙齿没有光泽。就诊的过程中，患者提及在近年来牙齿越来越容易染色，此外她还发现右上侧切牙较其他牙齿长。通过口内照、唇齿照以及面部肖像照均可以发现同样的问题，所有的图像都需要进一步美学分析（**图1～图3**）。

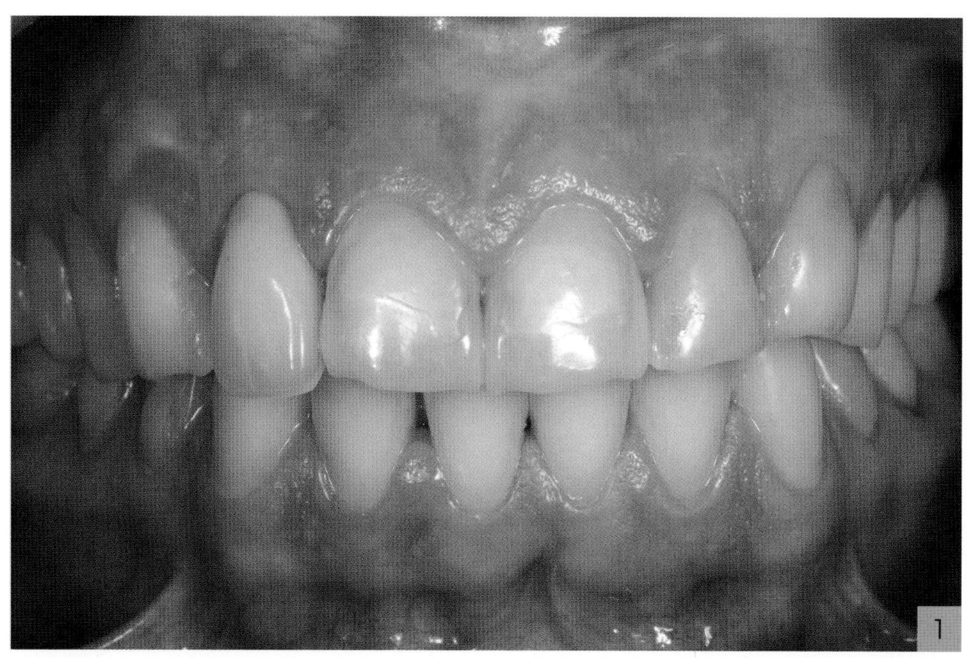
1

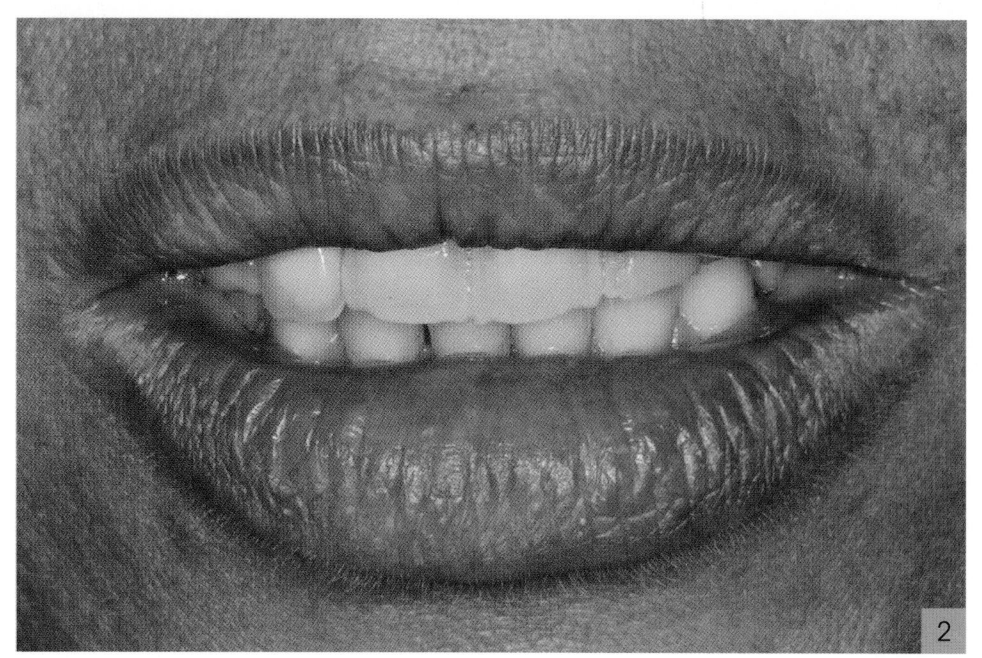
2

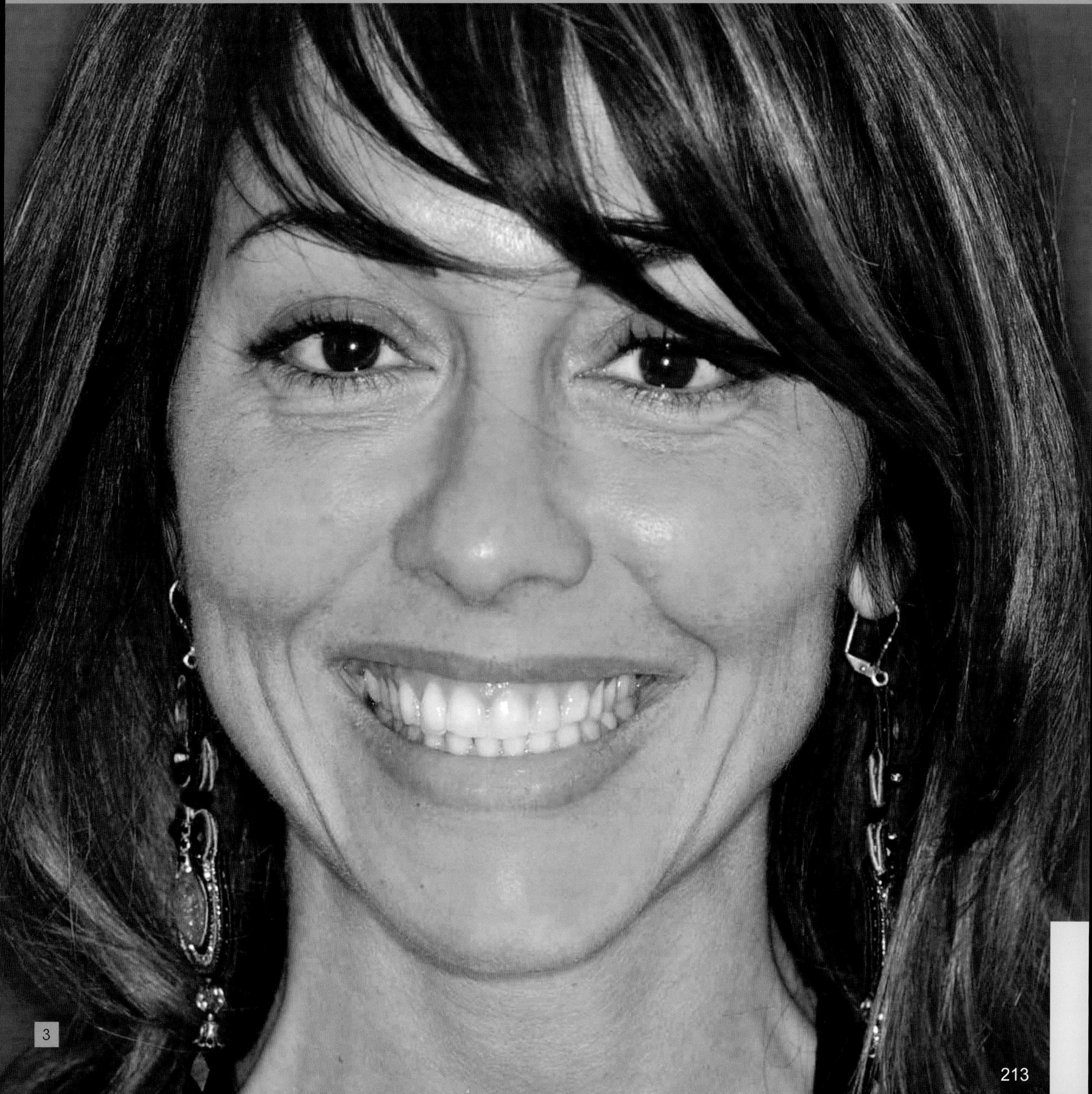
3

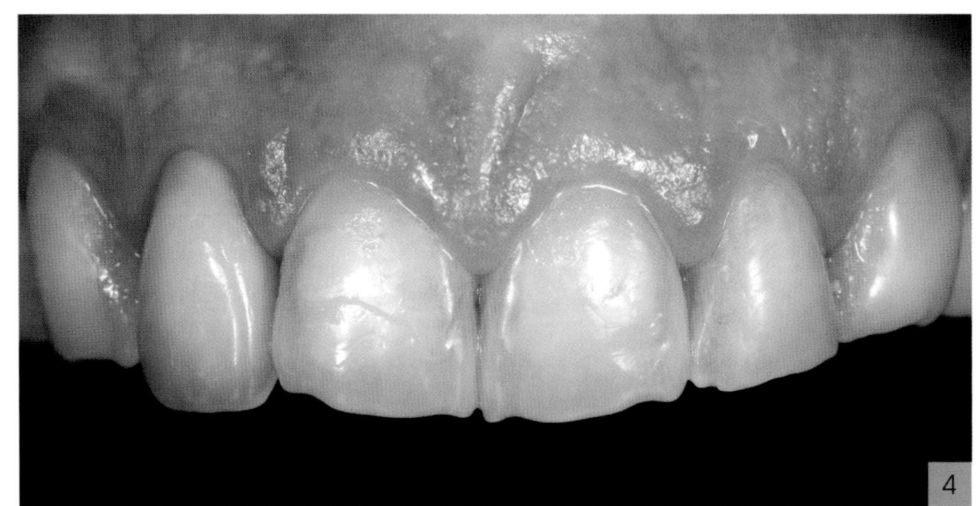
4

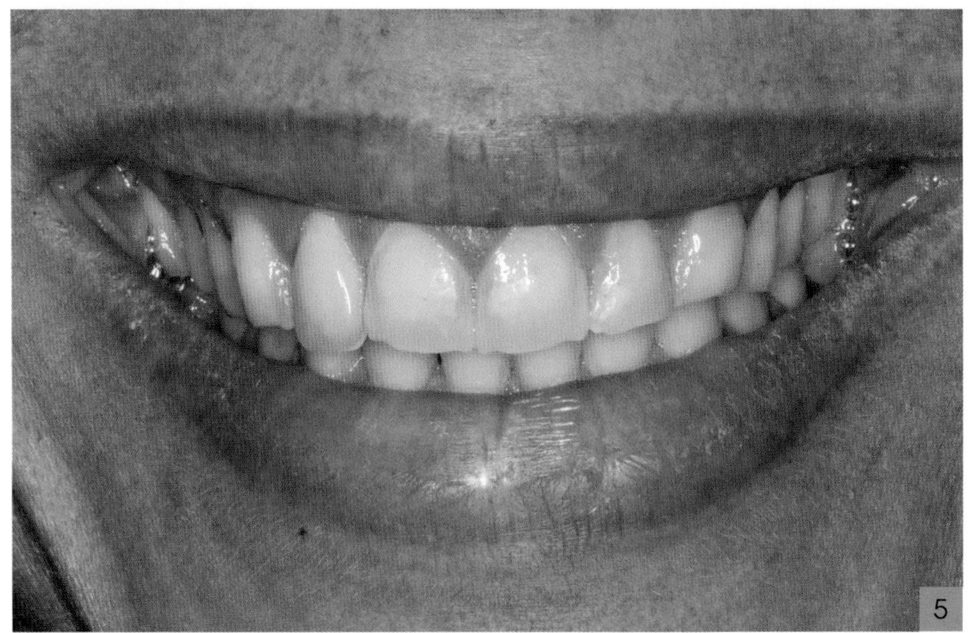
5

之前所描述的3张照片，从照片素材来看，仅仅是正确的美学分析所需要的最低要求。当然，我们也可以用更多的图像来丰富病例信息，尤其是像这样复杂的病例，以便获得更多有用的数据，让患者产生配合医生进行治疗的强烈愿望（**图4~图12**）。

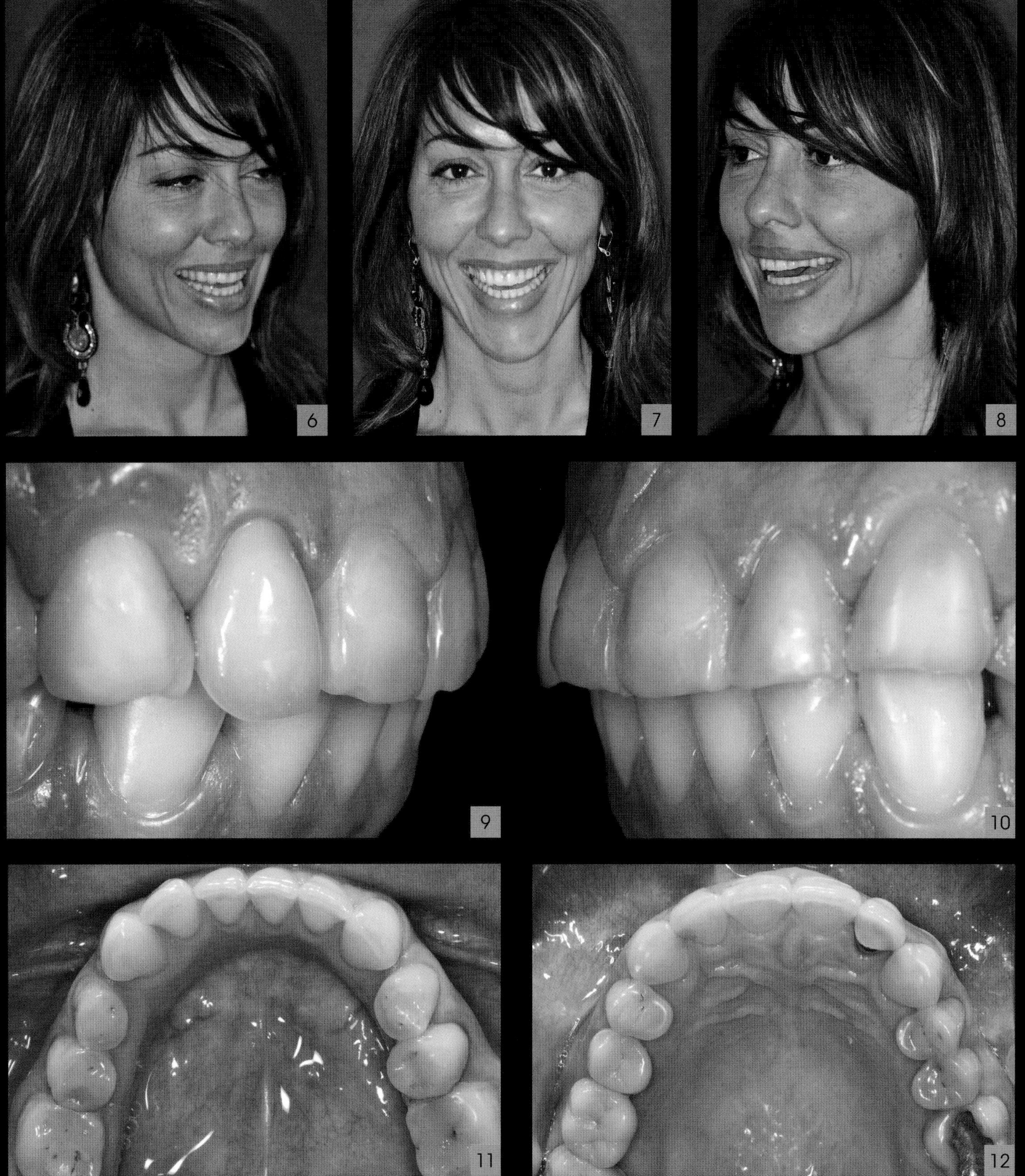
6
7
8
9
10
11
12

一旦所有的照片和临床资料都收集完毕，牙医就开始设计、制作美学蜡型进行分析：首先要做的是让患者同意进行美学修复治疗；为了激励患者，医生必须提供正确的美学预览。因此，通过对研究模型分析来制作诊断蜡型（**图13～图15**）。

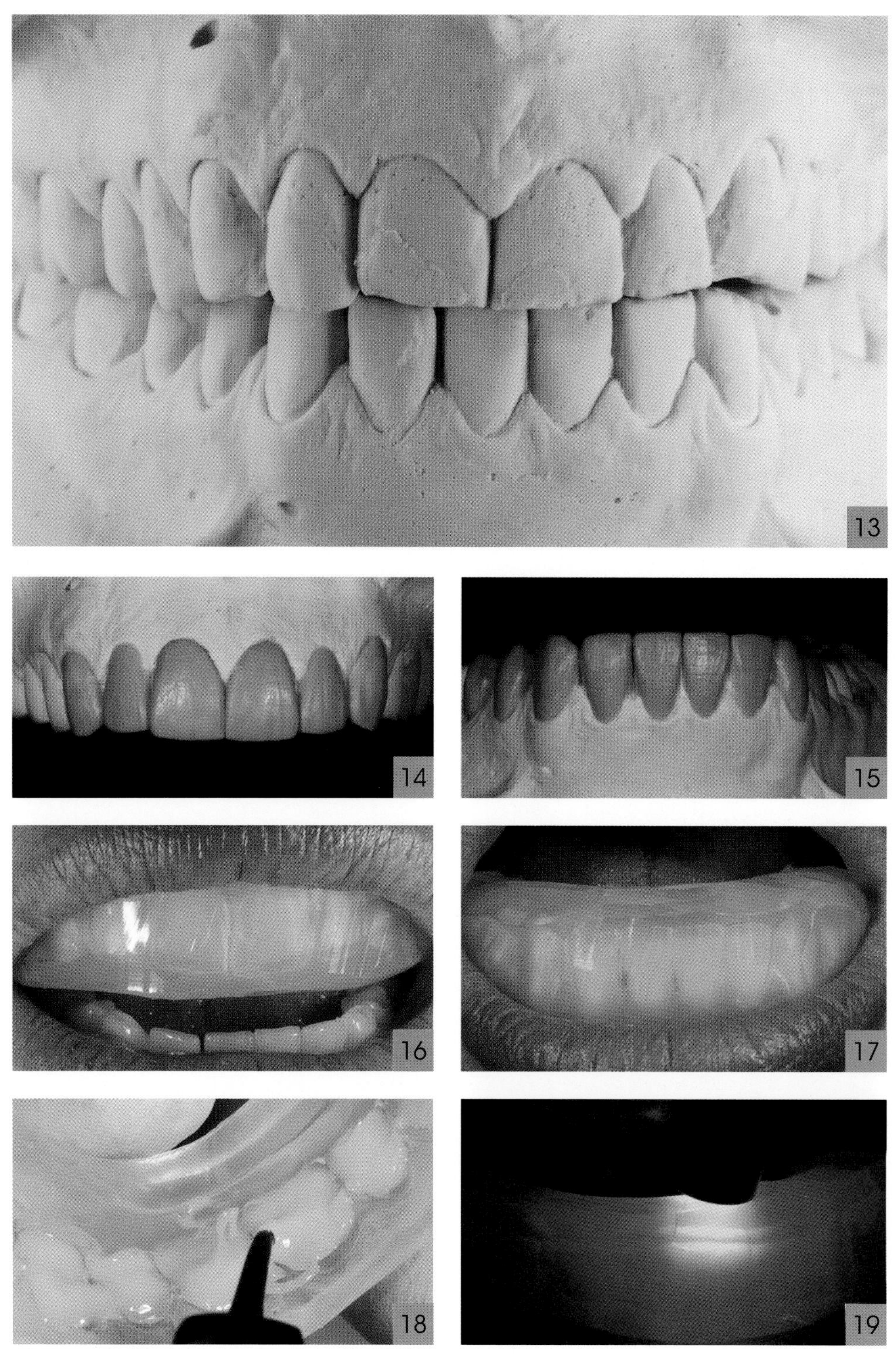

接下来，使用透明硅橡胶来实现美学预览。确认透明硅橡胶的精度后（**图16，图17**），在其中注入复合树脂，戴入患者口内并光固化（**图18，图19**）。焕然一新的微笑面容照能激起患者接受美学修复治疗的欲望；对于医生来说，鉴于有预期的治疗方案，医患之间的沟通也更容易了（**图20～图23**）。

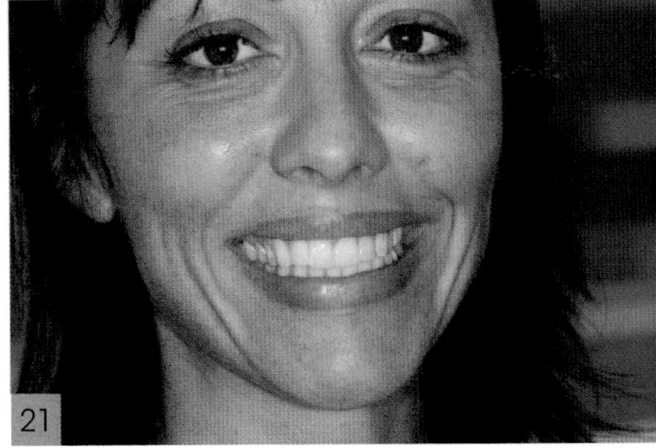
21

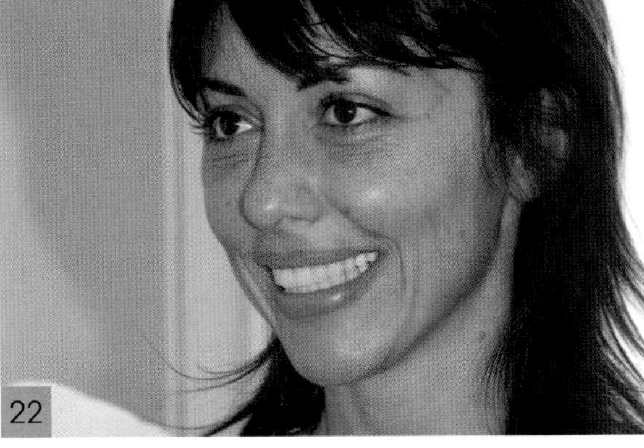
22

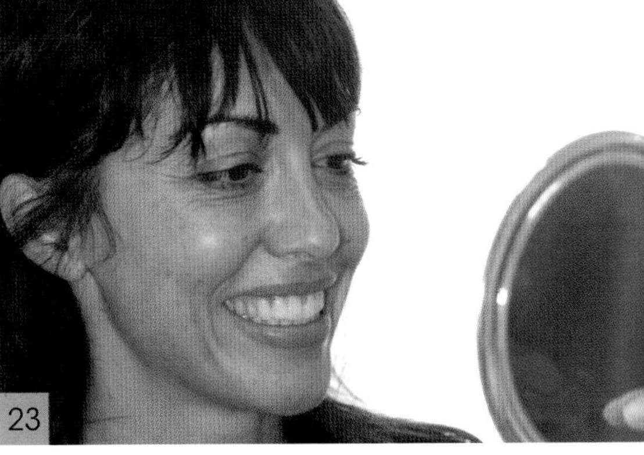
23

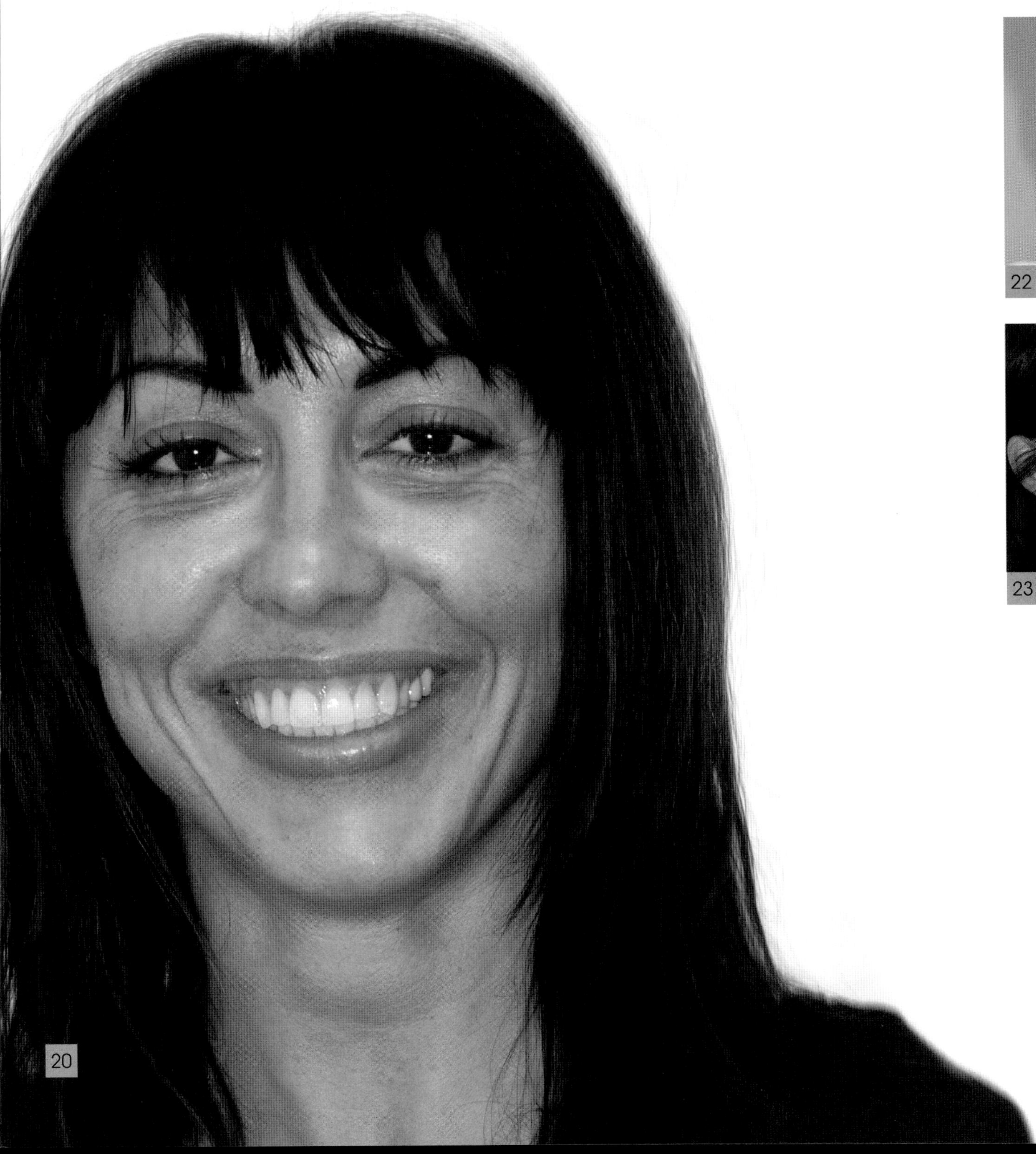

20

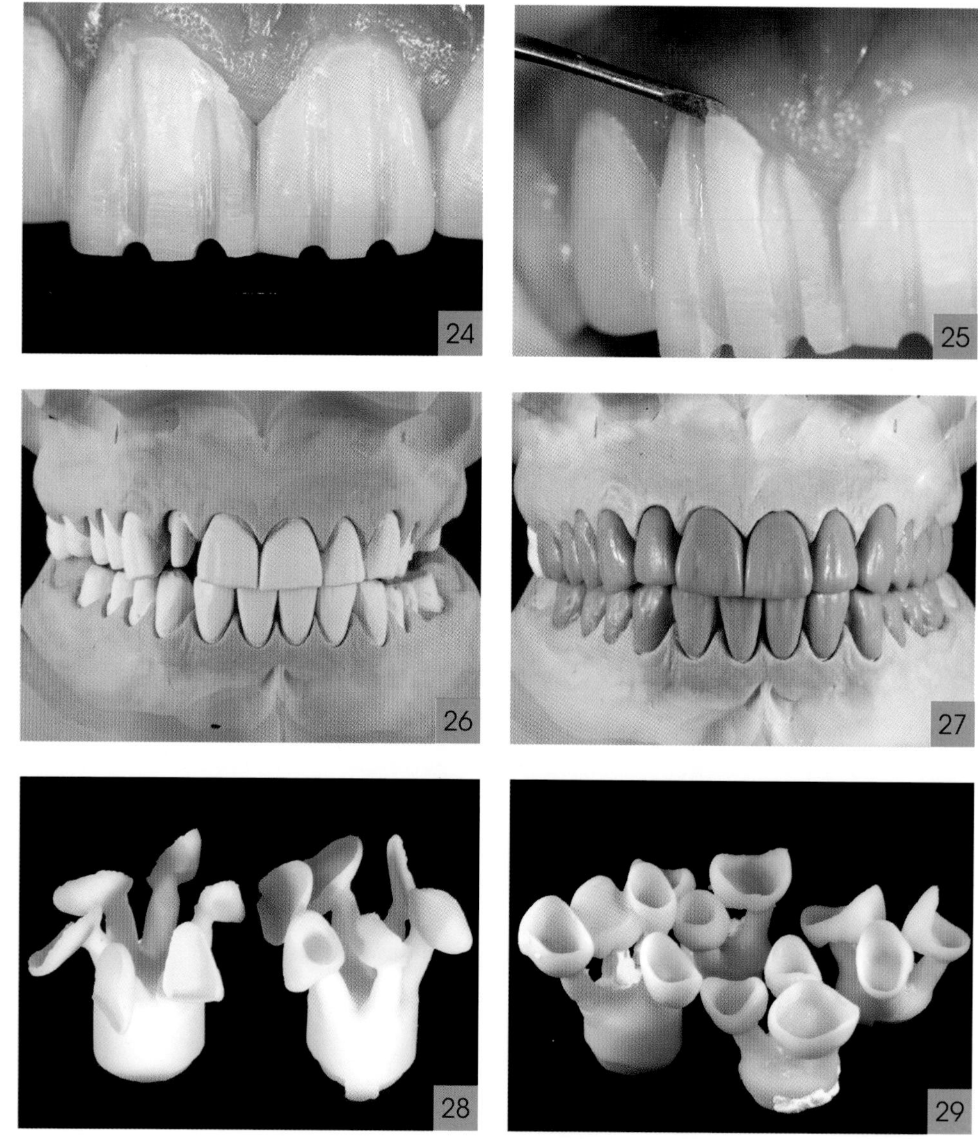

通过诊断饰面可以确定最终修复体所需的牙备量。制备浅凹形边缘，牙体预备时利用定深车针在切端磨出1.5mm的定深沟（**图24**）。在美学预览过程中获得的诊断蜡型在牙体预备过程中也有很大作用，因为它能描绘出理想的牙体预备所需的空间（**图25**）。牙体预备后，完成印模制取，灌注石膏模型（**图26**），并在模型上根据先前的诊断蜡型复制蜡型（**图27**）。

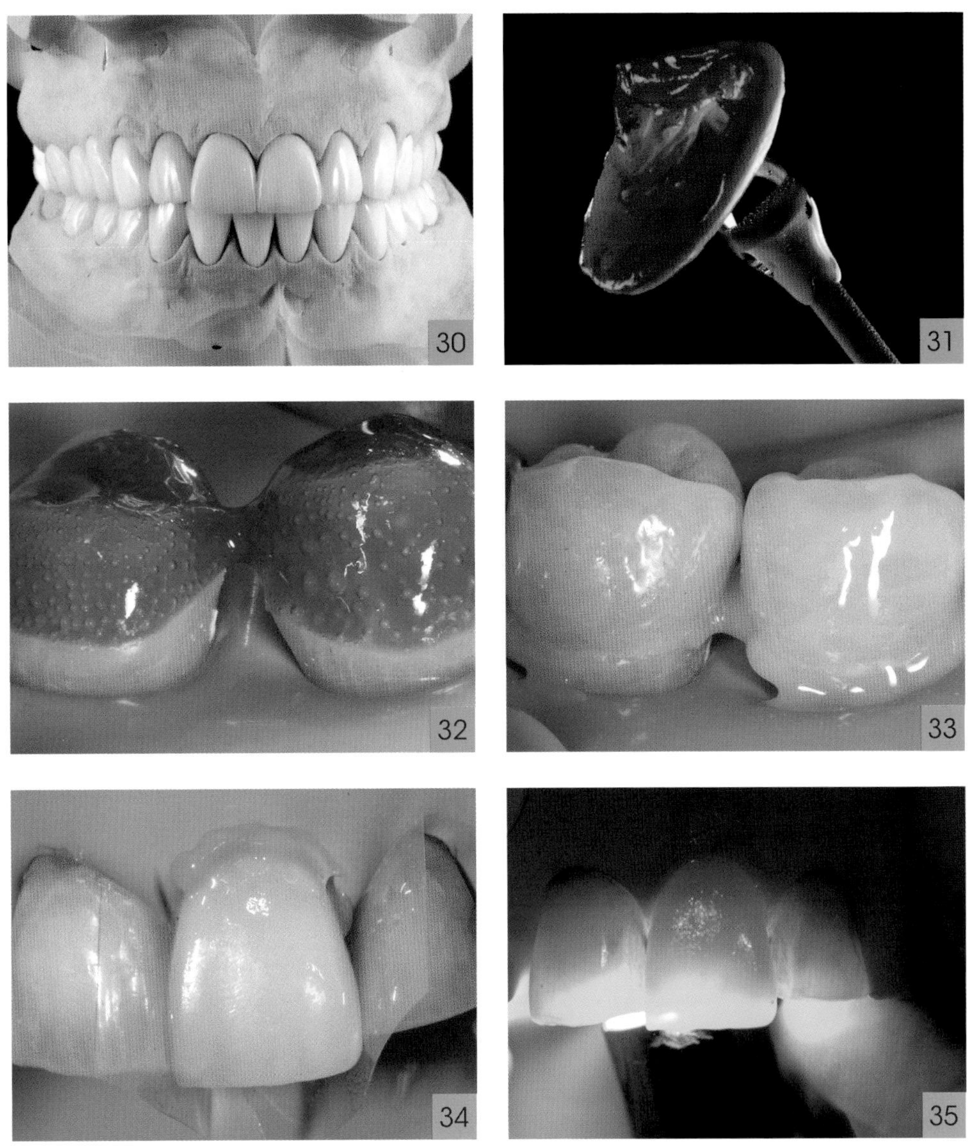

在这个病例中，选择热压铸造二硅酸锂基玻璃陶瓷作为修复材料（**图28，图29**）。颜色选择方面，选用了BLT 4 LT（**图30**），这个颜色足够白，符合患者的要求，并且该颜色具有低通透性，可以遮住变色的基牙。粘接程序在之前的病例已经详细讨论过了，这个病例中需要着重强调的，同其他病例一样，即在操作区保证良好的隔湿（**图31～图35**）。

通过这些照片，可以评估最终的修复效果。修复体不仅具有良好的生物学功能，同时也获得了令患者满意的全牙列的功能及美学重建（**图36～图40**）。通过这些照片，尤其是患者的微笑照，展现了患者对治疗结果的满意度，同时，也让临床医生对自己所做的工作获得满足感（**图41～图44**）。

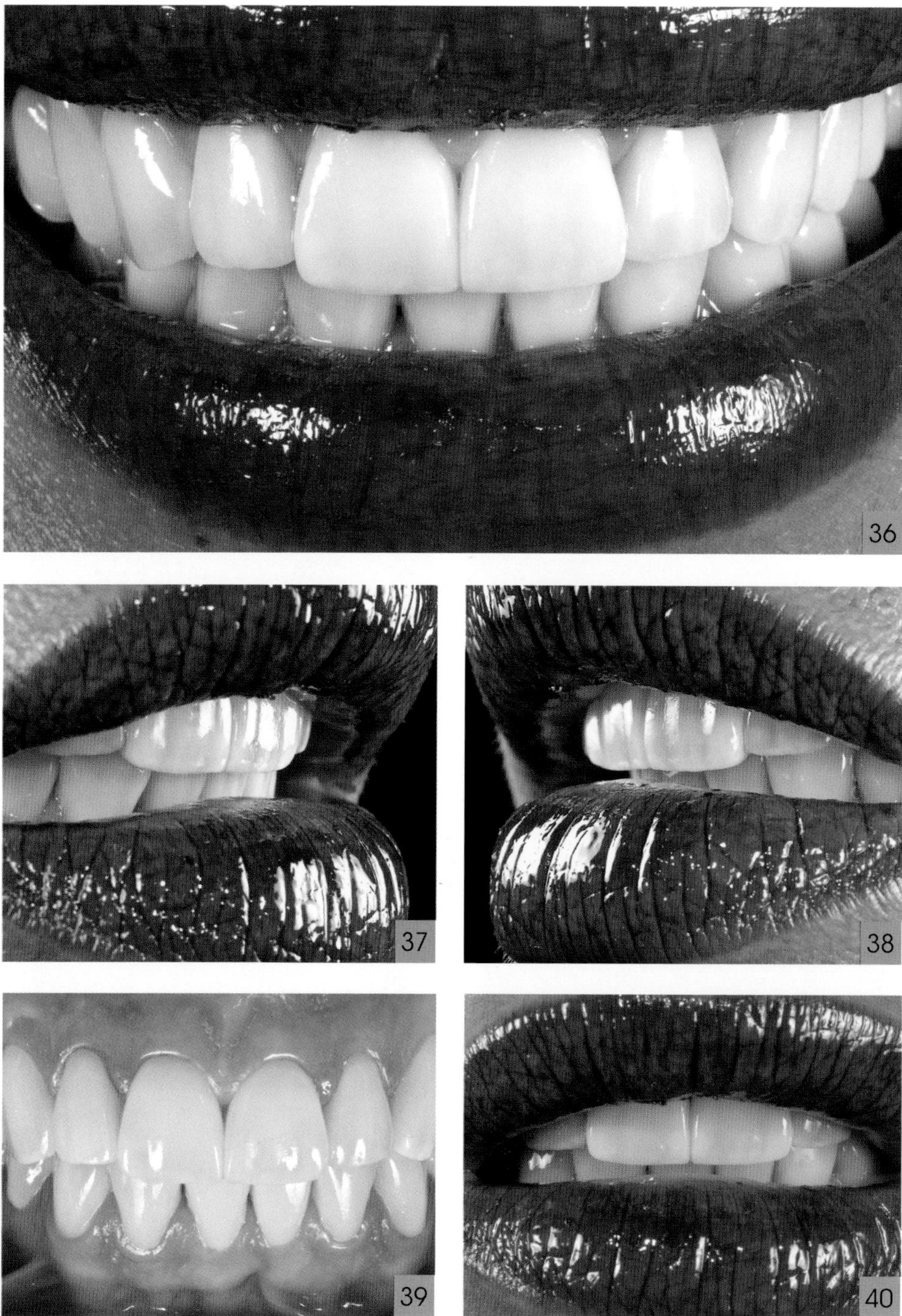

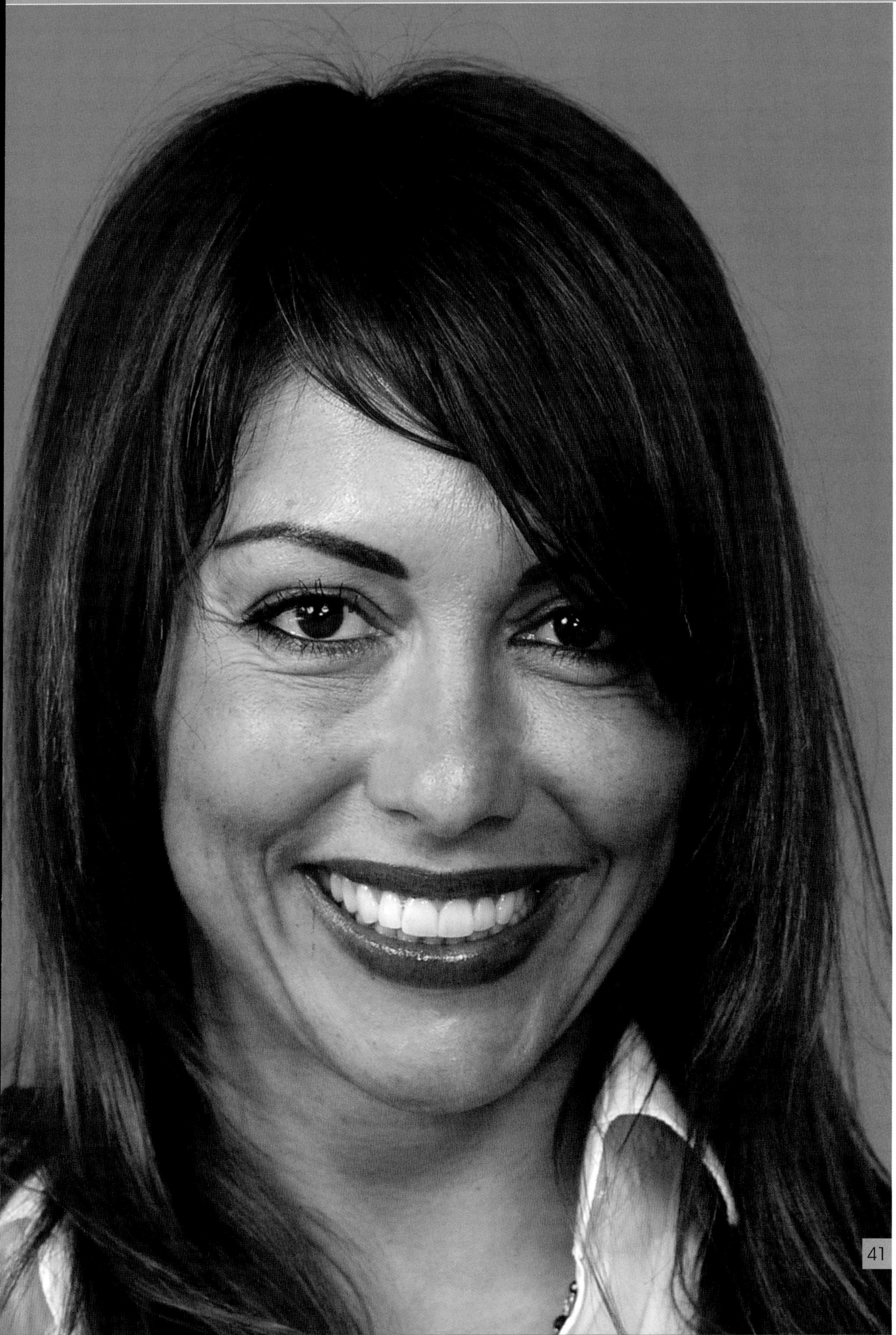

41

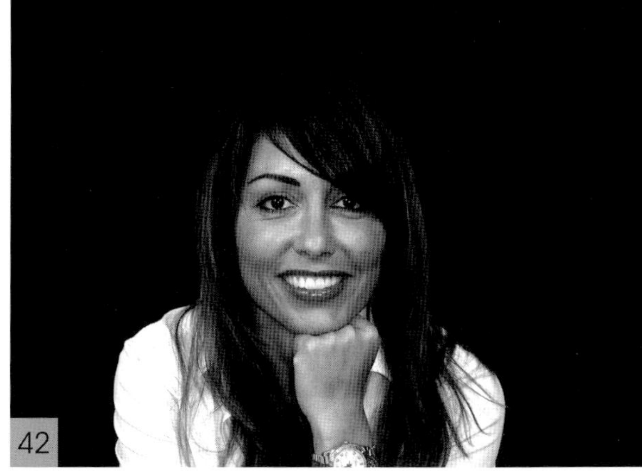
42

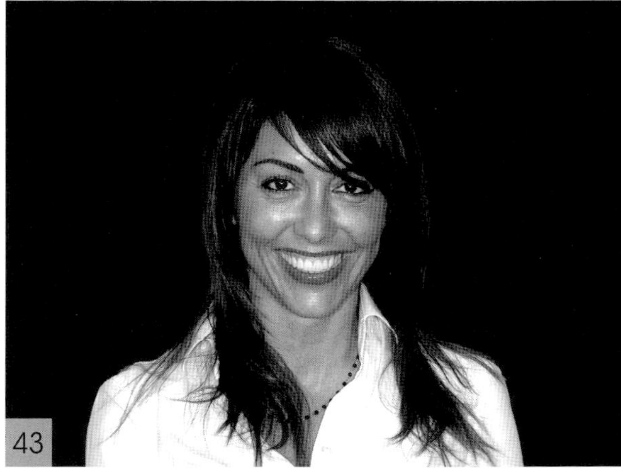
43

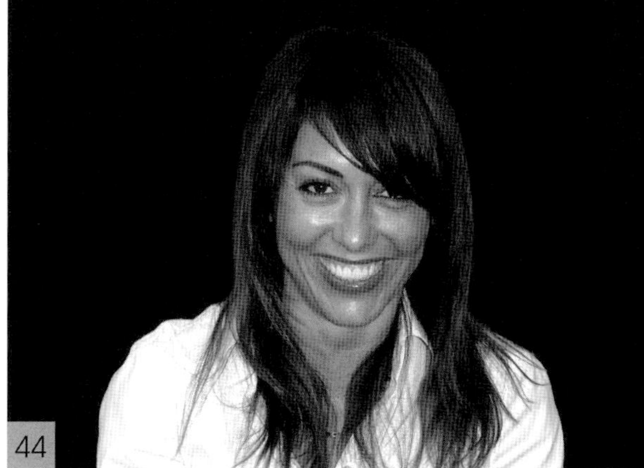
44

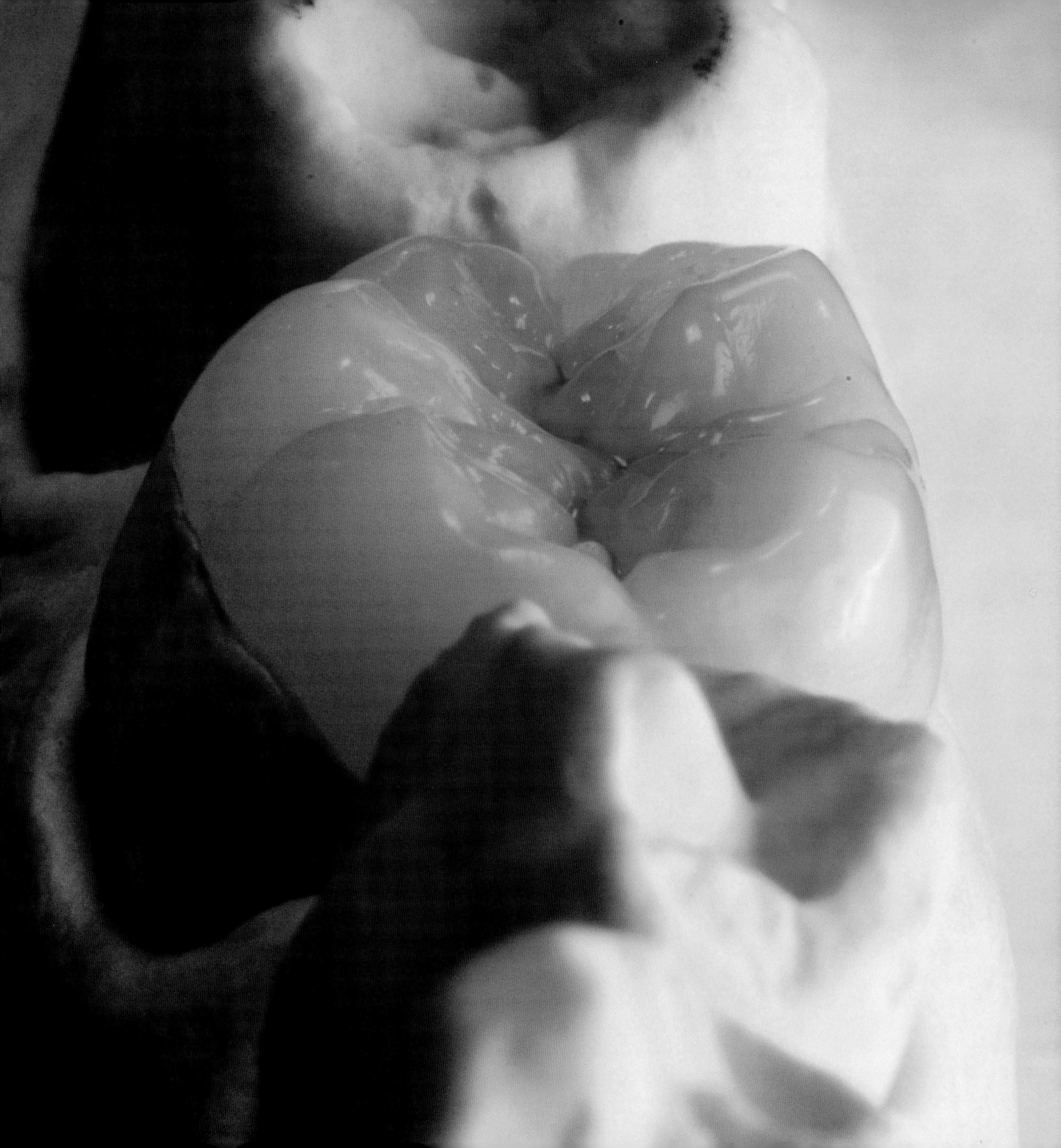

PART II

第二部分 逆向层塑技术

inverse_layering TECHNIQUE

DIRECT AND INDIRECT INVERSE STRATIFICATION

PREMISE

前言

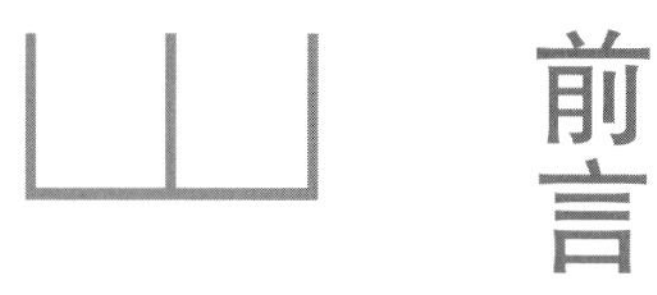

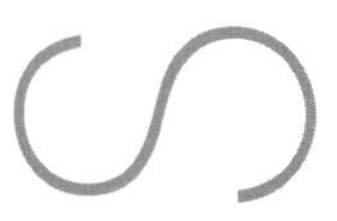

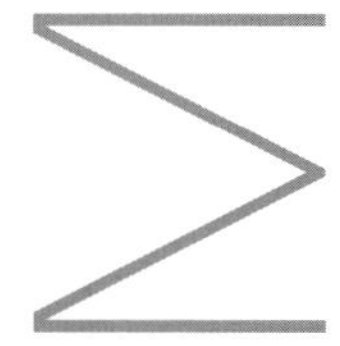

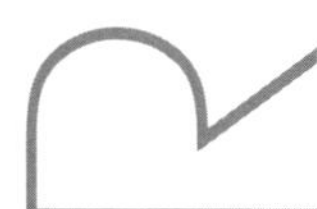

本书的第二部分是专门针对那些在直接和间接修复中使用逆向树脂分层技术来完成的病例。

在技工室或临床诊疗中，通常间接或直接复合树脂修复是通过分层堆塑的方法实现的，往往从染色最深的牙颈部及牙本质开始，最后充填釉质复合树脂和透明层复合树脂。

然而，使用本层塑技术与上述方法大相径庭。修复体的制作采用的是复合树脂逆向充填的方法，也称为逆向层塑技术（或反向层塑技术）。牙医也可以采用此种方法制作直接或间接修复体。整个美学修复都是以诊断蜡型为基础完成的。事实上，精心制作的准确的蜡模型是最终修复能否成功的决定因素。

在一步一步地实施这个技术的过程中，从制作诊断蜡型到透明硅橡胶导板（70～75号），都必须忠实地再现患者牙体形态的每一个细节。

当透明的硅橡胶导板制成后，牙医从透明层的堆塑开始，然后用牙釉质和牙本质复合树脂进行反向的树脂分层修复。

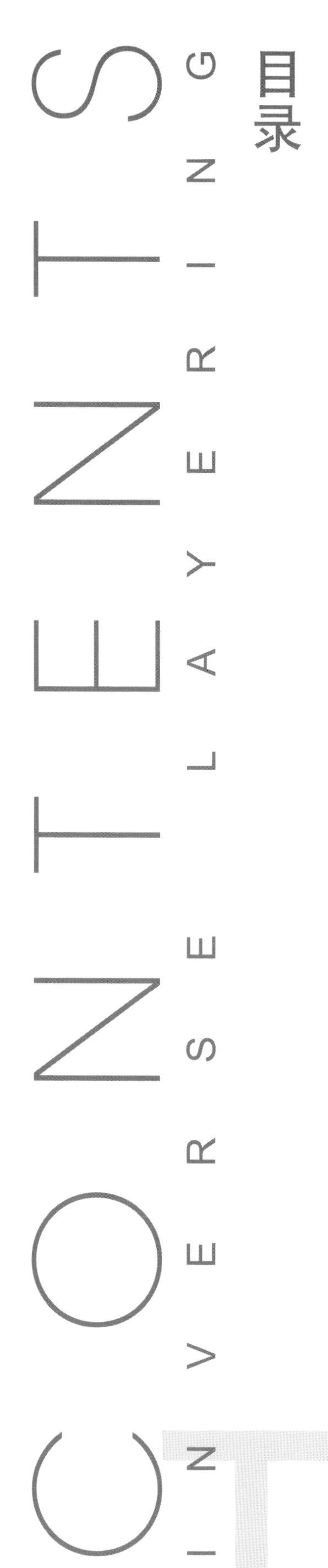

目录

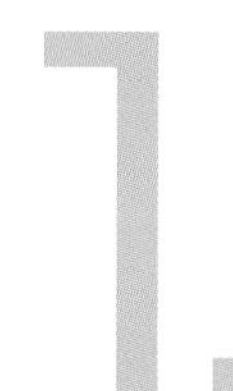

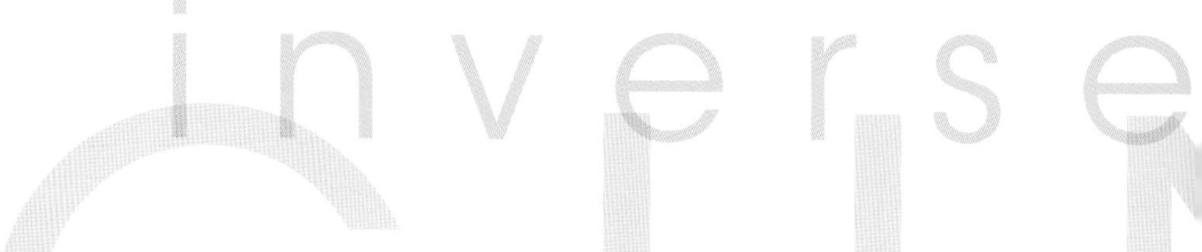

layering

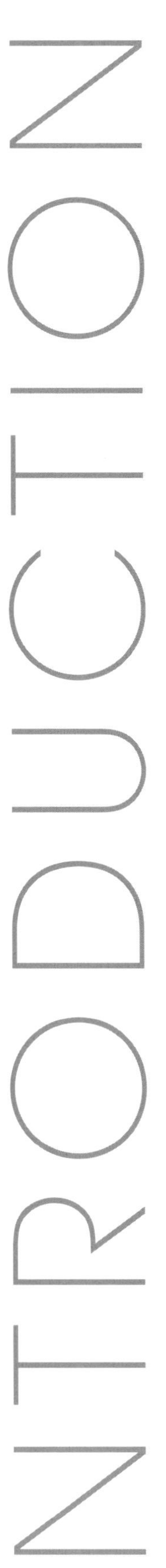

简介

间接法逆向树脂分层技术

在间接修复技术中，采用Crea.lign （Bredent）复合树脂，这是一种将所有特性完美集合的新一代复合树脂，得益于其良好的理化性能，它能满足良好且持久的美学效果：

- 抛光后表面粗糙程度低，可以阻止牙齿表面的菌斑附着，并且降低使用一段时间后出现的染色
- 高密实度，提高了复合树脂的机械性能，且有利于抛光
- 良好的生物相容性和低致敏性，利于提高树脂在口腔的耐受性
- 良好的弹性模量使其具有适宜的抗磨耗性能，有利于防止树脂折断

Crea.lign树脂富含陶瓷微粒，使该材料表面具有优良的硬度及良好的抗磨耗性能，其良好的弹性模量使树脂折断的风险降到最低。

复合树脂材料

目前市场上所有应用于临床和技工室的复合树脂材料都由两份甲基丙烯酸甲酯（MMA）和一份其他材料组成，MMA也被称为寡聚基质。

有机成分

需要注意的是，任何公司生产的复合树脂中都含有MMA成分。因此，任何相反的宣传都是错误的。

医生需要注意，如果患者对MMA过敏，那么他对复合树脂也会产生过敏，尤其是光固化不全的复合树脂。

目前使用的复合树脂都应按照公司的说明书严格控制光照时间并选择合适波长的光固化灯（平均波长为360～500nm），这一点非常关键。当光固化完全时，将不再有复合树脂材料中的MMA颗粒固有的单体残留。

丙烯酸盐，属于甲基类，化学式为CH_3，是复合树脂材料的另一部分，这种成分没有致敏性。

其他成分

正如前面提到的，所有的复合树脂材料中只有MMA是一直存在的有机物基质，其他成分是非常多样化的。有的复合树脂中可能包含乙二酸二甲基丙烯酸酯（EGDMA），当被聚氨酯颗粒充满时可以变为聚氨酯二甲基丙烯酸酯（UDMA）。有些复合树脂中也可能发现双甲基丙烯酸缩水甘油酯（bis-GMA）在环氧树脂颗粒中，或二甲基丙烯酸三甘醇酯（TEGDMA）及二甲基丙烯酸丁二醇（BDDMA）。两者成分（MMA和其他成分）之间形成的化学键非常强，而且都是离子键，允许两种物质之间的离子交换。

在UDMA内部可以发现一种聚氨酯，具有生物相容性，且非常坚硬、脆性大。不同品牌的复合树脂，如美国GC，义获嘉伟瓦登特和贺利氏古莎（Heraeus Kulzer）公司生产的复合树脂，其所含UDMA的成分比例是不同的。UDMA能够抵抗较强的冲击力，然而，由于它的分子结构中保留了高比例的聚氨酯，导致它非常脆弱，容易折裂。bis-GMA是一种非常有弹性的粒子，它既不特别坚硬也不耐久；它通常由环氧基组成。在bis-GMA中存在双酚，这种物质对材料的生物相容性有负面影响。

在Crea.lign复合树脂的分子含有的bis-GMA赋予了材料一定的弹性。且bis-GMA分子中的双酚含量很低，不足以引起任何类型的生物损害。

一般来说，所有的复合材料都是由不同比例物质组成的混合物。复合材料的填料要么是玻璃，要么是陶瓷。Crea.lign是有50%的陶瓷纳米颗粒和TEGDMA、UDMA、bis-GMA、BDDMA，以及有机单体MMA组成。所有其他的复合树脂都在其分子结构中保留了不同比例的玻璃离子和陶瓷颗粒。

Crea.lign只含有陶瓷纳米颗粒。重要的是，任何复合树脂只有当其填料所占的质量比大于50%时才被认为是复合树脂。Bredent是目前唯一一家陶瓷纳米颗粒的质量比大于50%的复合树脂。这是通过一种陶瓷纳米级颗粒的表面硅化特殊处理来实现的。多亏了这种处理，在复合材料中陶瓷粒子的分布更加均匀。

为了更好地解释上述治疗的结果，作者可以肯定，与玻璃基质颗粒相比，硅烷化的陶瓷纳米颗粒加入复合树脂中，形成了最紧密的复合物，而未硅烷化的玻璃基质颗粒形成了由玻璃基质组成的均质性较差的分子机构。

至今为止，纳米颗粒的硅烷化是Bredent独有的技术；正因如此，目前市面上任何一种其他品牌复合树脂所含陶瓷颗粒填料的比例均未超过30%。因为只有当填料比重超过50%才能称为复合树脂，因此可以推断，另外20%的填料是玻璃料。

玻璃填料复合树脂的优缺点

玻璃填料复合树脂的优点包括：

- 得益于玻璃晶体的透明度，其透光性更好，利于深度光固化。这对于临床工作中制作直接修复体是重要的特性，但是对于在技工室制作间接修复体并不是必需的。
- 聚合过程中收缩率低。与技工室制作间接修复体相比，这一特点对临床直接修复更为重要（堆塑更精确）。

玻璃填料复合树脂的缺点包括：

- 染色及菌斑附着
- 脆性大，易折裂
- 难以抛光
- 耐磨性较低
- 令对颌牙磨损

复合树脂的基本信息

建议不要在聚合前和聚合过程中对复合树脂进行加热。在聚合后，复合树脂可以承受高达140℃的温度，但建议最好不要超过100℃。为了提高复合树脂的机械特性，在聚合过程之后，将复合树脂放入85～95℃（严格控制温度）的水中就可以了。复合树脂最重要的特性之一是它对磨损的抵抗能力。Crea.lign复合树脂中所包含的陶瓷纳米颗粒的尺寸为0.04μm。这能确保通过硅烷化处理后形成的紧实的表面能抵抗更大的磨损。化学上，为了保持其流动性，任何流体复合树脂中陶瓷填料的质量比最多达到20%（除了Bredent，得益于其陶瓷颗粒的硅化处理）。因此，为了达到至少50%填料的标准，生产公司不得不添加玻璃成分。

通过Crea.lign复合树脂进行层塑修复

为了配合复合材料的使用，金属结构应该是独立的且按照解剖学形态完成的，并完全支持美学修复体。在非解剖学结构中，Crea.lign所允许的最大厚度为1.5mm。在非解剖结构上或者需要更厚的美学材料的情况下，Bredent建议将Combo.lign（Bredent）复合树脂置于不透明的结构上方以弥补金属材料的缺陷。

Crea.lign复合树脂的化学成分

Crea.lign复合树脂有双重催化剂：其一为380nm波长引发的光引发剂（樟脑醌）和460nm波长引发的光引发剂（AZ型Lucirin ）。Crea.lign （Bredent）复合树脂的确切定义是微混合高强度聚合物复合树脂；除了由MMA组成的有机成分外，其化学式为：UDMA-TEGDMA-bis-GMA-BDDMA。名字Crea.lign中“lign”即是光（light）和设计（design）两个词的组合。

美学树脂Crea.lign尤其适用于局部义齿及全冠的涂层，以及微创牙体预备后的分层充填。与传统的复合树脂相比，这种复合树脂的牙本质树脂色彩非常丰富，在遮色方面十分有优势。即使是修复空间非常有限时，如加法式贴面技术中它们也有非常明亮和乳光色的釉质树脂。

对于层塑修复，作者建议在颜色方面模糊牙本质分层；这指的是牙本质主体颜色从经典的A到D色中进行渐次选择，例如选用A3色，如果厚度超过0.5mm，则继续层塑充填。

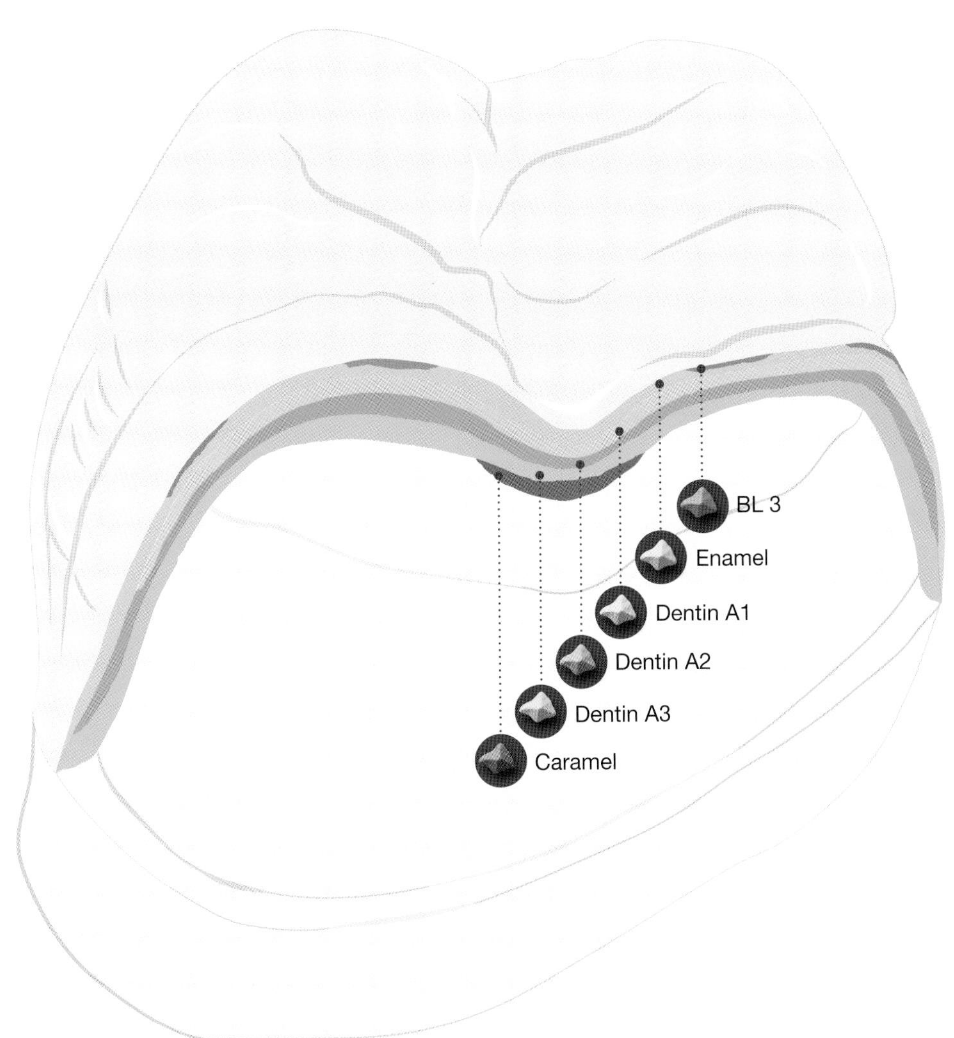

Vincenzo Musella, Gaetano Paolone

临床病例 clinical case 1

右下第一磨牙的间接修复

introducing the technique: indirect restoration of a mandibular right first molar

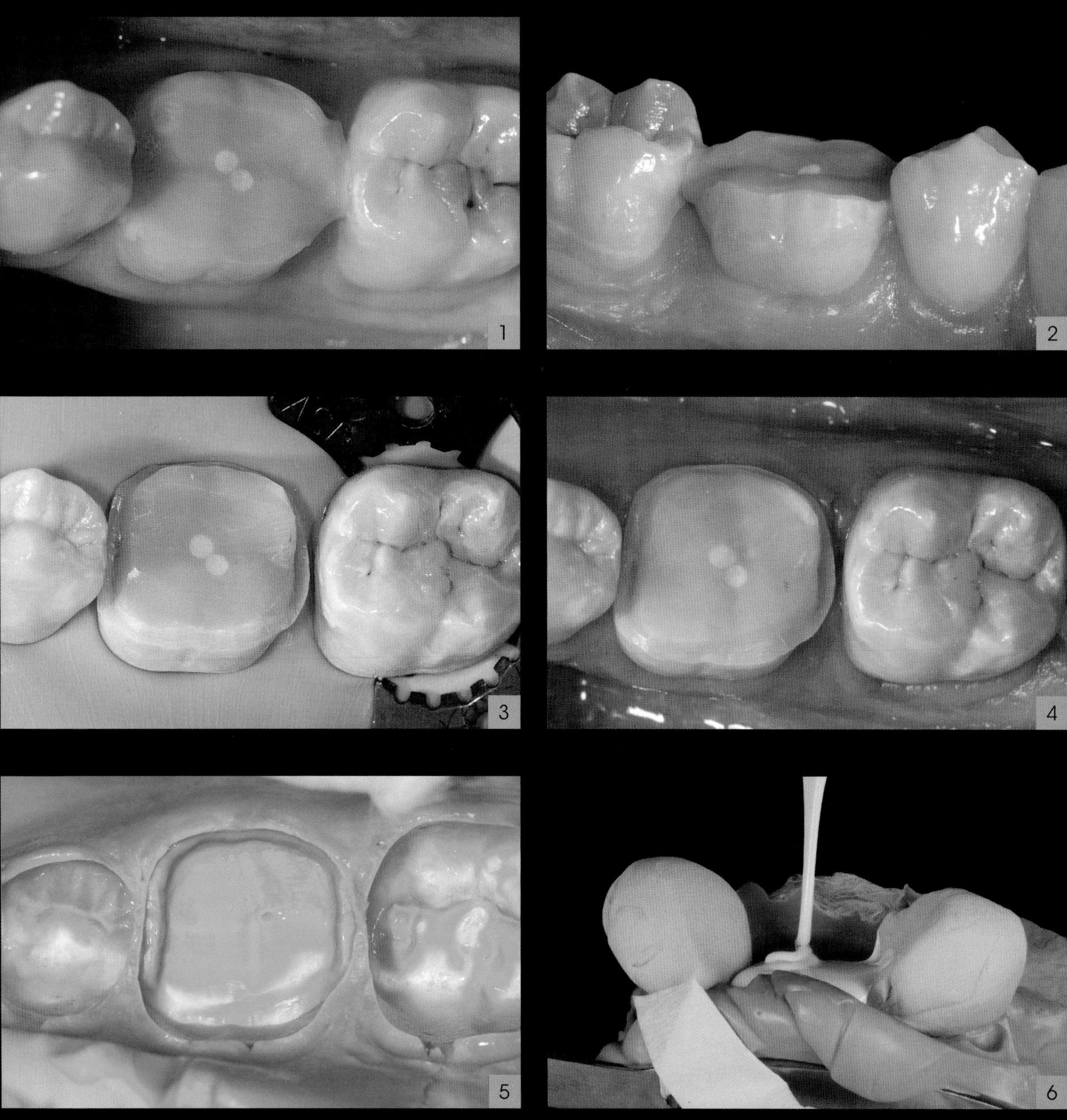
1
2
3
4
5
6

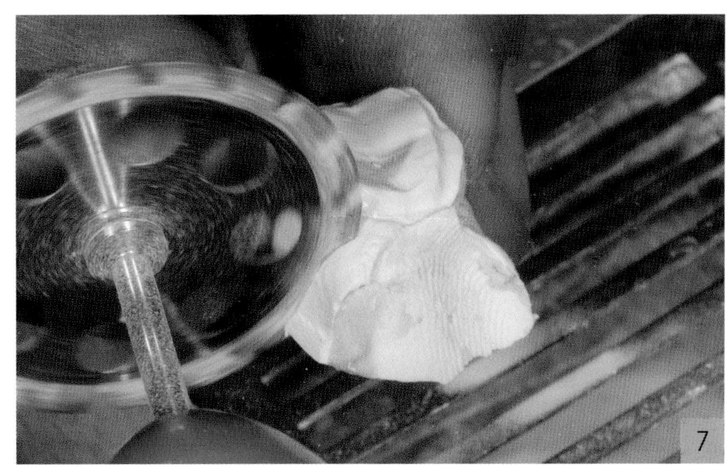
7

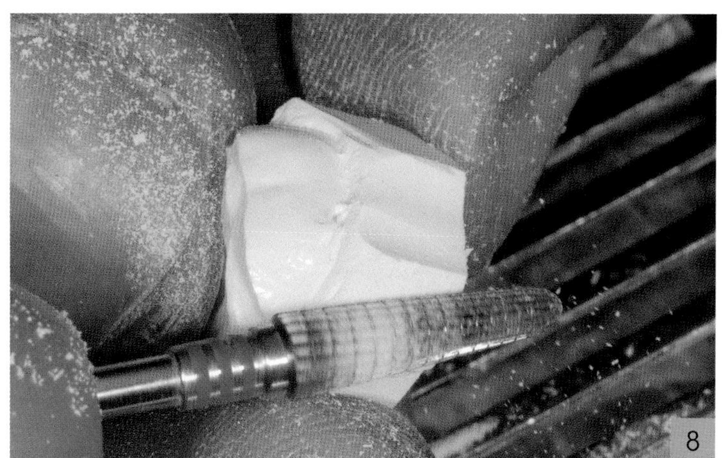
8

为了更好地了解逆向直接层塑技术，我们以右下第一磨牙的修复为例，向大家逐步阐述修复方法。该患者无其他全身系统性疾病，尽管为后牙缺损修复，但该患者对美学的诉求较高。

图1和**图2**展示了患牙初始殆面观及颊面观，随后对该患牙采用橡皮障进行隔离（**图3**）。右下第二磨牙进行传统治疗，第一磨牙行高嵌体预备（**图4**）。邻面肩台预备为龈上直角肩台，肩台高度位于修复体邻接点龈方2mm，这样既能清楚地观测到修复体的边缘，又能在粘戴过程中完整地去除多余的粘接剂。

颊侧边缘既可以预备为平面或90° 肩台（原理同邻面肩台），也可预备为凹型肩台。凹型肩台联合高遮色粘接剂可更加有效地隐藏修复体边缘。舌侧一般预备为直角肩台，易于肩台及修复体边缘的塑形、抛光，以及多余粘接剂的去除。龈上牙体预备完成后，移除橡皮障。

进行重体联合轻体硅橡胶一次印模法取模（**图5**），由于牙备完全位于龈上，因此取模前无须排龈或止血处理，过程较为简单。

在治疗阶段，高嵌体制作的技术性步骤需要牙医来完成。首先，仅在印模的牙体预备区域注入树脂完成主模型的制作（**图6**），随后用金刚石磨盘去除周围多余的树脂（**图7**），用锥形磨石去除倒凹，完成活动代型的制备（**图8**）。

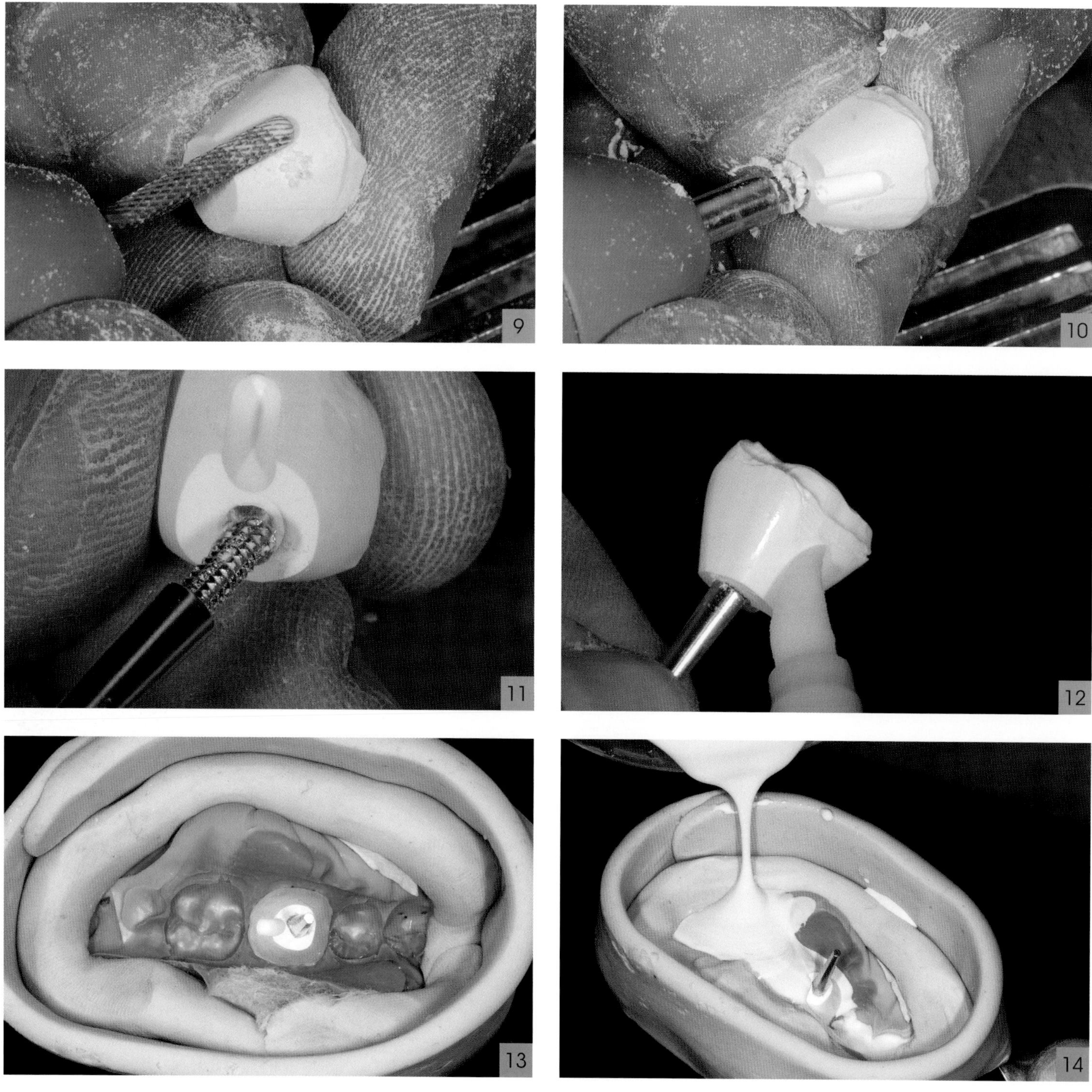

预备防旋转定位槽（**图9**），专用打孔磨石打孔，插入代型钉，使代型可无障碍取出（制作活动代型）（**图10**）。用氰基丙烯酸盐粘接剂将代型钉固定在模型底面（**图11**），代型周围涂布分离剂（**图12**）。活动代型再次放入硅橡胶印模中（**图13**），用Ⅳ类石膏进行模型灌注（**图14**），形成包含活动代型的主石膏模型（**图15**）。这时我们就可以确定患牙各个牙尖所在的位置（**图16**）。

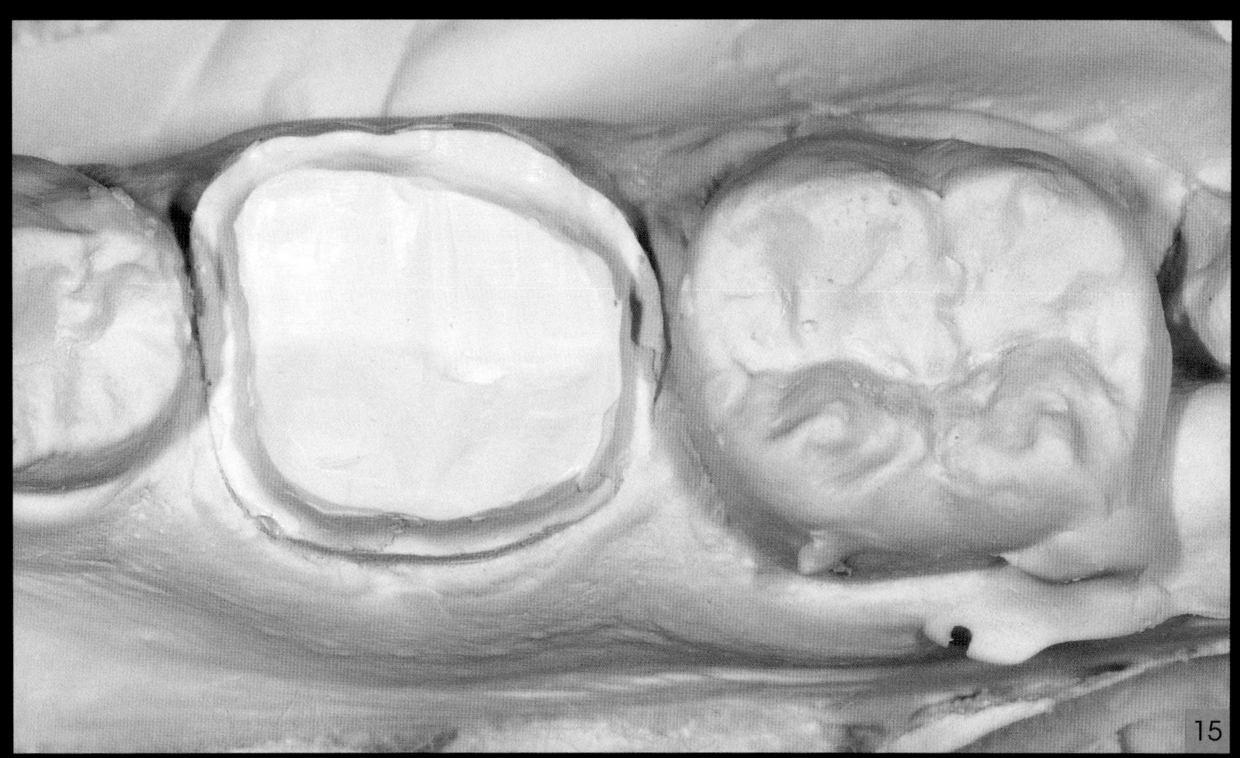
15

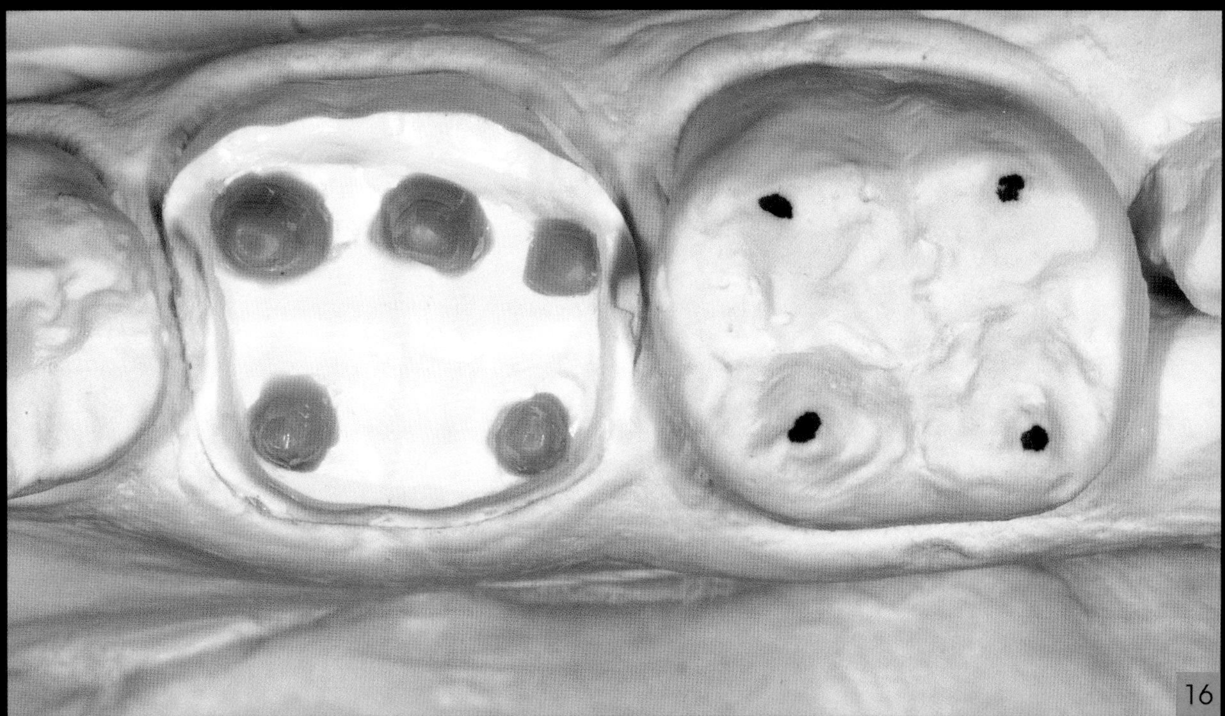
16

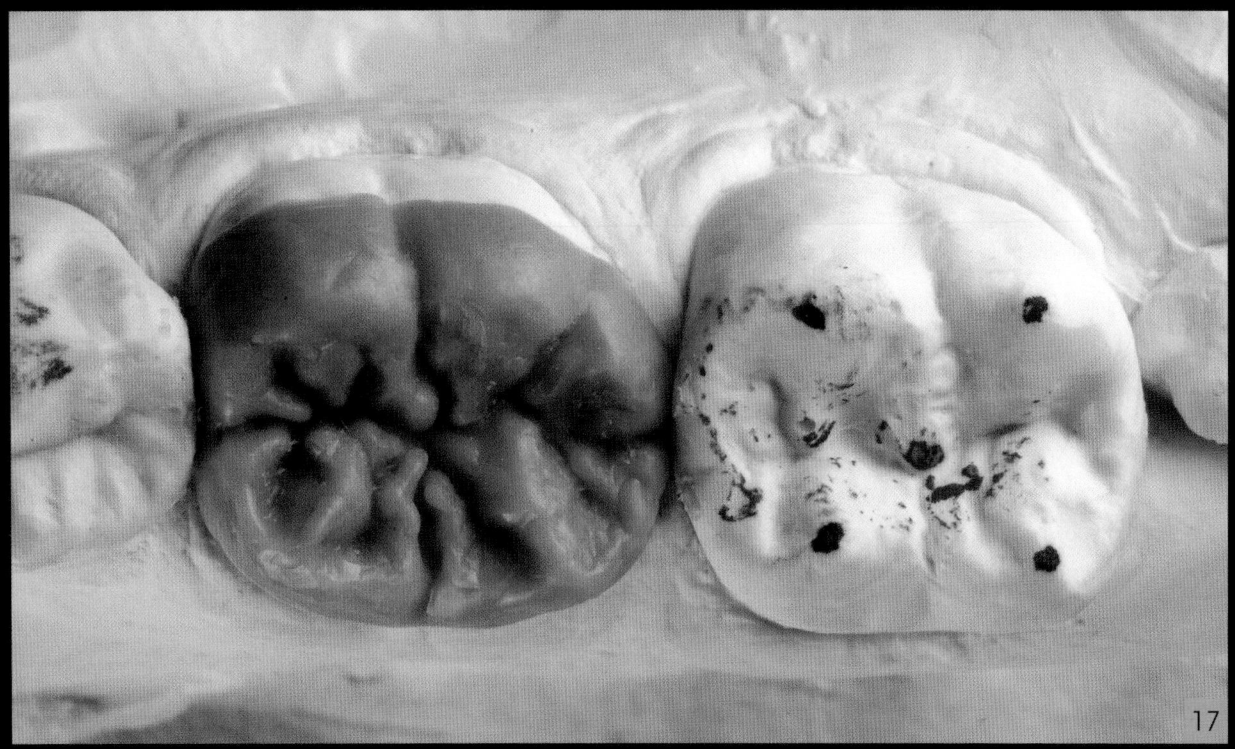
17

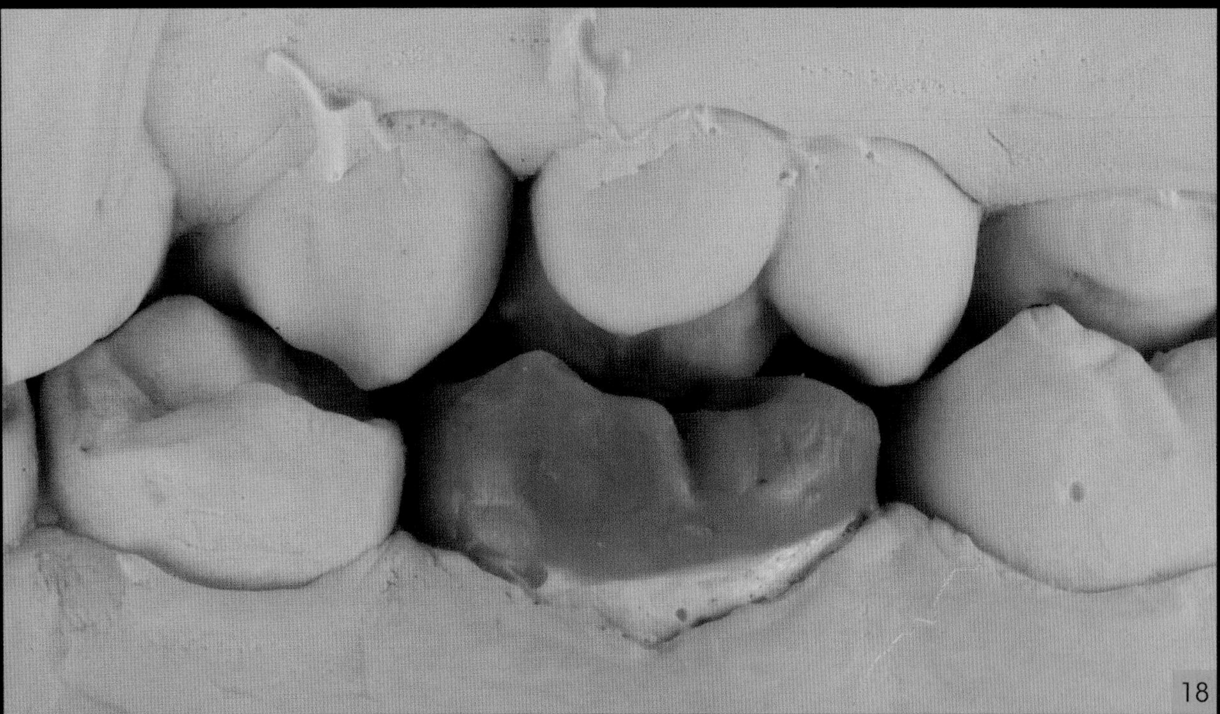
18

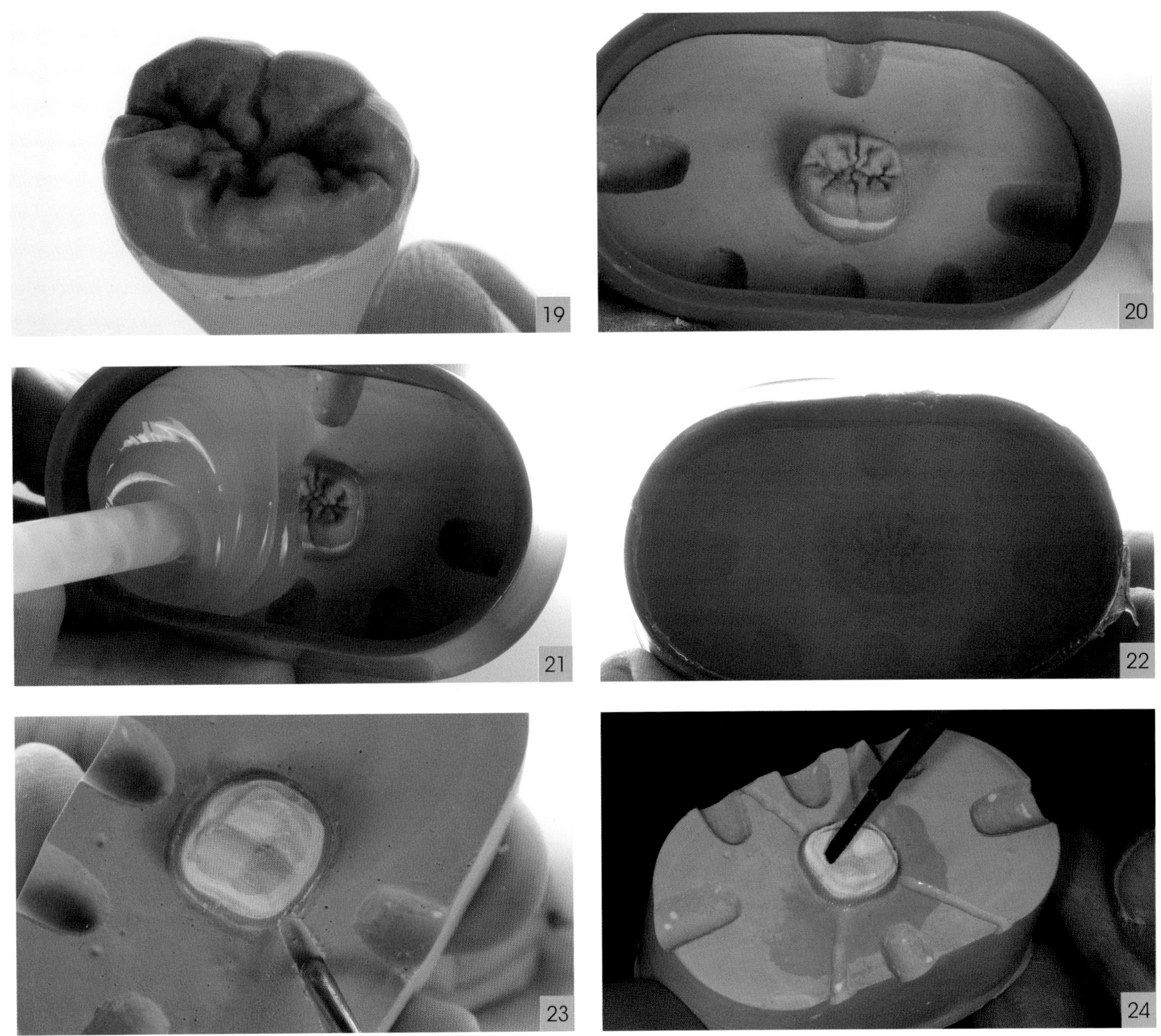

全冠解剖式蜡型制作完成后（**图17～图19**），利用橡皮托制作石膏模型底座，在预备体模型上制作诊断蜡型（**图20**），待底座石膏固化后，注入75肖氏硬度透明硅橡胶（**图21**），施加300～400kPa的力，增强硅橡胶的最终强度（**图22**）。

从底座移除透明硅橡胶，制备溢出道，方便层塑过程中多余的树脂材料溢出（**图23**）。石膏底座涂布分离剂（Renfert）（**图24**）。

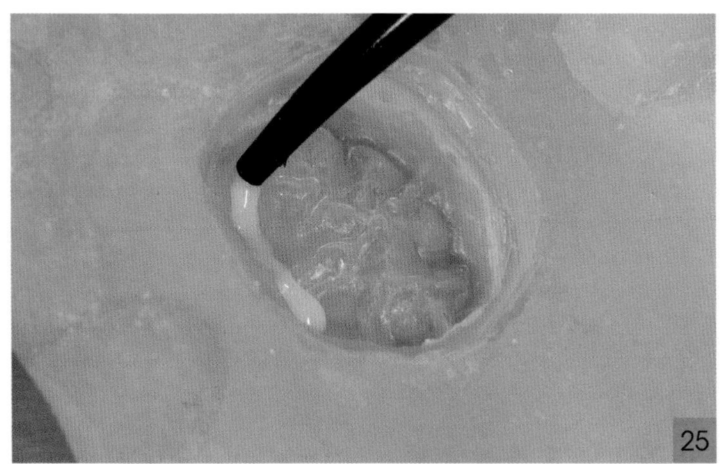
25

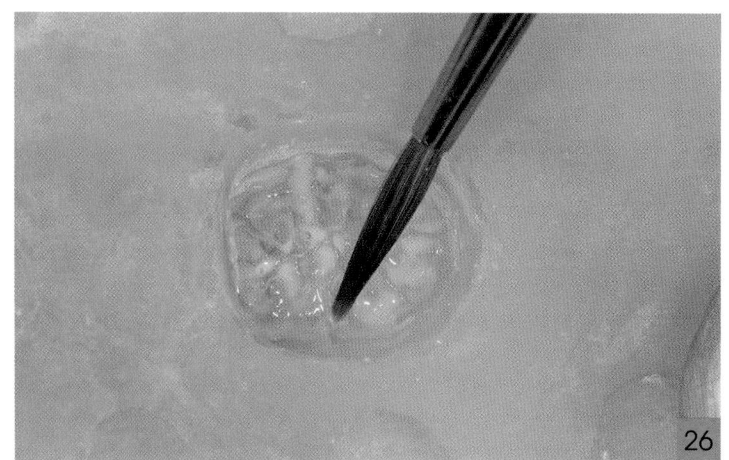
26

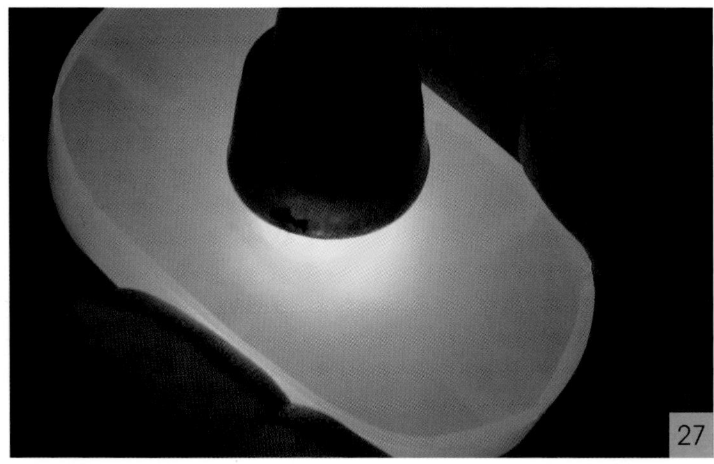
27

随后利用新型流体复合树脂开始进行逆向层塑技术。必要时也可以使用树脂团。首先需要涂布薄薄的一层树脂，颜色为BL3，旨在与其他牙尖嵴进行区分（**图25**）。通常使用尖头刷涂布，使颜色比较均衡（**图26**），无须把透明硅橡胶重新放置在患牙区，直接进行光固化3～4秒（**图27**）。

31

35

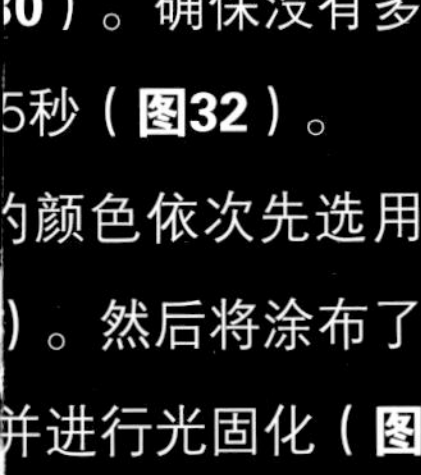

（**图31**）在邻面区
30）。确保没有多
5秒（**图32**）。
的颜色依次先选用
）。然后将涂布了
并进行光固化（**图**

色树脂，注意其表
同时获得更好的抛
脂进行光固化。

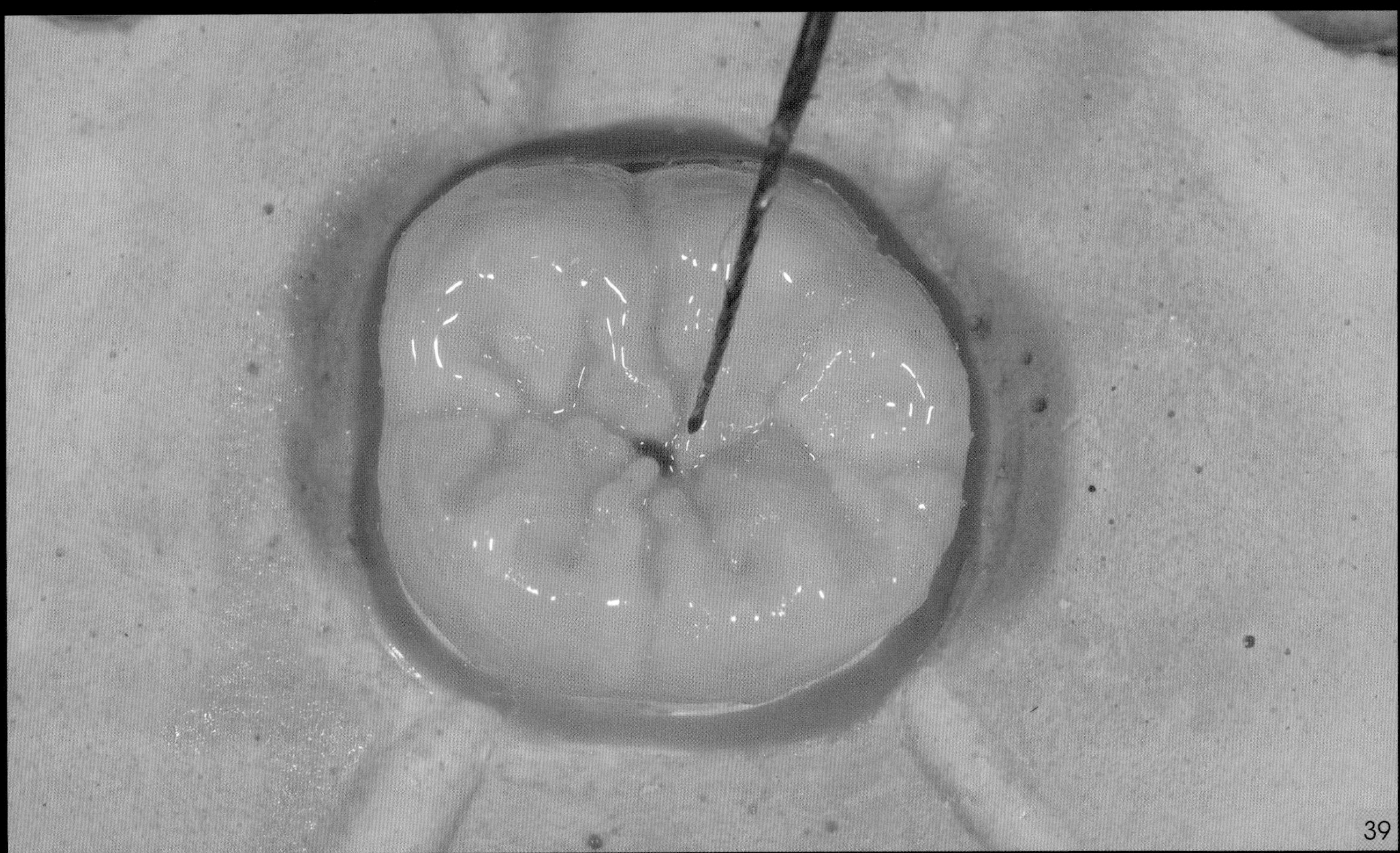
39

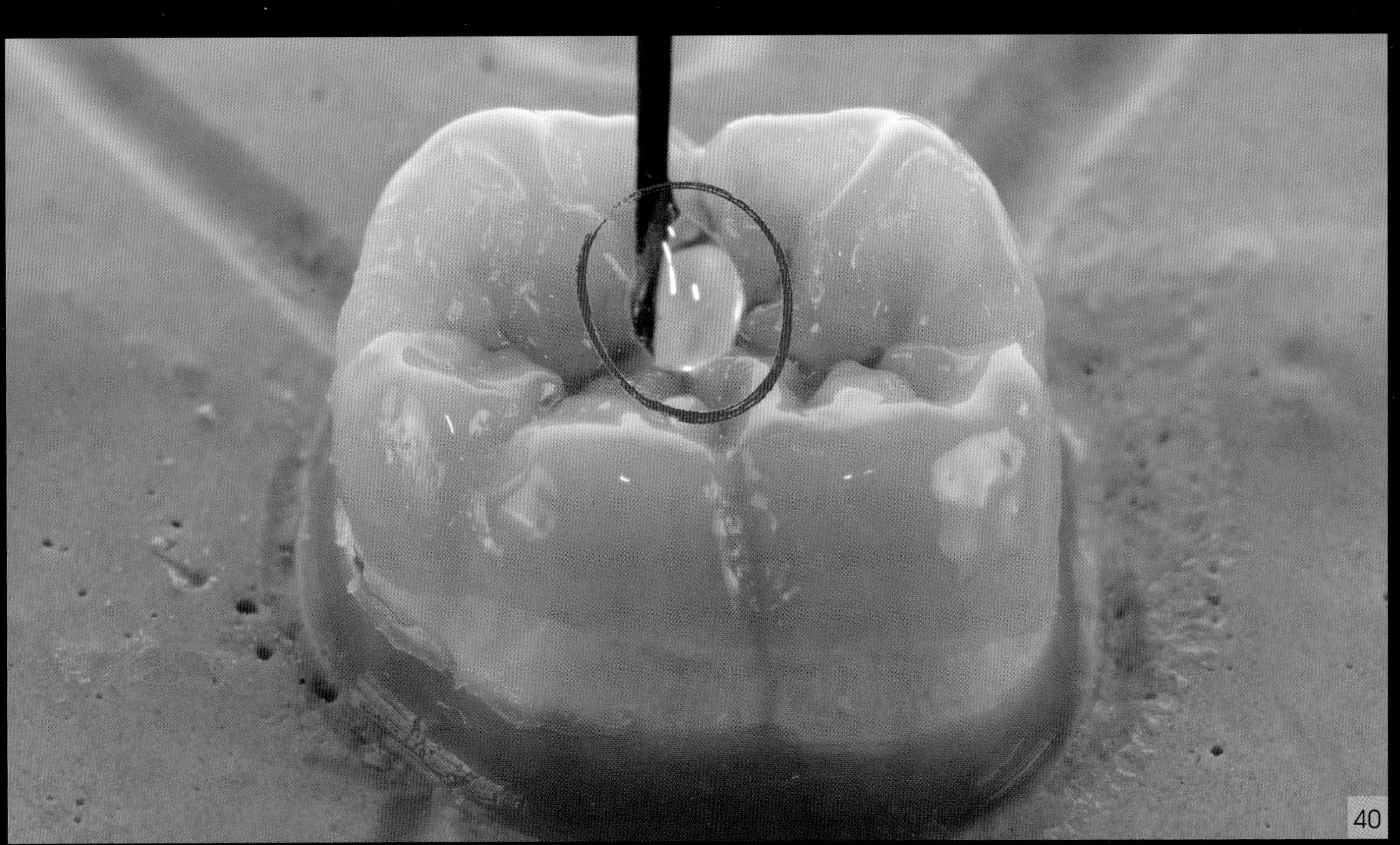
40

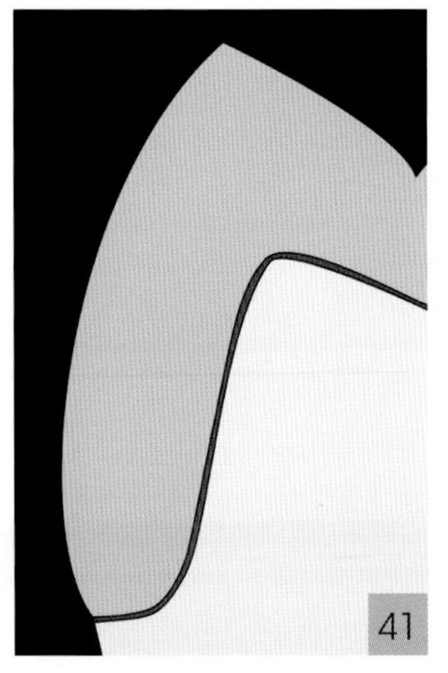
41

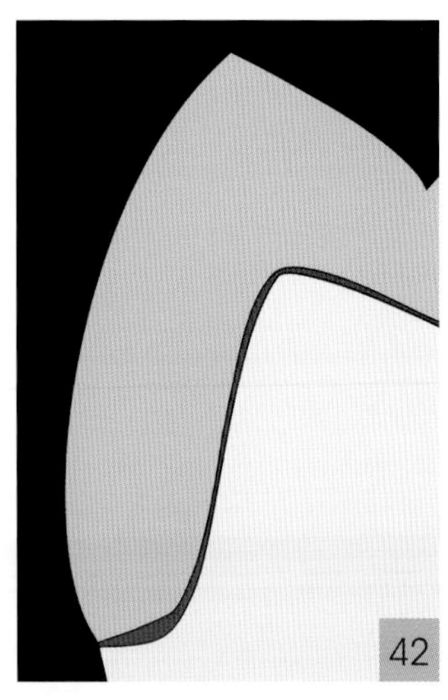
42

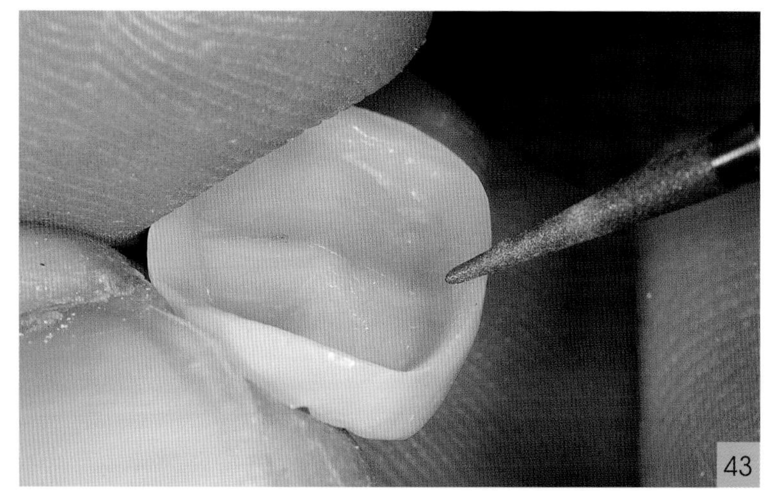
43

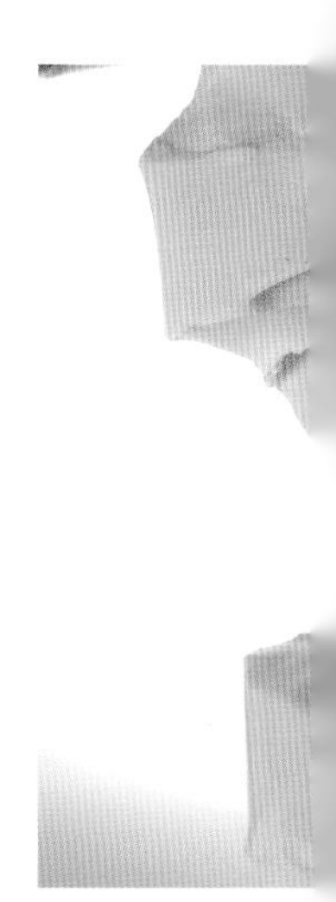

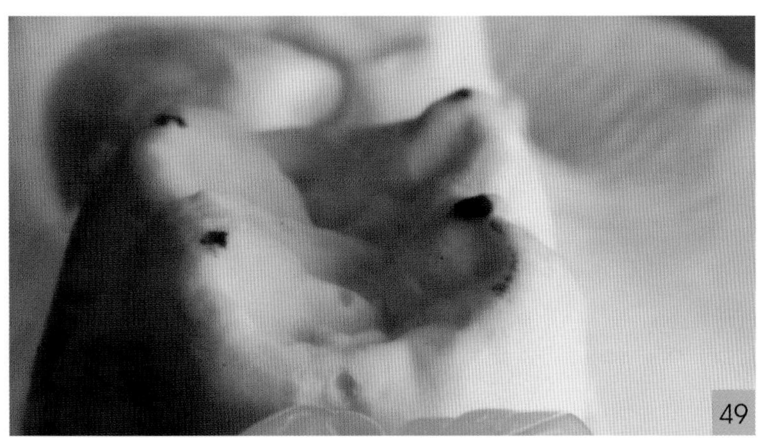
49

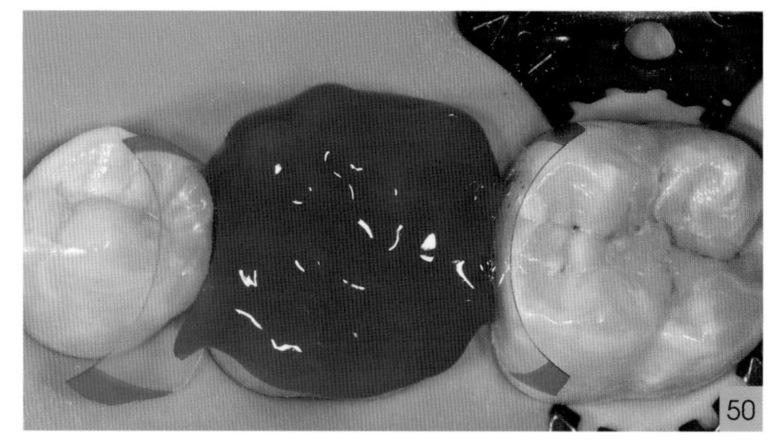
50

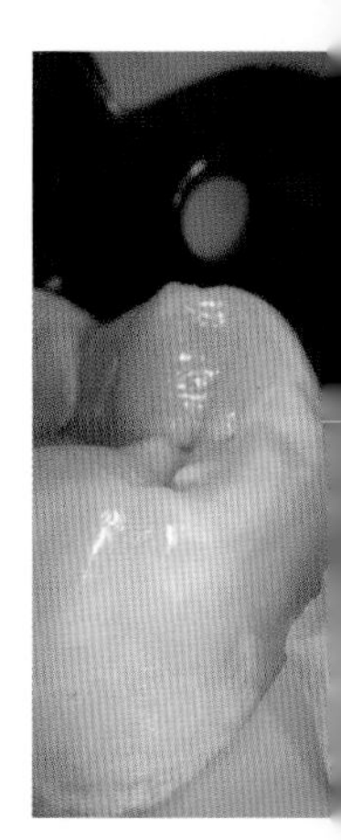

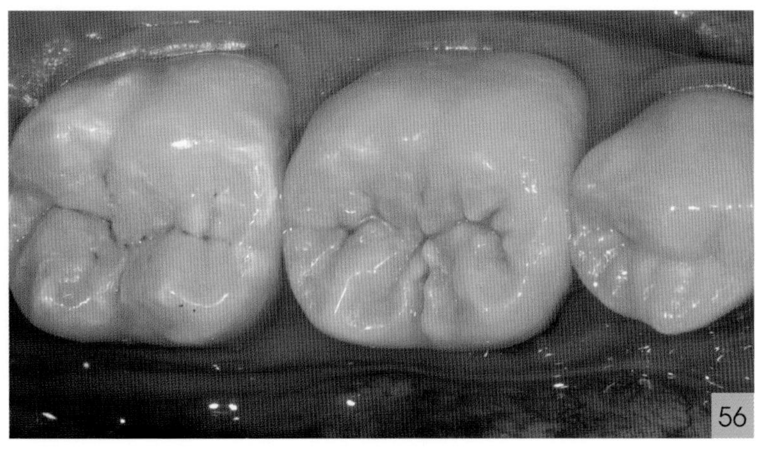
56

在打磨抛光之前，有一个小的步骤对粘接时使边缘更完整很重要，修复体边缘
此区域存在可在粘接材料中产生光的折射效应，更有利于其边缘封闭效果。然
在主模型上可以看到最终修复体呈现的形态（**图49**）。使用浮石和氯己定对牙
使用的粘接系统是义获嘉伟瓦登特公司的三步酸蚀粘接系统（**图51**）。预处理
用氧化铝喷砂及硅烷偶联剂处理（可选），高嵌体涂布粘接剂（Etch & Rinse
去除多余粘接剂后，进行光固化，通过调整光固化灯的方向多方位光固化2秒
将振荡手机安装金刚石刀片并结合抛光条精修修复体邻面（**图54**）。用硅橡胶

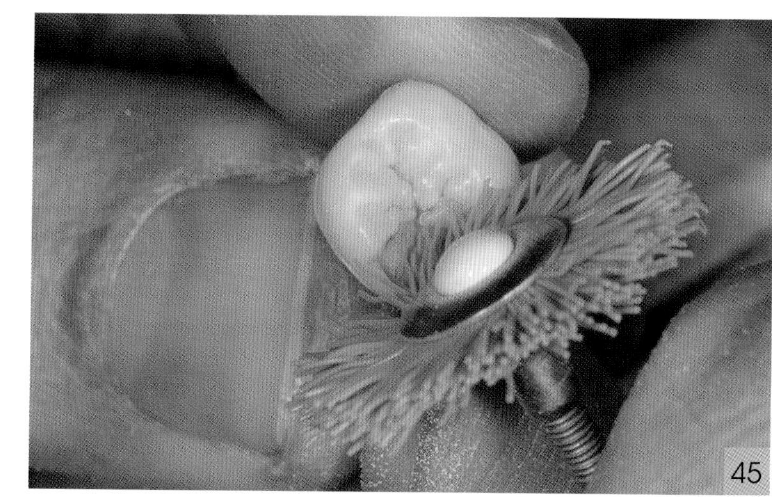
45

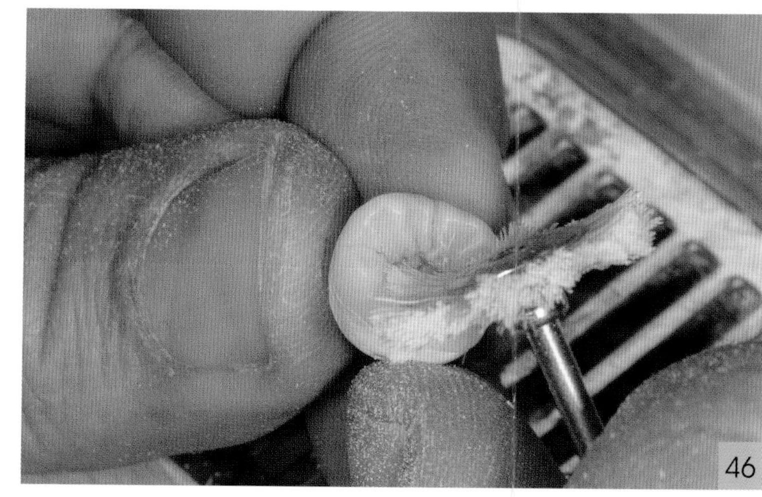
46

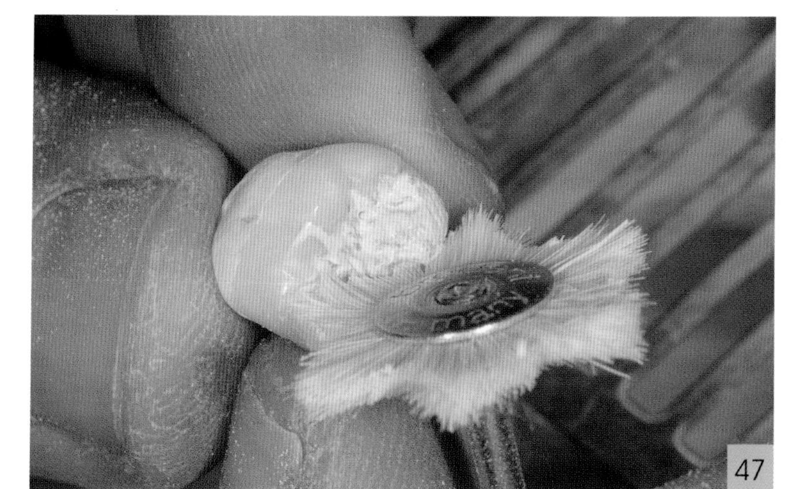
47

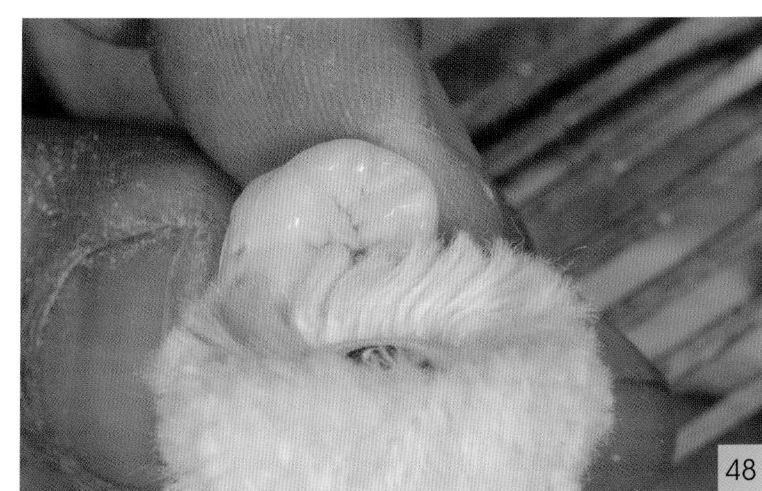
48

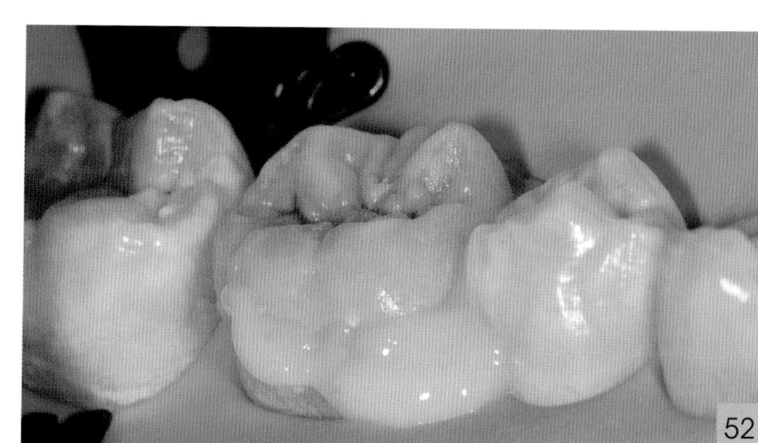
52

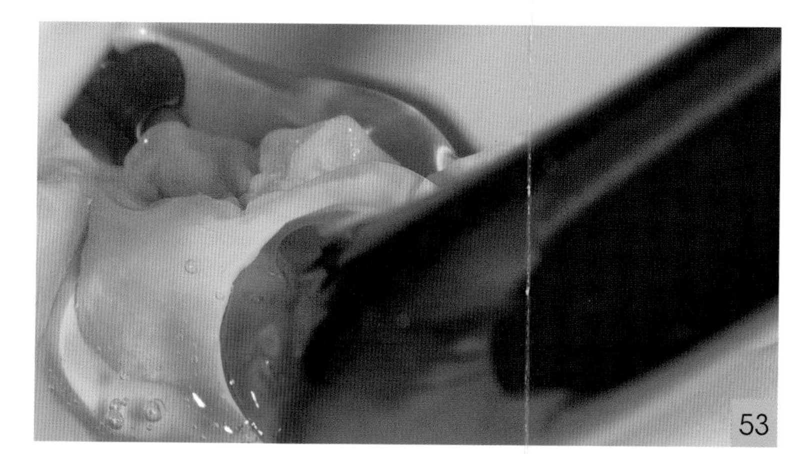
53

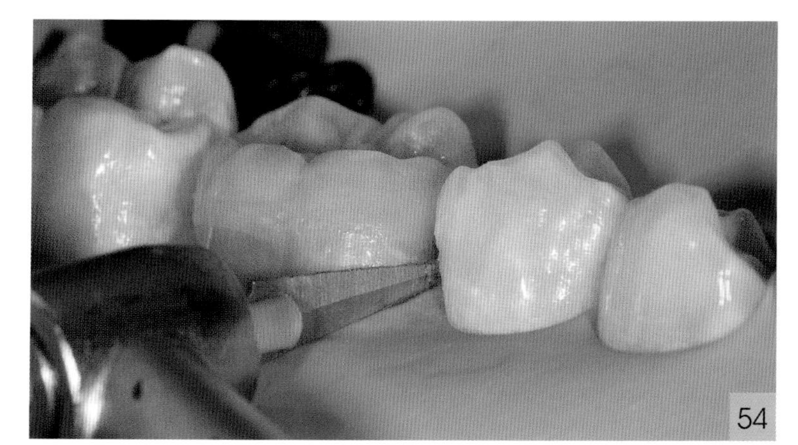
54

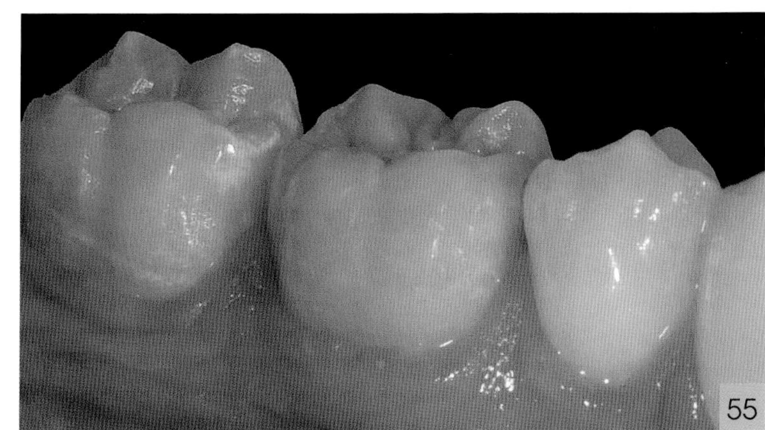
55

时更容易获得好的边缘封闭效果（**图41，图42**）。这就是为什么要使用金刚石磨头修整边缘封闭区，注意不要磨损修复体边缘（**图43**）。

图44），开始进行最终的打磨抛光阶段（**图45～图48**）。

质酸蚀15秒，同时使用醋酸纤维材料隔离邻牙邻面，保护邻牙（**图50**）。

即使全部牙本质都由复合材料堆塑。整个过程属于自粘接固化，无须光固化。

遮色粘接剂，嵌体的粘接得以完成（**图52**）。高嵌体需要在特殊的高温炉中加热，这样可以增加其表面光滑度。使用带有橡胶尖端的超声工作头更有利于修复体的完全就位。

余布甘油凝胶，在绝氧环境下再次光固化。

去除颊侧及腭侧多余的粘接剂。**图55**和**图56**是1个月后口内颊面观及殆面观。**图57**和**图58**是1年后复诊拍摄的X线片：通过使用数字化X线摄影软件调整初始图片的对比度，来强调修复体的不透射性。

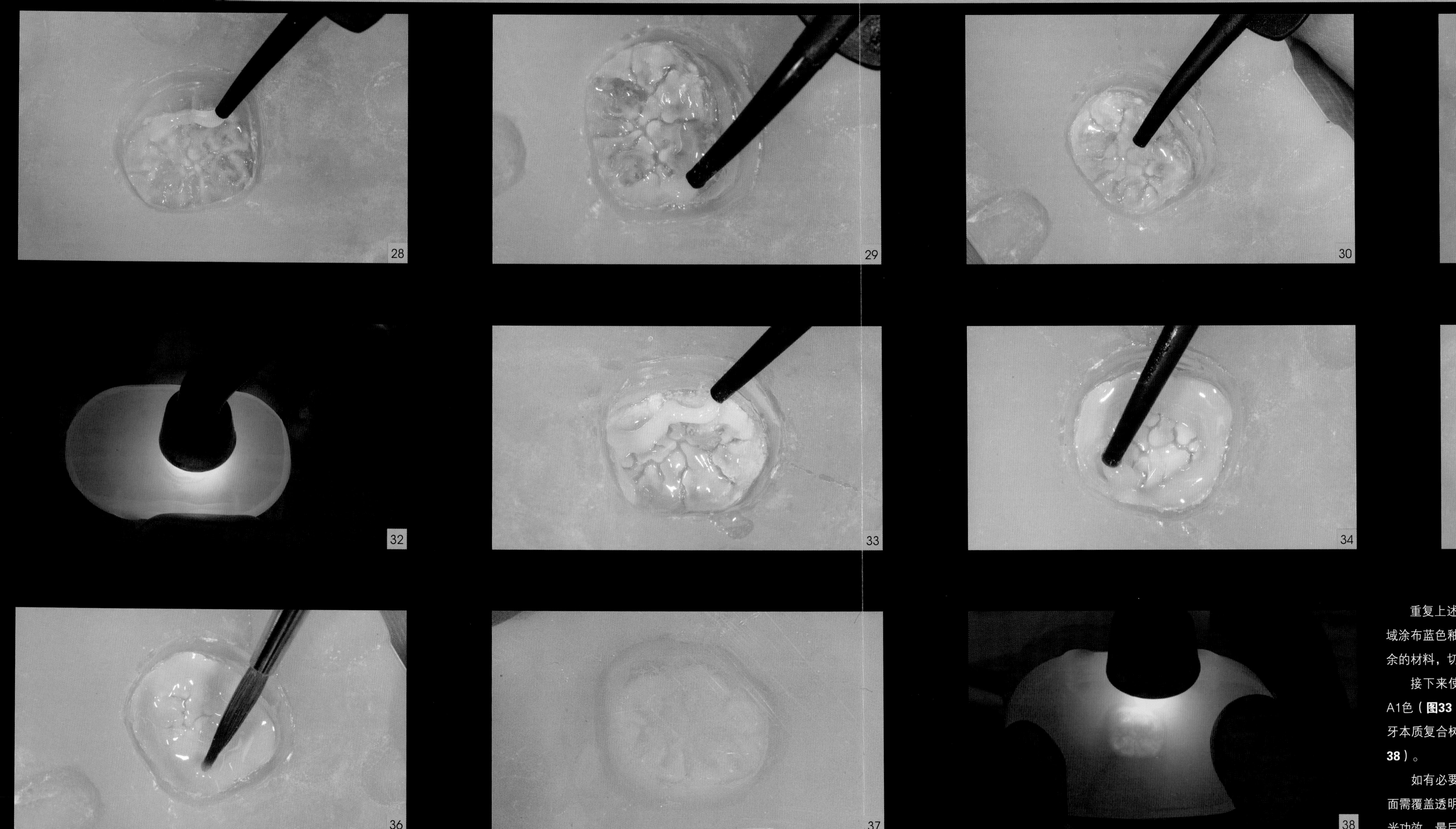

重复上述步骤，对所
域涂布蓝色釉质树脂（**图**
余的材料，切勿把透明硅

接下来使用尖头刷进
A1色（**图33**），然后A2
牙本质复合树脂的透明硅
38）。

如有必要，在进行最
面需覆盖透明树脂（**图39**
光功效。最后参照说明书

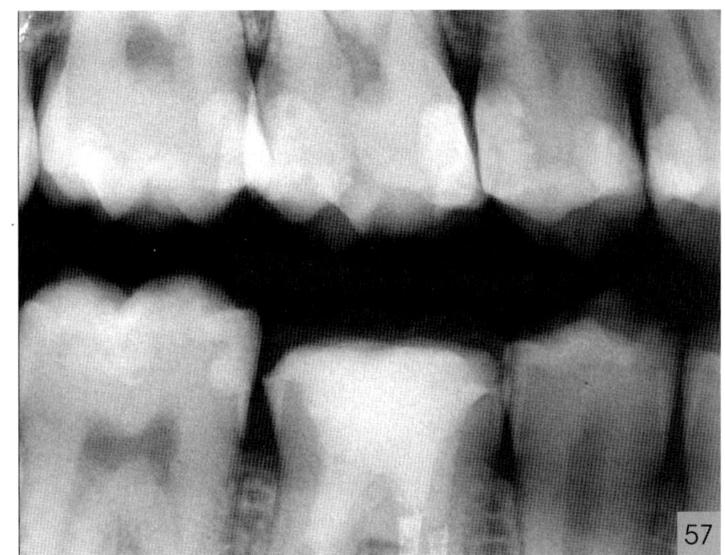
57

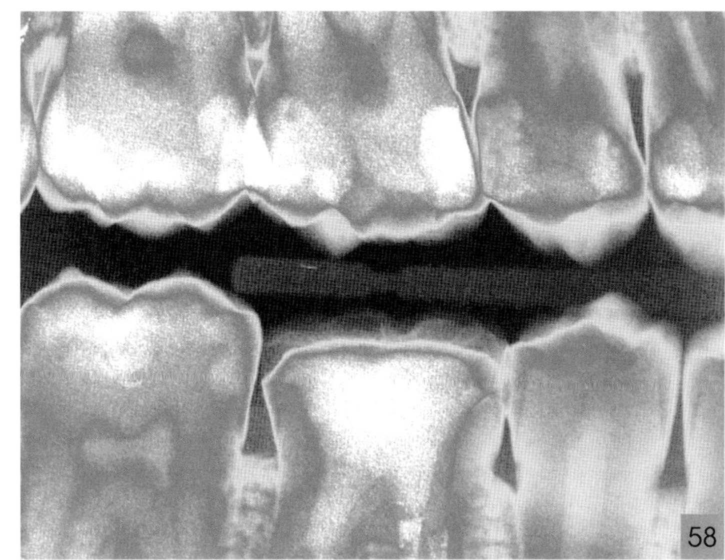
58

Vincenzo Musella, Luca Cantoni

临床病例 clinical case 2

上颌第二前磨牙至第二磨牙的间接修复
indirect restoration from maxillary second premolar to second molar

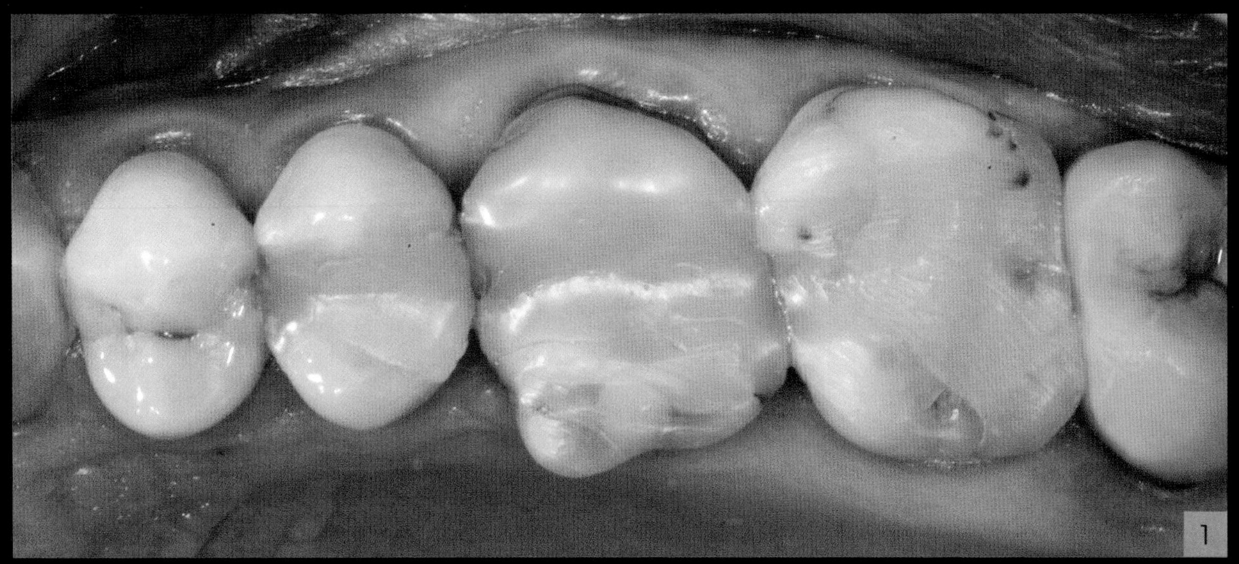

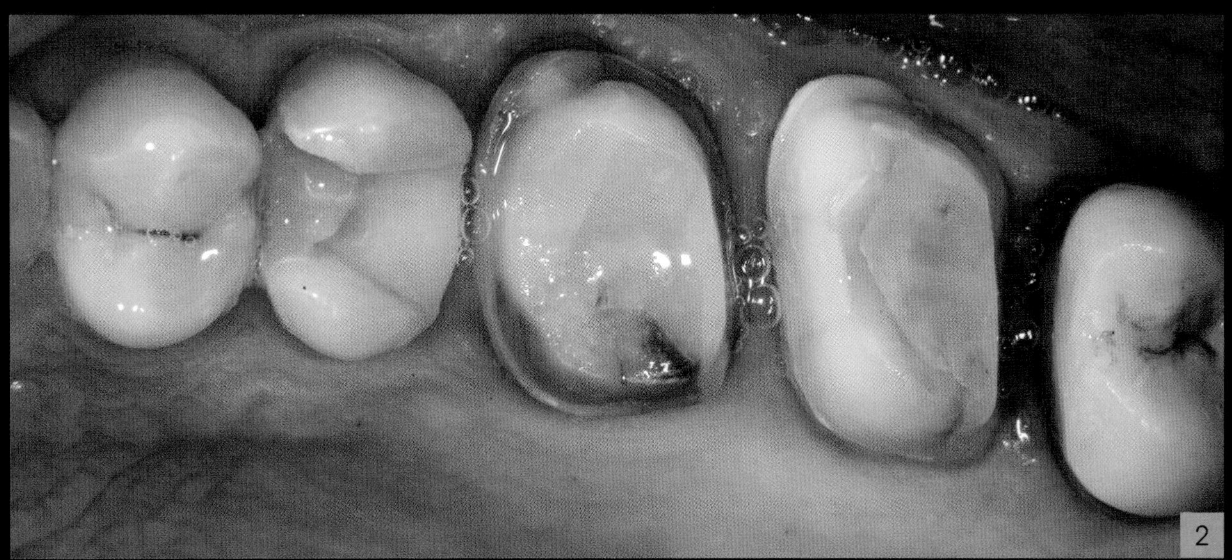

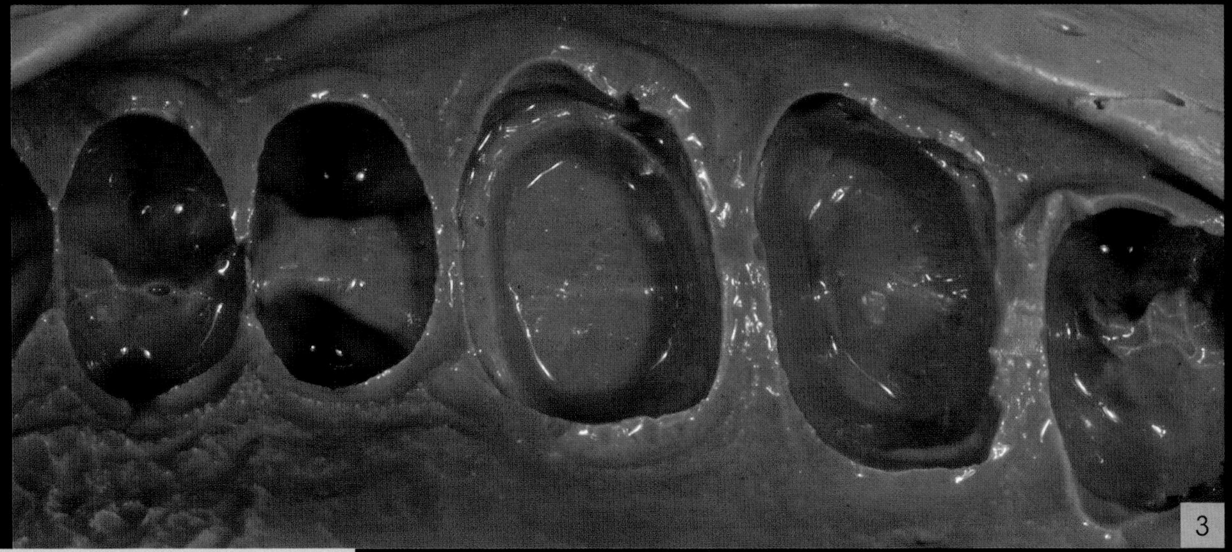

患者左上第二前磨牙至第二磨牙曾用过去的方法进行连续修复，旧修复体不协调凸起（**图1**）。对患牙进行牙体预备，切削厚度为颊侧0.6mm、𬌗面1mm（**图2**），用双牙弓托盘以聚醚硅橡胶取模（**图3**）。

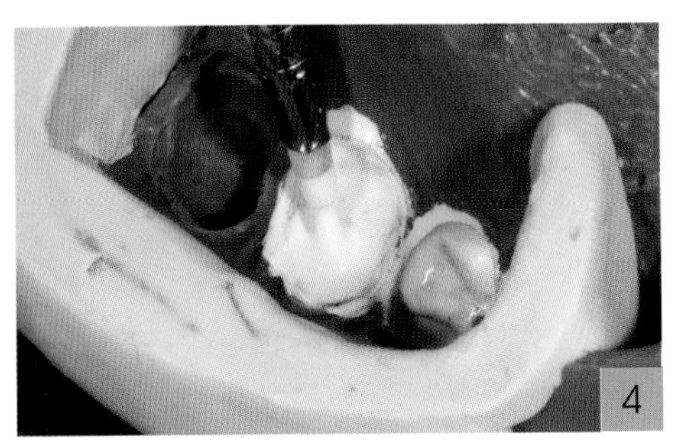
4

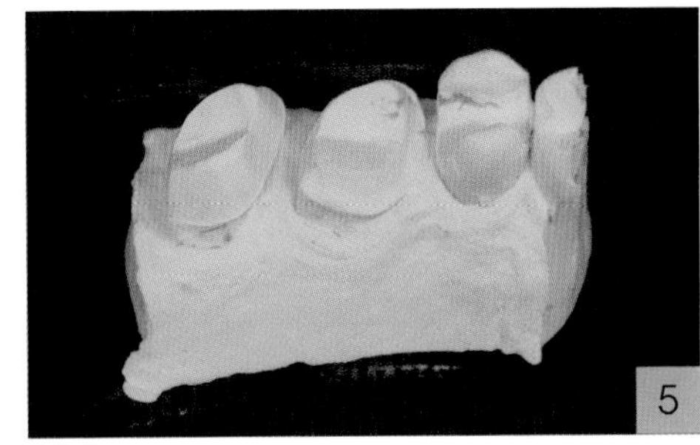
5

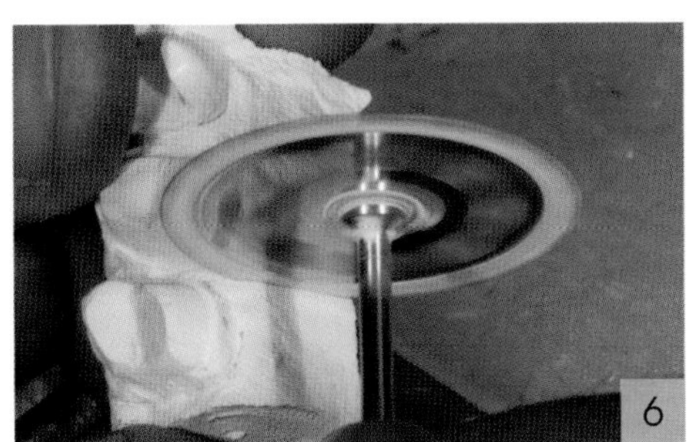
6

我们将制取的印模放置于盒中，用Exakto-Form（Bredent）精密树脂进行灌注（**图4**），所有关键部分都用聚氨酯树脂制作，进行分离，打磨，制作可拆卸代型（**图5～图9**）。然后将代型放入印模中重新就位（**图10**），灌注石膏（**图11**）。

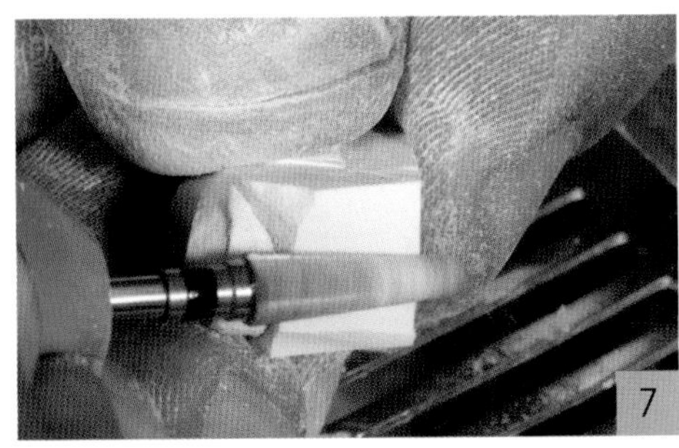
7

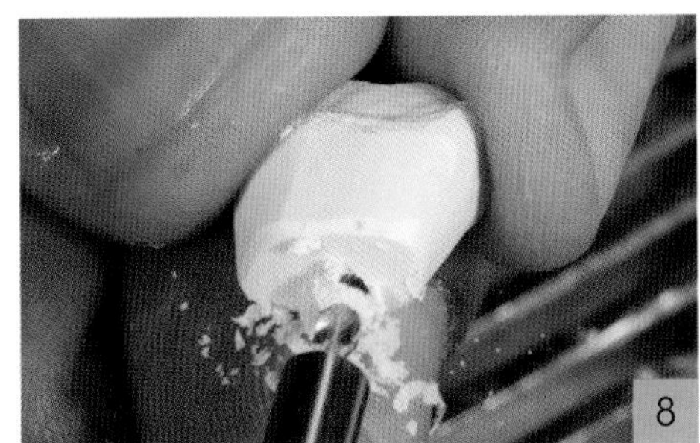
8

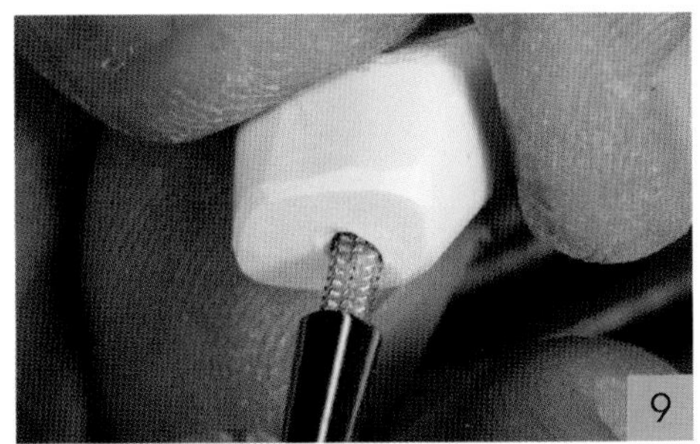
9

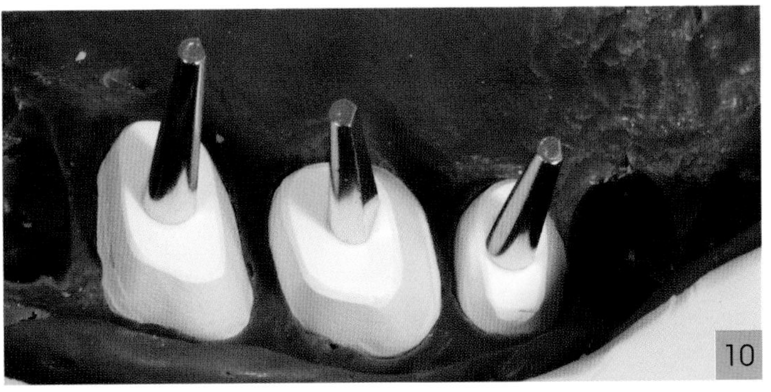
10

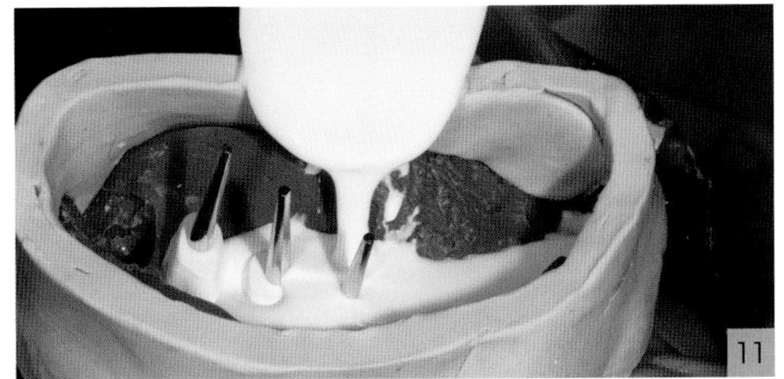
11

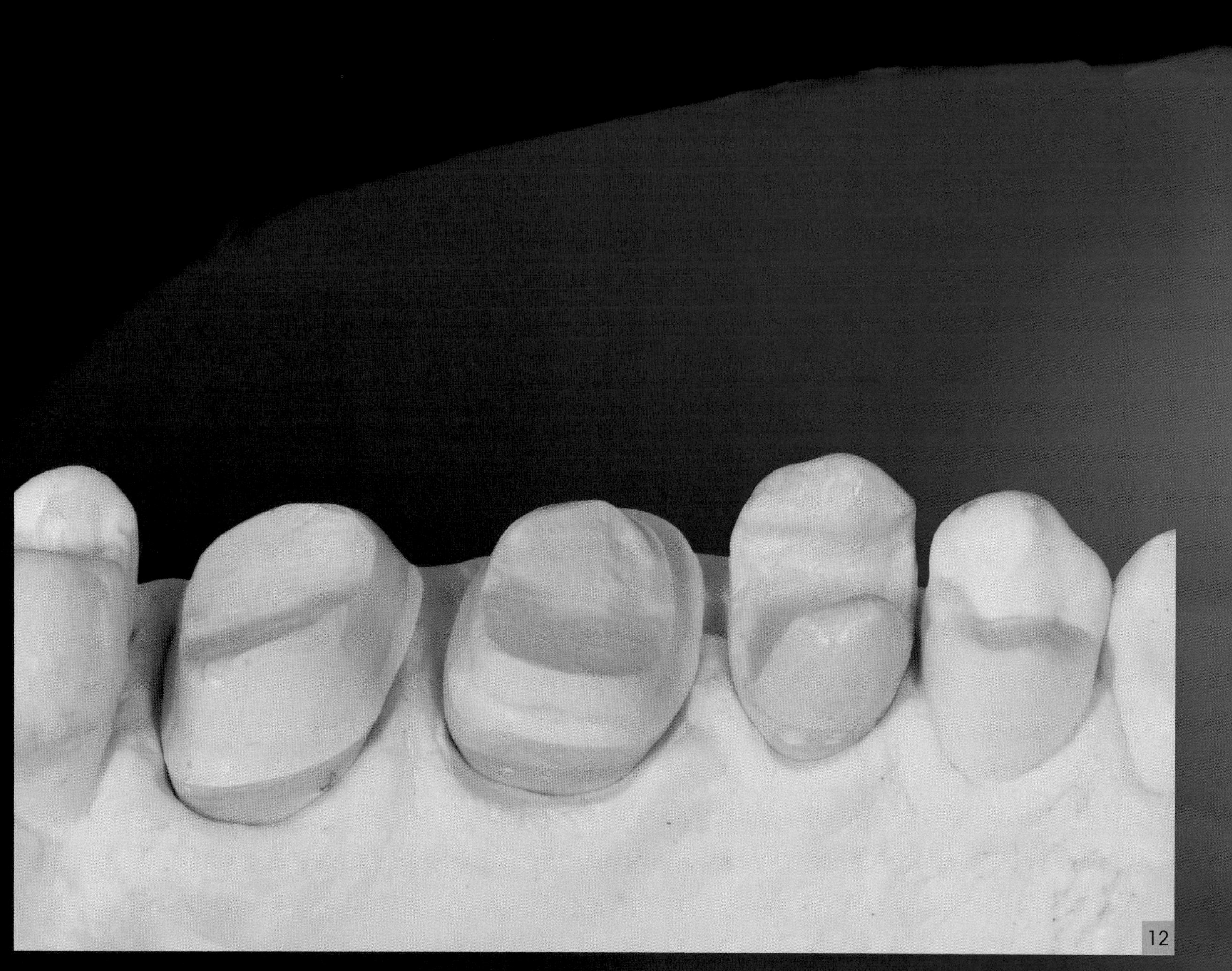

带有可拆卸代型的主模型（**图12**）。

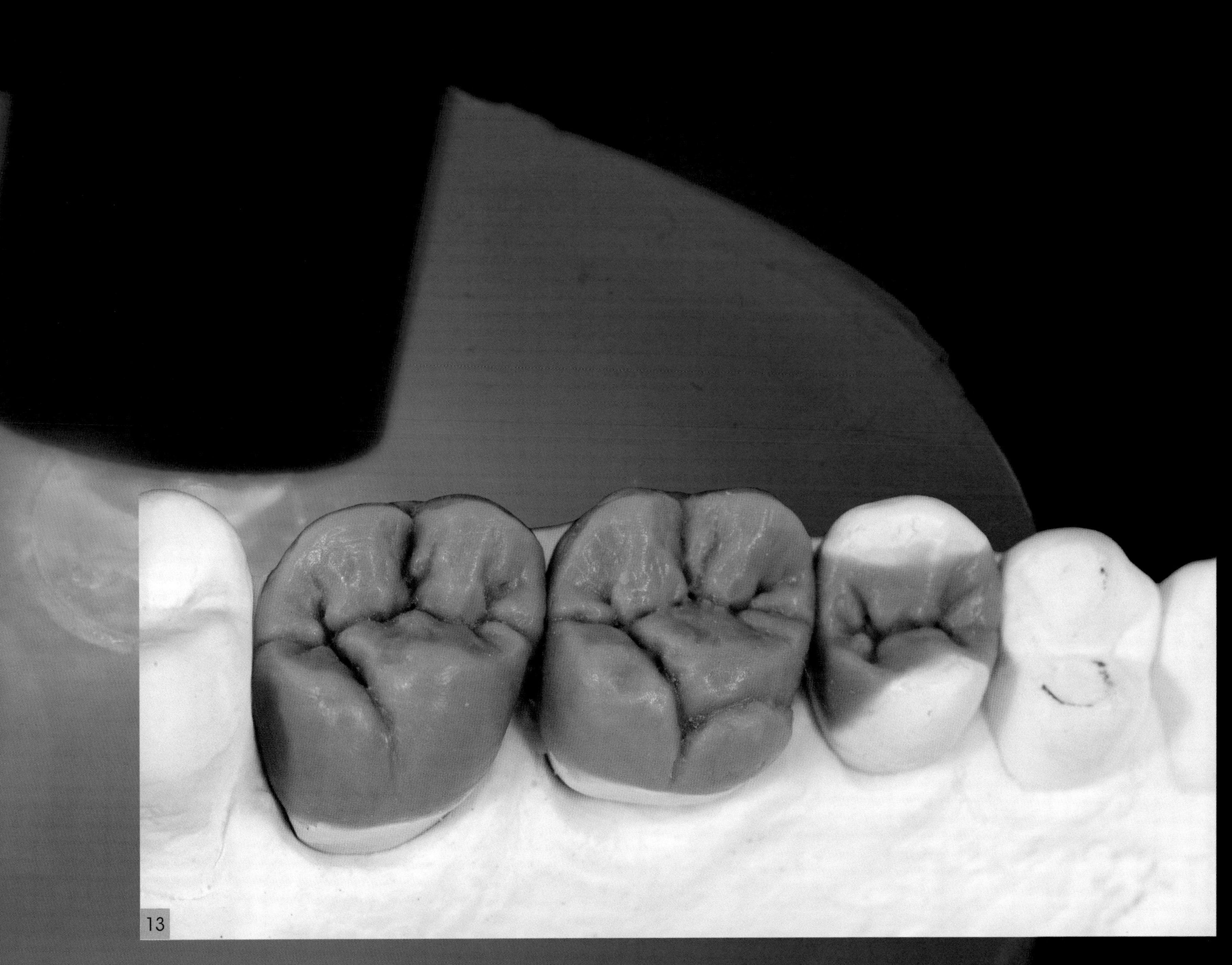

在主模型上制作诊断蜡型（**图13**）。

我们将已经制作好诊断蜡型的可拆卸代型放入塑料底座中（**图14**），并用蜡固定可拆卸代型（**图15**）。勾勒就位道（**图16**），将模型放入塑料底座中，注入75肖氏硬度透明硅橡胶，完成硅橡胶成形（**图17**），此硅橡胶可以很好地重现诊断蜡型的每一个细节（**图18**）。透明塑料片（**图19**）加压硅橡胶400kPa（**图20**）。为了获得比较好的结果，口腔医生需使用富有弹性的硅橡胶材料，防止随后从模型上取出时硅橡胶折断。

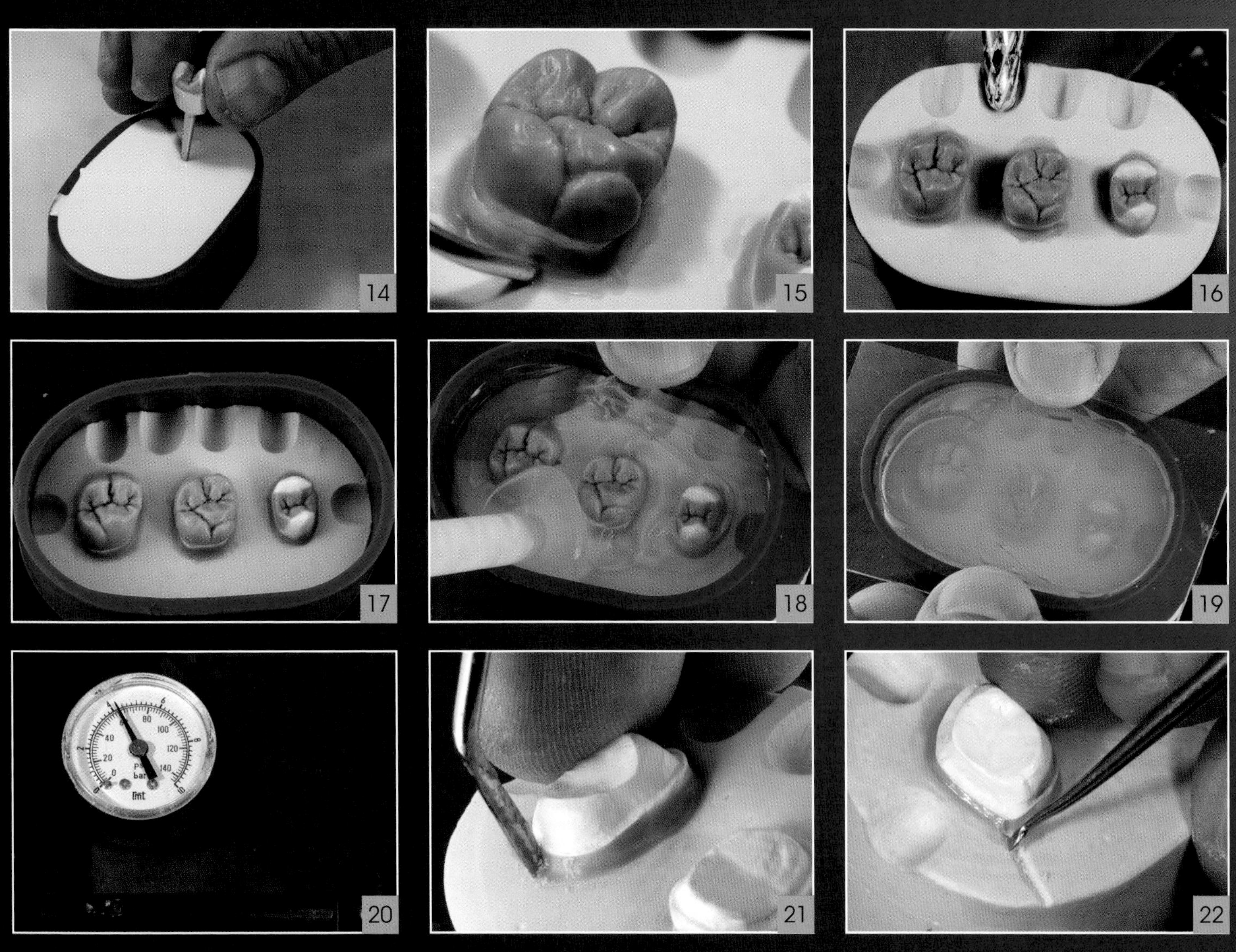

硅橡胶翻模后需要保存蜡型，这一步很重要，通过保存蜡型，在进行层塑的时候，可以获知需要层塑的厚度。如硅橡胶材料硬度太高，则脱模的过程中可能导致术者在操作过程中毁坏翻模。在进行层塑前，口腔医生需要移除活动代型周边的蜡（**图21**），同时预备材料溢出道（**图22**），这样在层塑的过程中方便材料的溢出，防止过厚。然后我们就可以开始进行层塑：首先对可拆卸代型及底座涂布分离剂（**图23**），然后从牙本质开始进行层塑（**图24，图25**）。

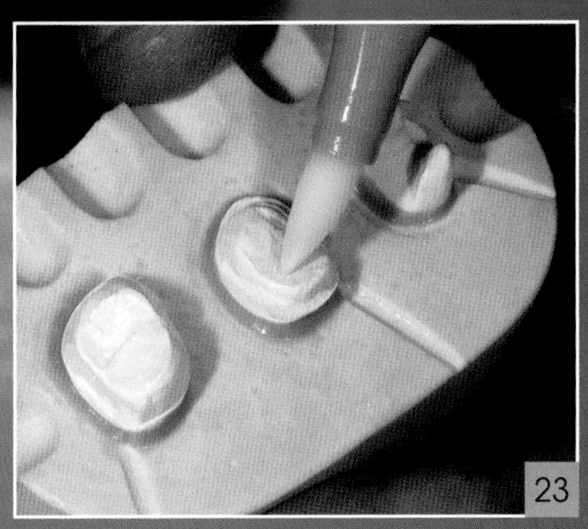

23

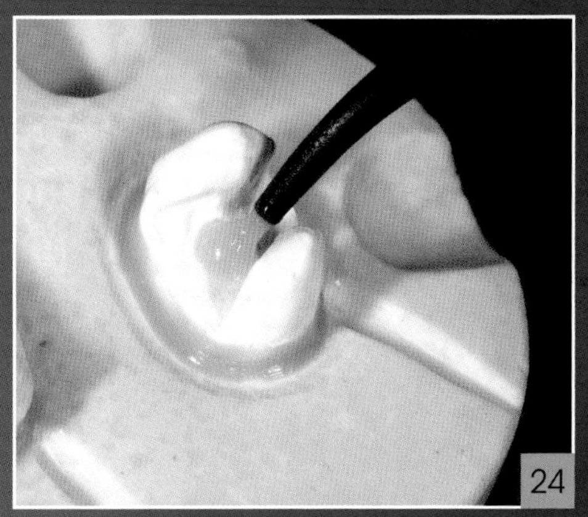

24

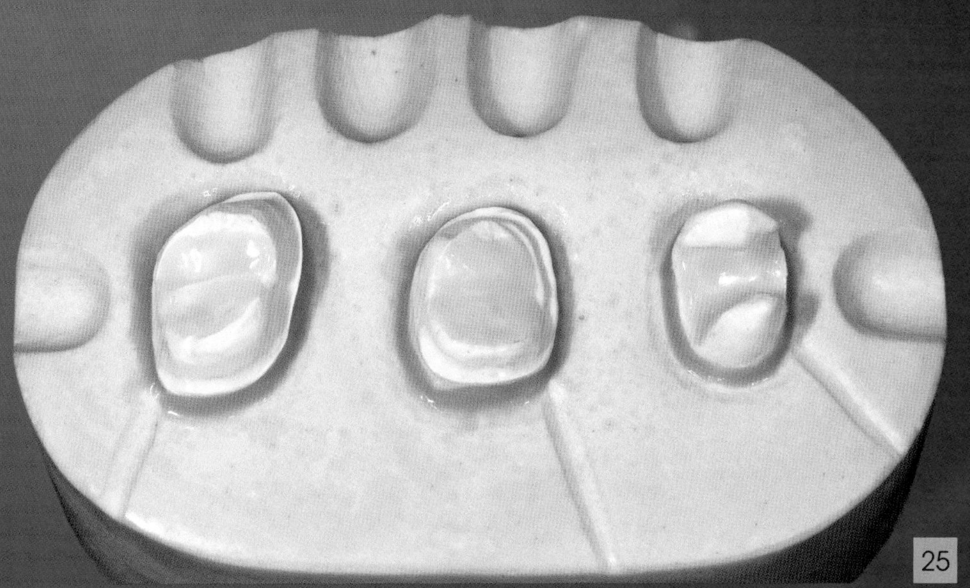

25

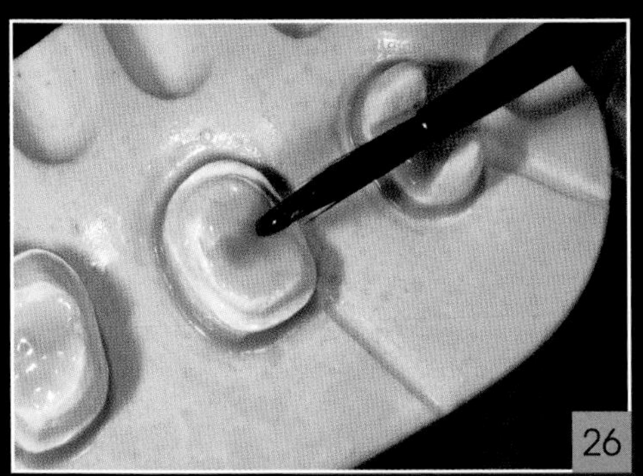
26

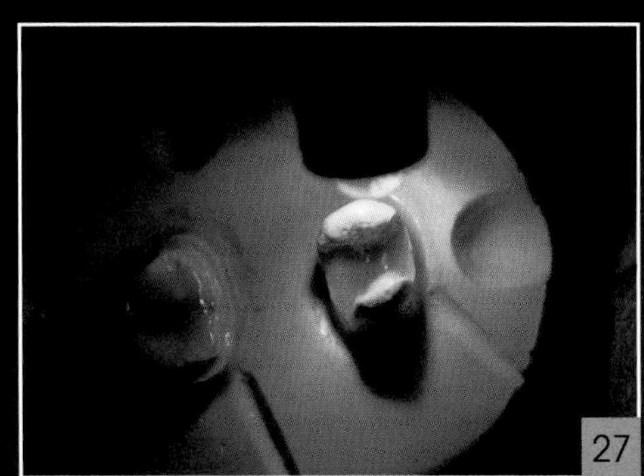
27

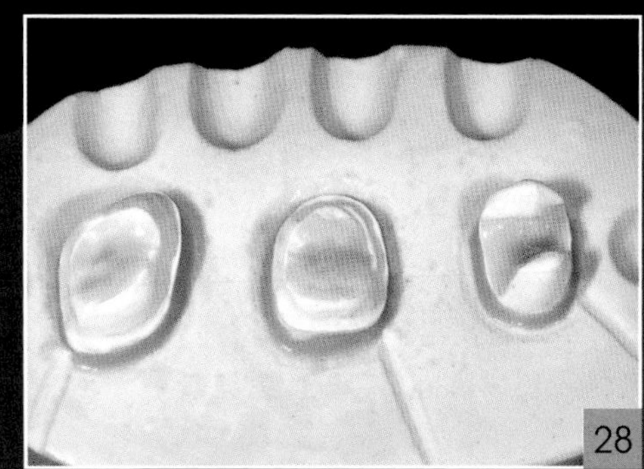
28

对于牙本质区而言，口腔医生需加入一种橘黄色材料使中心区域更为深邃（**图26~图28**）。我们采用颜色为BL3的树脂开始逆向层塑，模拟牙尖嵴等较白的区域，同时与牙釉质形成较明显的区别（**图29~图31**）。**图32**可以看到光固化之后薄薄的一层BL3树脂。

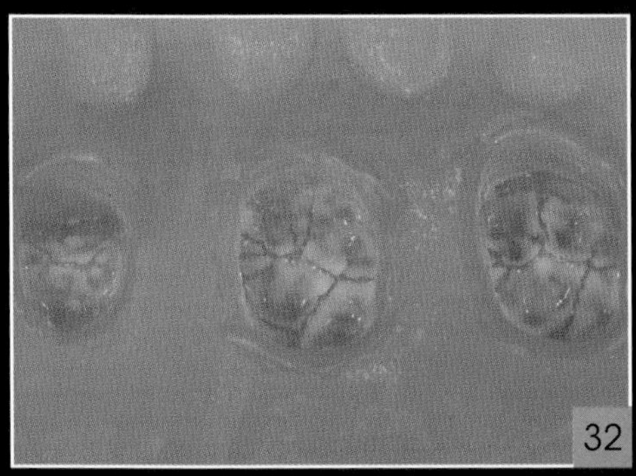
32

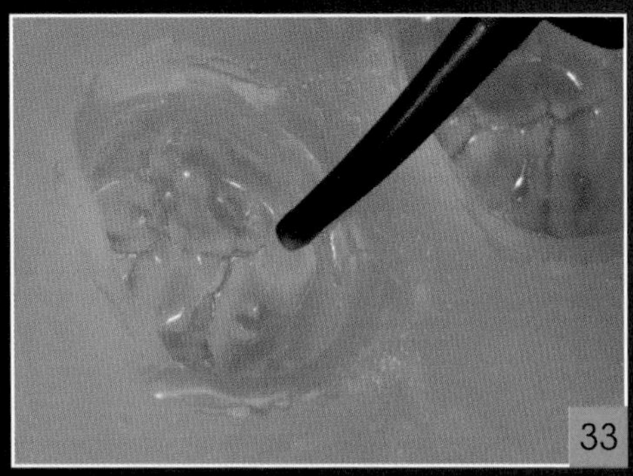
33

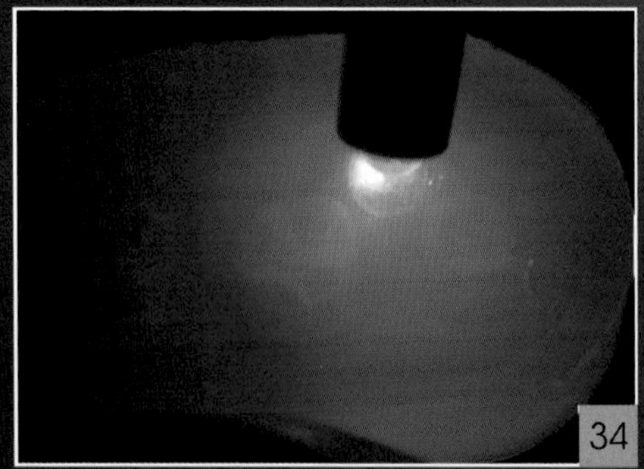
34

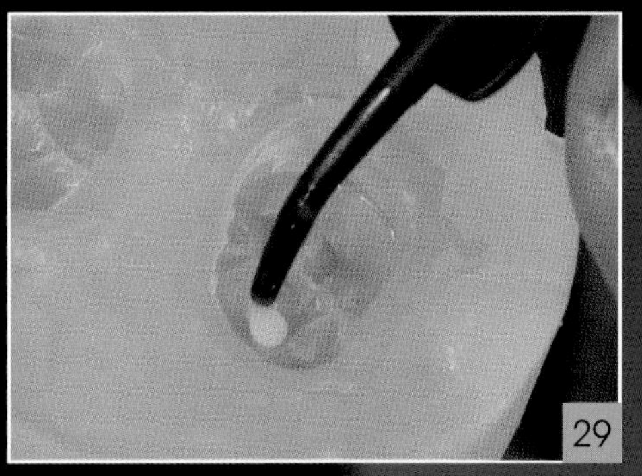
29

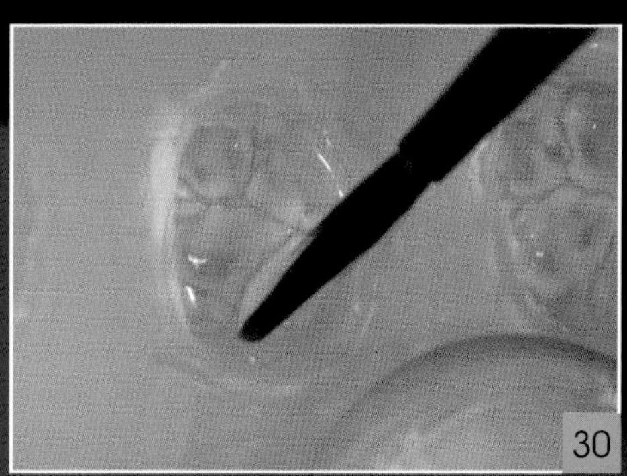
30

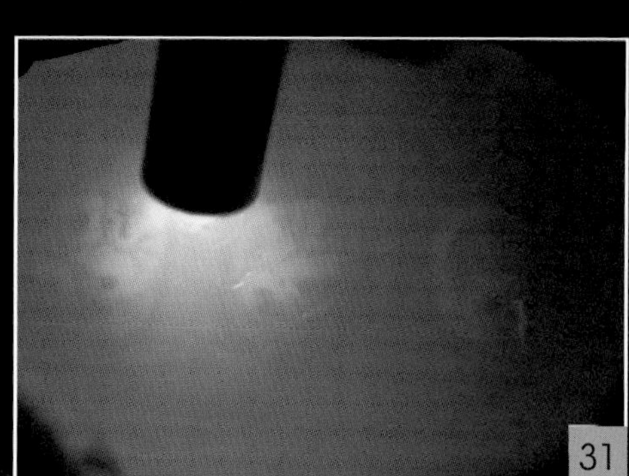
31

此时使用两种不同颜色的釉质树脂：在牙齿整个表面采用E3釉质树脂（**图33，图34**）。**图35**可以看出经过光固化后BL3牙本质树脂与釉质树脂很容易区分。另外一种釉质树脂是淡蓝色，仅用于邻接面（**图36，图37**）。

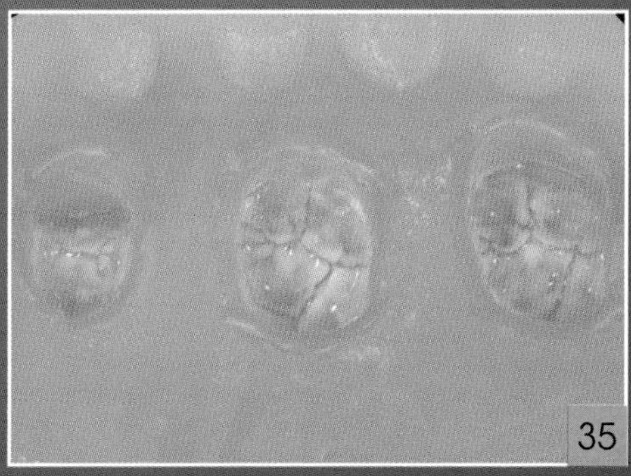
35

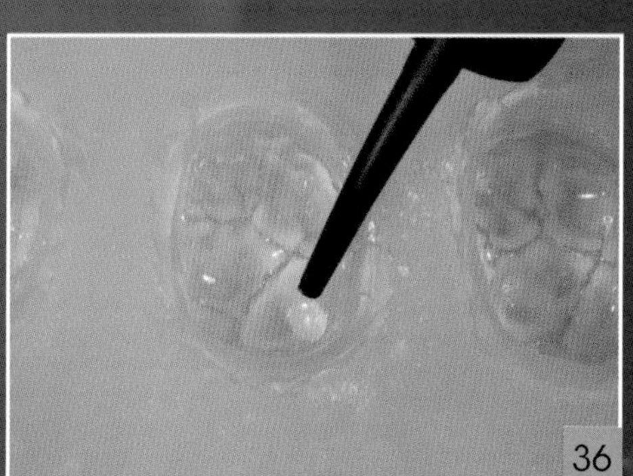
36

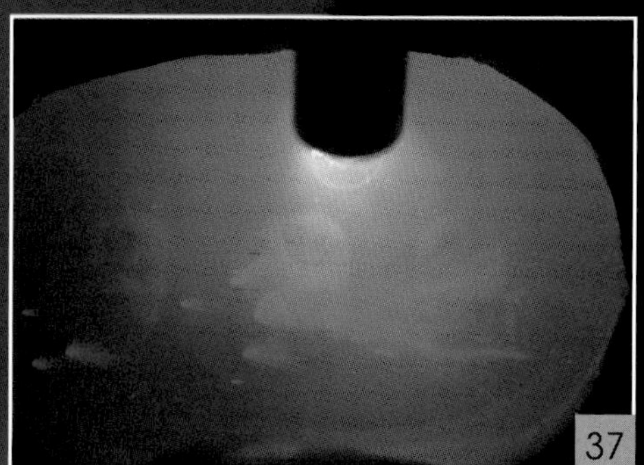
37

图38展示了几种不同的树脂所在的区域。随后开始进行3种不同牙本质树脂的分层层塑，这将达到更好的整体效果。首先在修复体的周边采用A1牙本质树脂（**图39，图40**），在光固化前，应该掌握好树脂的量防止过量。**图41**展示了层塑的树脂材料所在的范围，没有过量。如果过量，则会干扰后续材料的应用。

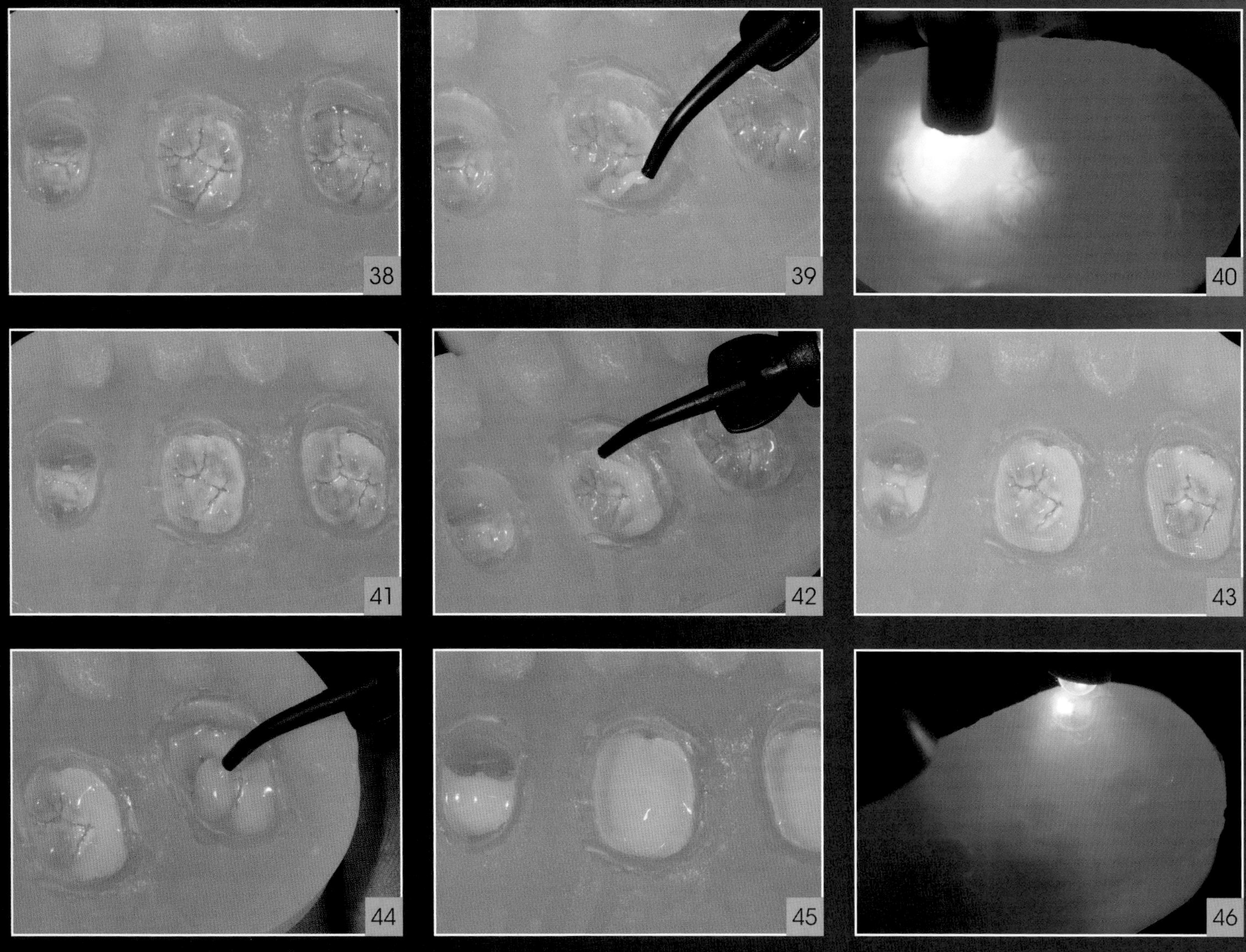

随后放置A2树脂（**图42，图43**）及A3树脂（**图44，图45**），先后对其修复体周边及中心区域进行光固化。经过30秒初步光固化后（**图46**），移除透明硅橡胶，加强染色处理（**图47**），使用T Clear树脂（Bredent）封闭并保护着色区（**图48**）。再次进行光固化180秒（**图49**）。

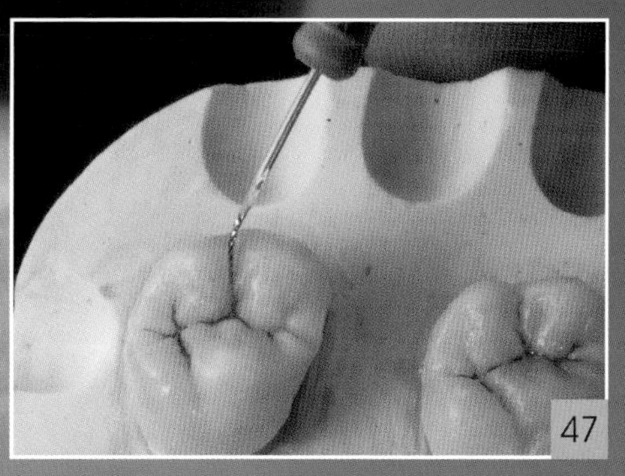
47

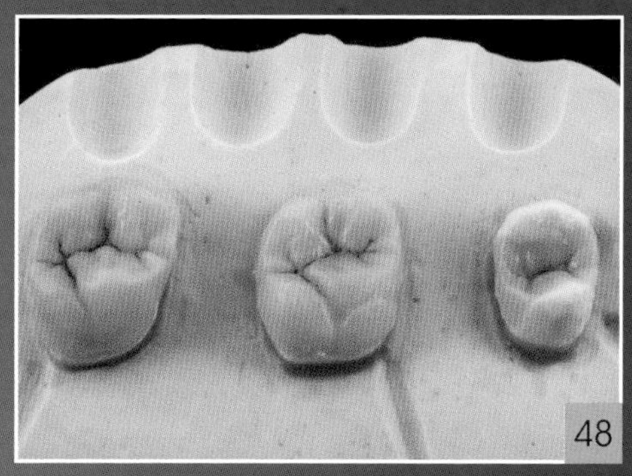
48

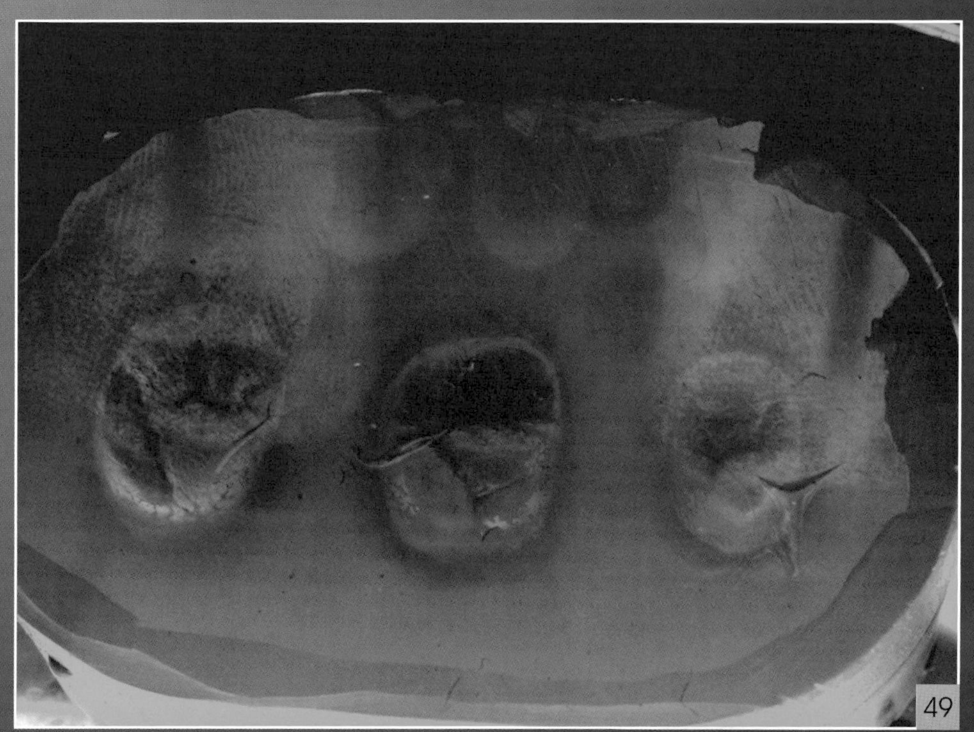
49

光固化结束后，开始进行修复体的修整打磨抛光。首先用横切磨头进行初步的修整（**图50**），再用硅胶轮精修修复体表面（**图51，图52**）。采用两种不同的抛光膏进行抛光：Acrypol抛光膏（Bredent）进行初步抛光（**图53**），Abraso-Starglanz抛光膏（Bredent）进行最终增亮（**图54**）。最后用布轮（Renfert）对修复体进行最终的抛光，使修复体获得更加美观的外形（**图55，图56**）。

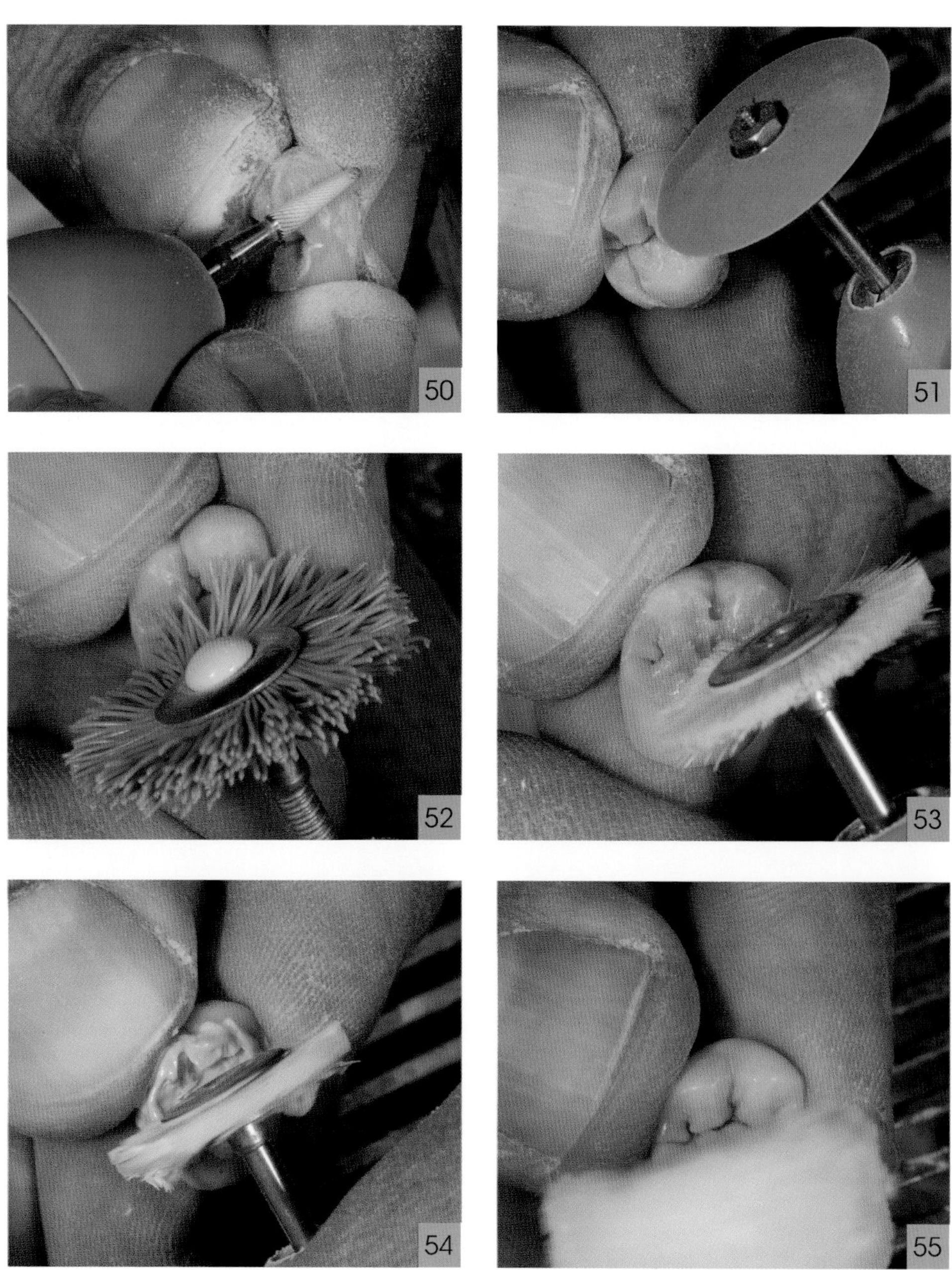
50 51 52 53 54 55

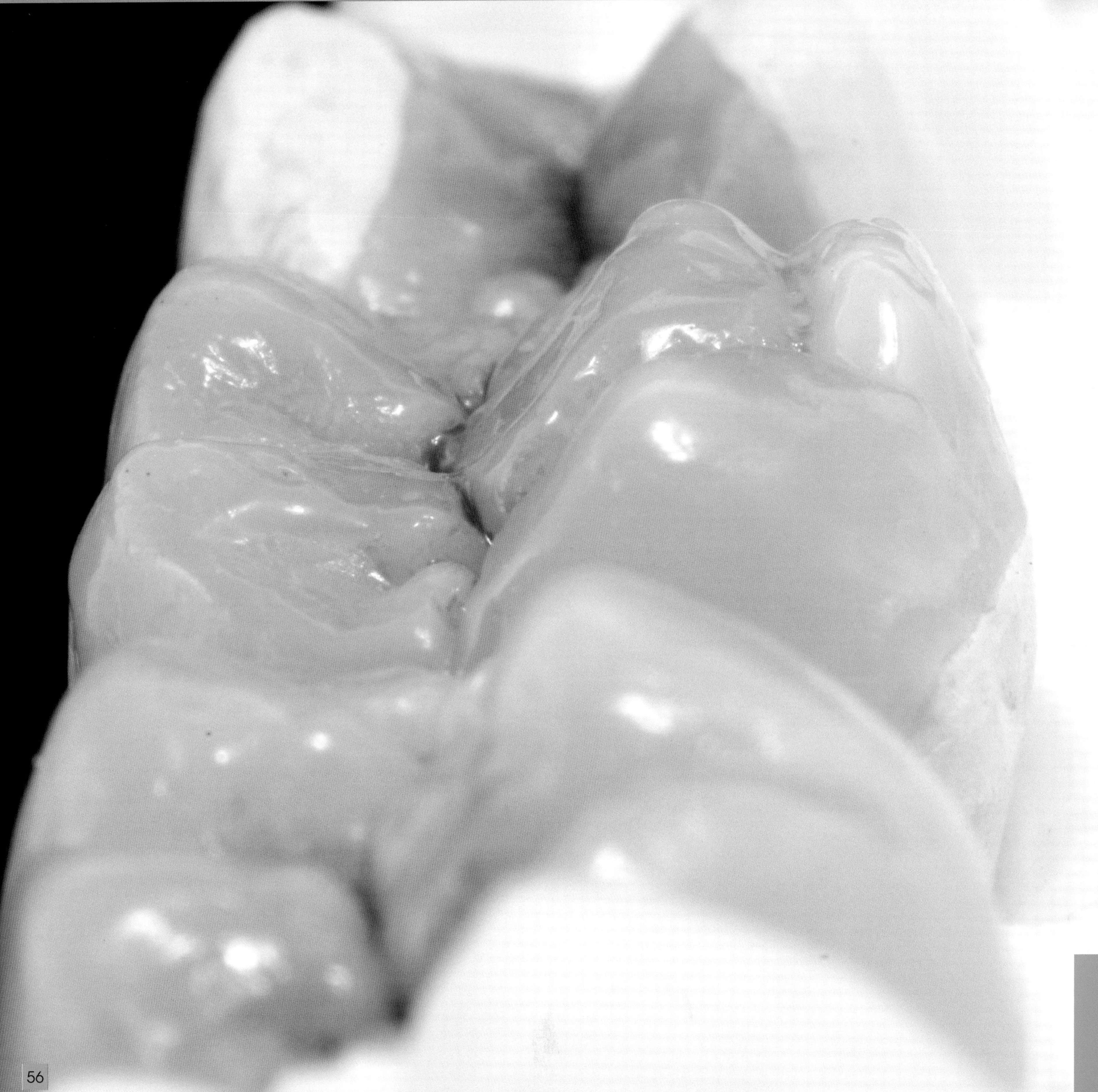
56

修复体完成后开始进行粘接处理（**图57**）。修复体的组织面采用50μm粒径的氧化铝颗粒进行喷砂处理（**图58**），用37%磷酸酸蚀5秒（**图59**），然后用大量清水冲洗。

修复体的粘接严格遵循粘接厂商的说明书进行操作（**图60～图68**），**图69**和**图70**展示了粘接后的修复体。

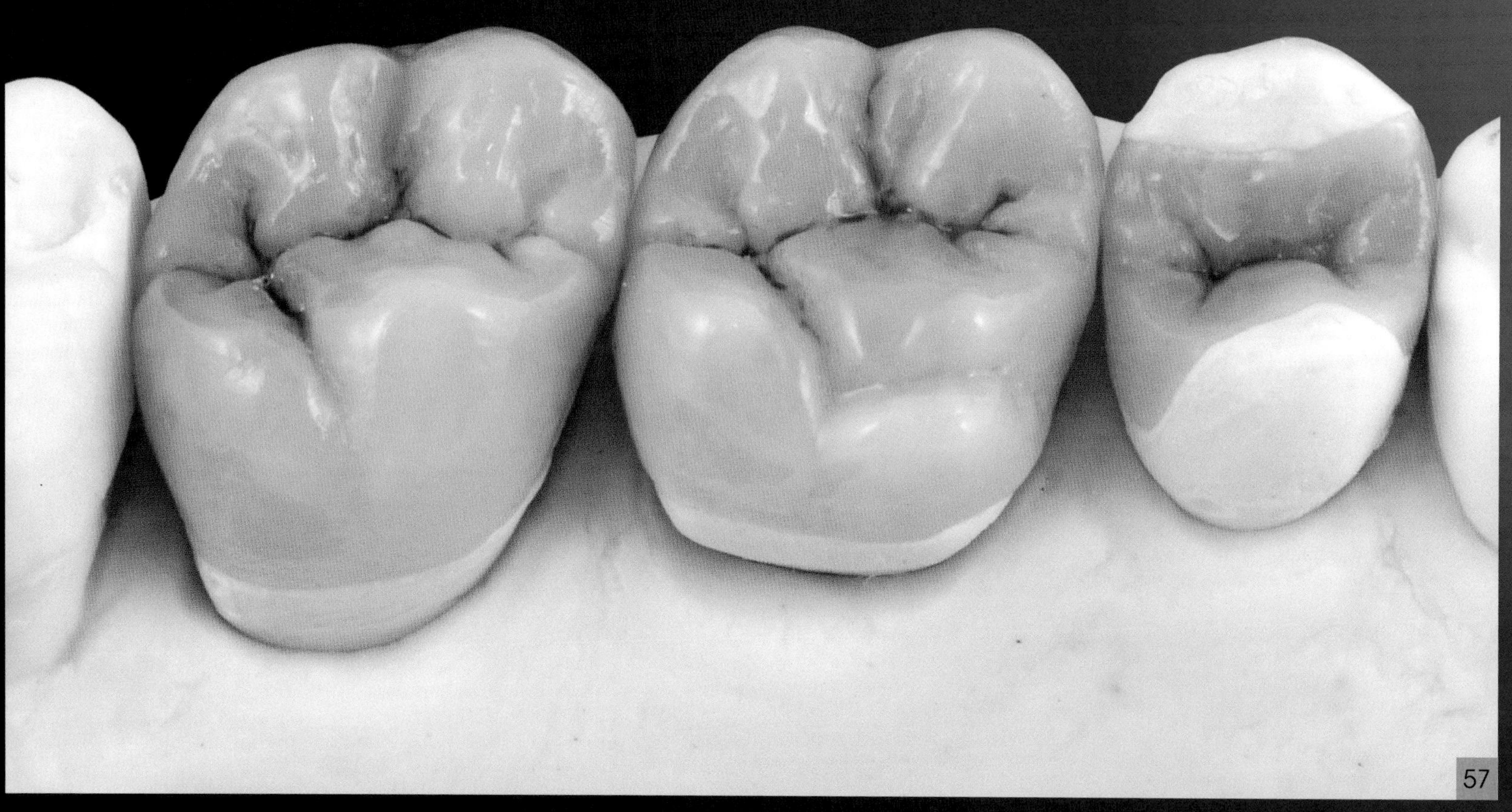

57

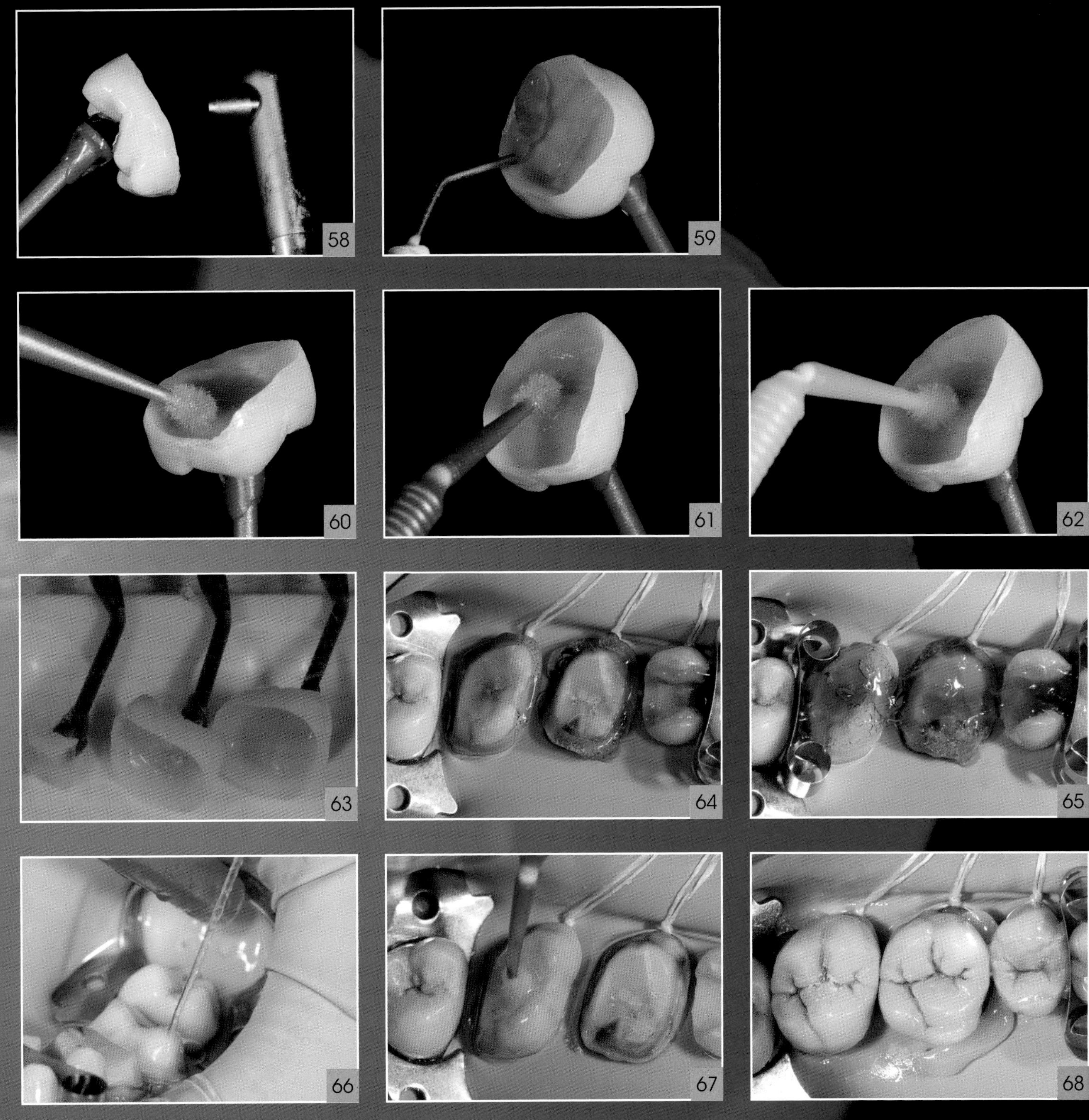
58
59
60
61
62
63
64
65
66
67
68

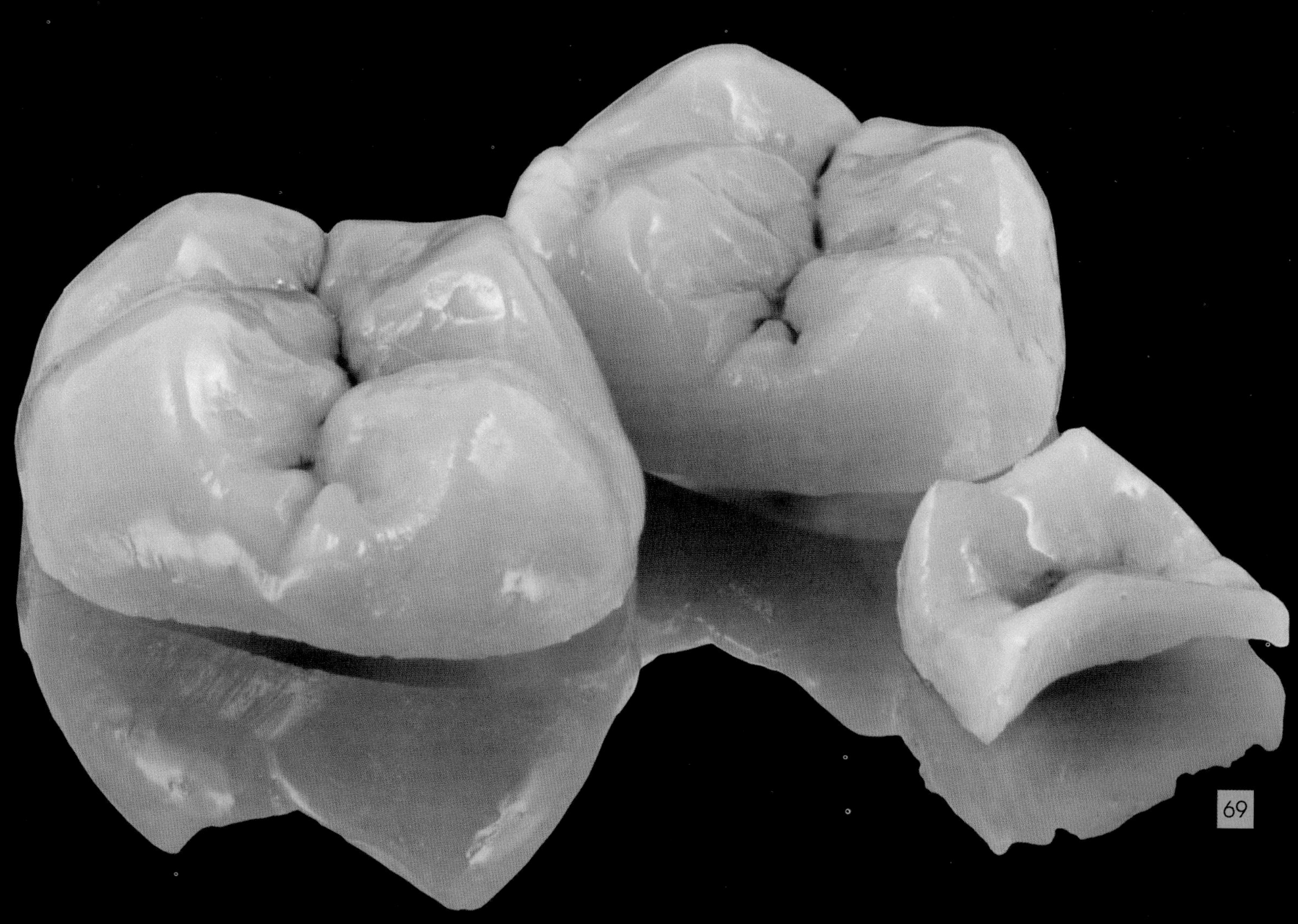

69

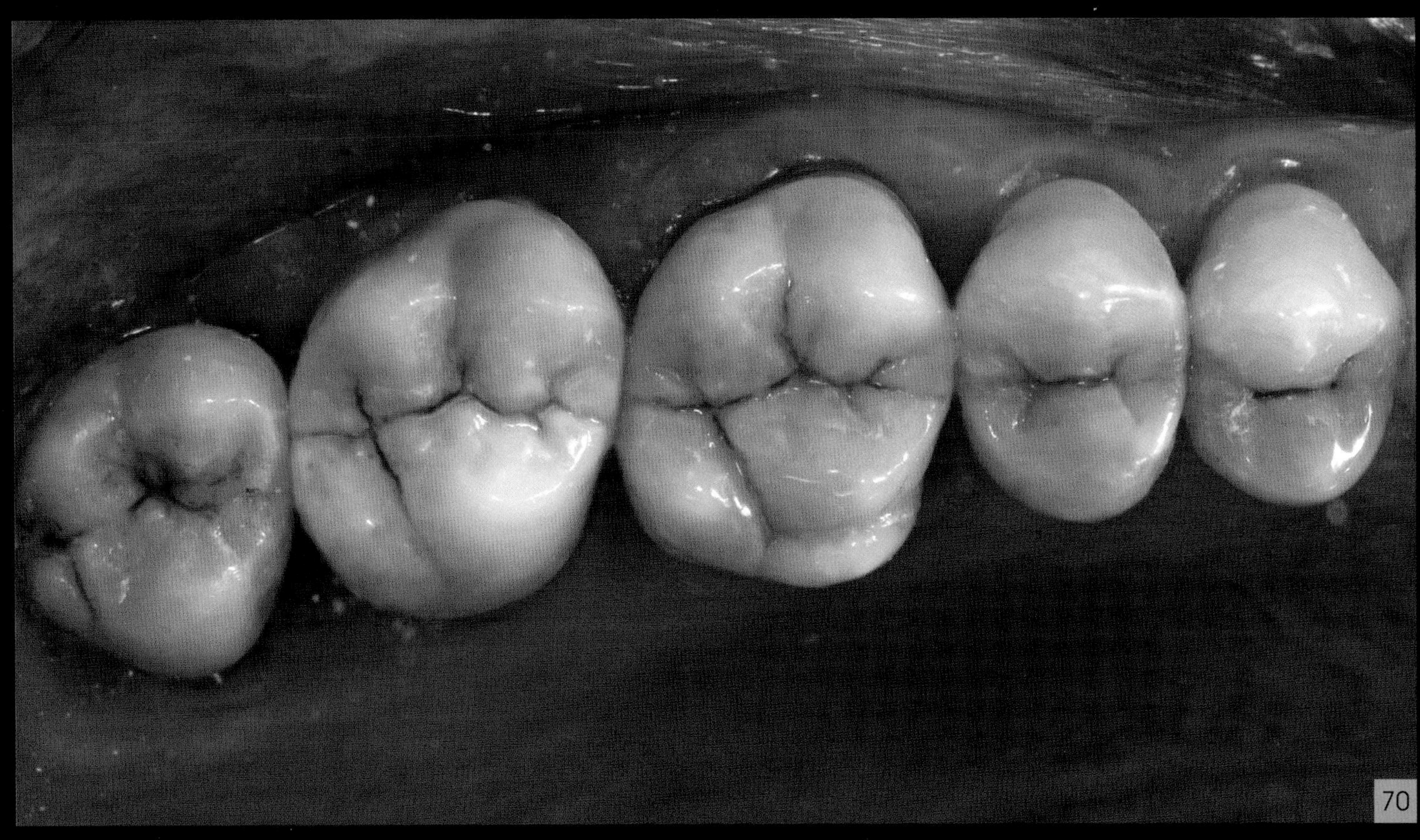
70

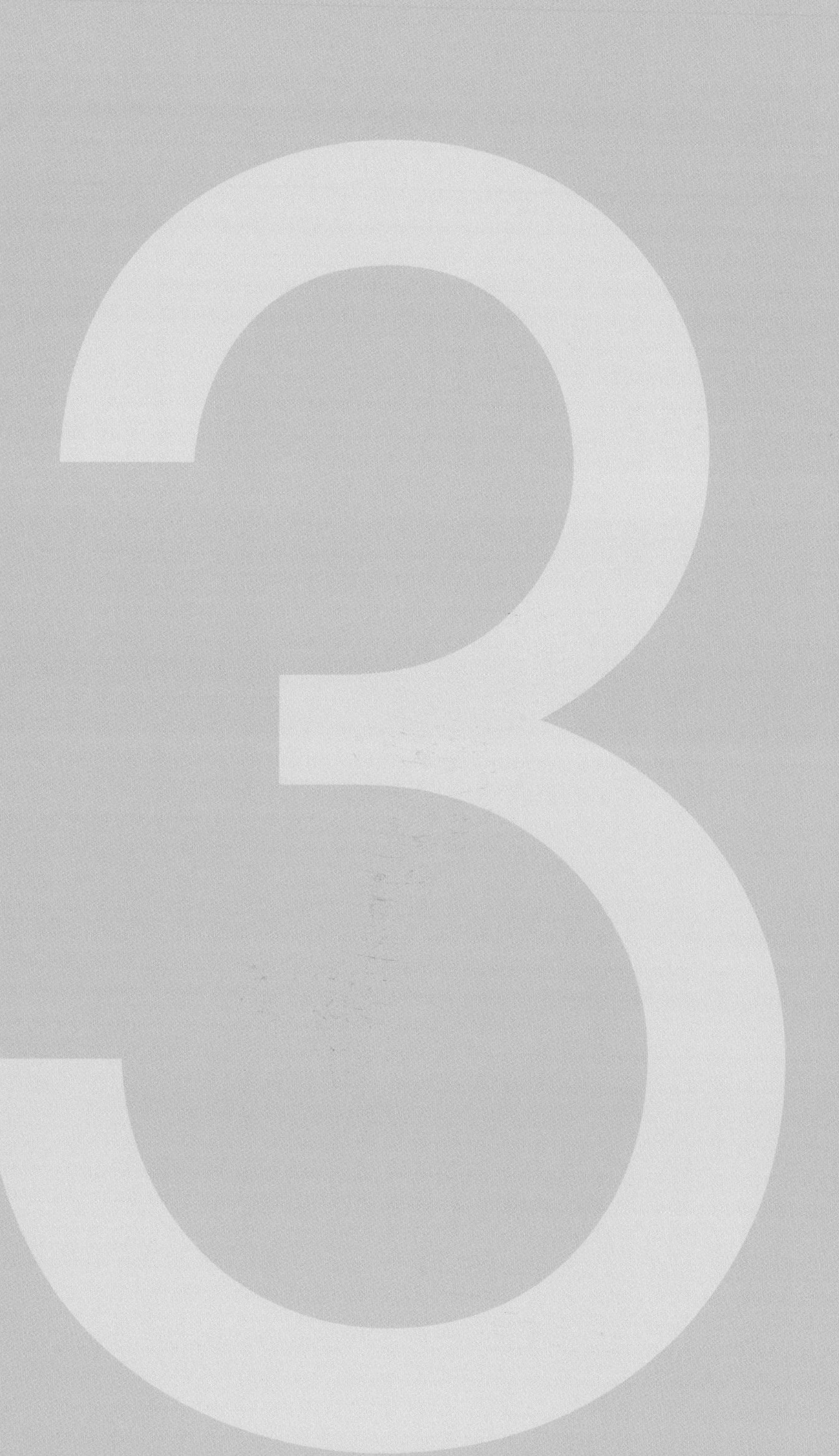

Vincenzo Musella, Antonello Demartis

临床病例 clinical case 3

下颌双侧第一及第二磨牙的间接修复
indirect restoration of bilateral mandibular first and second molars

逆向分层层塑技术也适用于颌间距离显著不足的患者，修复体可获得较为理想的解剖结构及外形。此病例中，下颌双侧第一磨牙曾行不规则的银汞充填，左下第一磨牙有较大范围的龋坏，右下第一及第二磨牙的颊侧及殆面均有明显的龋坏（**图1～图4**）。

对术区采用橡皮障进行隔湿（**图5～图8**），左下象限区内原有充填物及龋坏组织使用中等颗粒金刚砂圆柱状车针去除。金属充填物用碳化钨刃的圆柱状车针去除，龋坏牙本质用带玫瑰头车针及微小型、小型及中型FG金刚砂车针去除。左下第一磨牙行根管治疗后，放置充填物于根管口进行合适的垫底处理，为修复充填做准备。

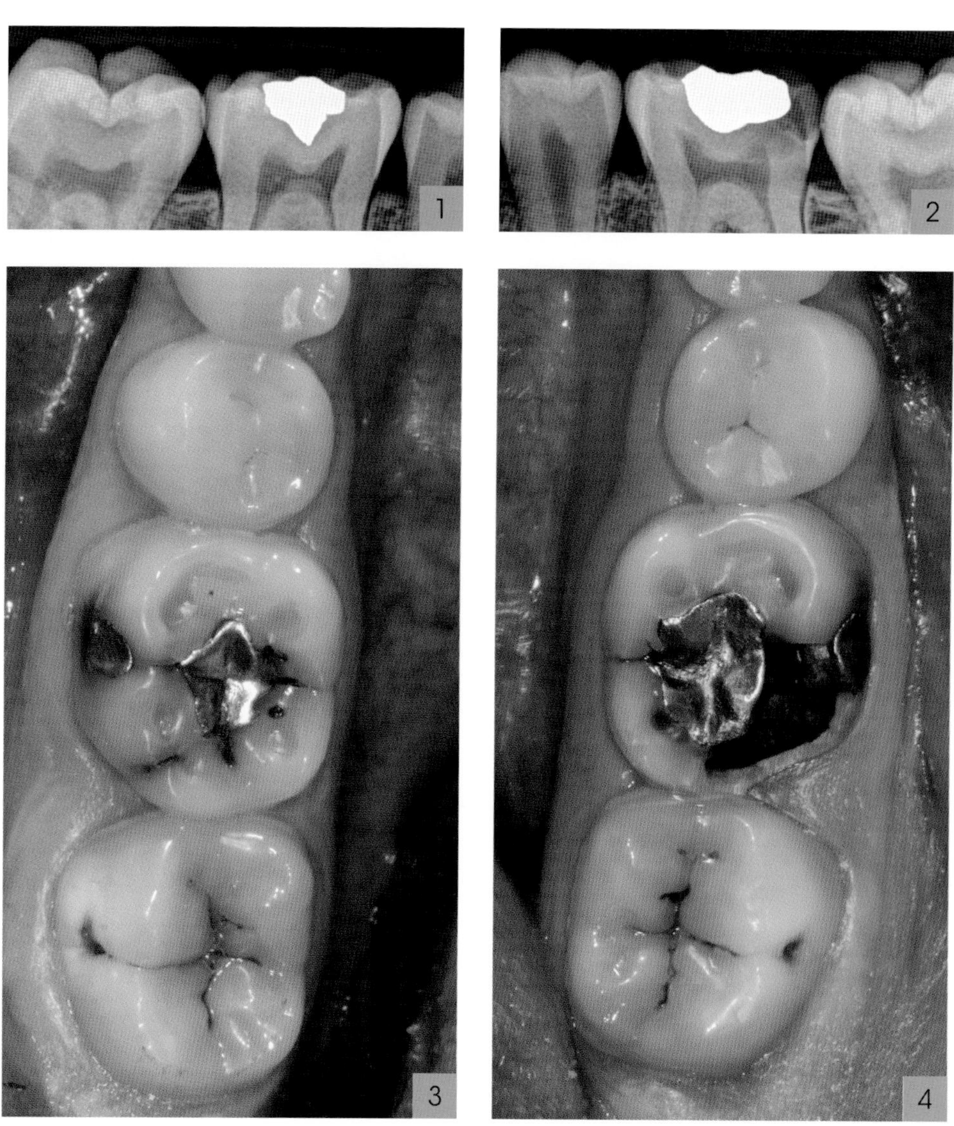

左下第一磨牙完成牙髓治疗，左下第二磨牙去除龋坏组织后，采用三步酸蚀粘接技术（义获嘉伟瓦登特）完成粘接，用37%磷酸酸蚀牙釉质30秒、牙本质15秒。随后用2%氯己定液冲洗2分钟，三枪干燥牙体表面，用小毛刷于牙面涂布预处理剂和粘接剂，光固化60秒。于牙面放置一薄层流动树脂，这样可减小收缩应力，然后开始进行充填物的分层构建。同时进行龋洞预备时要确保死髓牙冠方封闭及左下第二磨牙即刻牙本质的封闭（**图9～图12**）。

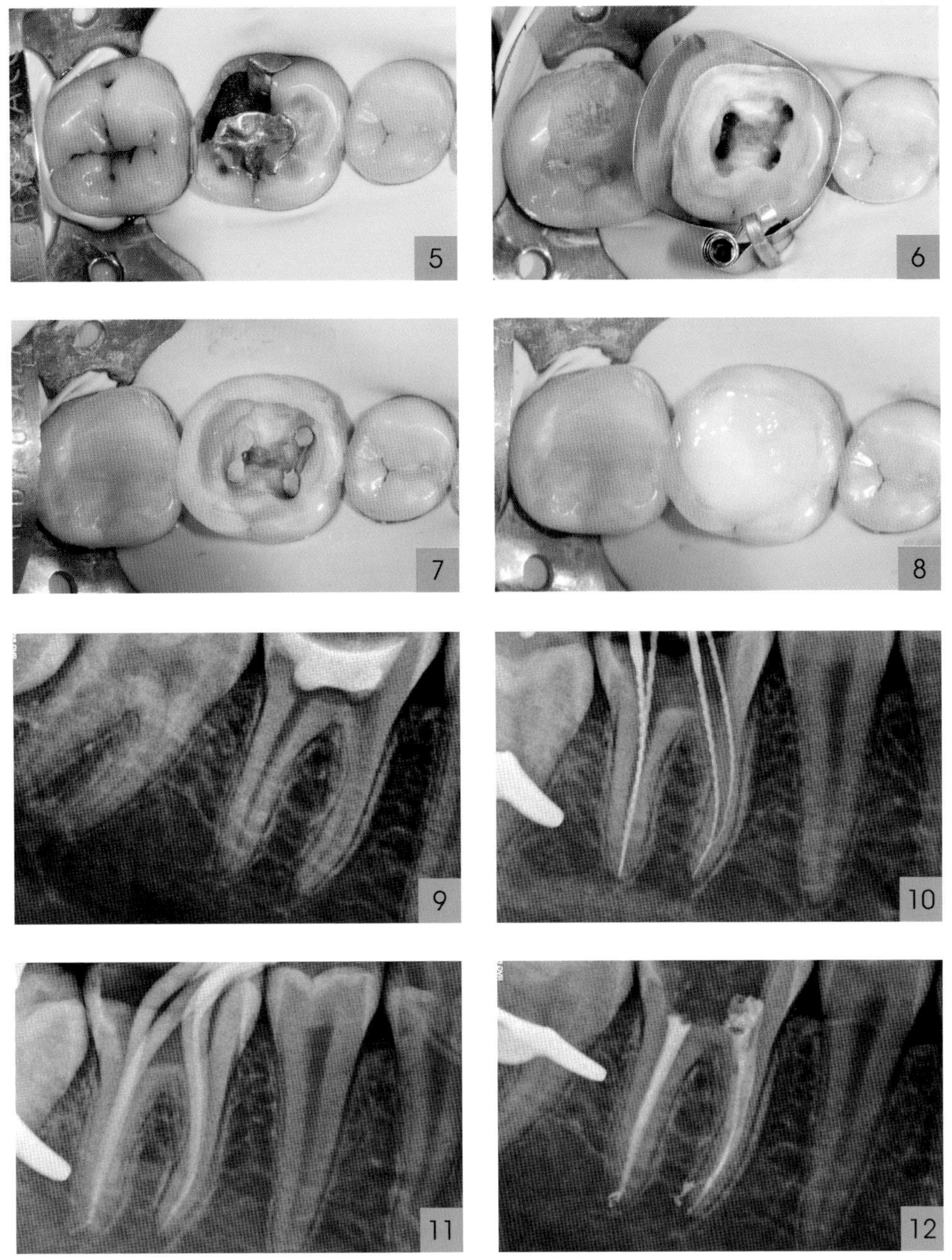

接下来进行右下区牙齿的治疗，利用龋齿指示剂确定龋坏范围，去尽龋坏组织，使用间接修复技术利用树脂粘接来恢复牙冠的外形。整个修复过程需要遵循以下要求（**图13～图16**）：

1. 比起48小时后再进行粘接修复相比，去除原有充填物及龋坏组织后立即进行牙本质封闭，能够获得更好的粘接强度。

2. 去除龋坏组织后充填倒凹区，以保留更多的牙体组织。

3. 采用分层技术可以使充填物及光固化更均衡。

4. 在修复的过程中都要做好防护措施。

龋洞预备完成后（**图17，图18**），采用常规方法及材料进行取模。

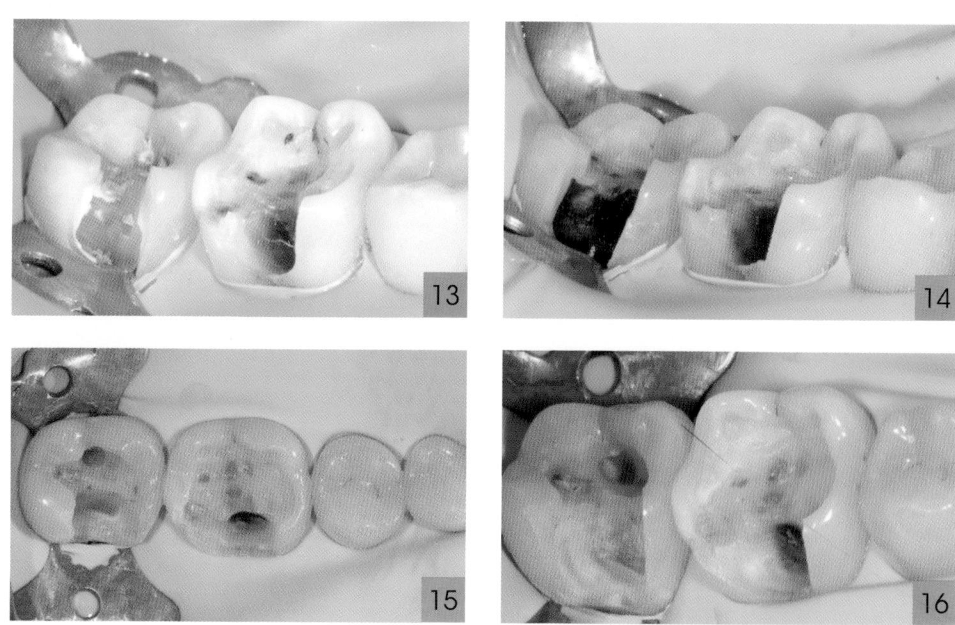
13
14
15
16

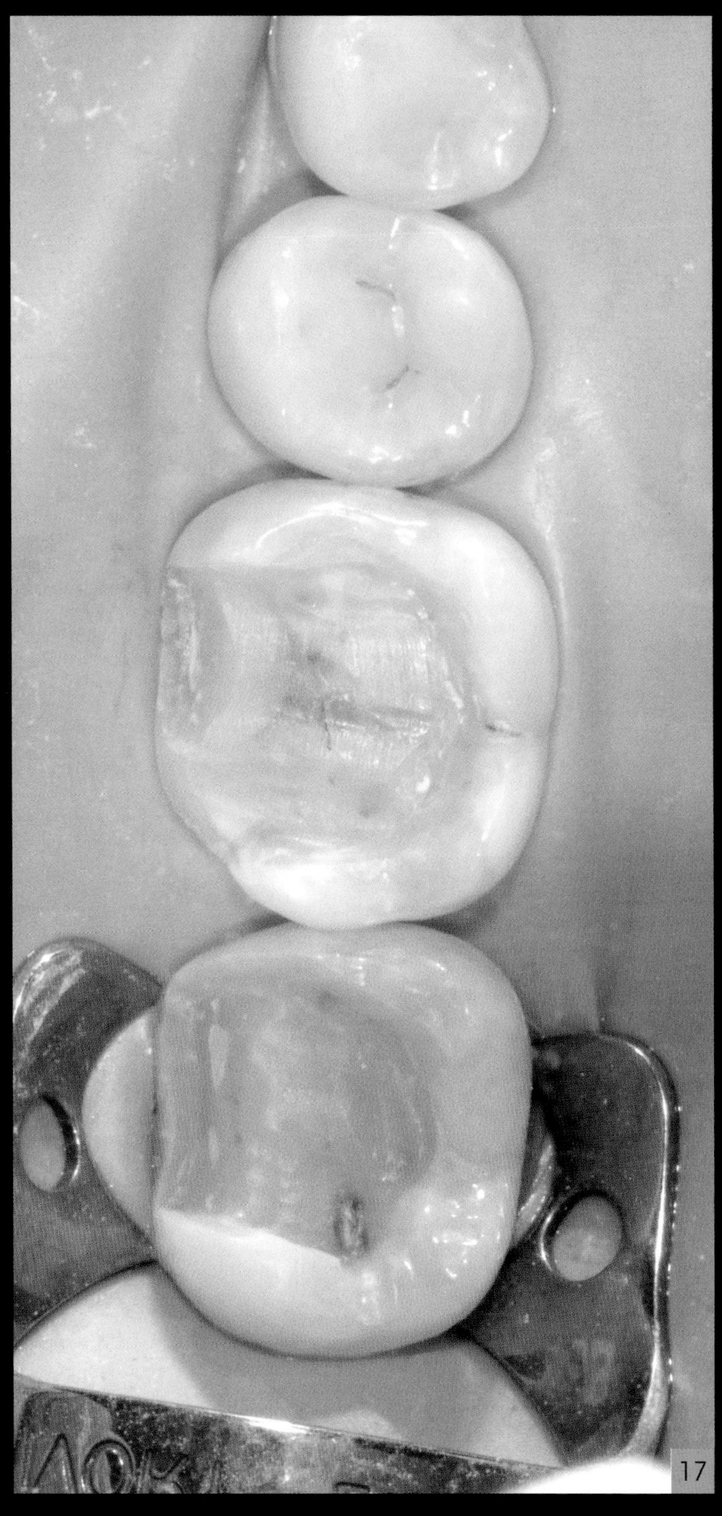
17

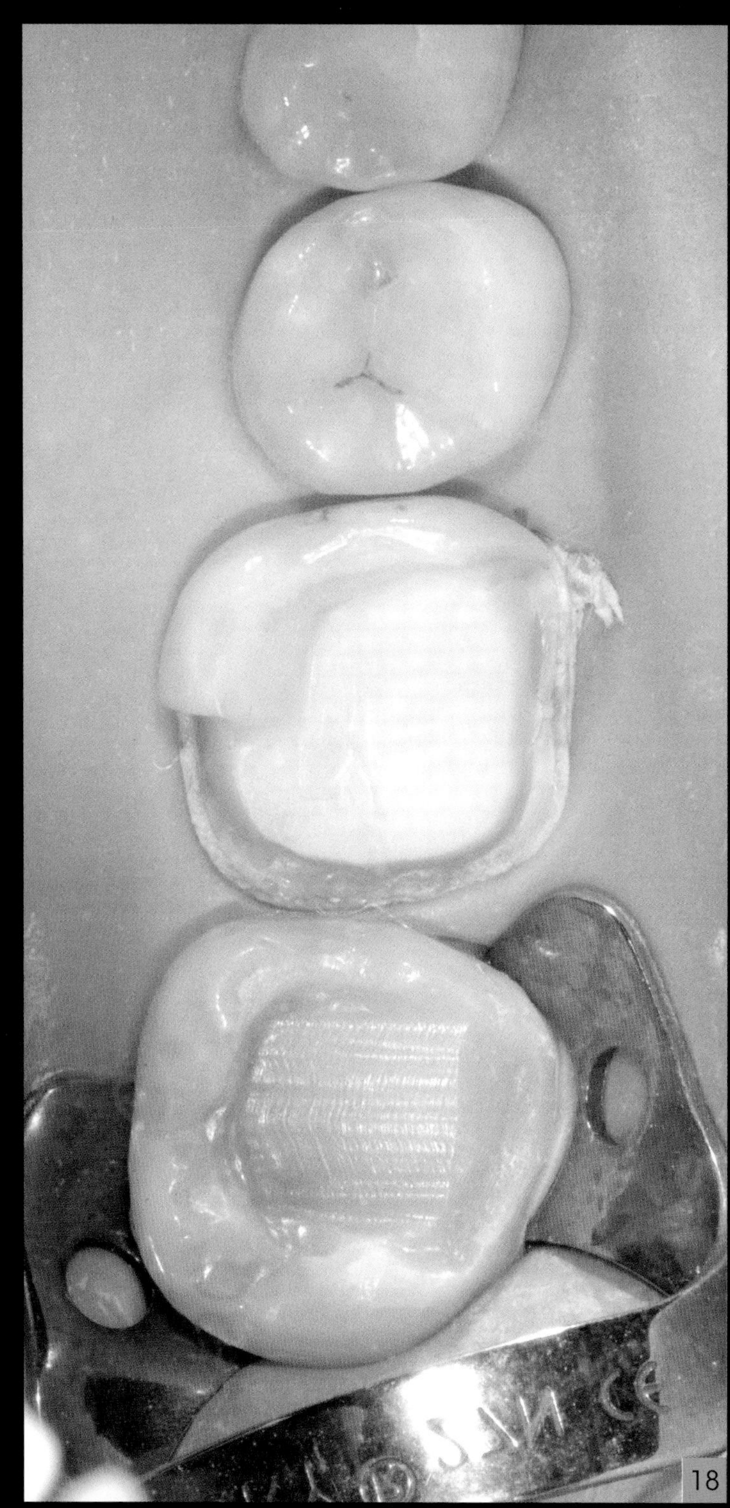
18

接下来进行间接修复体的制作。首先需要对术区进行灌模（**图19**）形成聚氨酯树脂模具（**图20，图21**）。模型灌注完成后（**图22，图23**），进行可拆卸代型的制作（**图24～图27**）。随后将可拆卸代型放入硅橡胶模型中，采用Ⅳ类石膏灌注主模型（**图28，图29**）。

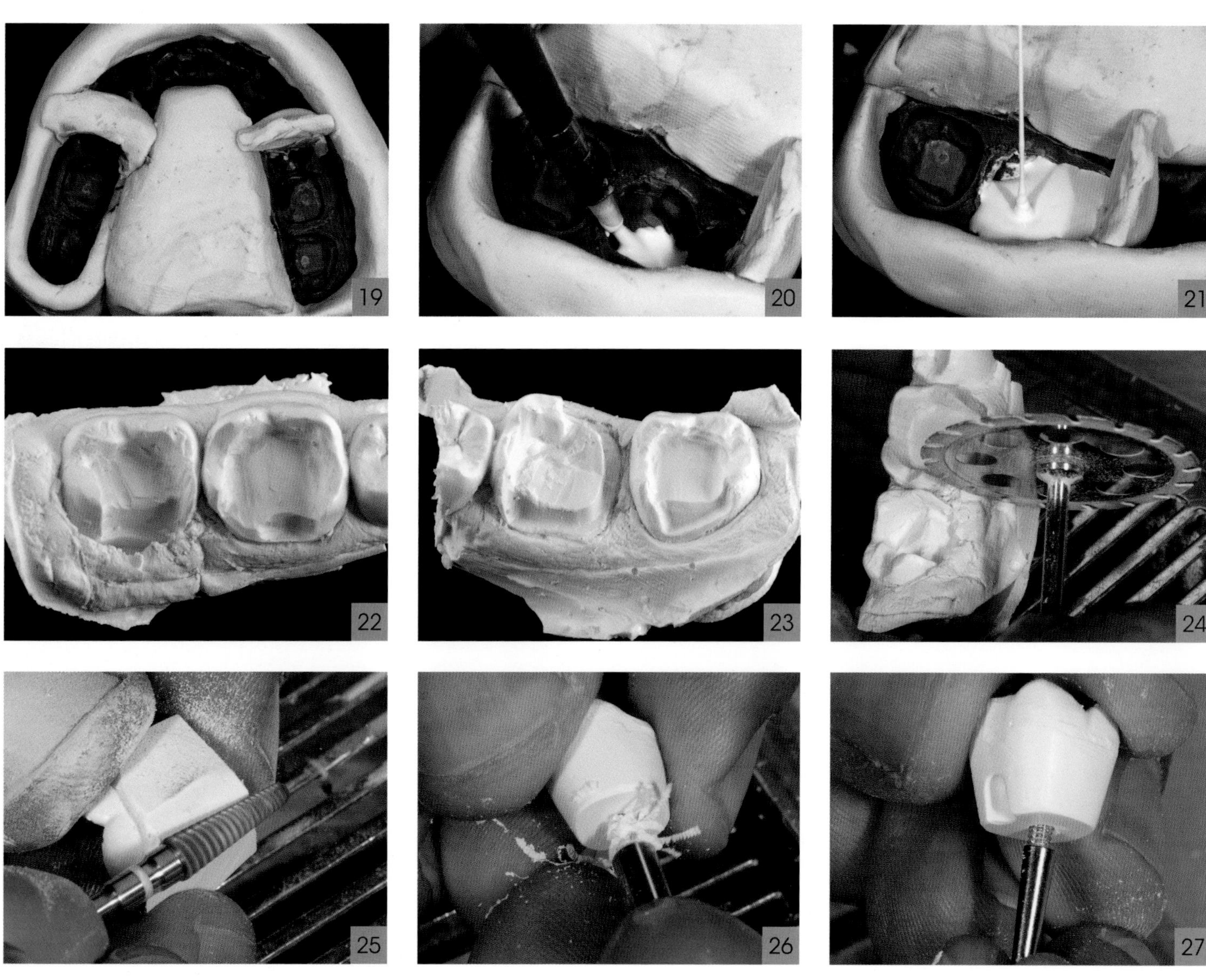

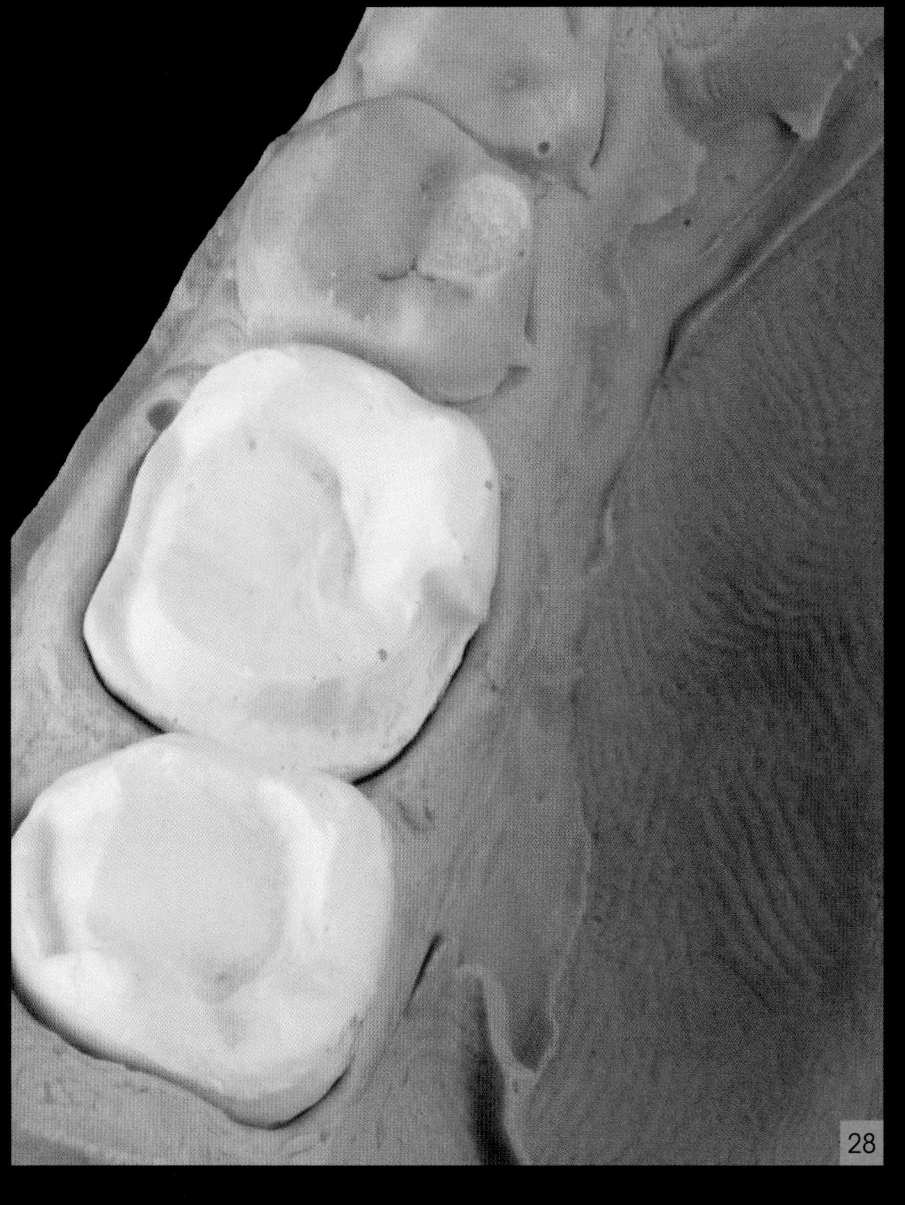

28

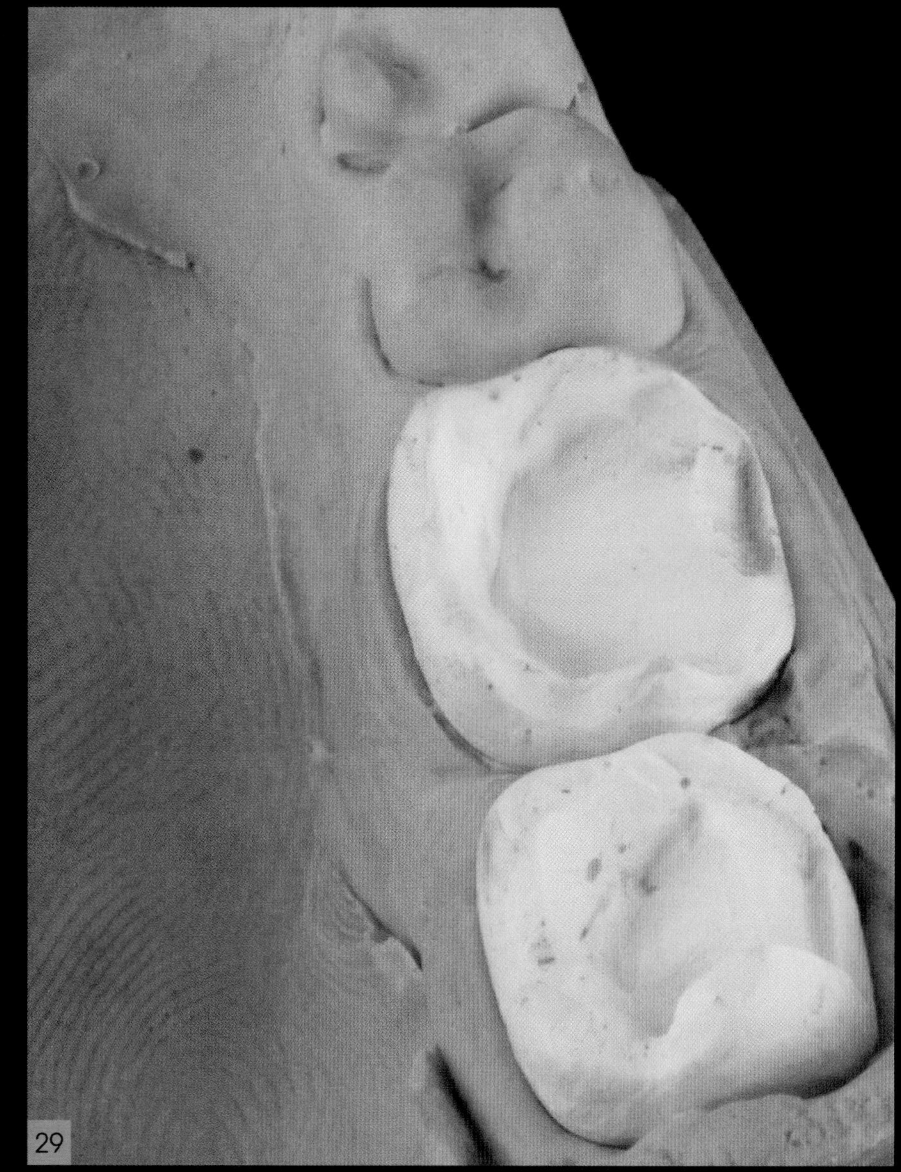

29

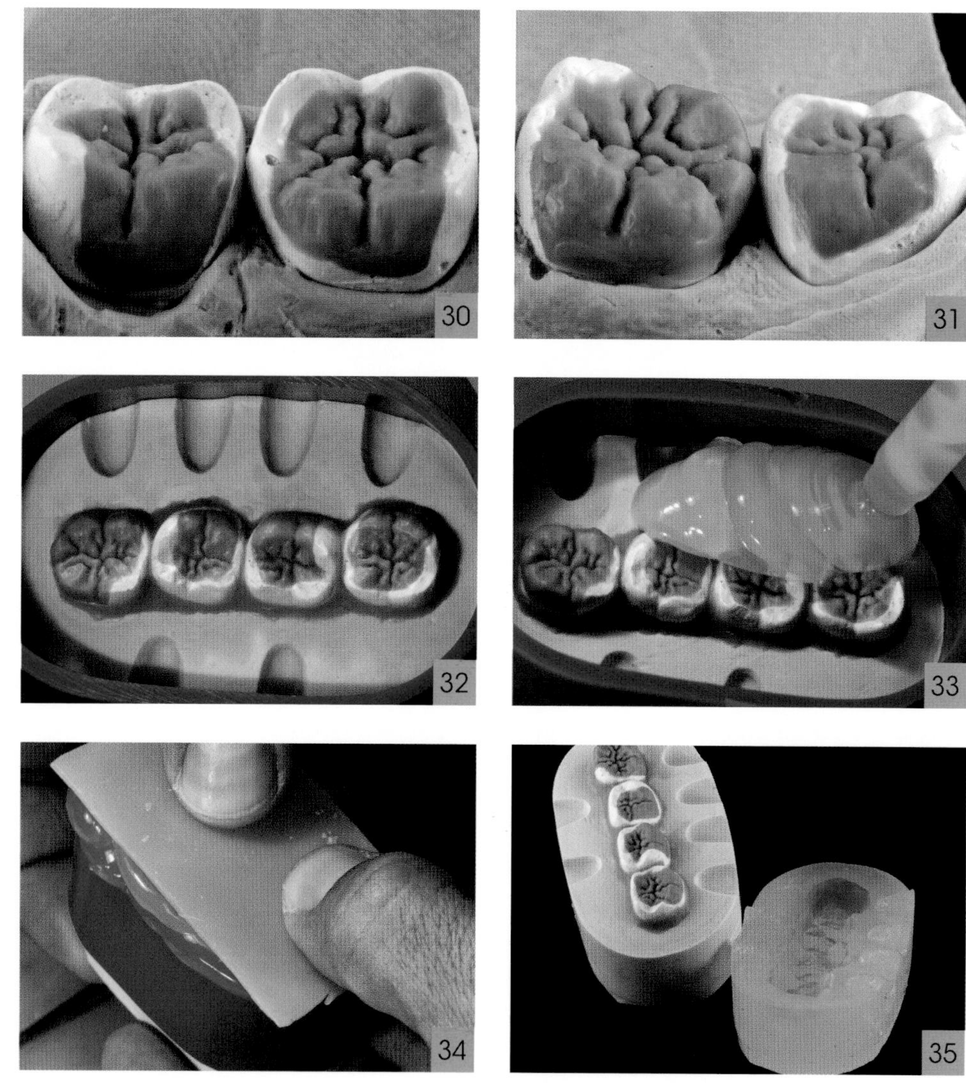

接下来进行蜡型重塑（**图30，图31**）。必须要注意诊断蜡型需体现修复体的每一个细节特征。为方便后续操作，将诊断蜡型放入石膏模具盒中（**图32**），然后注入透明硅橡胶进行印模（**图33，图34**）。

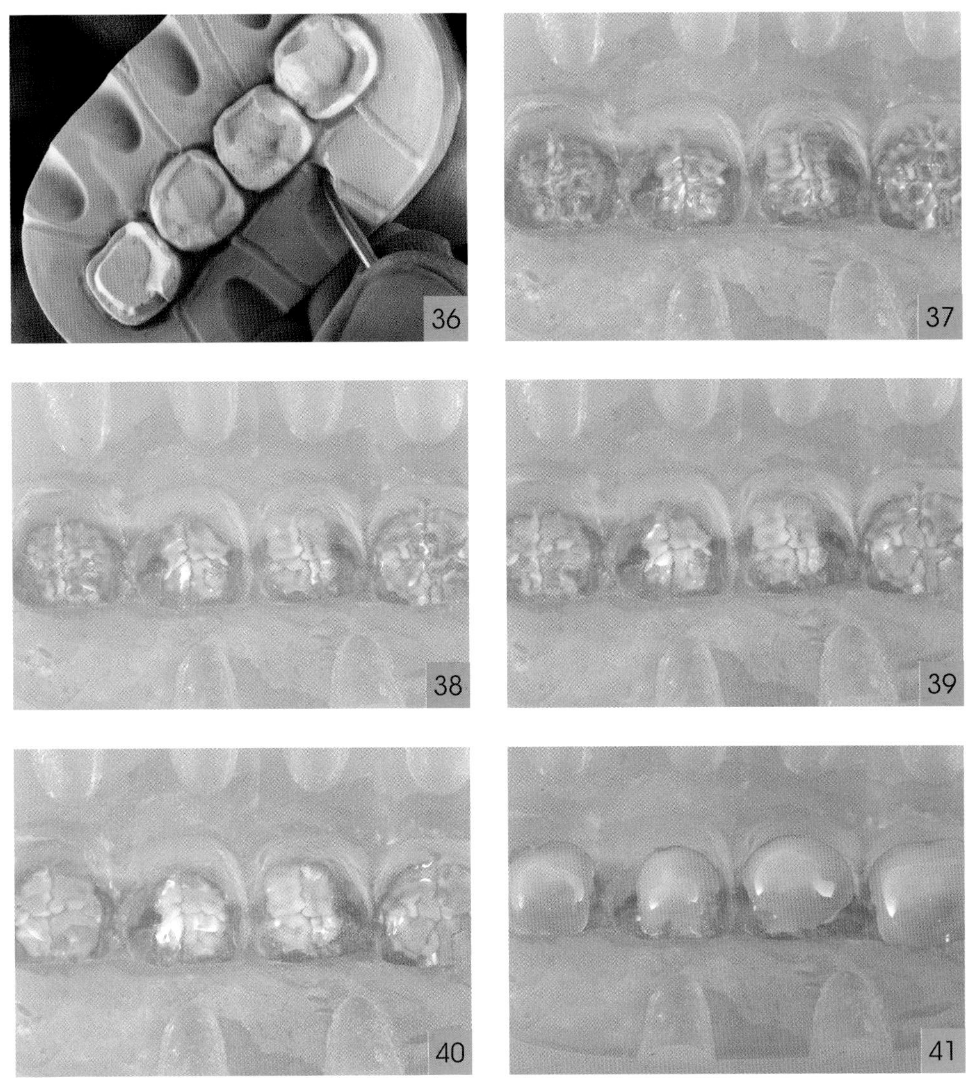

这样透明硅橡胶导板就制作完成了，它可以很好地重现诊断蜡型（**图35**）。为了获得更好的精度，需要制备溢出道，方便多余材料的溢出（**图36**）。之后逆向层塑的步骤在前面章节已经详细陈述过（**图37～图41**）。

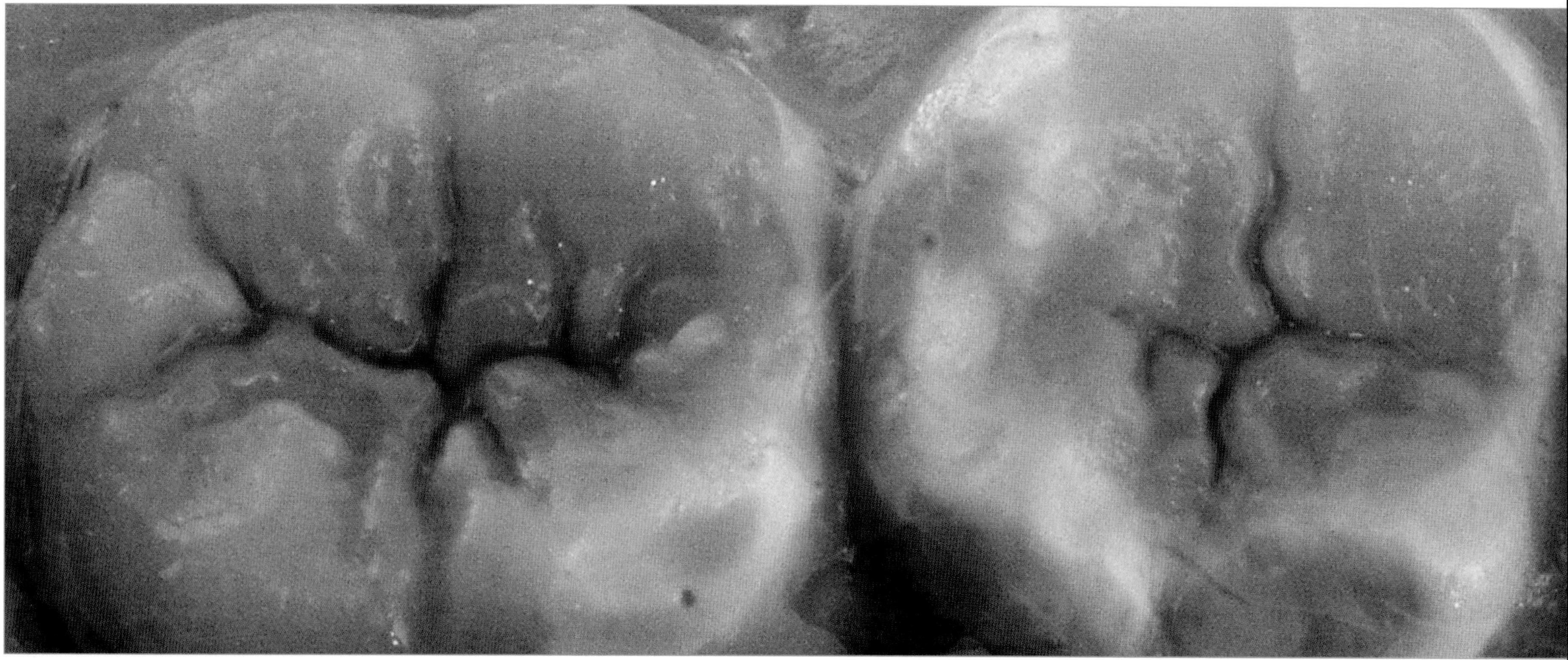

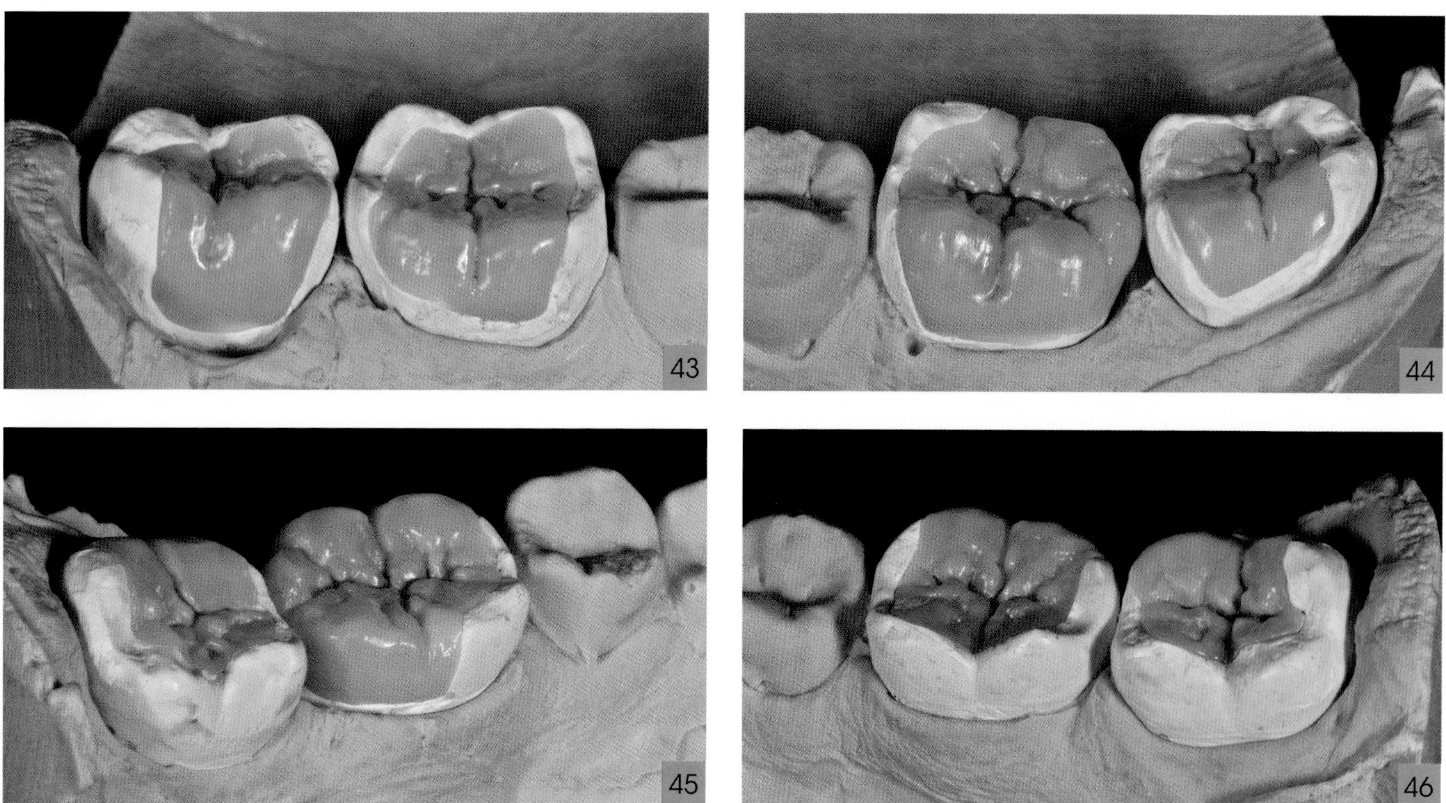
43
44
45
46

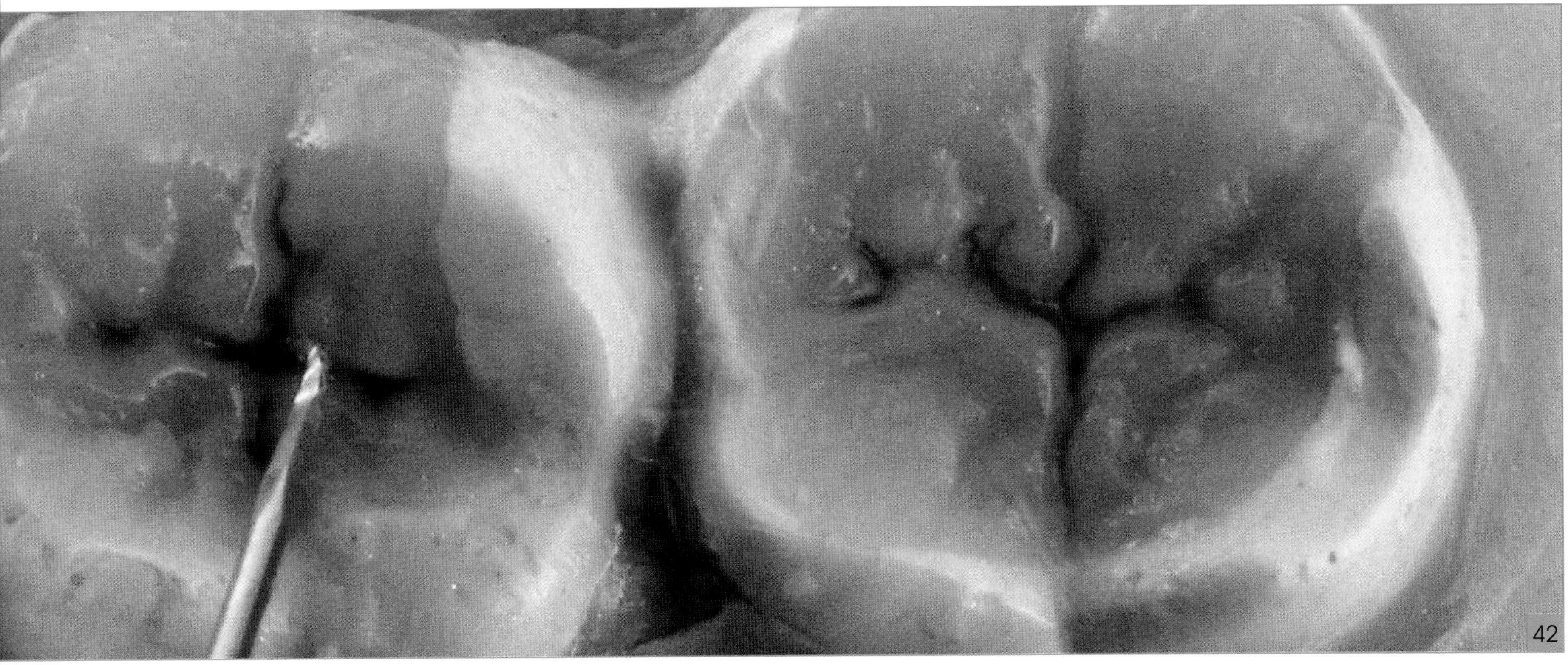

42

修复体放入主模型中，可以利用牙体牙髓器械进行染色加强处理来凸显沟壑纹理（**图42**）。逆向层塑完成后进行修复体的打磨抛光（**图43～图46**）。这个病例很好地展示了逆向分层技术所提供的多种可能性，甚至是在咬合空间很有限的情况下，也能很好地恢复牙体的解剖结构（**图47，图48**）。

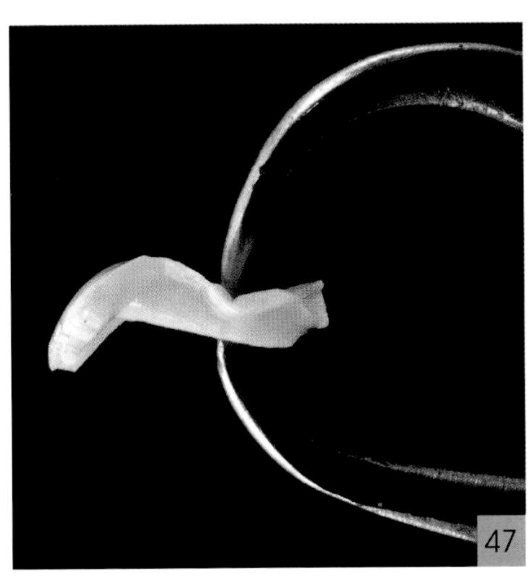

47

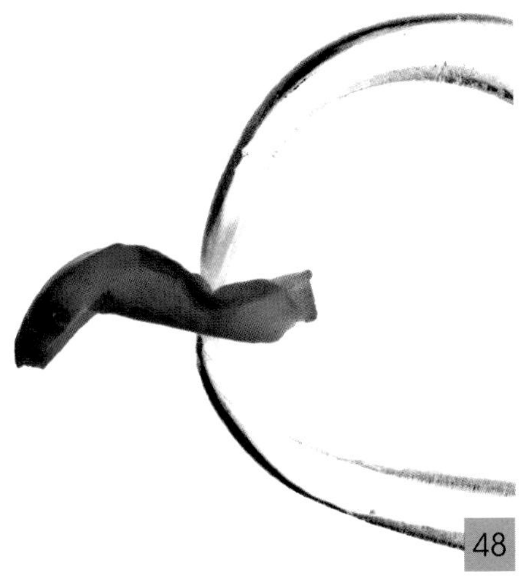

48

对整个下牙弓进行橡皮障隔湿（**图49**），采用60μm甘氨酸粉对修复体进行喷砂处理，用气枪进行仔细冲洗干燥后，牙釉质及修复体酸蚀30秒，开始进行粘接。涂布粘接引发剂及粘接剂于牙面，进行光固化60秒。嵌体涂布硅烷偶联剂60秒，然后涂布粘接引发剂，气枪吹干，最后置入足量粘接材料于修复体表面不进行光固化。使用预热的光固化材料，利用不断加压的力使修复体就位，保证其完全就位，利用牙周探针去除多余粘接剂，并使用牙线去除邻接面粘接剂（**图50**）。

粘接剂去除后，用两个光固化灯光照约3分钟，采用多刃碳化钨磨头及不同颗粒直径的橡皮轮进行抛光。移除橡皮障，检查修复体正中咬合，评价动态咬合确保没有咬合干扰。利用橡皮轮及抛光膏进行打磨抛光，使用干燥的Occlubrush刷（Kerr）使修复体的每一个细节都很光滑锃亮。最后对粘接的修复体再次进行检查（**图51～图53**）。

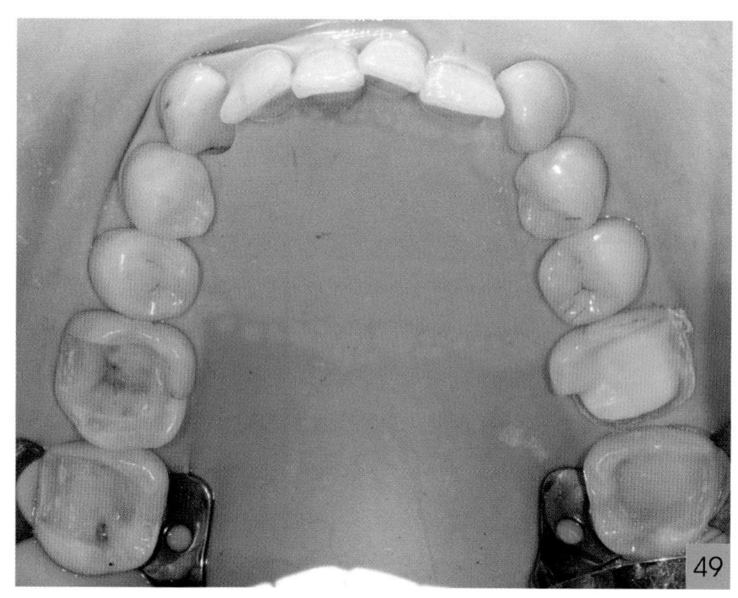
49

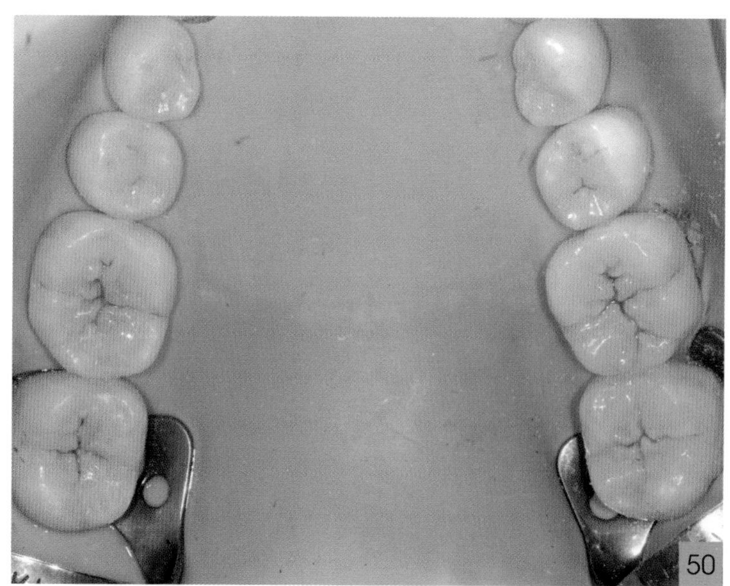
50

最后拍摄X线片，通过使用数字化X线摄影软件调整初始图片的对比度，来凸显修复体的不透射性（**图54～图57**）。

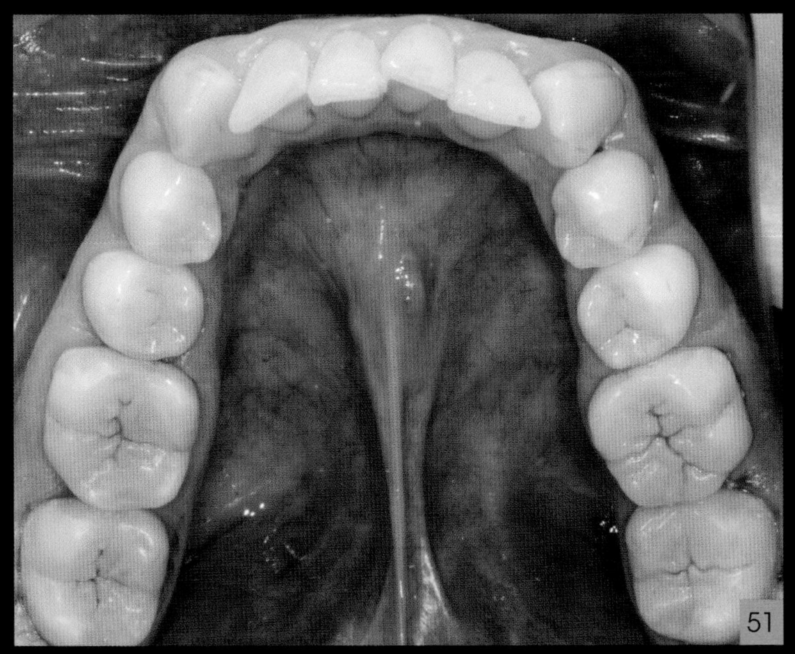
51

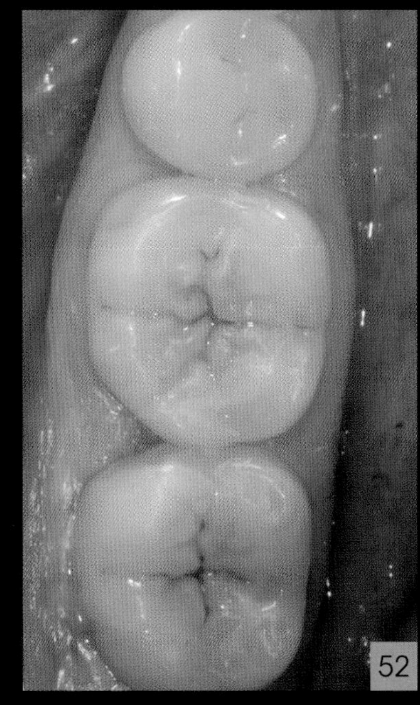
52

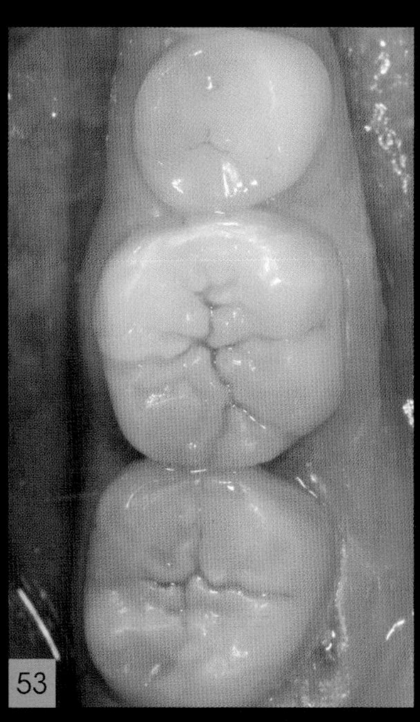
53

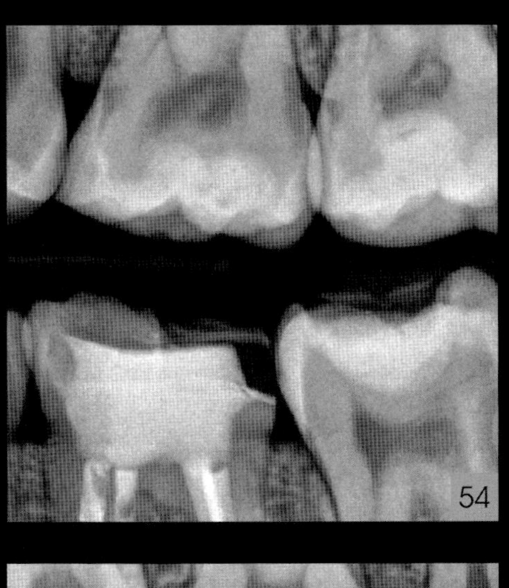
54

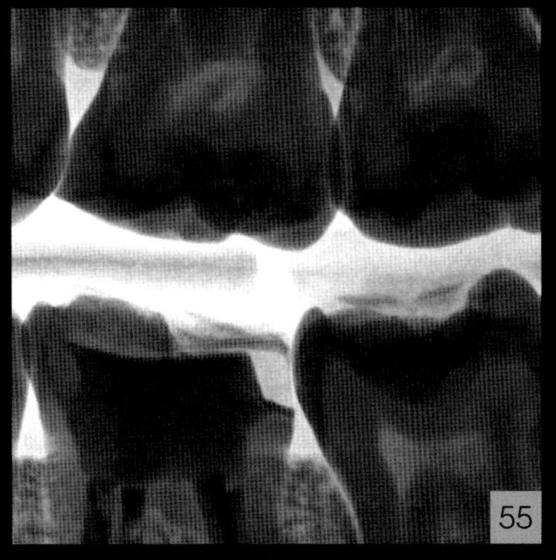
55

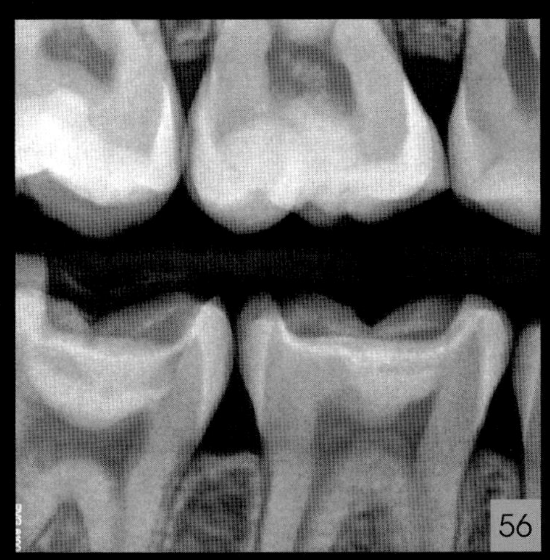
56

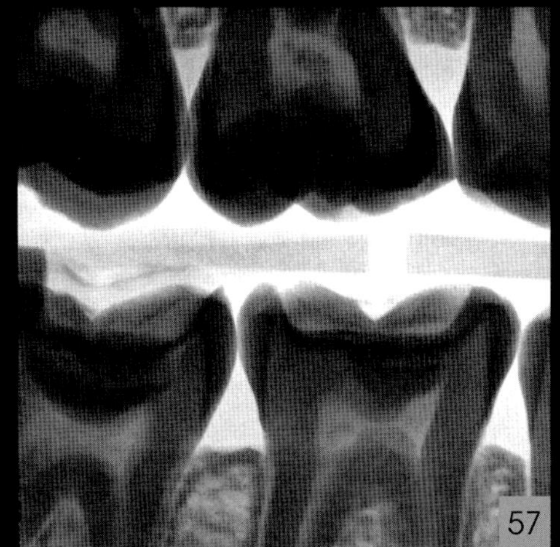
57

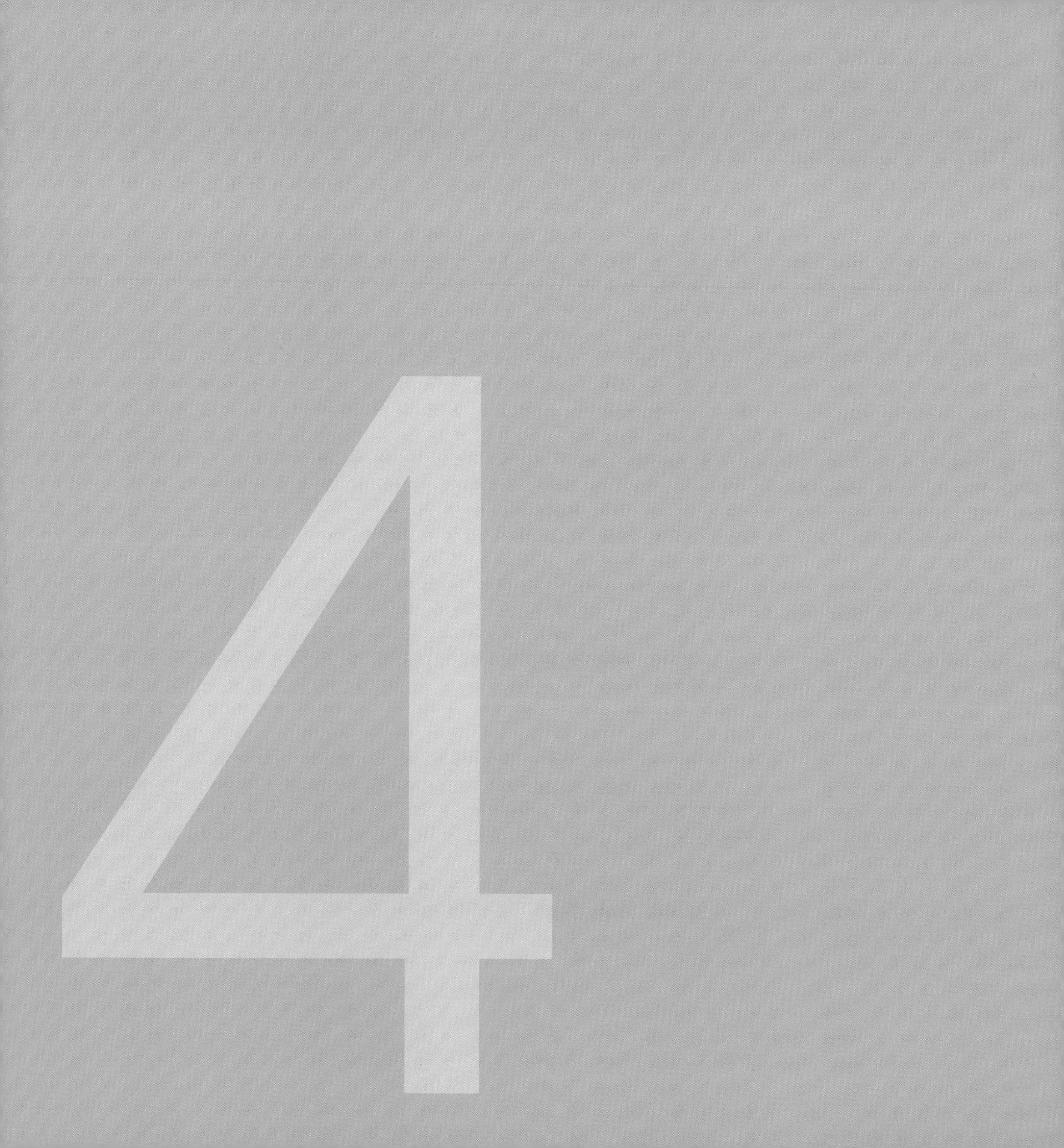

Vincenzo Musella, Pierangelo Olivieri, Giuseppe Grignaschi

临床病例
clinical case

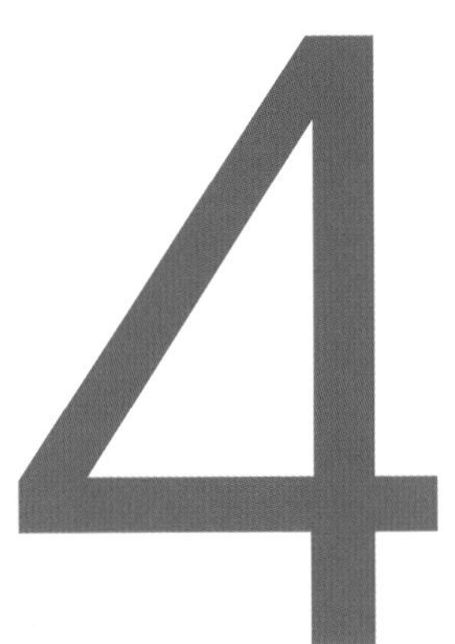

间接修复：复杂重建
indirect restoration: a complex rehabilitation

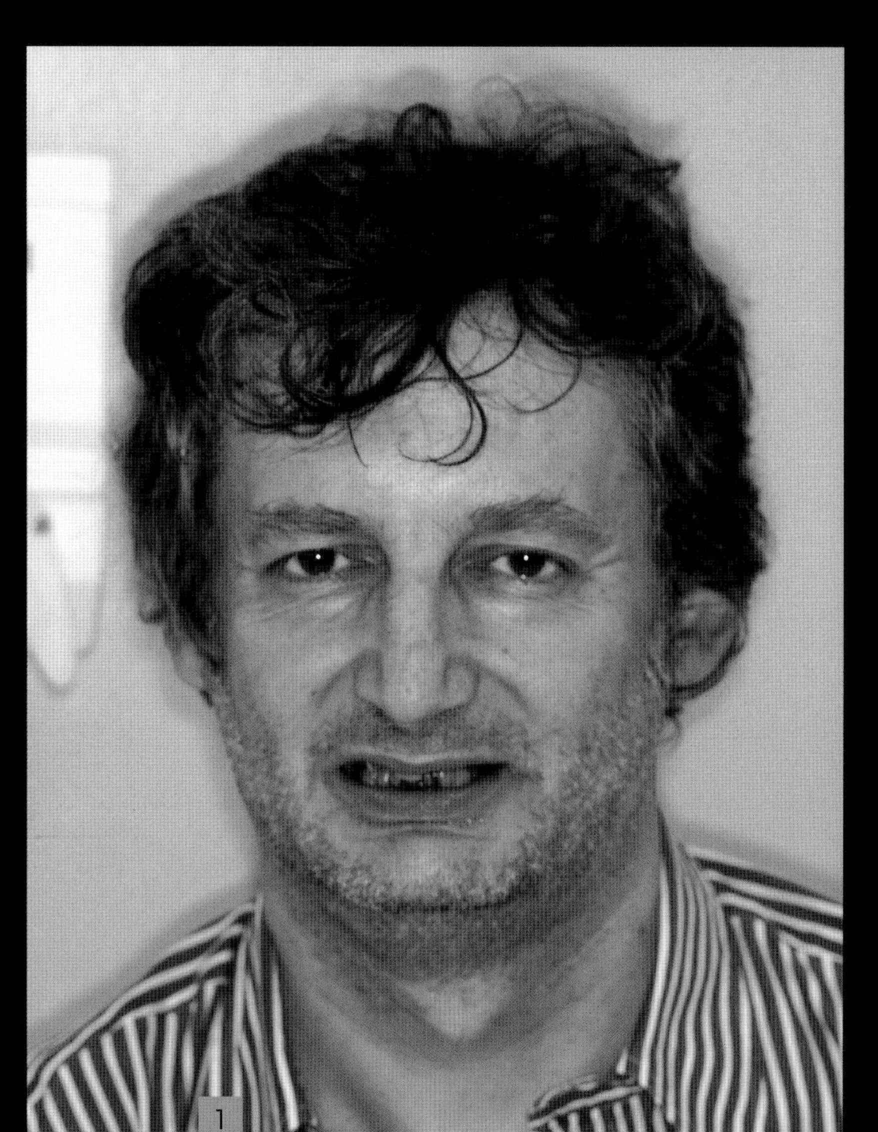

Brånemark在20世纪80年代提出的获得和保持骨结合的理论，已经成为整个国际牙科社会的准则。此理论建议通过二期手术，且在修复重建前等待一段时间。

现在，选择合适的病例，这个流程可以被修正为种植后即刻负重，并以“一日得牙”而广为所知。2002年在巴塞罗那举行的共识会上，不同种类的负载被分类和加以区别，“即刻负重”的定义为种植体植入后48小时内恢复咬合。即刻种植治疗依赖复杂的手术技巧、诊断方法的改变以及对所涉及组织的深入理解，包括种植位点的骨增量以及种植体的表面处理。为了对植入后的种植体即刻负重，有必要仔细评估可用骨质的量，尤其要评估其质地；拟采用的种植设计和手术技巧；为获得足够初期稳定所做的位点准备和满足患者美学需求的能力。

在这个特定的病例中，因为患者存在系统性疾病为治疗带来难度。选择即刻负重，配合创新的修复方法，从而可以减少就诊周期。所有前述的牙科治疗措施，包括重建性途径，仍然有效。但是因为缺乏术前的美学预览，同时需要过多的治疗次数让患者从一开始就会拒绝接受。

通过制订并解释“四日完成治疗”的计划，可以在治疗开始前即预览术后的美学效果，同时显著减少治疗周期，患者得到激励并愿意接受这种全新的修复方法。

就诊和数据收集

患者45岁，就诊时表达出寻求上下颌全牙列种植支持式修复重建的意愿。

患者存在功能和美学的退化，很大可能是因为青少年帕金森病并伴随僵直、震颤以及频发的嗜睡症的严重后果（**图1**）。

牙齿以及牙周损害处于终晚期，进一步观察发现所有余留牙均存在龋损，后牙区残留牙根。因为一些牙的缺失，以及上下颌后牙区的严重萎缩，导致垂直距离的继发性丧失。功能和美学的问题已经严重影响到患者的社会交往（**图2～图5**）。

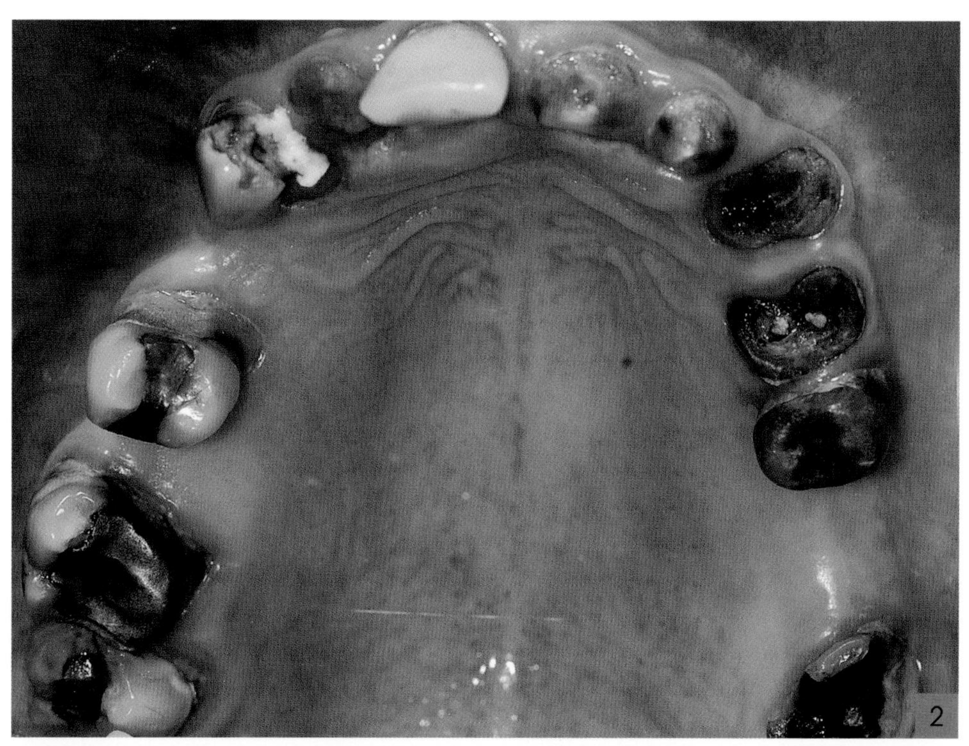
2

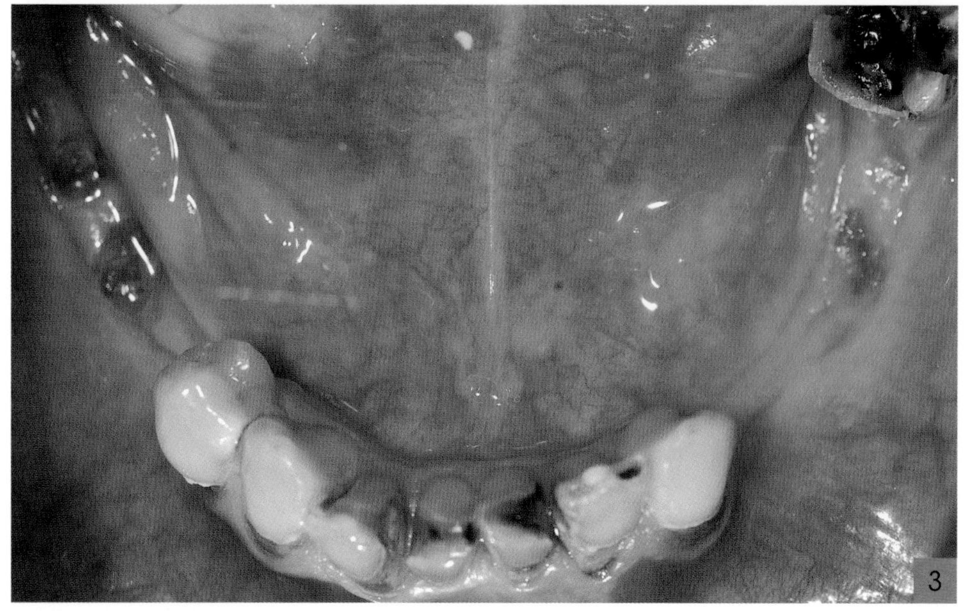
3

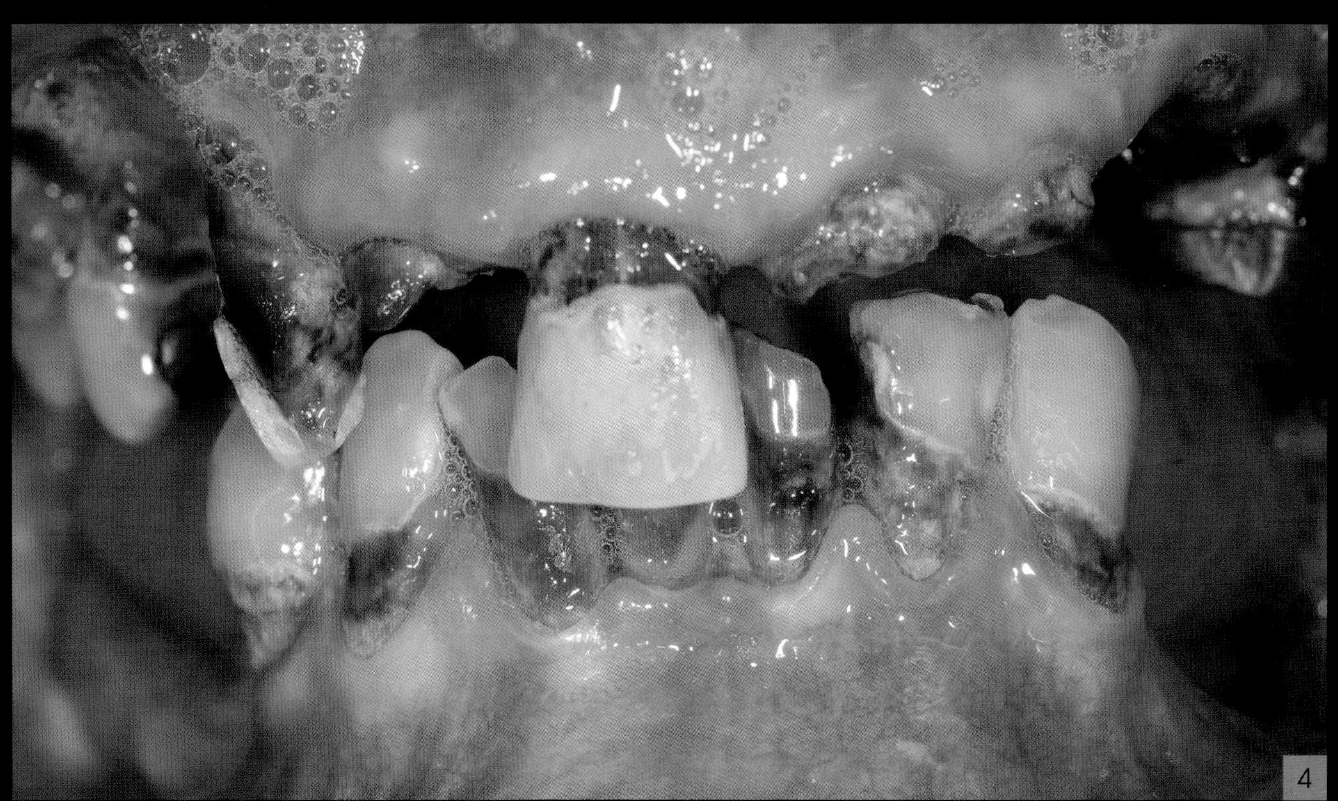

4

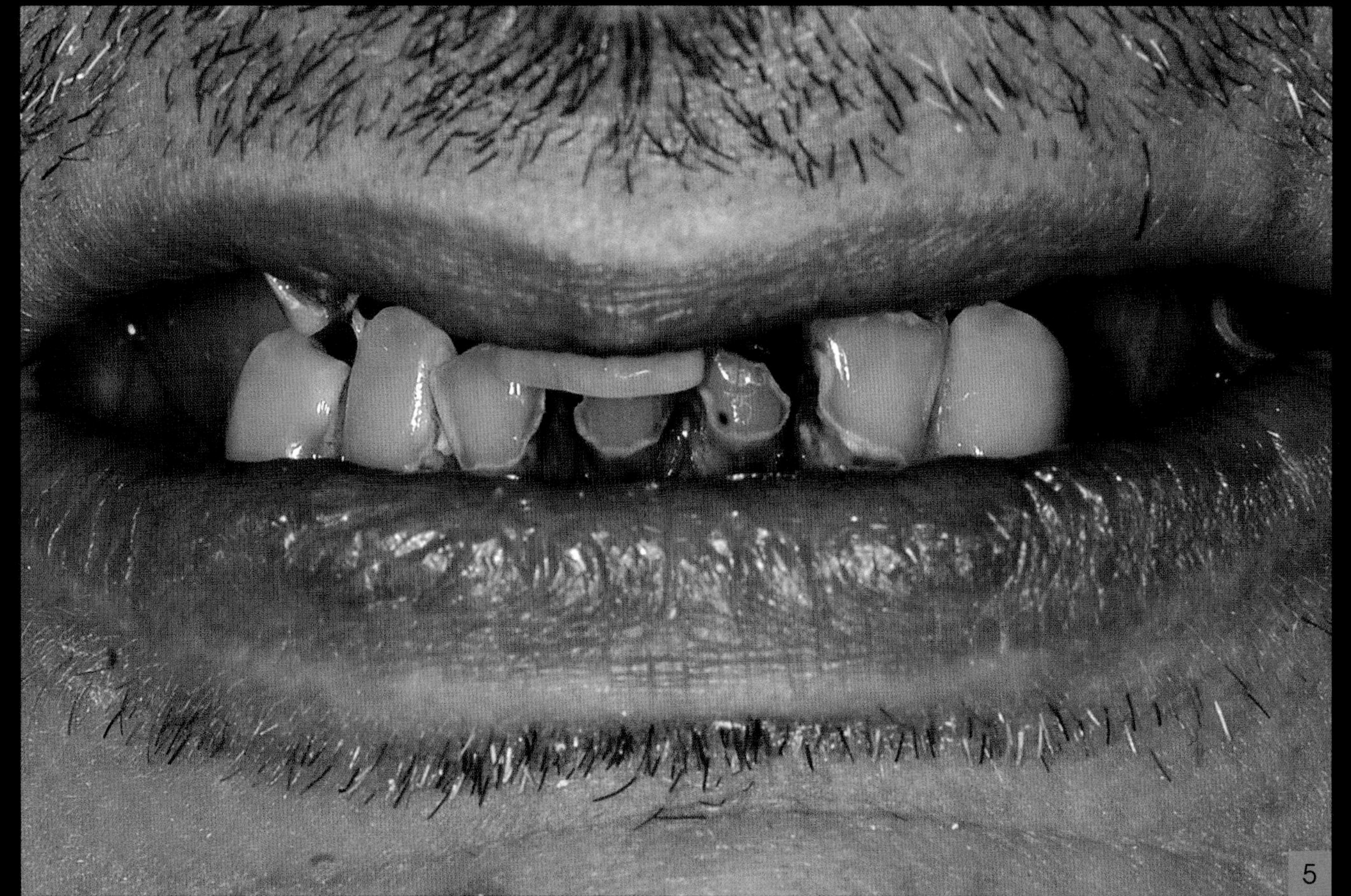

5

随后获得影像档案，进行最初的放射线扫描［曲面断层摄影、锥形束计算机断层摄影（CBCT），CB-500,Gendex］，制取研究印模（**图6～图8**）。

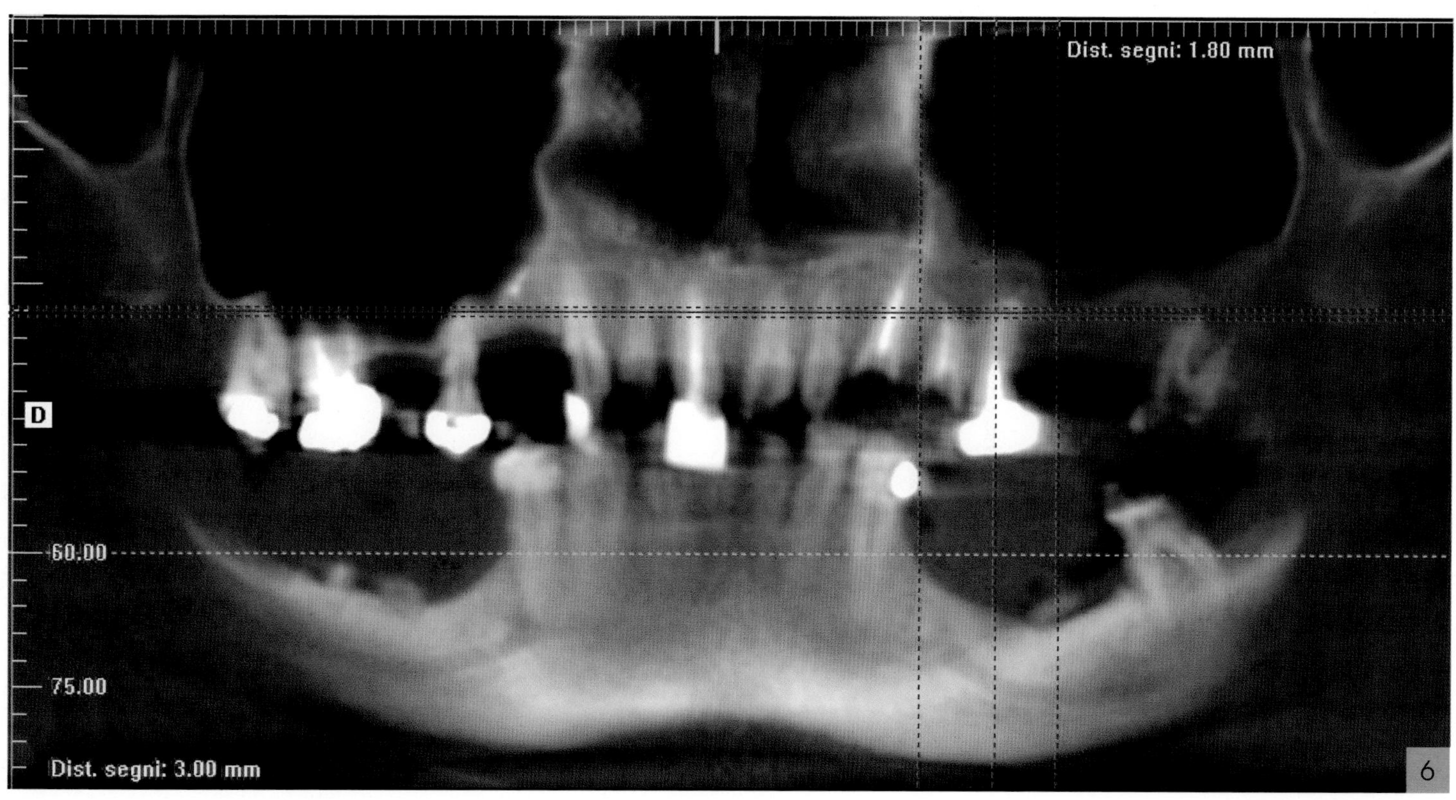

6

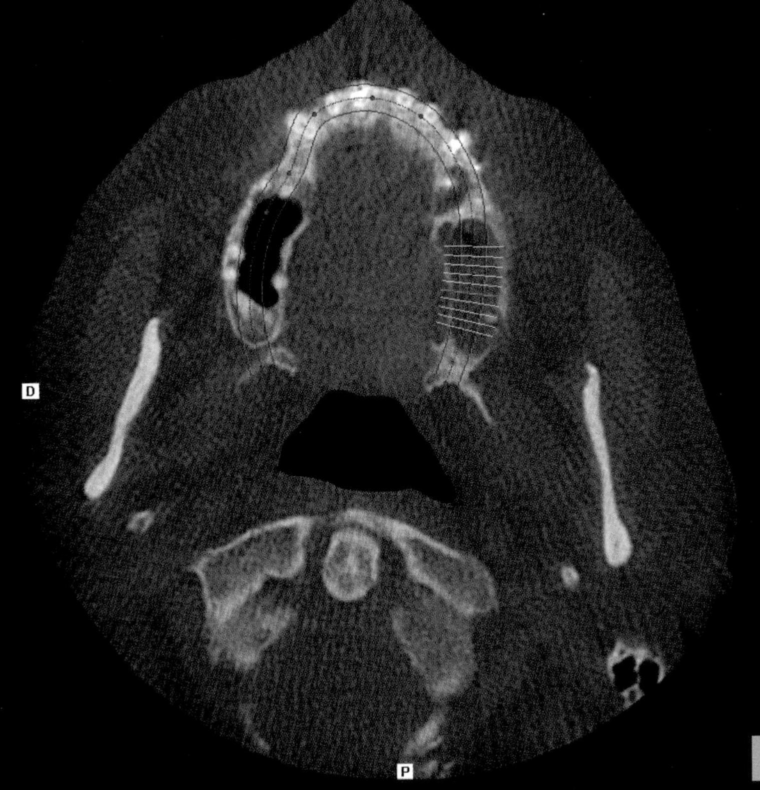

7

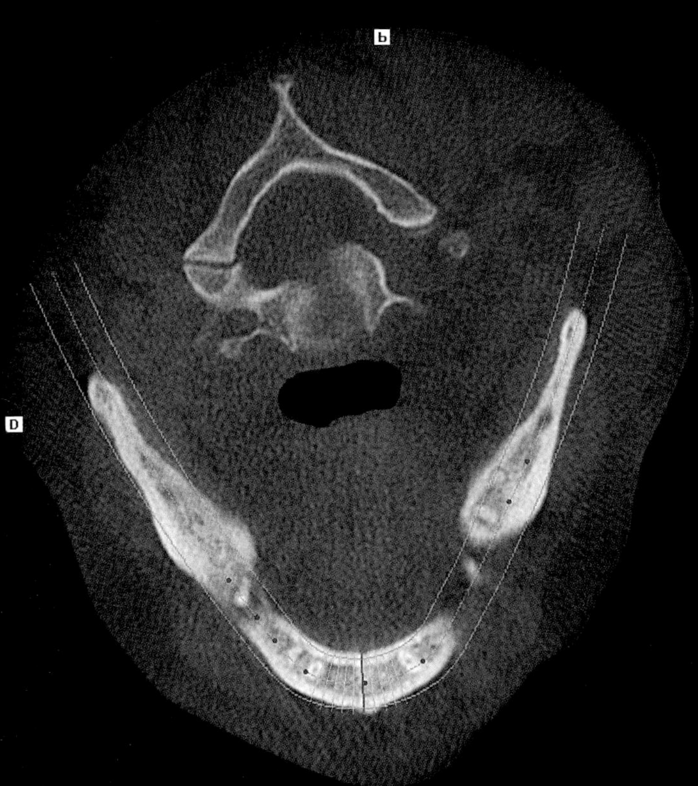

8

在第一次复诊时，确定适当的垂直距离。这个过程特别有挑战性，因为很难操纵下颌，且参考指导很少。

基于模型研究（**图9**）以及对口内照、面部肖像照进行美学分析，制作了上前牙区的美学蜡型（**图10**）。通过对美学预览的认识，结合流体树脂以及下颌殆堤（**图11～图13**），能够正确记录垂直距离，然后与患者就美学效果达成了一致意见（**图14**）。为了确定牙齿在殆架上的正确位置，使用到了上下颌关系记录以及面弓（**图15**）。

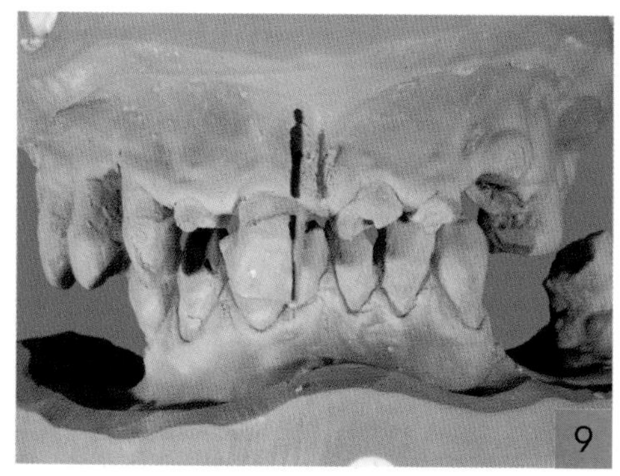
9

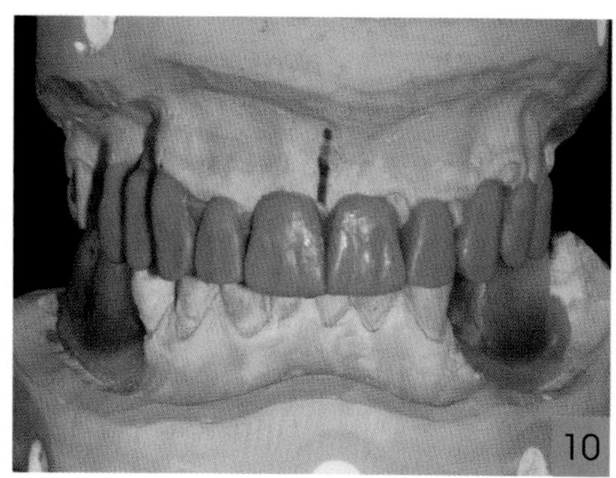
10

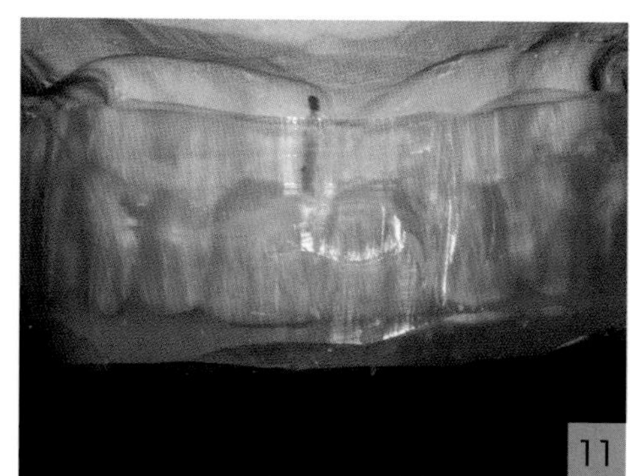
11

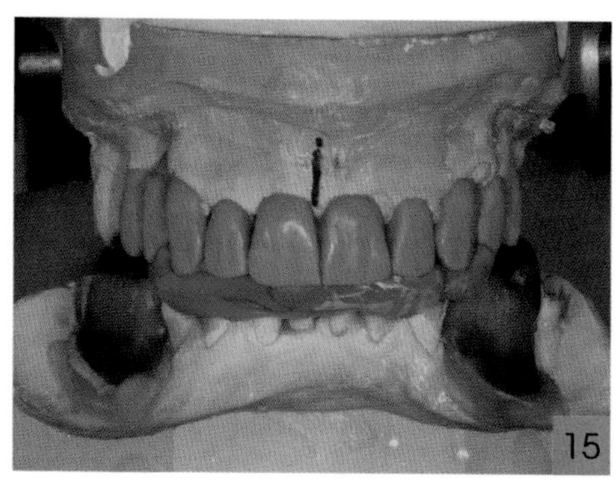
15

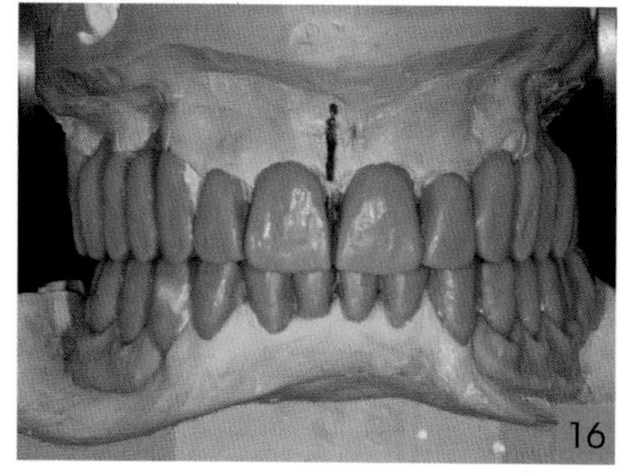
16

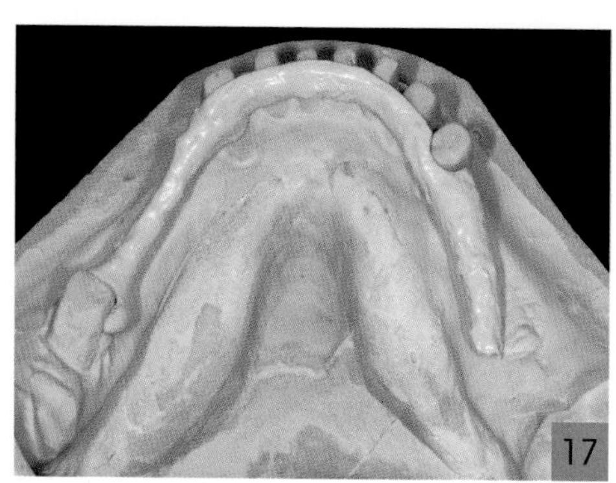
17

这样做允许全牙列蜡型制作，形成一个有铸造金属加强的临时修复体壳（当牙体预备后再重衬），金属部分正确地遮色（**图16～图18**）。在此期间，拔除无法保留的残根。而一些余留牙，即使受损严重，也进行预备用作为短期的基牙，以便固定临时修复体。

另一个重要的技工室工作是利用临时牙，修正的殆间记录（**图19，图20**）。它们是临时修复体的复制品，但不包括牙颈部。重衬后，它们可以用来进行精确的垂直距离调整以及帮助模型在殆架上的再就位。

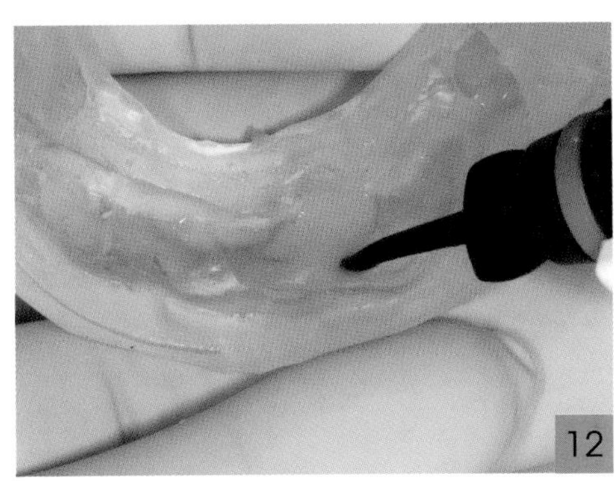
12

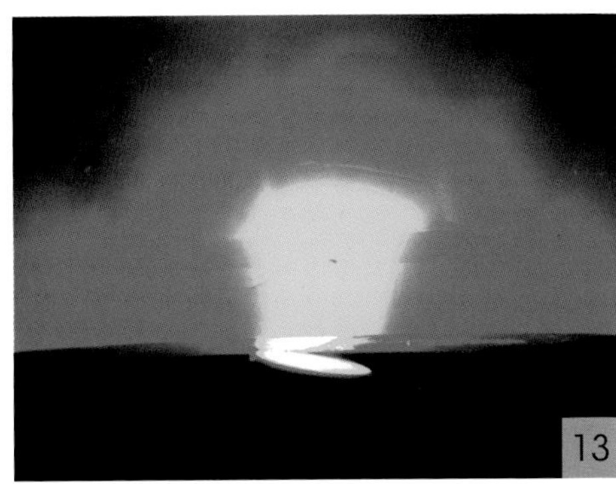
13

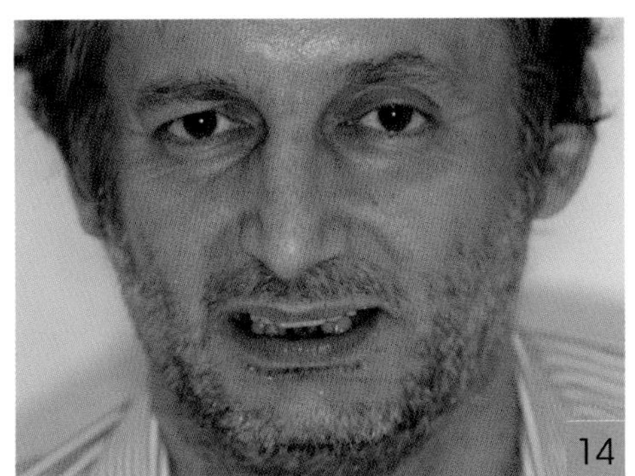
14

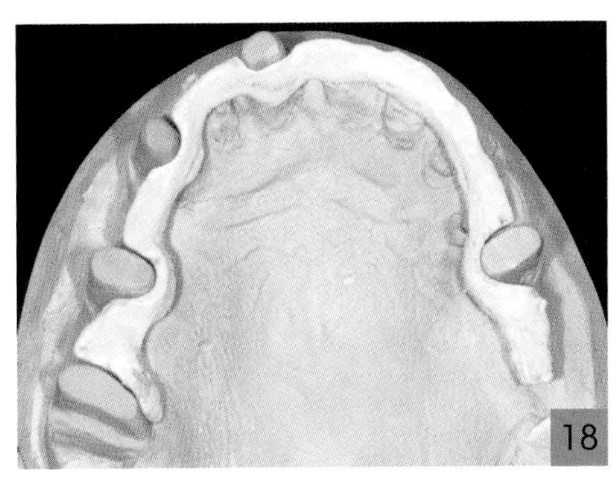
18

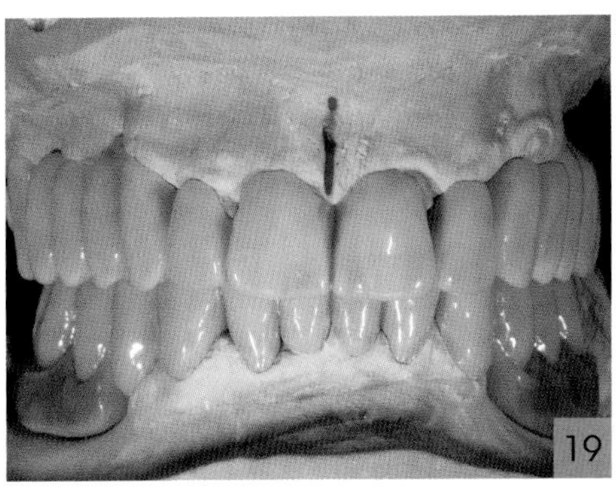
19

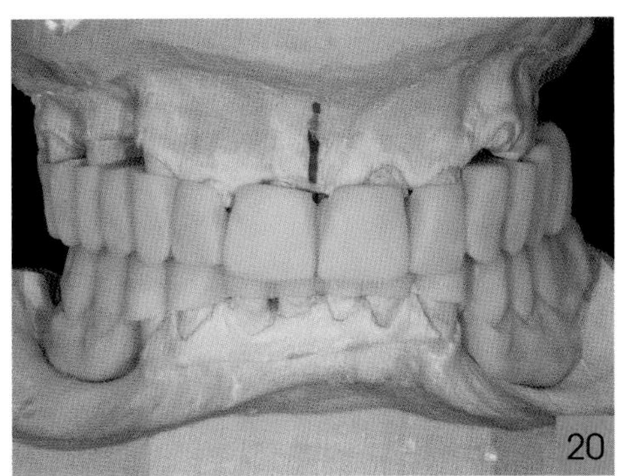
20

重衬临时修复体（**图21**），评估所有的美学和功能方面，以便准确确定那些在接下来几个月手术阶段中需要用到的信息。

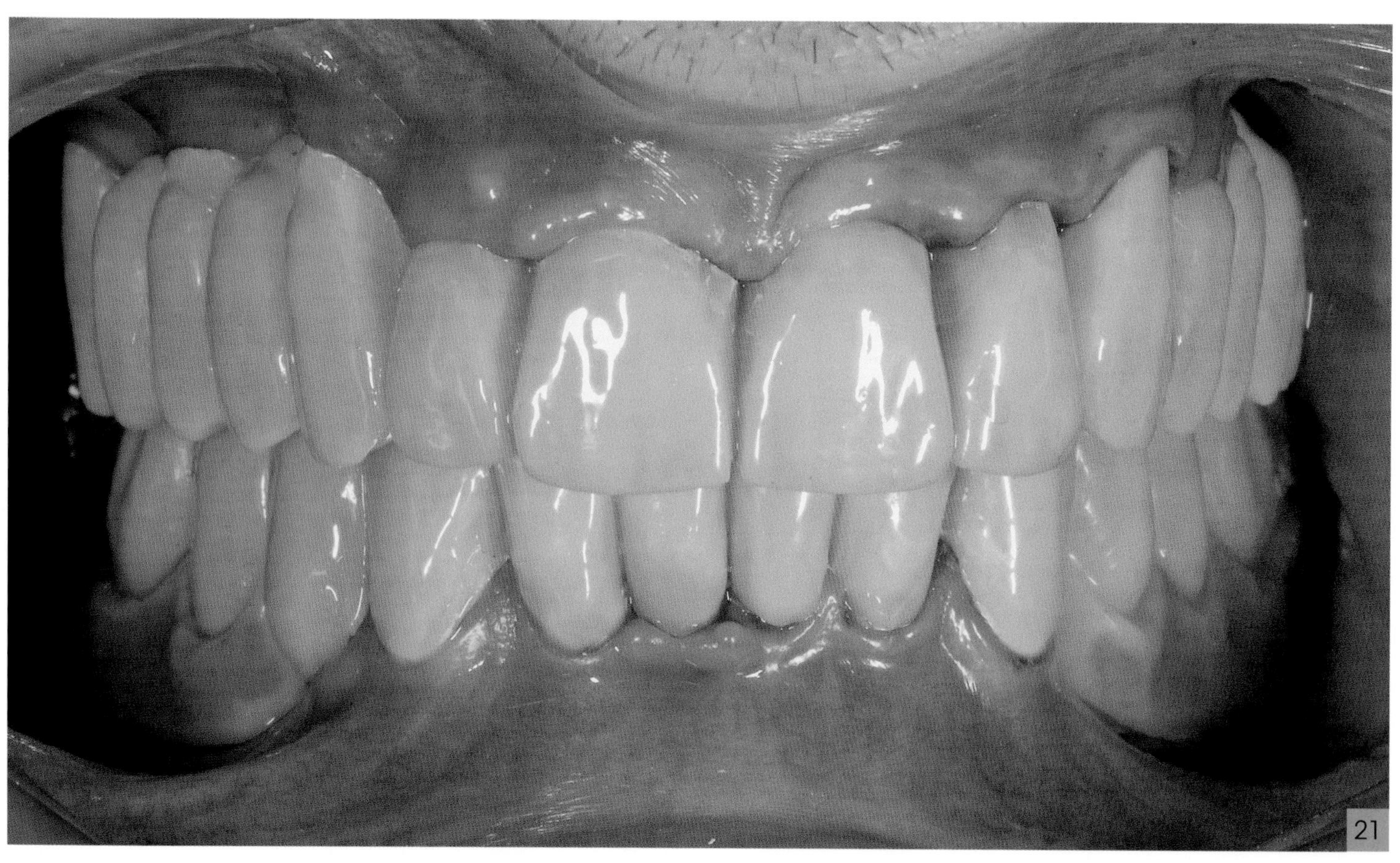

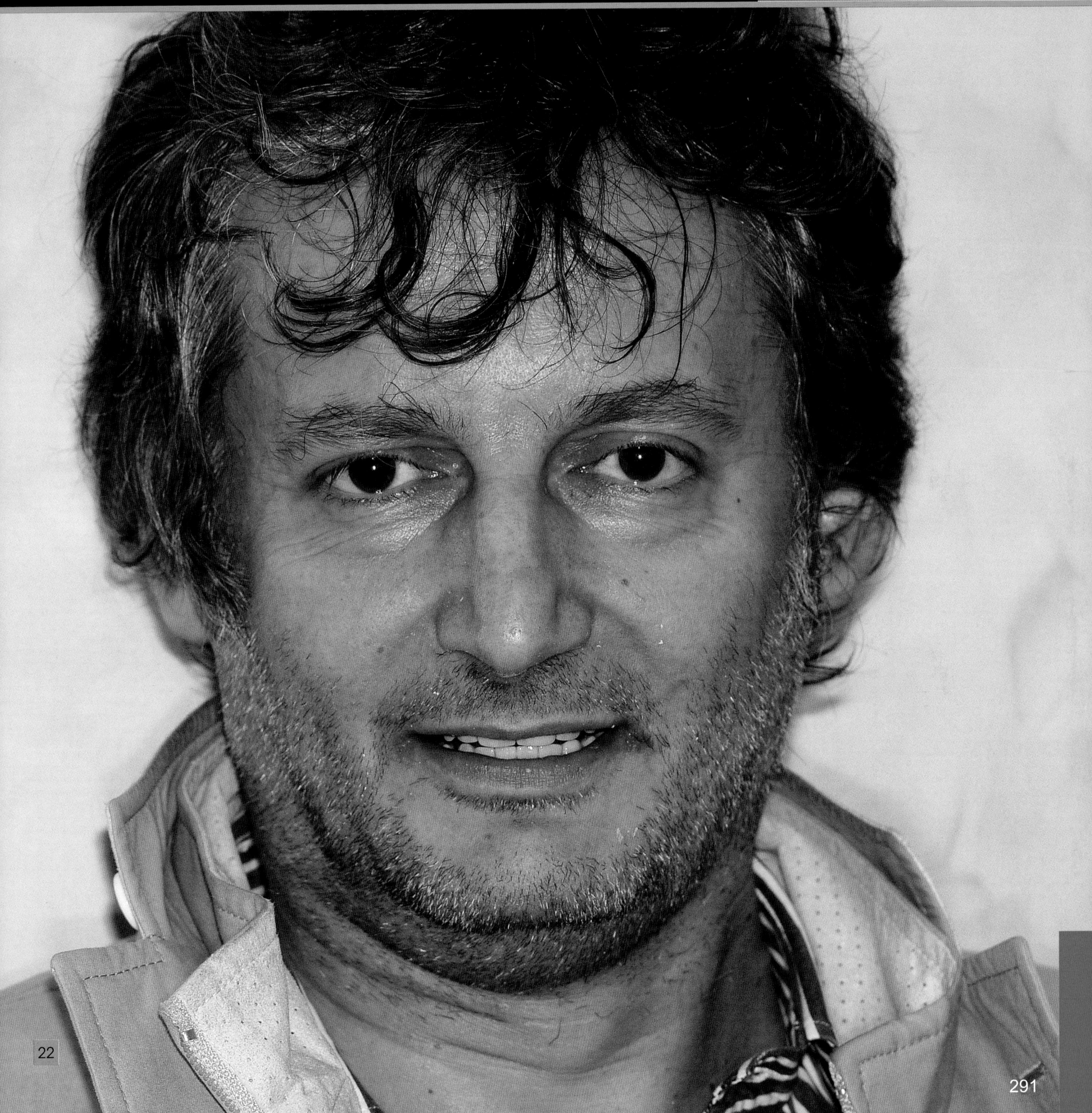

22

那些在临时修复体重衬中的注意事项同样在𬌗间记录重衬时适用（**图22**）。这是将模型正确就位于𬌗架上的基础，以便为后续的技工工作提供大量的信息。

再次制取印模，制作最终的两副模型，然后将模型按照准确关系就位于𬌗架上（**图23～图26**）。

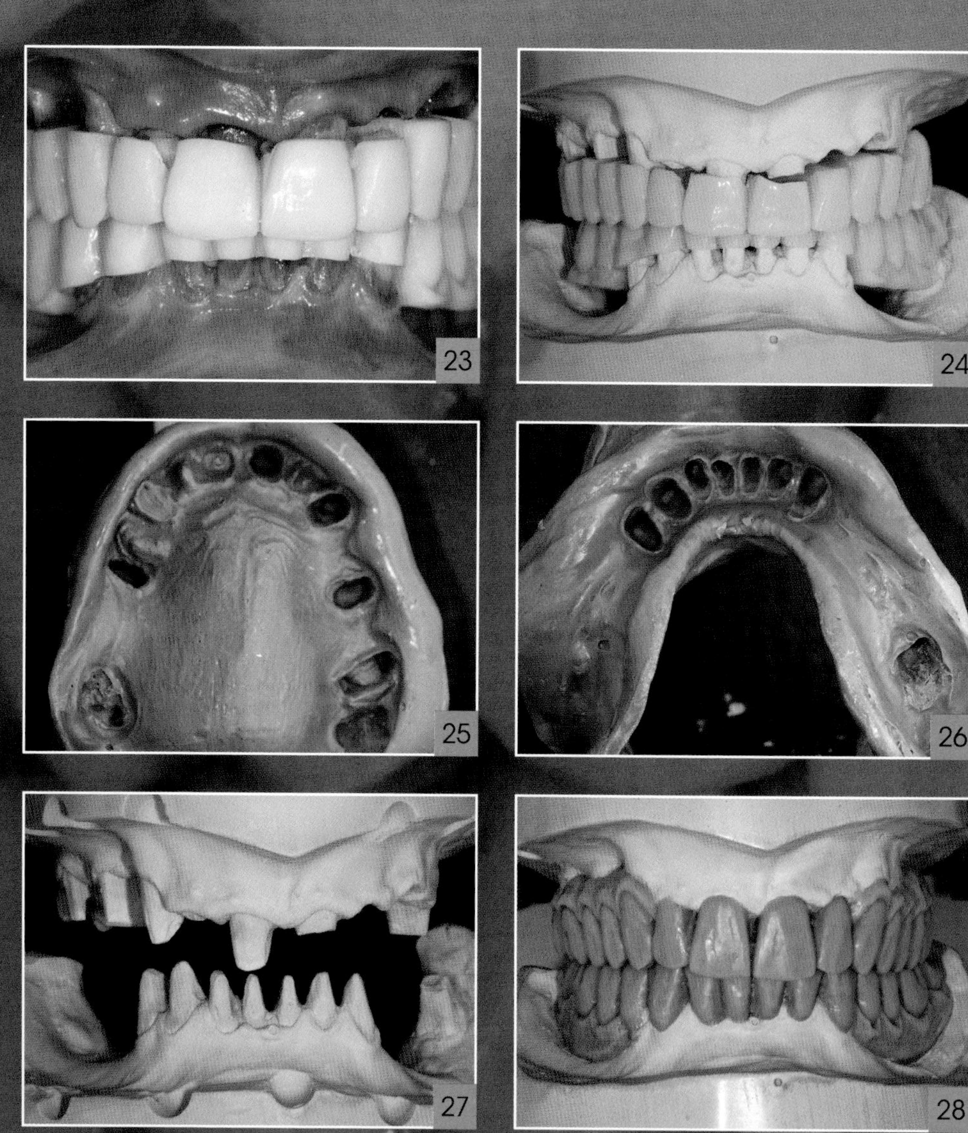

在技工室，将模型按正确的咬合关系固定于殆架后，制作最终的蜡型（**图27**，**图28**），制作导板（**图29～图32**）。这些必须在手术前仔细确认和评估（**图33**），**图34**展示了在殆架上的复制品。

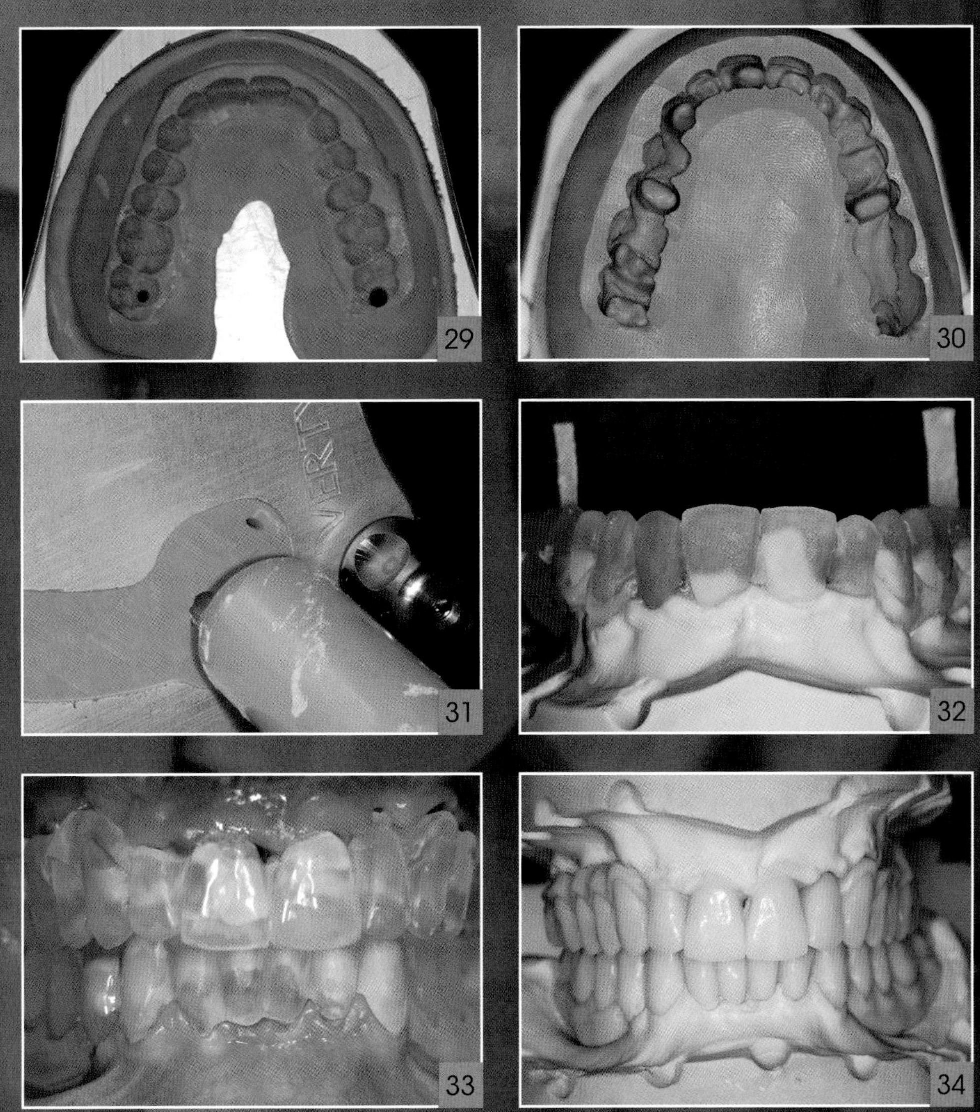

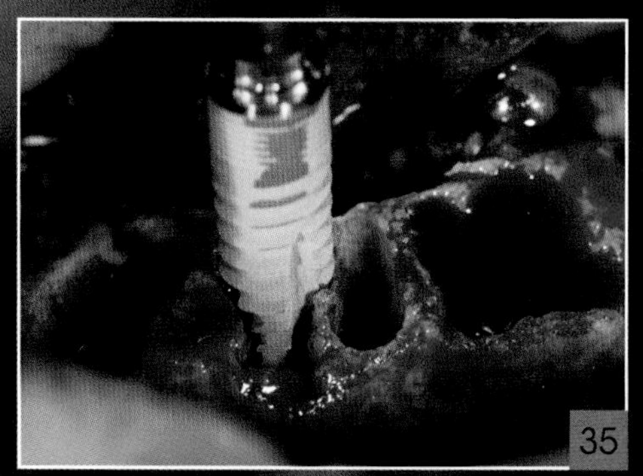
35

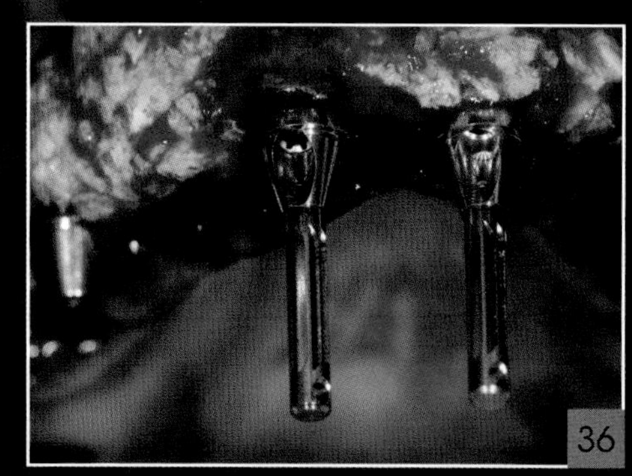
36

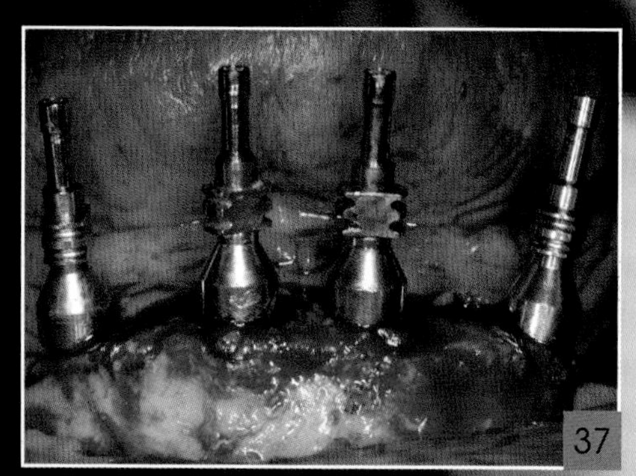
37

第三次复诊，在麻醉师监控的清醒静脉镇静下实施手术（**图35～图37**）。为更好控制出血，在含1：50000肾上腺素（Ecocain,Molteni Dental）的利多卡因传导阻滞麻醉下，拔除所有下颌余留牙。下颌双侧从第一磨牙开始翻开全厚黏骨膜瓣至中线处汇合，暴露颏孔。为了获得更自然美观的效果，牙槽嵴骨修整术后，进行下颌种植位点预备，根据Malo的All-on-Four（Nobel Biocare）的技术，在双侧侧切牙区垂直植入两颗长12mm、直径4mm的种植体（blueSKY，Bredent），双侧第一前磨牙区倾斜植入两颗长14mm、直径4mm的种植体（blueSKY，Bredent）。种植体植入后，Fast & Fixed（Bredent）基台就位，以25Ncm的扭力拧紧，这可以解决种植体不平行的问题，然后用4-0的可吸收缝线（Ethicon）缝合创口。上颌拔除余留上前牙，但保留右上第二和第三磨牙以及左上第二磨牙。从一侧第二磨牙至对侧第二磨牙，设计无松弛切口的全厚瓣，暴露前方梨状孔，确认上颌骨确实存在严重的萎缩，也证明之前临时保留后牙是明智的。通过保留剩余骨解剖结构，种植预备可以得以进行。

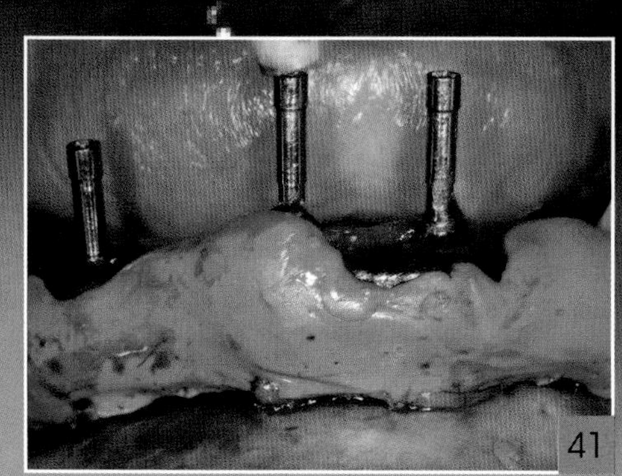
41

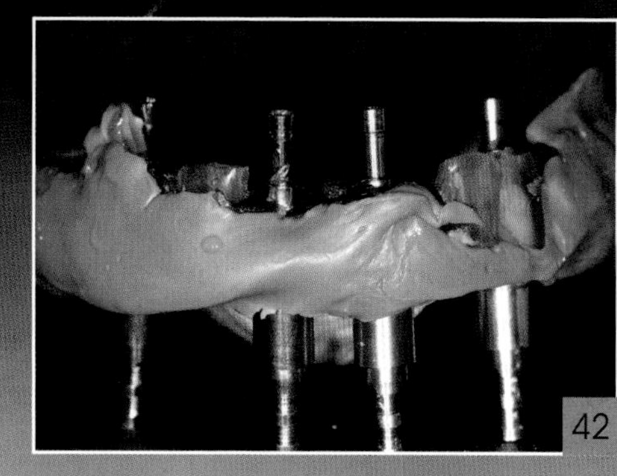
42

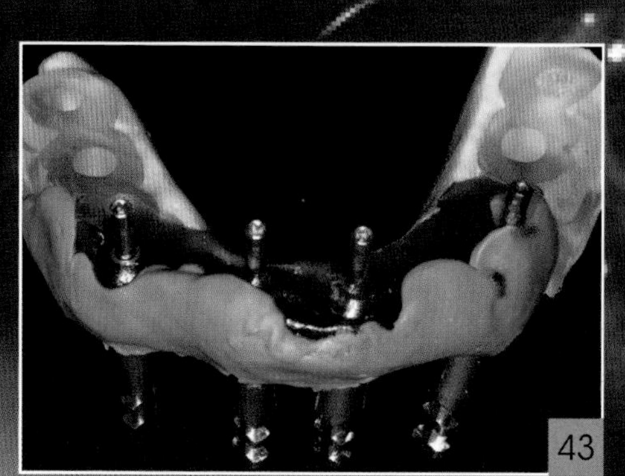
43

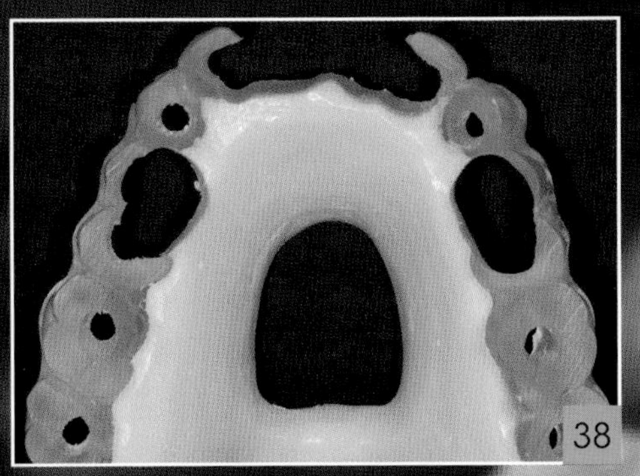
38

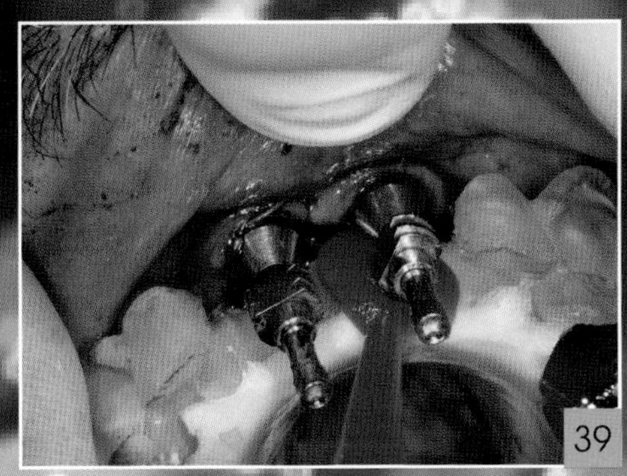
39

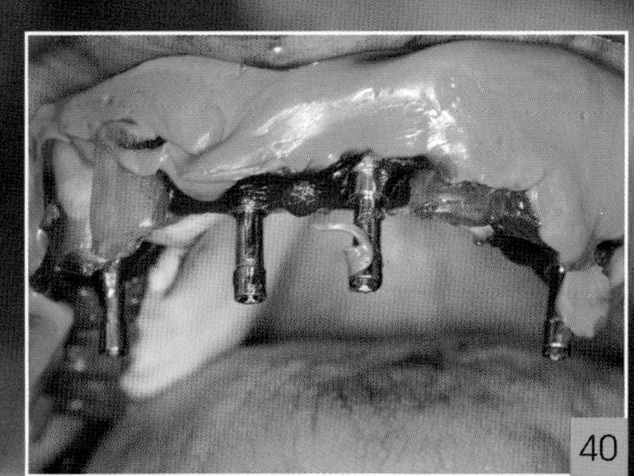
40

在上颌骨右侧，植入两颗种植体（blueSKY），一颗种植于中切牙部位的种植体长12mm、直径4mm。另一颗位于第一前磨牙，长14mm、直径4mm，根据Malo的技巧，倾斜植入。上颌骨左侧，因为存在垂直骨量不足以及骨质量差，在中切牙以及第一前磨牙位点垂直植入两颗长10mm、直径4mm的种植体（blueSKY），通过骨挤压技术提高初期稳定性。收集的自体骨与小牛骨（Bio-Oss, Geistlich）混合，2mL人纤维蛋白凝胶（Tisseel, Baxter）稳定后用以进行骨重建以及剩余骨间隙填充，基台以25Ncm的扭力拧紧，单纤维丝的可吸收缝线（Vicryl Rapide 4-0）缝合。手术导板调磨封闭转移帽（**图38**）。患者在镇静下，进行种植体取模（**图39～图41**）。一旦取模完成，戴入愈合基台，然后全景片确认。患者复苏后，服用足够的药物：抗生素（Augmentin, GlaxoSmithKline），止痛药（1000mg Tachipirina, Angelini），泼尼松（Bentelan, GlaxoSmithKline）以及冰敷24小时。技工室内，技师就位替代体（**图42，图43**），制作模型（**图44～图46**）。

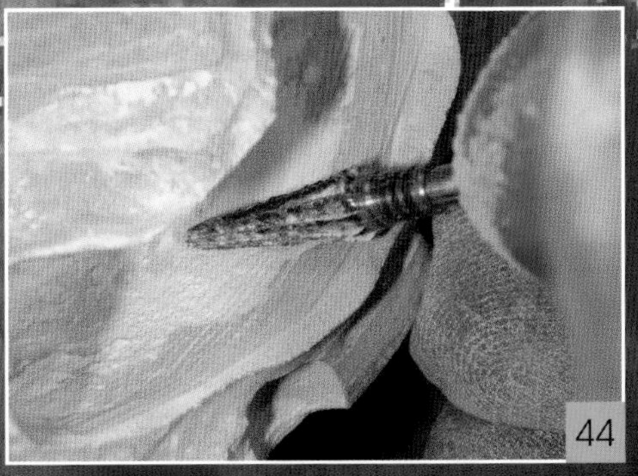
44

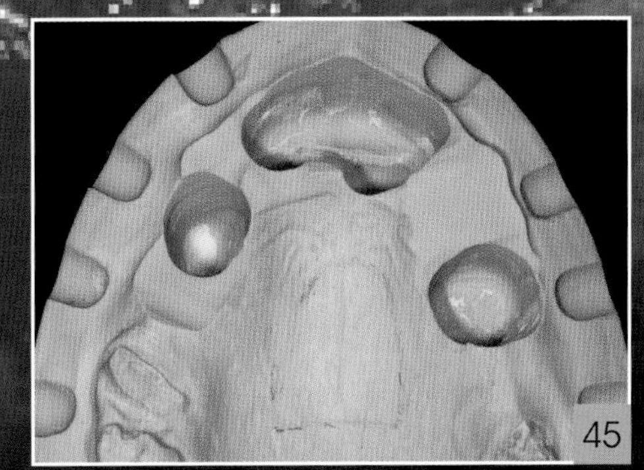
45

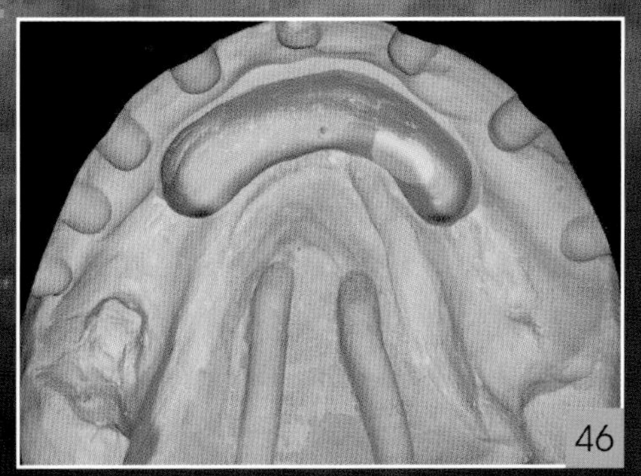
46

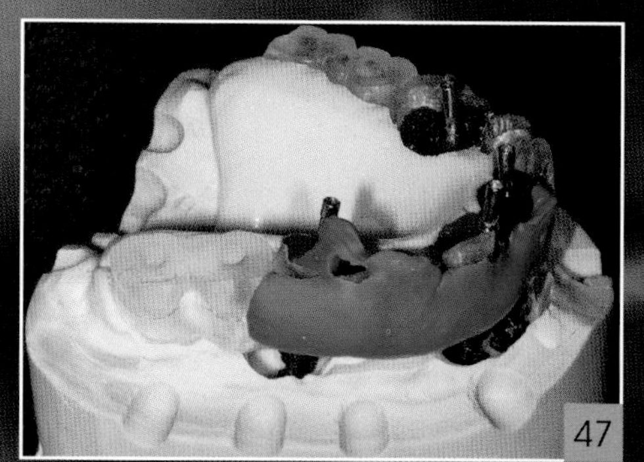
47

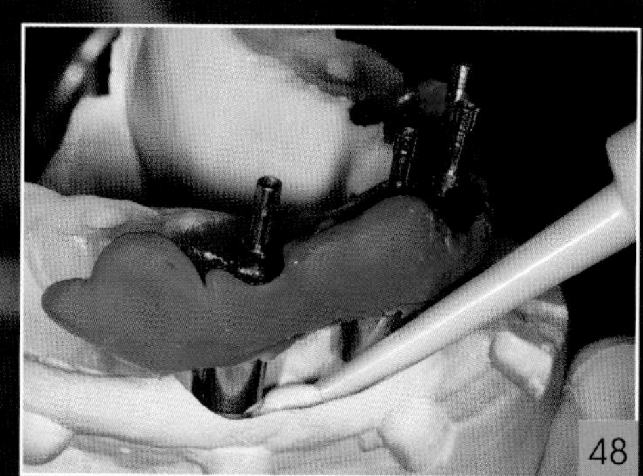
48

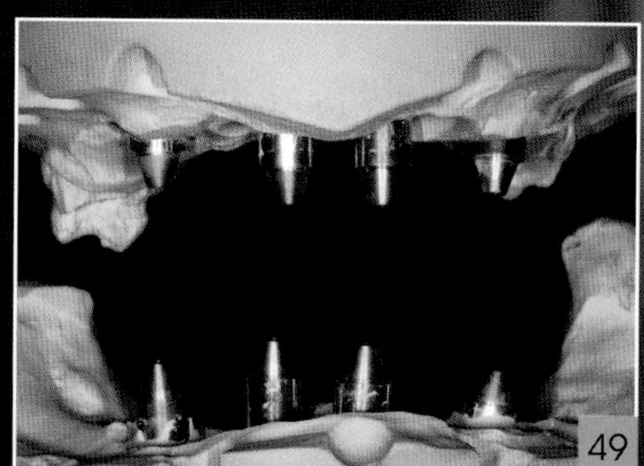
49

接下来将替代体在模型上就位（**图47～图49**），这一步非常重要。事实上，即刻负重修复良好的美学和功能效果，取决于这些转移帽的准确定位。封闭替代体之后（**图48**），软组织用硅橡胶复制（**图50～图52**）。

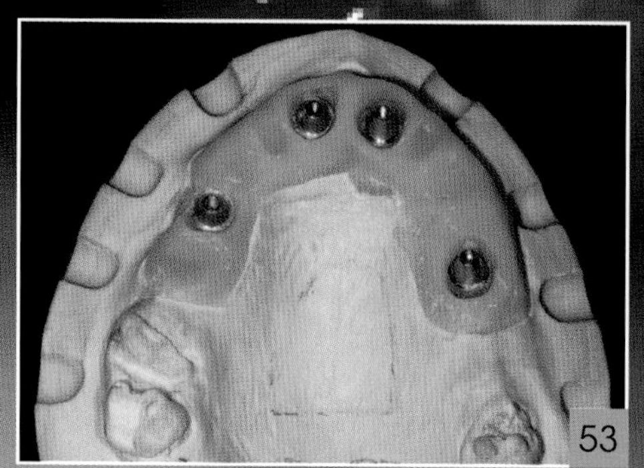
53

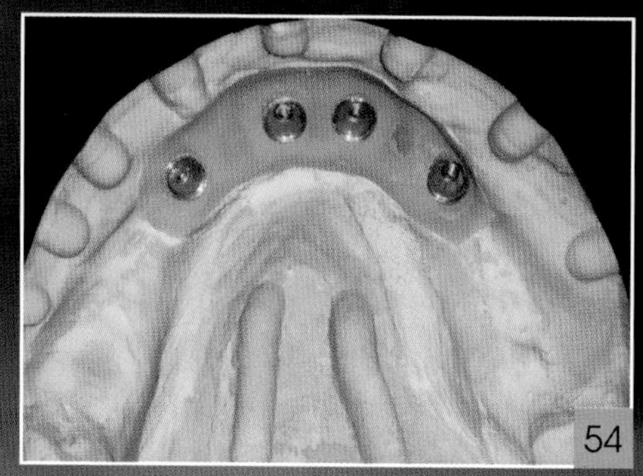
54

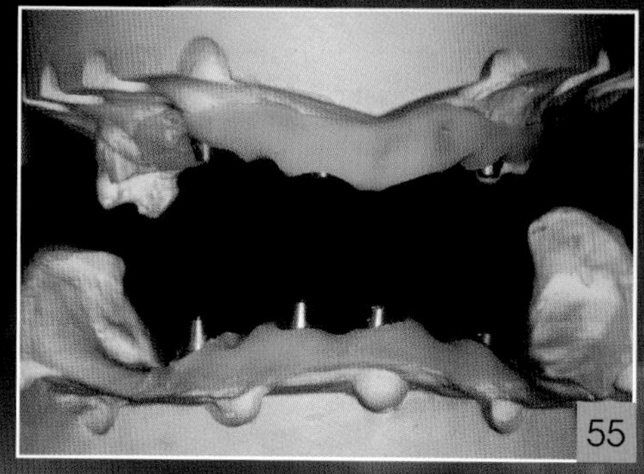
55

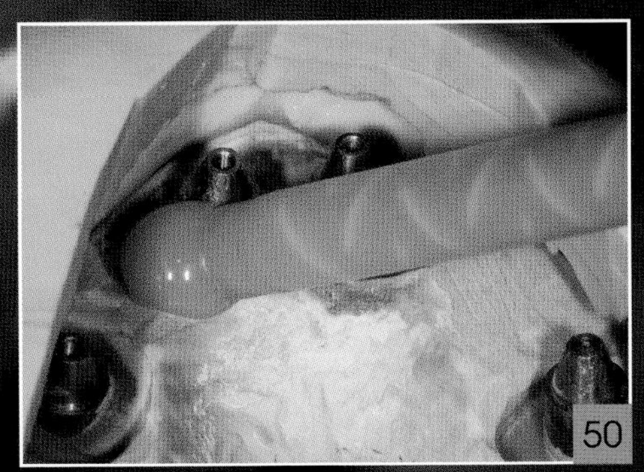
50

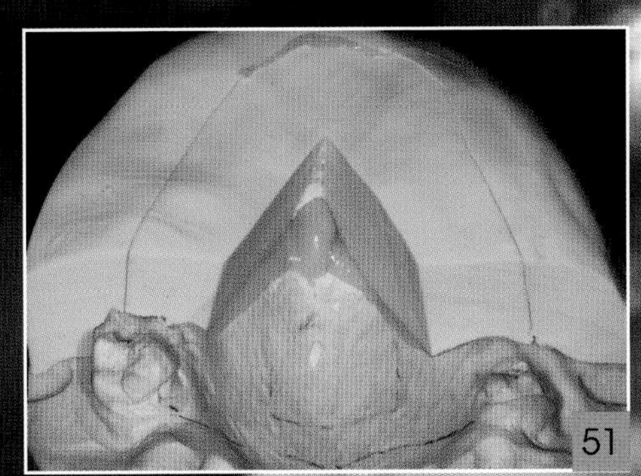
51

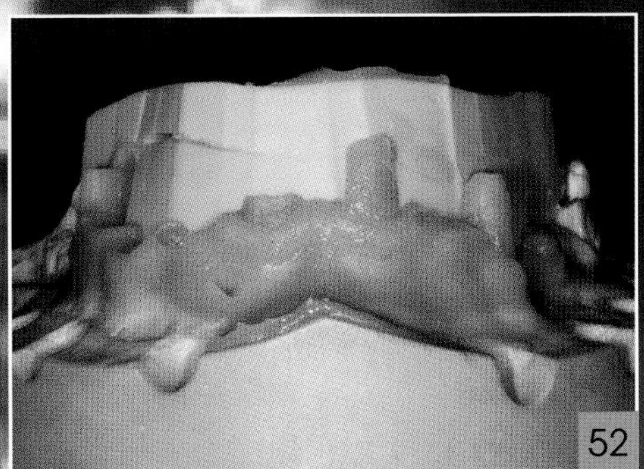
52

模型完成，准备制作最终的修复体（**图53～图55**），下一步就是定位可塑材料以及用硅橡胶导板进行空间控制（**图56～图58**）。

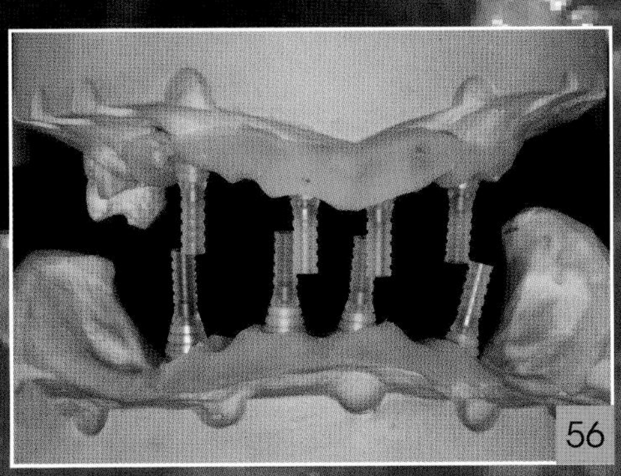
56

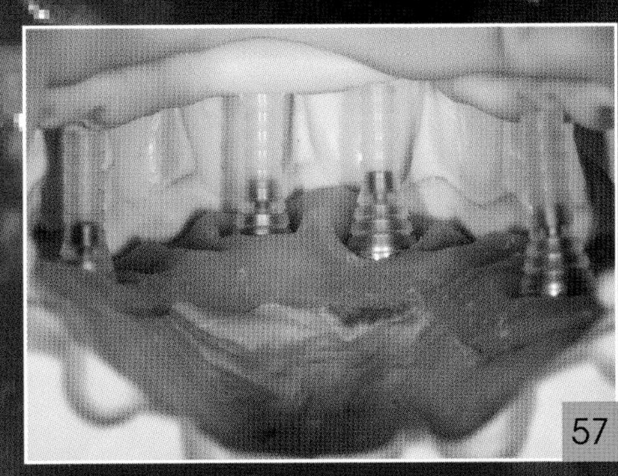
57

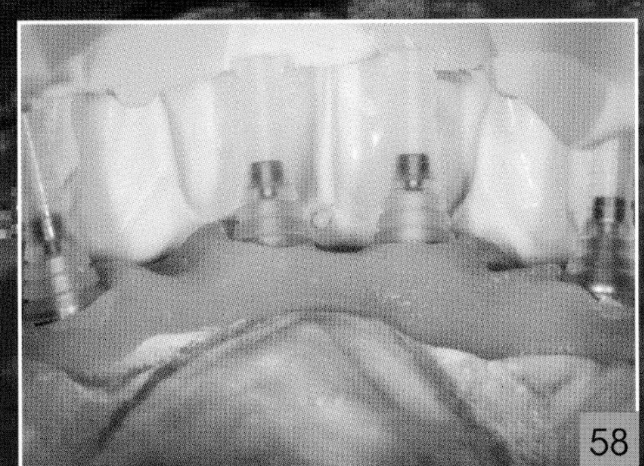
58

支架用可塑树脂制成，然后整修表面（**图59～图66**）。最后应用硅橡胶导板确保空间的调控（**图67～图70**）。

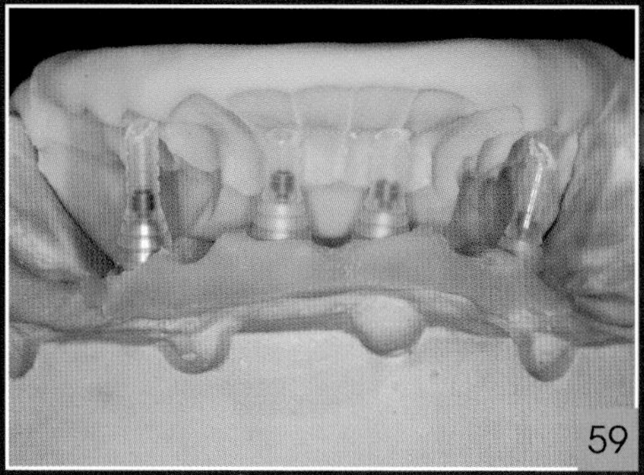

59

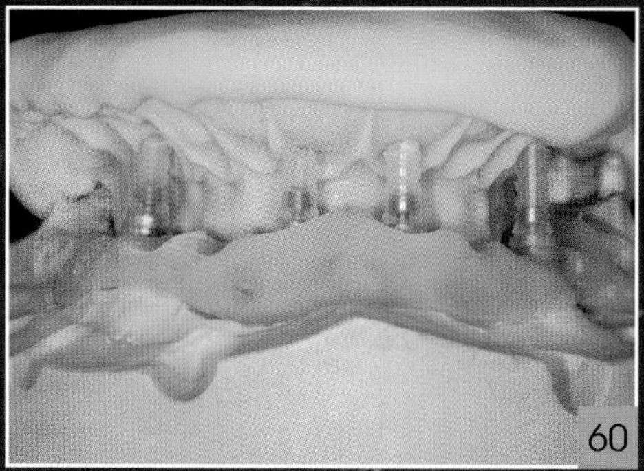

60

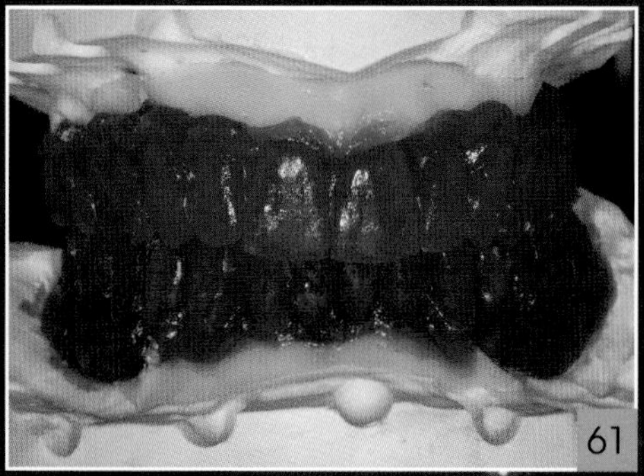

61

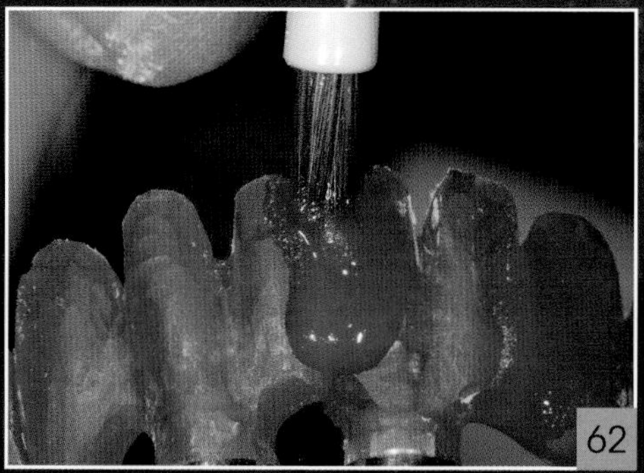

62

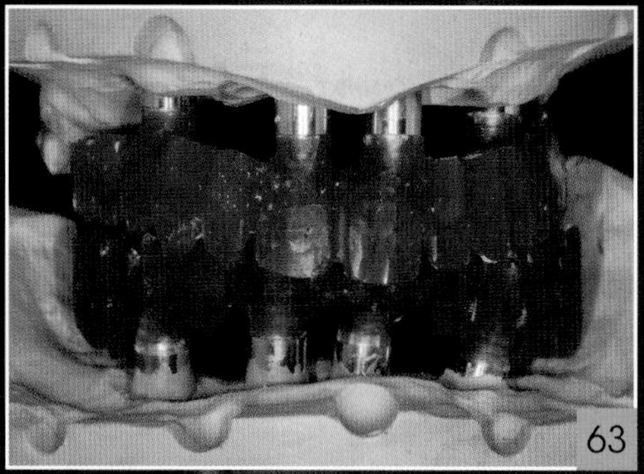

63

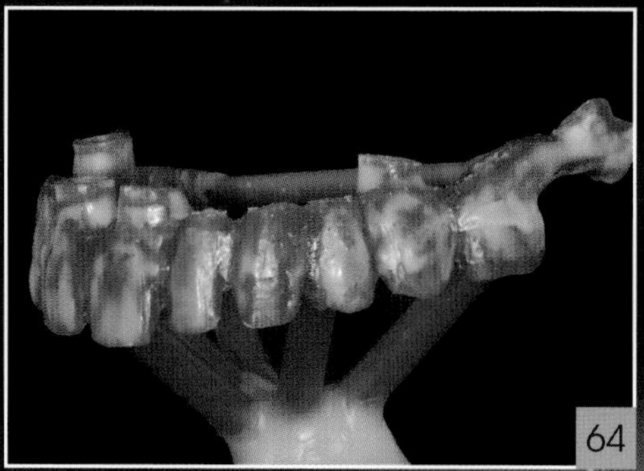

64

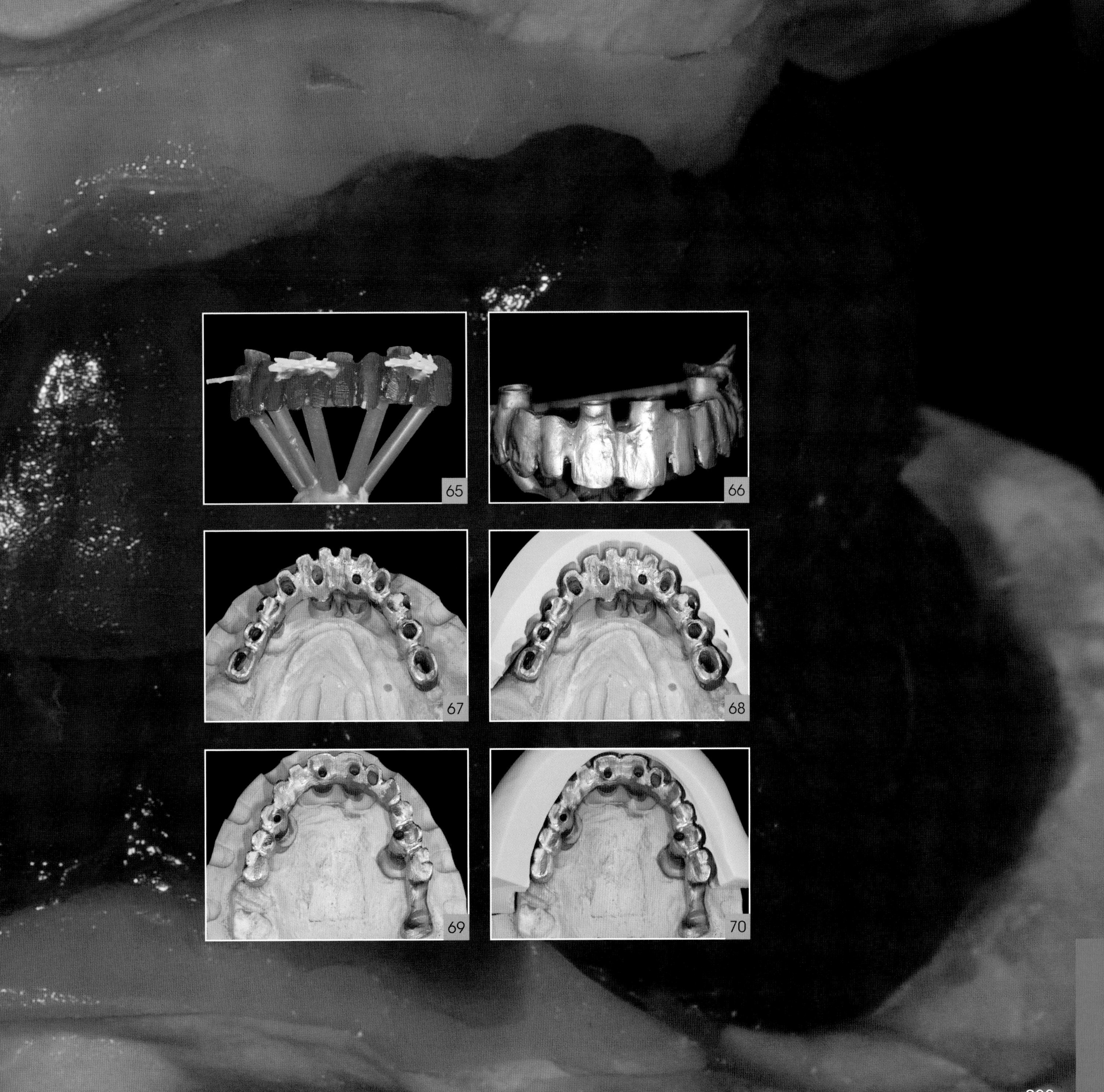
65
66
67
68
69
70

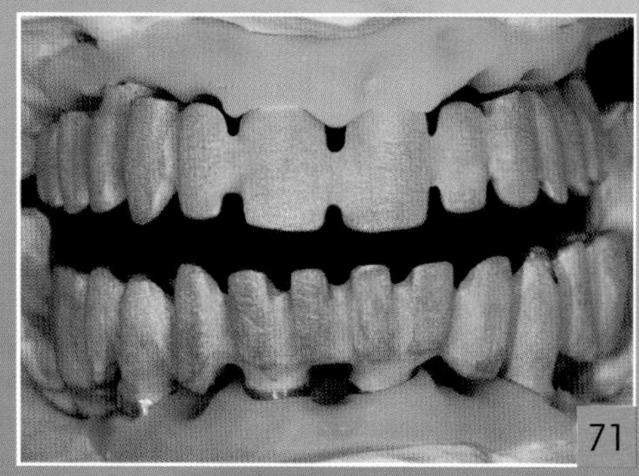
71

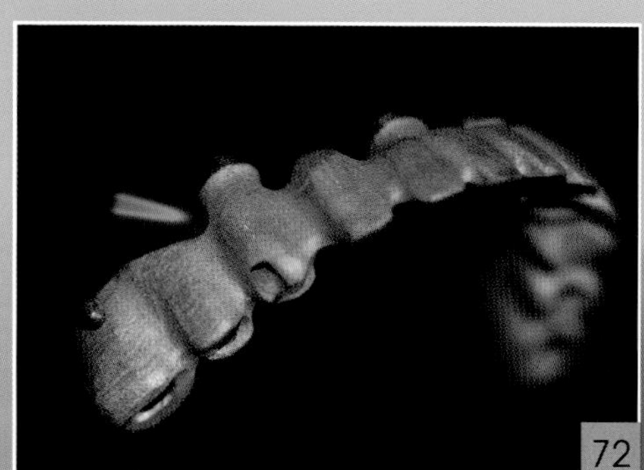
72

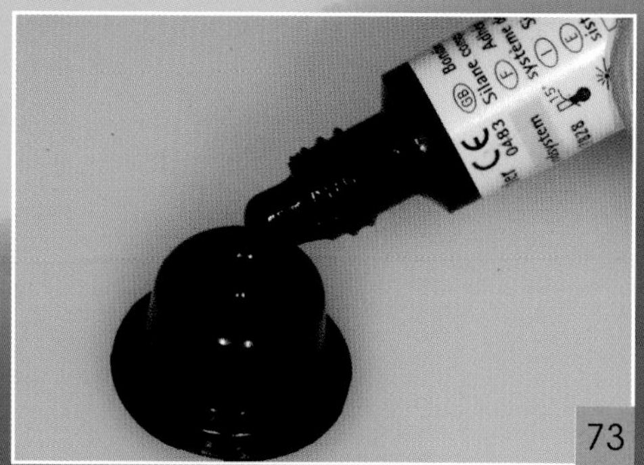
73

完成的金属支架（**图71**）通过用Silano-Pen（Bredent）进行硅涂层处理，随后用特定的处理剂进行硅烷化（**图72～图74**），然后遮色（**图75**）。

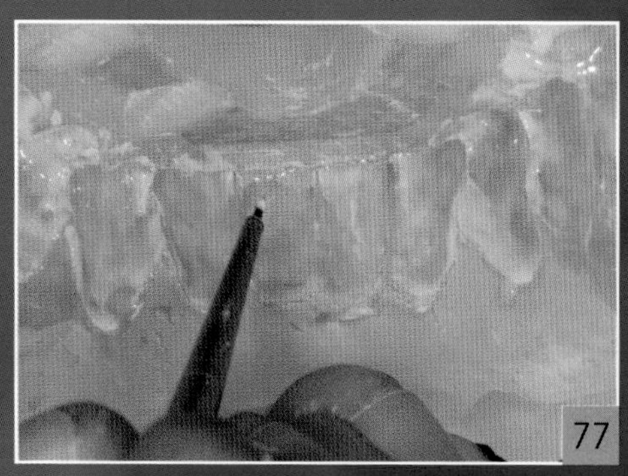
77

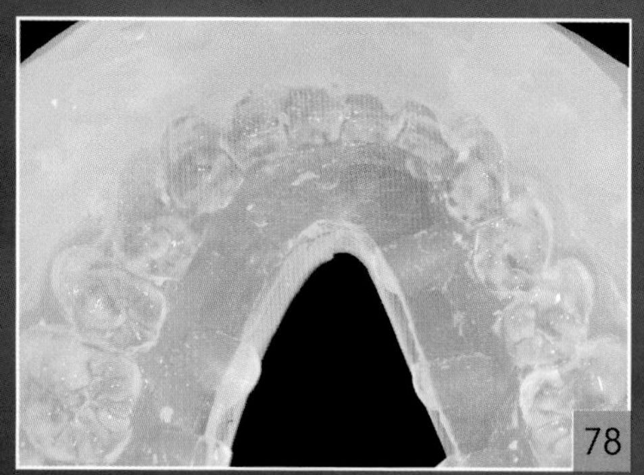
78

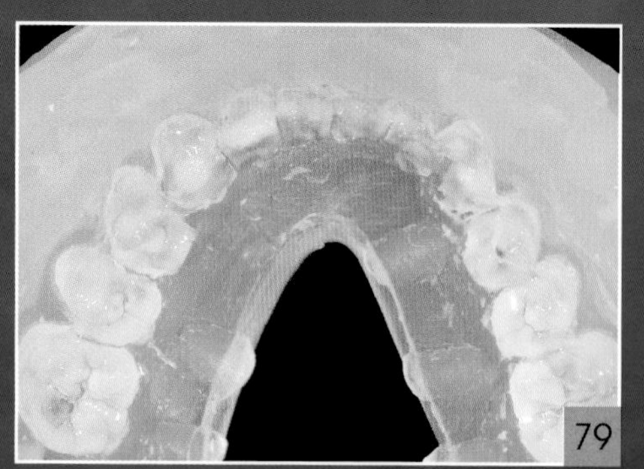
79

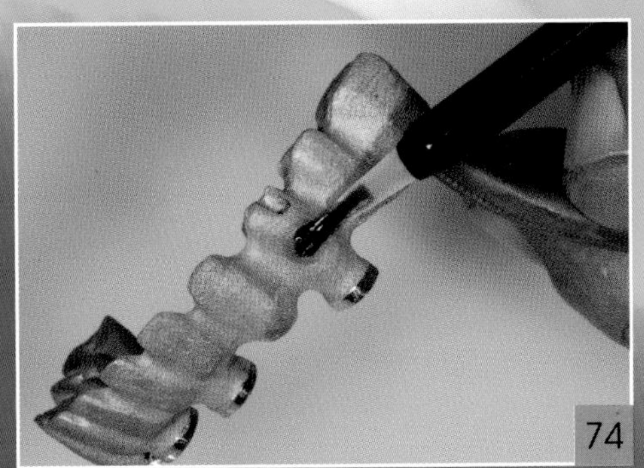
74

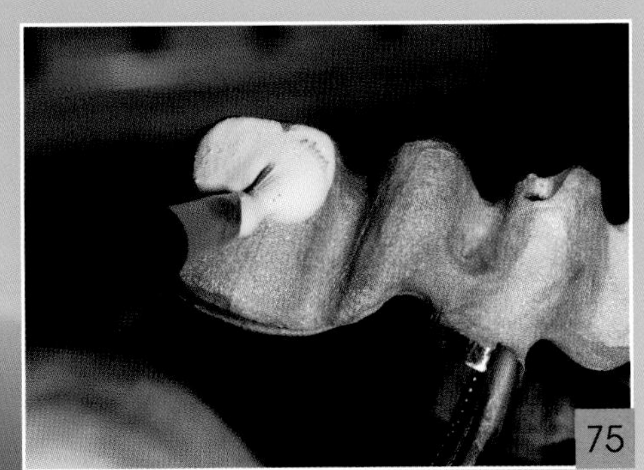
75

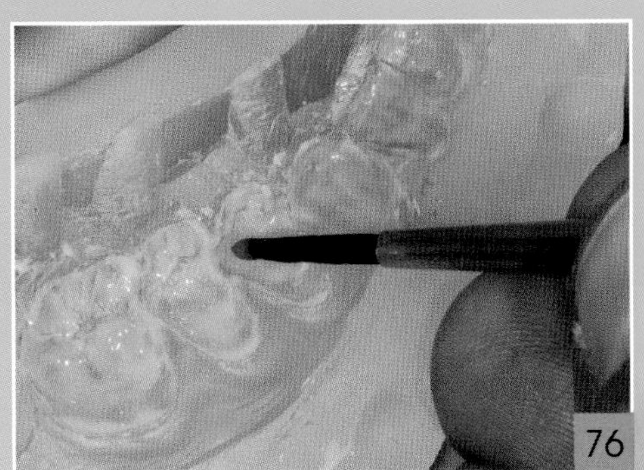
76

一旦金属处理完成，通过透明硅橡胶基质以及应用逆向层塑技巧（**图76～图81**）进行Crea.lign（Bredent）树脂分层堆塑，随后光固化（**图82**）。即刻负重的金属-树脂修复体如**图83～图87**所示。

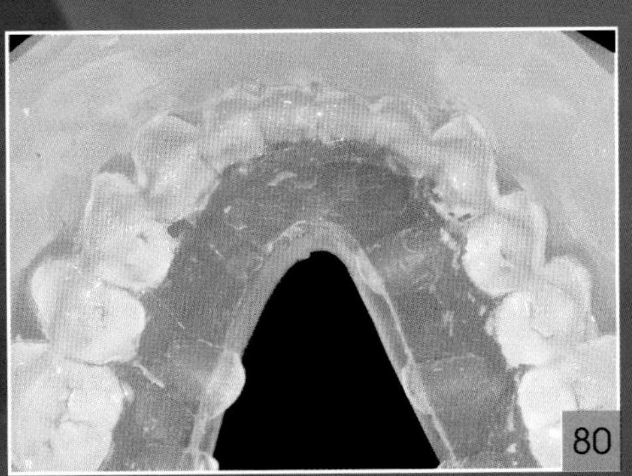
80

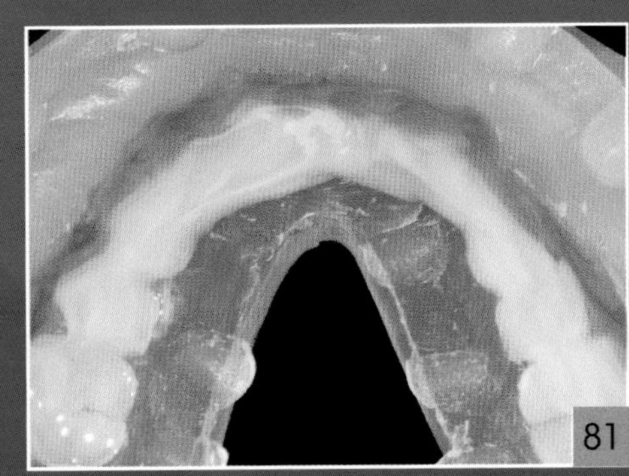
81

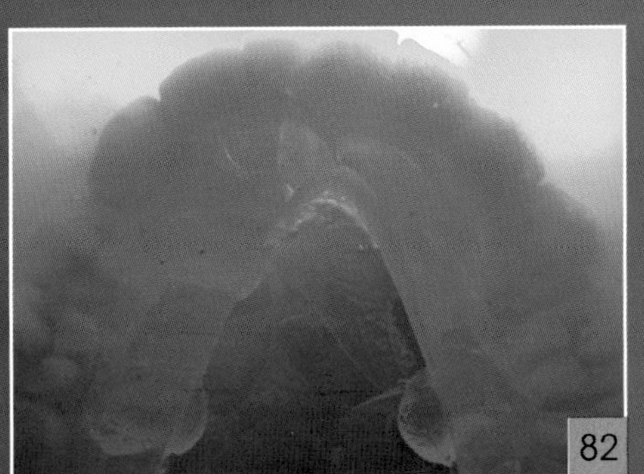
82

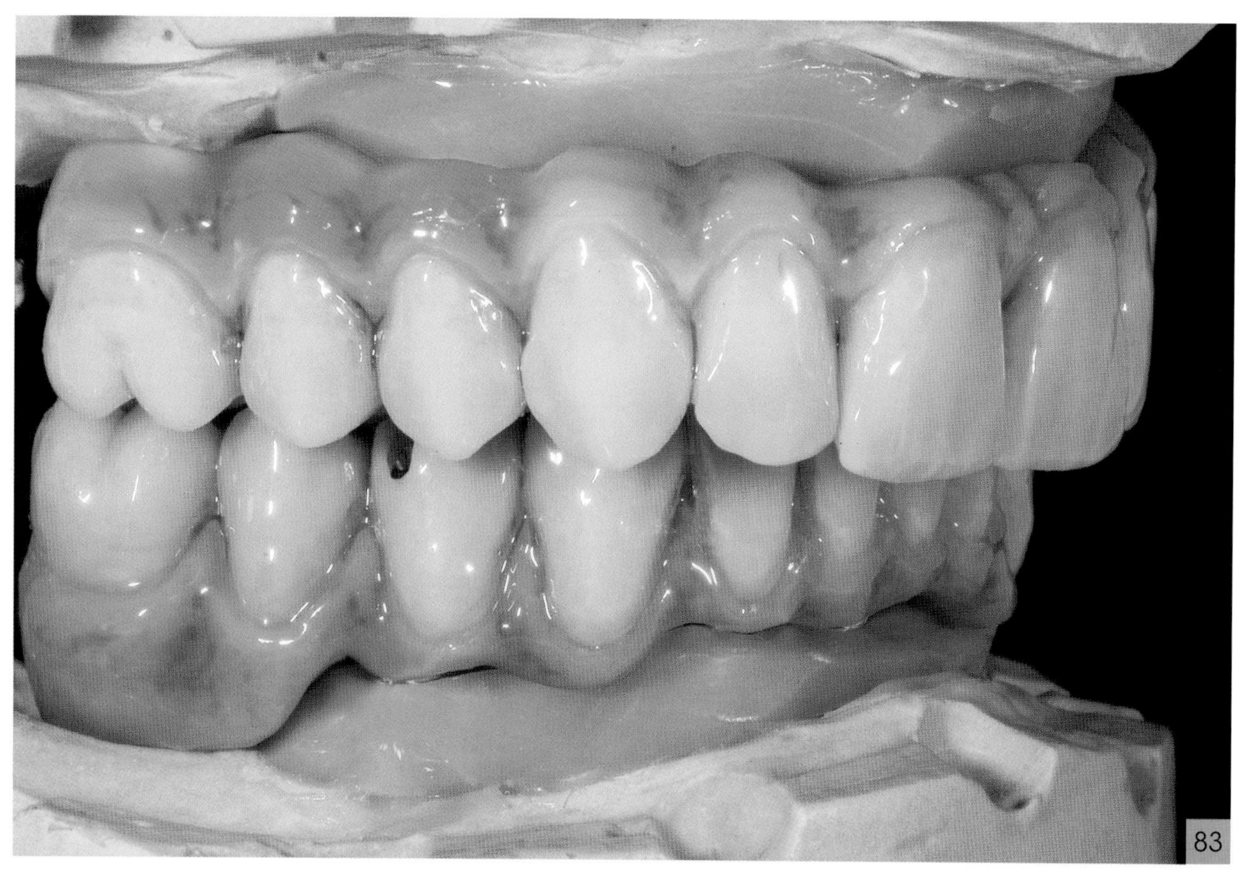
83

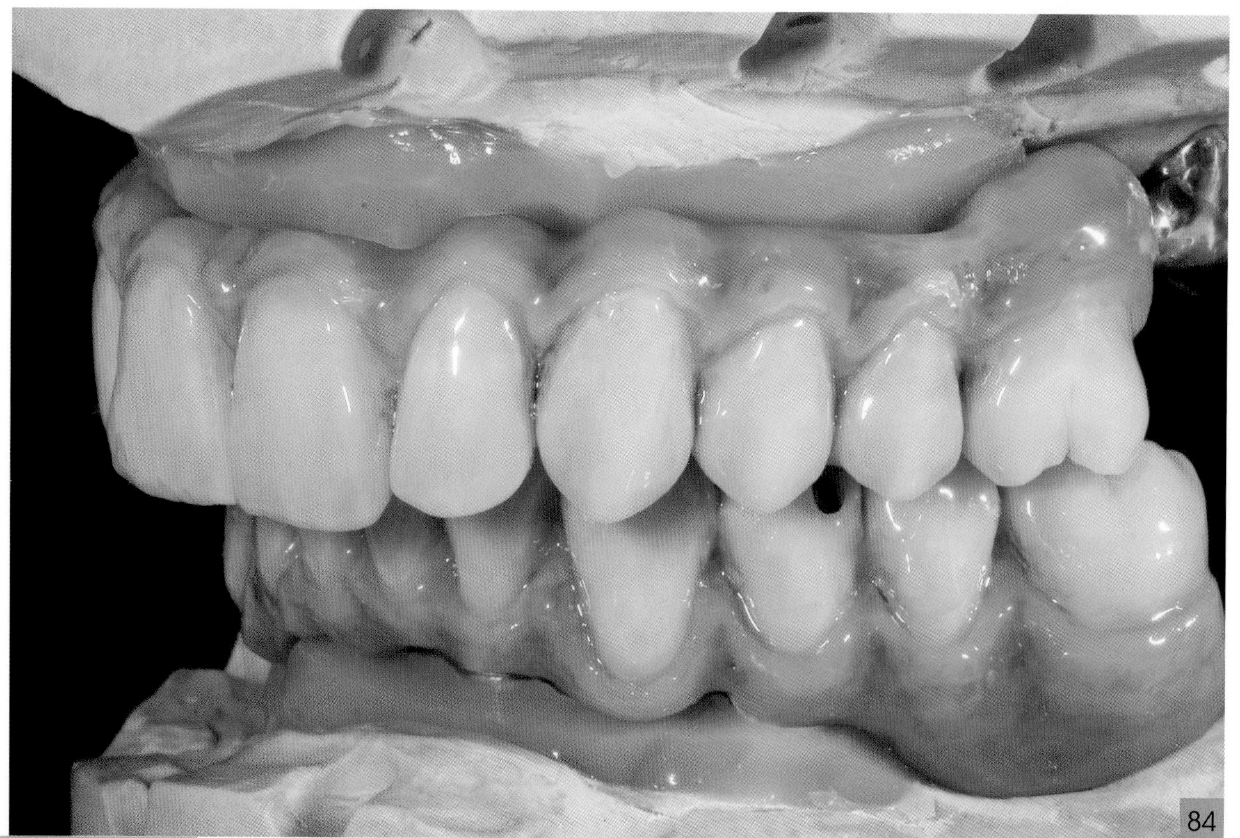
84

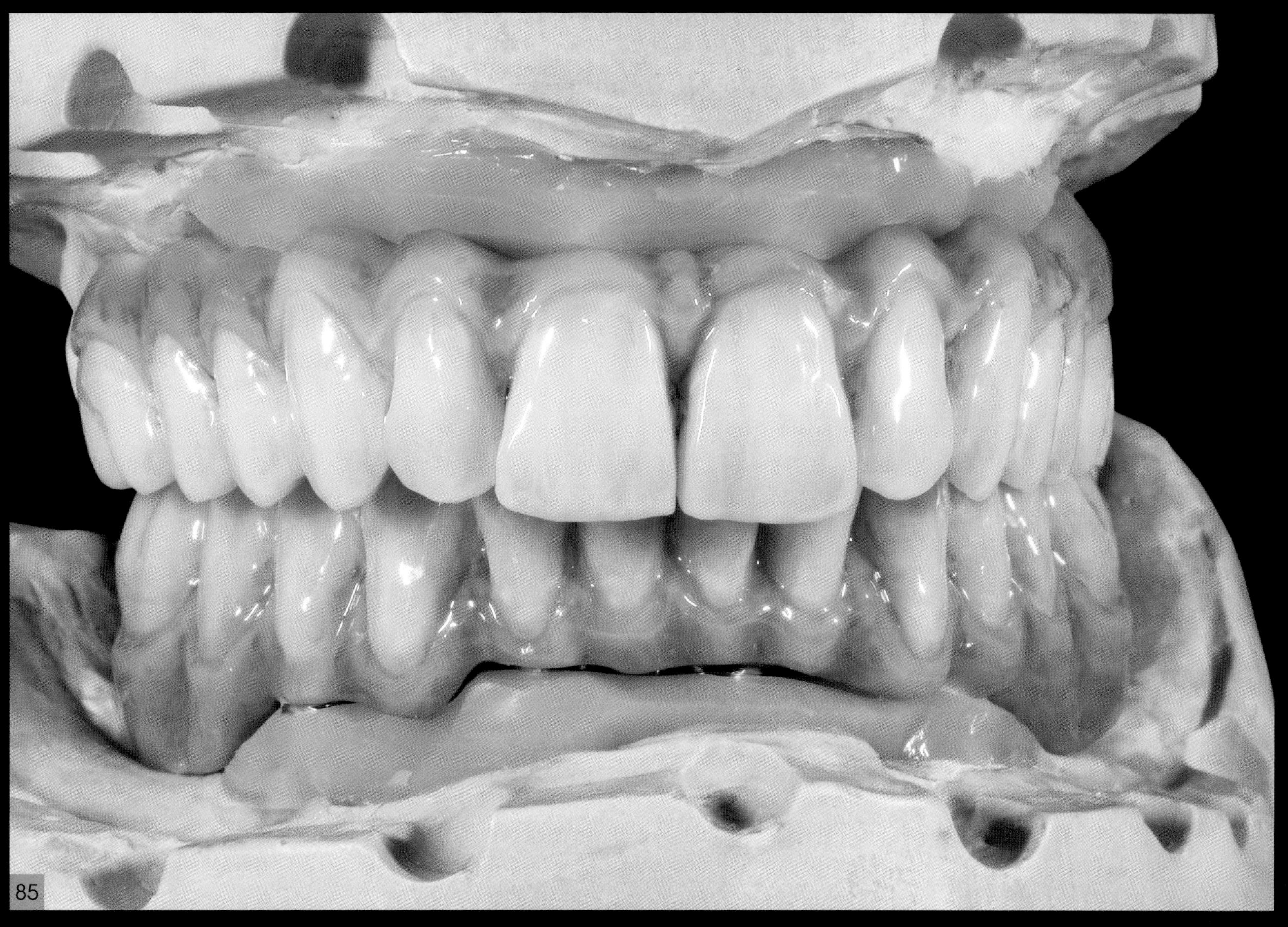
85

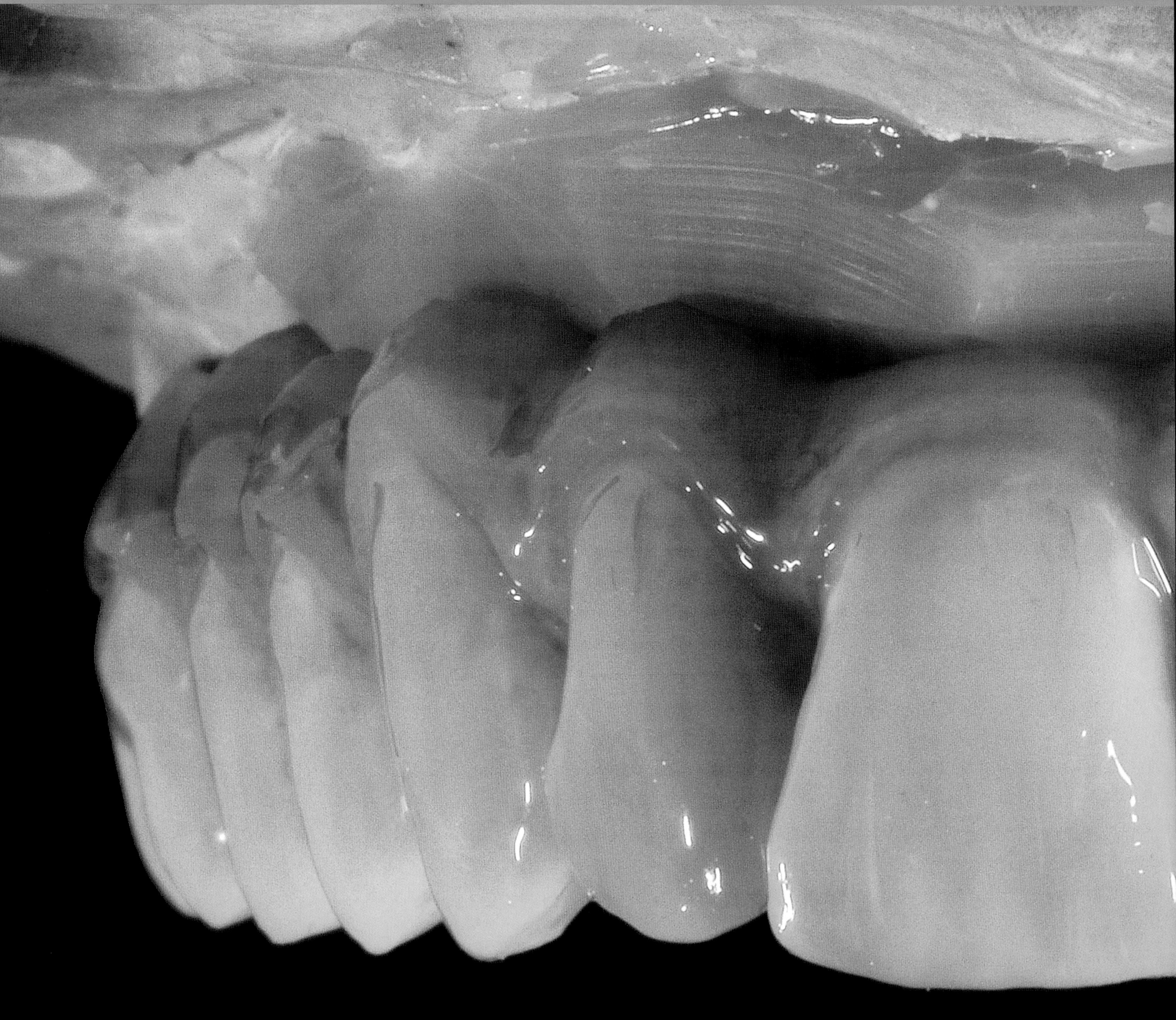

86

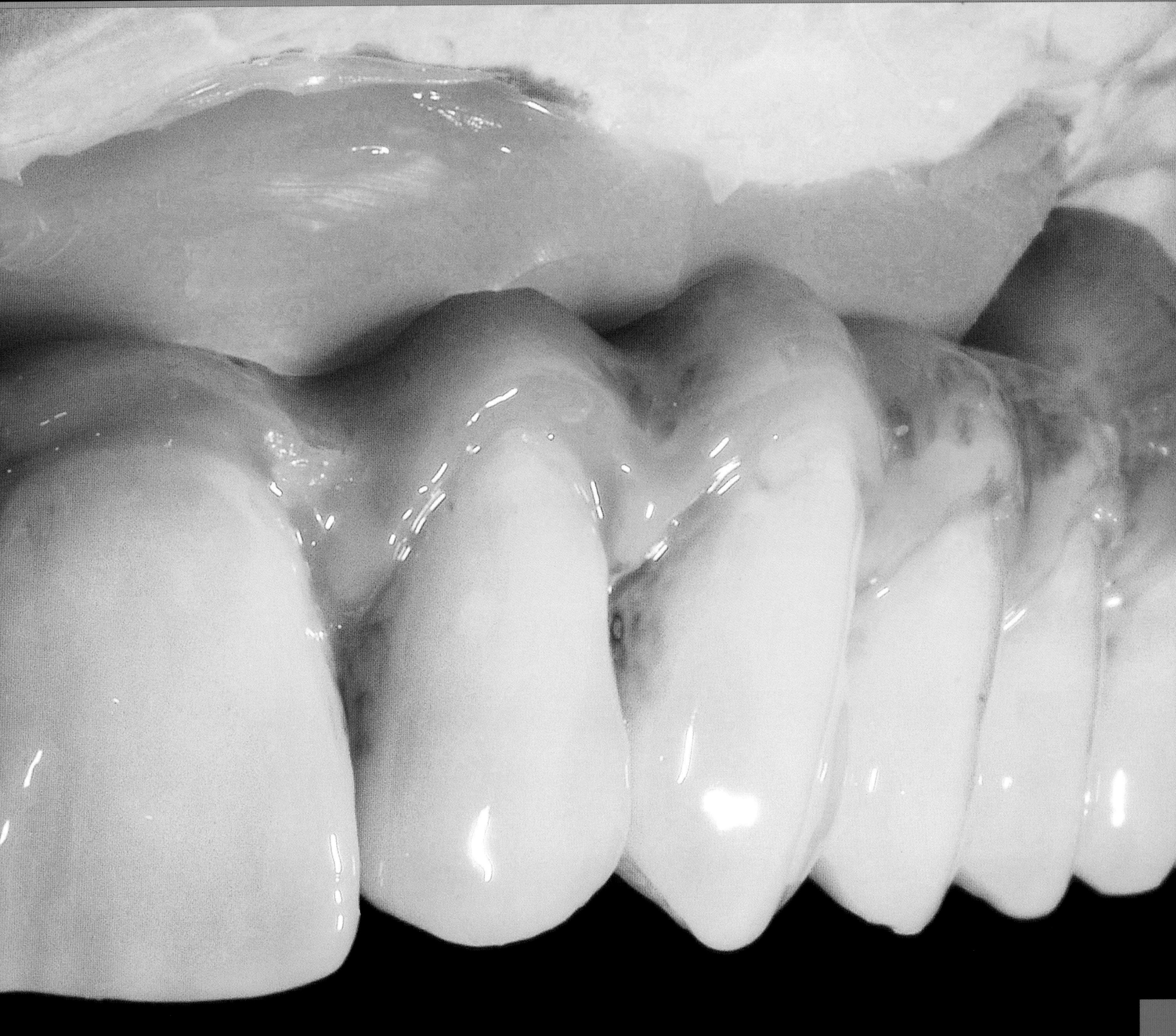

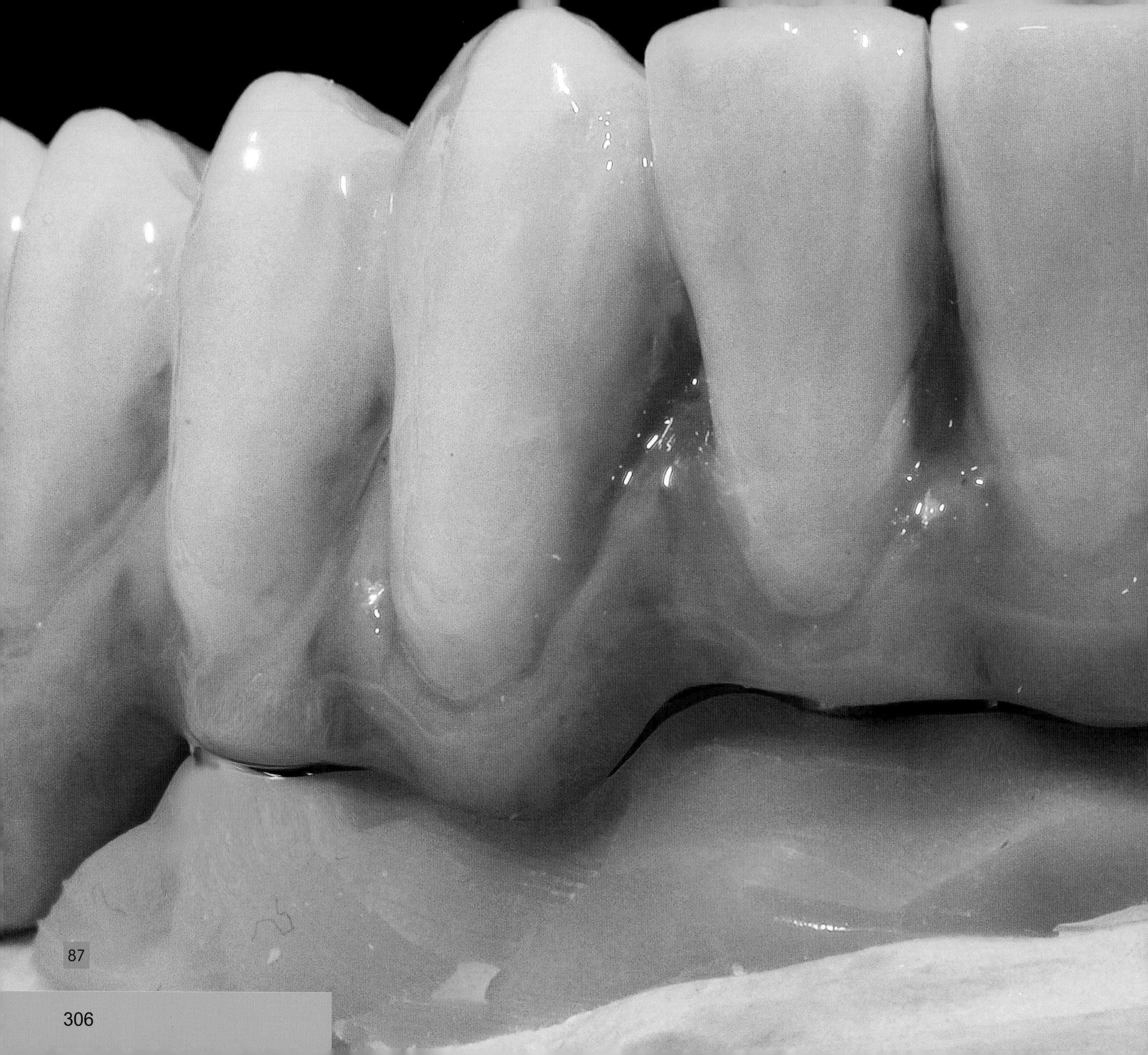

87

术后48小时，致电患者来戴最终修复体。直到骨结合完成，上颌修复都从保留的后牙支持中受益（**图88～图90**）。

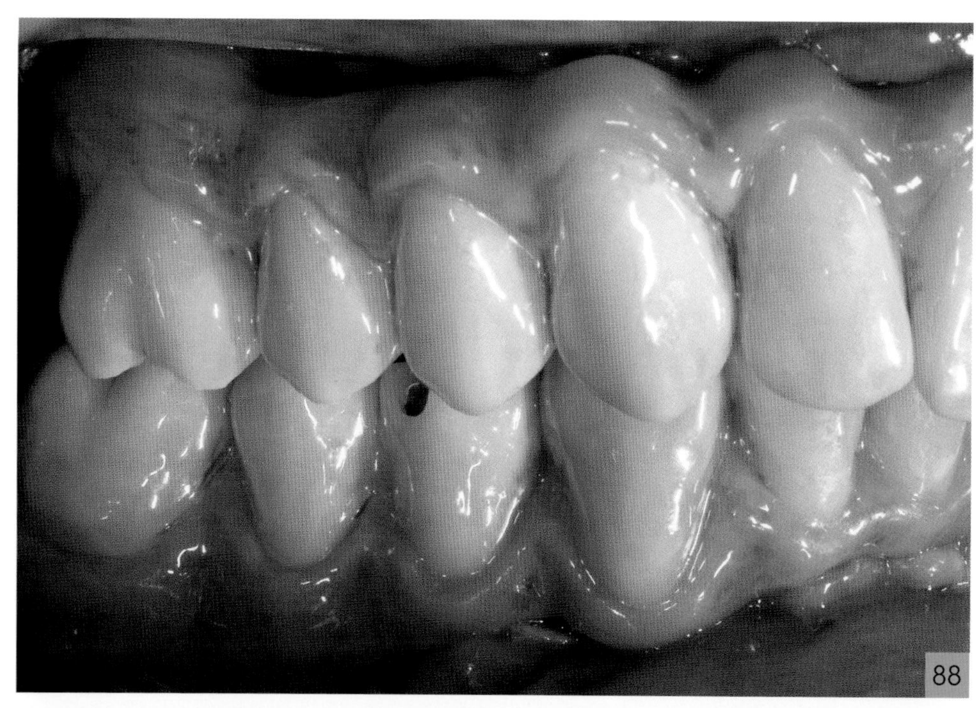

88

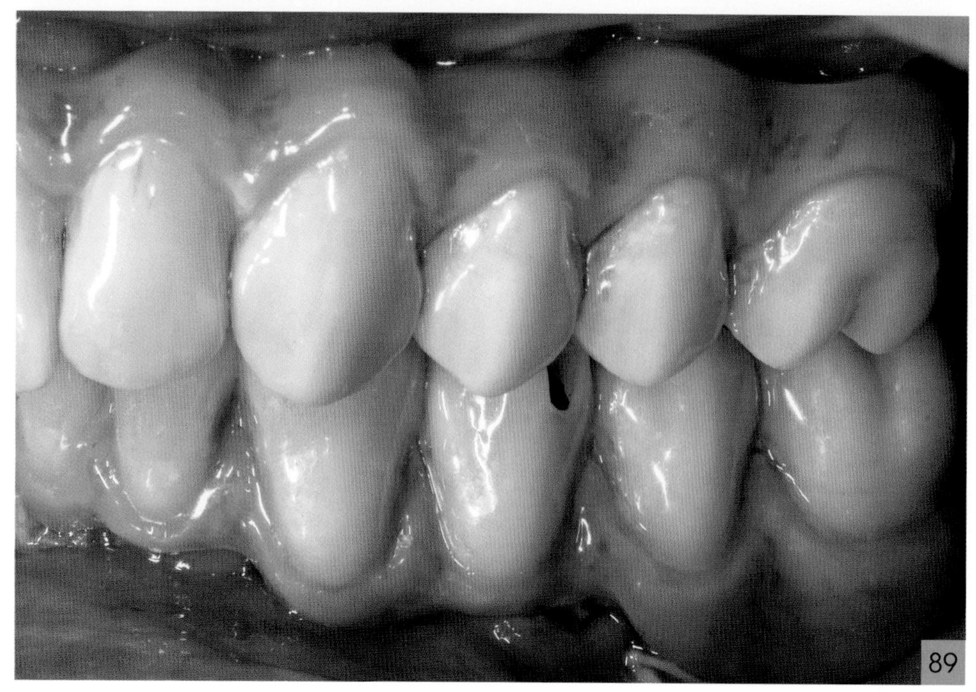

89

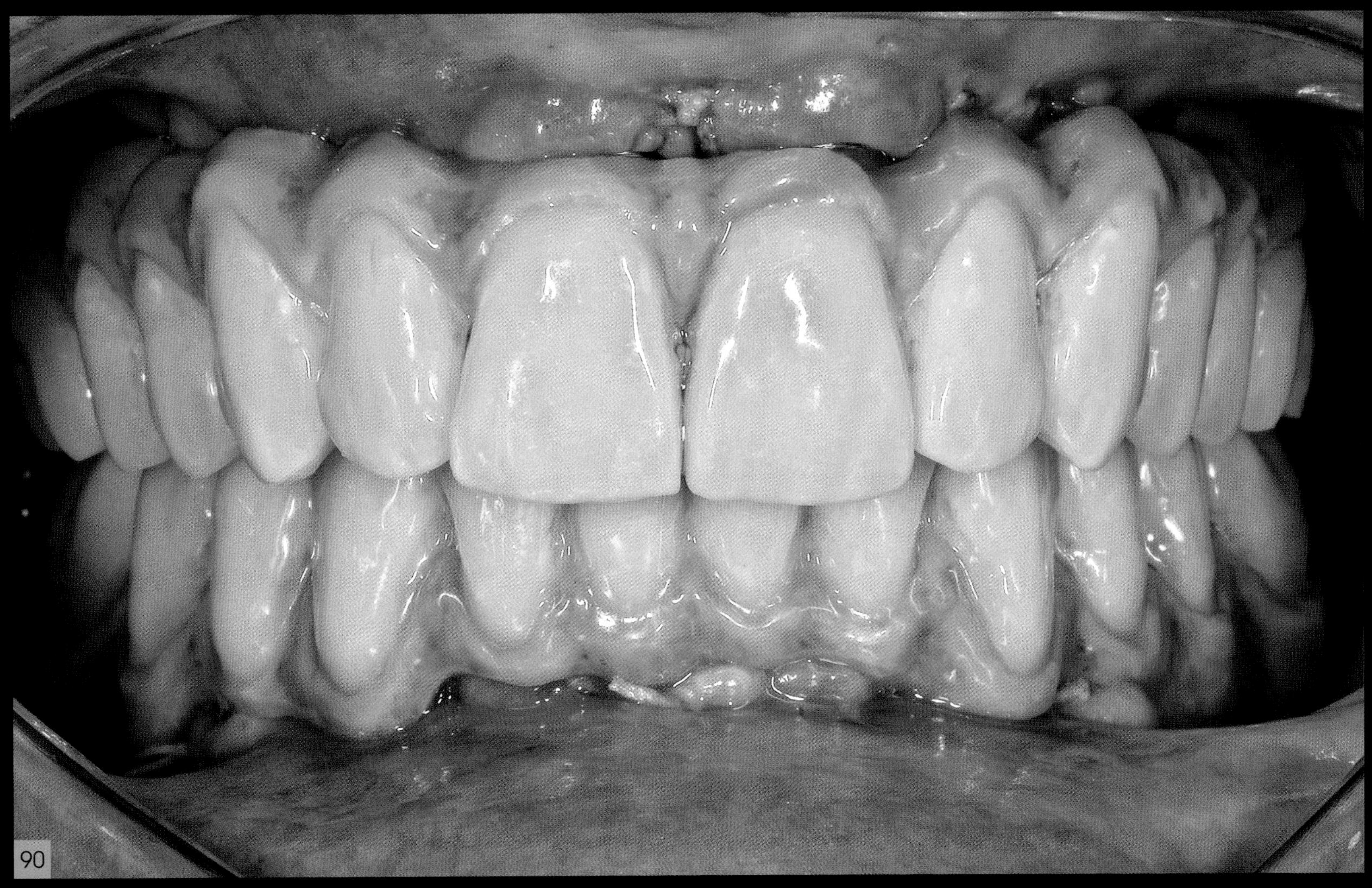

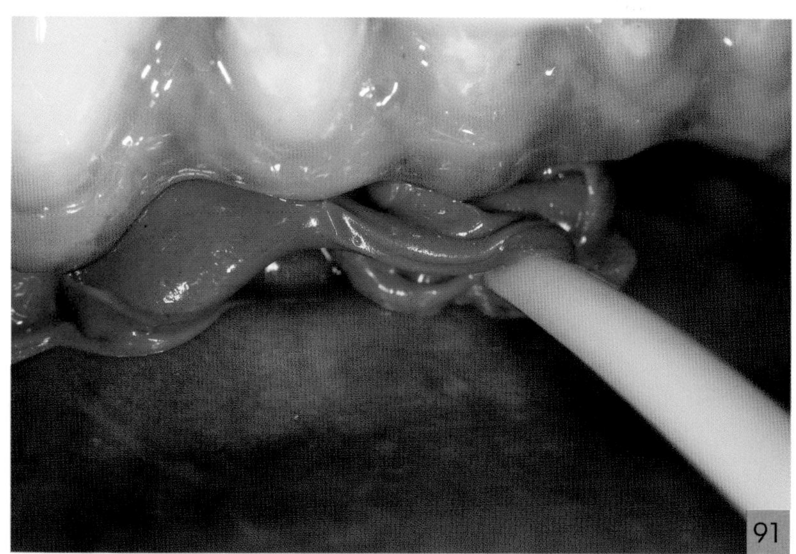
91

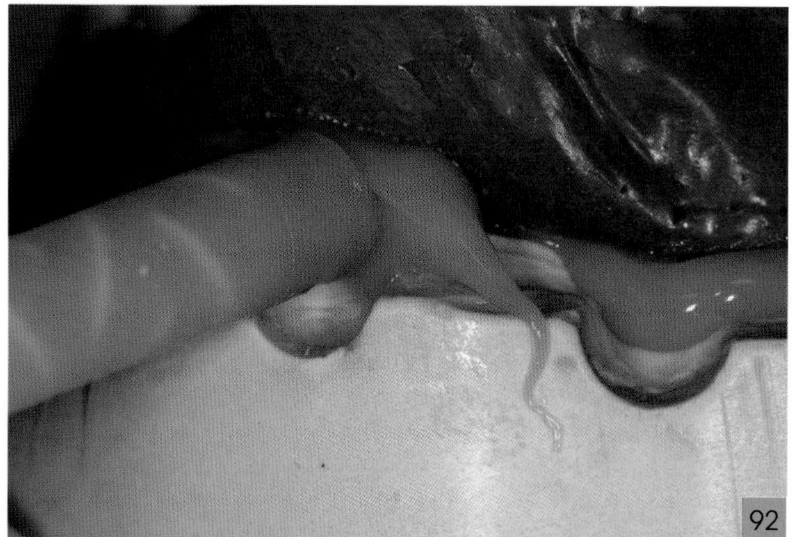
92

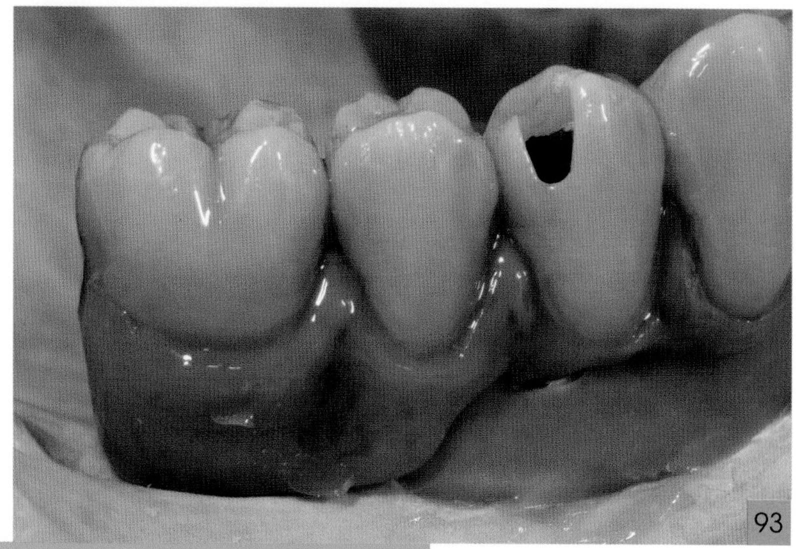
93

种植手术后4个月，通过直接将印模材料注射至种植体周围获得新的组织印模（**图91**）。在技工室，这个新的印模直接固定在模型上，然后用牙龈硅橡胶将新的组织外形重现（**图92**），修复体上添加粉色树脂（**图93**），再次戴入患者口内种植体上（**图94**）。种植手术后6个月的面部微笑照和口内照如**图95**和**图96**所示。

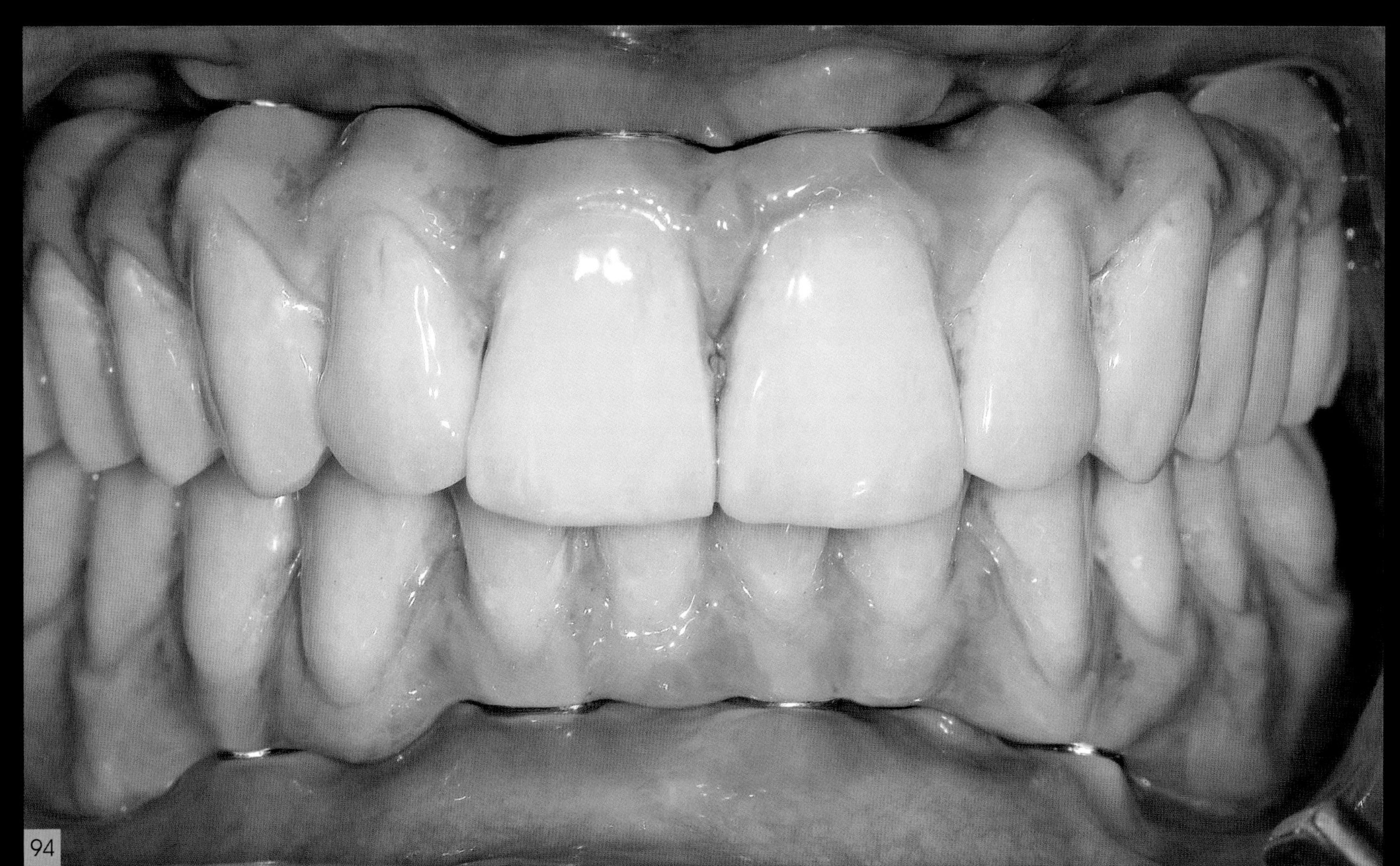

94

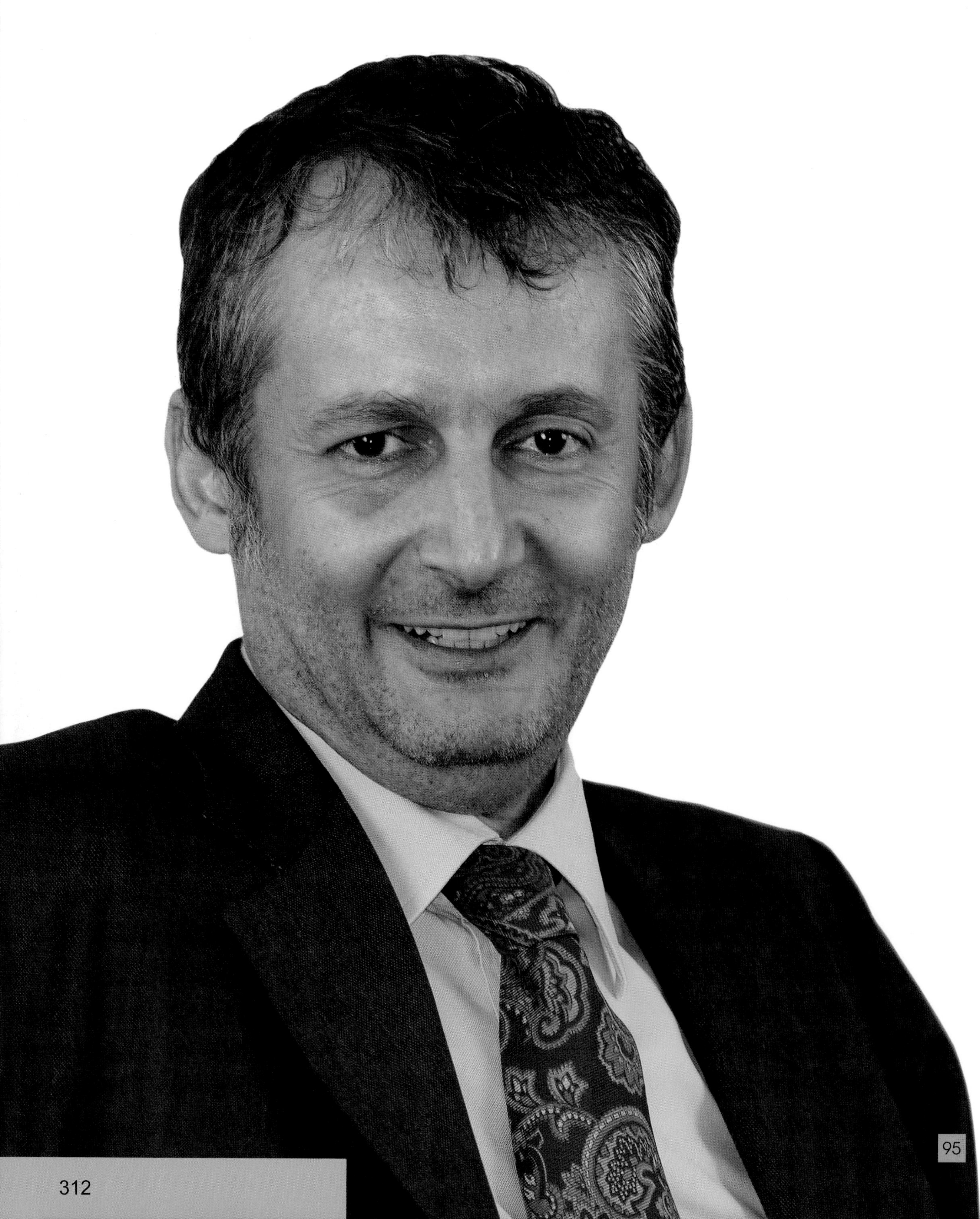

95

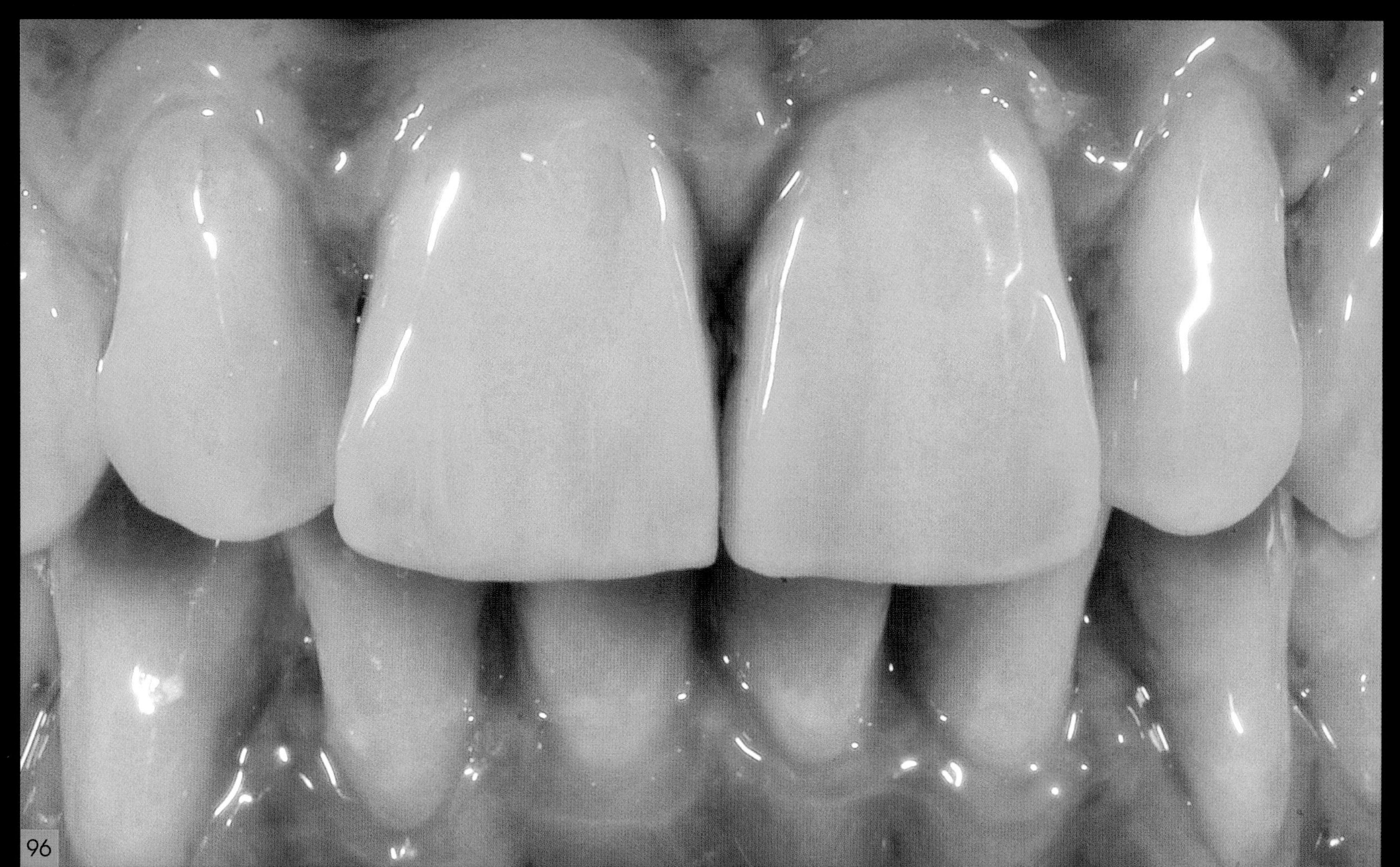

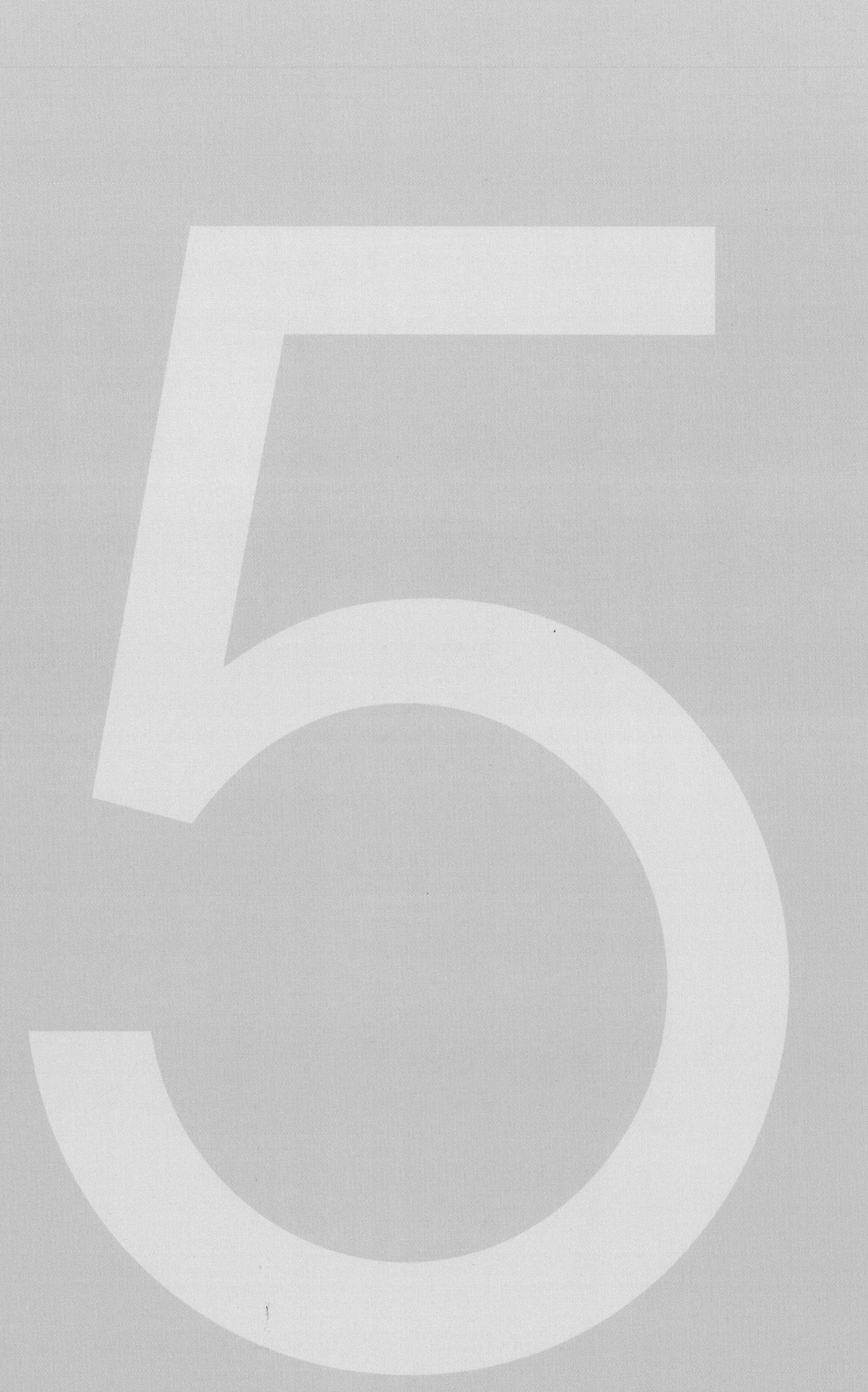

Vincenzo Musella, Mirela Feraru, Milena Engozowa

临床病例 clinical case 5

技巧介绍：左上第一磨牙 II 类洞型直接充填
introducing the technique: class II direct restoration of a maxillary left first molar

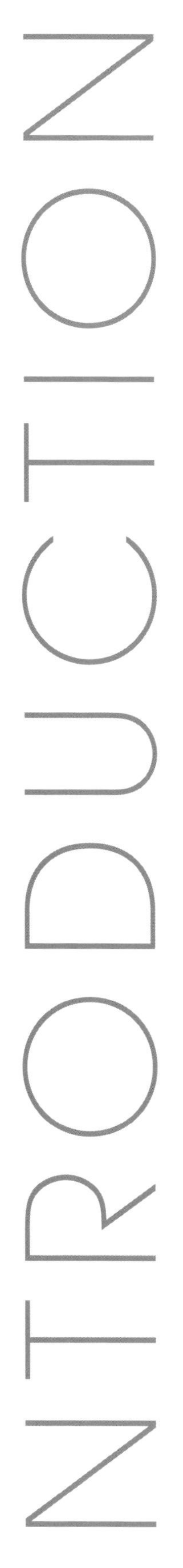

简介

直接法逆向层塑技术

以下病例，对逆向层塑技术进行了描述。采用这个技术，在第一次约诊取模后，通过技工室的参与，可以获得具有待修复牙的理想的形态和解剖的蜡型。通过应用由技工室或医生本人制作的透明硅橡胶导板，结合逆向层塑技术的原理，蜡型的形态可以转移给修复体。

对去龋后形成的窝洞的修复，有两种传统途径：直接修复，也就是直接在窝洞内分层重建，以及间接修复。间接修复时必须取洞型的印模以及戴入一个临时修复体；当技工室完成嵌体制作后，便可以进行粘接。毫无疑问，嵌体能提供更好的解剖形态以及更佳的美学效果，但需要更多的复诊次数和更高的花费。

以下推荐的技术包括两次就诊，第一次仅用藻酸盐制取印模。模型上好殆架后，技师能仔细而准确地制作一个充分考虑咬合的蜡型。这个形态可以通过透明硅橡胶转移给临床。

本章节以及下一章节介绍了为提高咬合形态质量，在天然牙上运用逆向层塑原理进行的临床操作。介绍了两个病例，一个 I 类洞型病例，一个 II 类洞型病例。很明显，这样的技术为越大的缺损修复提供更多的便利。

应用这种技术，可以获得需要修复的天然牙形态。这种技术也要求对所有类型的洞型先通过传统的直接充填技术转成 I 类洞型。技工室制作的导板仅应用于层塑的最后一部分过程（10%）。

一般特征

在分析病例前，先介绍将要使用的充填材料，Beautifil Ⅱ（松风）。

Beautifil Ⅱ（松风）是一类基于玻璃离子预处理技术（PRG）的玻璃离子充填材料。无机填料由酸反应过的微玻璃珠构成。在生产过程中，当与酸反应后，玻璃珠表面会生成稳定的玻璃离子相。通过这种方法，可以避免日后在口腔环境中的后续反应（如吸收水分）。经表面预处理的玻璃离子填料赋予了复合树脂特性，如吸收和释放氟以及抗菌斑效果，且不影响其物理参数。其流动性和不透明性的优化进一步扩展了其应用。

S-PRG工艺的独特特征：

- 氟的释放和吸收
- 自然的美学效果
- 抑制菌斑形成（抗菌斑效果）
- 较高的放射线阻射性
- 长期的临床稳定性
- 应用于后牙时的抗磨损性

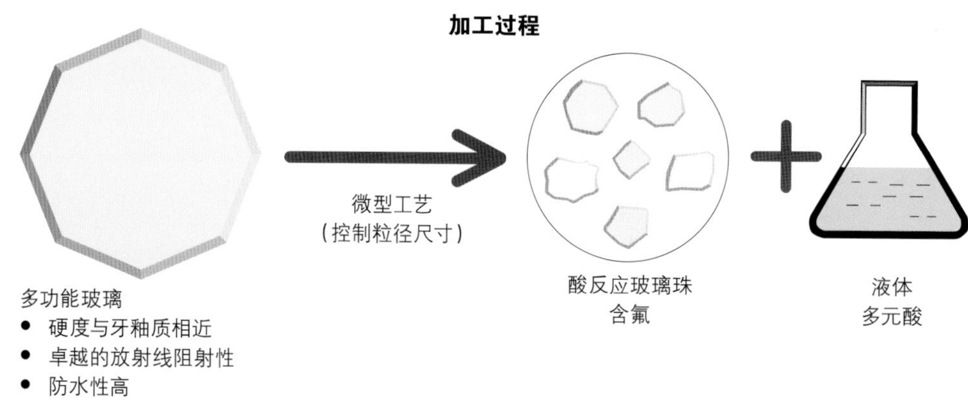

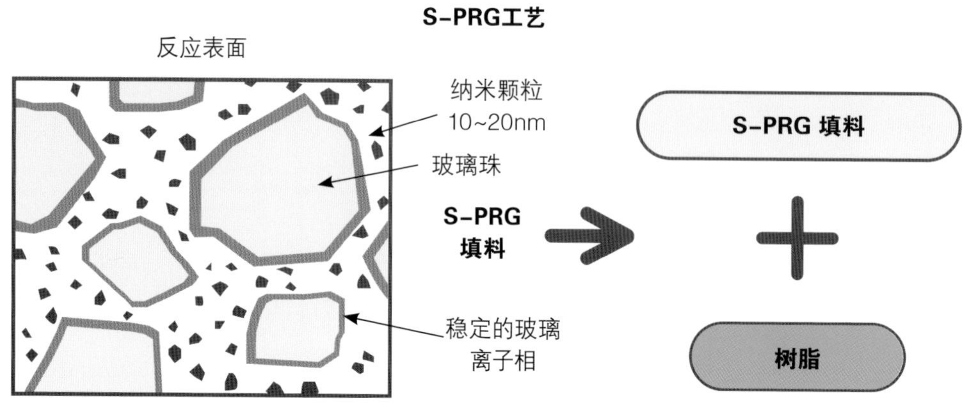

氟释放与吸收

Beautifil Ⅱ 中含有的S-PRG填料，根据口腔内氟浓度，具有吸收和释放氟的能力，树脂的强度和稳定性不受影响。氟的释放也刚好发生在最有效的地方，牙齿硬组织与修复体邻接的位置，因为局部持续的再矿化而有效地避免了龋坏。

吸收的氟离子来自外源，如含氟漱口水、牙膏以及专业治疗。一项8年的临床研究记录了Beautifil Ⅱ 的特征和效果，也显示与FL-Bond Ⅱ 粘接剂（松风）搭配使用时可以增加氟的释放，提高抗龋能力。

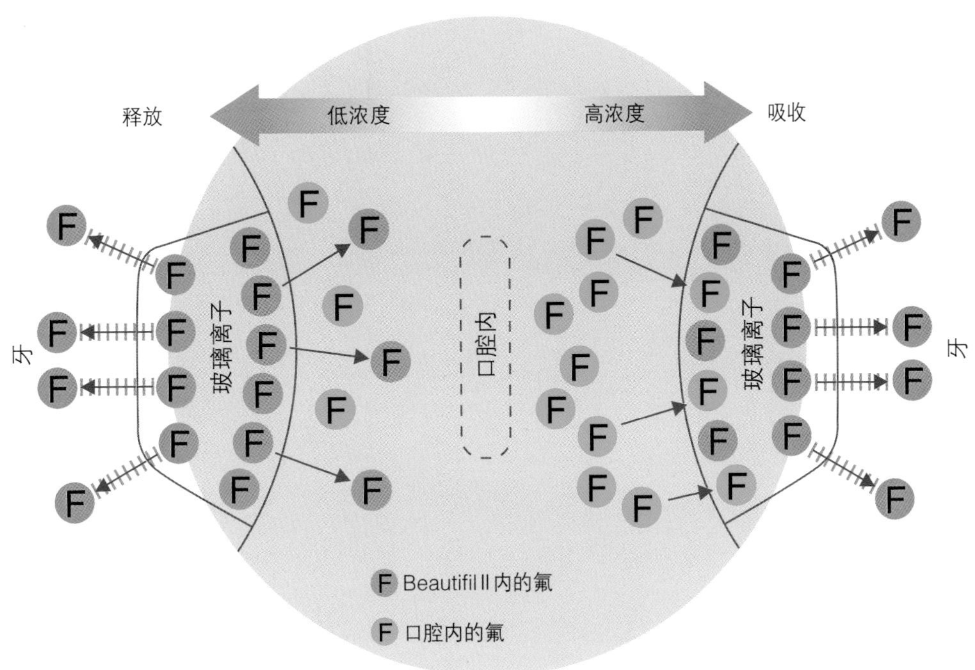

口腔内氟的吸收和释放过程示意图

光的自然条件

因为独创性的填料工艺，Beautifil Ⅱ能真实地重现自然光在天然牙内的传递和漫射效果。充填致密，可以获得具有天然牙视觉效果的“隐形”修复体。

二维光度测角仪

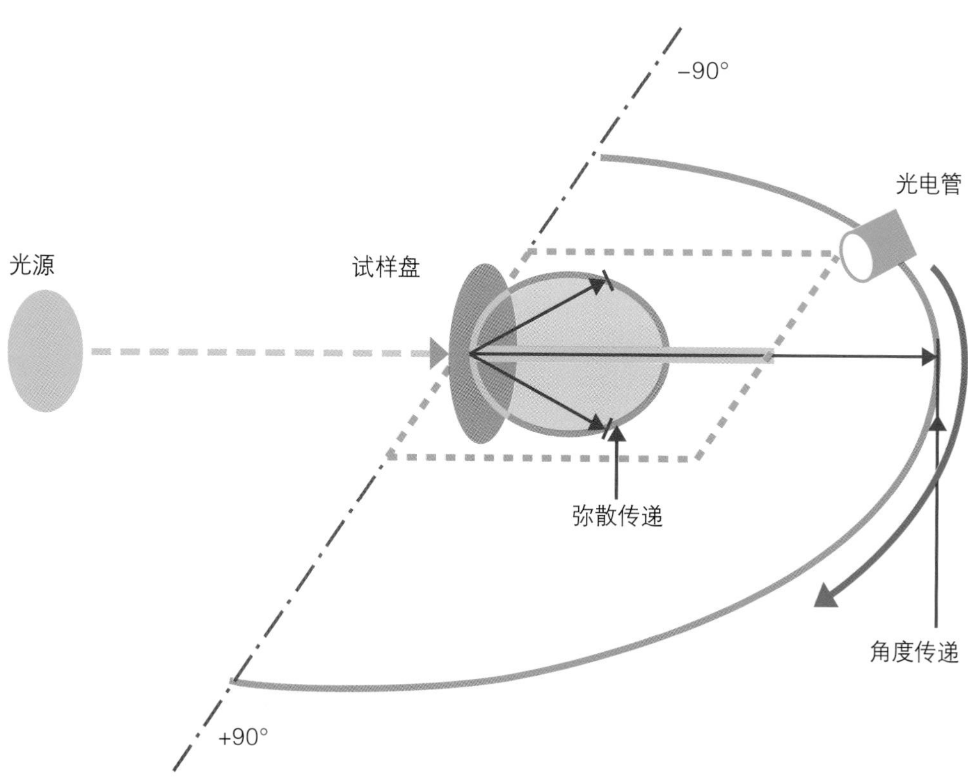

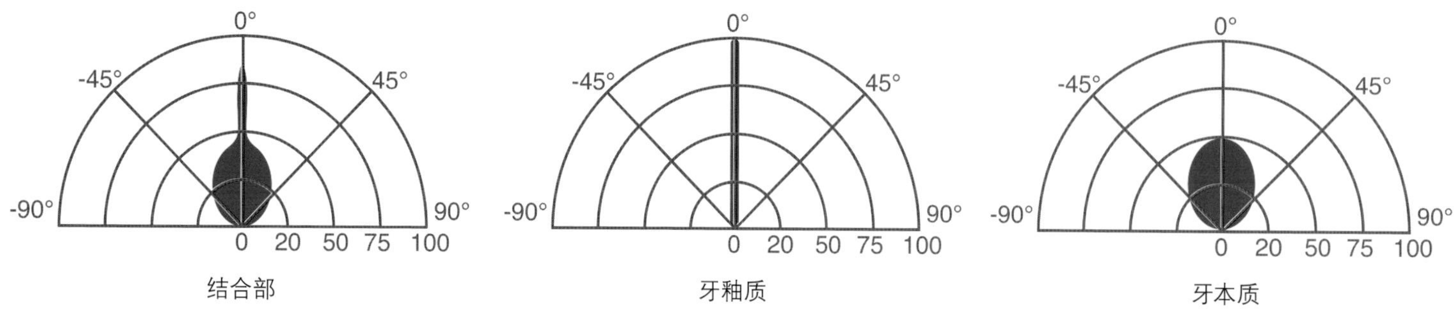

颜色稳定性

无论光固化前后，颜色一致性已经在层塑过程中确定。

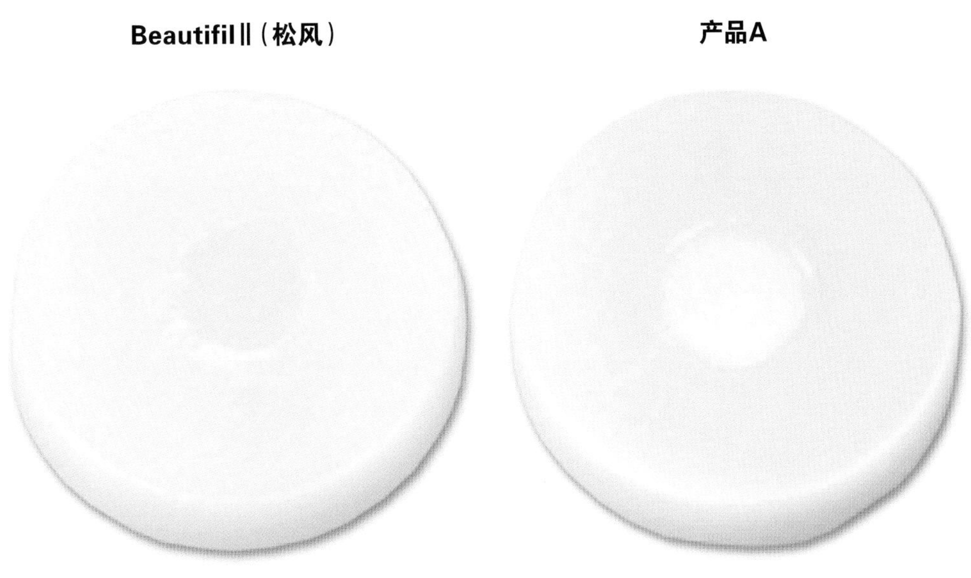

聚合前的中央区和聚合后的外周区

抗菌斑效果

因为此类复合填料中包含的S-PRG与唾液中的相关成分反应，修复体表面形成一层膜，此层膜持续更新，最大可能地减少菌斑黏附，降低细菌增殖。即使在刷牙时，此层保护膜被去除，由于唾液的存在，新的保护层又会形成。

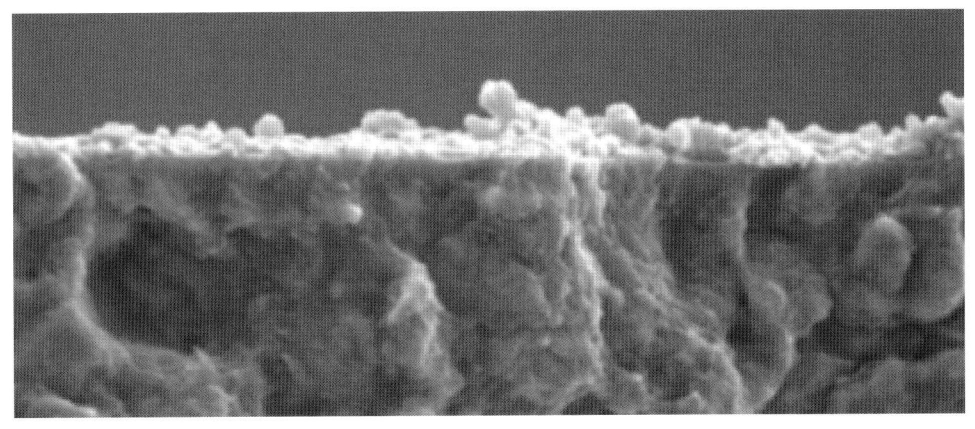

理想的抛光

因为Beautifil Ⅱ填料的平均粒径只有0.8μm，并且与纳米填料（10～20nm）结合，此材料易于快速抛光，形成同质的表面保持抗菌斑效果。

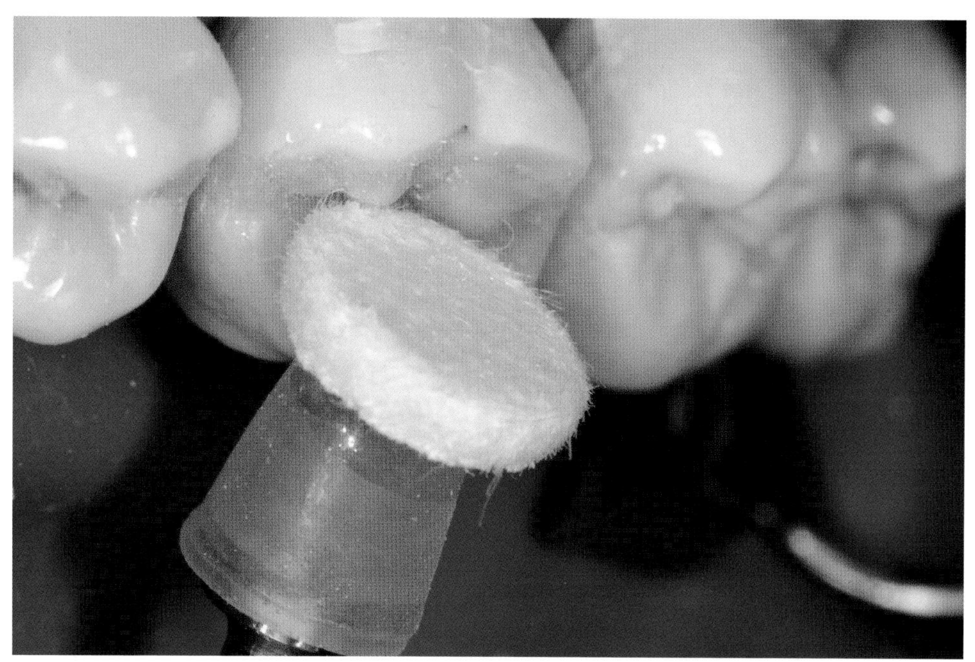

荧光性

与天然牙具有相似的荧光性，放射线阻射性是天然牙牙釉质的1.7倍、牙本质的3倍，如此影像诊断时清晰可见。

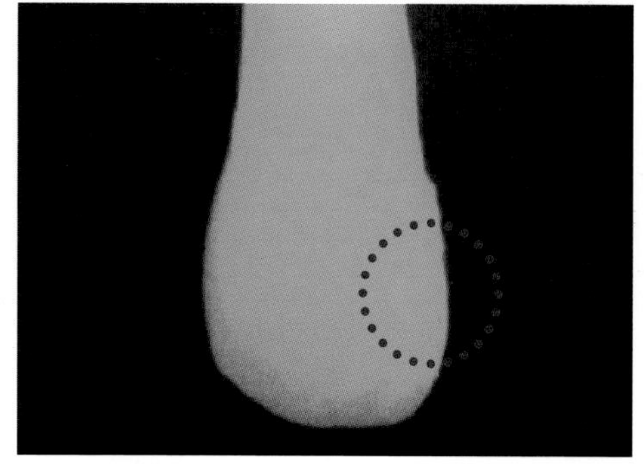

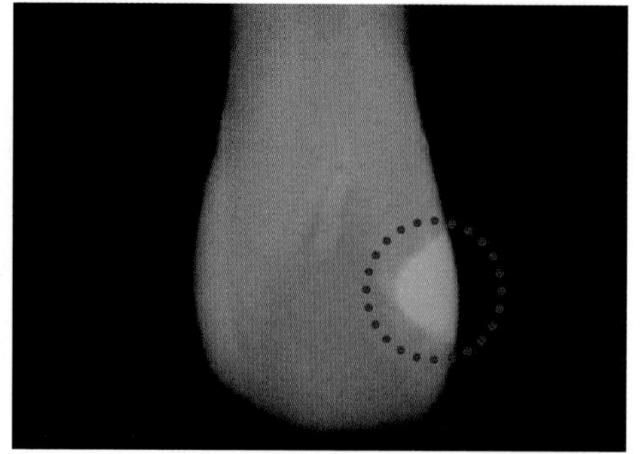

强度

高质量的复合材料应该具有足够的物理特性，以便为修复体提供可以依赖的强度和长期稳定性。

抗压强度	330MPa
抗弯强度	130MPa
维氏硬度	62HV
耐磨性	0.52%（重量）
填料百分比	83.3%（重量）
填料平均粒径	0.8μm
光固化深度	5.9mm
放射线阻射性	3.4mm Al
氟释放和吸收	是

黏稠度（黏性）

FL-Bond Ⅱ 粘接系统含有S-PRG填料，可以释放氟，与Beautifil Ⅱ 搭配使用可以增强氟释放能力。FL-Bond Ⅱ 预处理剂不含有甲基丙烯酸羟乙酯（HEMA）或丙酮，其具有放射线阻射性，均一的流动性使其易于操作。

低黏度（其他品牌粘接剂）

超薄粘接剂层

洞底液体堆积

低黏度粘接剂容易产生洞壁粘接剂薄，而在洞底聚集的现象。

中等黏度（FL-BondⅡ）

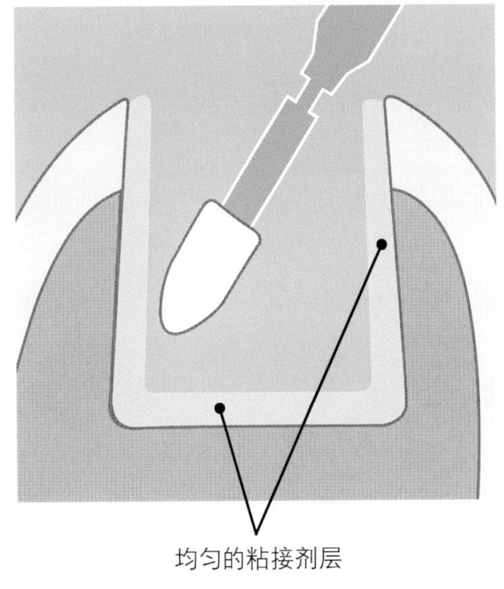

均匀的粘接剂层

相反，中等黏度粘接剂允许在需要处理的洞底和洞壁产生均一粘接层。

本病例描述了一个左上第一磨牙Ⅱ类洞型因为以前的充填体周继发龋而再次修复的过程（**图1**）。

首先制取牙列的藻酸盐印模（**图2～图5**），灌注石膏模型（**图6，图7**），然后上殆架。在石膏模型上，需要修复的区域用铅笔标示（**图8，图9**）。

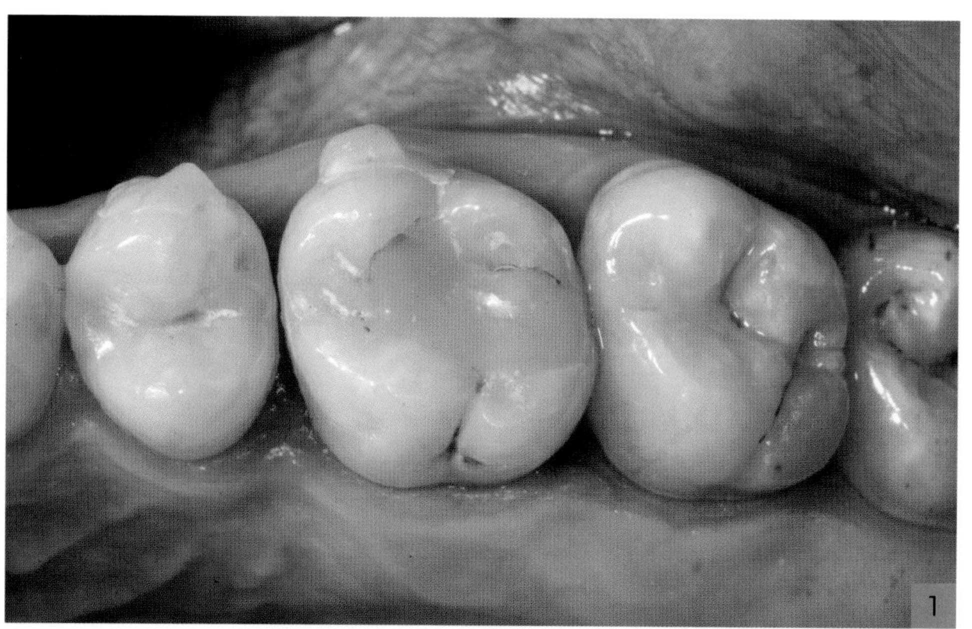

1

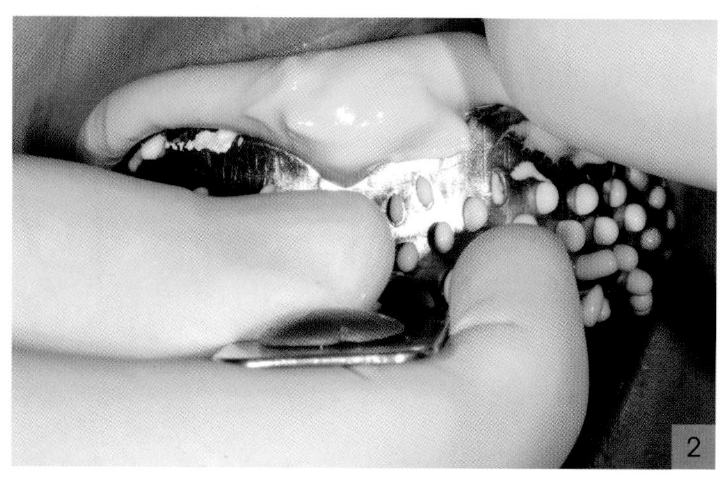

2

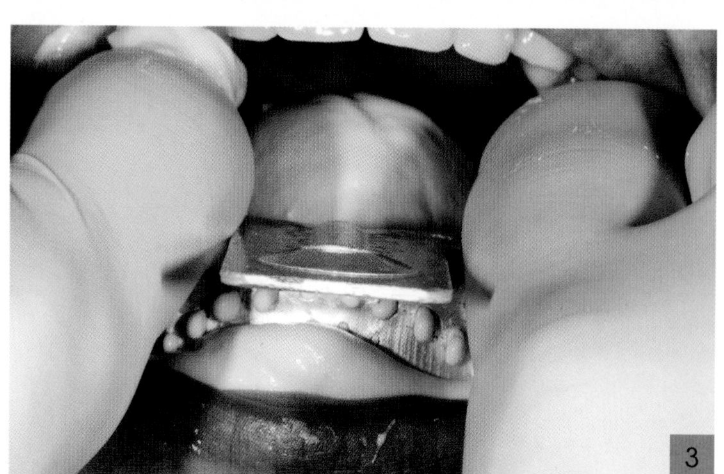

3

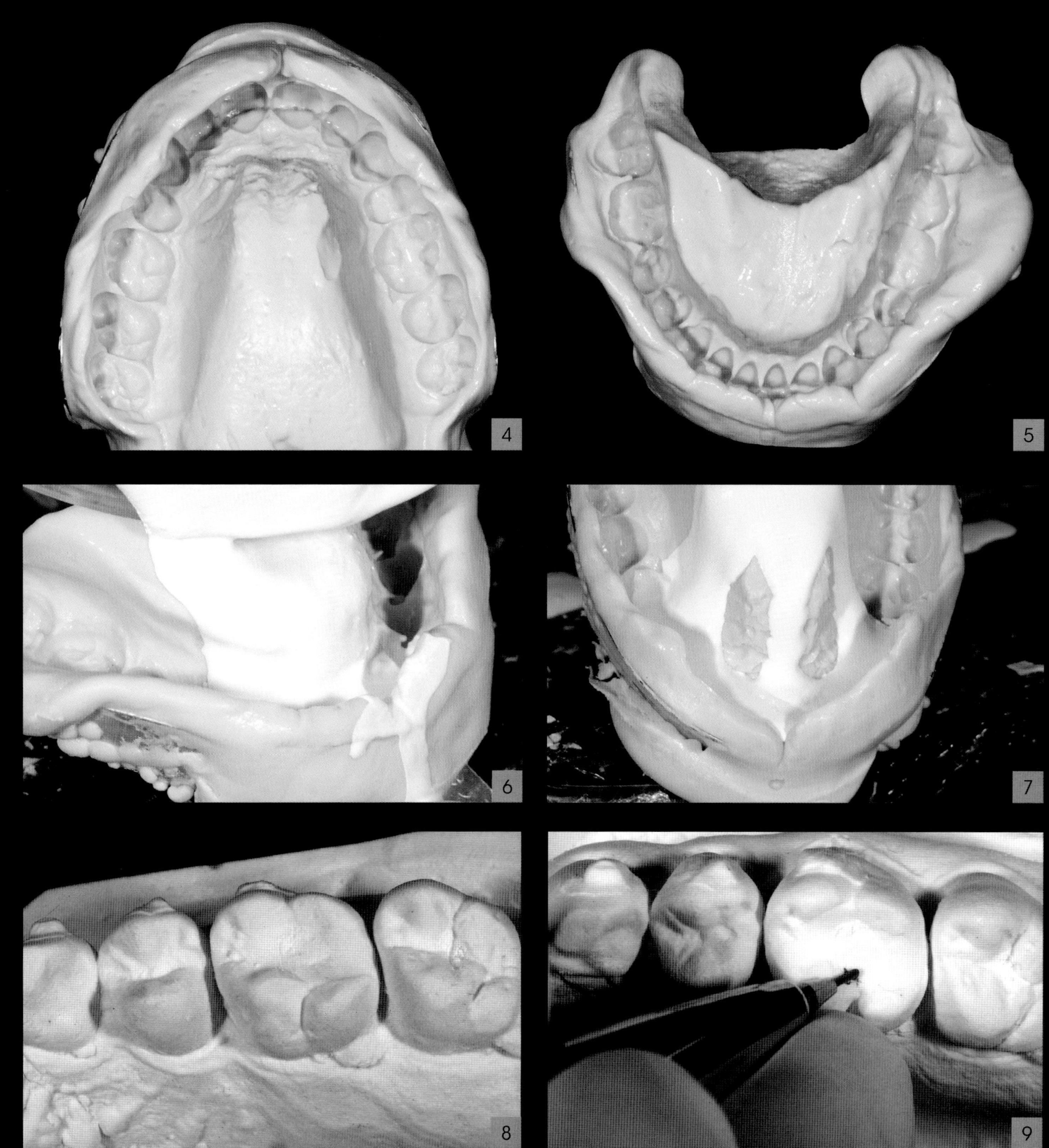
4
5
6
7
8
9

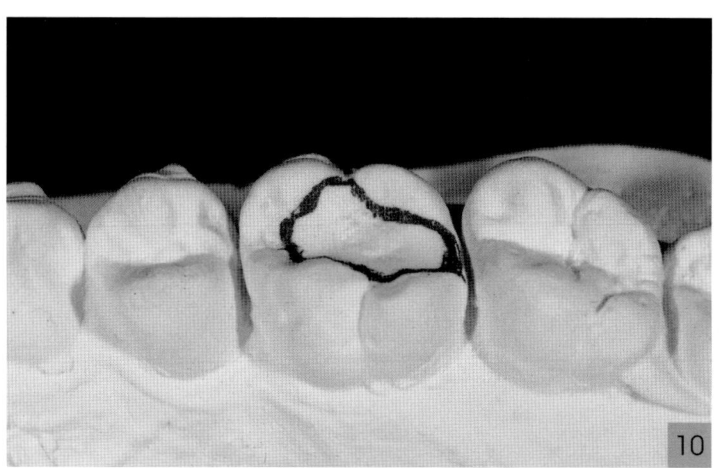
10

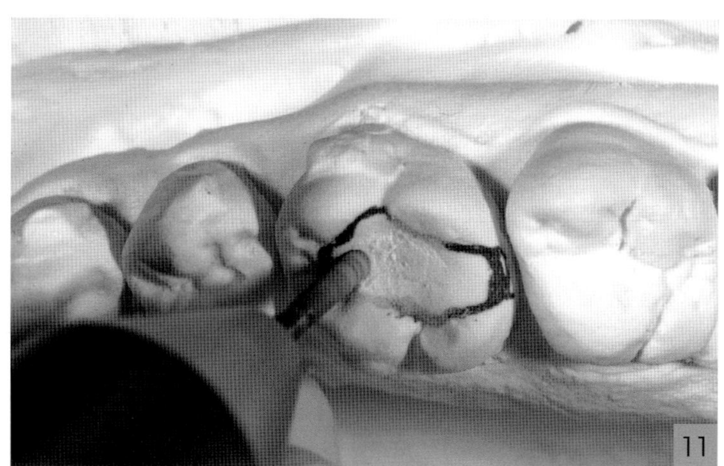
11

需要去除的部分在石膏模型上清晰标示，磨除这部分石膏，获得需要修复的近似的洞型（**图10～图12**）。常规按照解剖形态堆蜡，使用合适的器械确保窝沟足够敞开（**图13～图15**）。这些窝沟在后期复合树脂修复过程中，为修复留下必要的空间以增强修复效果。

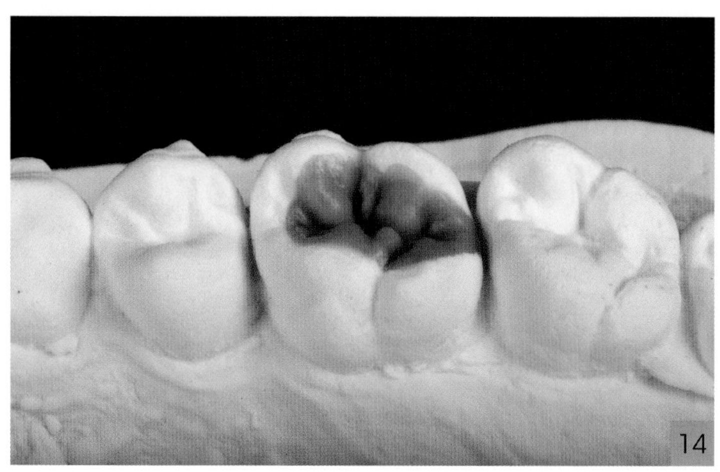
14

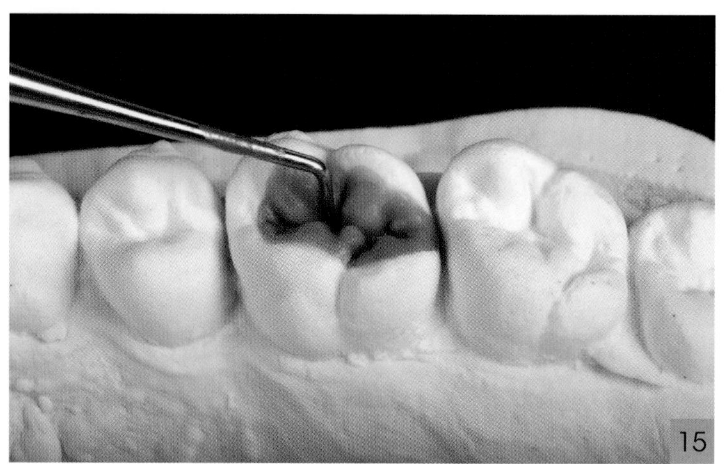
15

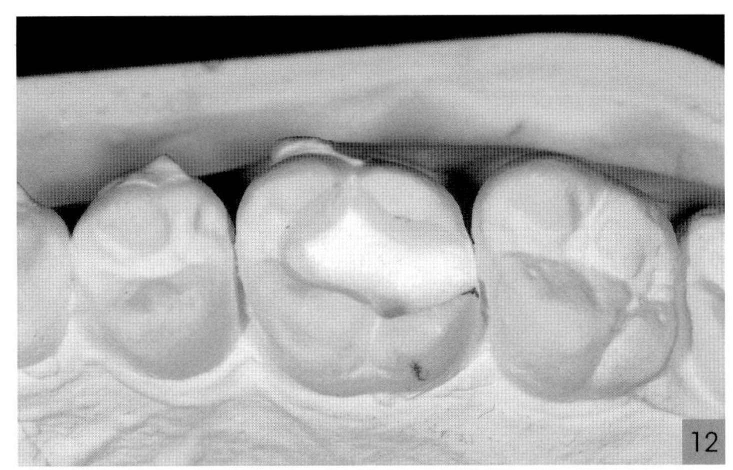
12

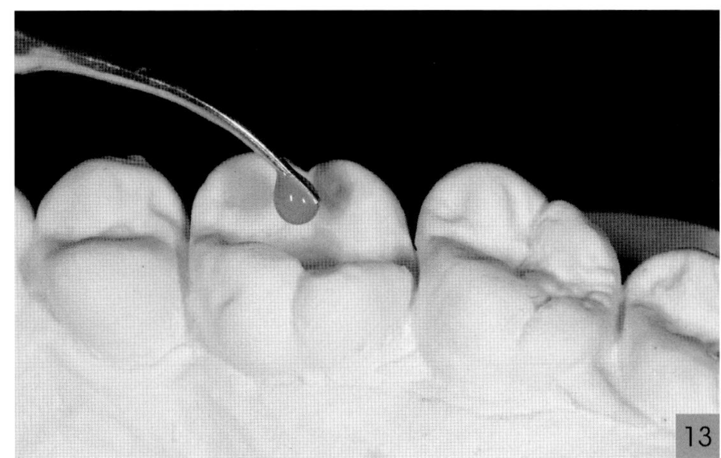
13

一旦模型制作完成，用蜡片围模，以便注射透明硅橡胶，硅橡胶最终硬度70～75肖氏（**图16**），在其上方压以坚硬的透明板，使得硅橡胶更加致密，同时使其表面平整、轮廓分明（**图17**）。也可以通过特定装置施加250kPa的力，以使硅橡胶更致密，本病例用的是Ivomat（义获嘉伟瓦登特）。

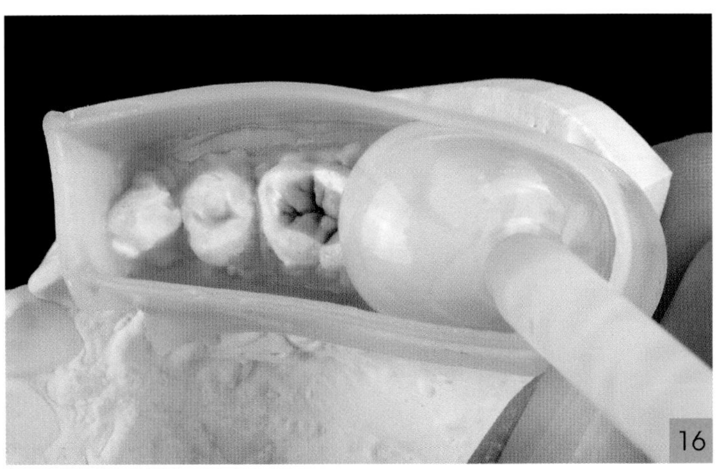
16

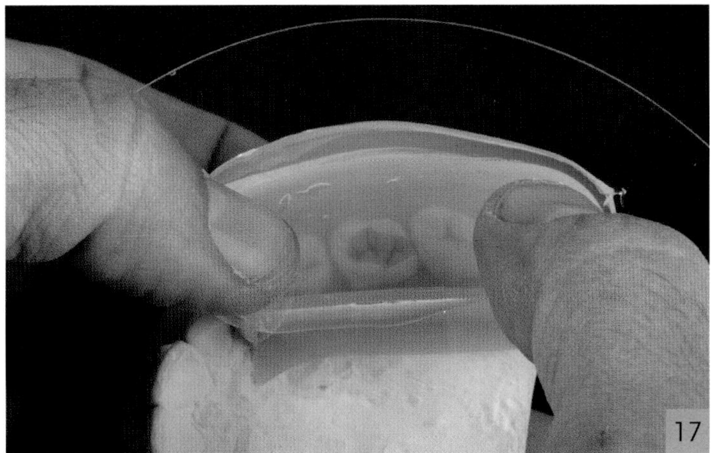
17

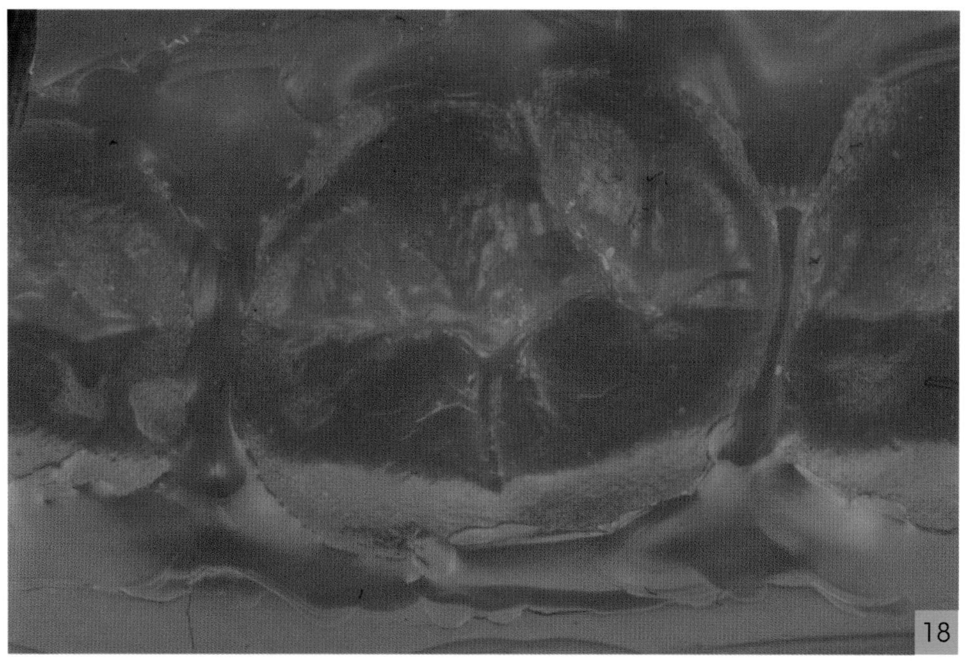
18

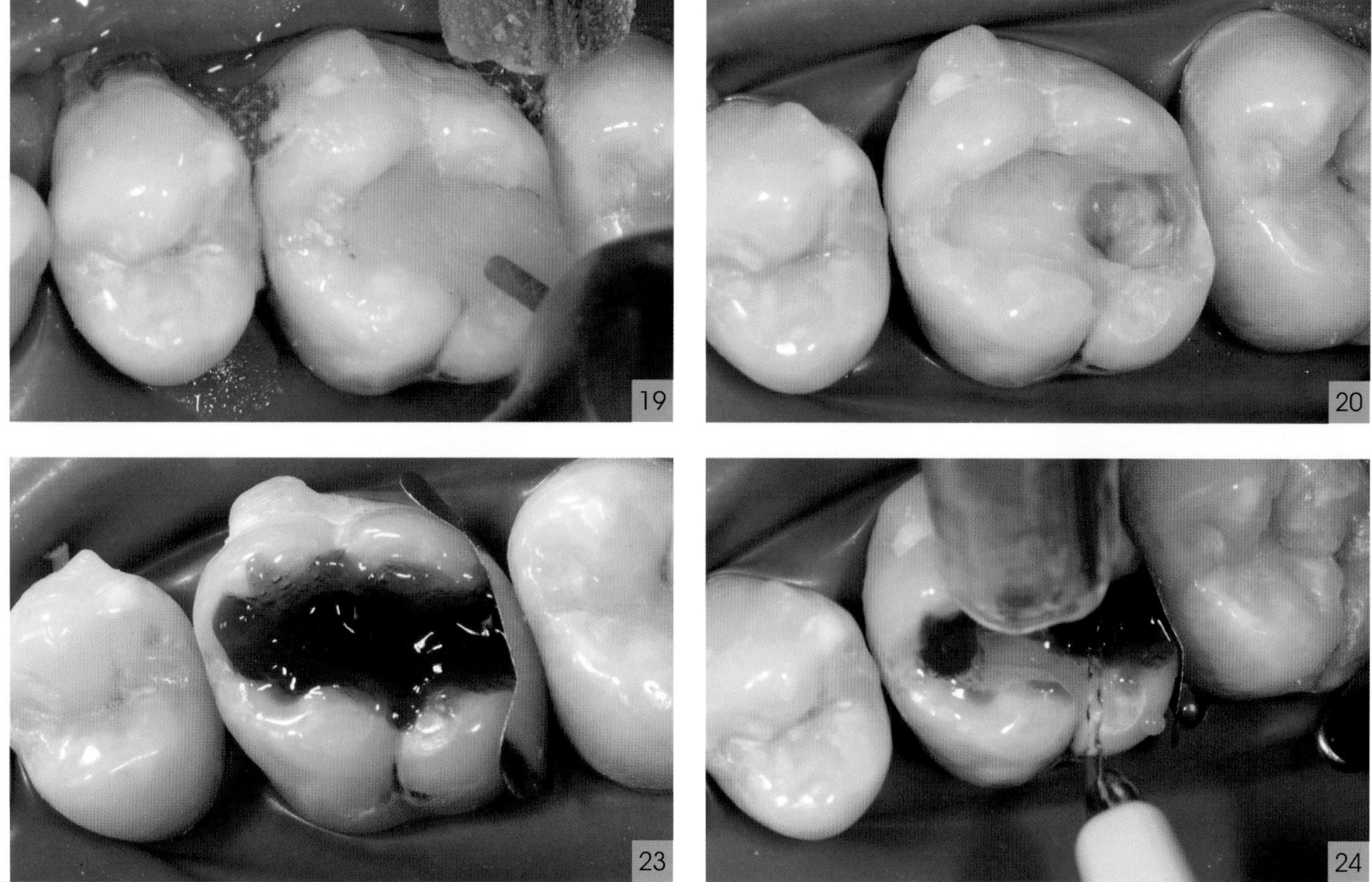
19 20 23 24

通过此方法，可以获得整个牙体的硅橡胶印模，尤其是𬌗面部分（**图18**）。临床阶段，去除旧的充填体和继发龋，按传统树脂充填相同的方法进行洞型预备（**图19，图20**）。为了充填，先用薄的金属成型片塞入邻面，这样能在开始的分层充填阶段即将Ⅱ类洞型转变为Ⅰ类洞型（**图21**）。本病例因为患者需要内收牙齿，正在进行矫正，因此只用了金属成型片，而未用楔子。这样可以尽可能避免托槽剥脱。接下来的过程包括酸蚀和彻底冲洗（**图22～图24**）。粘接系统（本病例为FL-Bond Ⅱ Complete Set 系统）包括底漆，非常适合用小刷子涂布于窝洞内，维持10秒（**图25，图26**）。

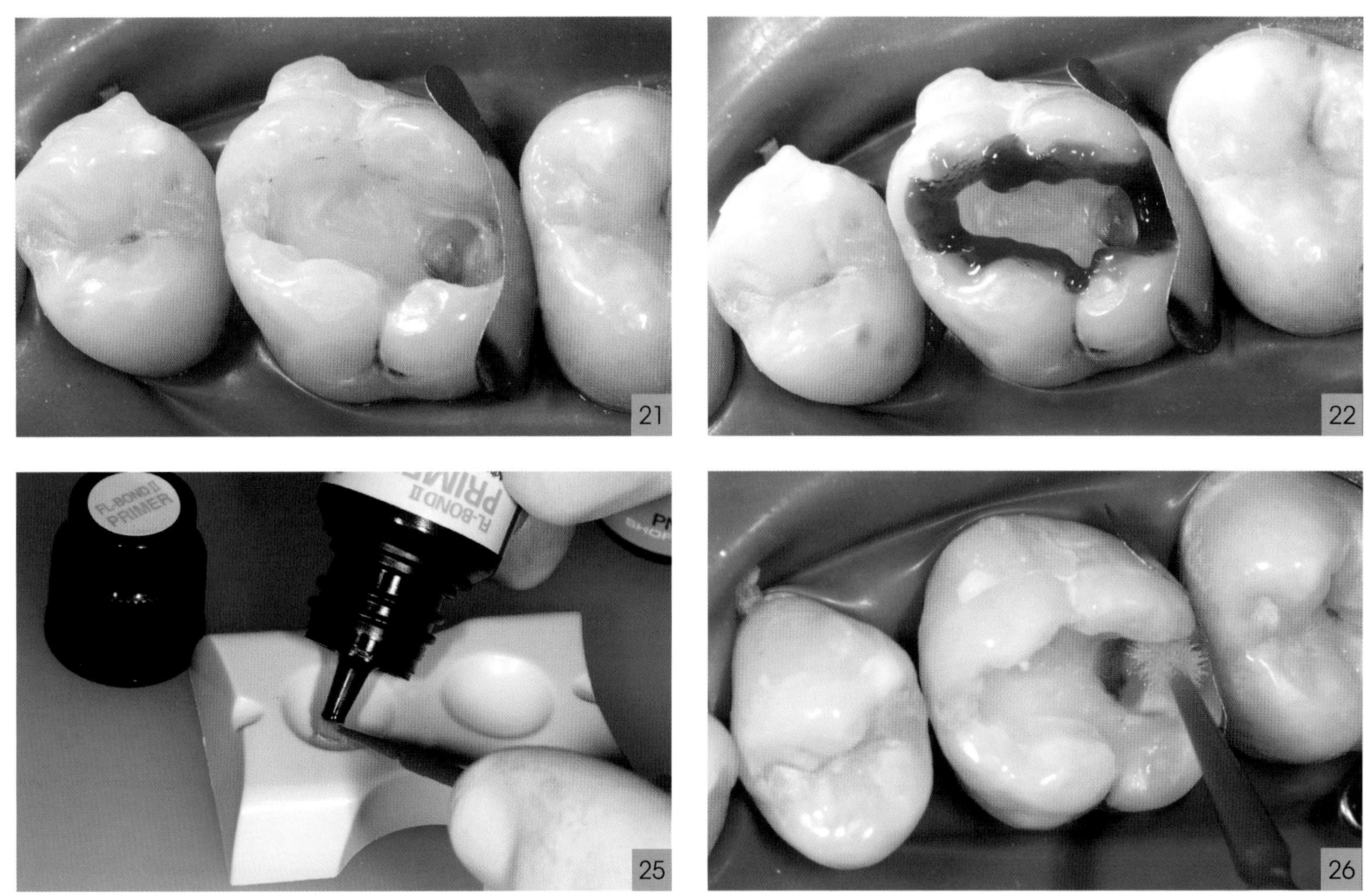

21 22 25 26

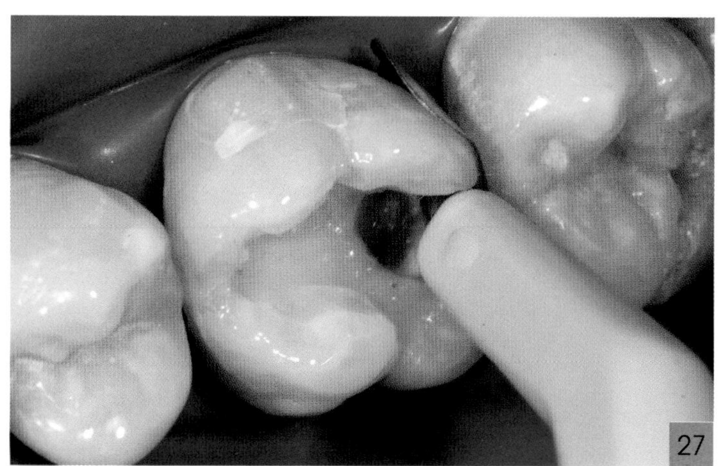
27

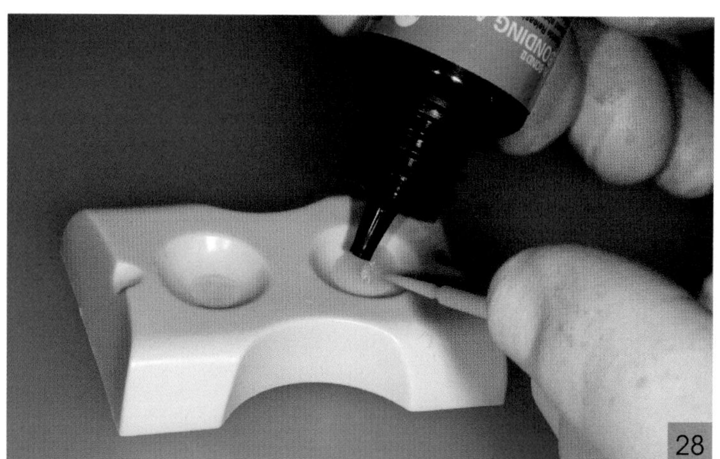
28

过多的底漆用气枪吹几秒（**图27**），然后应用粘接剂，小刷子涂抹（**图28，图29**），接着光固化10秒（**图30**），粘接完成后，进行窝洞远中壁的充填。

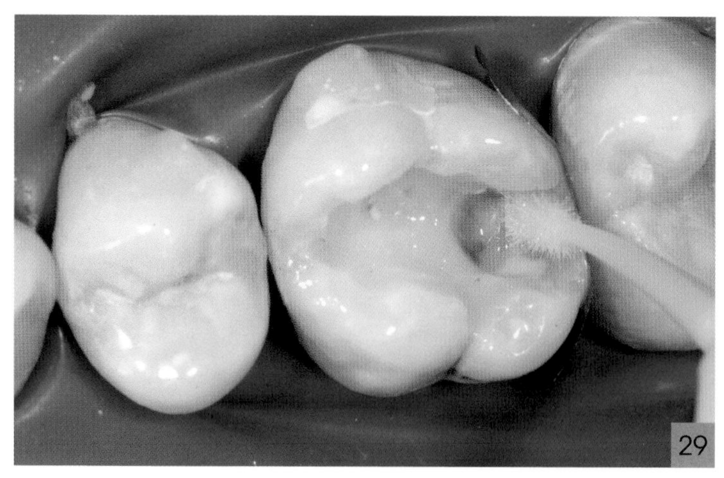
29

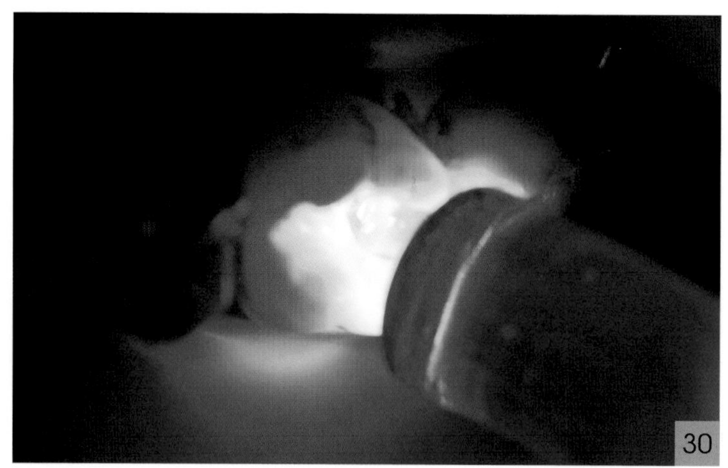
30

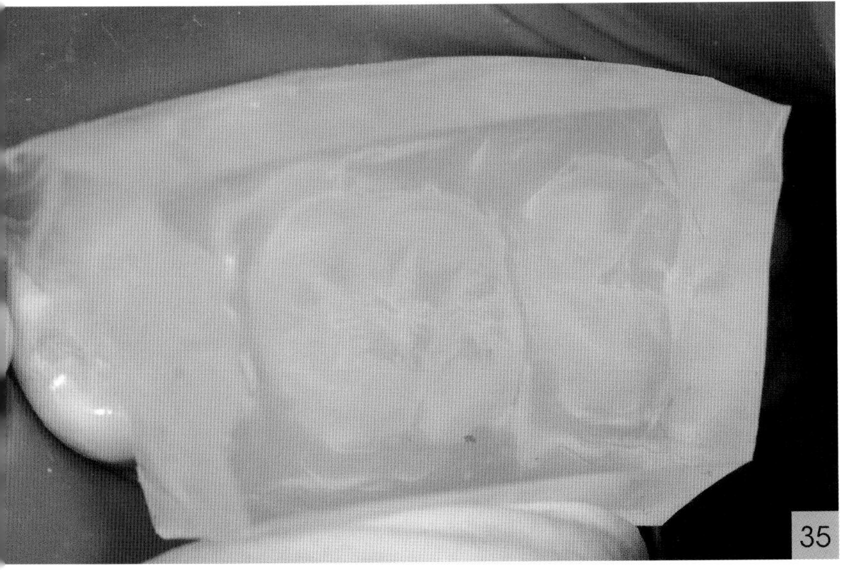

35

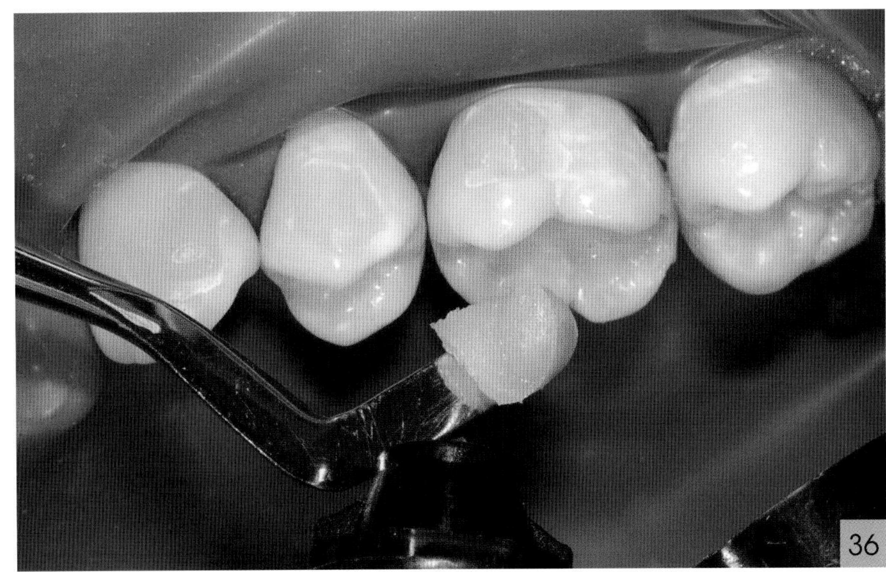

36

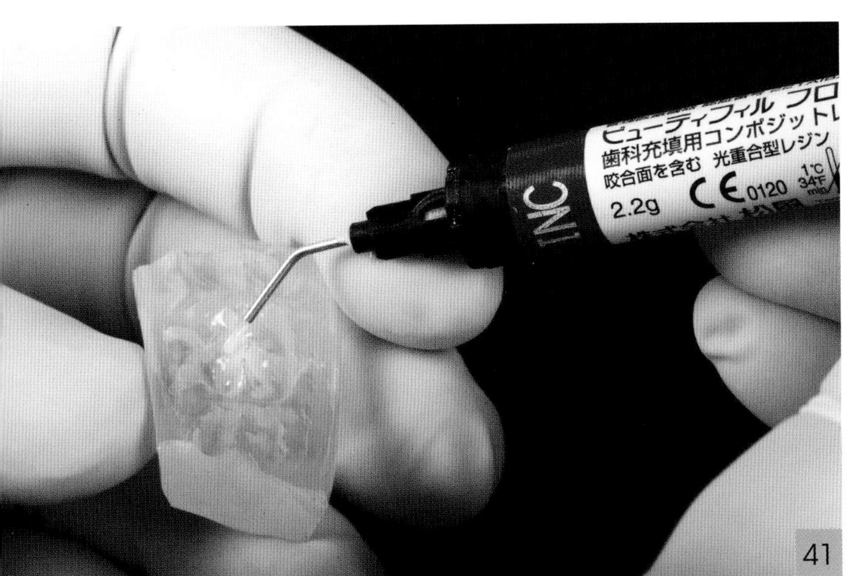

41

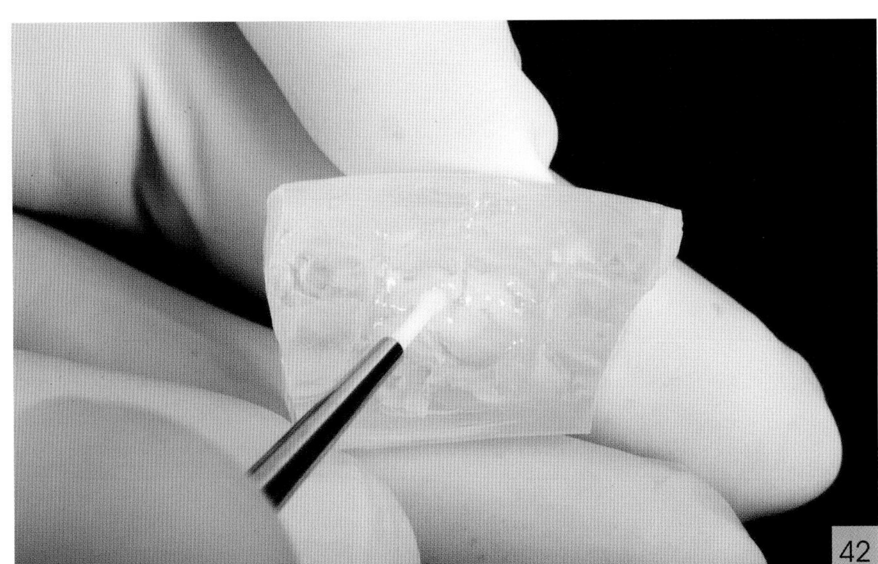

42

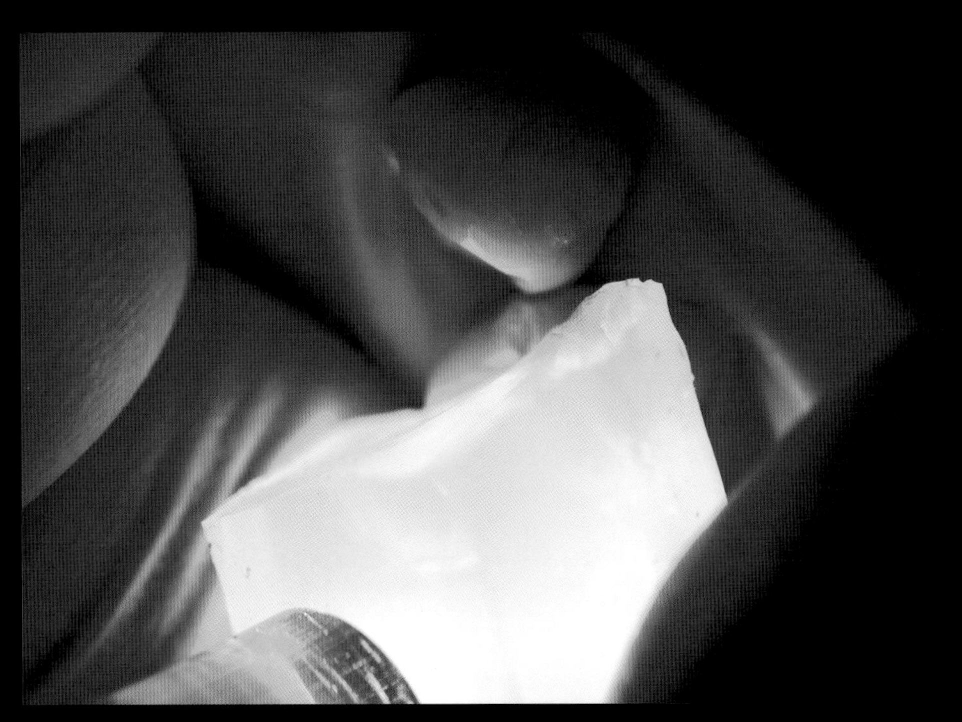

43

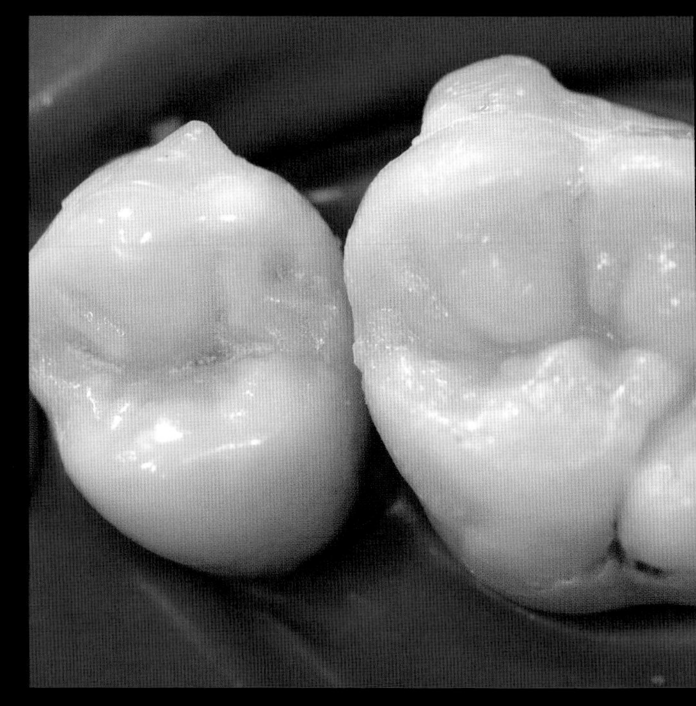

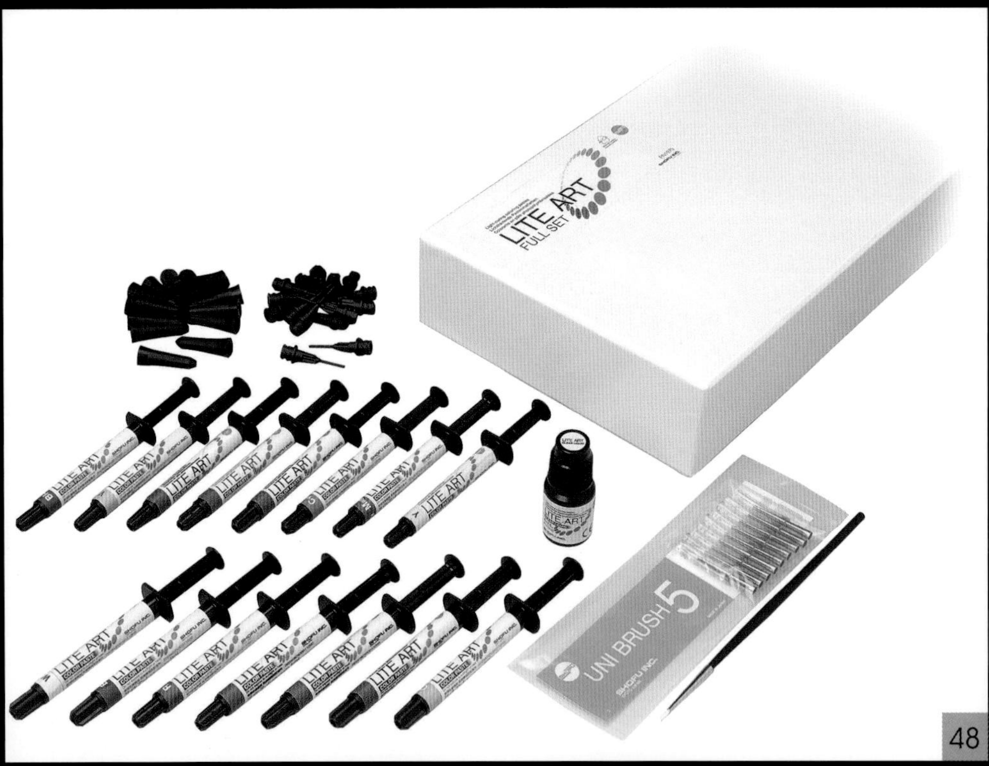

48

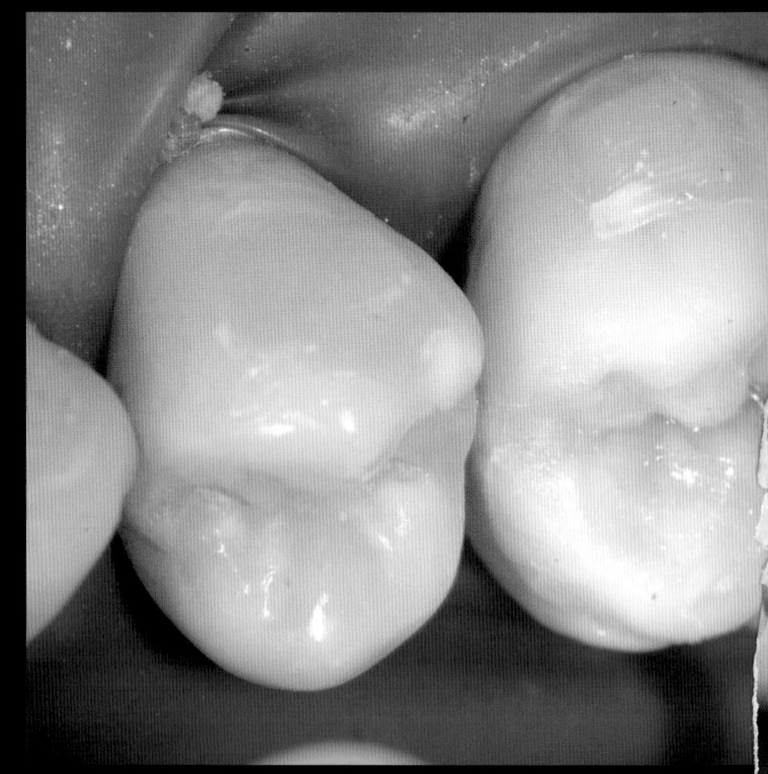

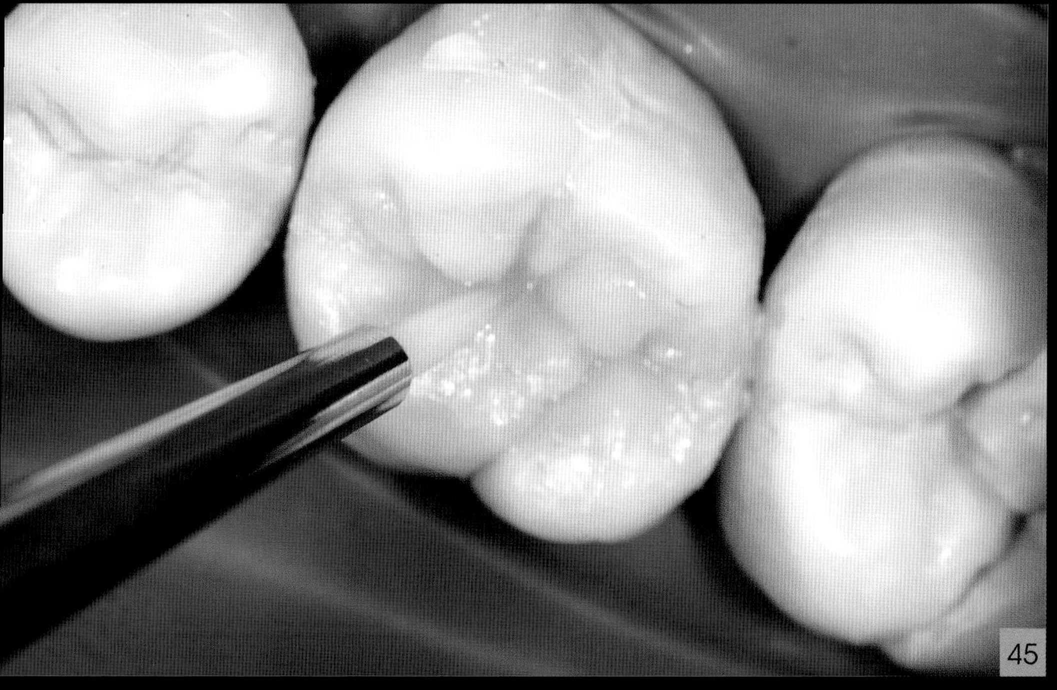

45

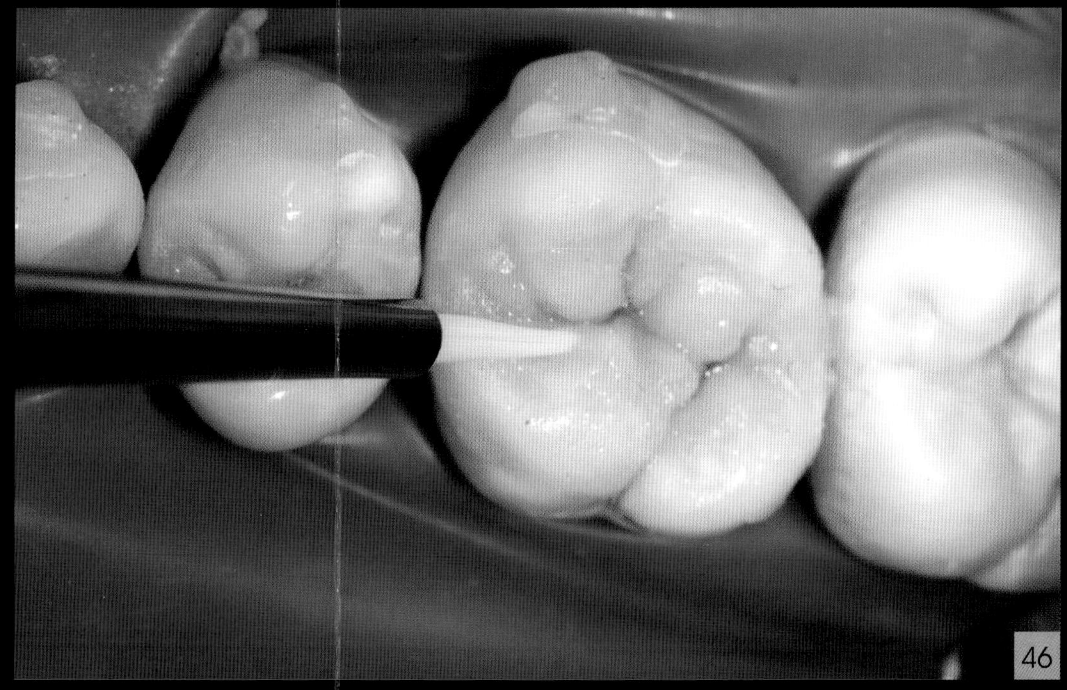

46

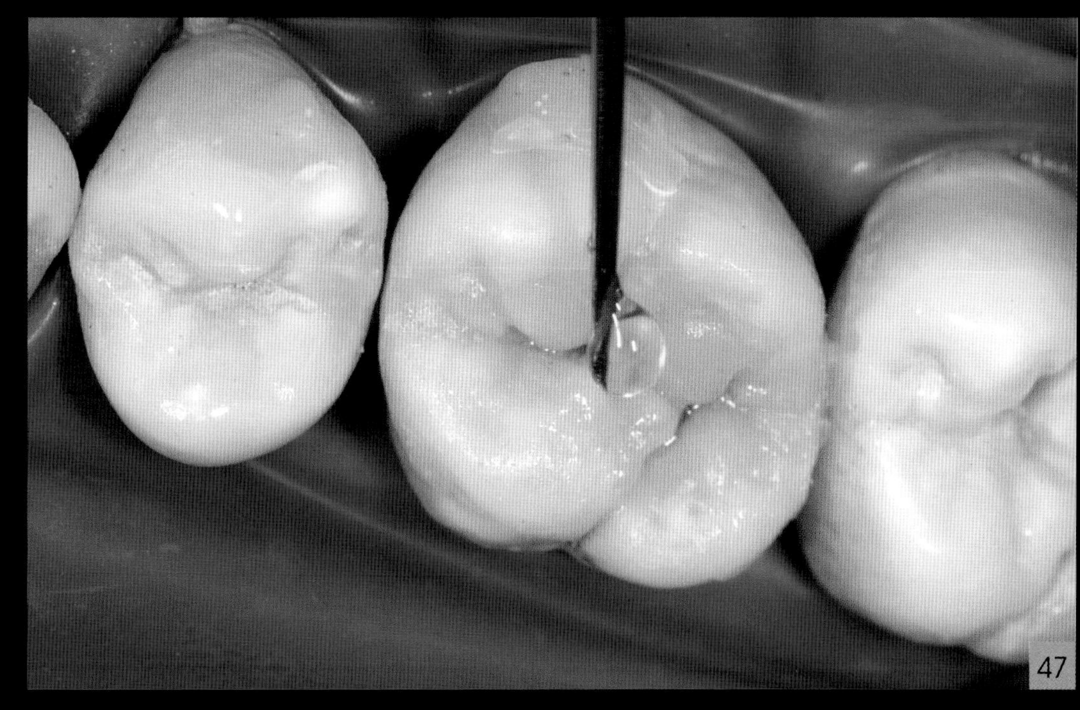

47

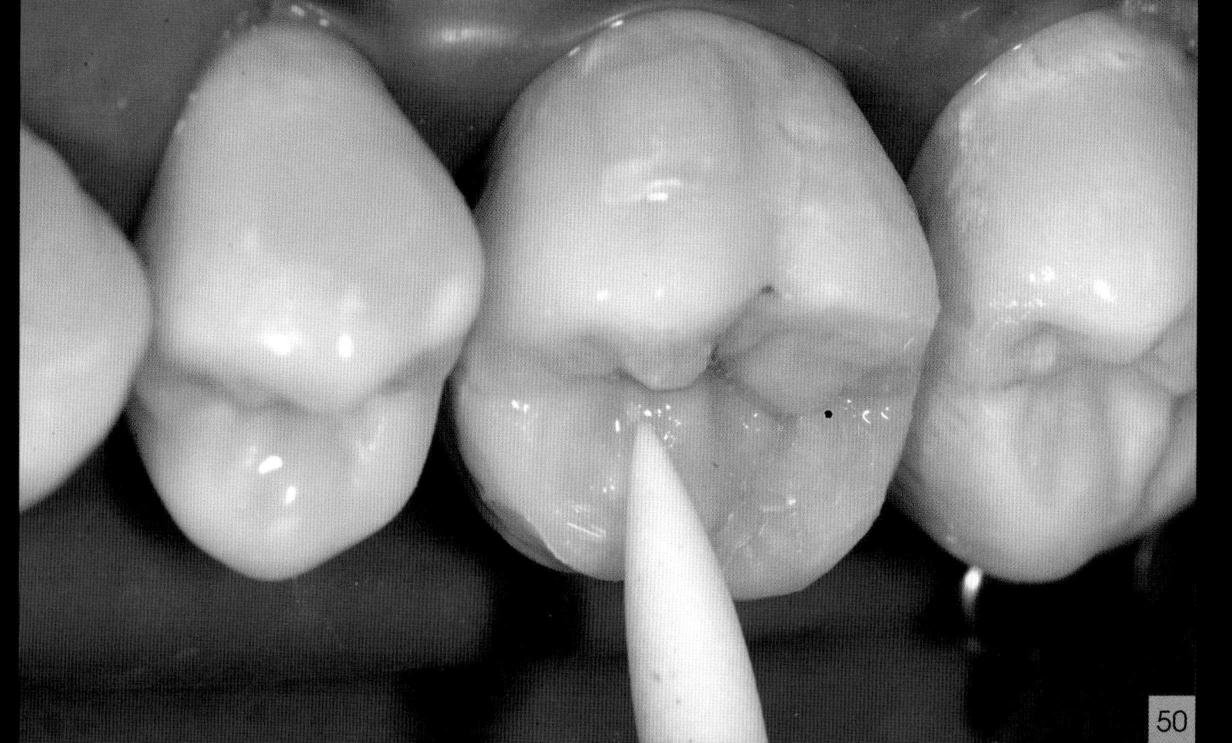

50

透明硅橡胶导板以及树脂块就位于牙上，然后光固化（**图43**）。如此，蜡型上的船面形态直接转移至了牙体上（**图44**）。

至于窝沟，已经有意做得比正常宽，然后在其内应用增强特征的树脂，比如Lite Art（松风）。本病例中（**图48**），应用的是橙棕色（Orange Br）和黑褐色（Black Brown）（**图45，图46**）。一旦特征效果完成后，很重要的一点就是要把窝沟尽可能封闭，以免留下孔隙或暴露区域，很难整修和抛光。

要达到这个目的，需要用到不会影响颜色特征效果的复合树脂，Clear Glass就是一种合适的材料，它是完全透明的Beautifill Ⅱ Flow Plus复合树脂，而性能和玻璃相似（**图47**）。Clear Glass是一种纳米填料的复合树脂，与一滴水一样透明，容易用于此修复。

用常规修复中用的车针进行最后的操作（**图49，图50**），最后的抛光很简单，OneGloss套装（松风）尤为适合，可以完美抛光而不影响牙体船面形态（**图51～图53**）。

另一方面，使用SuperBuff套装（松风）将修复体抛光到最佳（**图54**）；SuperBuff套装是可一次性地浸渍抛光剂的抛光轮，可对修复体进行完美的抛光（**图55**）。

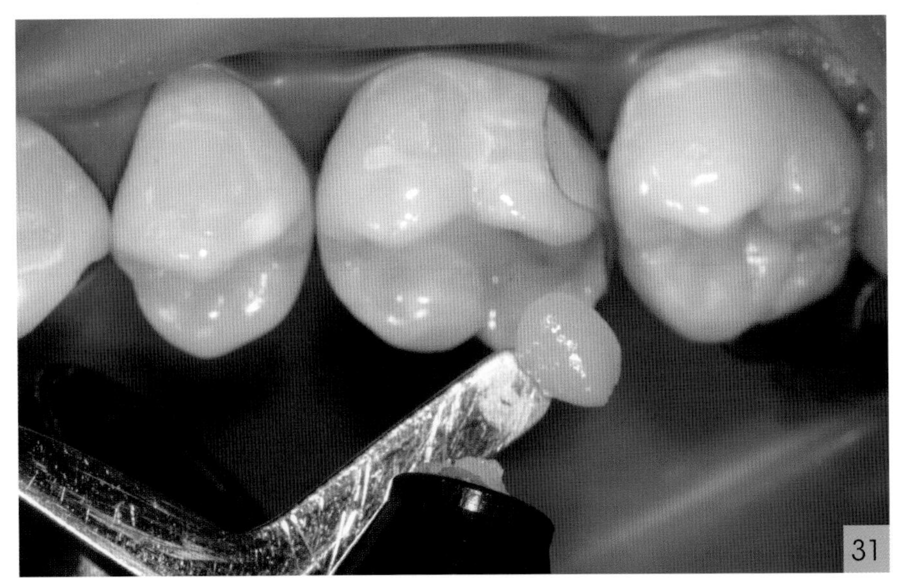
31

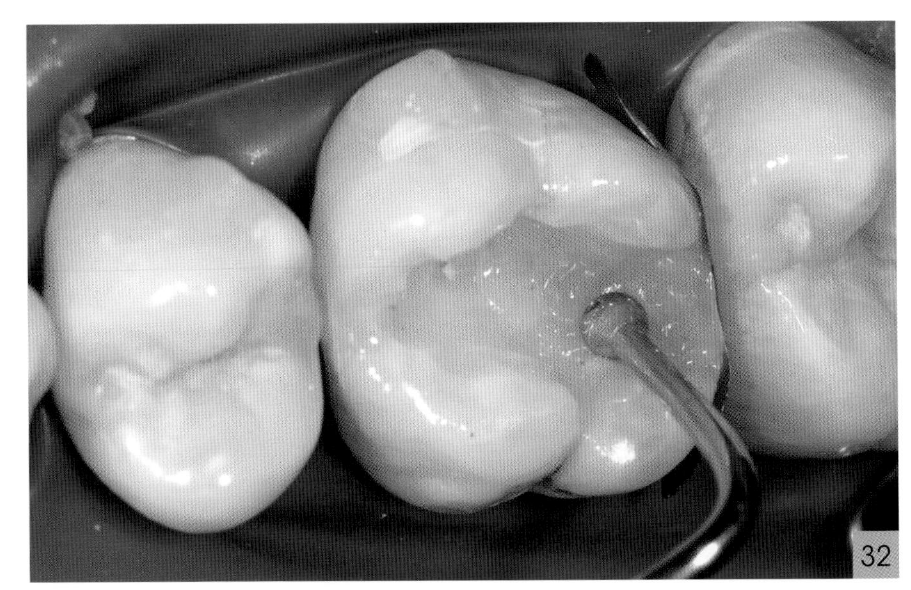
32

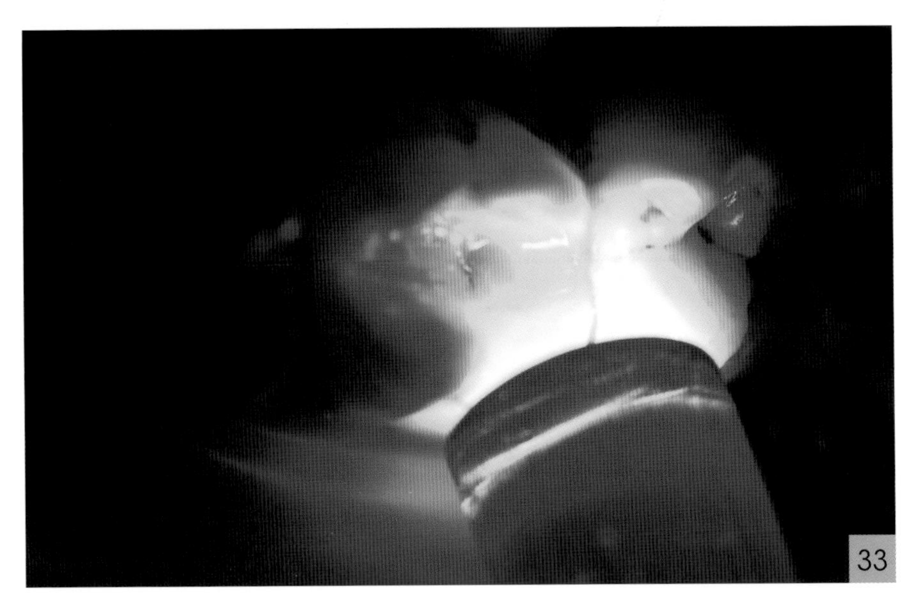
33

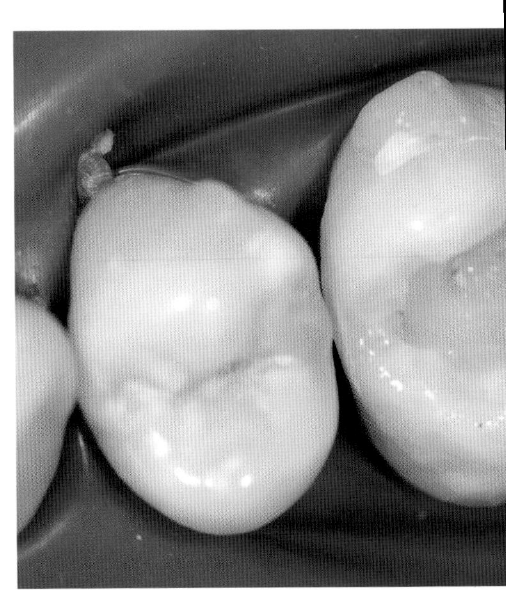

当粘接材料固化后，用A1色的Beautifil Ⅱ进行远中壁的充填（**图31，图32**）。然后固化，取出金属成型片（**图33，图34**）。Ⅱ类洞型即转为Ⅰ类洞型，这样对后续步骤大有帮助。

进一步操作前，先确定硅橡胶导板就位时没有干扰（**图35**）。一旦正确就位，用A2色的复合树脂进行窝洞直接充填修复，然后光固化（**图36～图38**）。分层充填阶段，非常重要的是保证就位的准确，过多的充填材料会影响导板就位。

当90%的充填都完成后，再用Beautifill Ⅱ Flow Plus或复合树脂膏完成最后的10%。本病例中，大块的BW色和INC色树脂用毛刷尖分布至合适的区域（**图39～图42**）。

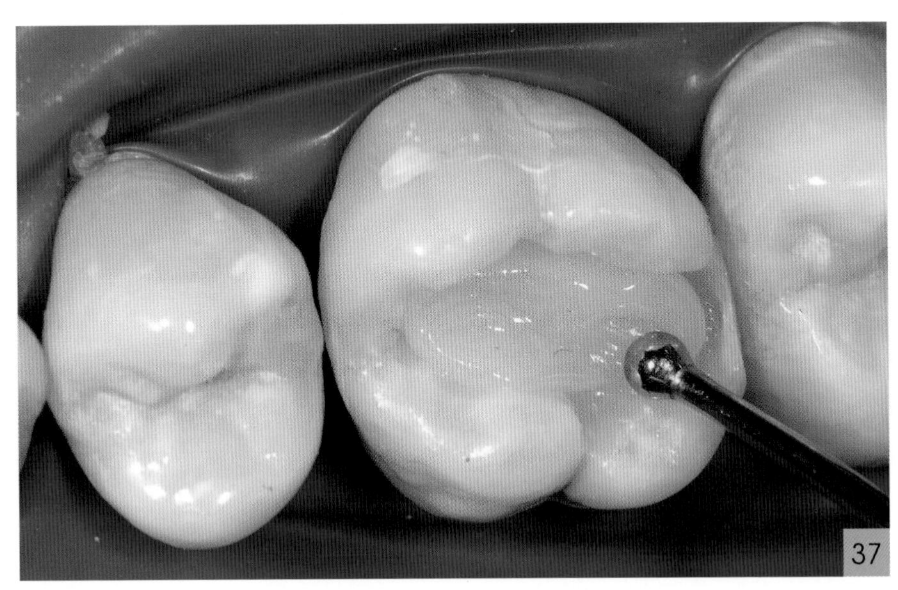
37

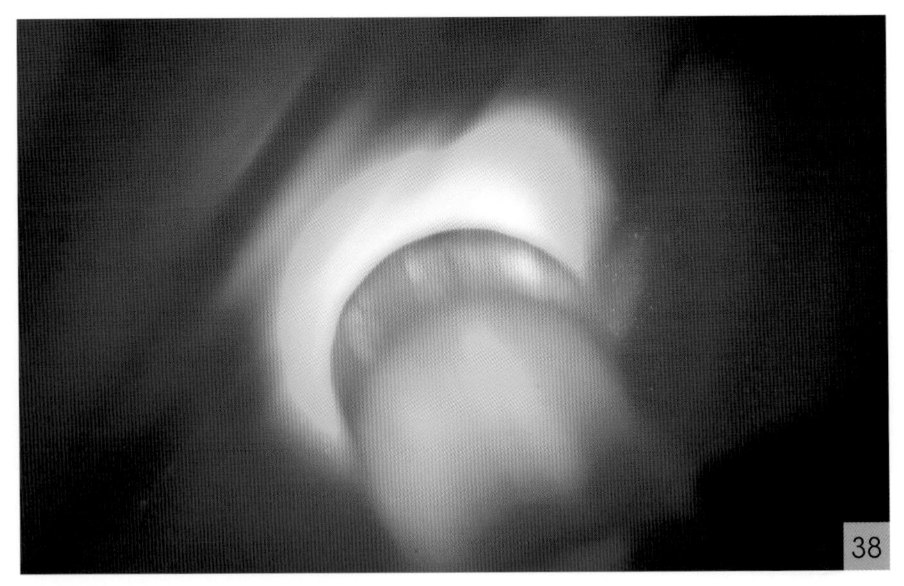
38

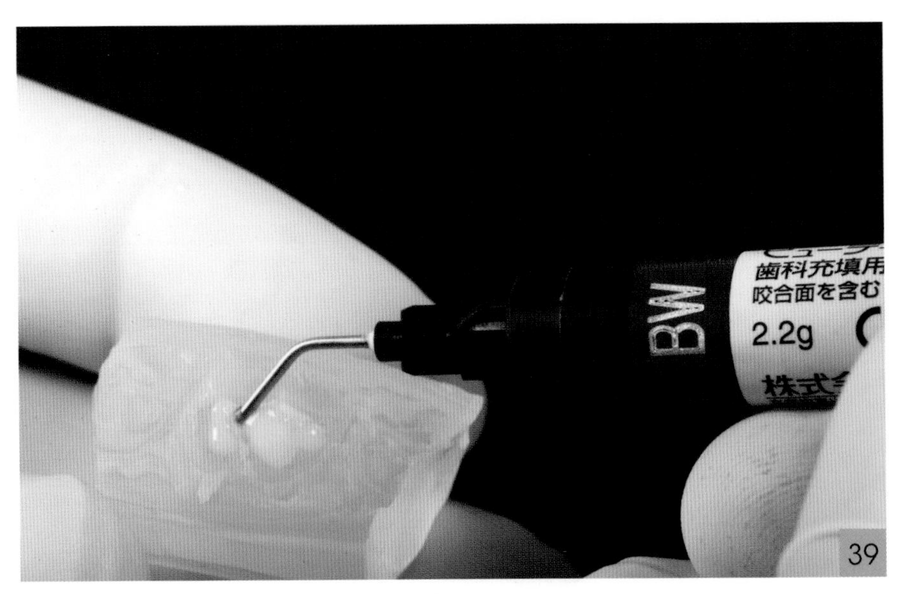

39

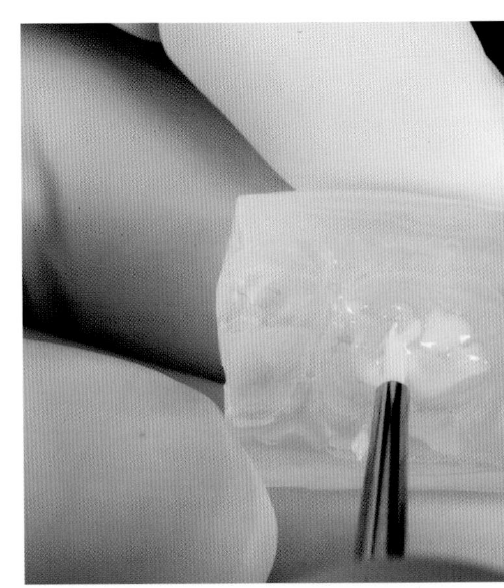

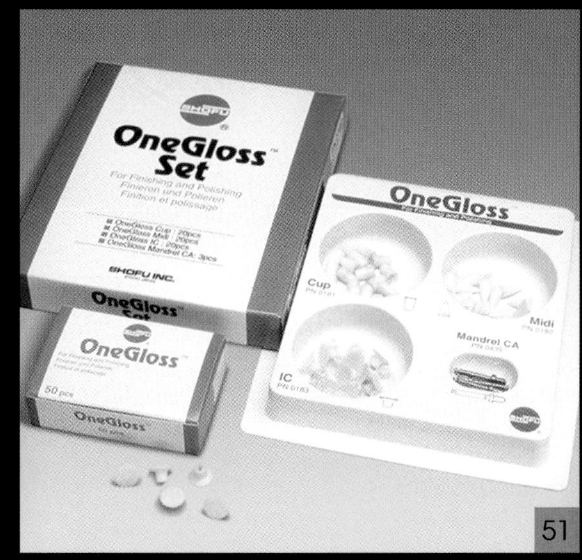
OneGloss Set
For Finishing and Polishing
Finieren und Polieren
Finition et polissage
OneGloss Cup : 20pcs
OneGloss Midi : 20pcs
OneGloss IC : 20pcs
OneGloss Mandrel CA: 3pcs
SHOFU INC.
OneGloss
50 pcs
OneGloss
Cup
Midi
Mandrel CA
IC
PN 0183
51

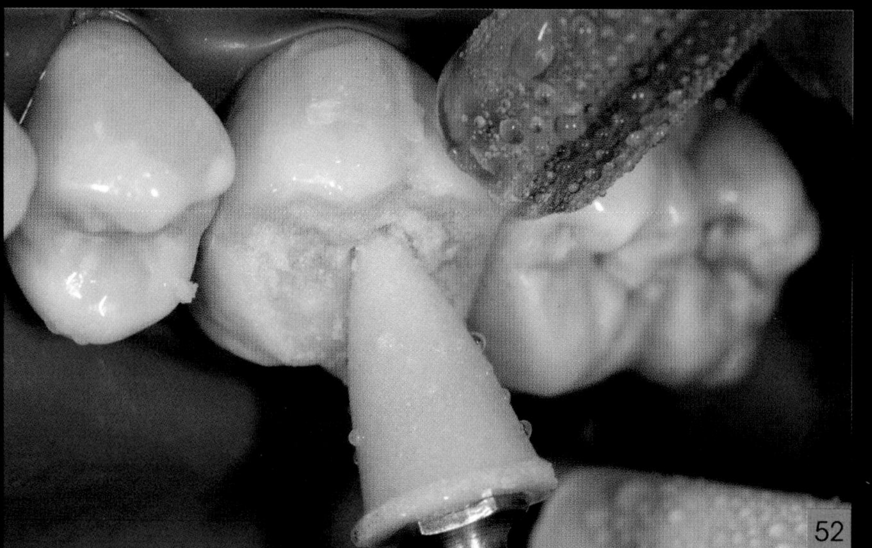
52

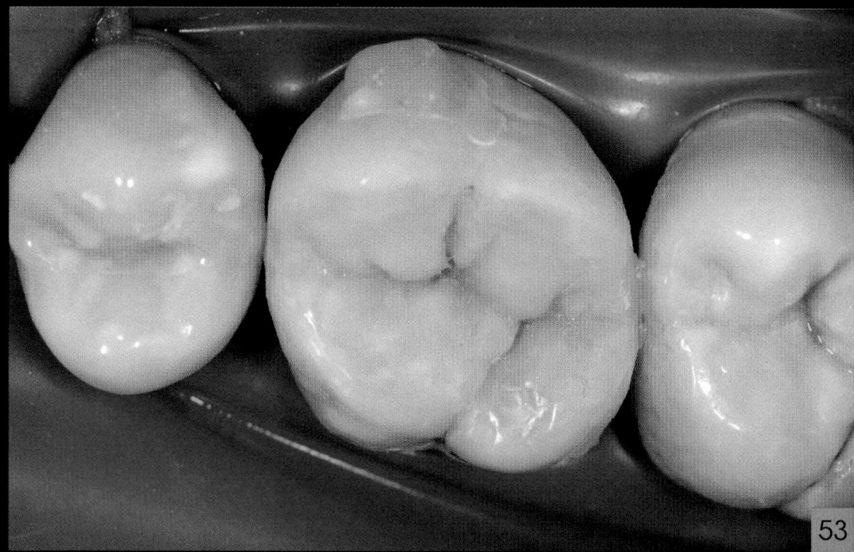
53

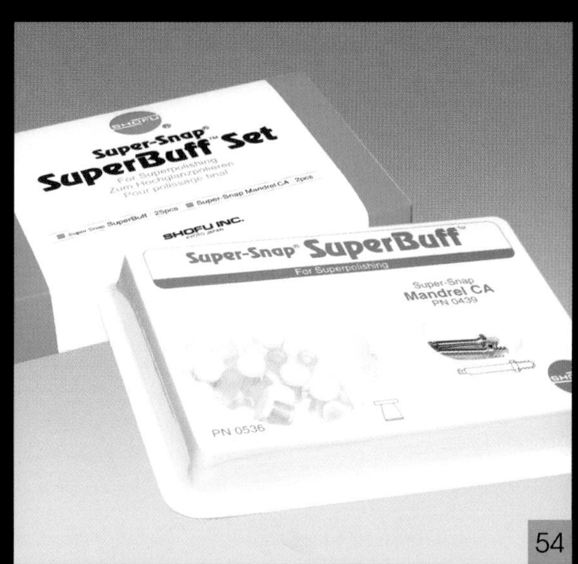
Super-Snap
SuperBuff Set
For Superpolishing
Zum Hochglanzpolieren
Pour polissage final
Super-Snap SuperBuff 25pcs
Super-Snap Mandrel CA 2pcs
SHOFU INC.
Super-Snap SuperBuff
For Superpolishing
Super-Snap
Mandrel CA
PN 0439
PN 0536
54

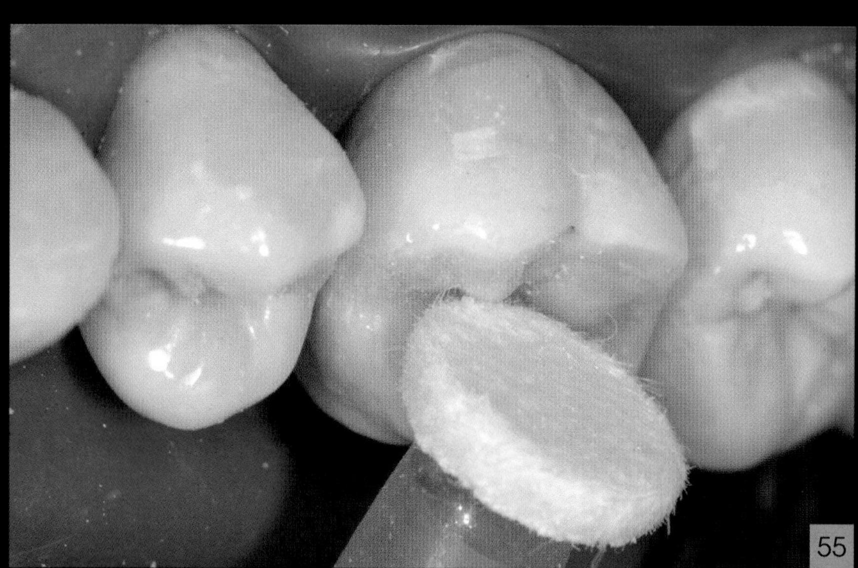
55

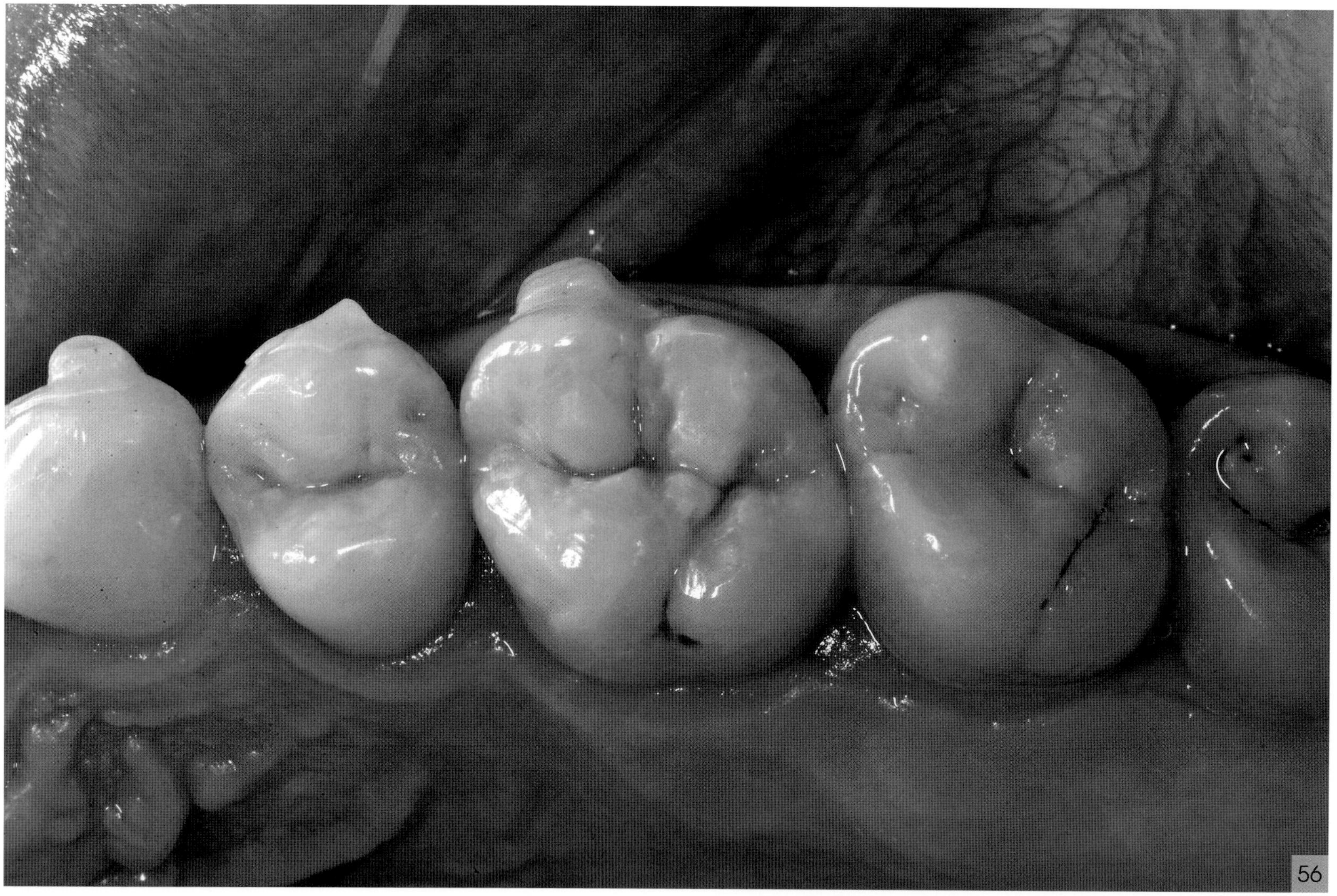

56

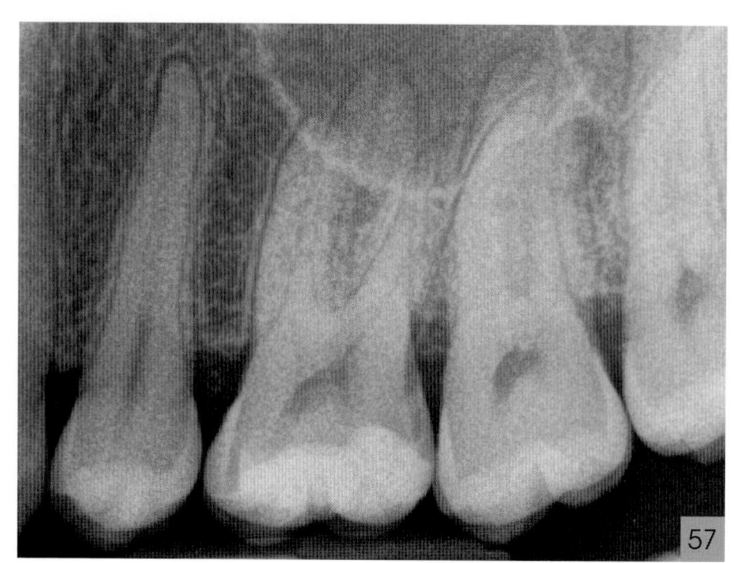

57

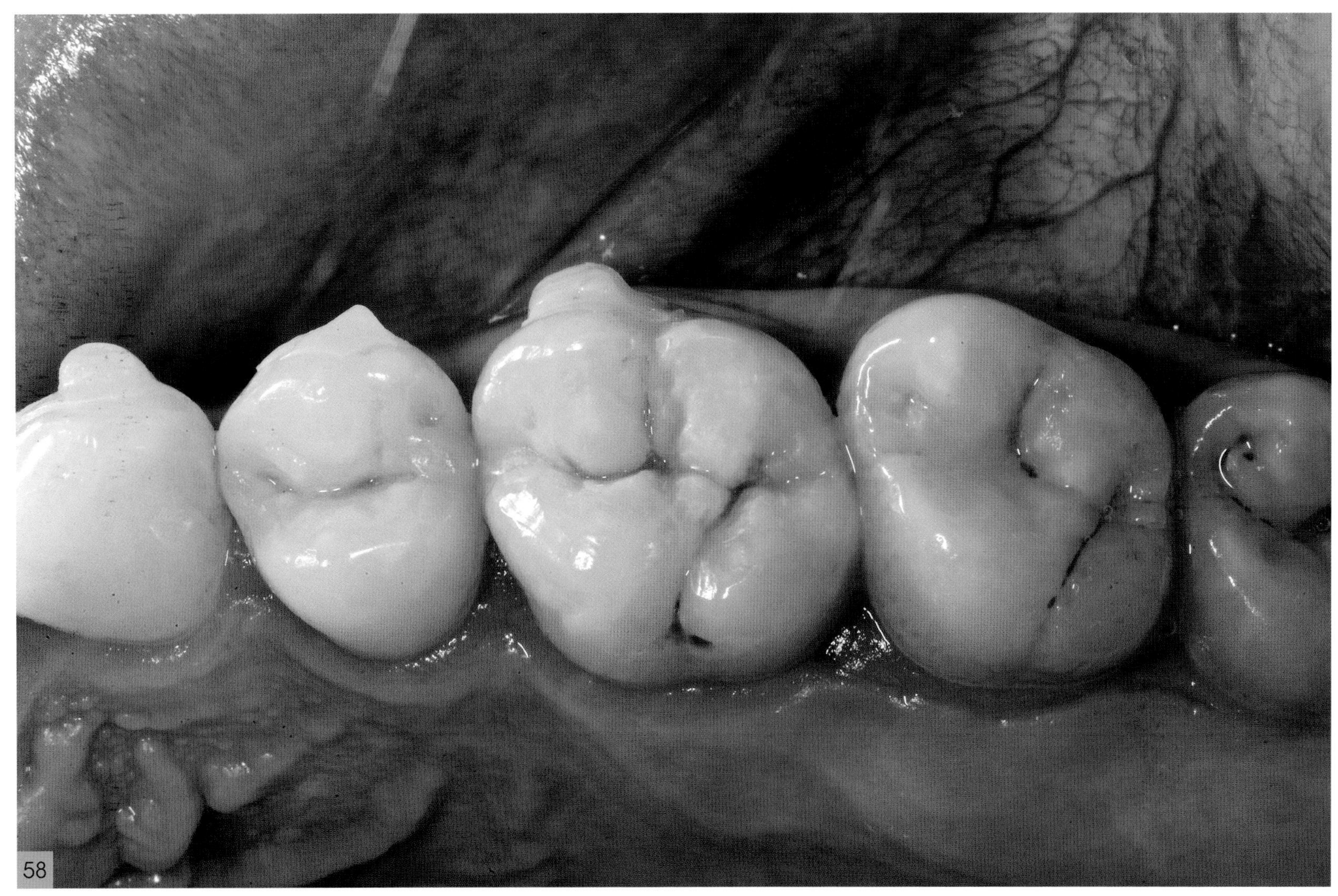
58

从完成照片看，形态和颜色完美统一，术后放射线片对确定最终修复的质量也大有帮助（**图56～图58**）。

显而易见，用透明硅橡胶导板（通过在𬌗架上制作准确的蜡型）能够便利地制作出从美学和功能上都很好的最终修复的形态。用此方法，牙医能最佳地重建牙齿的解剖形态和正确的咬合。

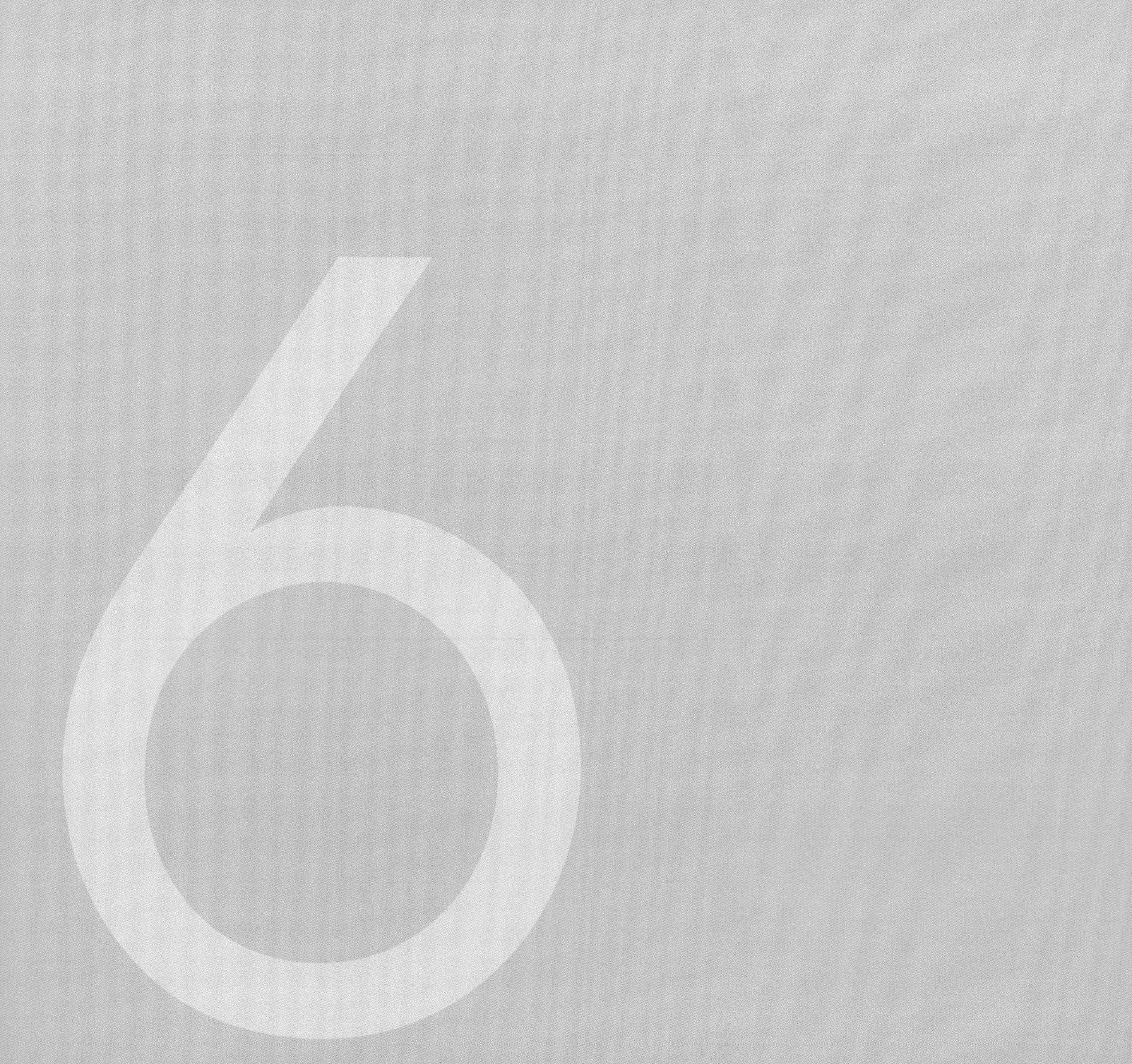

Vincenzo Musella, Mirela Feraru

临床病例
clinical case

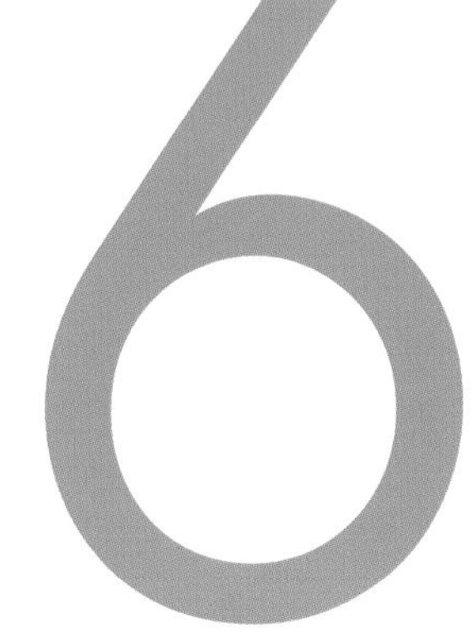

右下第一磨牙 I 类洞型直接充填
class I direct restoration of a mandibular right first molar

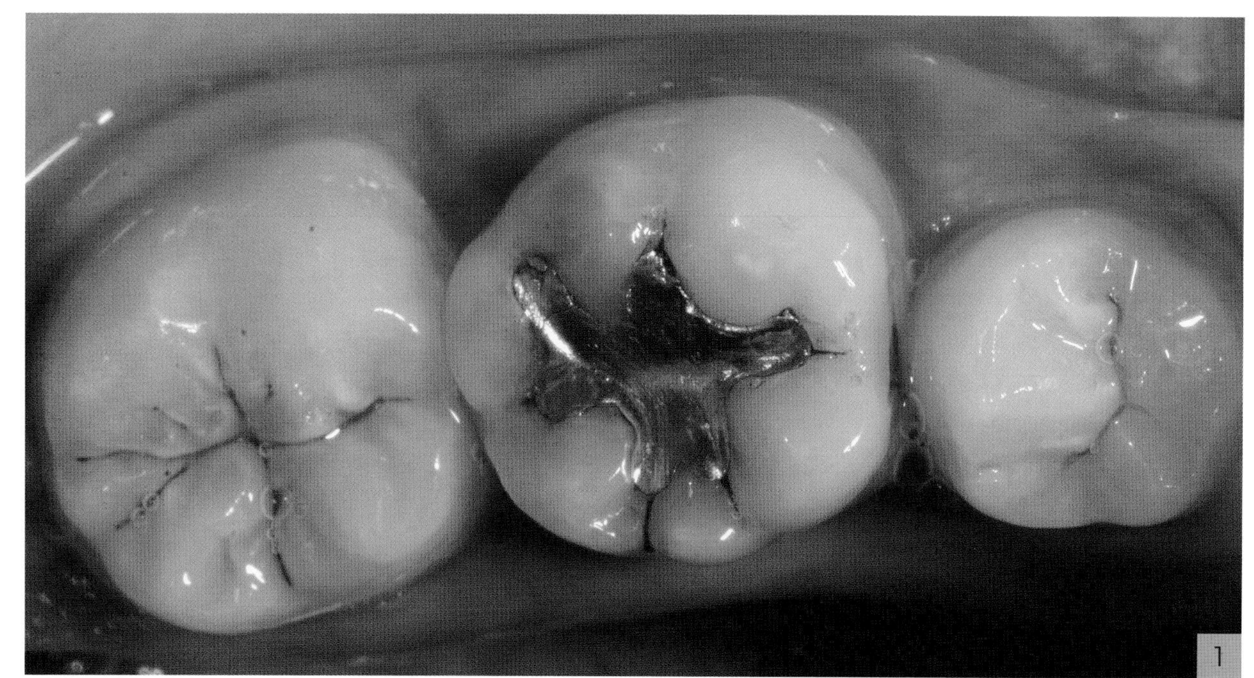

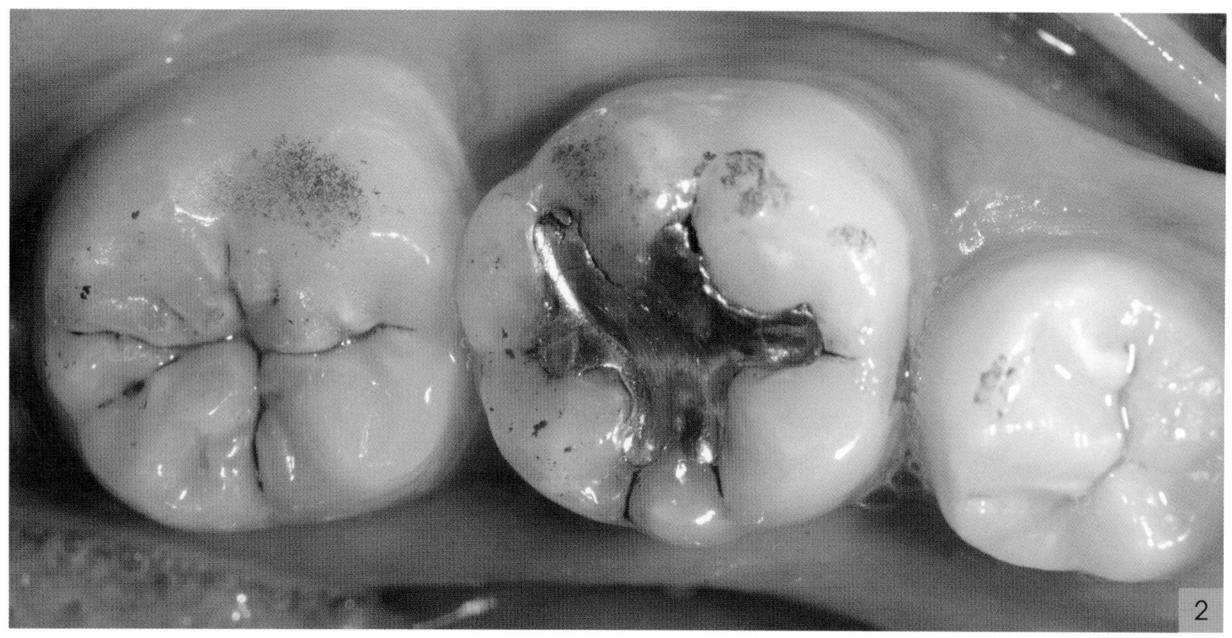

本病例聚焦于右下第一磨牙Ⅰ类洞型的修复，已经存在的银汞充填体，发生继发龋且不美观（**图1，图2**）。

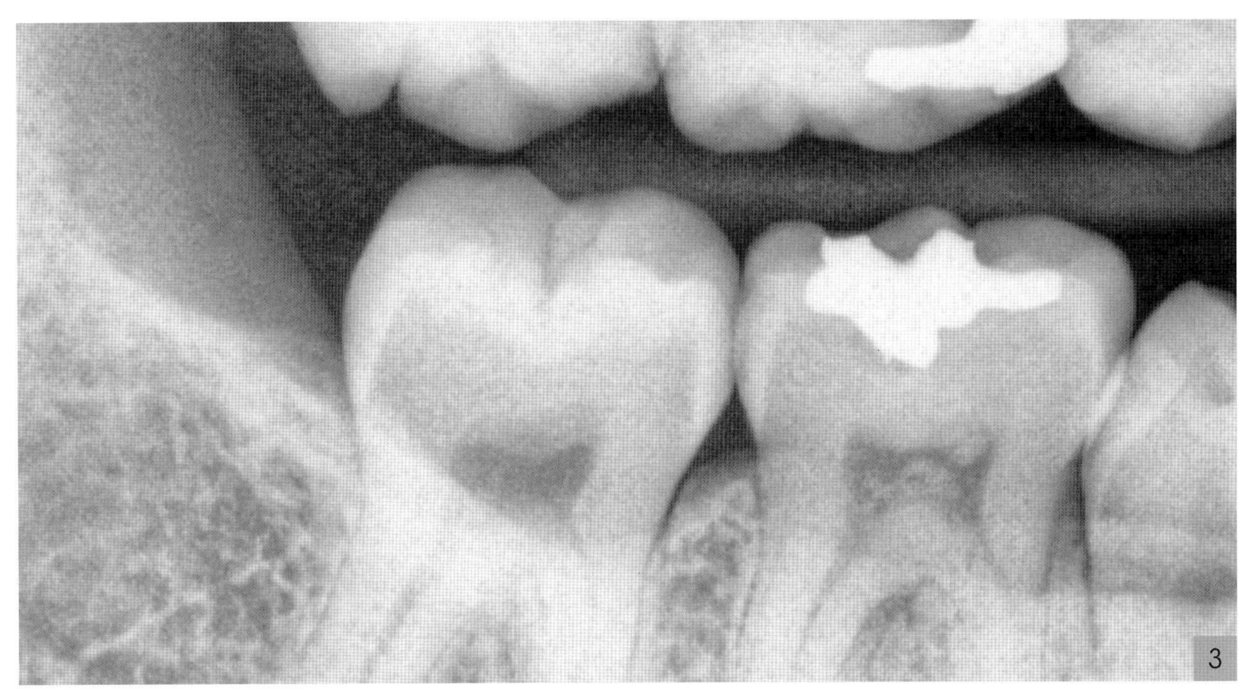
3

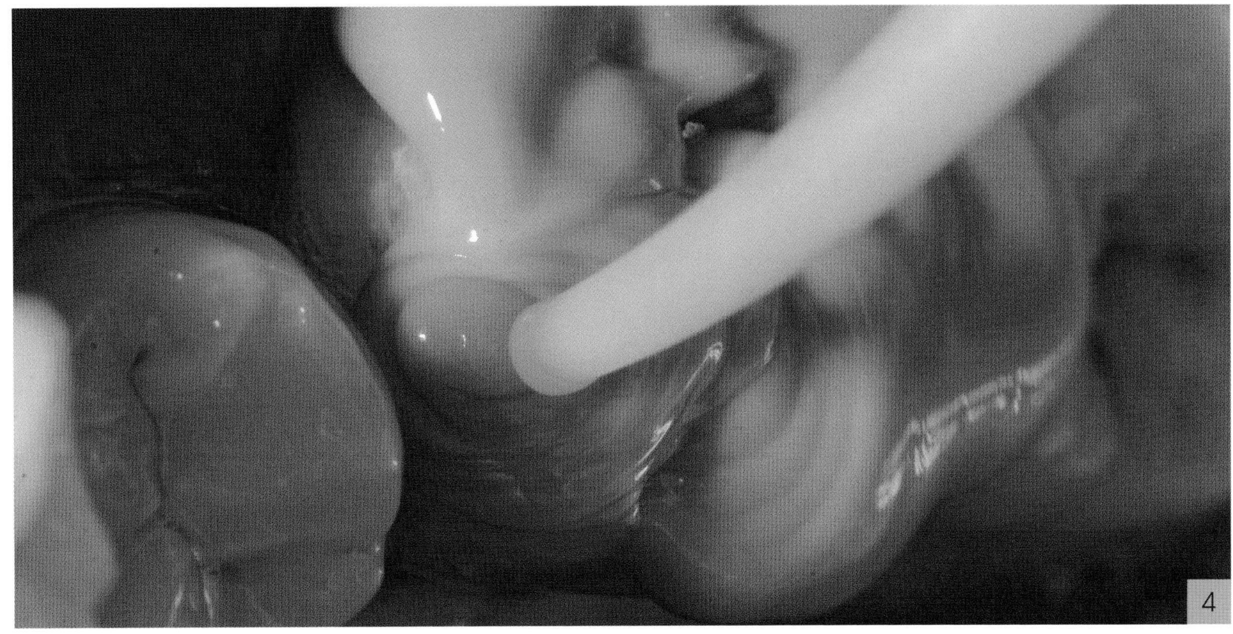
4

如**图3**的放射线片显示，患牙需要适当的处理才能恢复健康。第一步即制取硅橡胶印模（也可以用藻酸盐）（**图4**）。

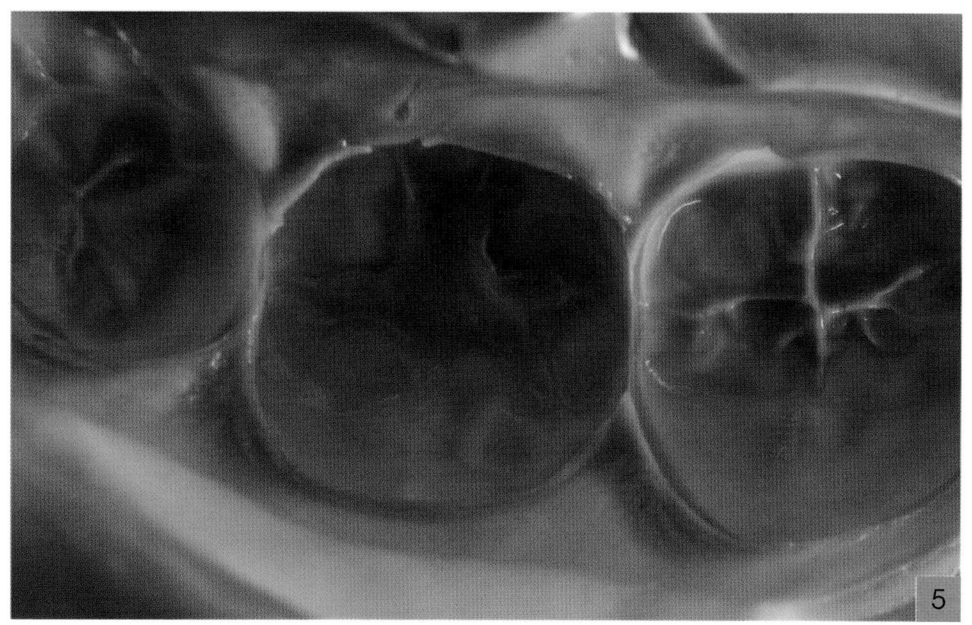
5

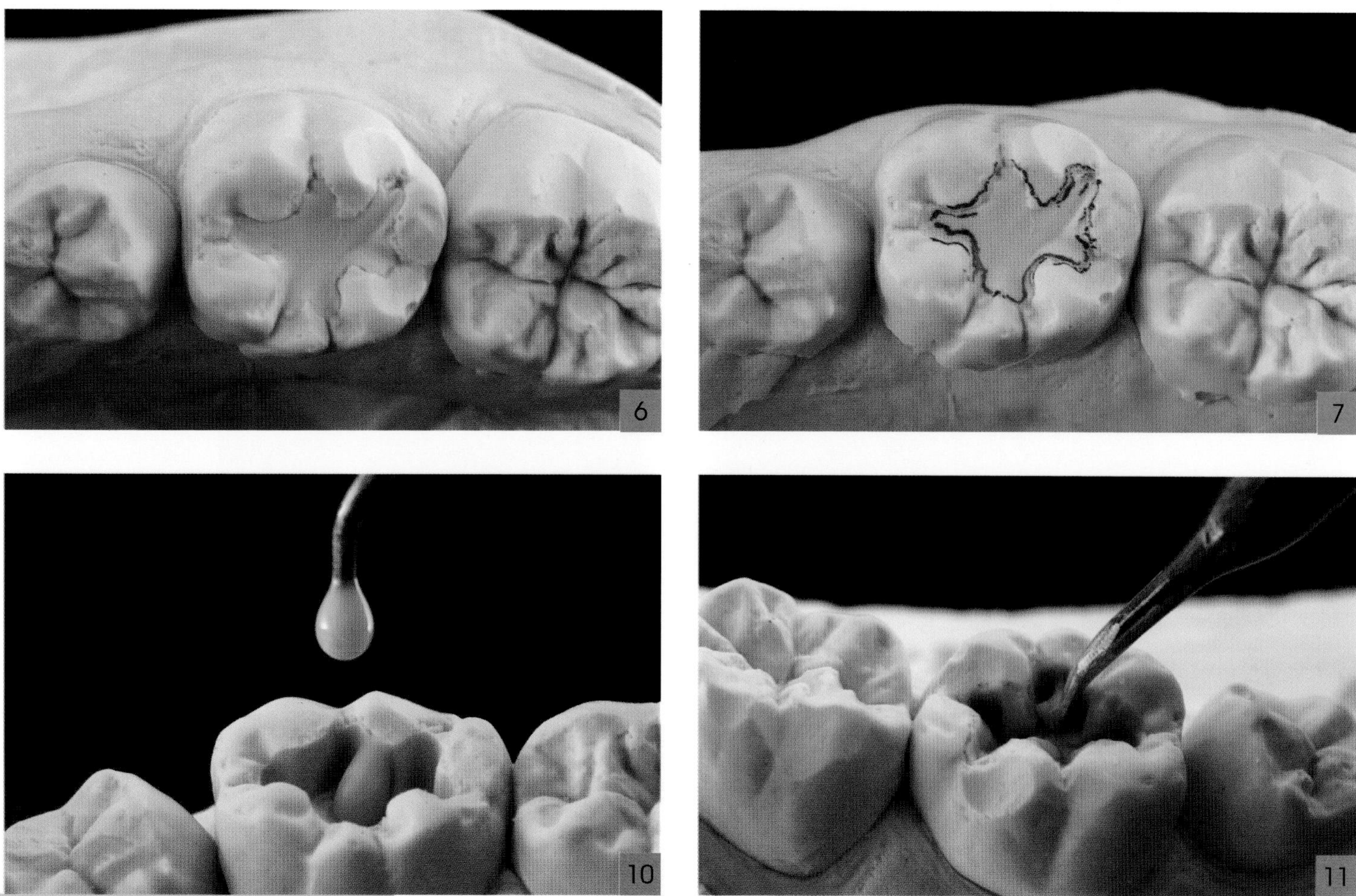
6 7 10 11

应用固化后的硅橡胶印模（**图5**），灌注石膏模型（**图6**）。用铅笔描记旧充填体边界，之内的部分磨除（**图7，图8**），此时此刻，可以在模型上看到备好的洞型（**图9**）。

接下来，在洞型内用蜡堆出正确的解剖结构（**图10，图11**），用牙体牙髓器械，扩大窝沟，以便为最终的特性化修复预留足够的空间（**图12**）。此时，牙齿的最终解剖结构已经呈现（**图13**）。

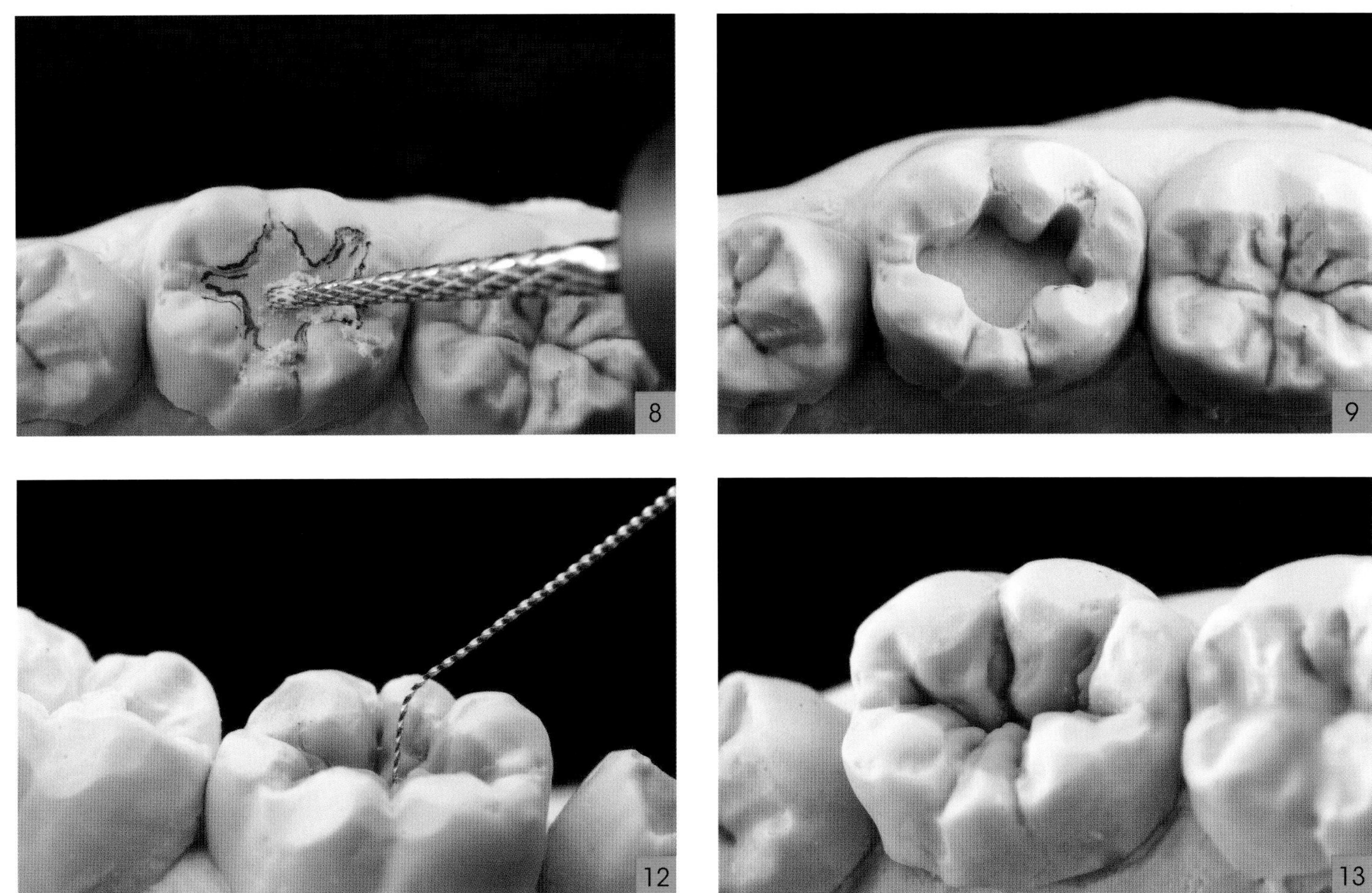

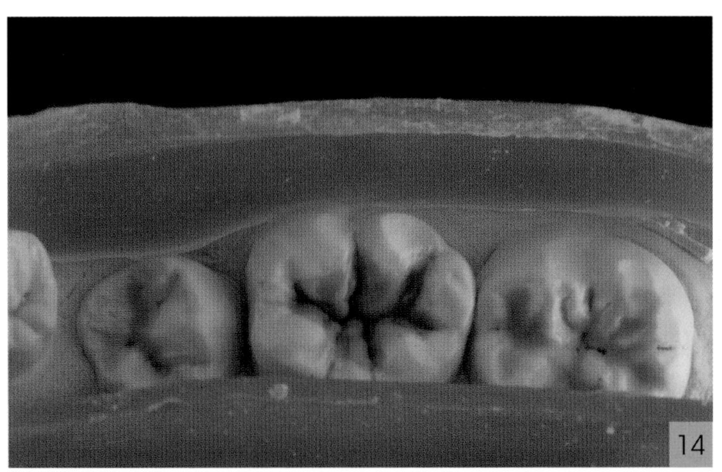
14

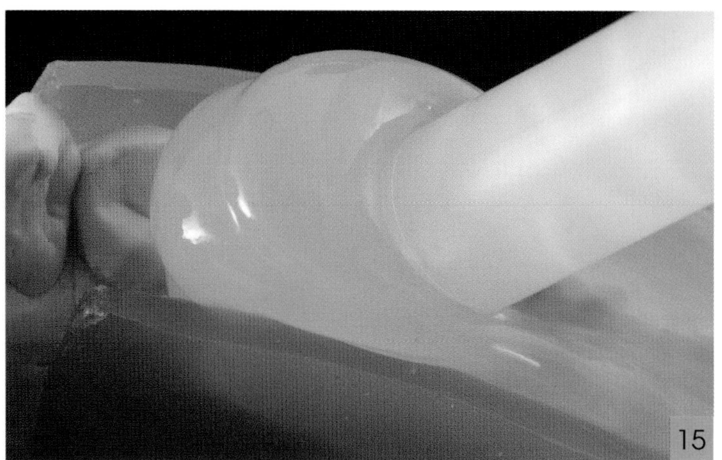
15

一旦模型完成，进行围模（**图14**），注射透明硅橡胶，硅橡胶要有足够的透明度和硬度，理想硬度达到70肖氏（**图15，图16**）。使得硅橡胶能真实复制牙齿的结构，并且充分流入预备好的窝沟（**图17**）。

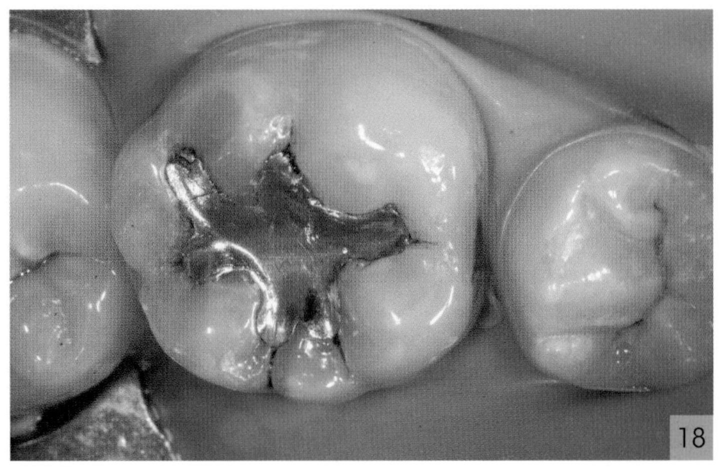
18

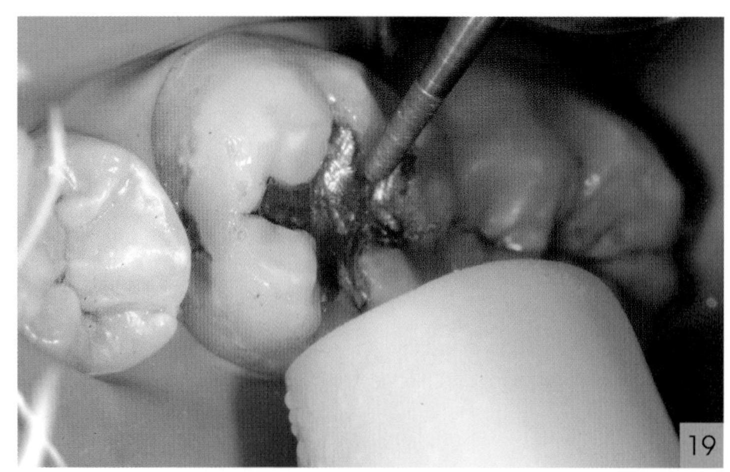
19

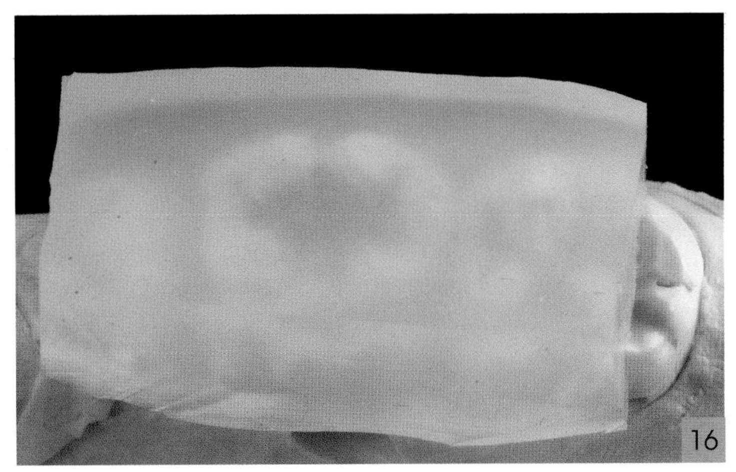
16

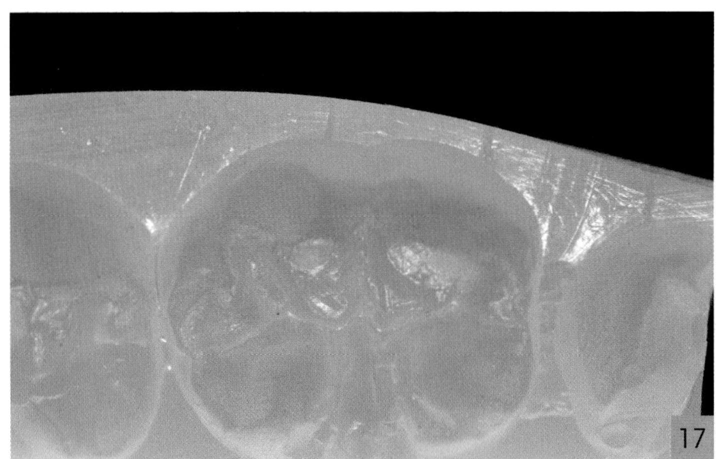
17

随后开始口内的工作（**图18**），去除旧的银汞充填体，这应该在严格隔离和吸引器吸收下进行（**图19**）。旧修复体从患者口内去除后（**图20**），试戴硅橡胶导板，必须确保硅橡胶导板能在牙齿上完全就位，且没有任何阻碍，这一步至关重要（**图21**）。

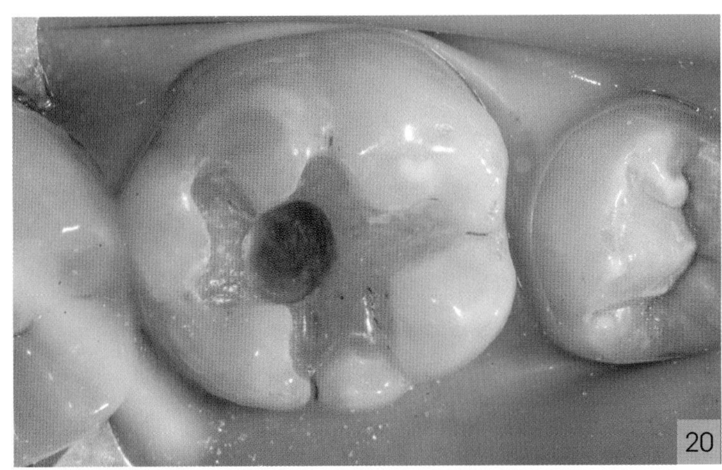
20

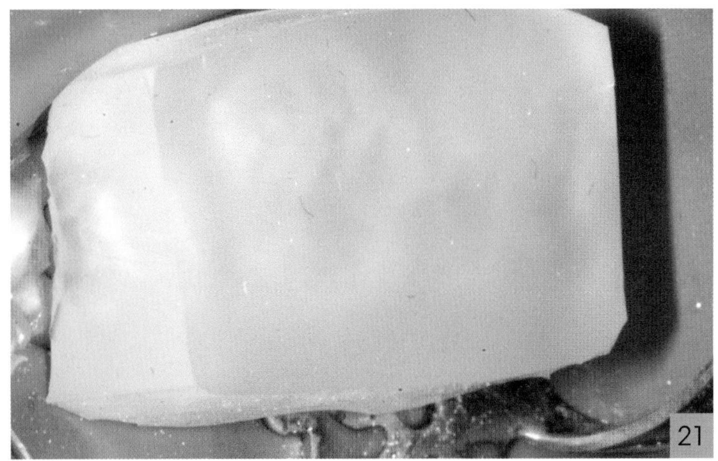
21

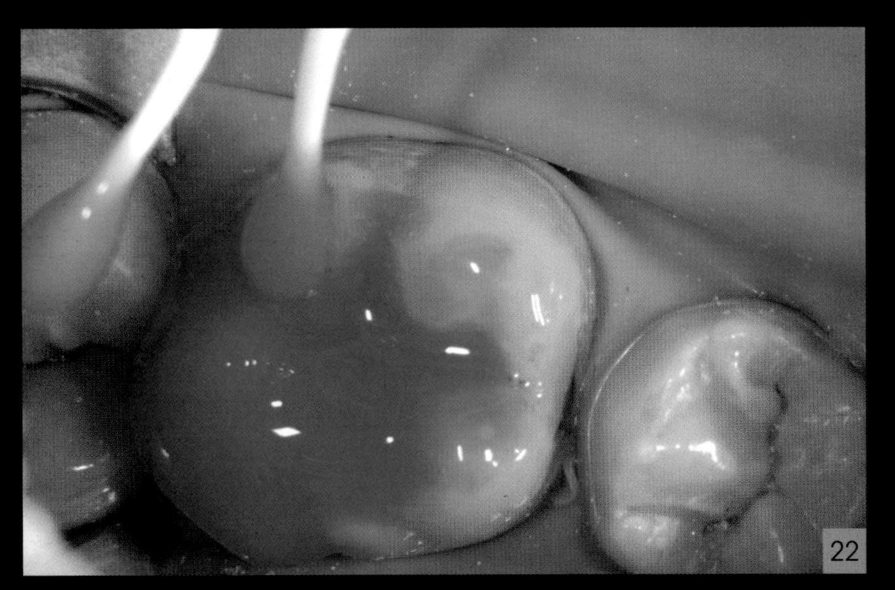
22

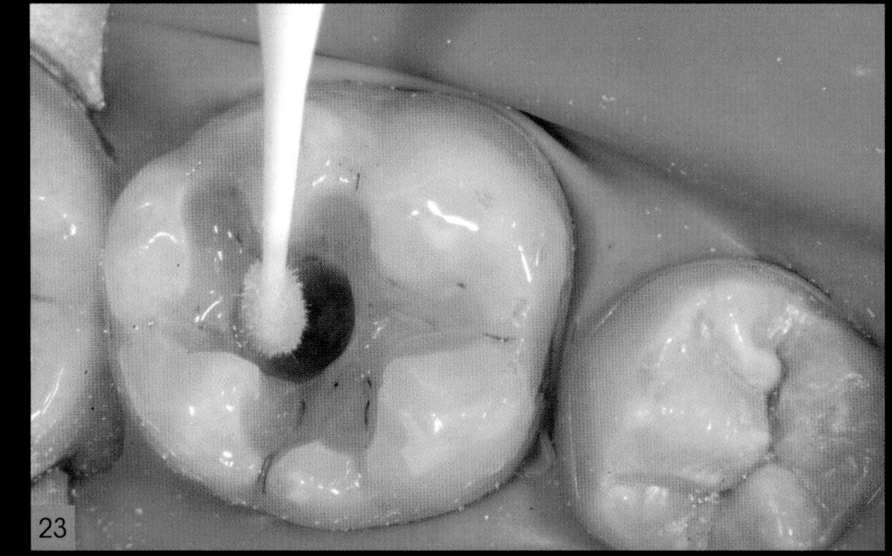
23

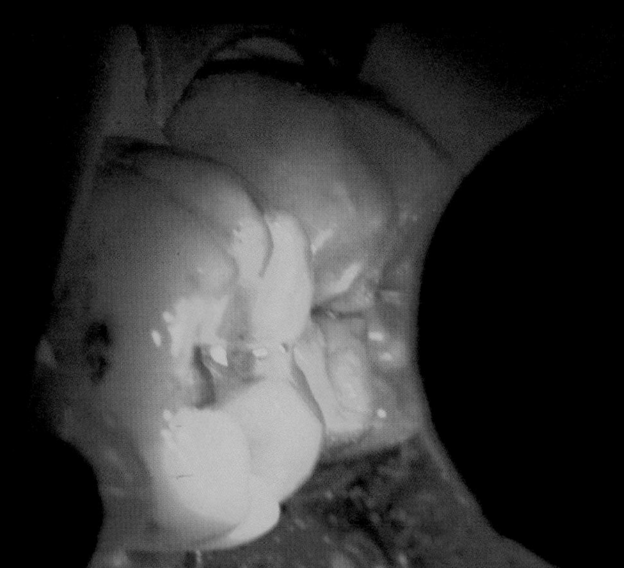
24

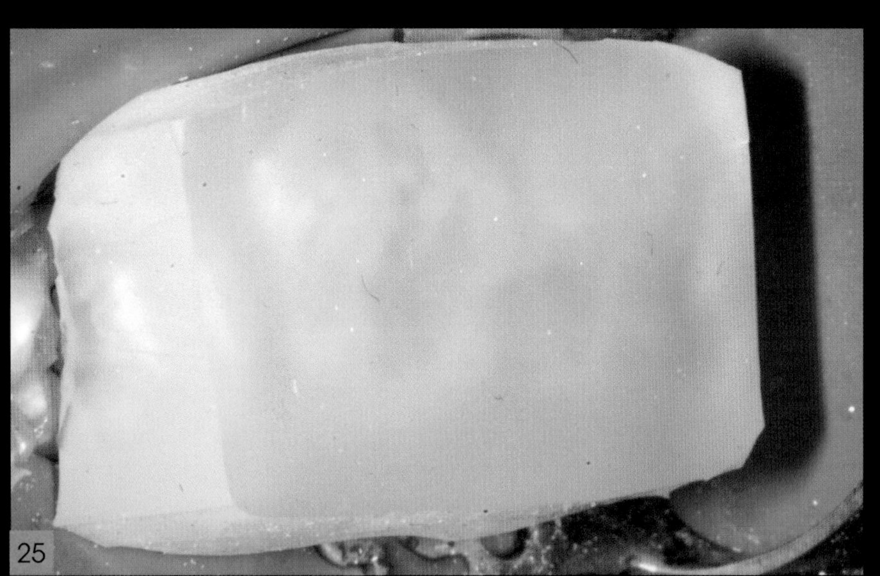
25

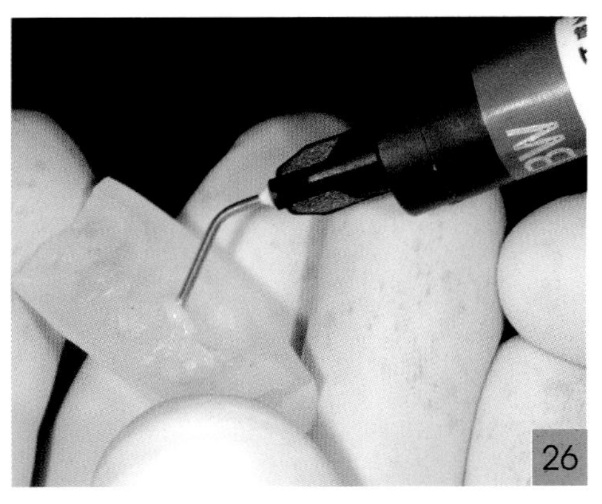
26

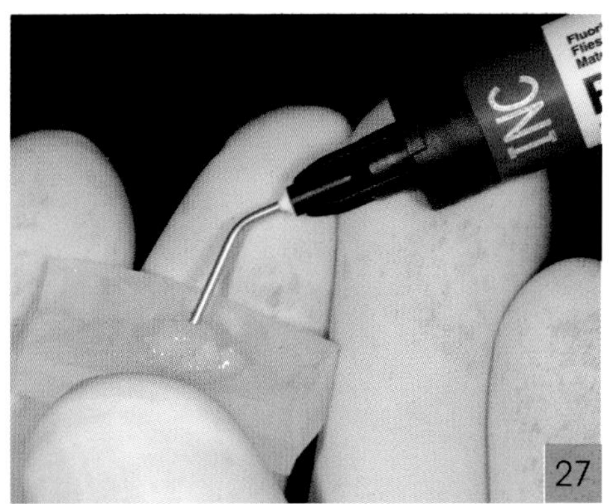
27

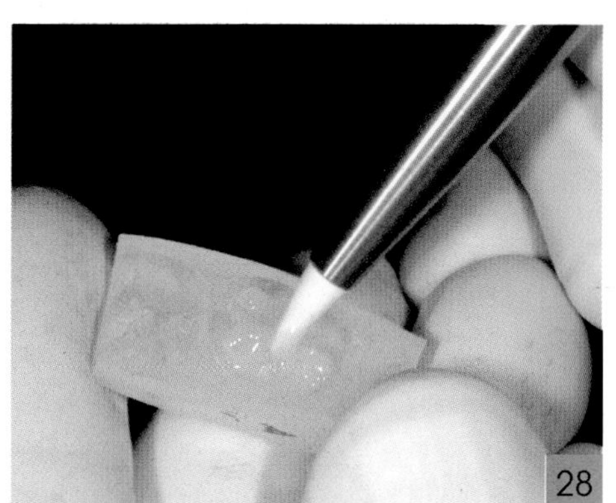
28

一旦确认无干扰，牙医可以开始进行粘接（**图22，图23**）。通过本技术，树脂块在窝洞内分层充填，每一次都在窝洞内直接光固化（**图24**）。此外，每次充填树脂后均需保证硅橡胶导板就位，避免抬高咬合而影响最终效果（**图25**）。当充填修复完成90%时，使用流体复合树脂（也可以树脂团块）完成最后的10%。直接在透明硅橡胶导板上尽可能多地注入树脂以获得更好的美学效果（**图26～图28**）。透明硅橡胶导板以及树脂可以直接按压在牙上准确就位，然后光固化（**图29**）。用根管扩大针（牙体牙髓器械）添加效果色树脂（Lite Art，松风）对窝沟进行特征处理（**图30，图31**）。

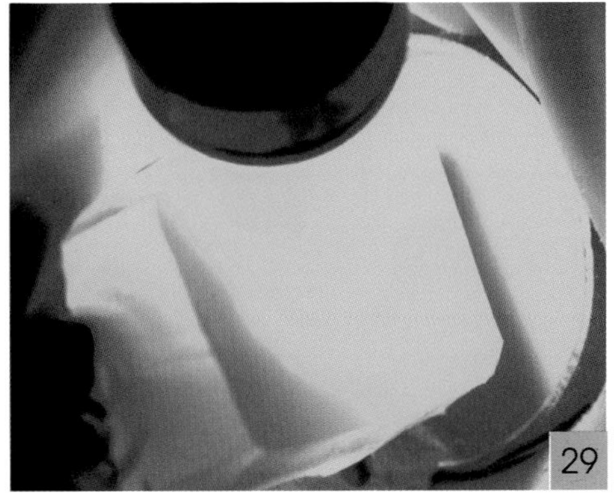
29

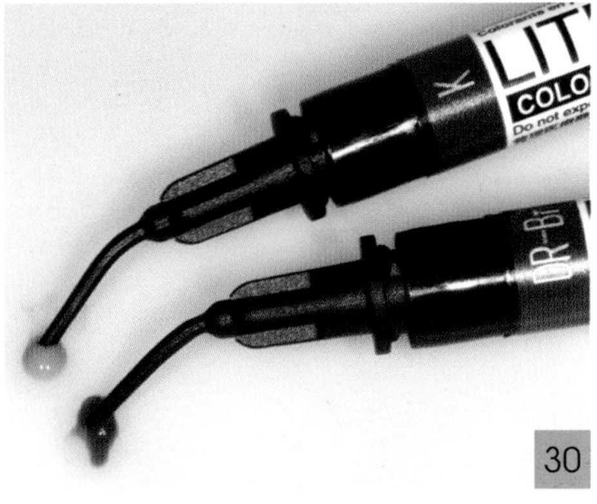

30

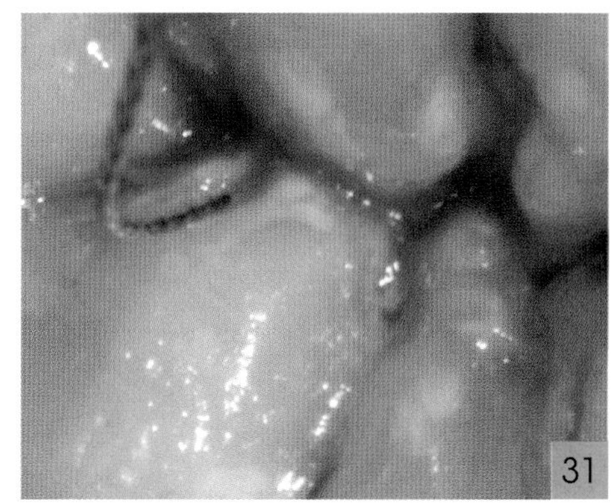
31

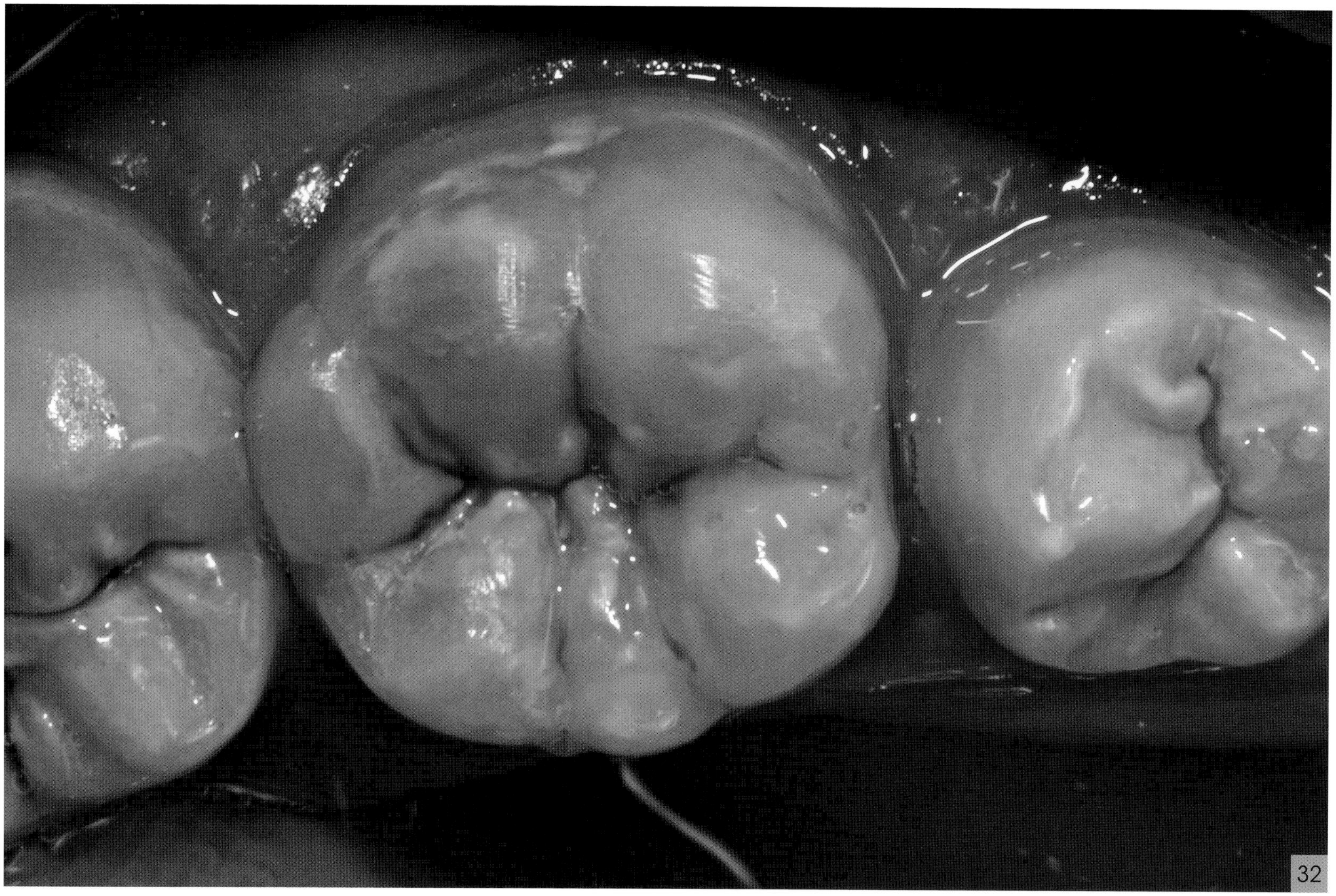

32

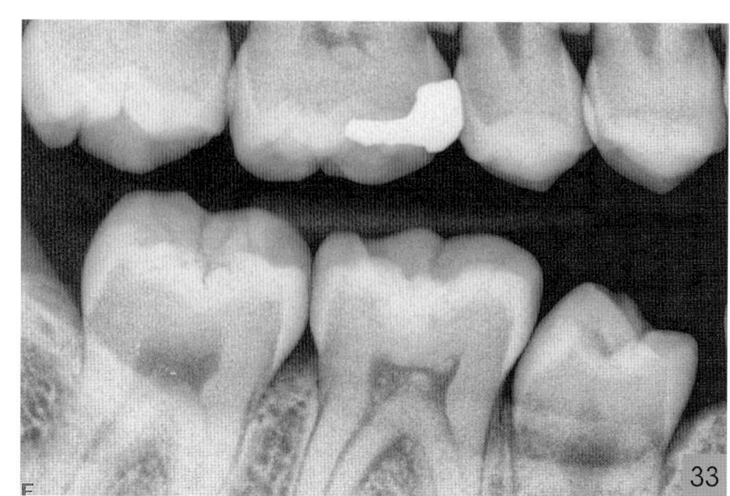

33

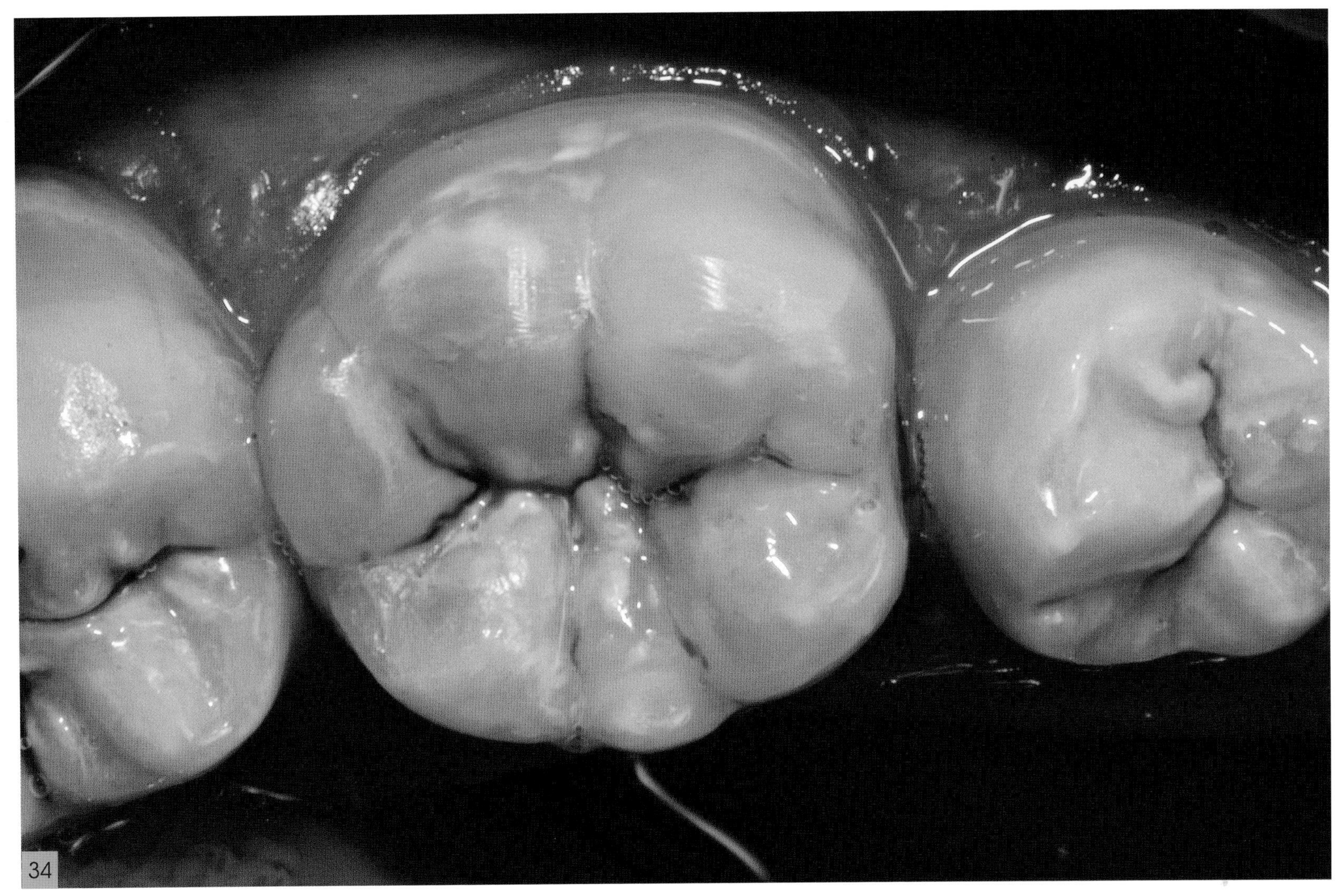
34

图32的黑白照片凸显了修复所获得的自然解剖形态，影像学图像确认了修复的质量（**图33**）。

图34可以欣赏到解剖和颜色的美学统一。即使只是用在最后的10%的充填修复，透明硅橡胶导板也可以获得很大的优势。

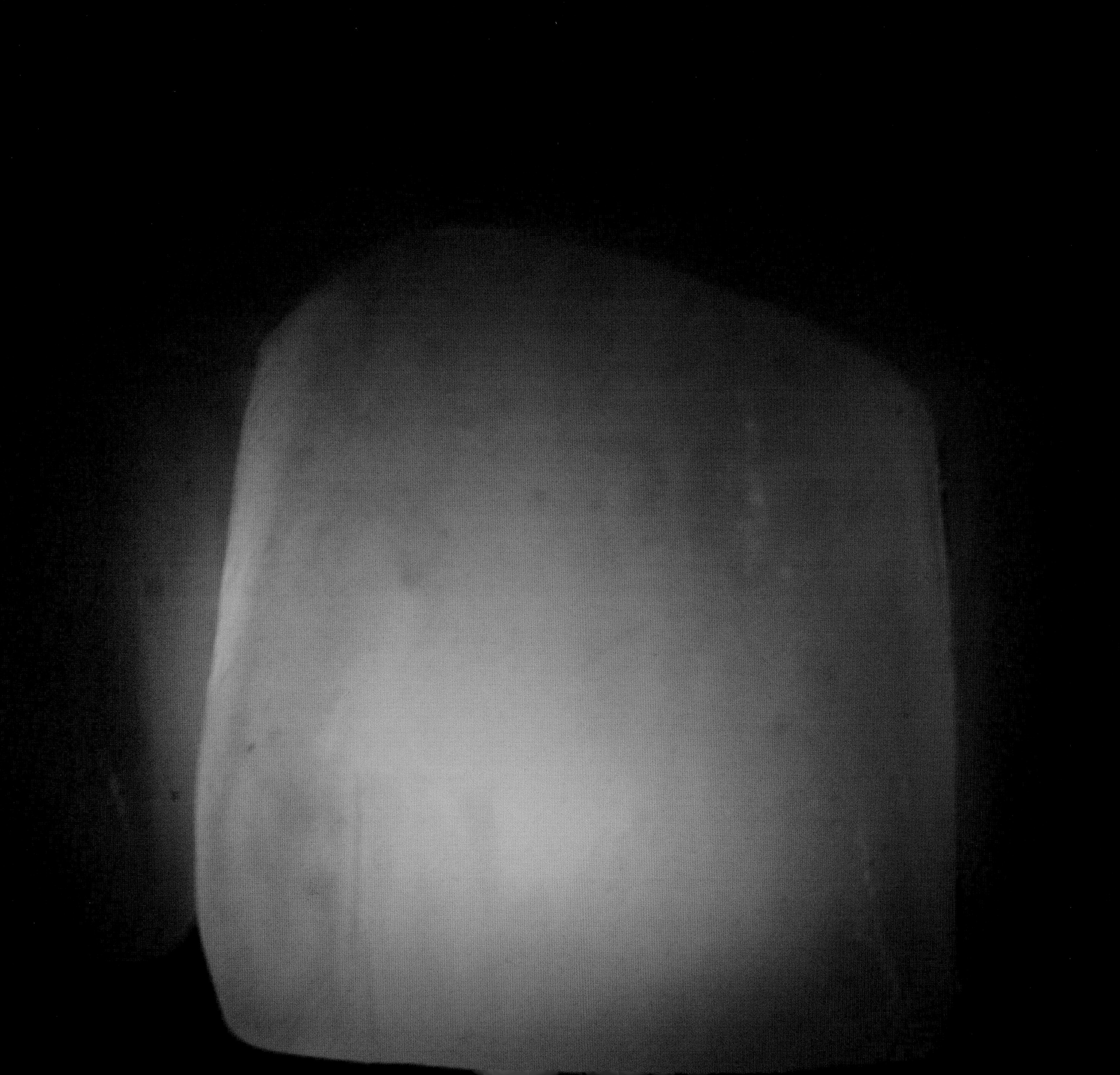

PART III

第三部分　二硅酸锂嵌体和长石质陶瓷贴面

lithium DISILICATE

LITHIUM DISILICATE INLAYS AND FELDSPATHIC CERAMIC VENEERS

INTRODUCTION

简介

在本书的第三部分，呈现另一类临床案例。这些病例的共同点就是都用了一种独特的材料来实现：二硅酸锂（IPS e.max，义获嘉伟瓦登特）。这种陶瓷美学效果和强度俱佳。事实上，其主要的适应证是单颗前牙以及粘接性瓷修复体。这种材料可以用热压工艺制成也可以用于计算机辅助设计/计算机辅助制作（CAD/CAM）系统。基于美学要求，牙医可以用3种修复工艺：（1）染色技术；（2）回切技术；（3）分层堆塑技术。

不同工艺考量的相关因素：

- 二硅酸锂可以有各种程度的遮色度，因此，如果基牙健康，修复体可以保持健康牙的天然半透明性；如果基牙因为存在金属或者钛修复体而变色，也可以取得良好的美学效果。
- 在选择原材料的时候，需要重要考虑的就是基牙的颜色和修复体的厚度，这两方面严重影响最后修复的美学效果。

适应证：

- 厚度0.3mm的贴面
- 微创嵌体和高嵌体
- 部分冠和全冠
- 天然牙或种植体支持的短跨度前牙部分桥
- 3～4单位的部分义齿（氧化锆基底、二硅酸锂饰面）

优点：

- 每个修复体的半透明程度均可以被计算
- 即使最小厚度也可以取得理想效果
- 微创牙体预备
- 可用于粘接修复
- 单一形态中的独特工艺可能性

下面的篇章描述了7个病例，均按照正确的适应证选择了二硅酸锂作为原材料。病例5～7中，使用底冠工艺，证明在一些特殊类型的美学病例中特别有效。

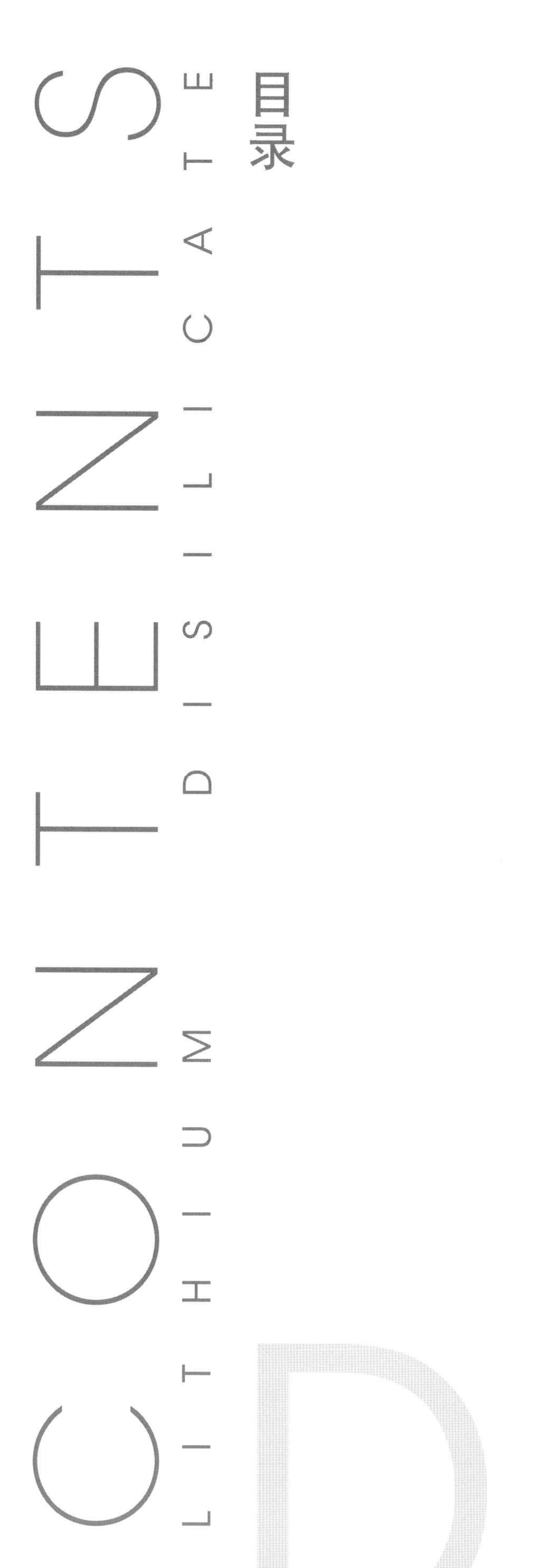

目录

lithium DISIL

ICAT

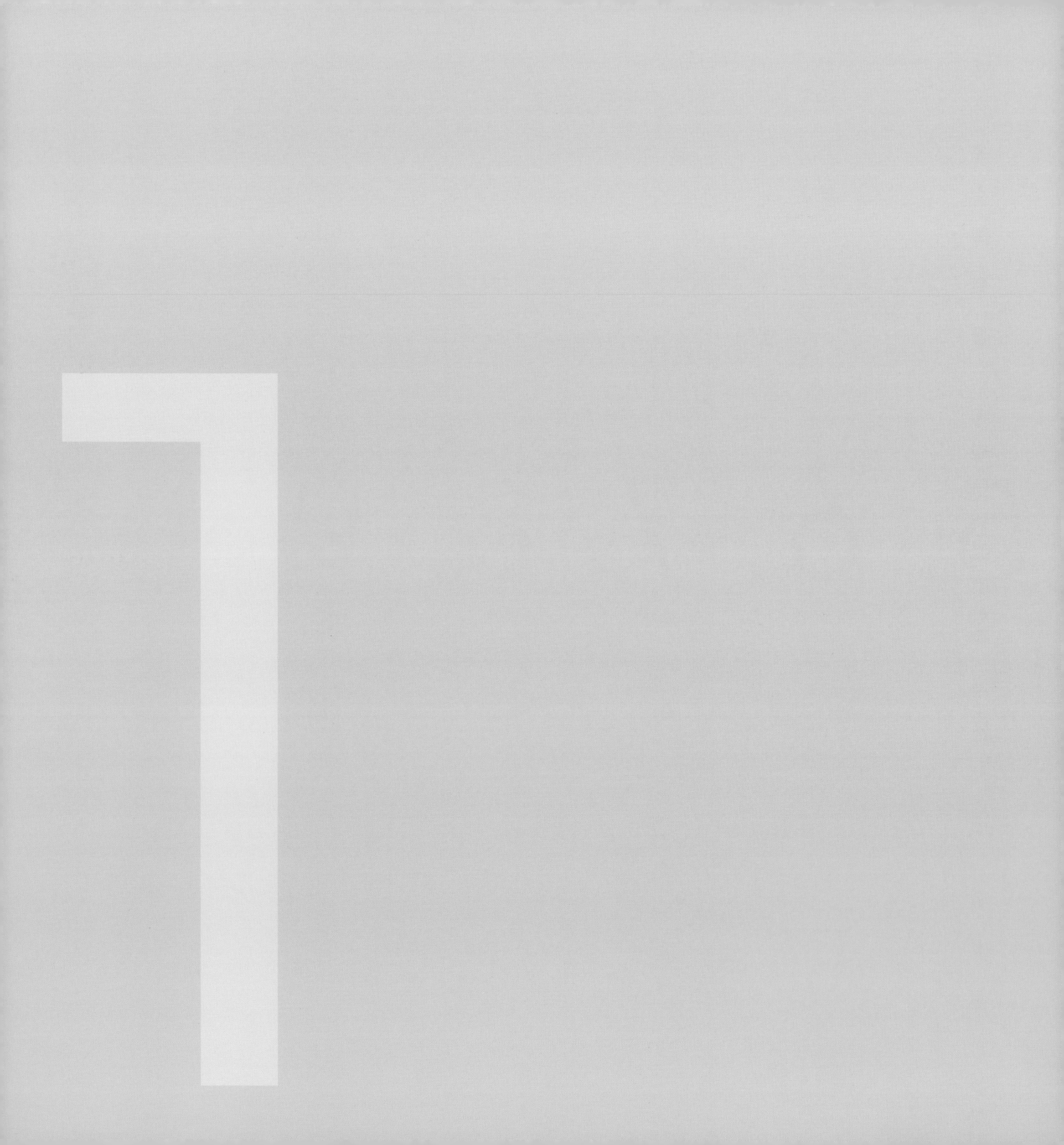

Vincenzo Musella, Mirela Feraru, Nitzan Bichacho

临床病例
clinical case

中透明度二硅酸锂：染色工艺
medium-translucency lithium disilicate: painting technique

1

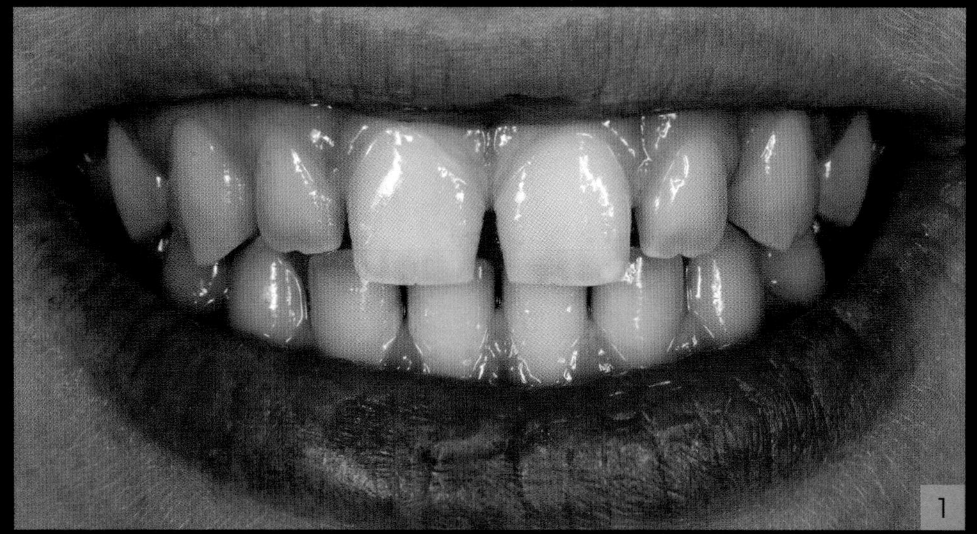
1

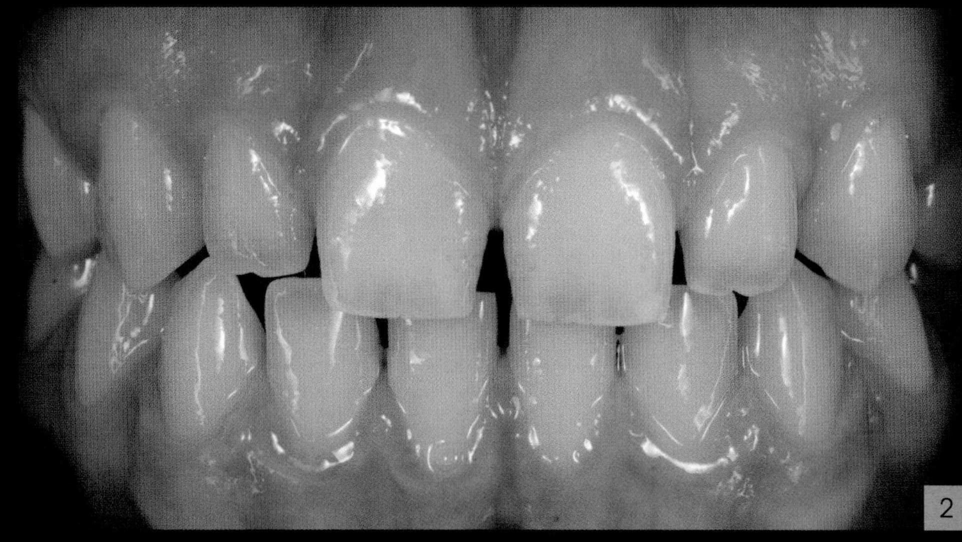
2

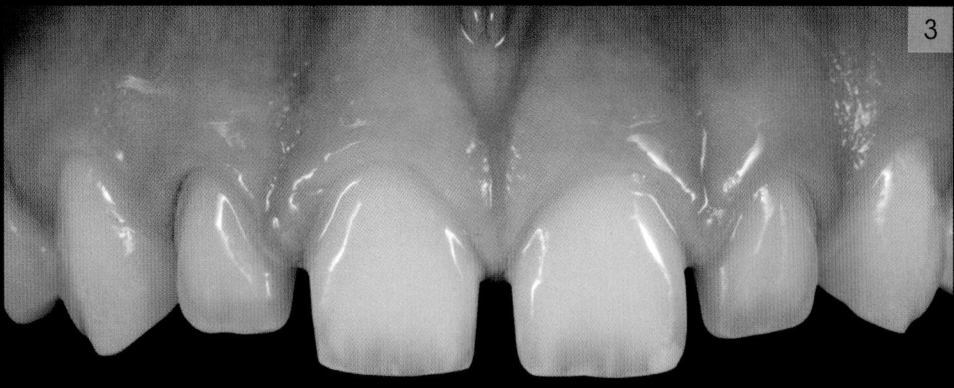
3

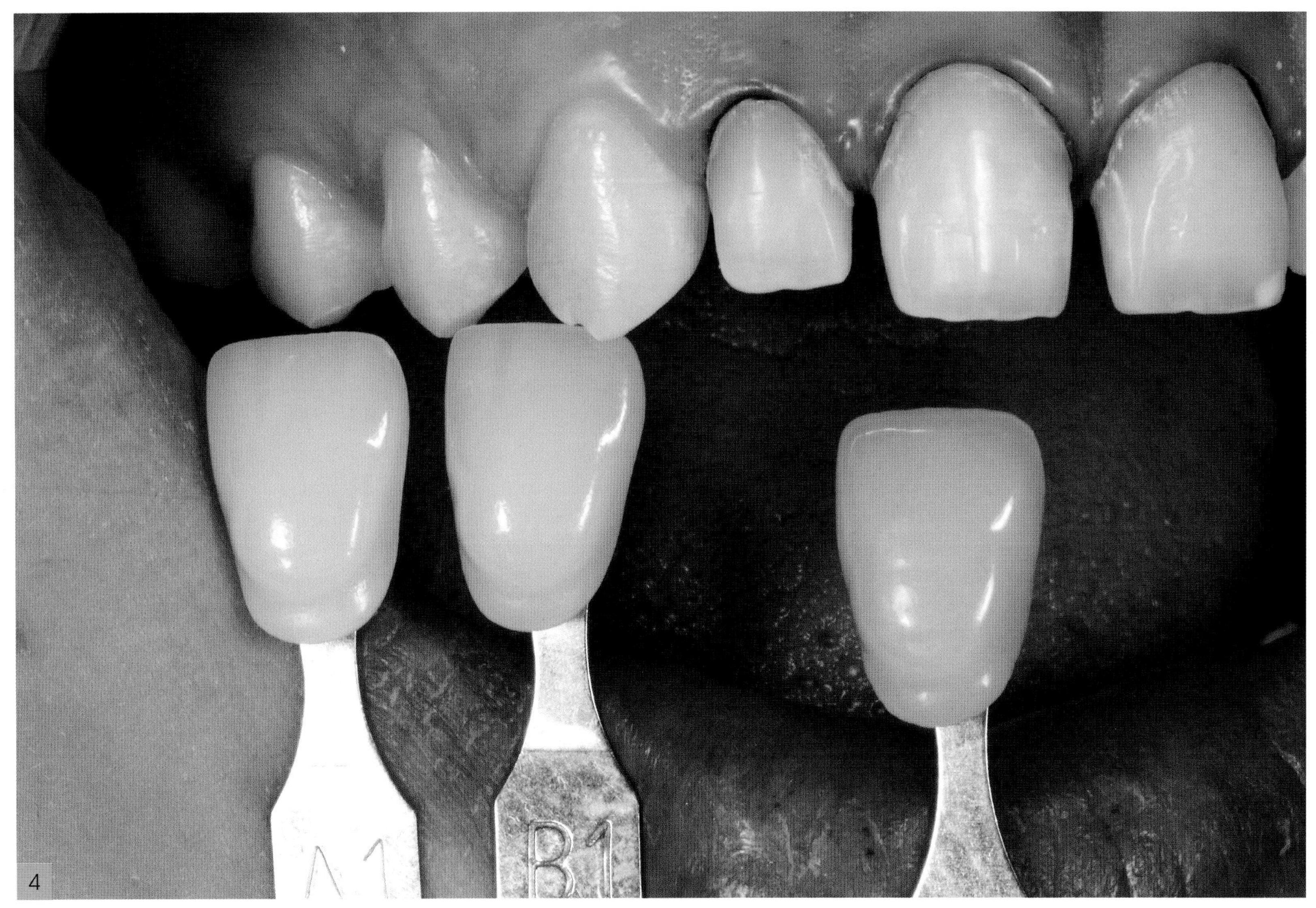

4

中透明度（MT）二硅酸锂瓷（IPS e.max MT，义获嘉伟瓦登特）适用于遮色和回切技术。由于本案中需要对基牙遮色，使得修复体呈现出一致的色泽，这种陶瓷十分适合本病例的修复。重要的是在形态上确保足够的空间来关闭间隙，并实现高水平美学价值。

首先分析案例，评估口内照、唇齿（微笑）照，使用黑背板获得的深色背景照能更深层观察牙体透明度（**图1～图3**）。除外，还需要牙体预备后的照片，结合不同比色板色块来正确选择瓷块颜色（**图4**）。

以下图片为印模，石膏模型，在石膏模型上制作的蜡型和压铸后的A1色中透明度二硅酸锂（**图5～图8**）。

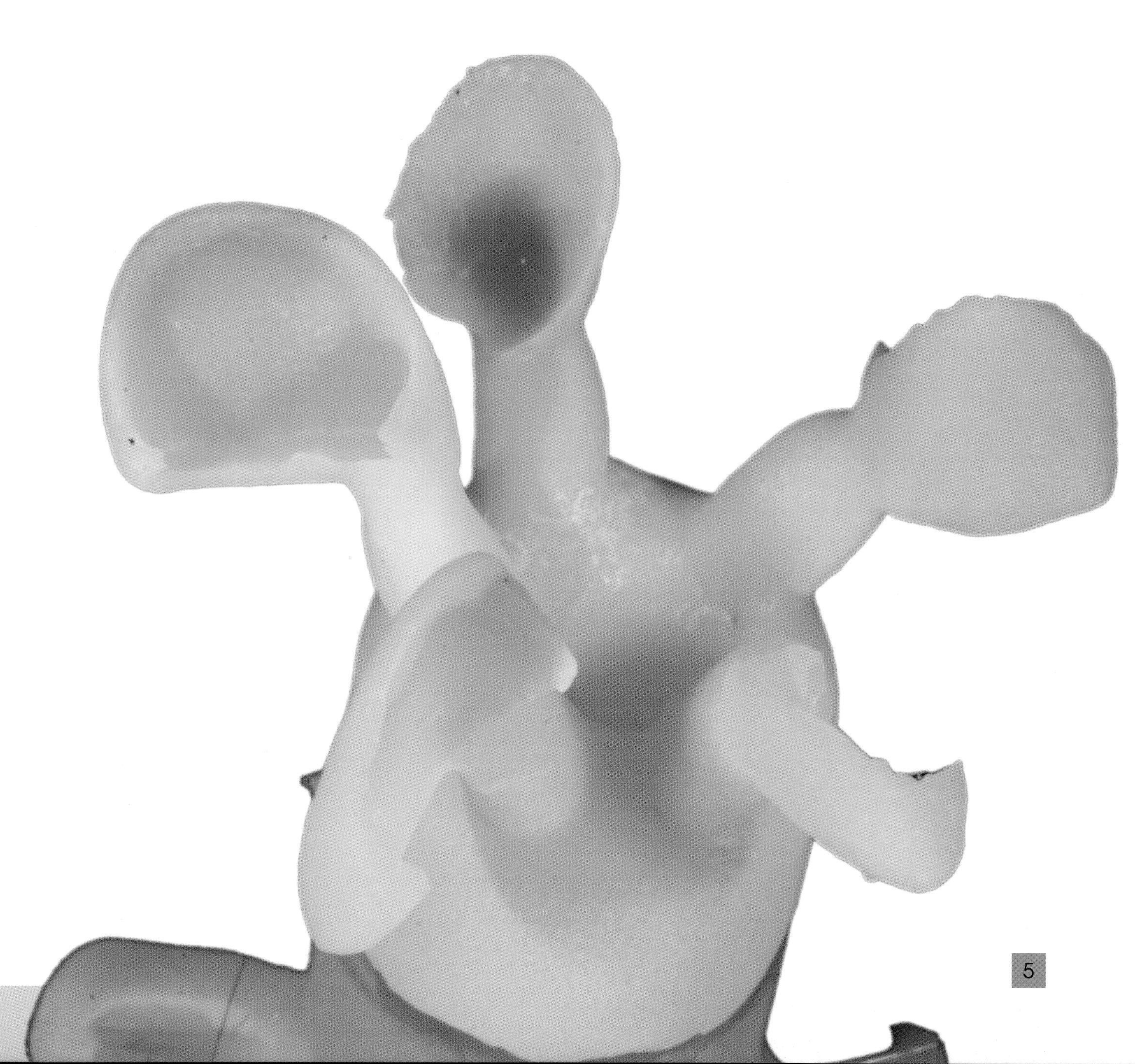
5

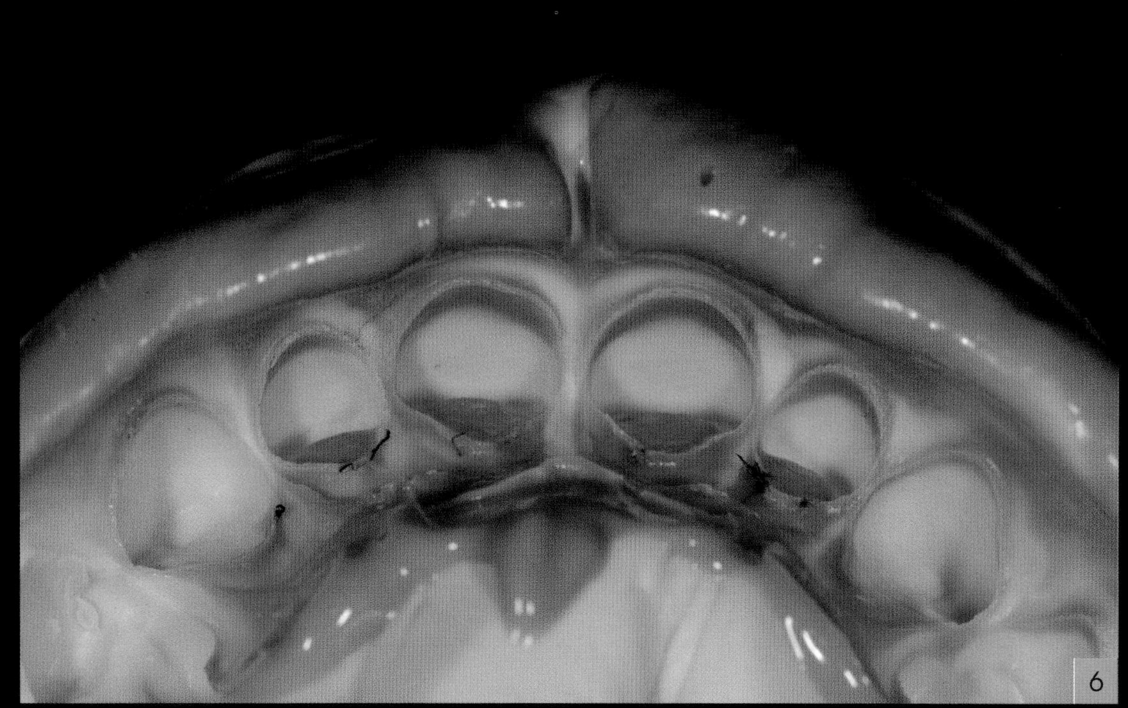

6

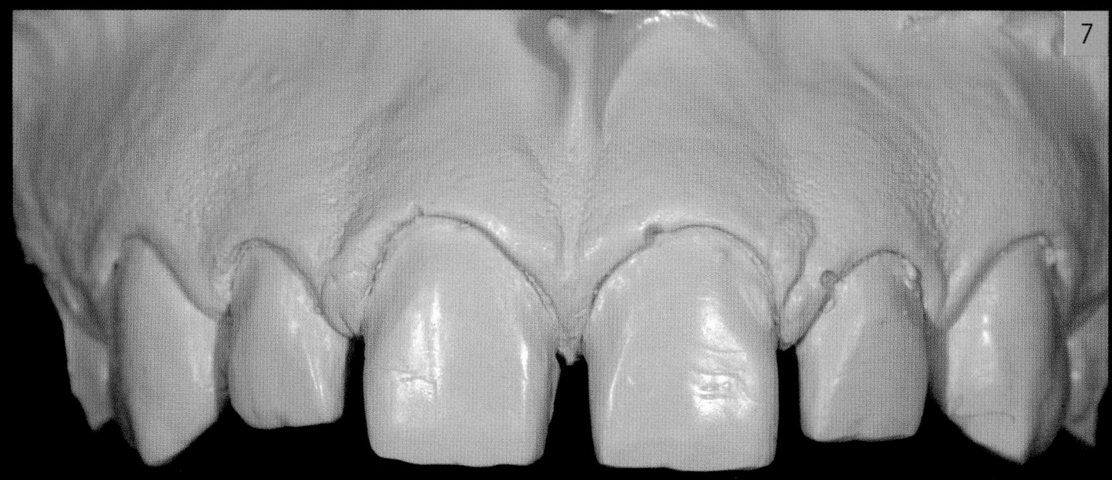

7

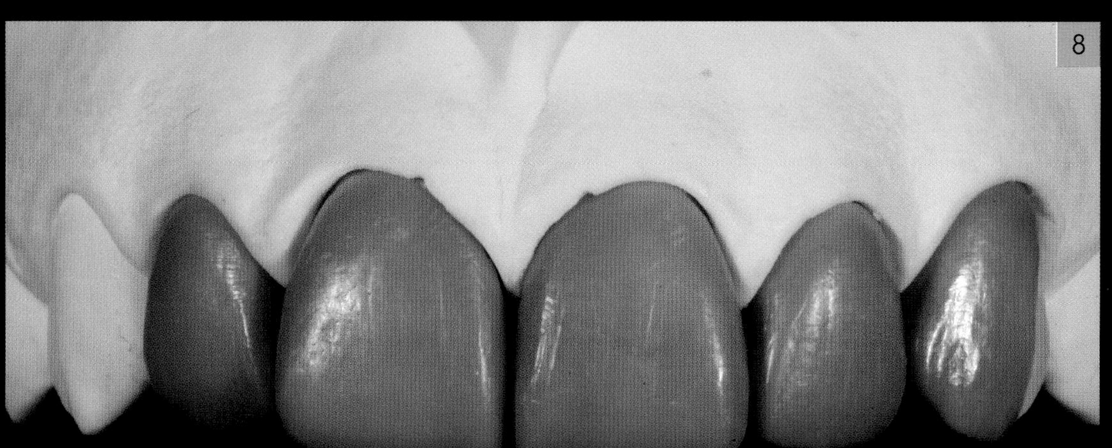

8

以下图片展示了模型上加法制作的贴面修复体染色和抛光前（**图9**）与染色和抛光后的正面照（**图10**）、右侧面照（**图11**）和左侧面照（**图12**）。中切牙和侧切牙采用了全包绕的修复方式，左上尖牙采用了半包绕的修复方式（**图12**）。

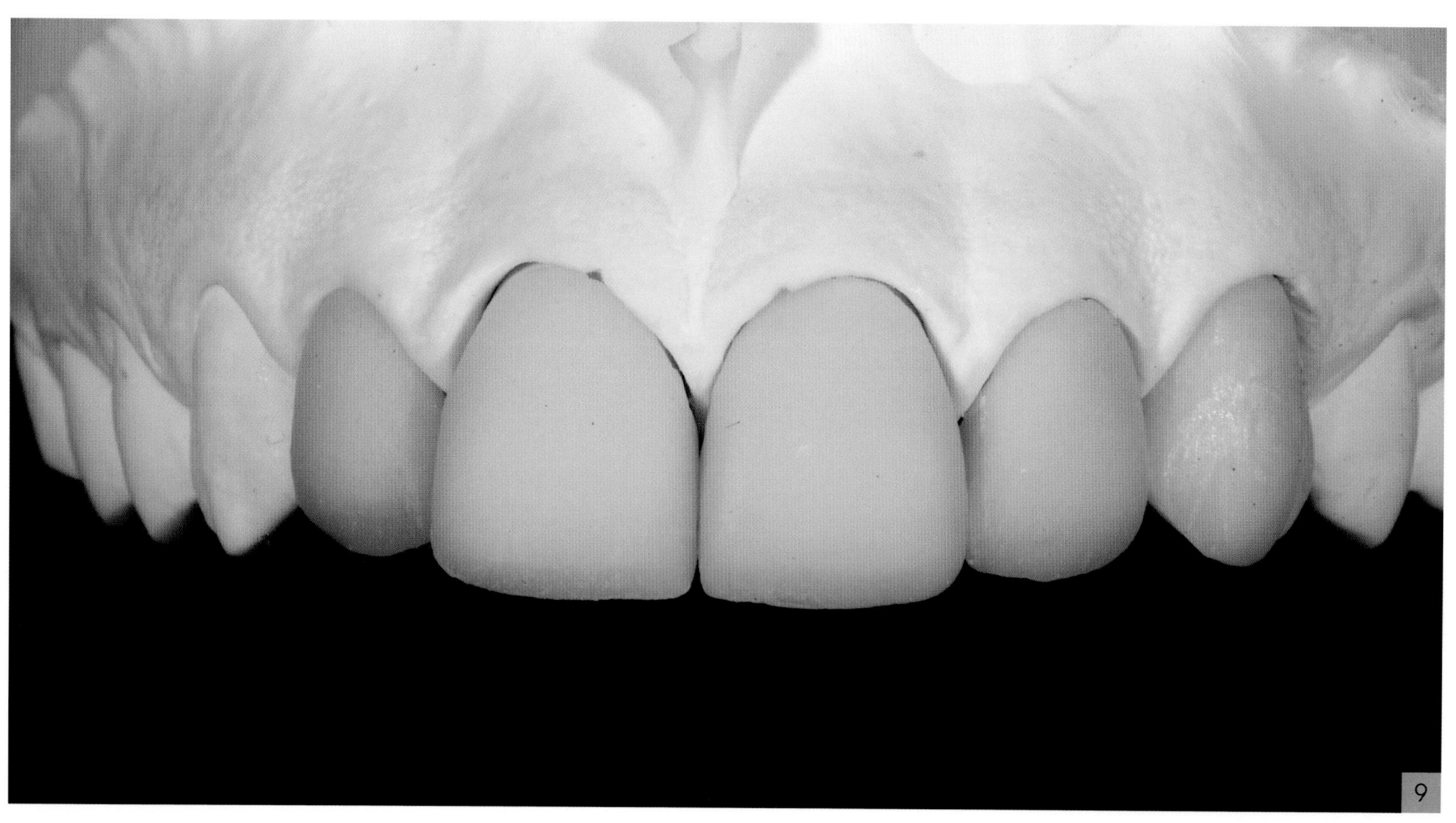

9

图13～图16展示了一些贴面粘接的处理步骤。

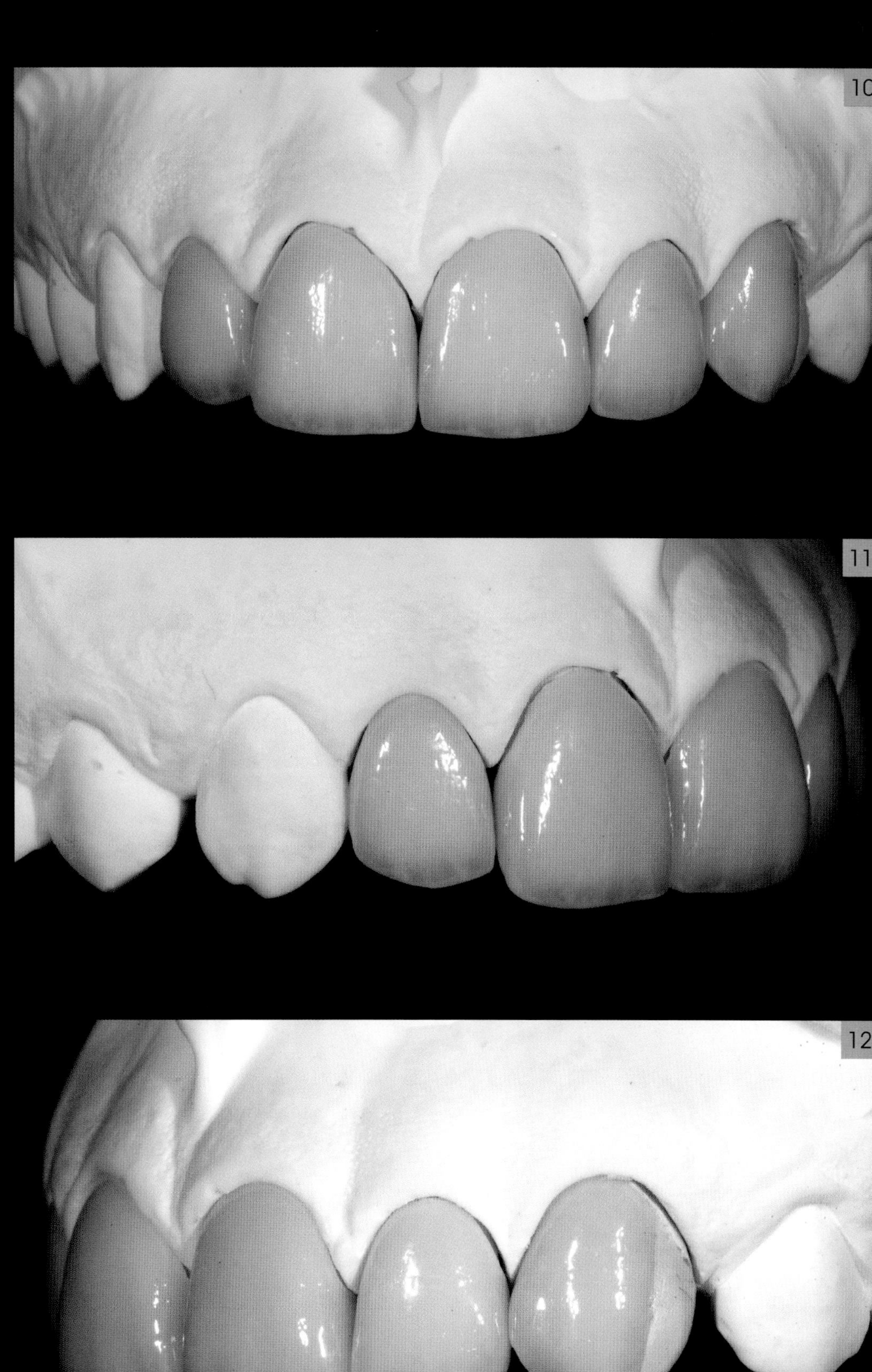
10
11
12

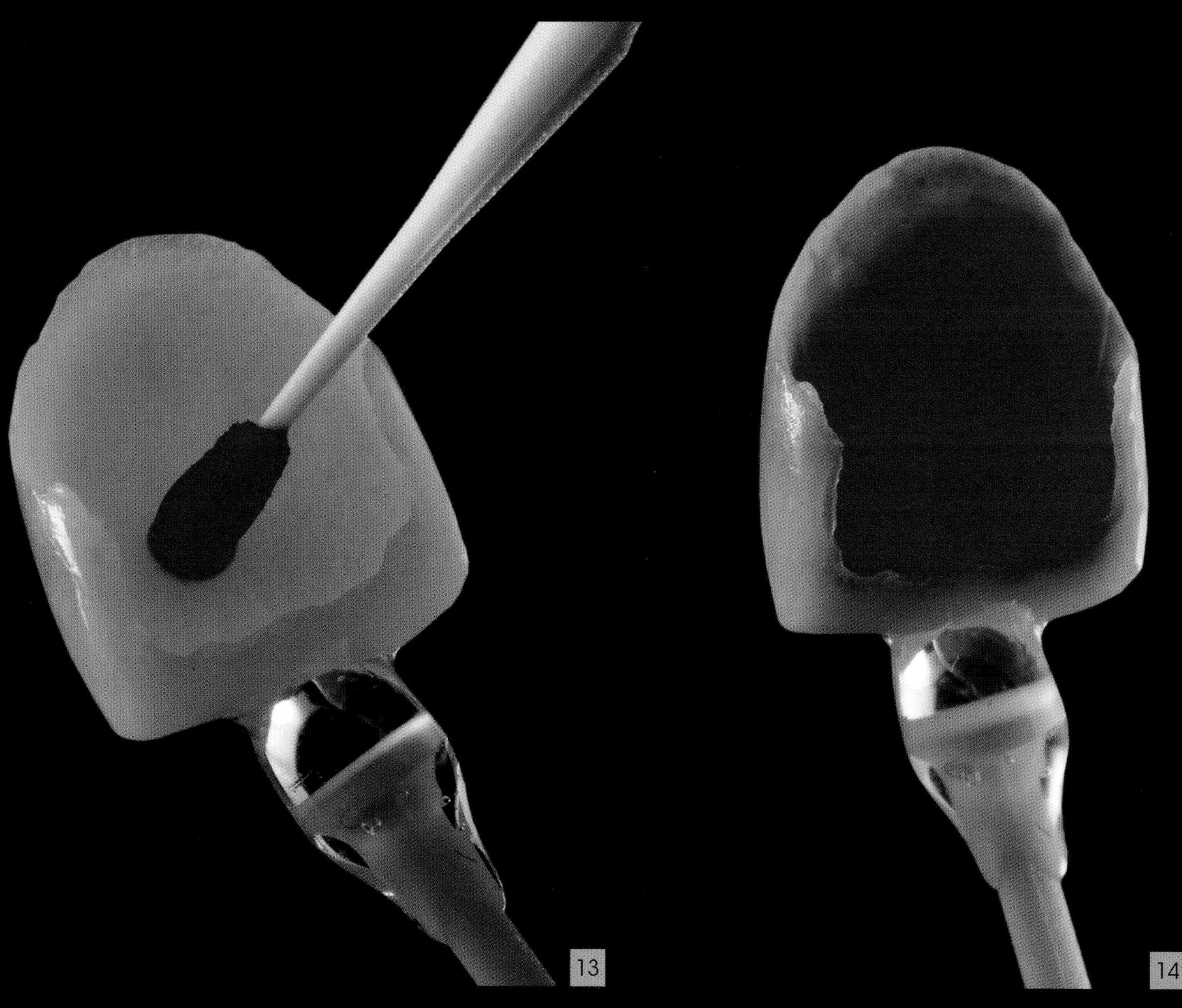
13
14

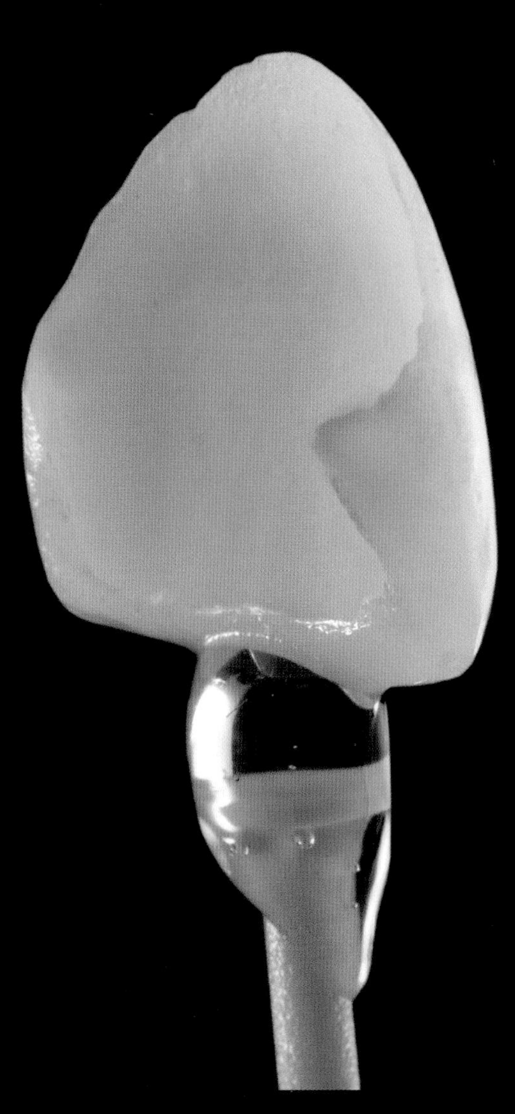

15

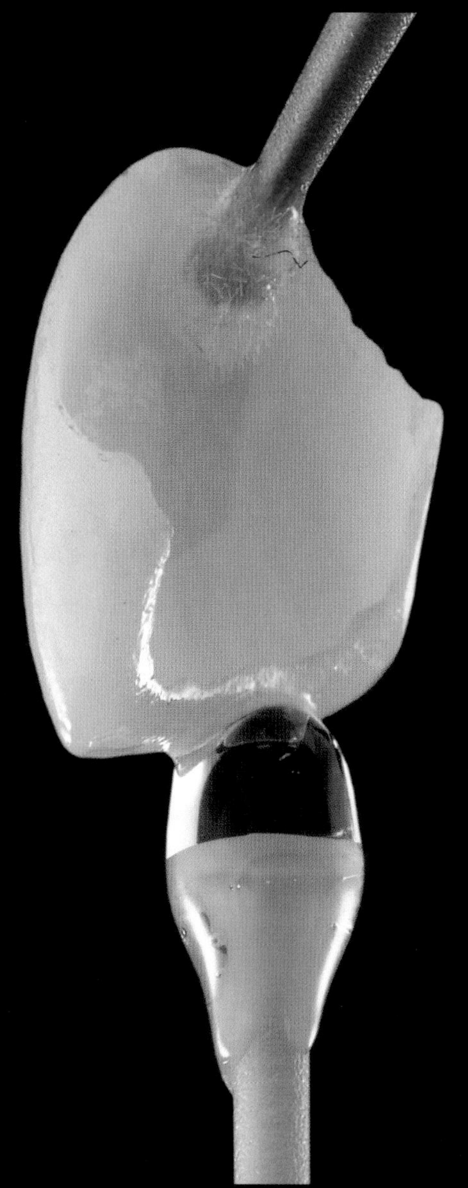

16

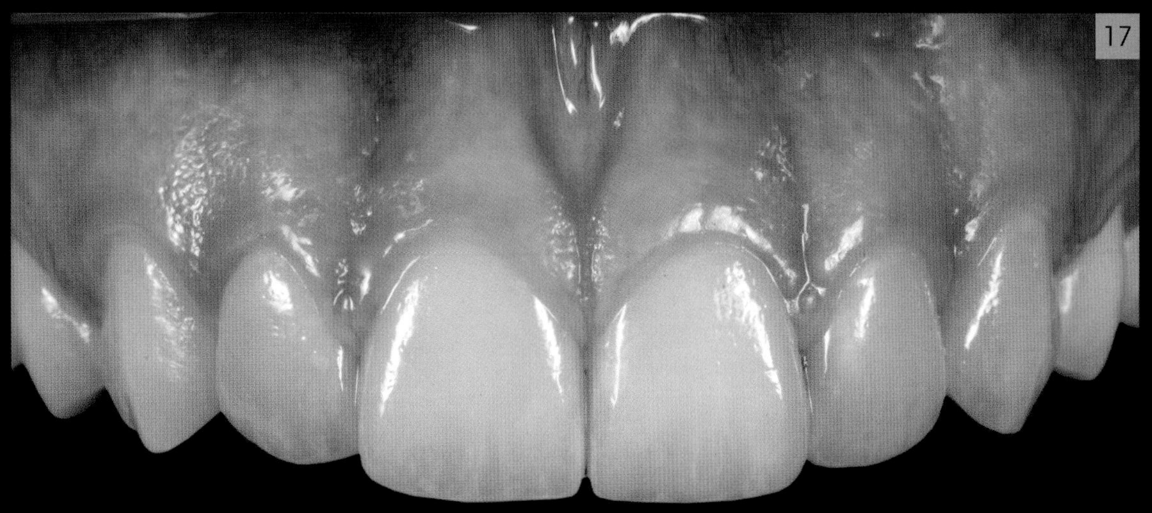
17

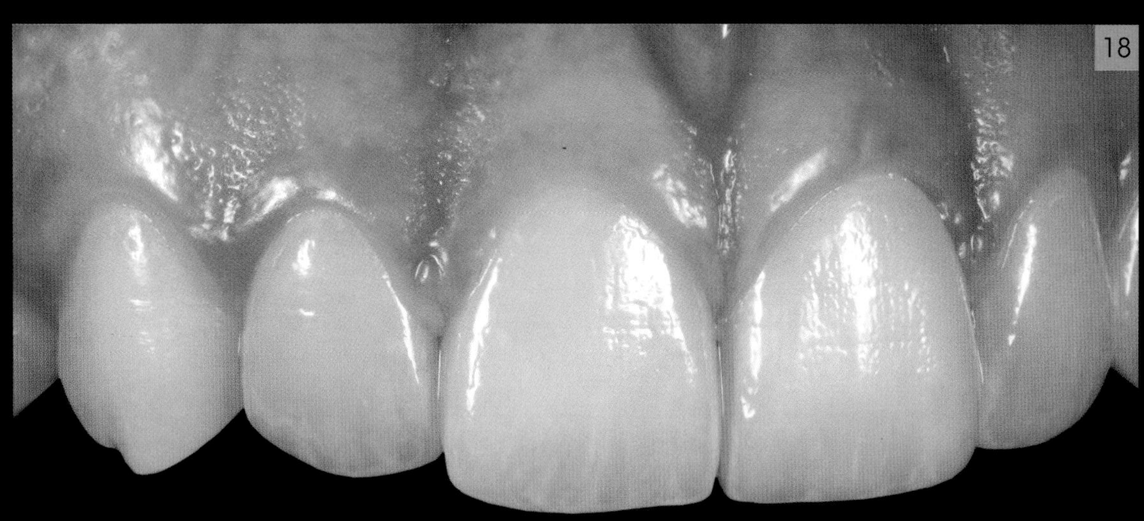
18

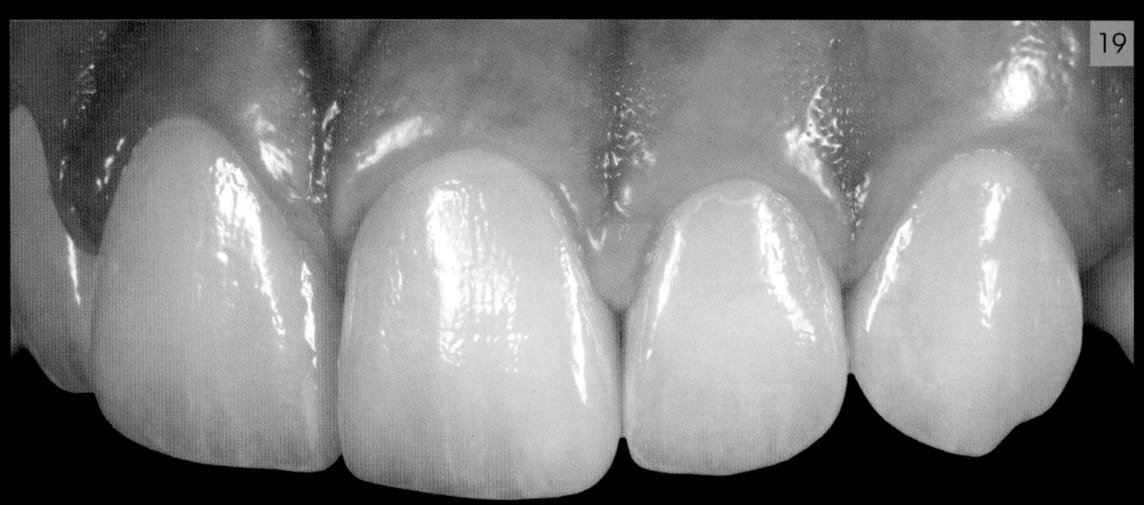
19

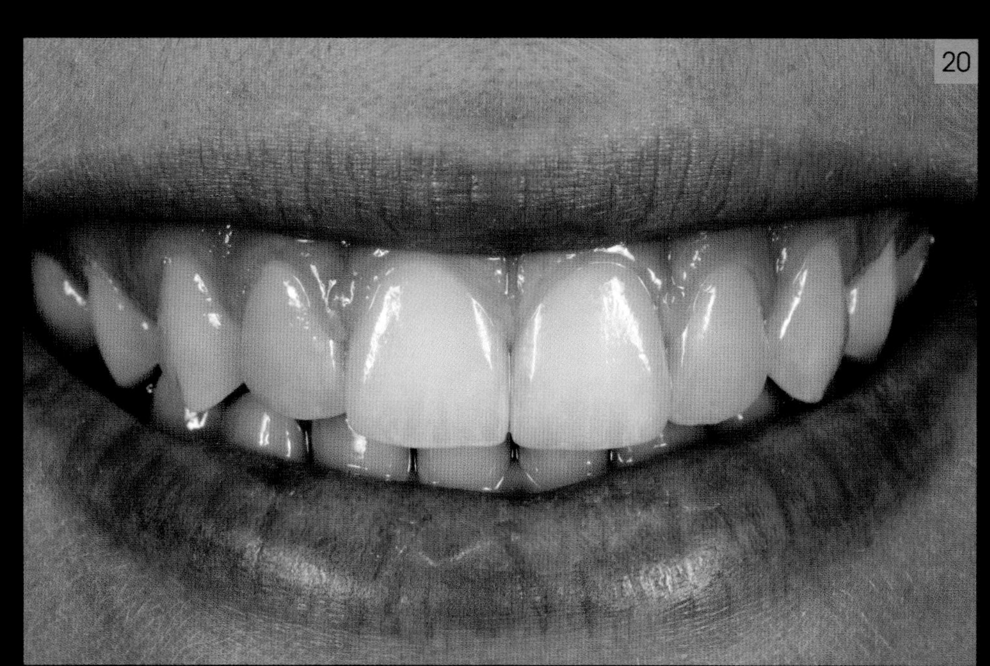
20

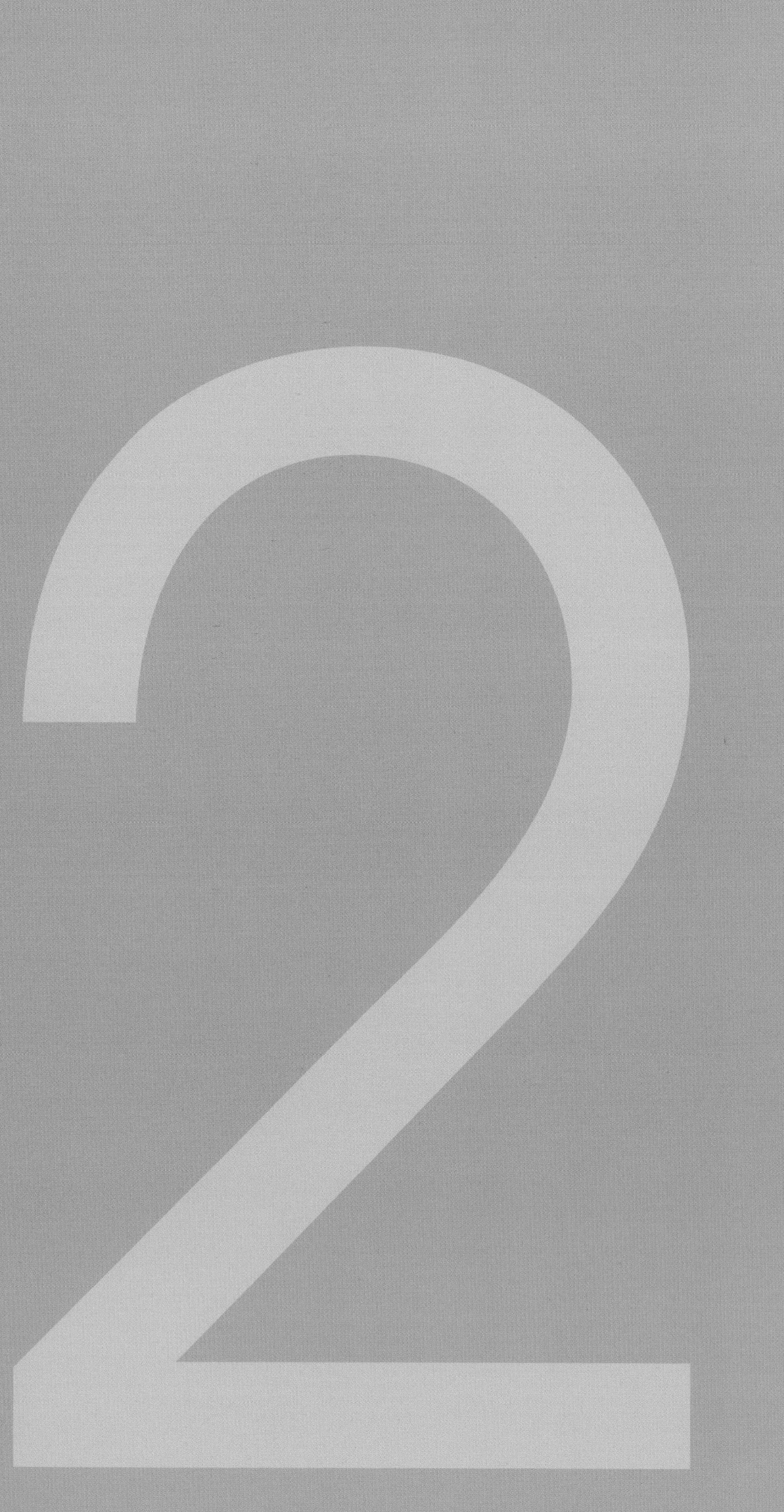

Vincenzo Musella, Mirela Feraru

临床病例 clinical case 2

低透明度二硅酸锂：染色工艺
low-translucency lithium disilicate: painting technique

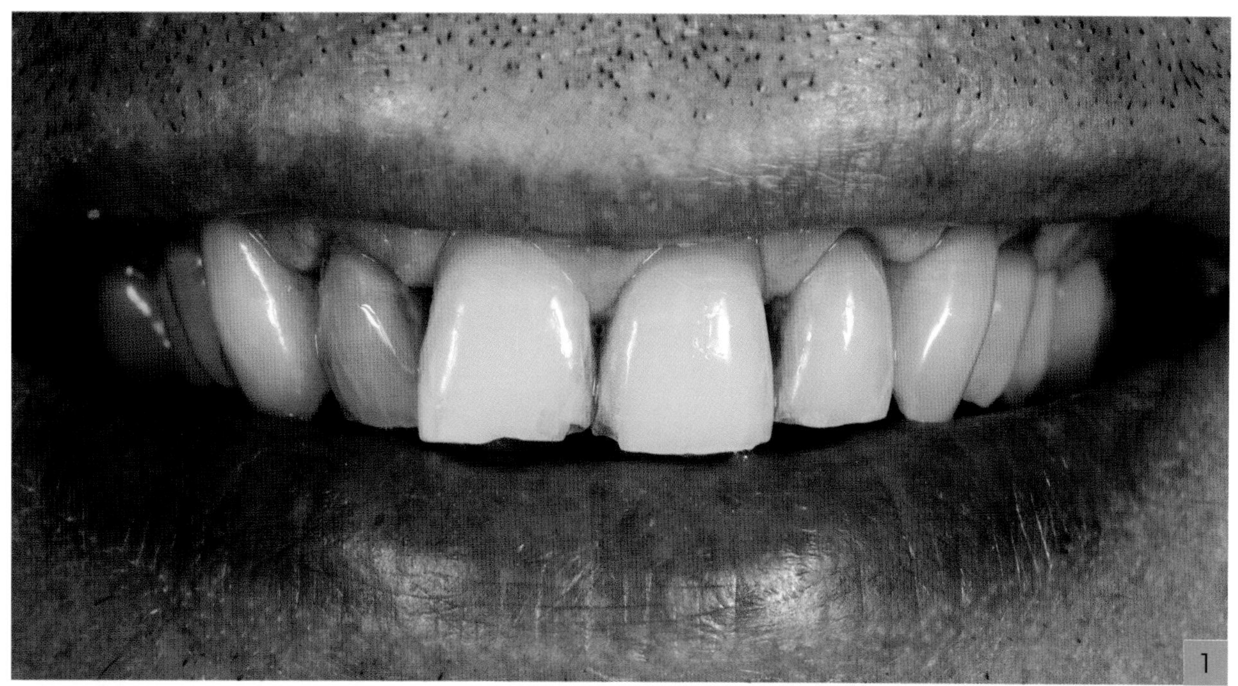
1

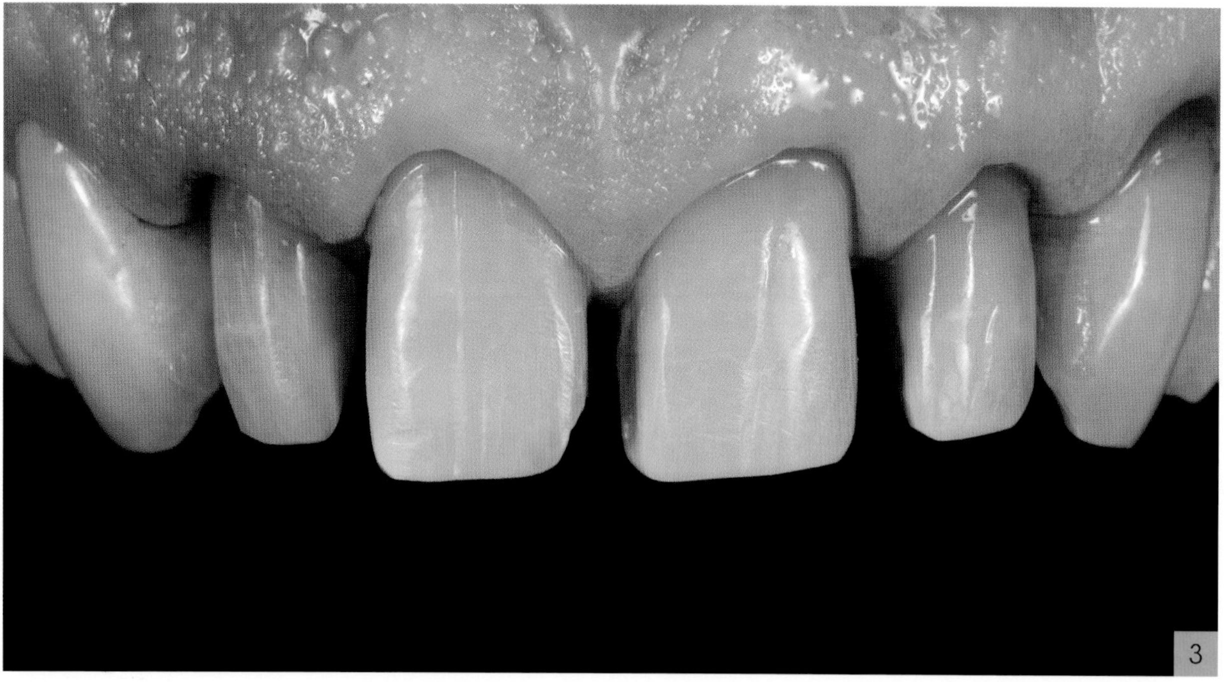
3

当面对一个牙体情况较差、没有严重着色的病例，且修复目的是利用染色技术来尽量保持原有的牙体颜色时，低透明度（LT）二硅酸锂瓷（IPS e.max LT，义获嘉伟瓦登特）是最好的选择。**图1**和**图2**展示了术前的唇齿微笑照和口内照。

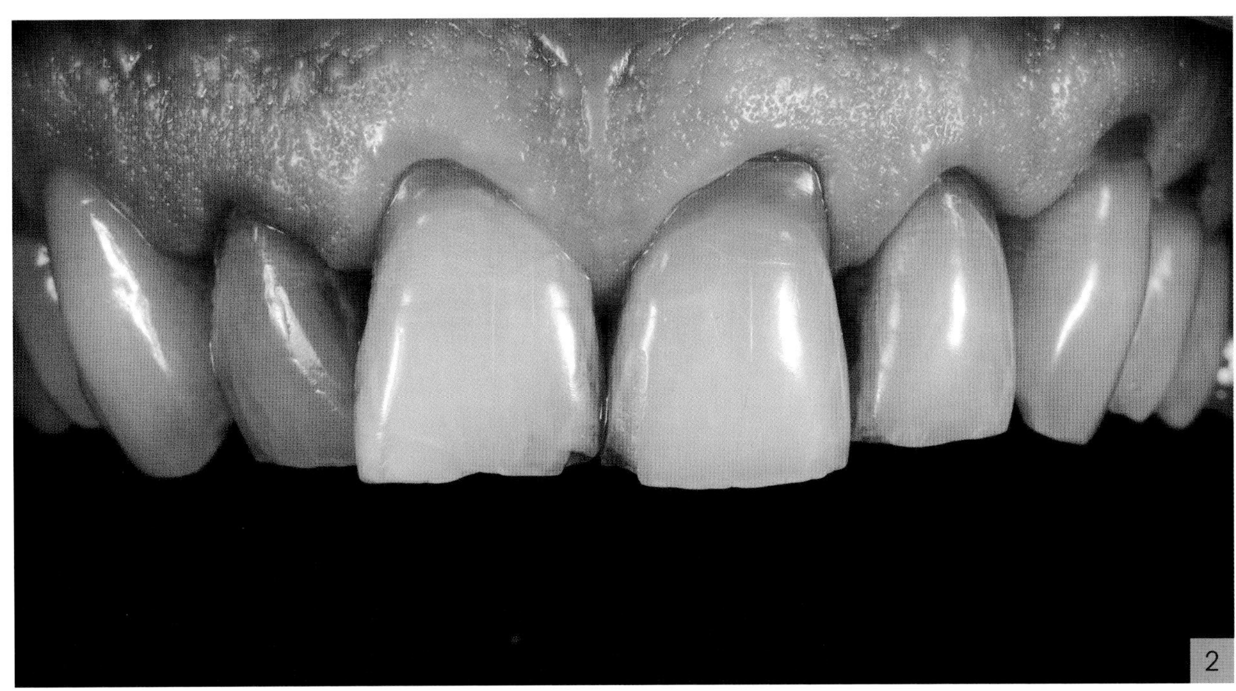
2

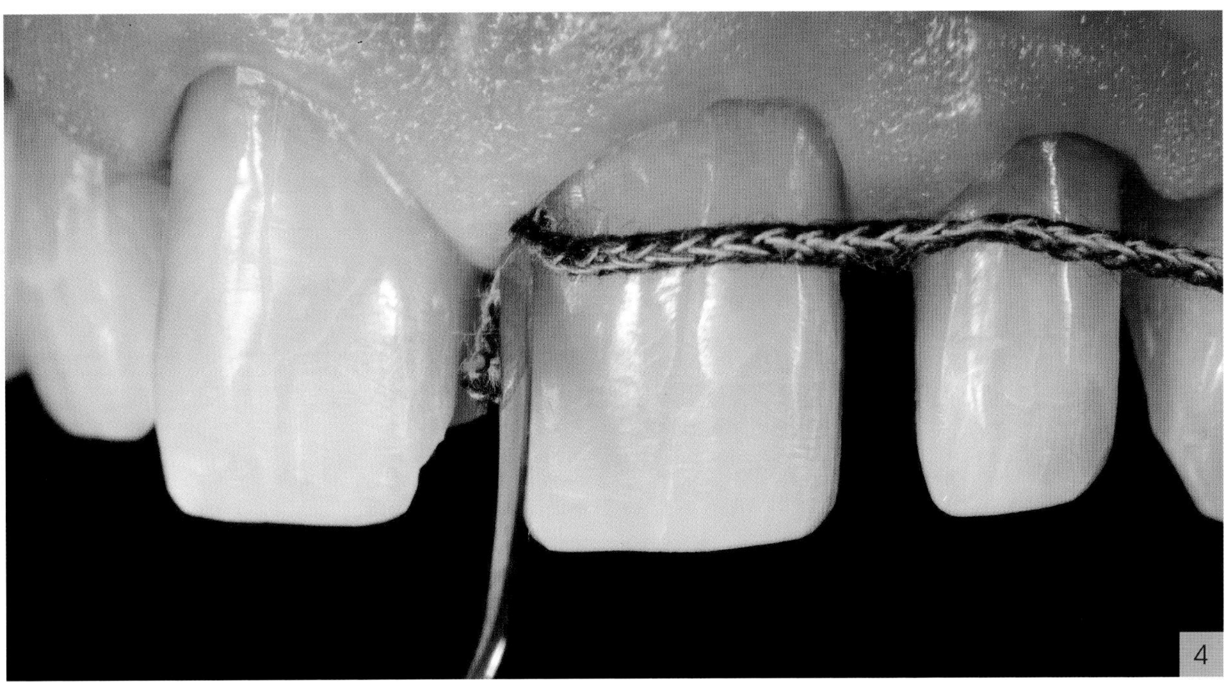
4

医生决定尽量用最小的牙备量为两颗中切牙制作贴面，两颗侧切牙全冠修复（**图3**）。微创牙体预备能最大限度保留牙体组织，同时也使低透明度二硅酸锂瓷在色彩上与牙体组织融合得更好。排龈线的使用能更好地确认预备体的边缘（**图4**）。

通过将比色板的不同色块对比预备后的基牙来选择合适的修复体颜色（**图5**）。正如之前案例中展示的，模型的预备也极其重要。将预备后的活动代型置于印模中，灌入Ⅳ类石膏制作模型（**图6，图7**）。**图8**示范了用Ⅳ类石膏制作的模型及其活动树脂代型的过程。

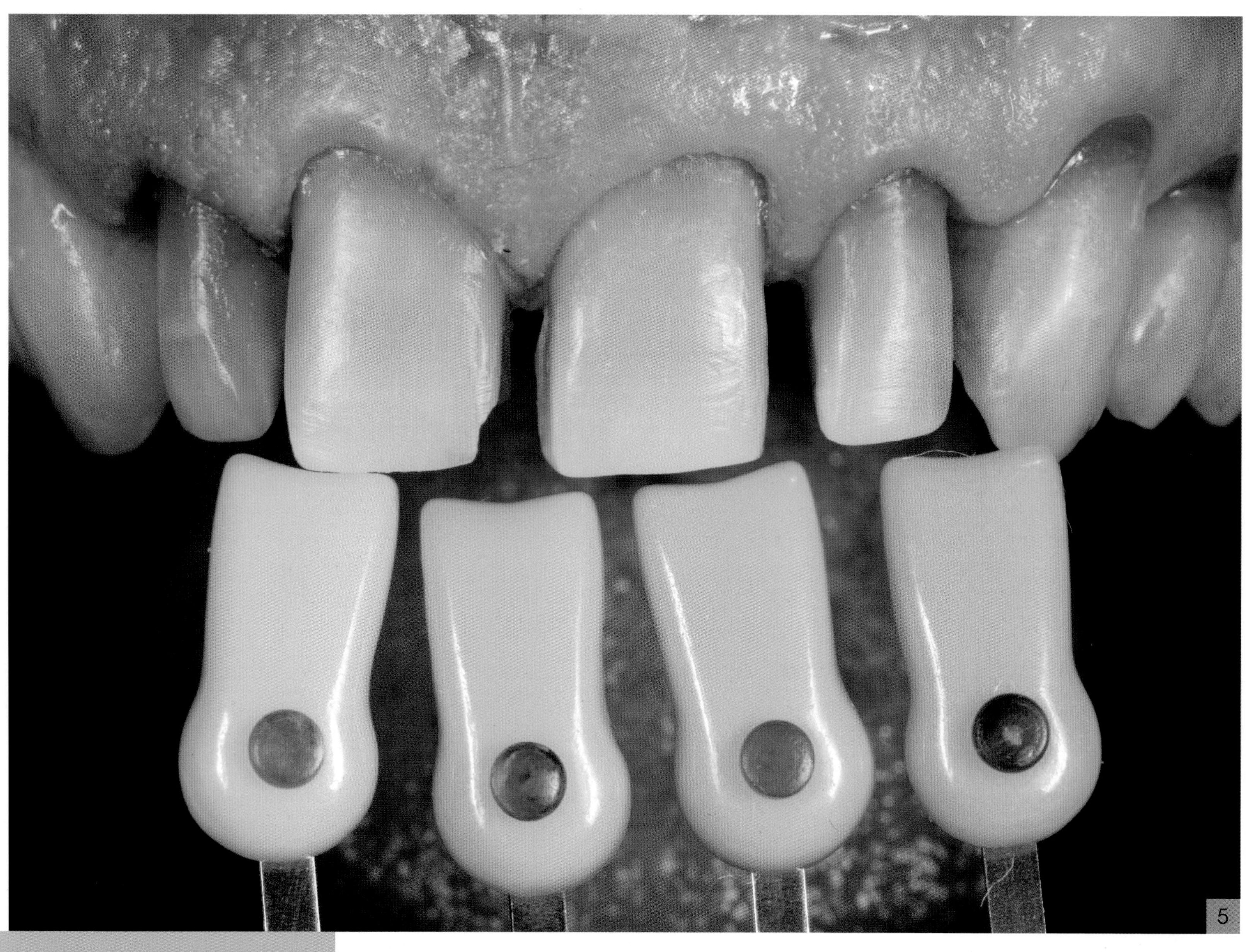

5

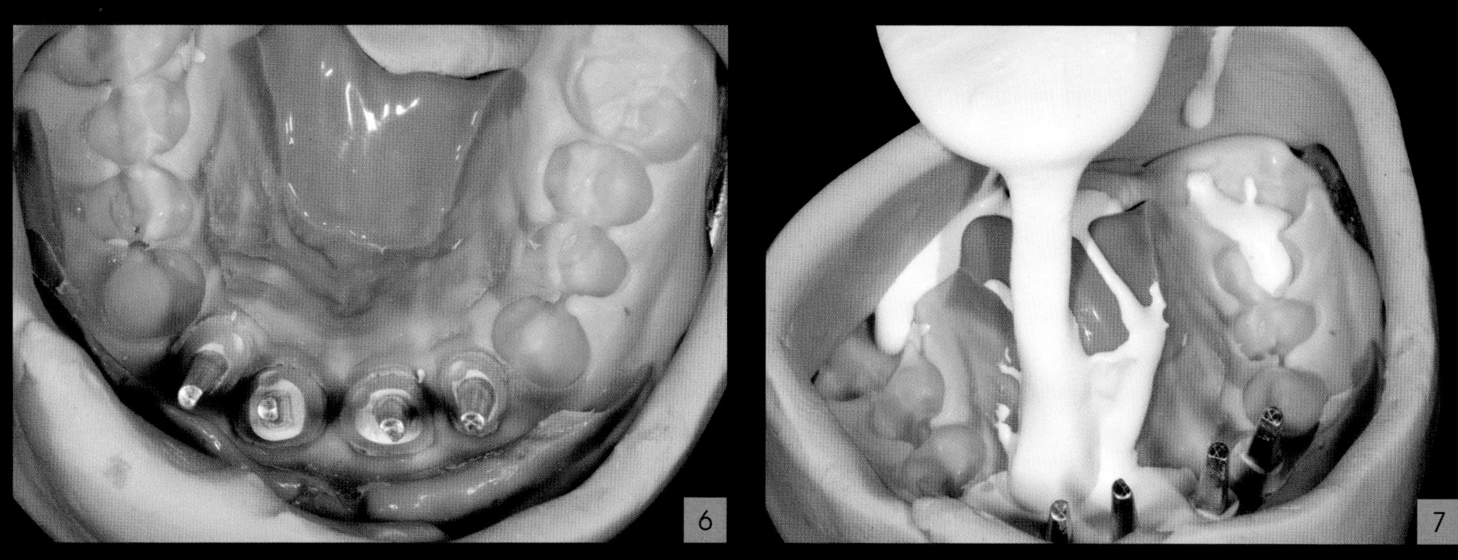
6
7

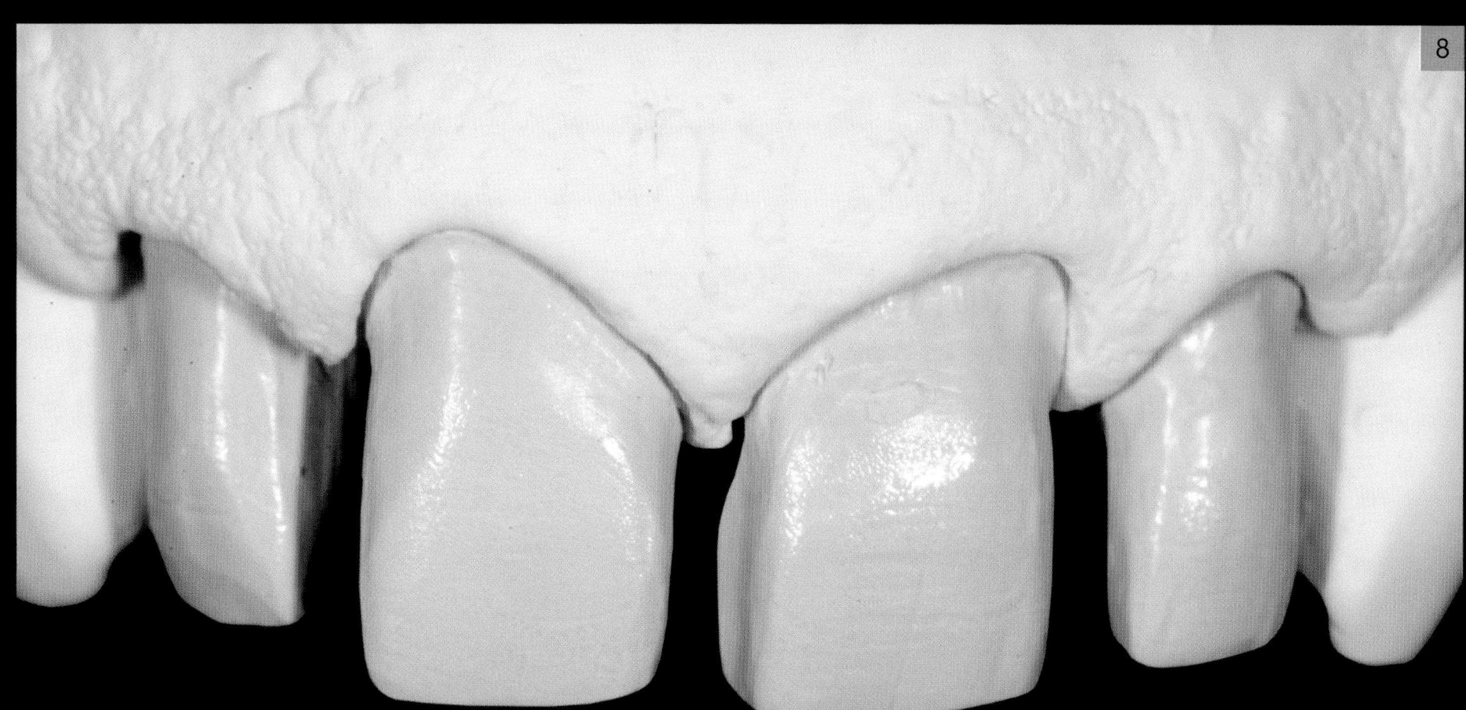
8

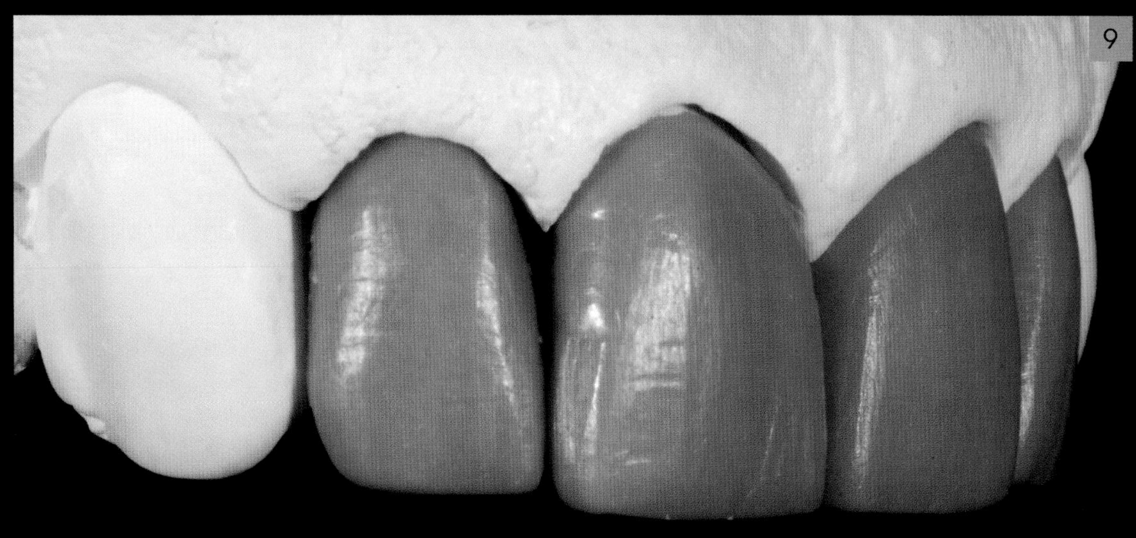
9

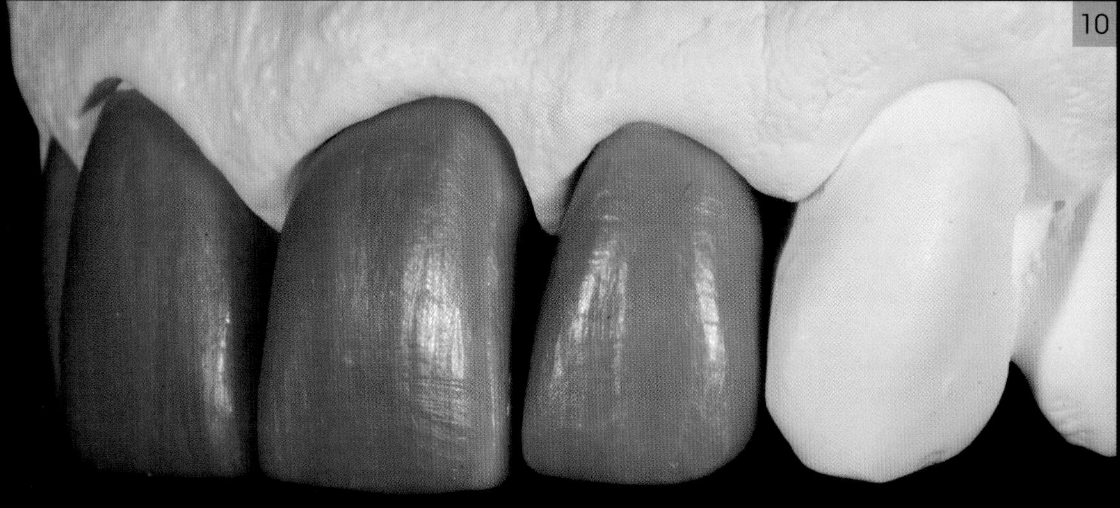
10

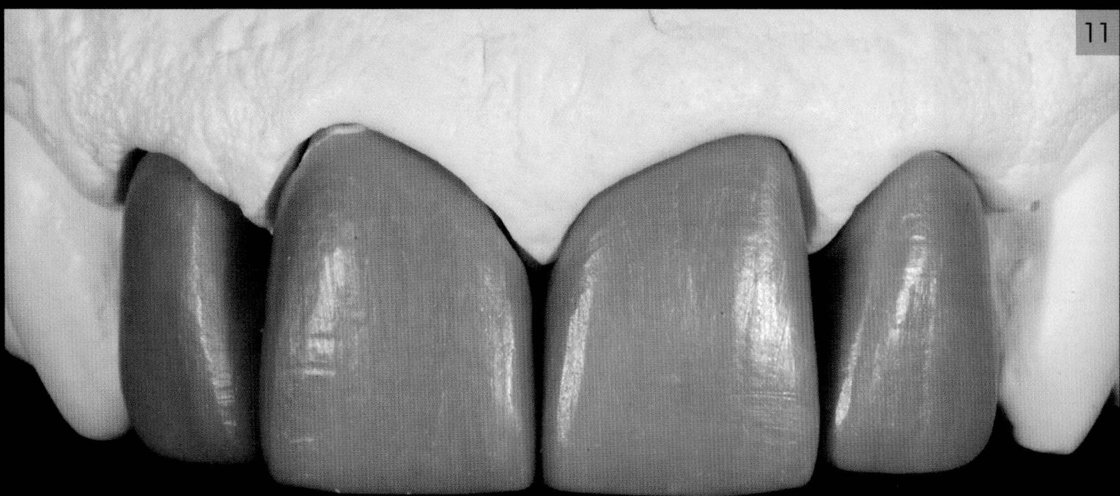
11

在瓷的压铸技术中，蜡型起到关键作用，牙医必须自始至终小心对待每一处细节（**图9～图11**），甚至放置铸道的步骤也至关重要（**图12**）。

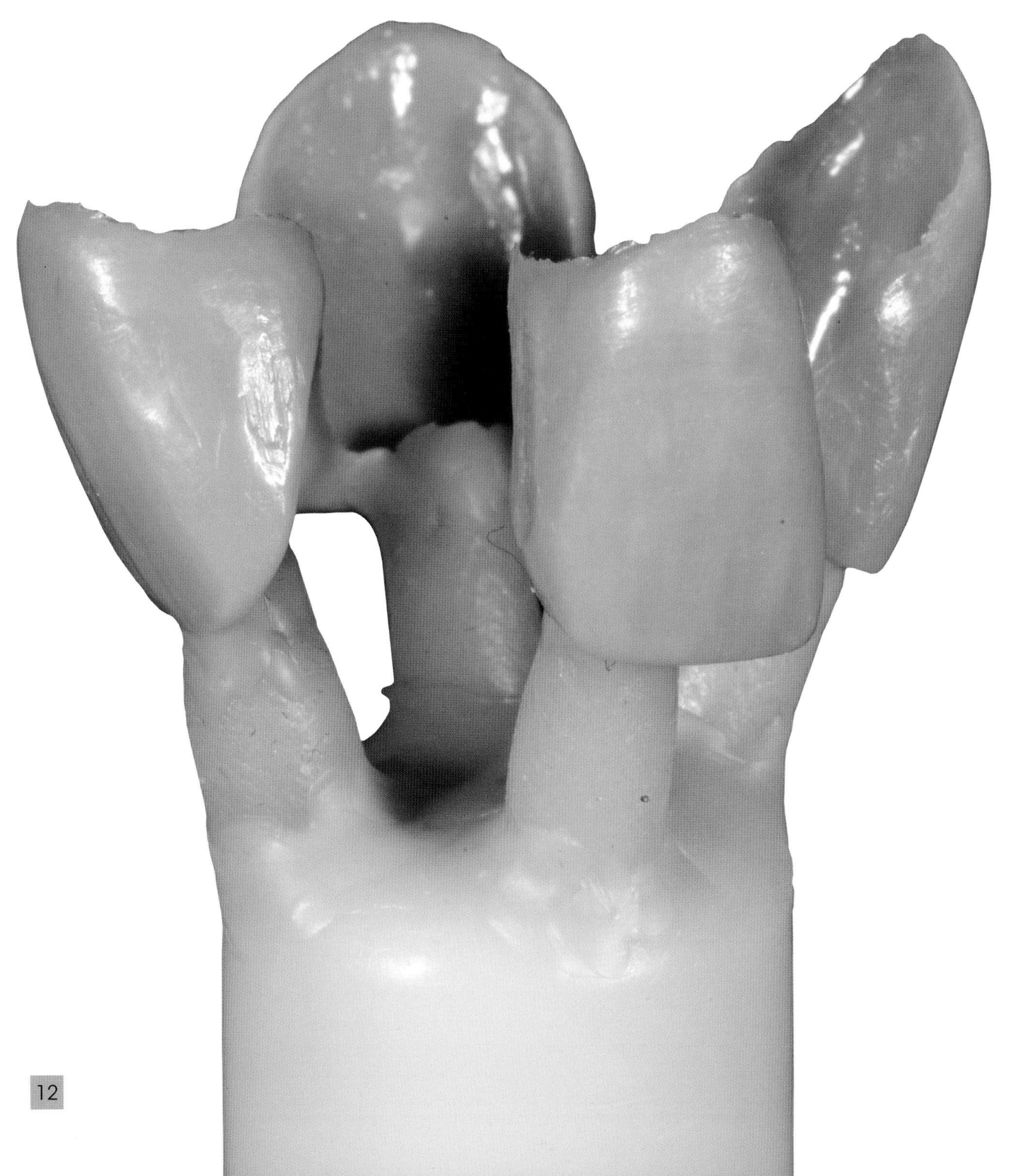

12

本病例所使用的A1色低透明度二硅酸锂陶瓷压铸后表现出合适的颜色，证实了至此所完成的步骤都是正确的（**图13**）。放射线片上可以观察到修复体边缘的密合性（**图14～图16**）。可以看到A1色低透明度二硅酸锂陶瓷十分适合本病例的修复（**图17**）。适合的颜色、精准的粘接使得唇齿微笑照和口内照中修复体展现出良好的协调性和统一性（**图18，图19**）。

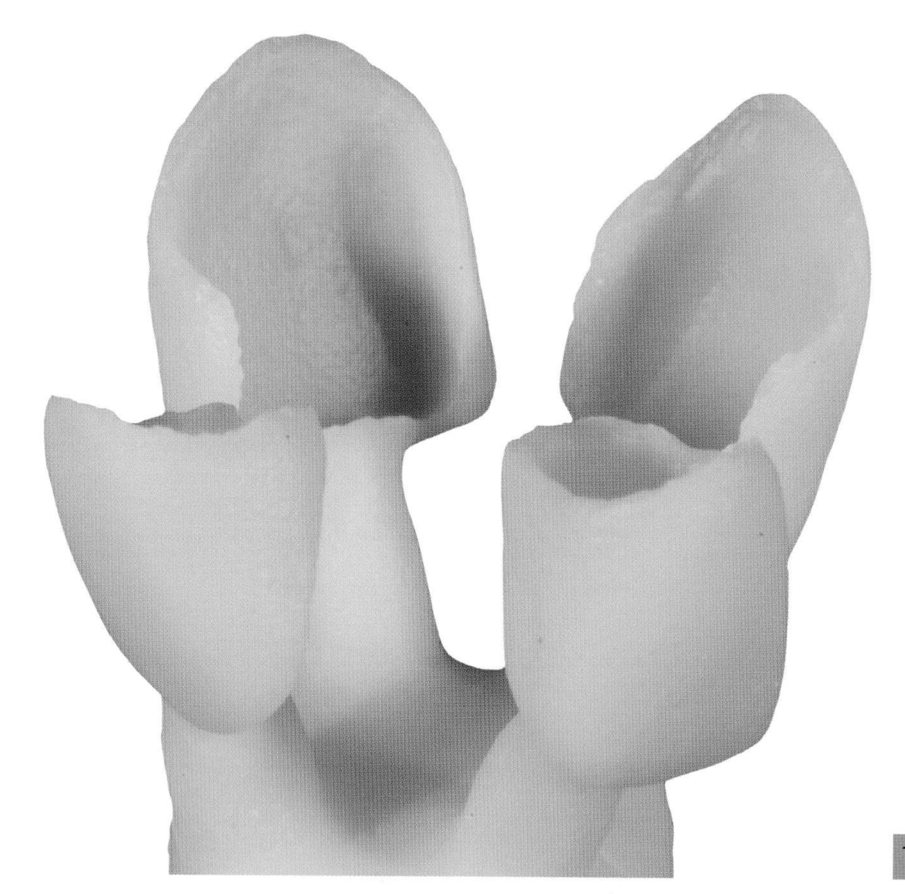
13

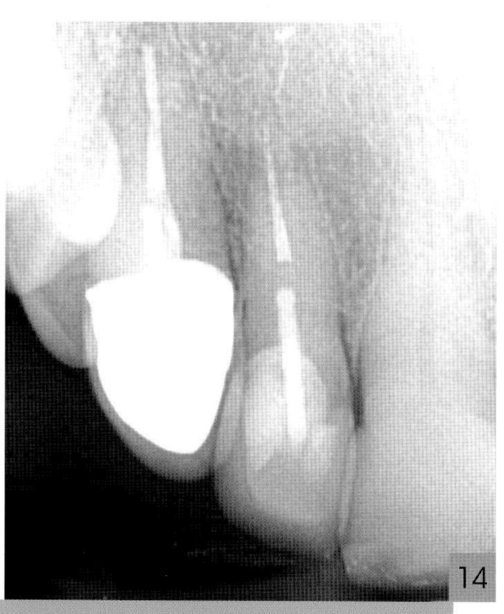
14

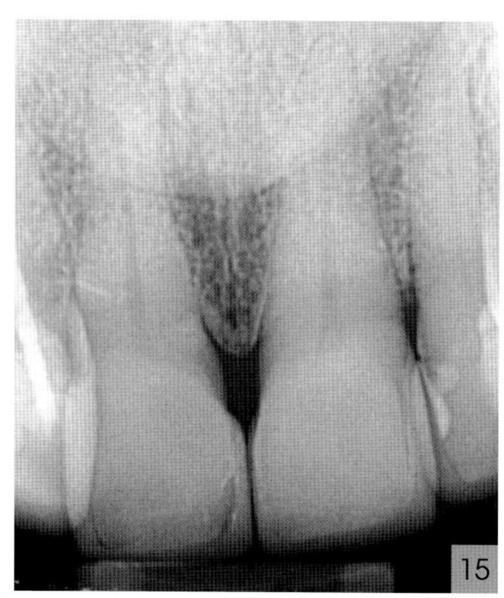
15

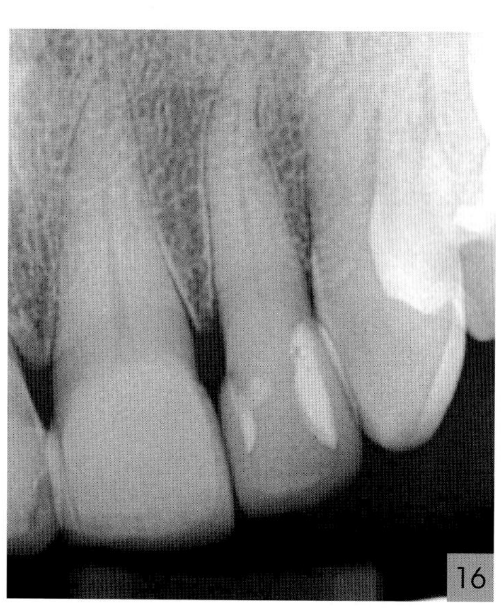
16

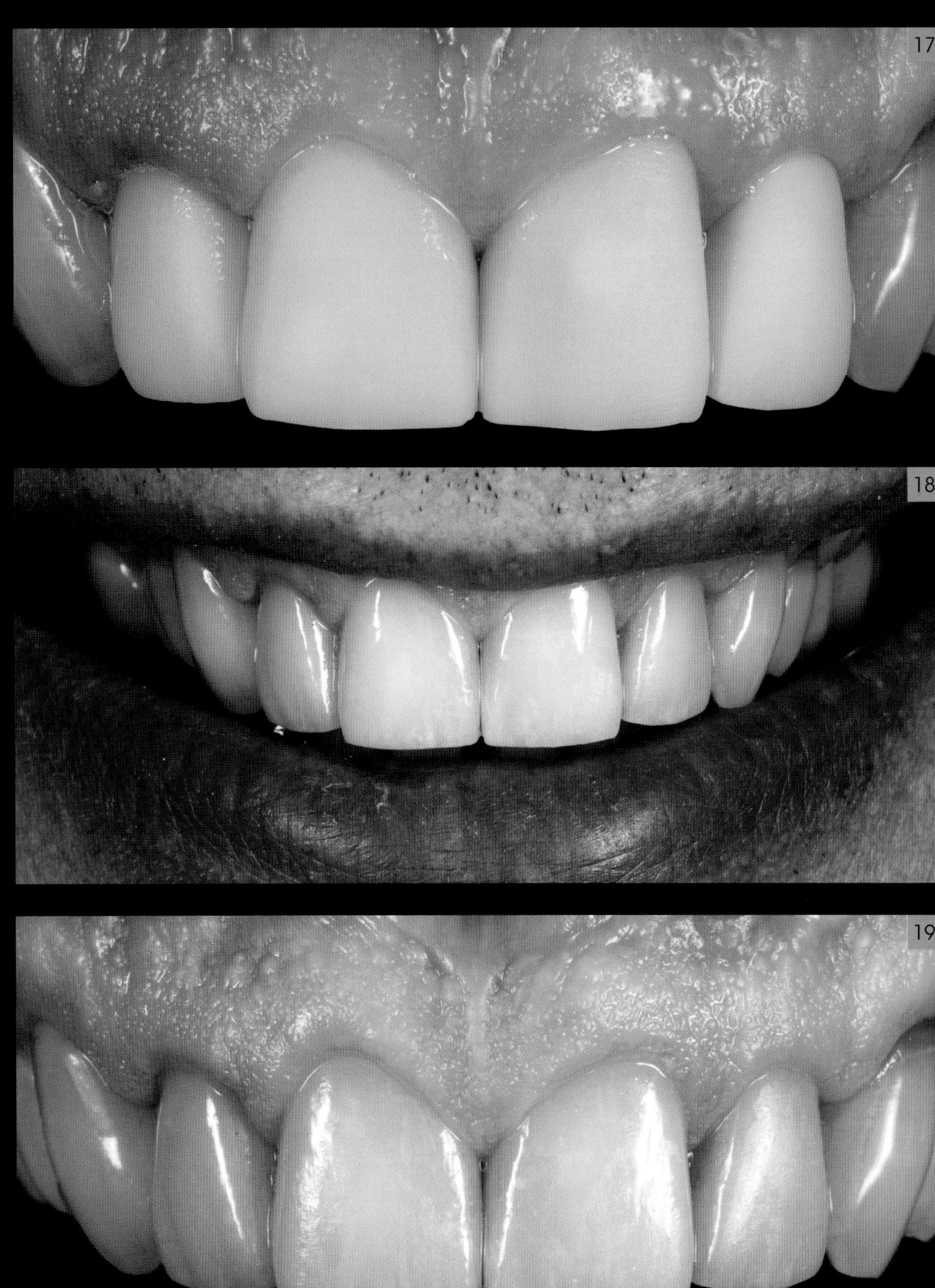
17
18
19

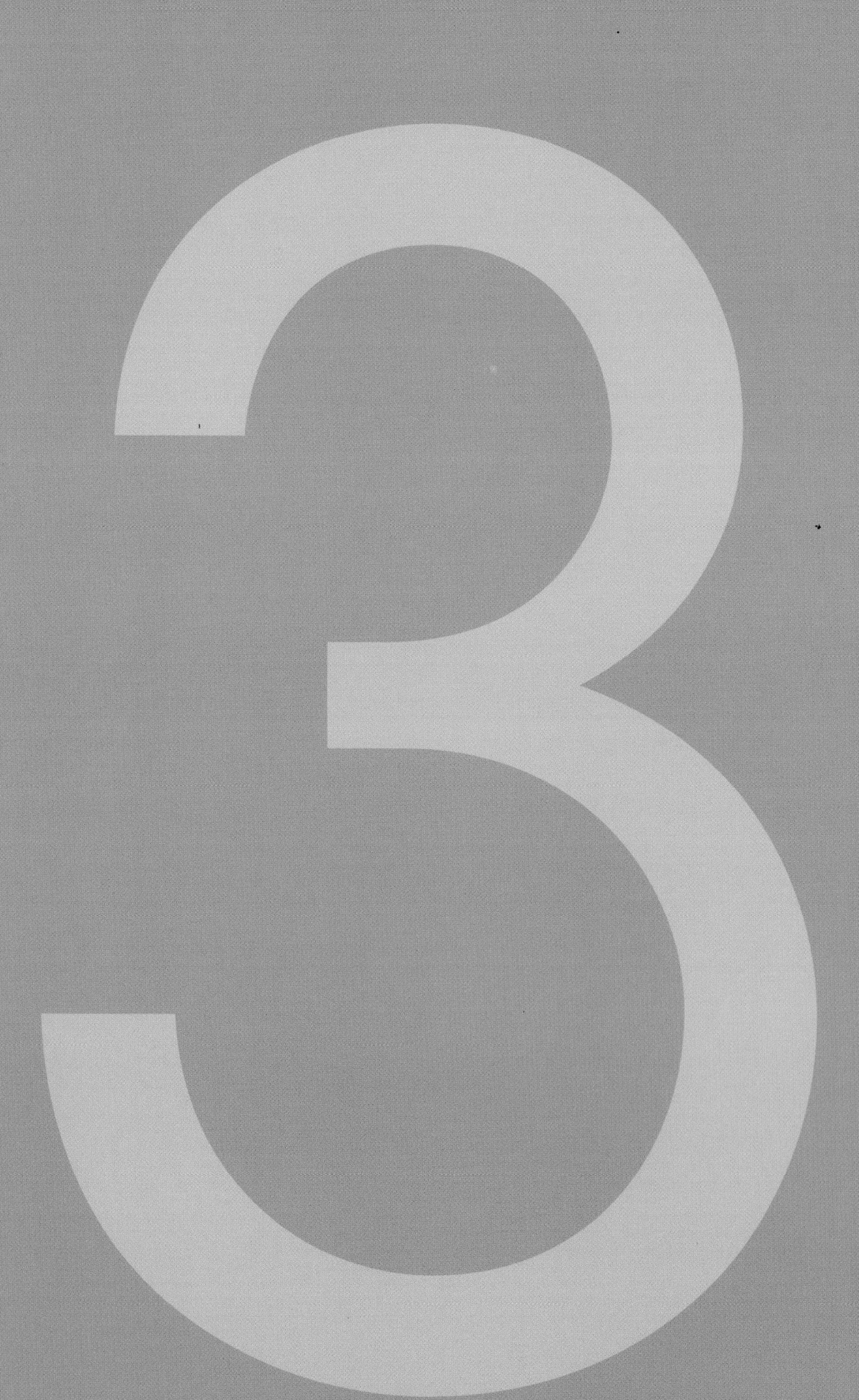

Vincenzo Musella, Mirela Feraru, Nitzan Bichacho

临床病例 clinical case 3

渐变色的二硅酸锂 lithium disilicate with graduated shade

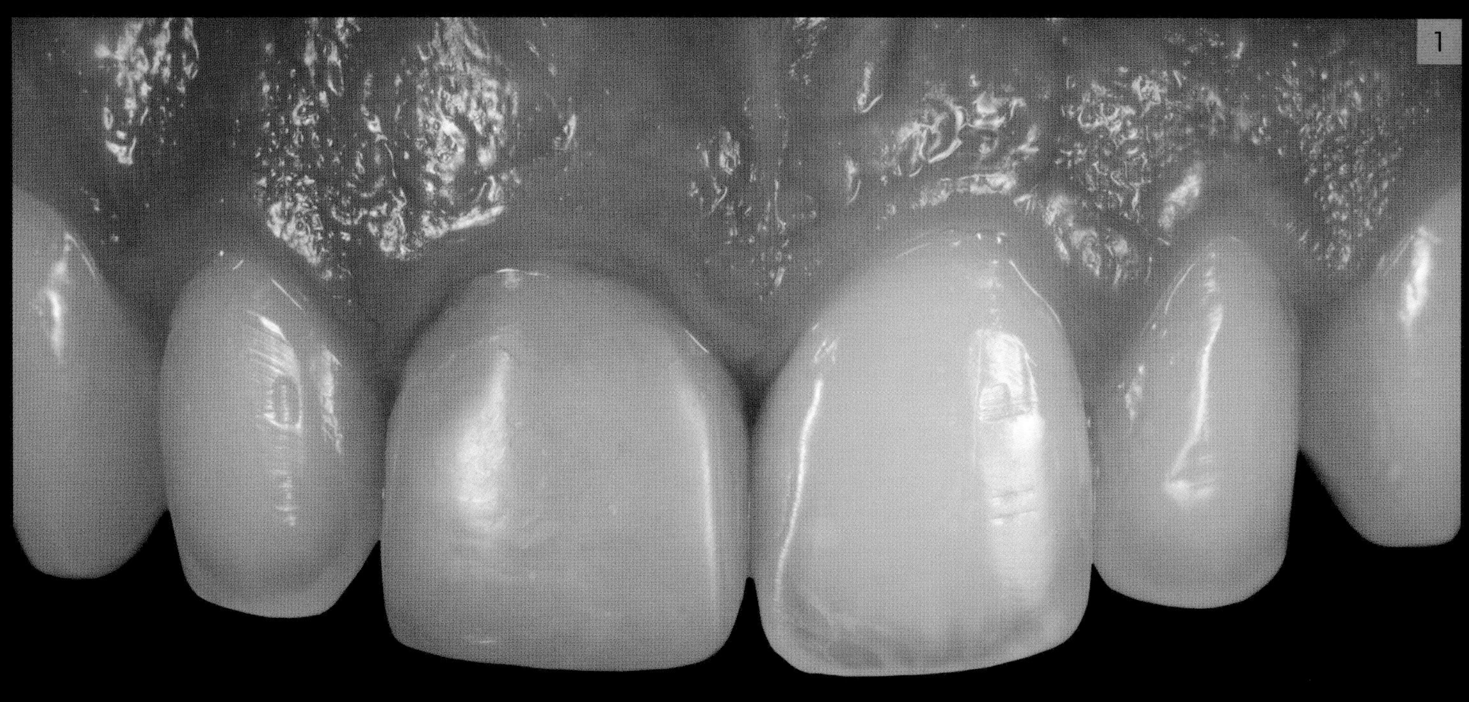
1

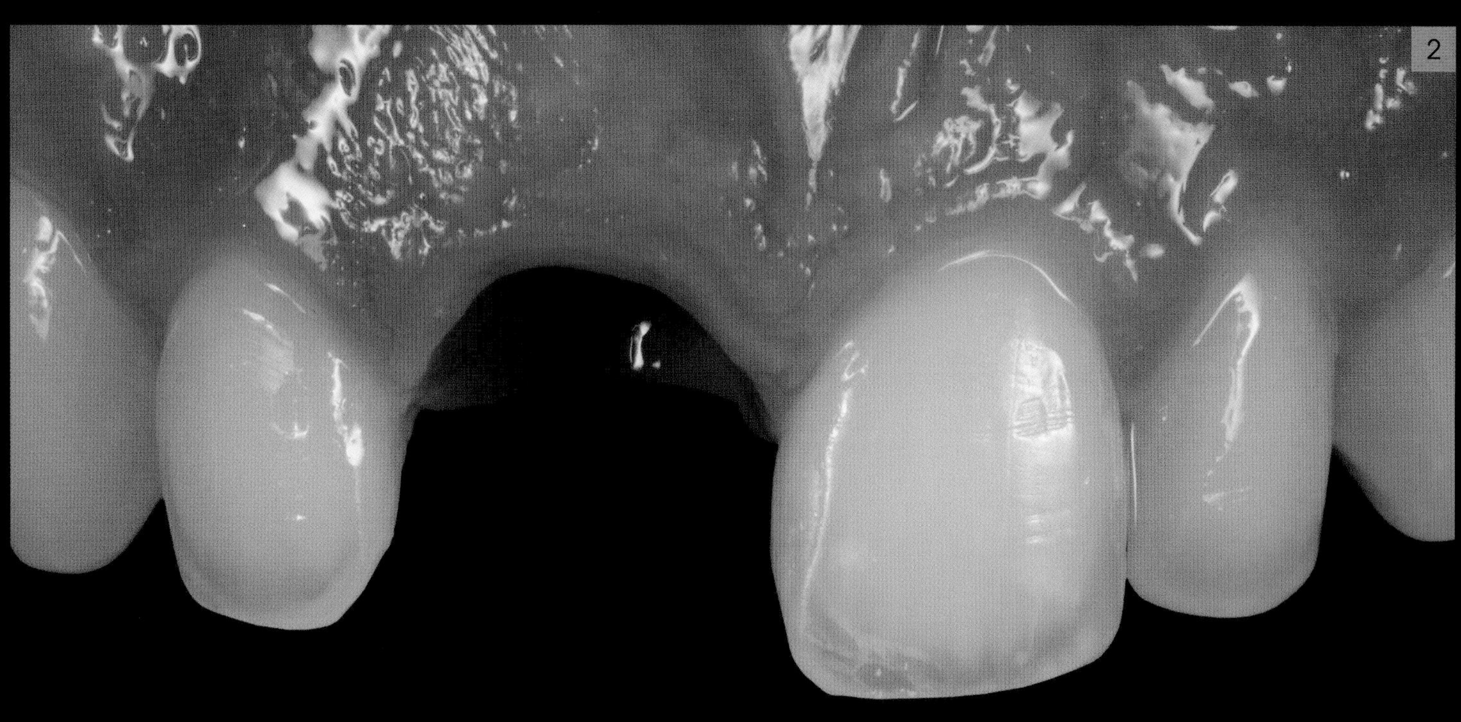
2

染色技术甚至可以用于透明度很高且切缘很突的患牙修复。因二硅酸锂渐变色瓷（IPS e.max Press Multi，义获嘉伟瓦登特）具有牙釉质、牙本质双层色，其色泽展现完美。本病例中右上中切牙需要制作种植体支持式全冠修复体，以及上颌双侧侧切牙和左上中切牙贴面修复（**图1～图3**）。**图4**为硅橡胶印模。

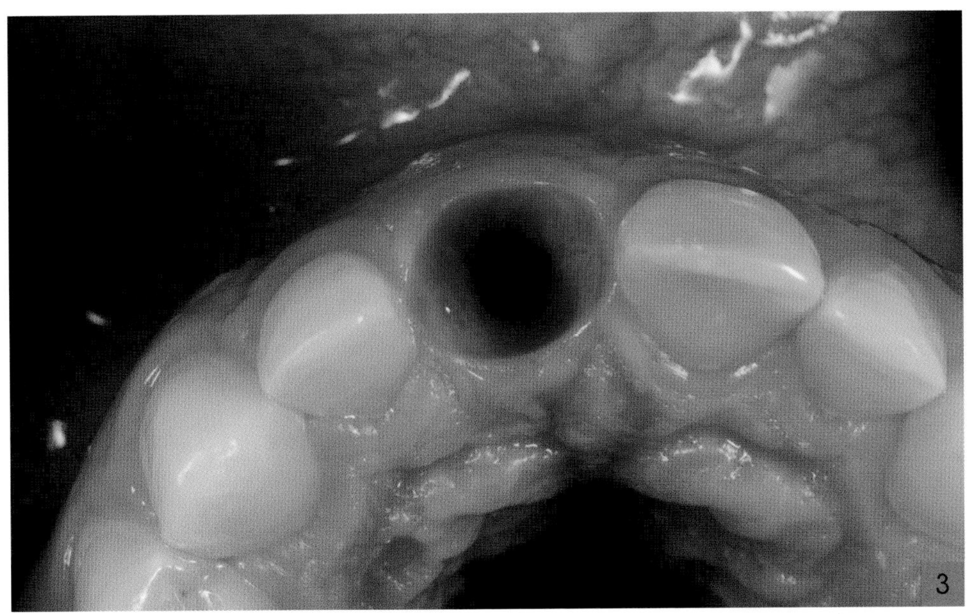

3

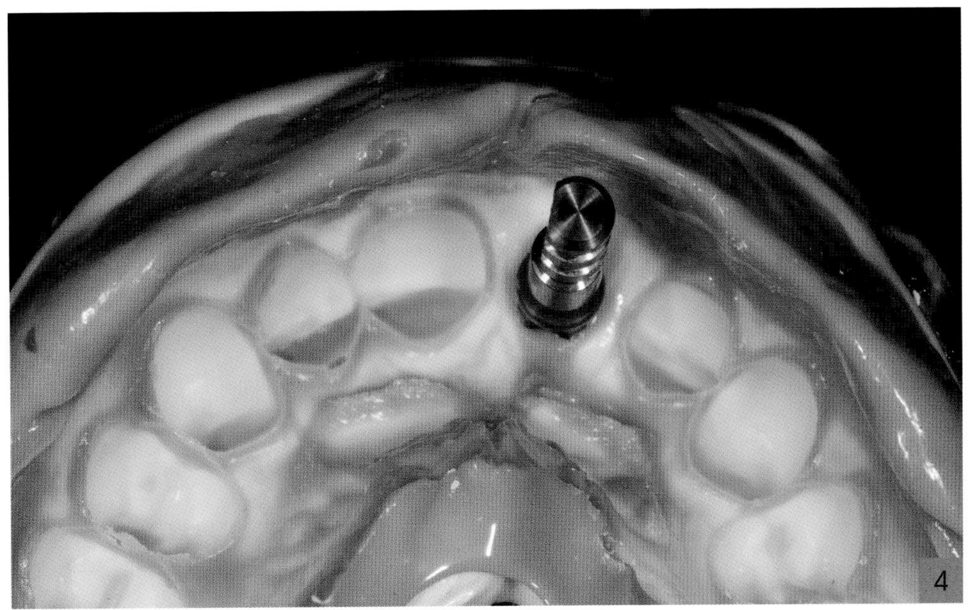

4

同往常一样，首先制作局部树脂模型（**图5**）。当活动代型制作完成后，将其复位于阴模中来浇铸主模型（**图6～图8**）。

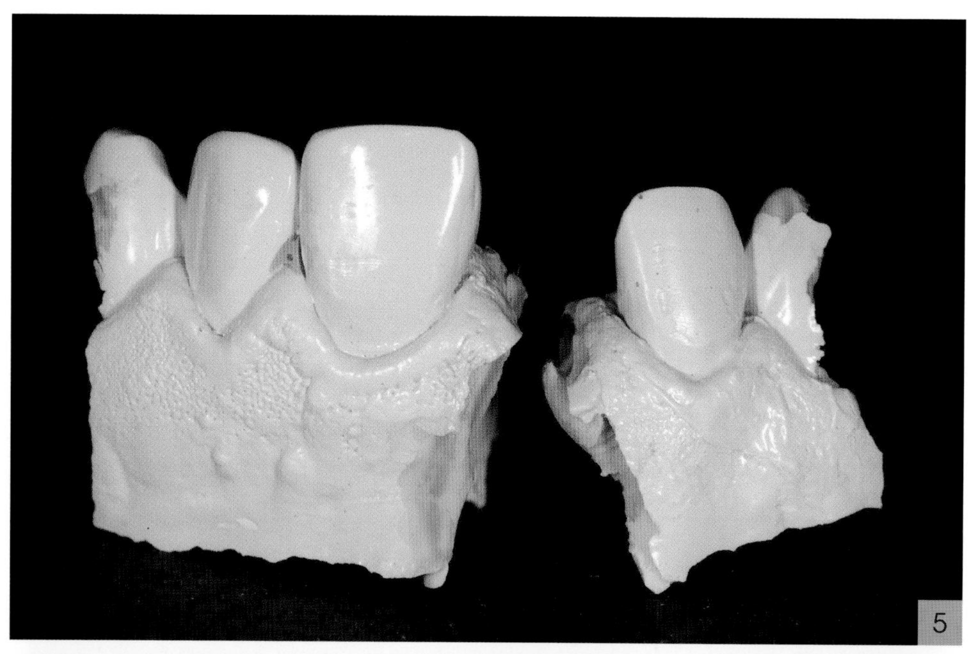
5

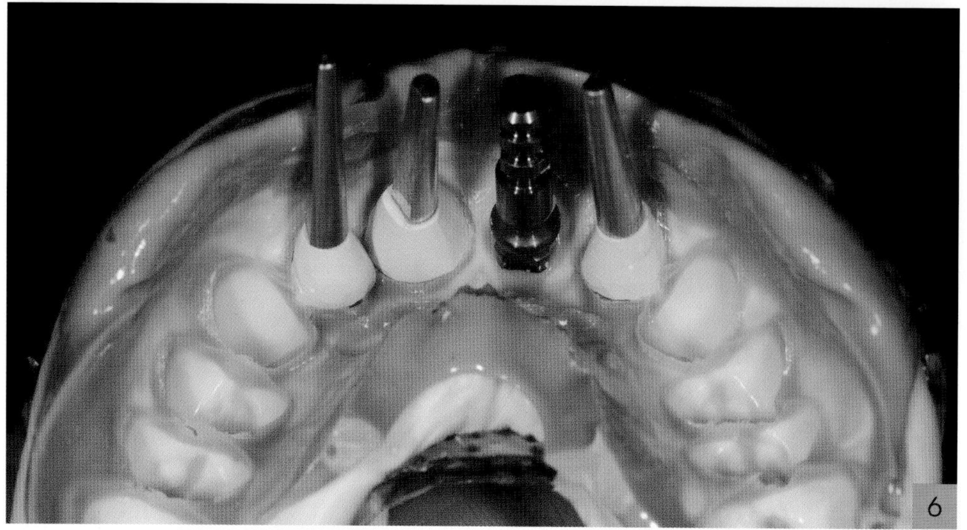
6

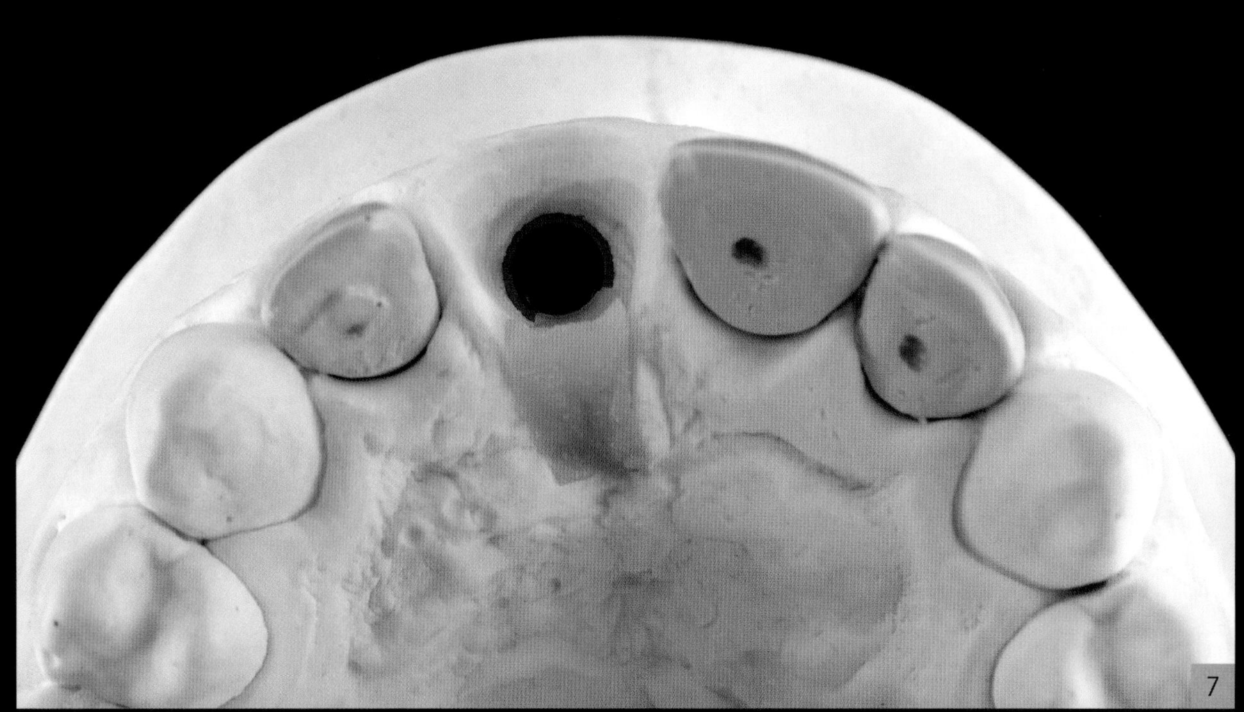

7

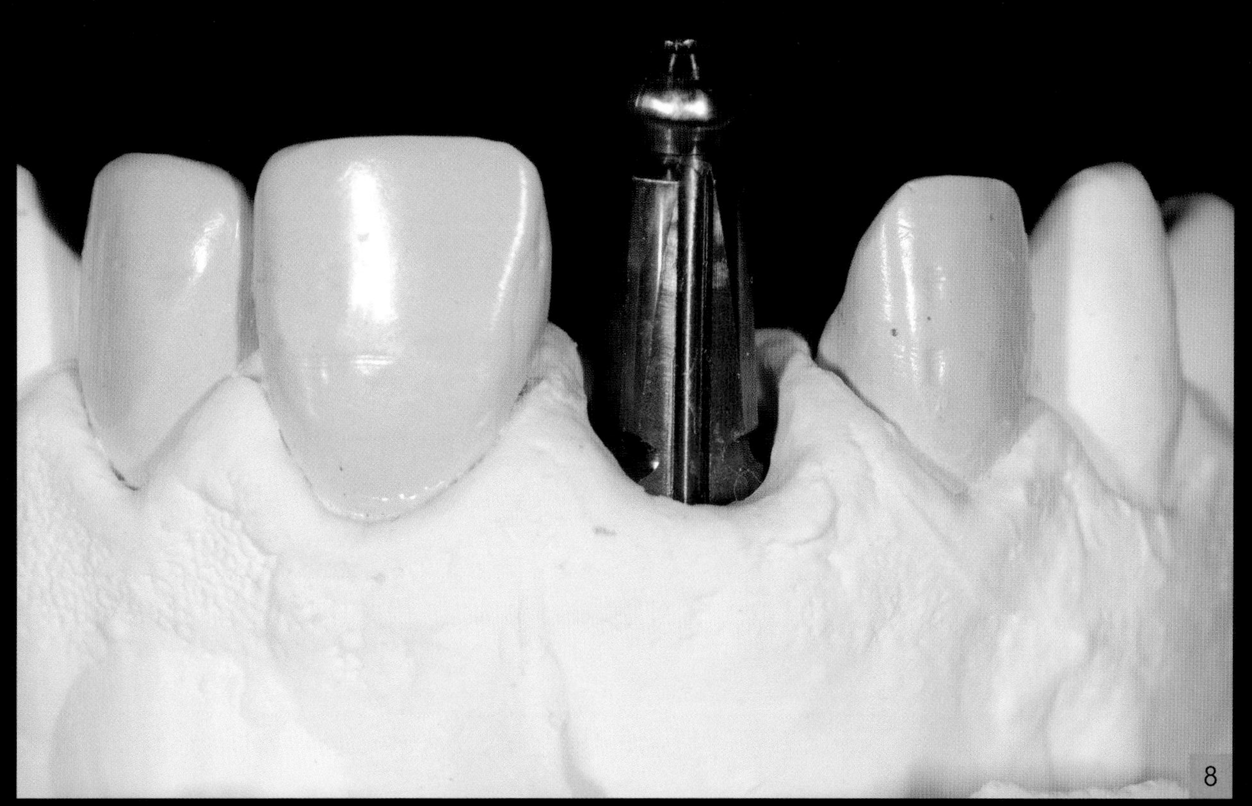

8

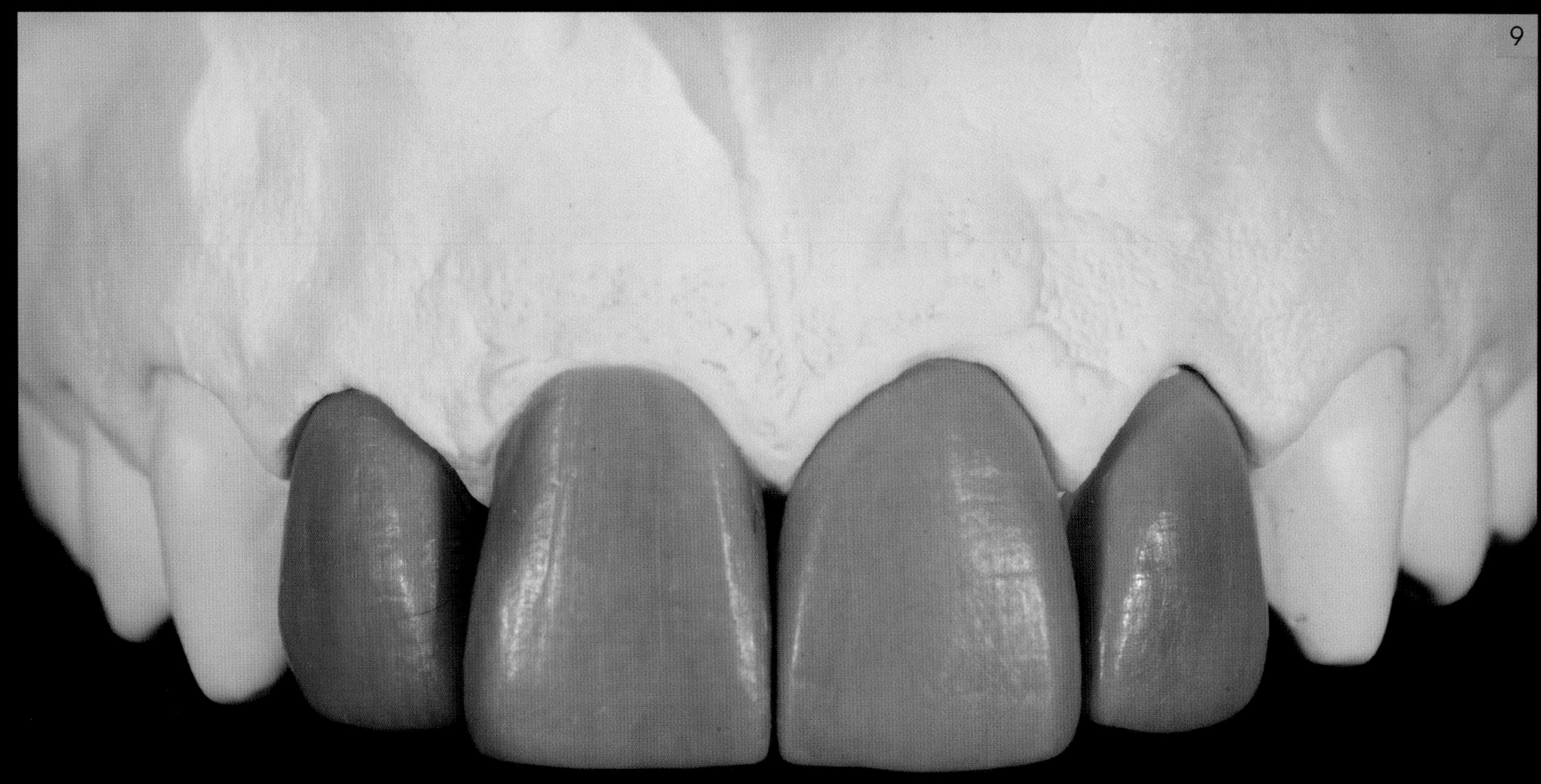
9

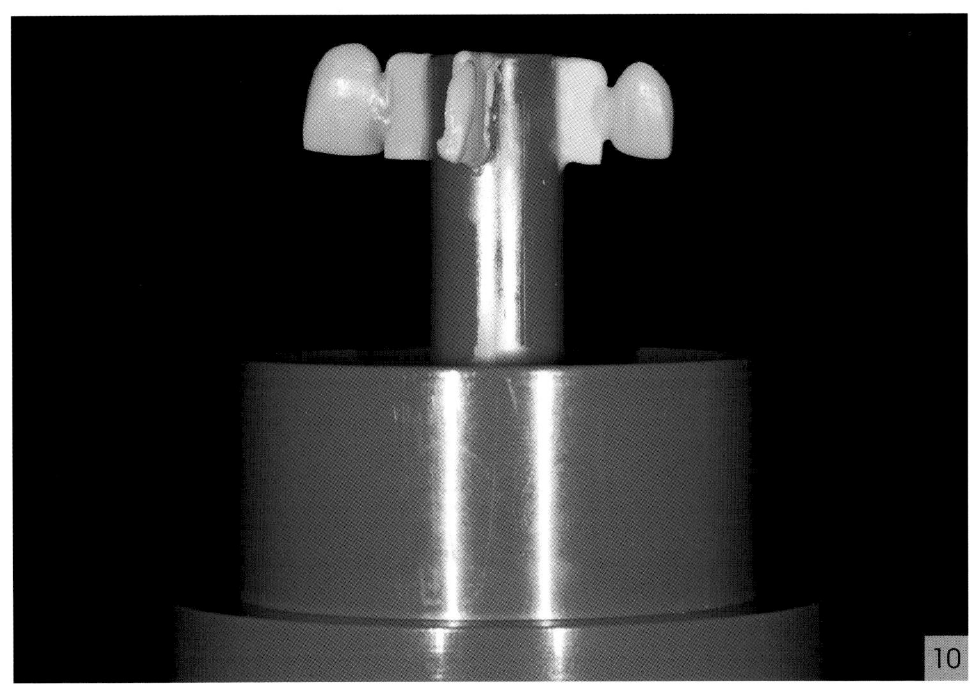
10

诊断蜡型必须恢复出最细节的解剖形态（**图9**）。不像单色瓷块，IPS e.max Press Multi压铸多层色瓷块需要特殊的放置方法来确保修复体展现合适的颜色梯度（**图10，图11**）。

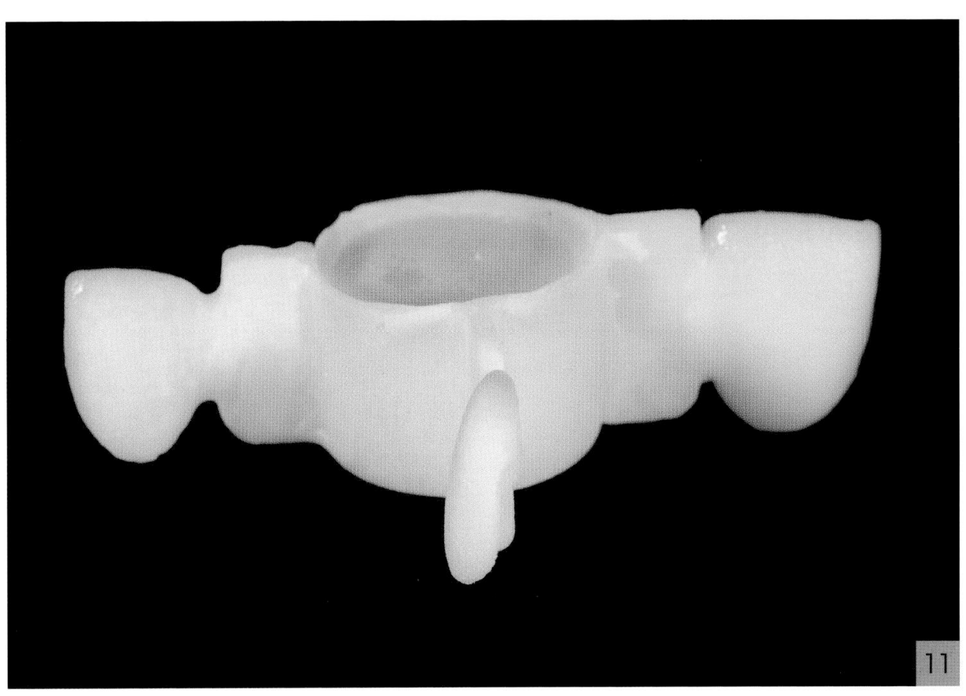
11

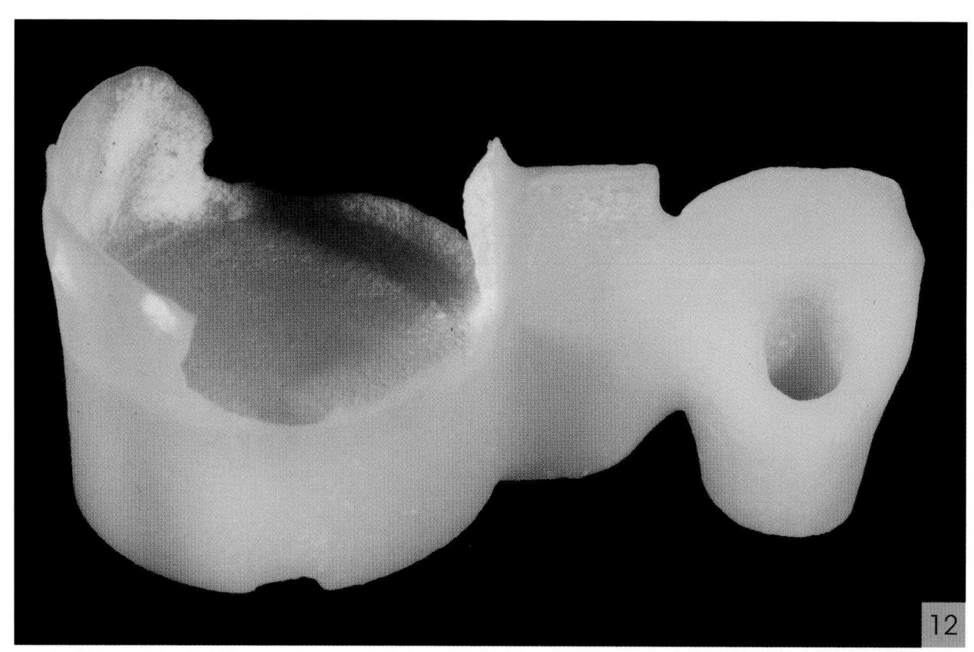

在种植体支持式全冠模型上也进行了贴面预备，以便制作4个同样厚度的贴面（**图12**）。这一步可以使本次修复中的所有修复体更协调统一。

此时，将热压铸造拟行贴面修复的基牙修复体粘接于种植体基台上（**图13～图16**）。

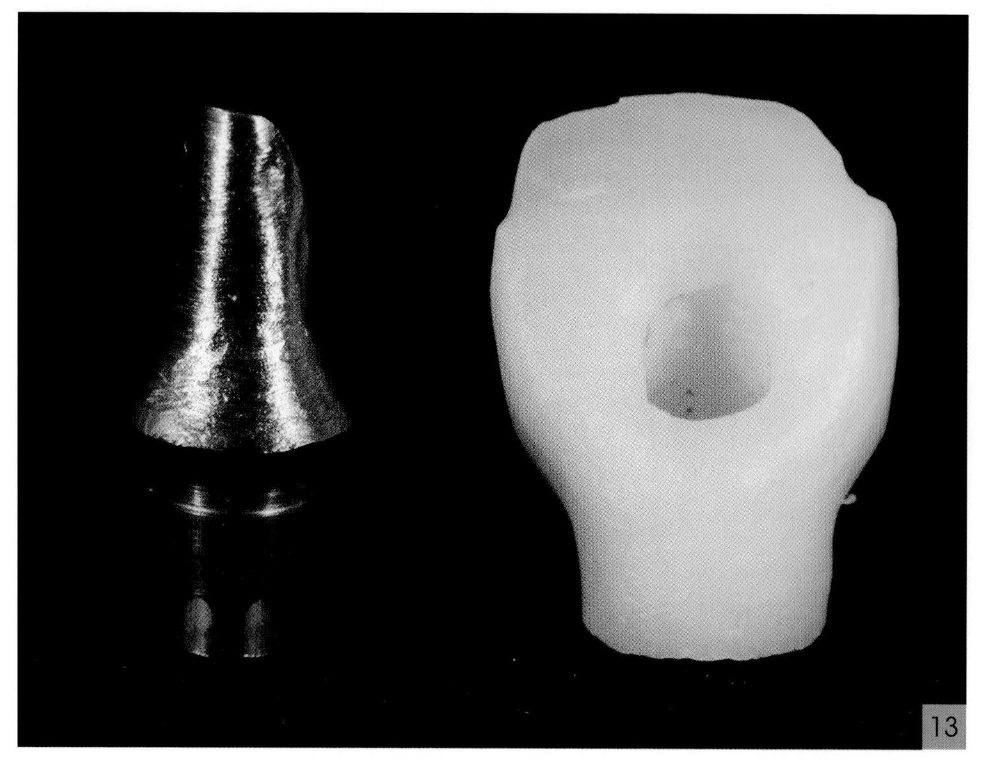

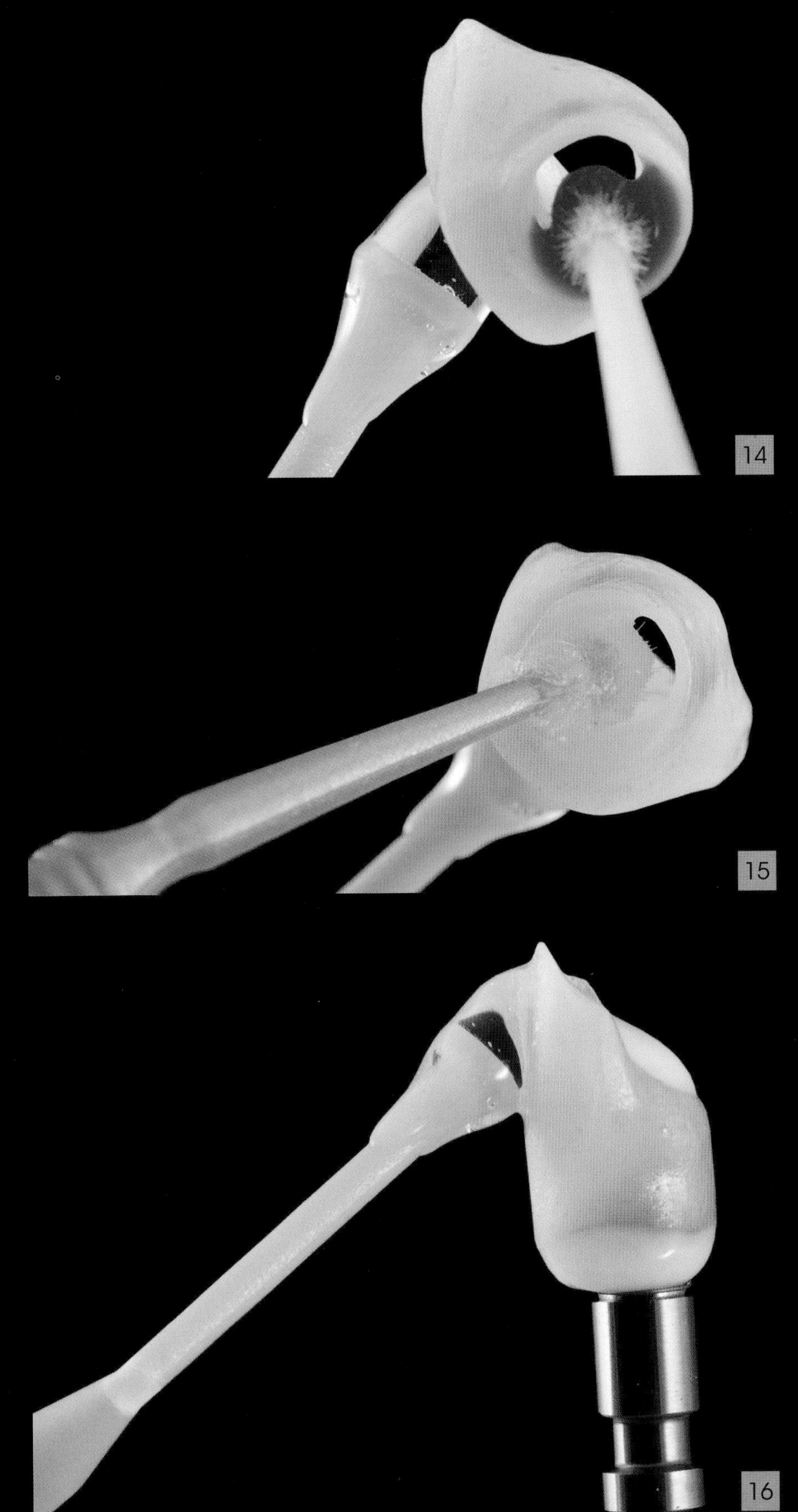
14
15
16

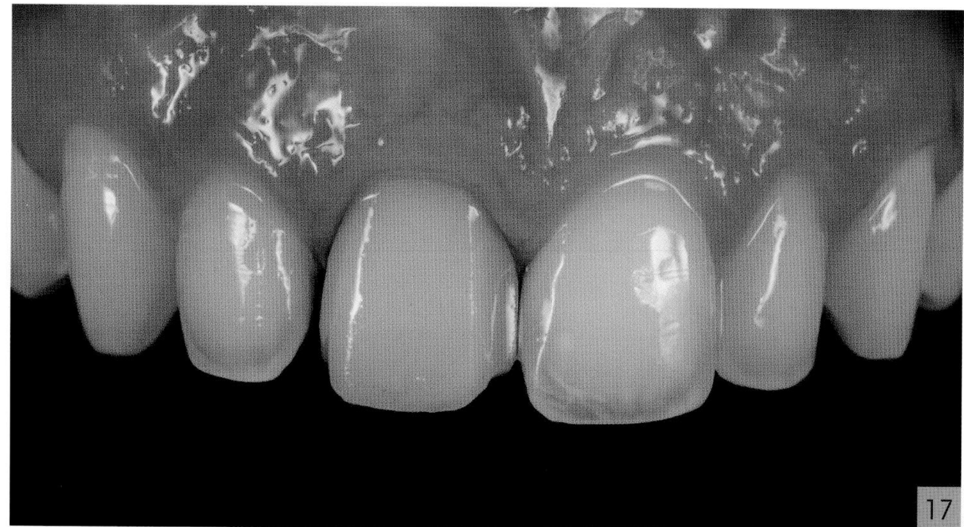
17

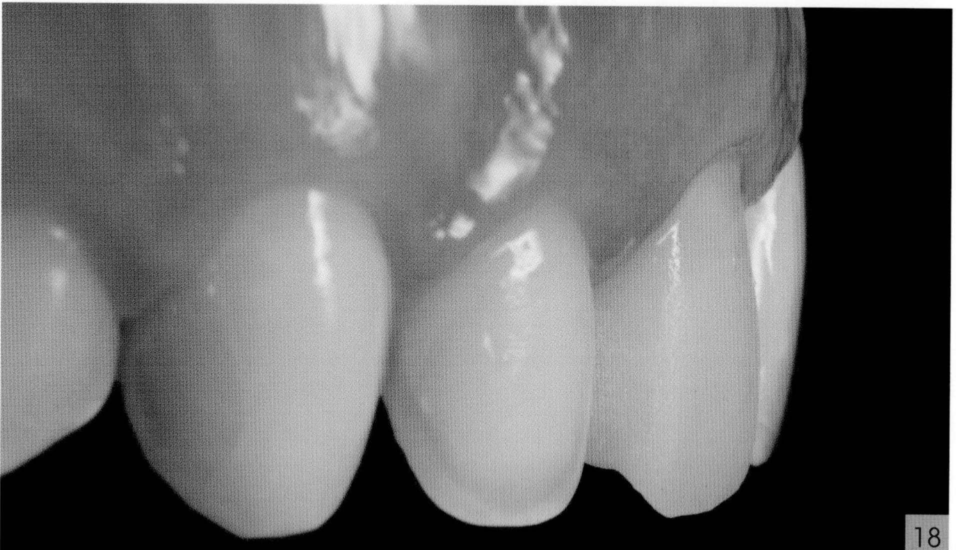
18

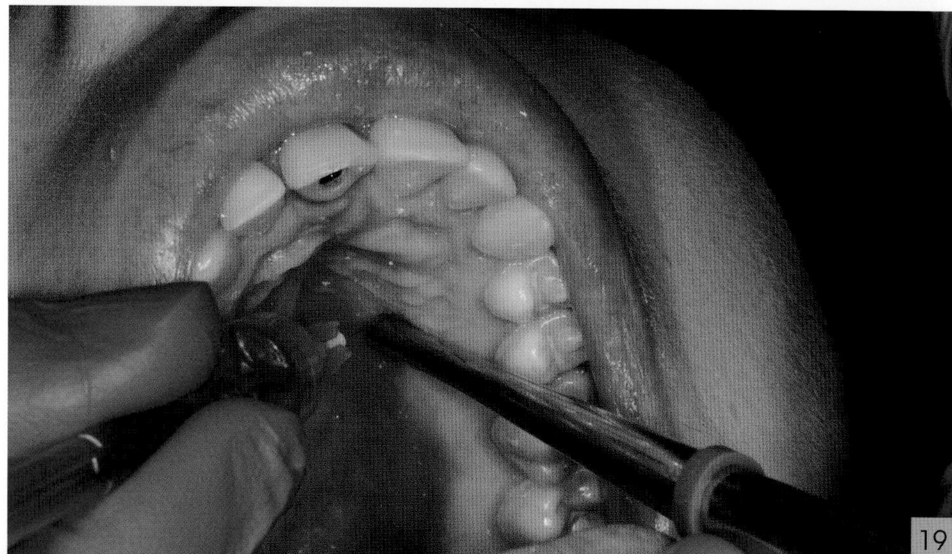
19

。

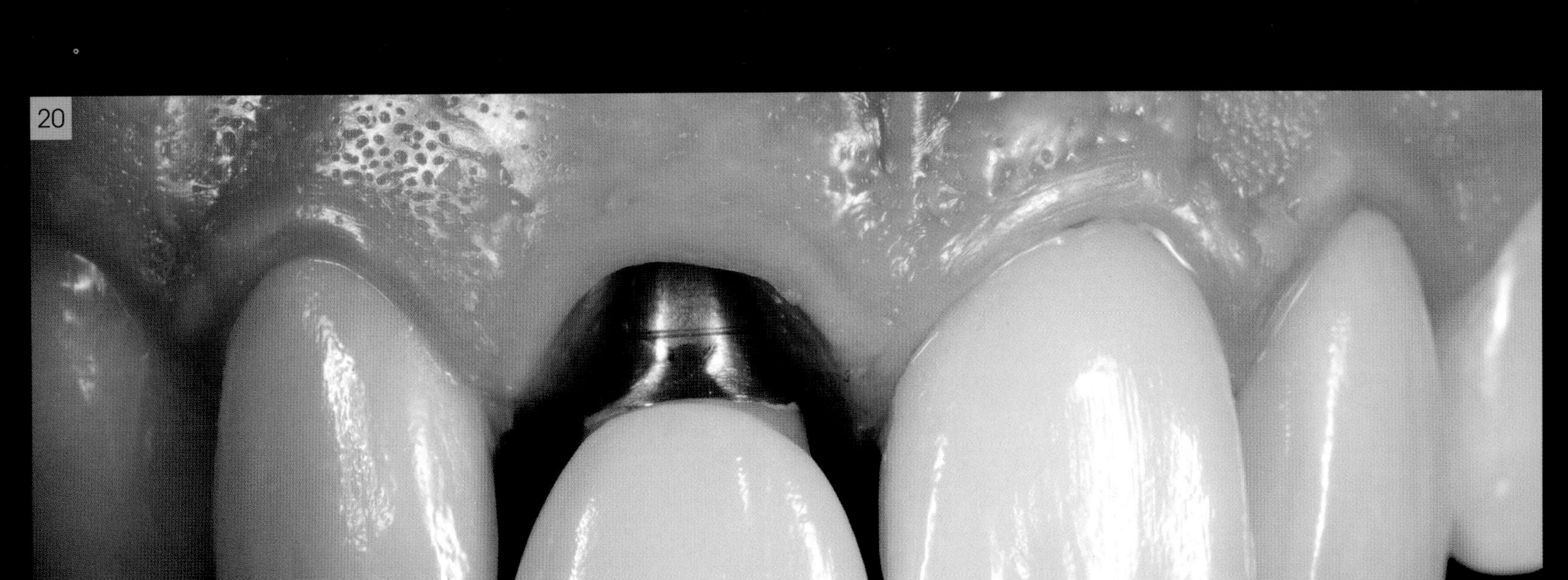
20

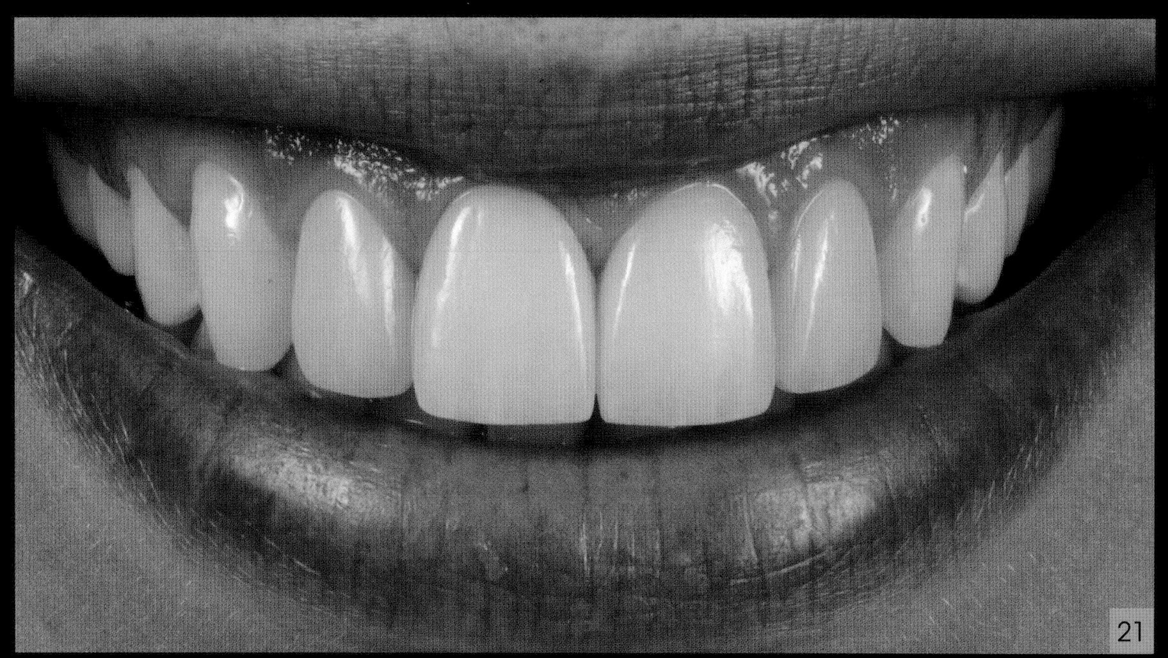
21

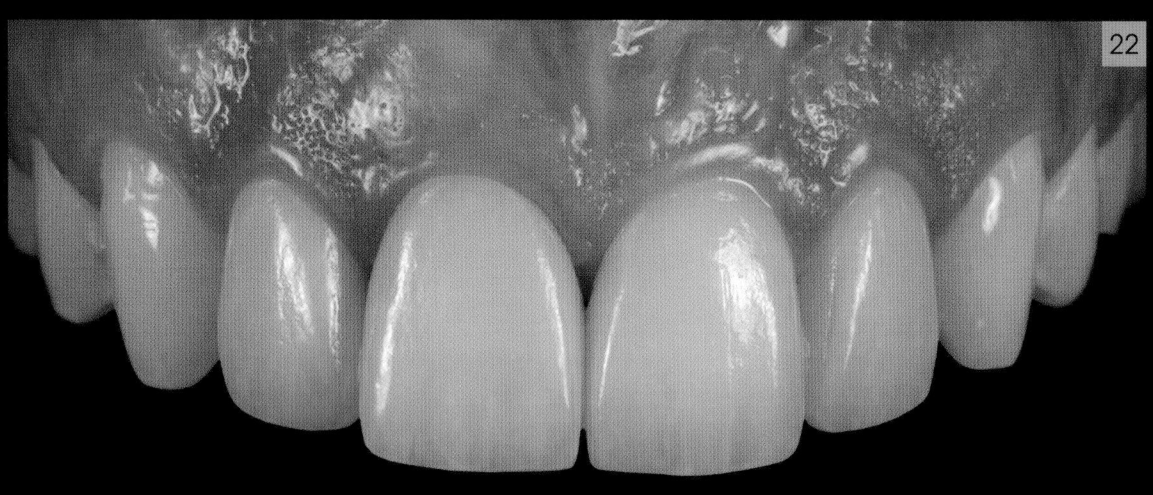
22

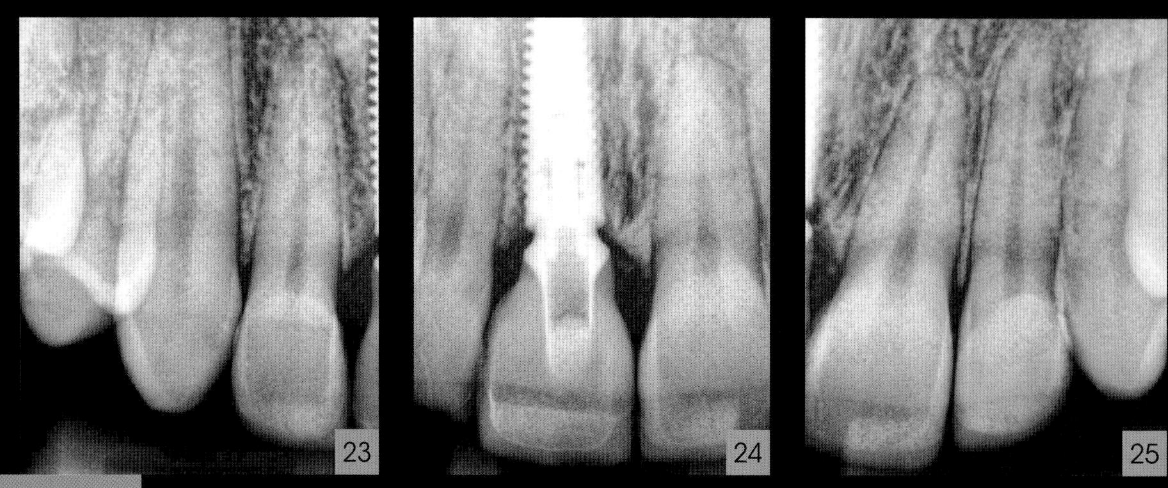
23
24
25

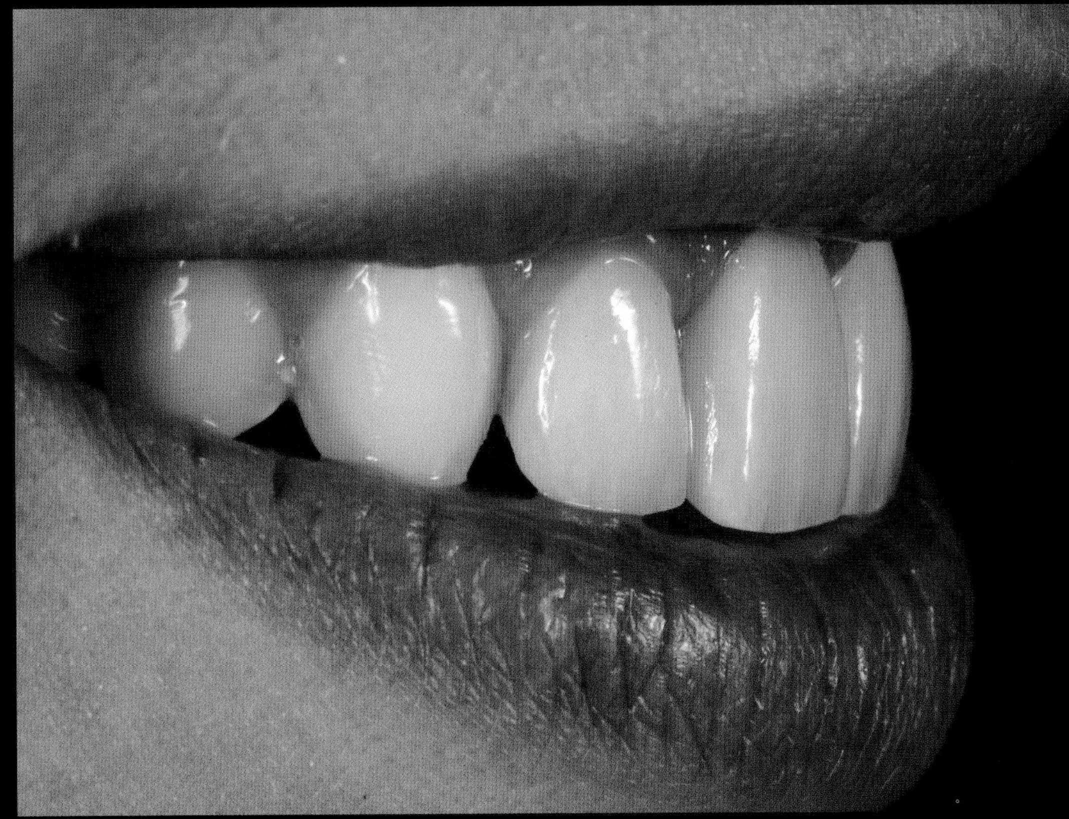

26

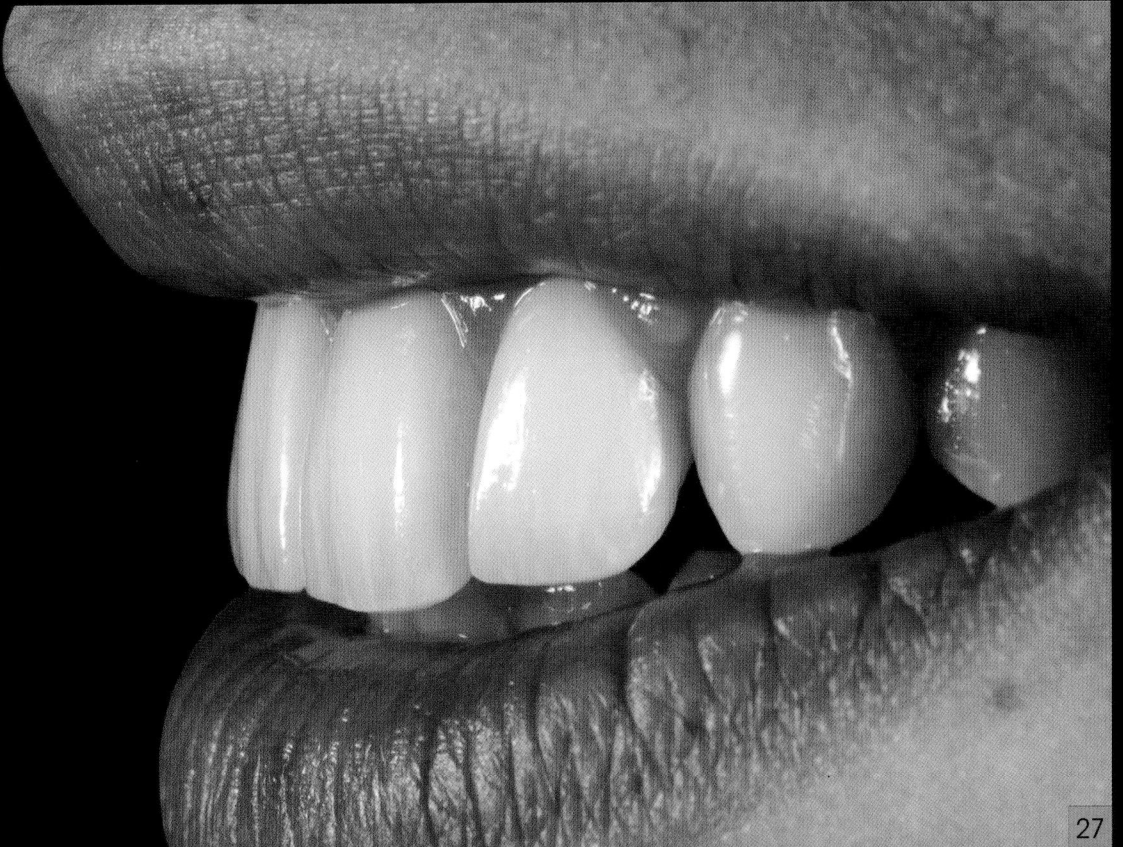

27

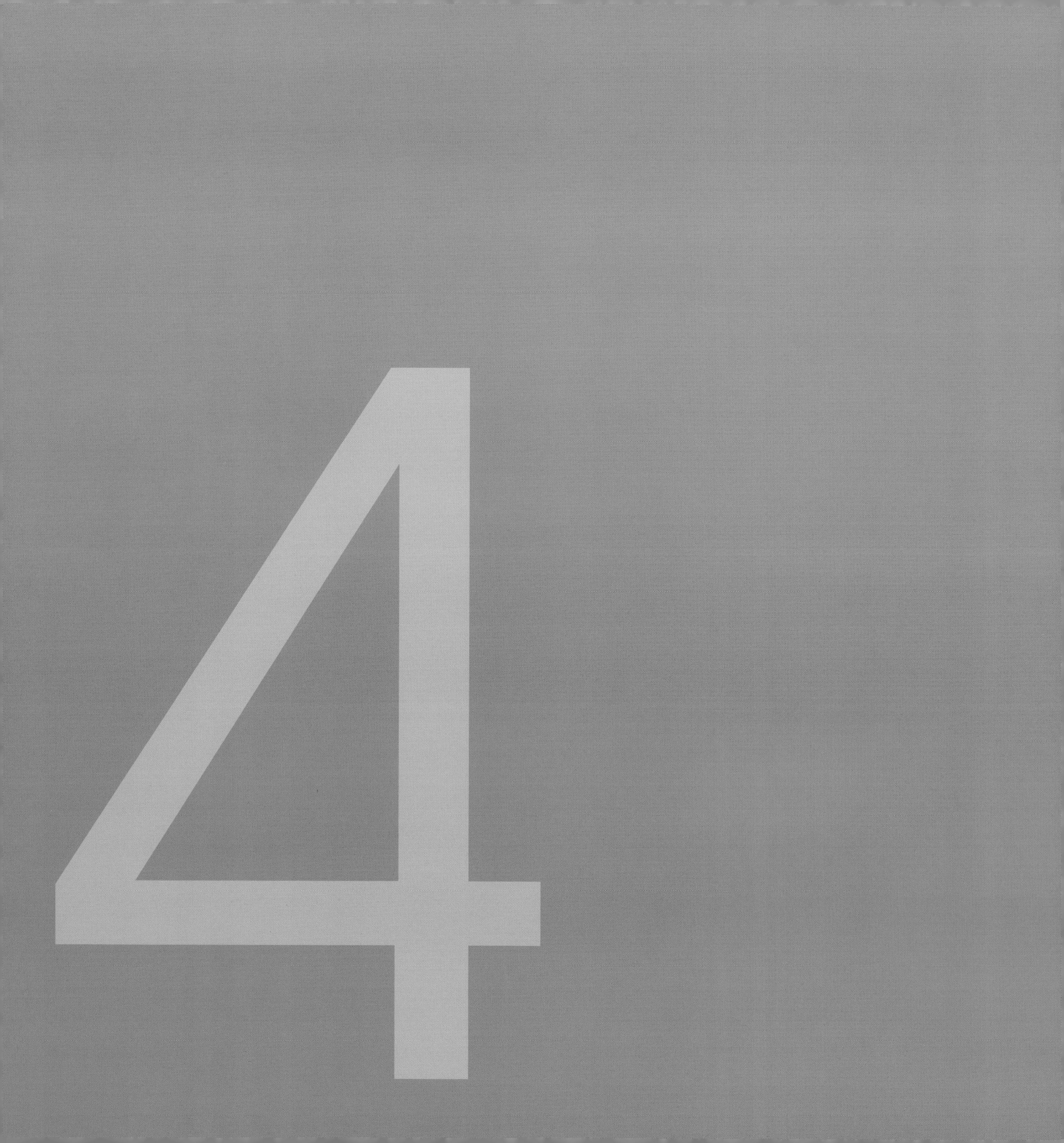

Vincenzo Musella, Mirela Feraru, Nitzan Bichacho

临床病例
clinical case

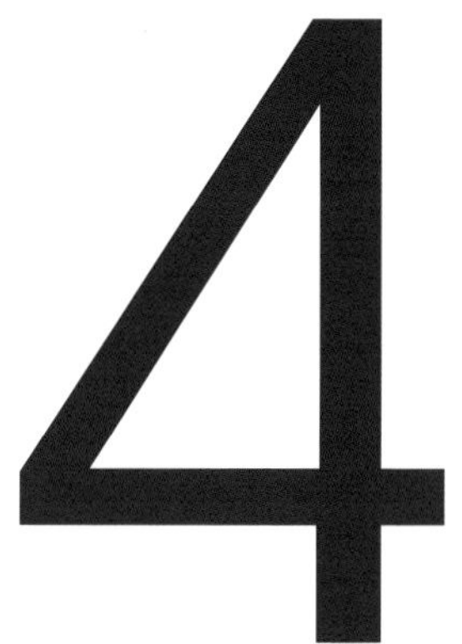

分层二硅酸锂陶瓷
layered lithium disilicate

在该病例中，为了恢复上颌中切牙的美学效果（**图1**），采用回切技术加工低透明度（LT）二硅酸锂瓷块（IPS e.max LT，义获嘉伟瓦登特），之后上饰面瓷增强修复体的美观协调性。右上中切牙拟行全冠修复，左上中切牙贴面修复（**图2**）。牙体预备后，拍摄记录比色的口内照可以帮助技师选择最适合的瓷块（**图3**）。制作包含活动树脂代型的石膏工作模型（**图4**）。

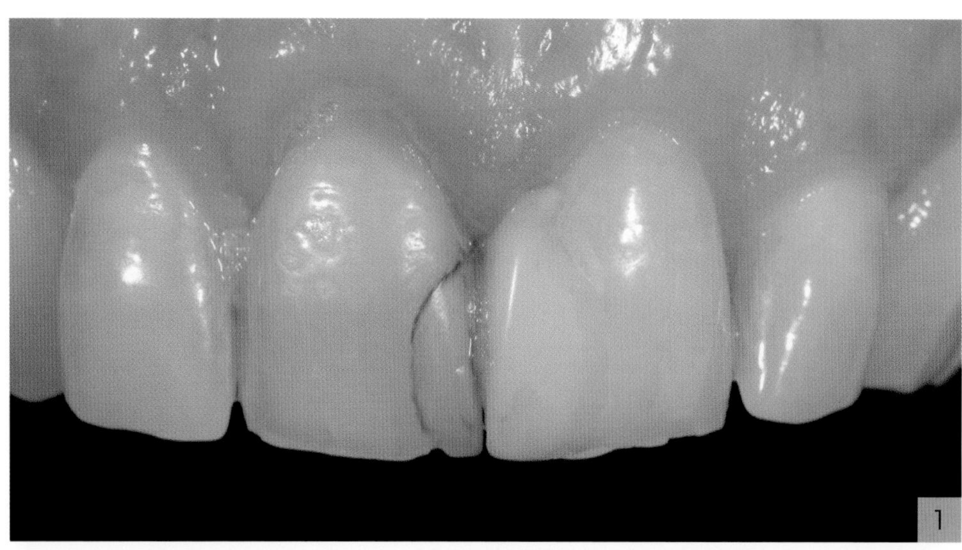

1

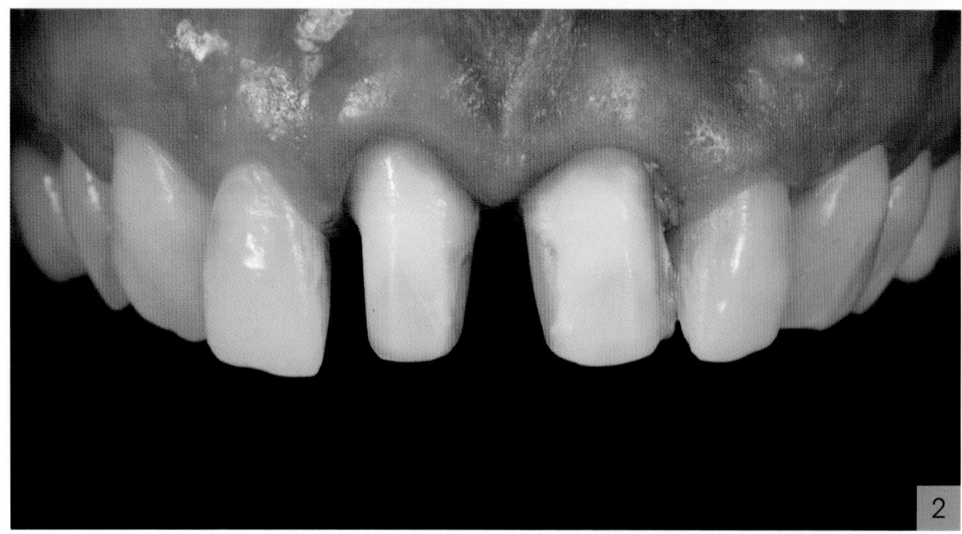

2

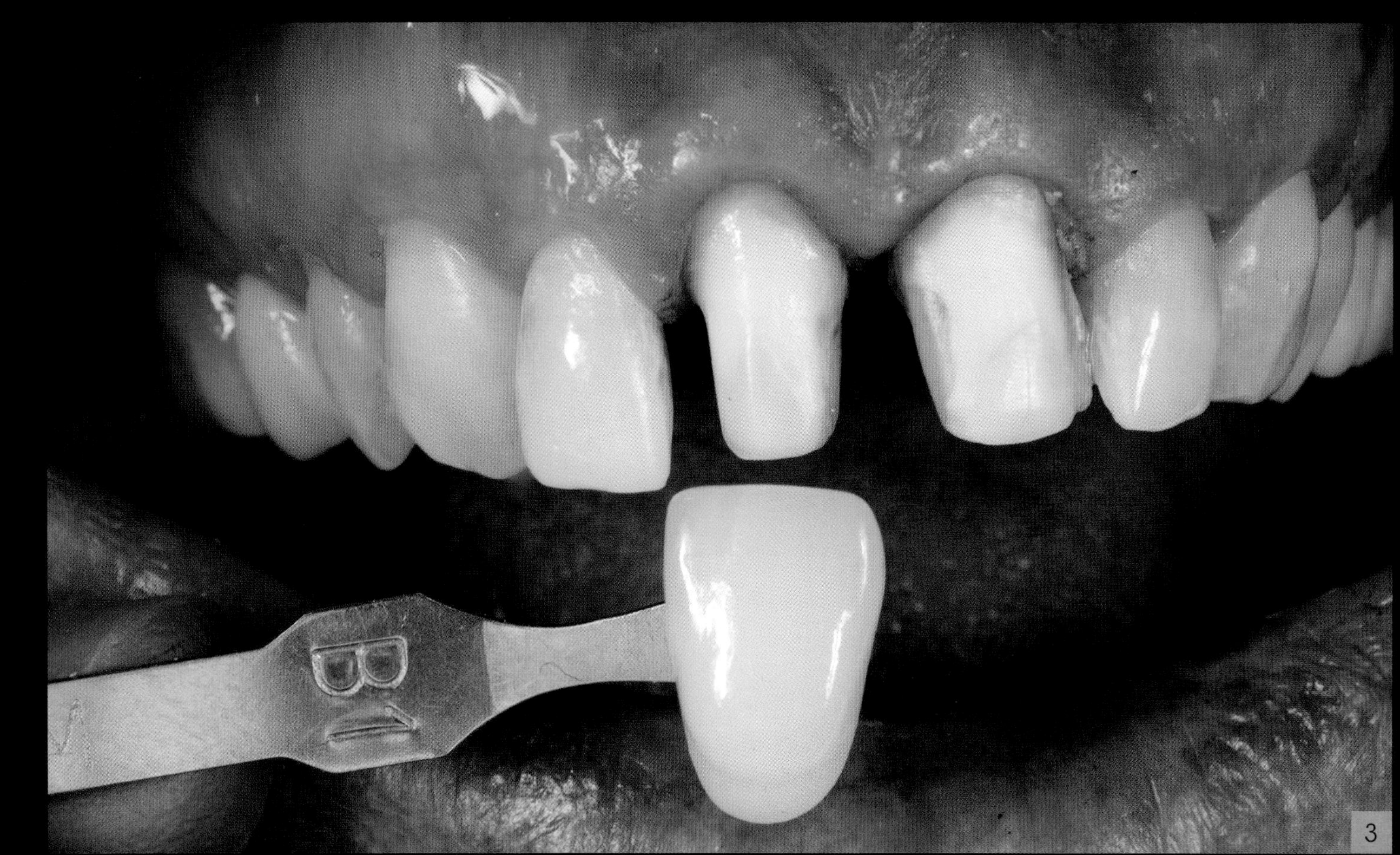

3

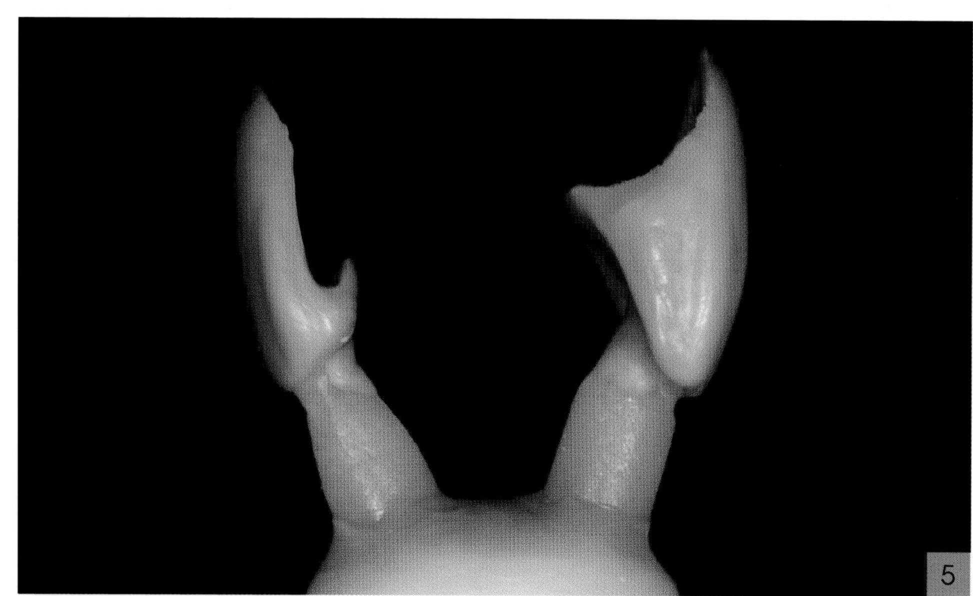
5

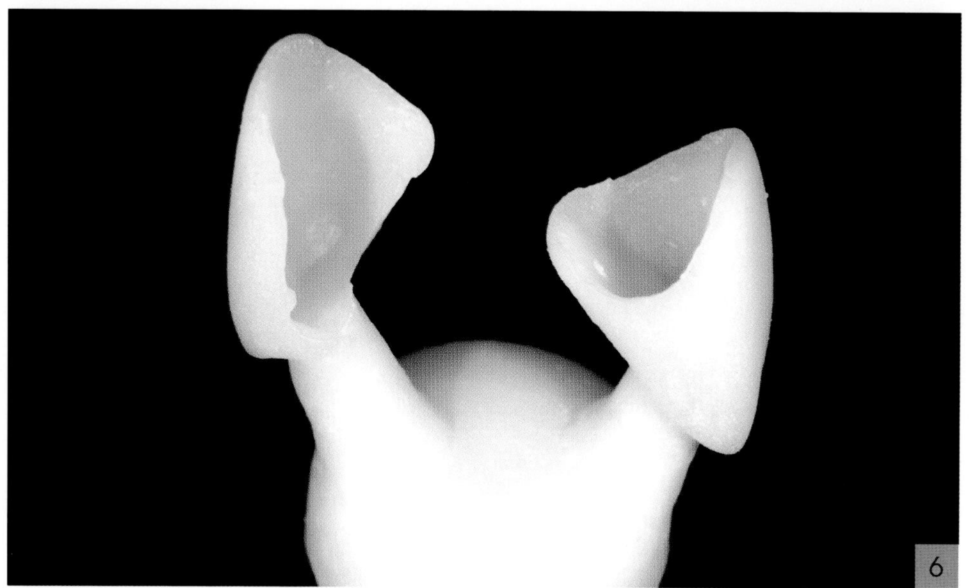
6

完成蜡型重塑后，放置铸道，失蜡法压铸成型A1色的低透明度二硅酸锂瓷（**图5，图6**）。即使已使用回切技术，最好还是将压铸出的修复体就位于模型上，检查其解剖形态的完整性（**图7**）。回切完成后，加上饰面瓷，随后打磨抛光（**图8**）。

最终完成粘接后的唇齿微笑照、与下颌牙的对比照、口内全景照、黑背景照、影像学图像均显示修复体具有良好的美学效果（**图9～图13**）。最终，为了进一步加强右上侧切牙的美学效果，对近中切缘进行了细微的调整。

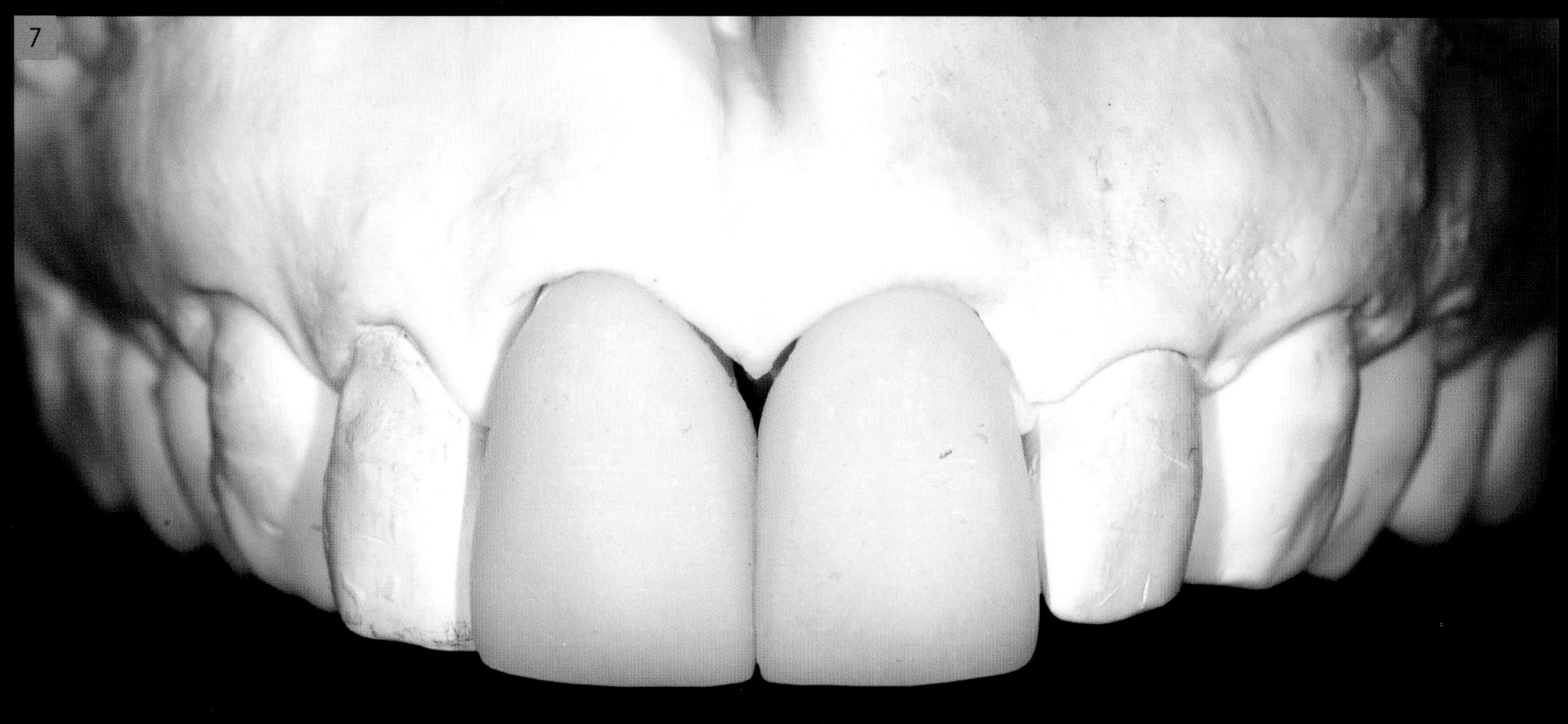
7

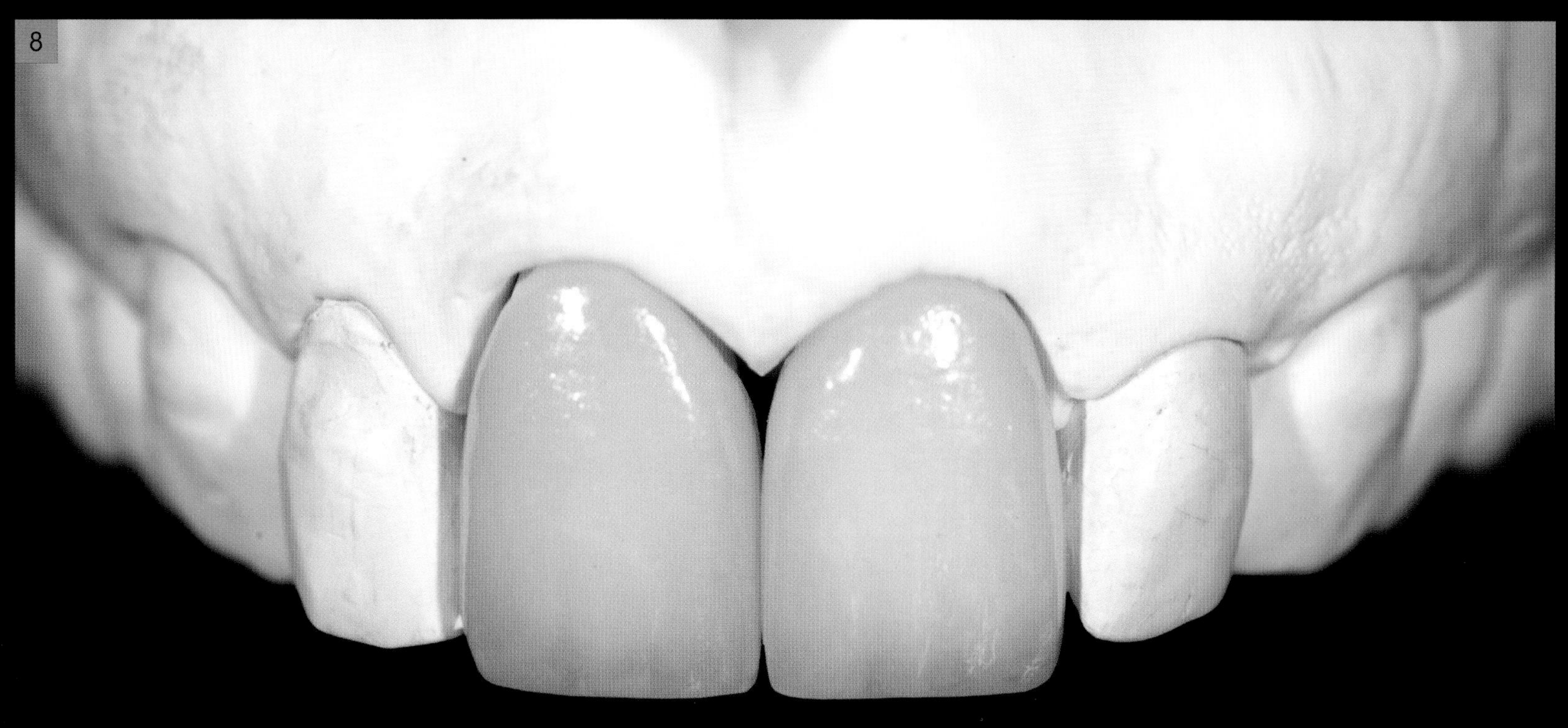
8

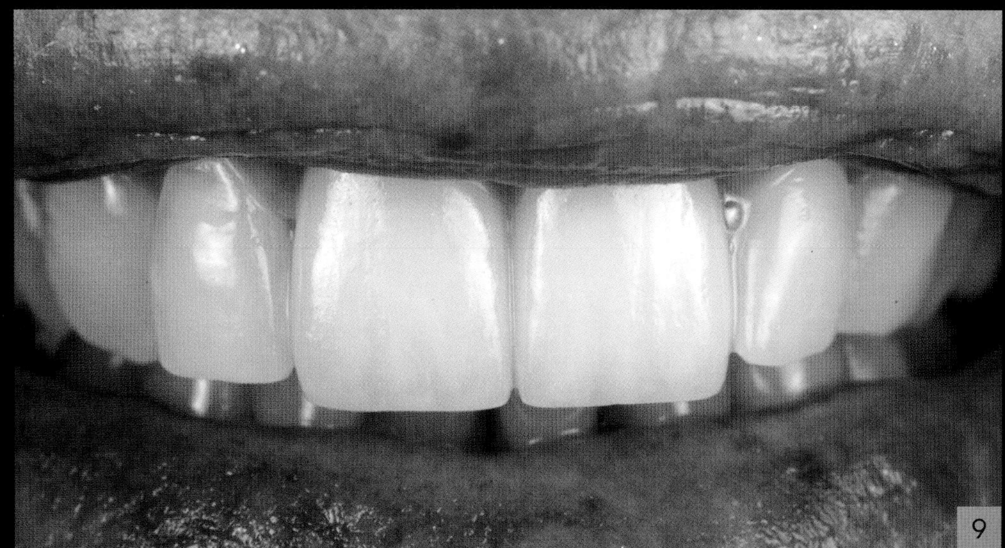
9
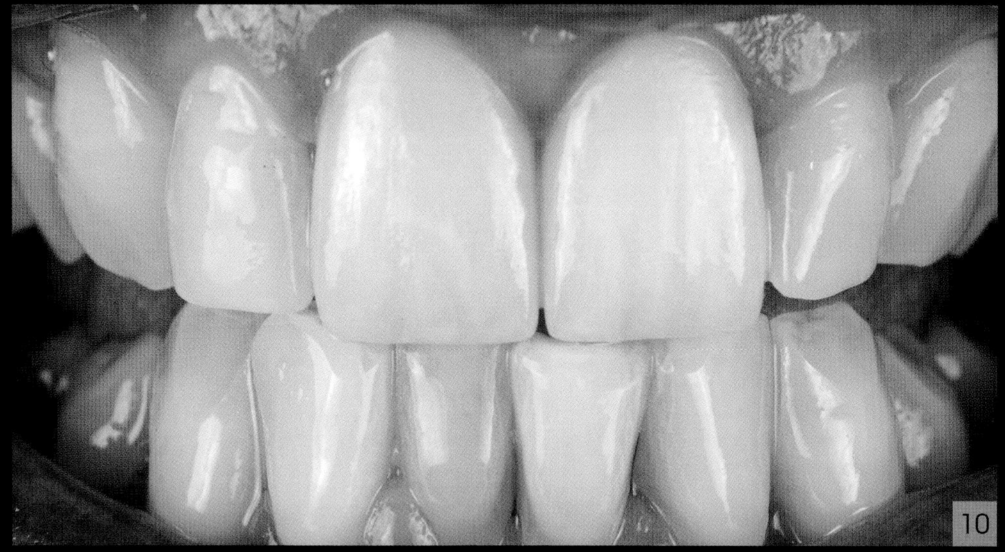
10
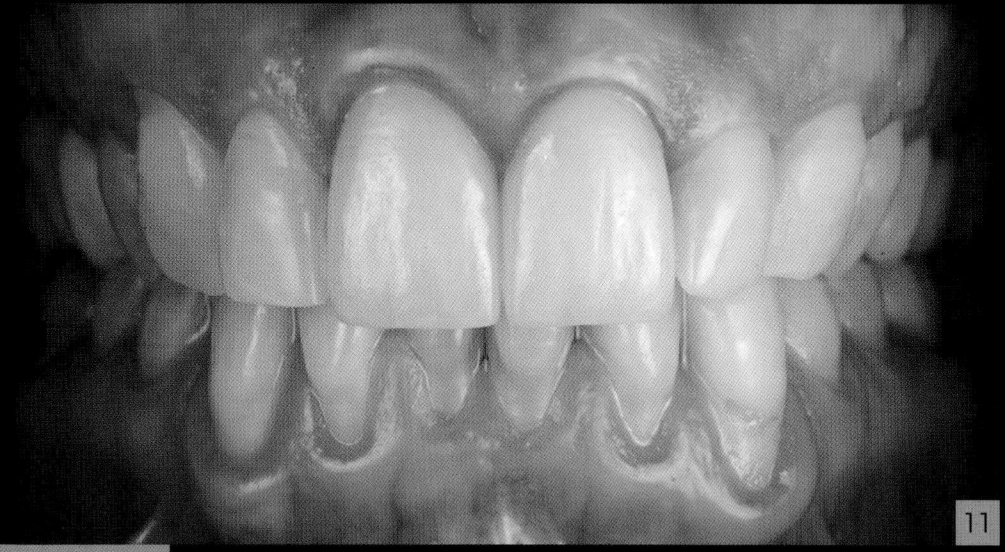
11

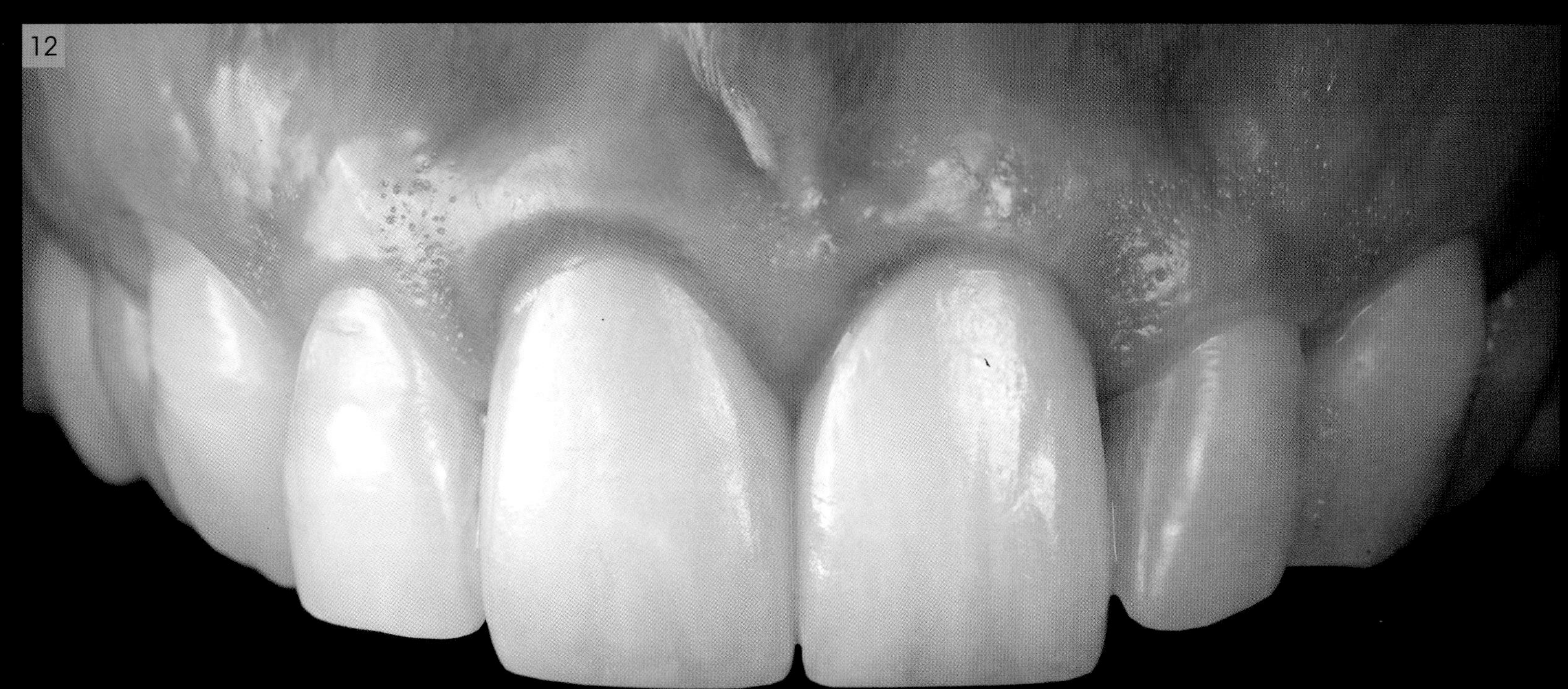
12

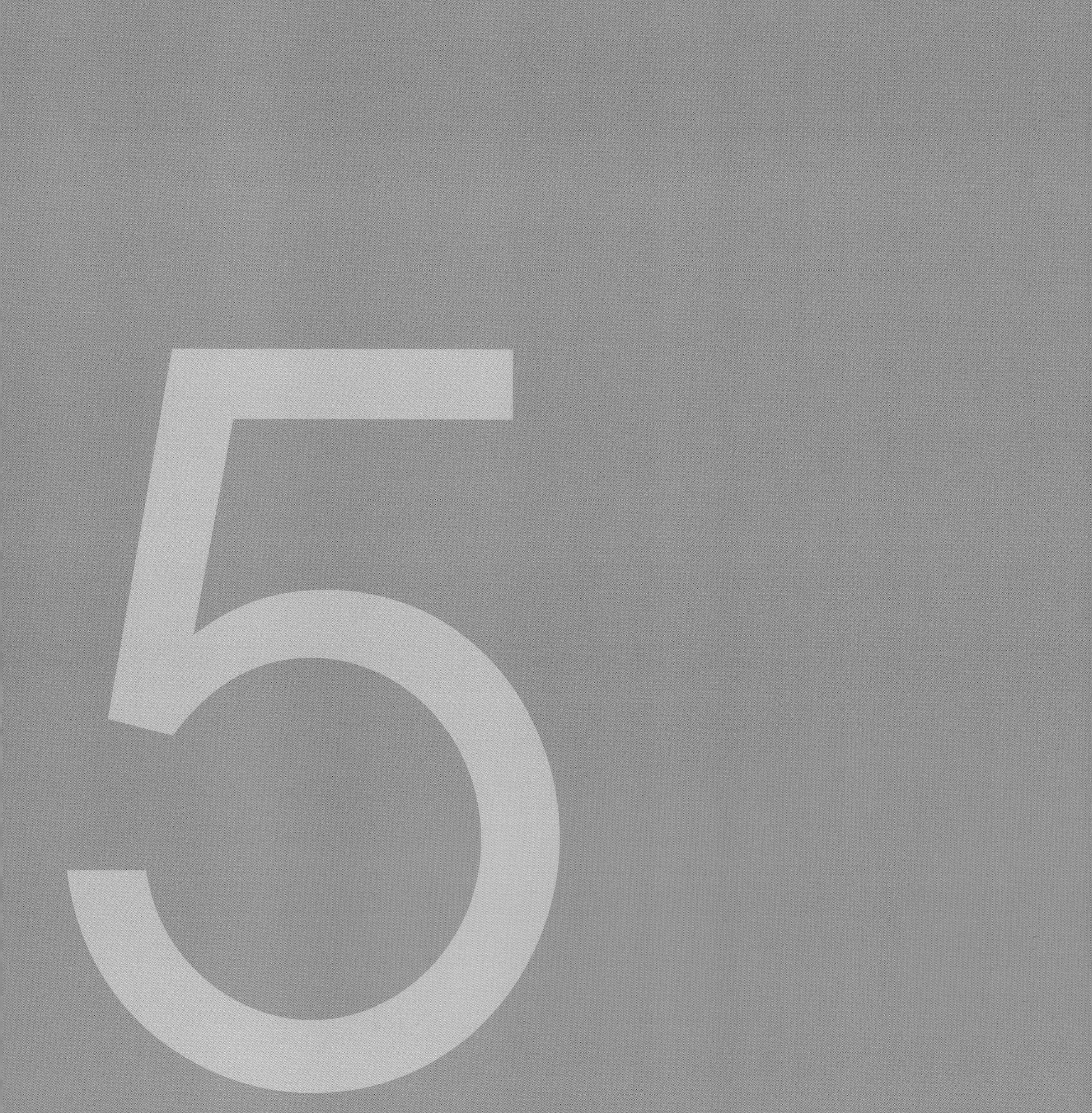
5

Vincenzo Musella, Mirela Feraru, Galit Talmor, Nitzan Bichacho

临床病例
clinical case

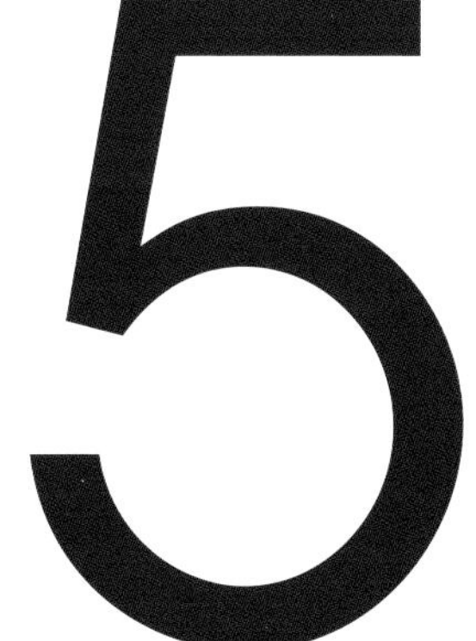

高不透明度二硅酸锂遮罩
high-opacity lithium disilicate copings

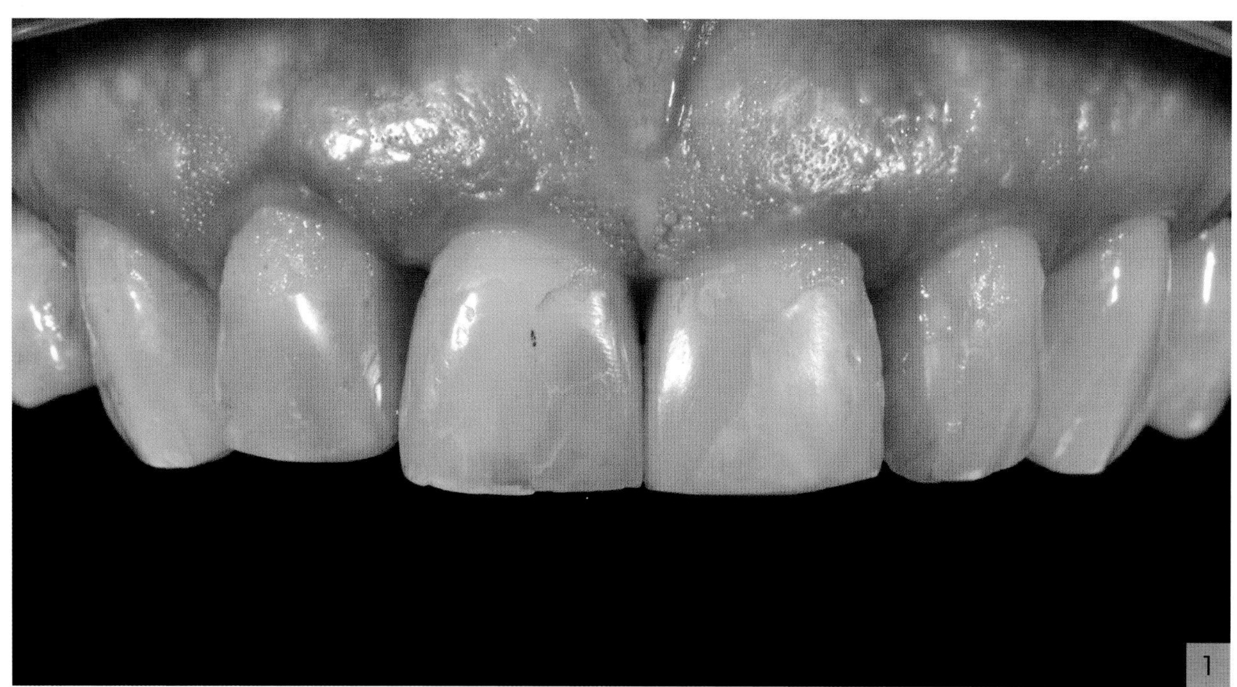
1

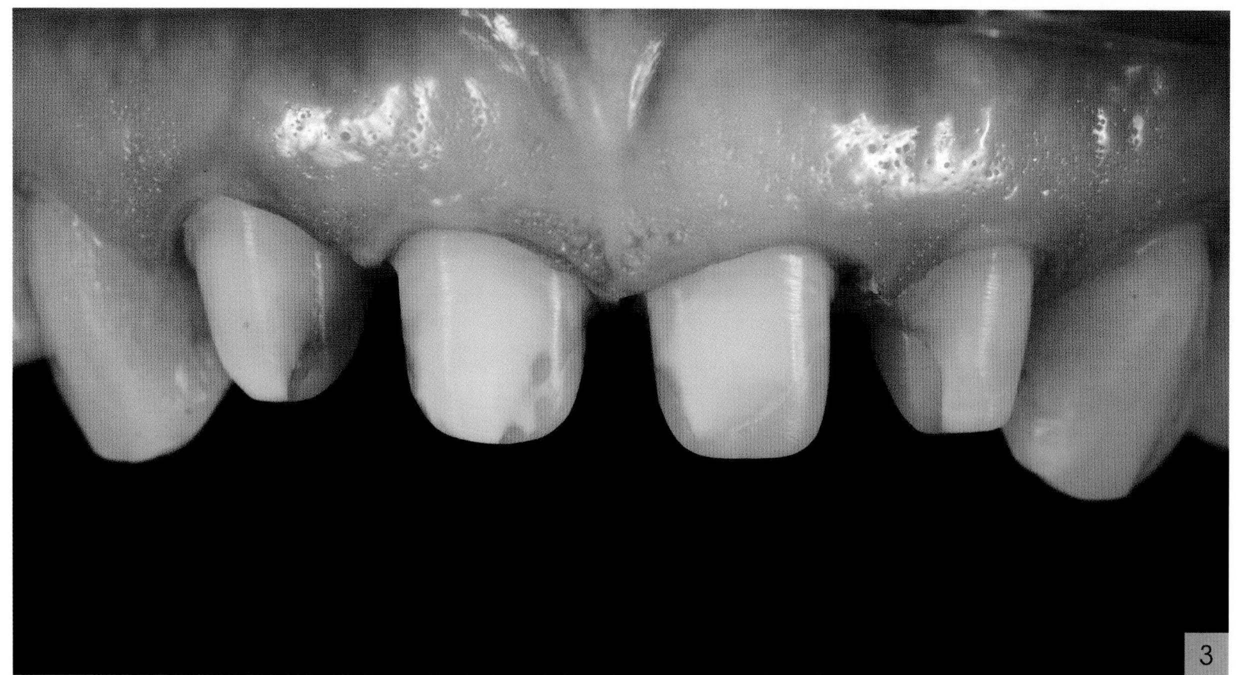
3

本病例及以下两个病例展示了在需要用全冠或贴面修复来解决牙体缺损和遮色的问题时怎样用二硅酸锂制作遮罩。本病例主要为了改善上颌中切牙和侧切牙的变色问题。

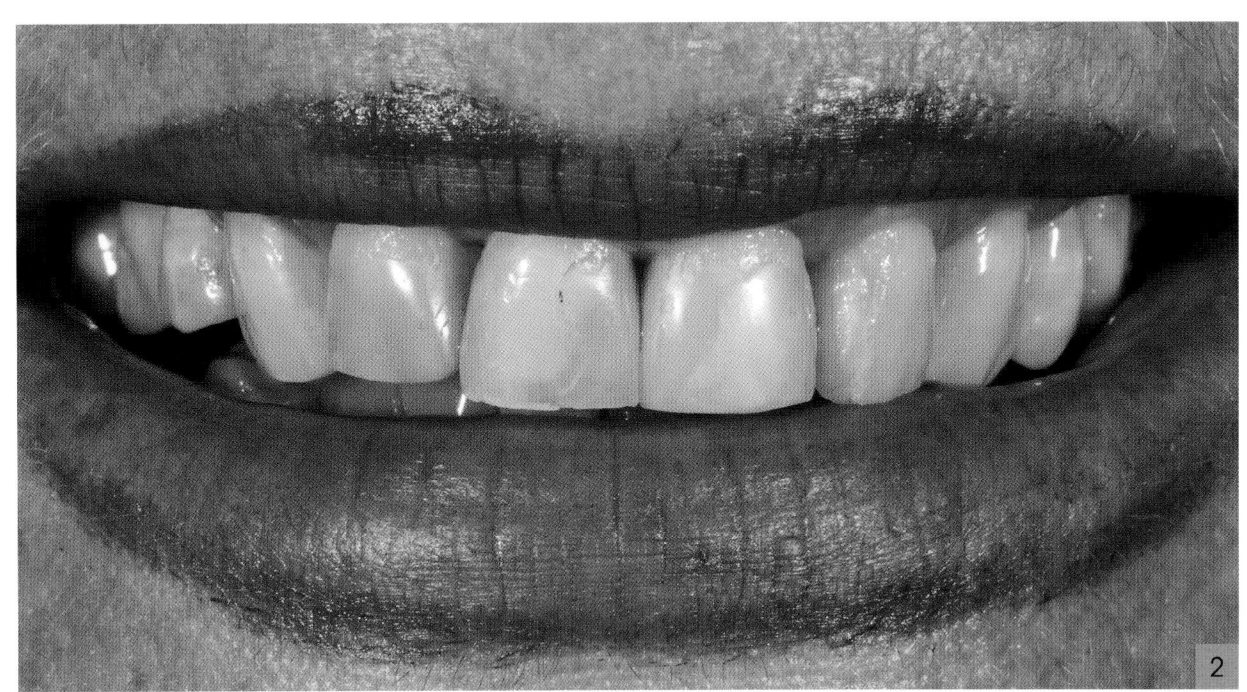
2

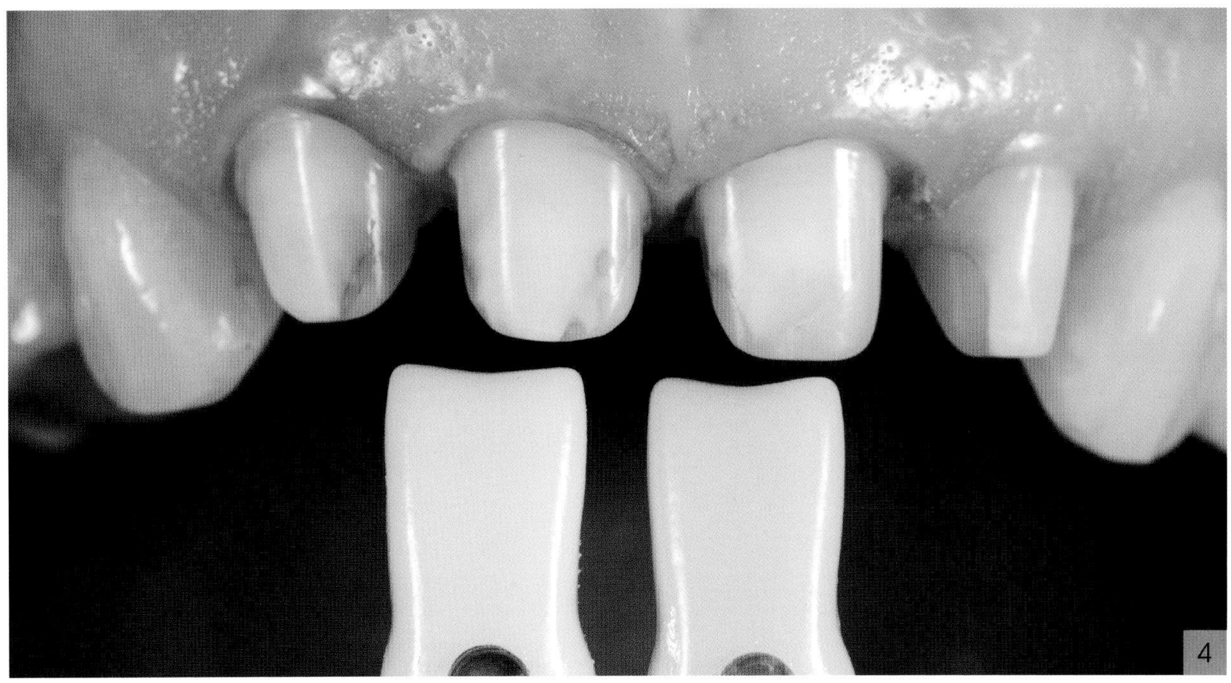
4

黑色背景的术前照凸显出以往的不良树脂修复所存在的美学和功能不足（**图1**）。同时，患者的唇齿微笑美学也有待改善（**图2**）。进行4个全冠的牙体预备后，拍摄比色照以选择合适的瓷块（**图3，图4**）。

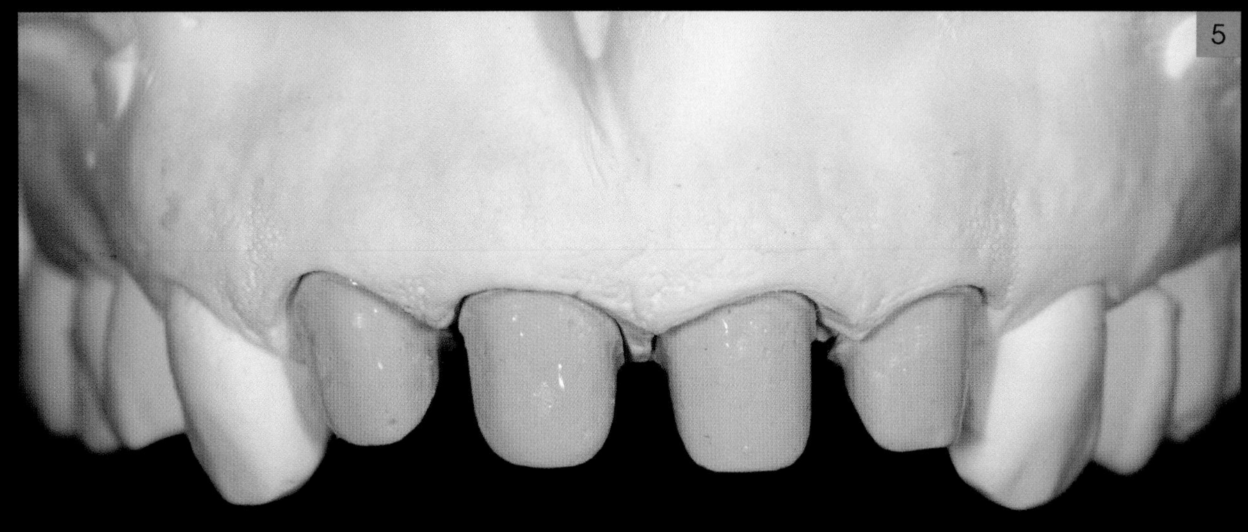

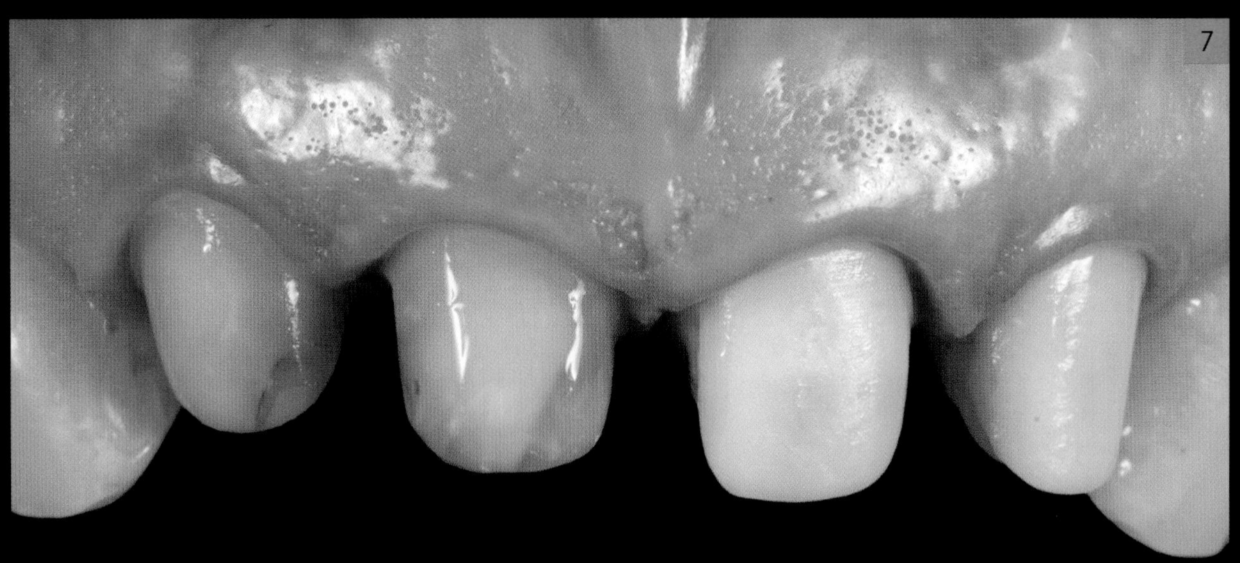

采用Ⅳ类石膏灌制包含树脂活动代型的工作模型（**图5**）。为遮盖变色的牙体组织，在牙齿唇面采用高不透明度的二硅酸锂瓷（IPS e.max HO1，义获嘉伟瓦登特）制作“遮罩”（**图6**）。

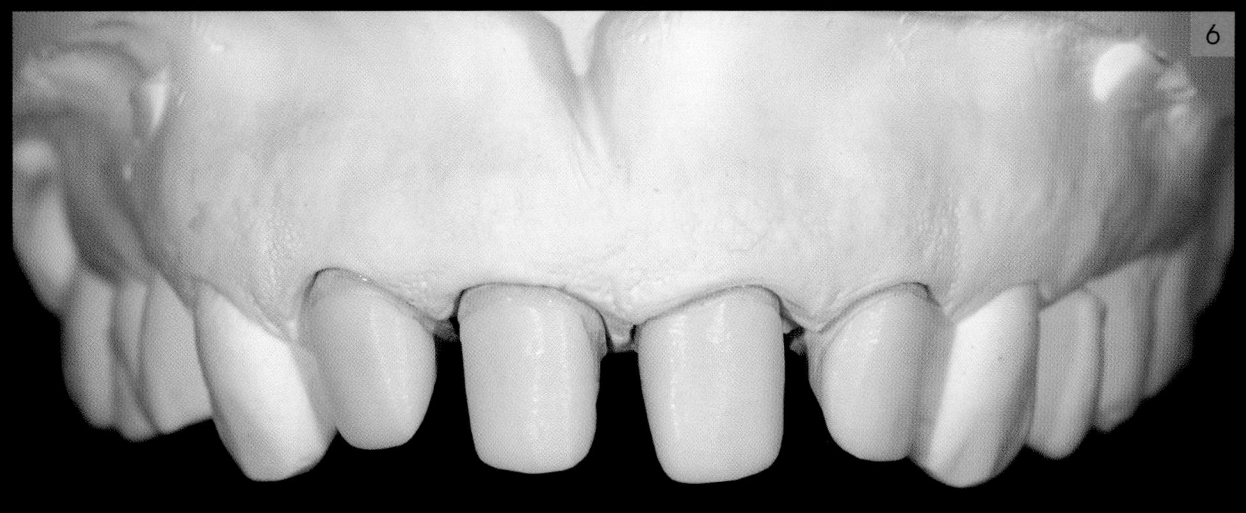
6

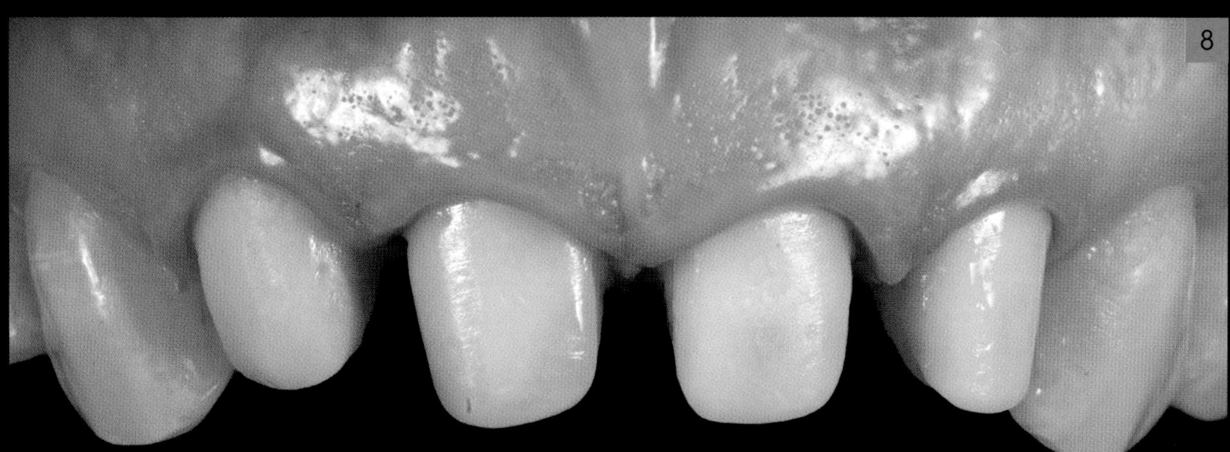
8

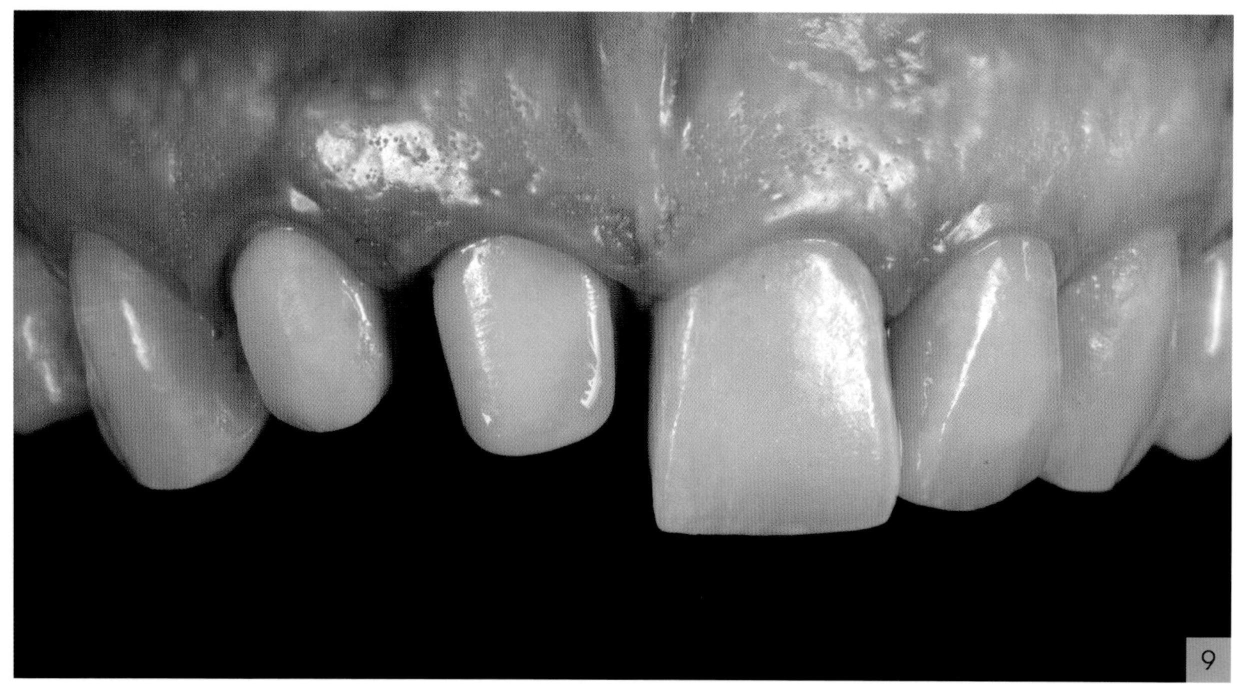
9

遮罩上制作新的二硅酸锂全冠。本病例选择的是A2色。很明显，遮罩层可以良好地遮盖牙体预备后各种各样的色彩差异（**图9，图10**）。该遮罩层厚度为0.2mm且有一个短肩领，丝毫不会影响最终修复体的外形及其颈部边缘的精确度（**图11，图12**）。

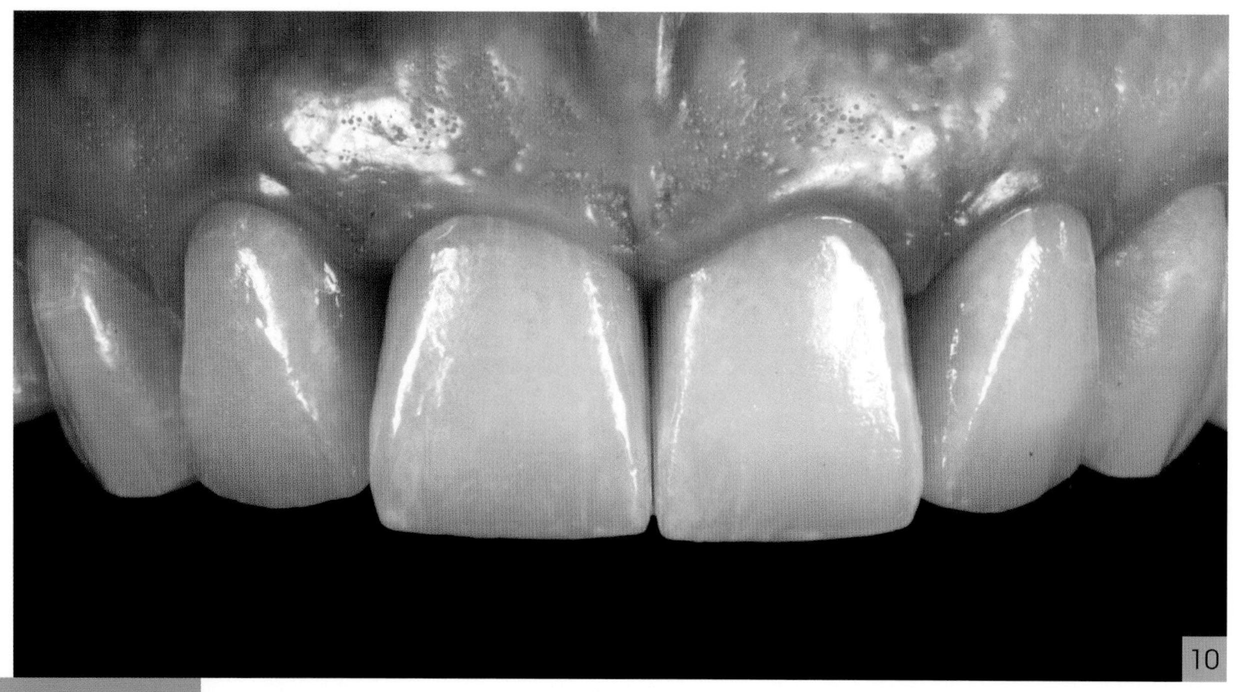
10

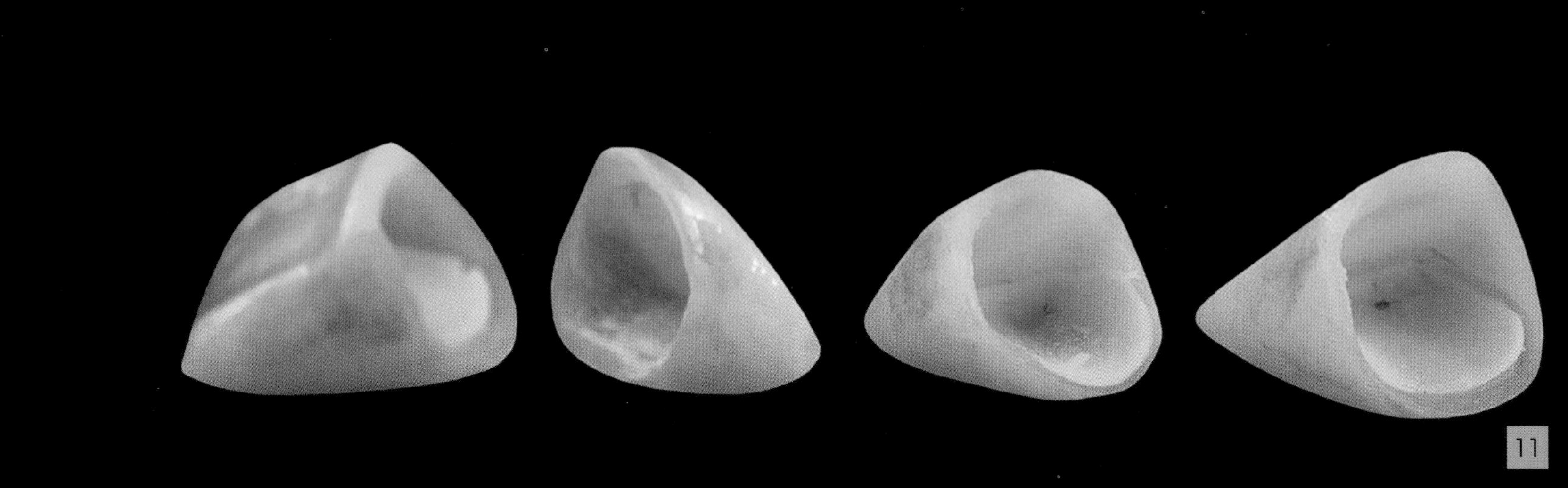

11

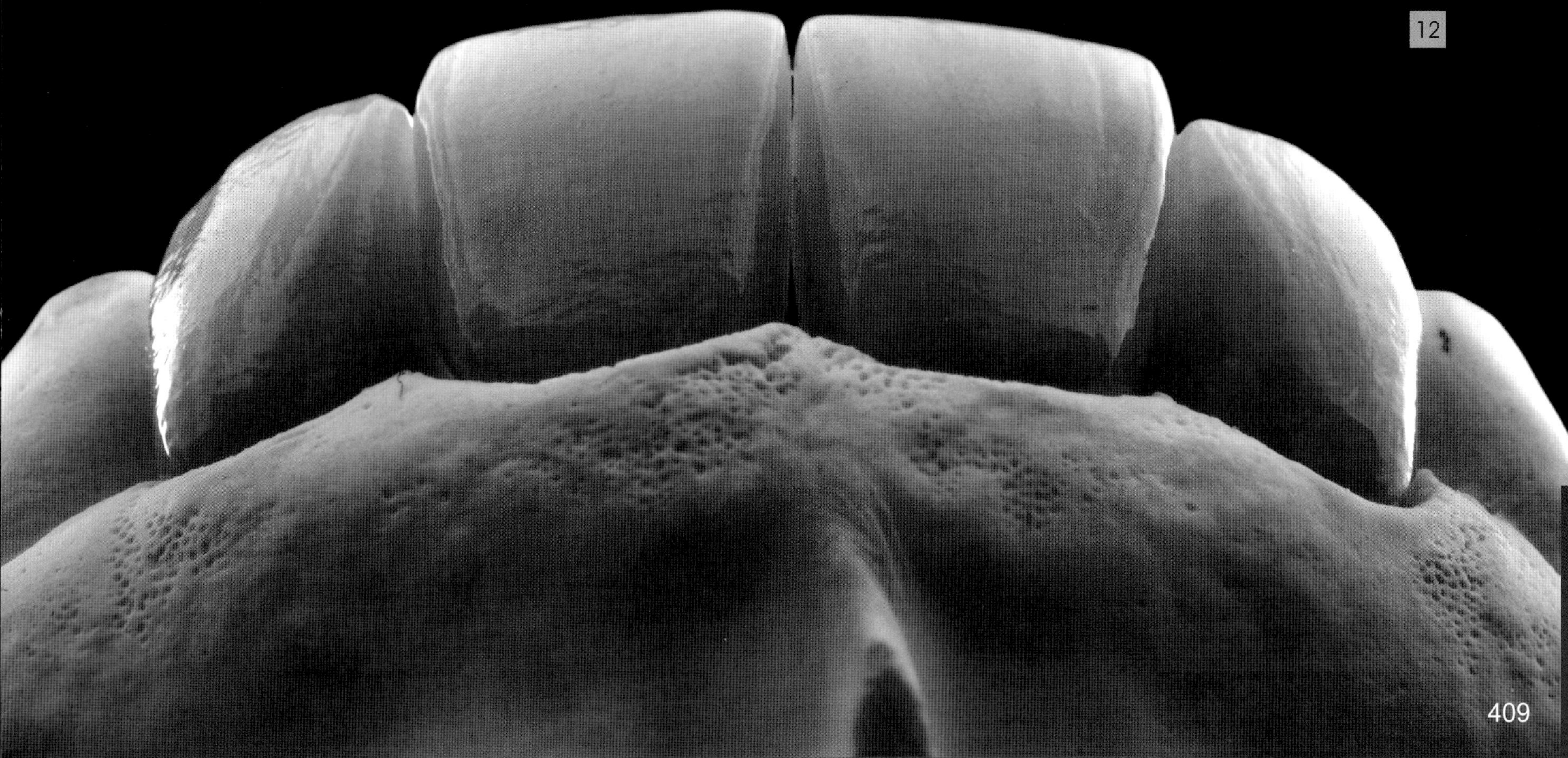

12

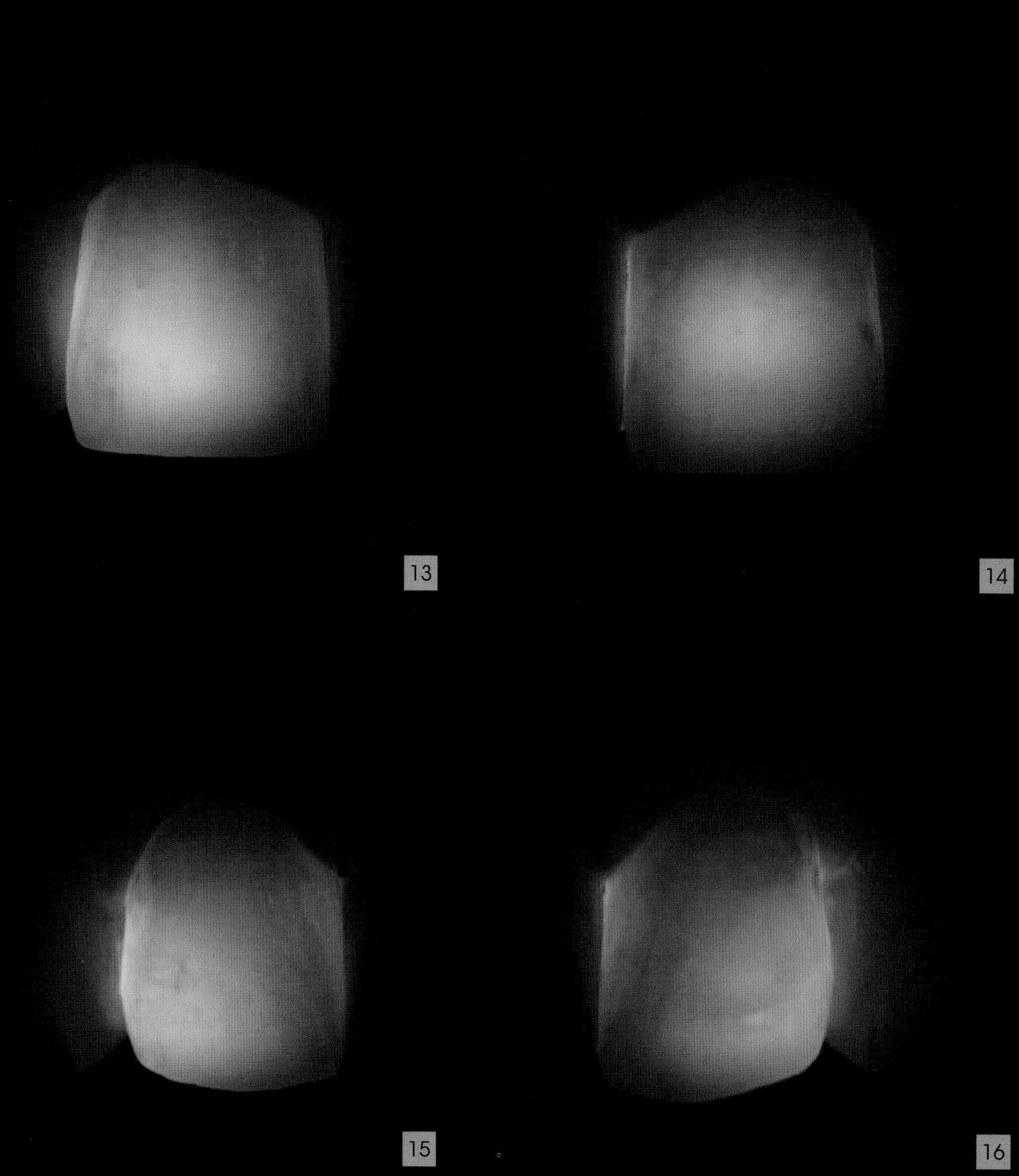
13
14
15
16

在透射光下，也看不到遮罩的内冠存在任何干扰（**图13～图16**）。

在粘接修复完成2周后的彩色照、黑白照和放射线图像中，可以看到“盾牌样的”遮罩保证了严重变色的牙体组织上，采用单色瓷块结合染色技术制作的修复体，也能获得良好的治疗效果（**图17～图20**）。

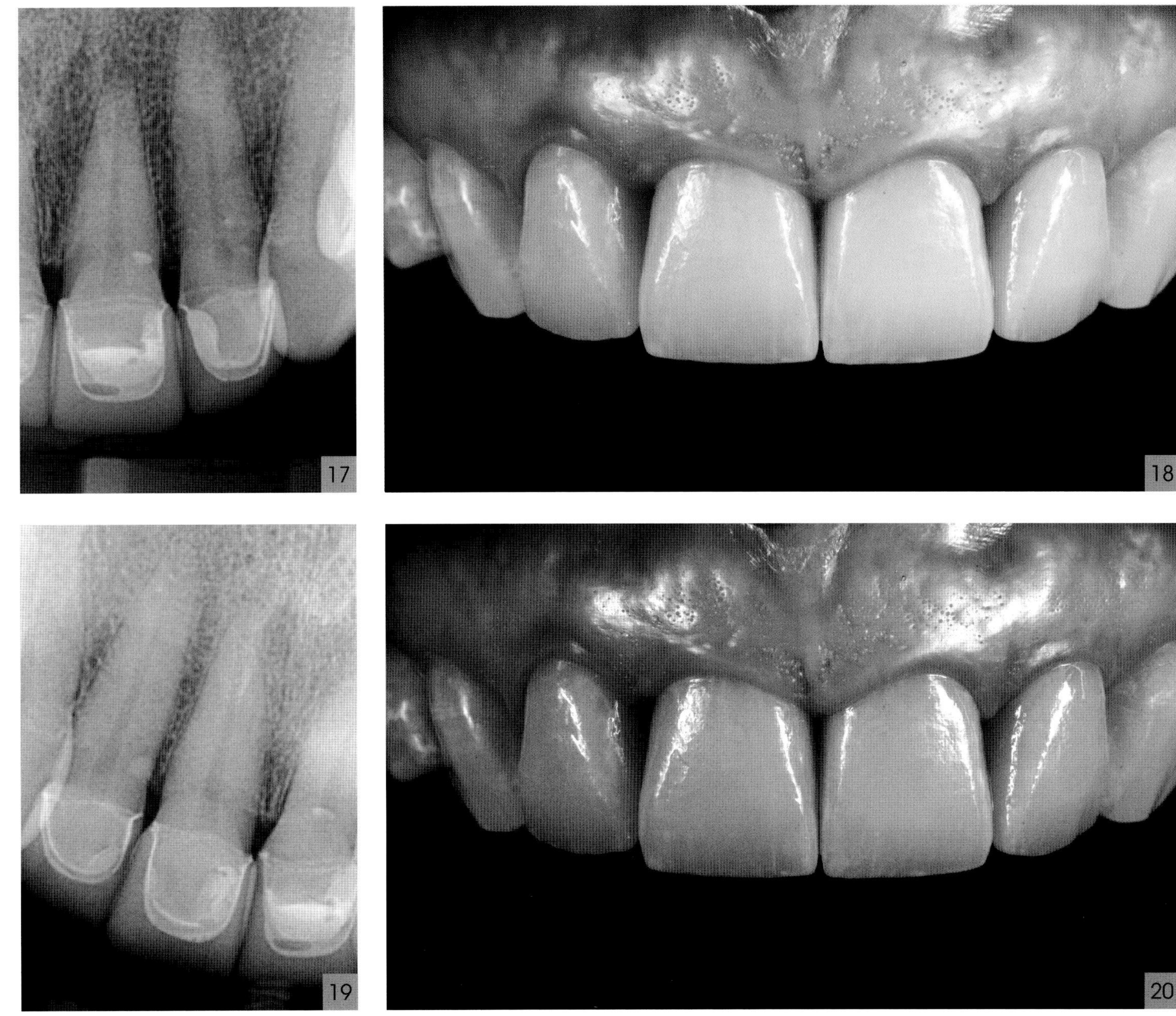

17 18 19 20

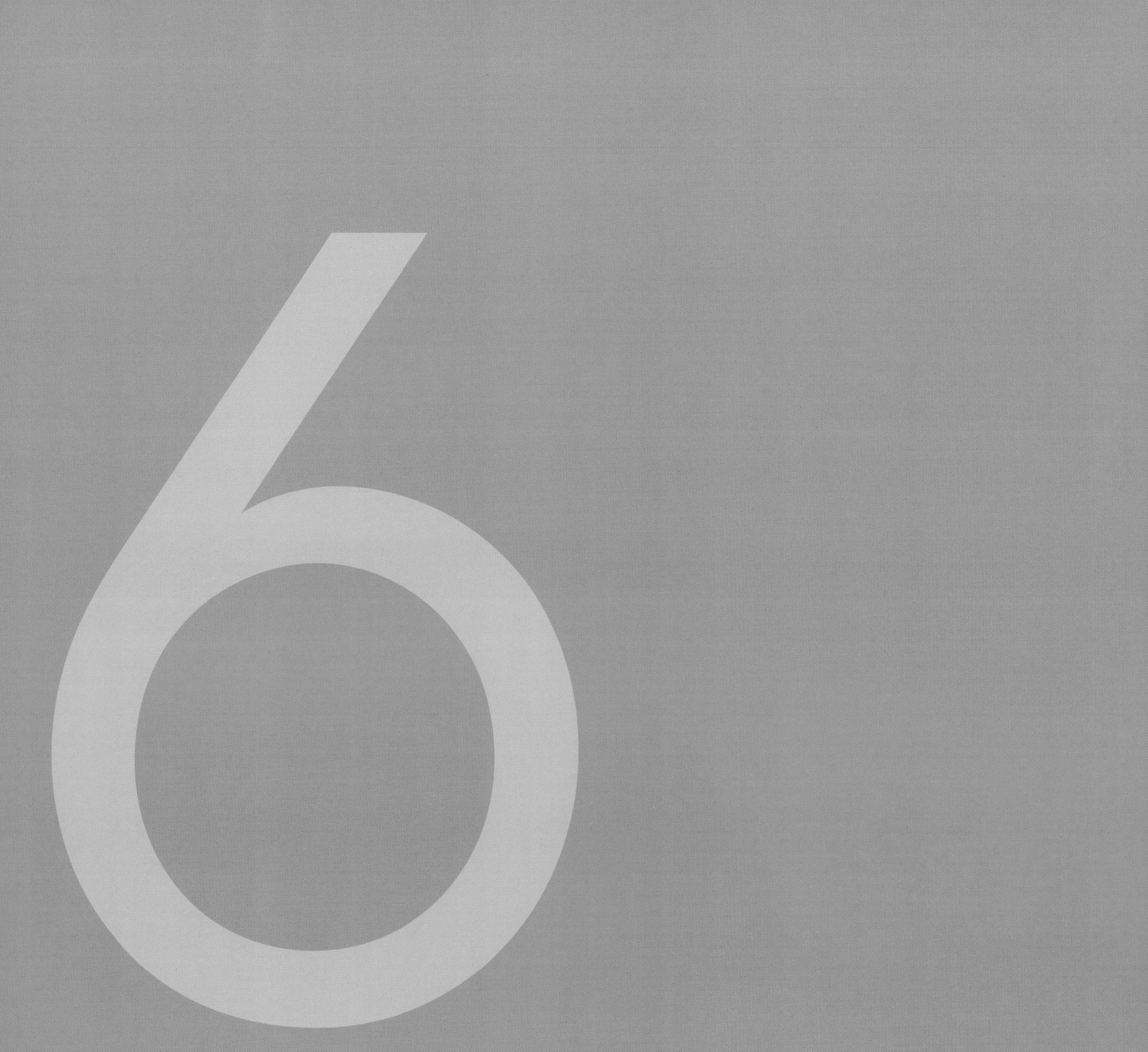
6

Vincenzo Musella, Mirela Feraru, Galit Talmor, Nitzan Bichacho

临床病例 clinical case

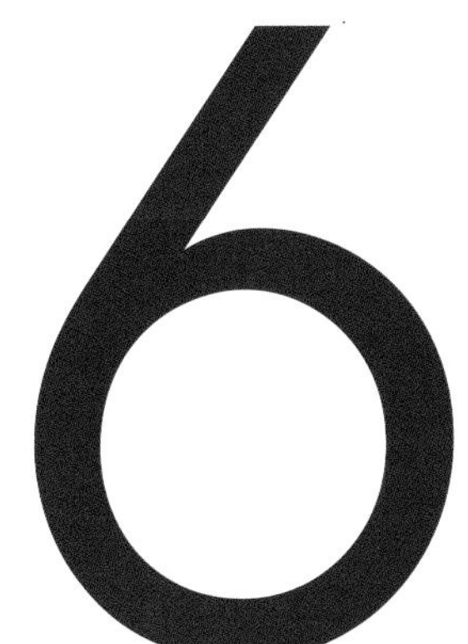

高不透明度二硅酸锂遮罩 high-opacity lithium disilicate copings

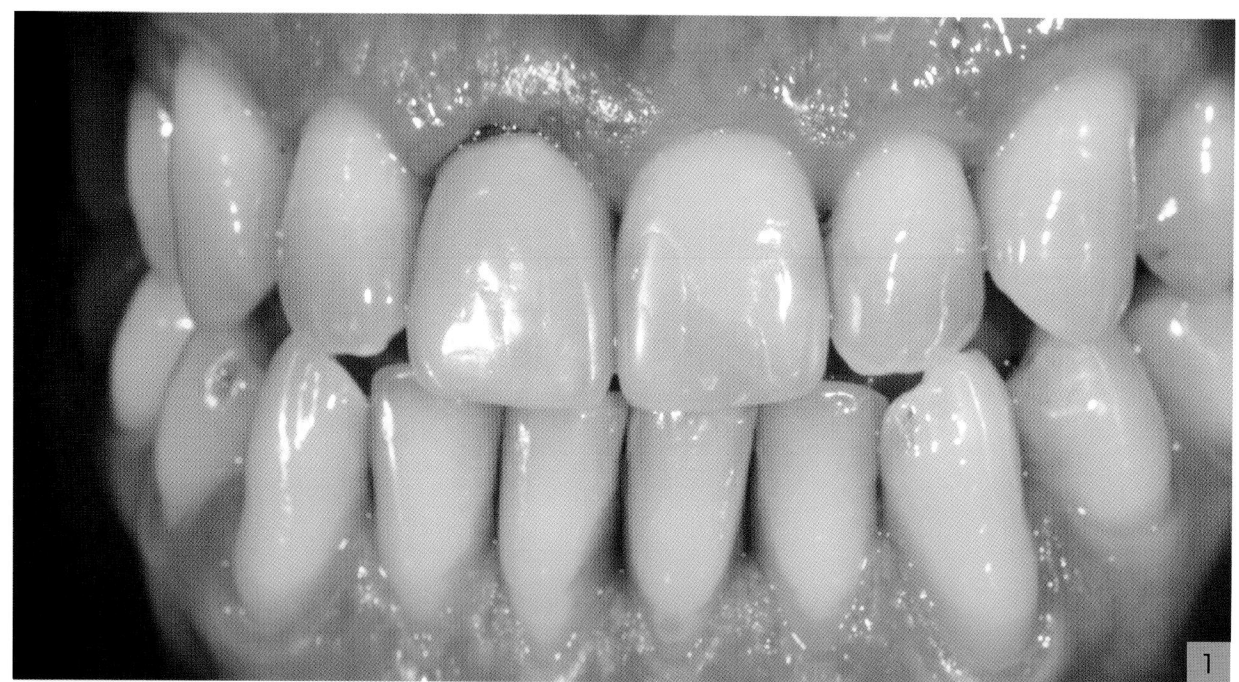

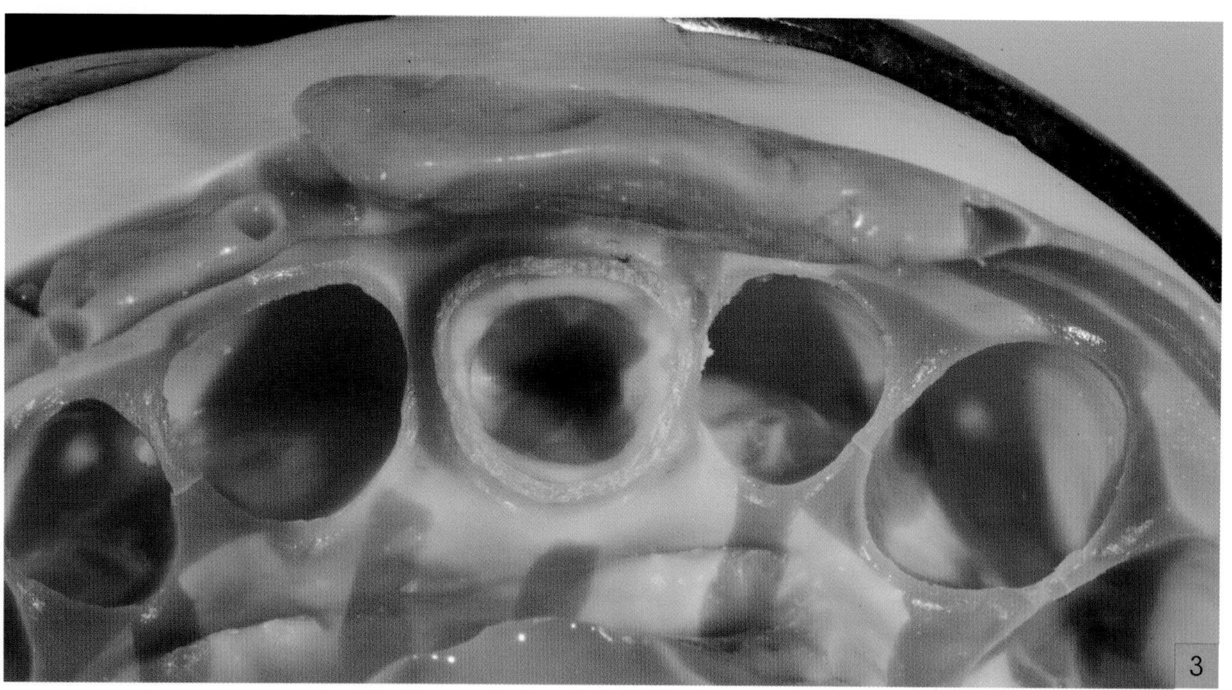

本病例介绍了怎样利用遮罩技术解决单颗牙重度着色的复杂美学难题。右上中切牙原始冠修复状况如**图1**。

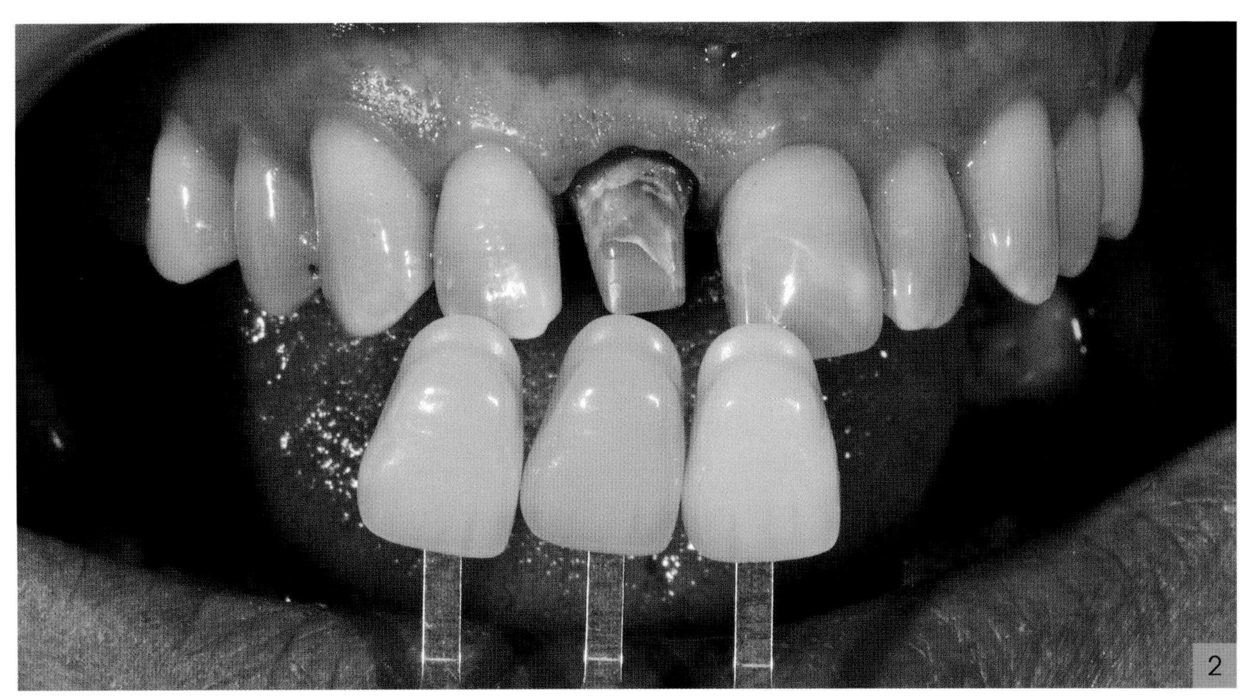
2

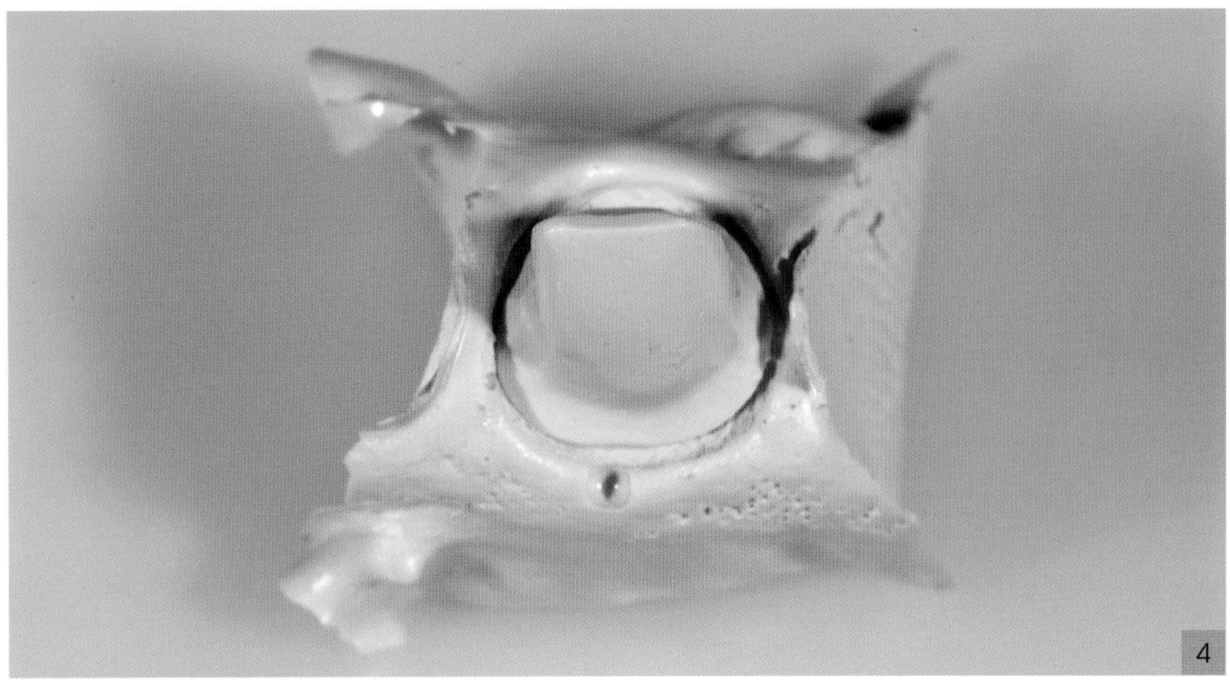
4

借助牙体预备后带有比色信息的比色照片选择合适色号的瓷块（**图2**）。准备好硅橡胶印模和树脂代型制作石膏工作模型（**图3，图4**）。

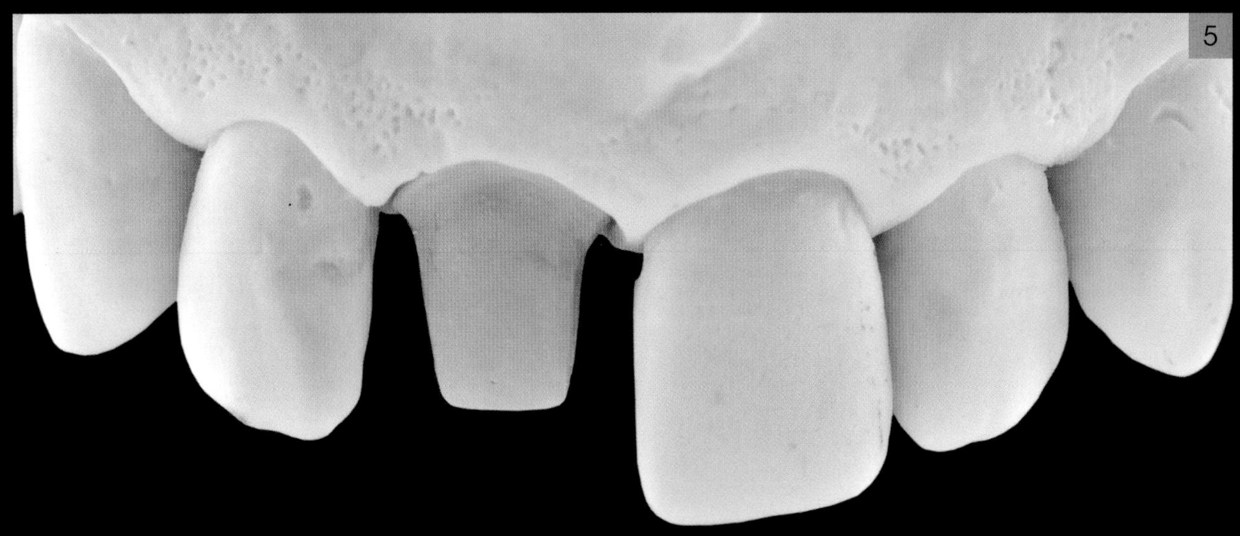

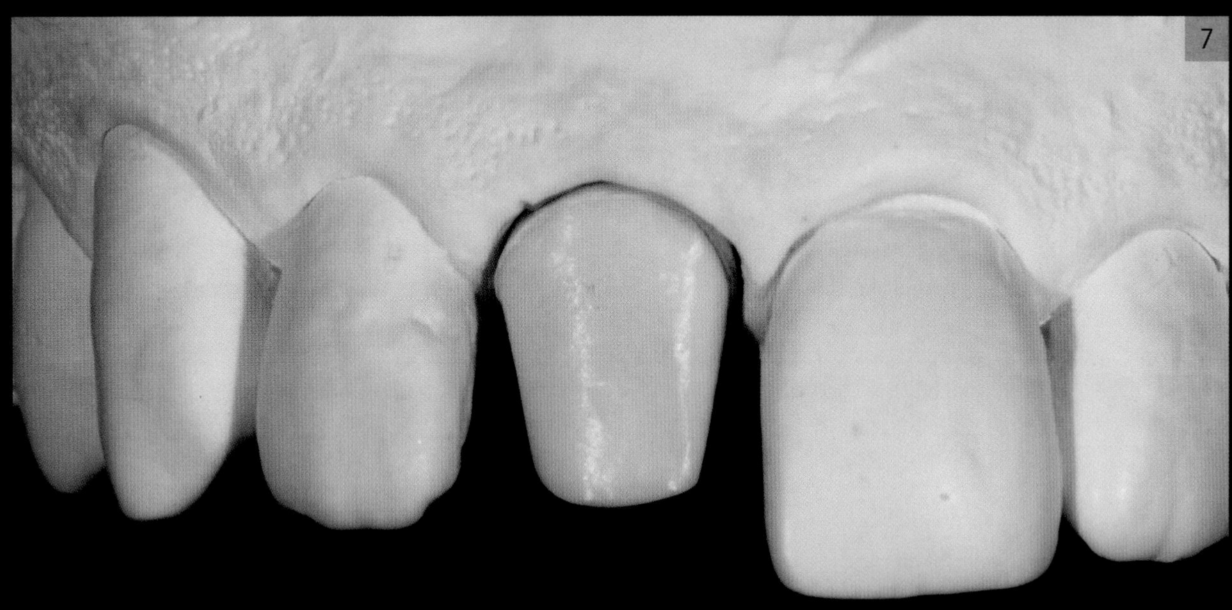

在瓷块铸压修复前，采用Ⅳ类石膏灌制带有树脂活动代型的模型，并在其上制作遮罩内冠蜡型（**图5，图6**）。压铸后的遮罩冠在模型上就位（**图7**）。

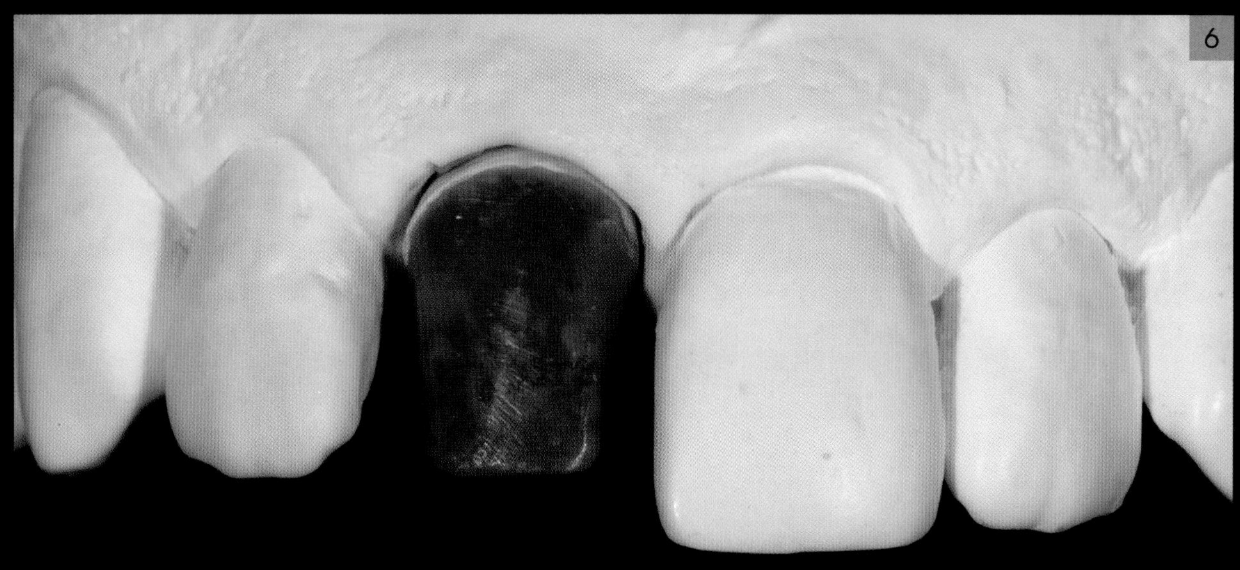

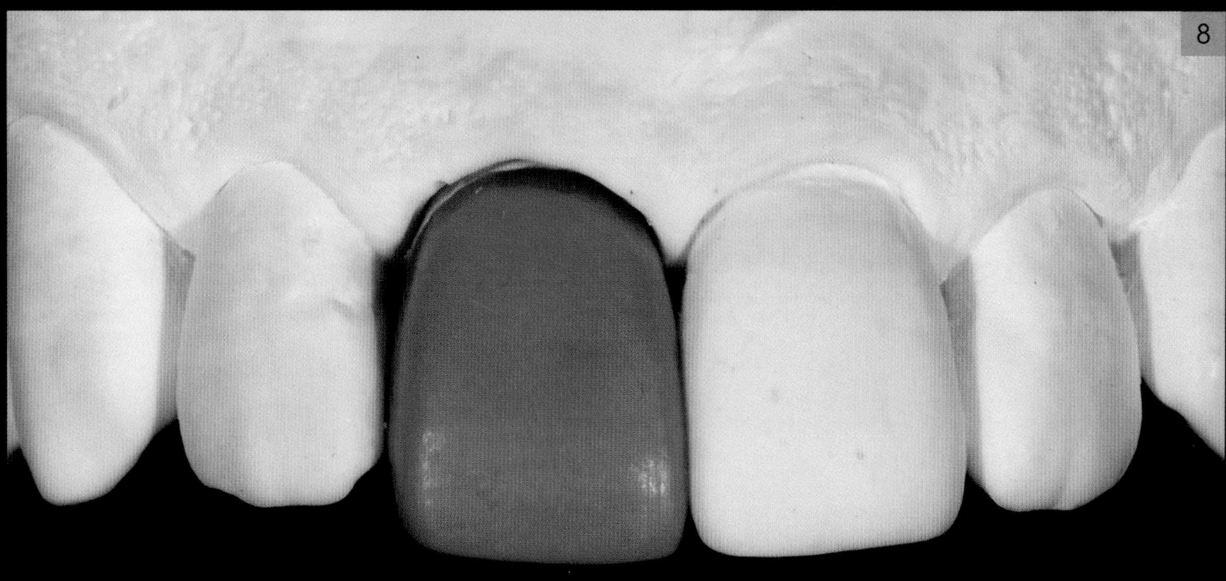

本病例中由于牙备后牙体呈现出显著的重度变色，所以选择了高不透明度（HO）二硅酸锂遮色瓷（IPS e.max HO 0，义获嘉伟瓦登特）。**图8**为等待压铸

下列图片可以看到由IPS e.max HO 0 制作的遮罩冠具有高度遮色性，即使配合使用A1色高透明度（HT）二硅酸锂瓷块（IPS e.max HT）行全冠修复时也不会透出牙体组织颜色（**图9，图10**）。下列照片可以看到本病例中遮罩非常有效地遮盖了变色的牙体组织（**图11，图12**）。

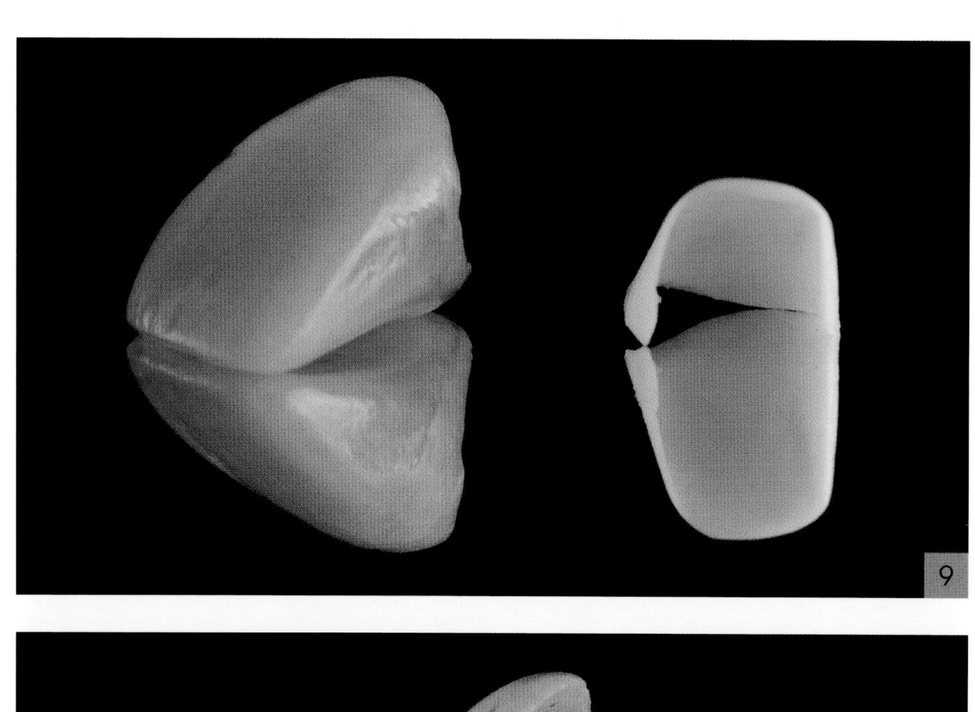

9

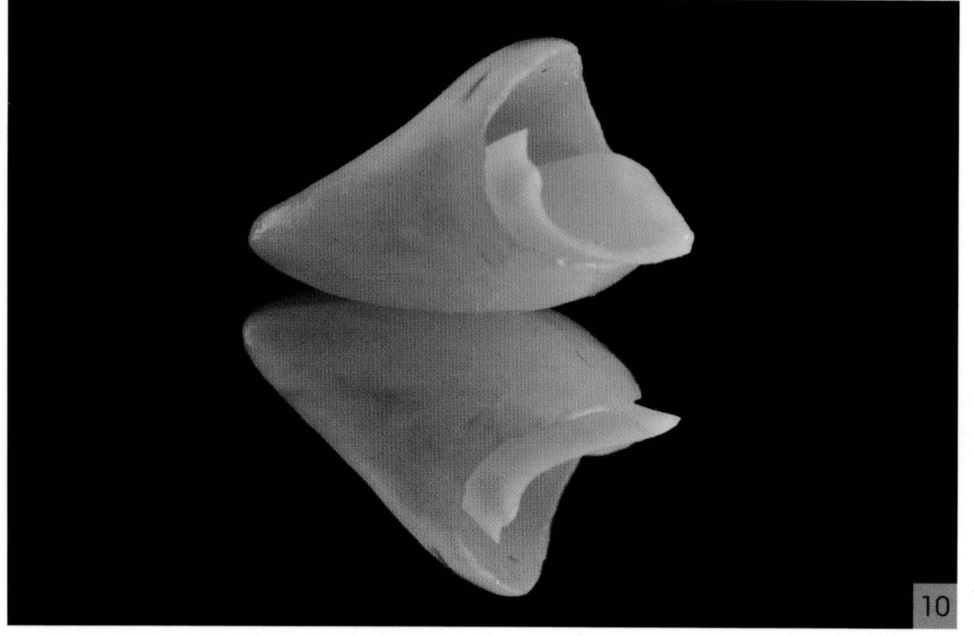

10

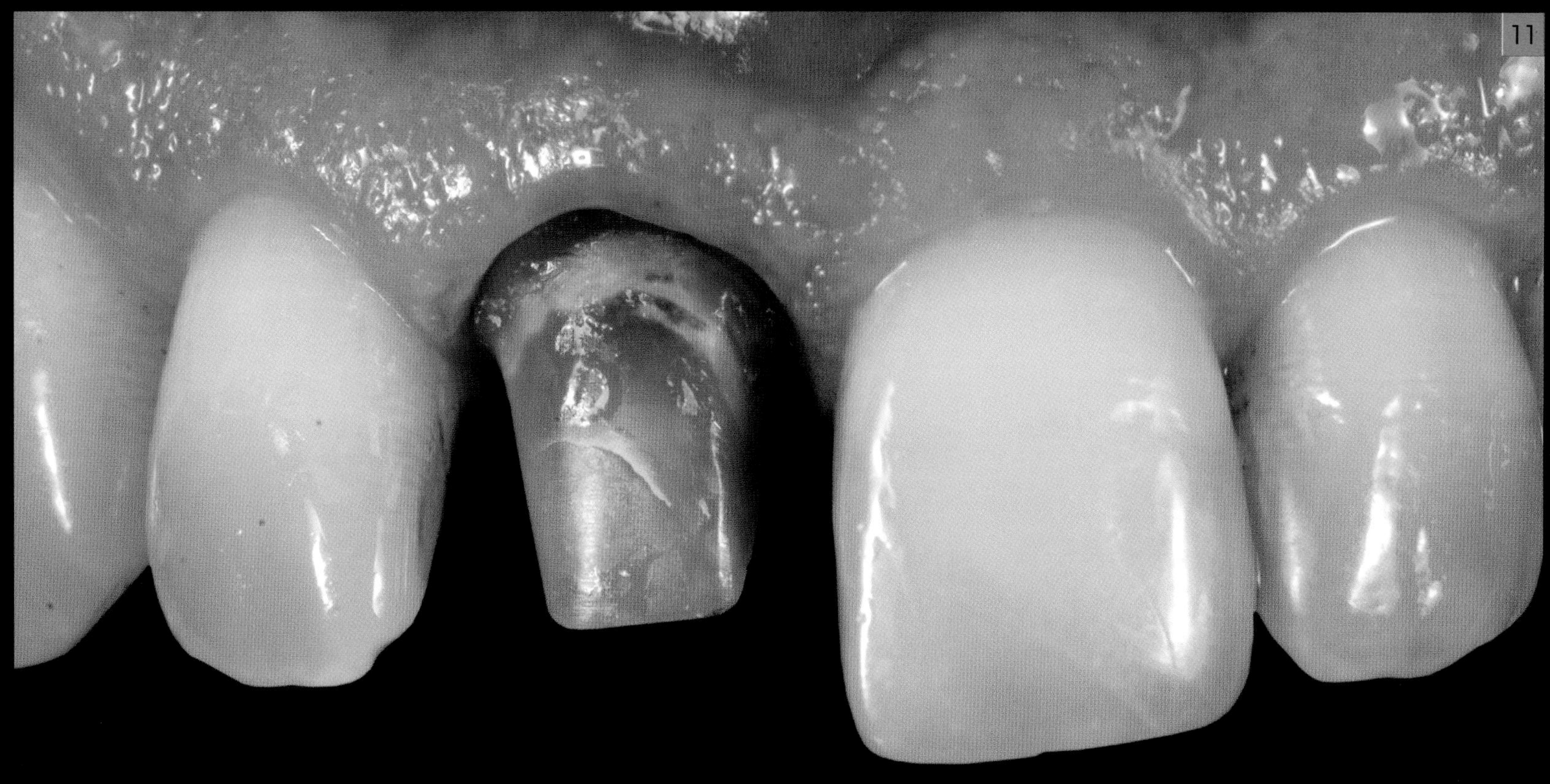
11

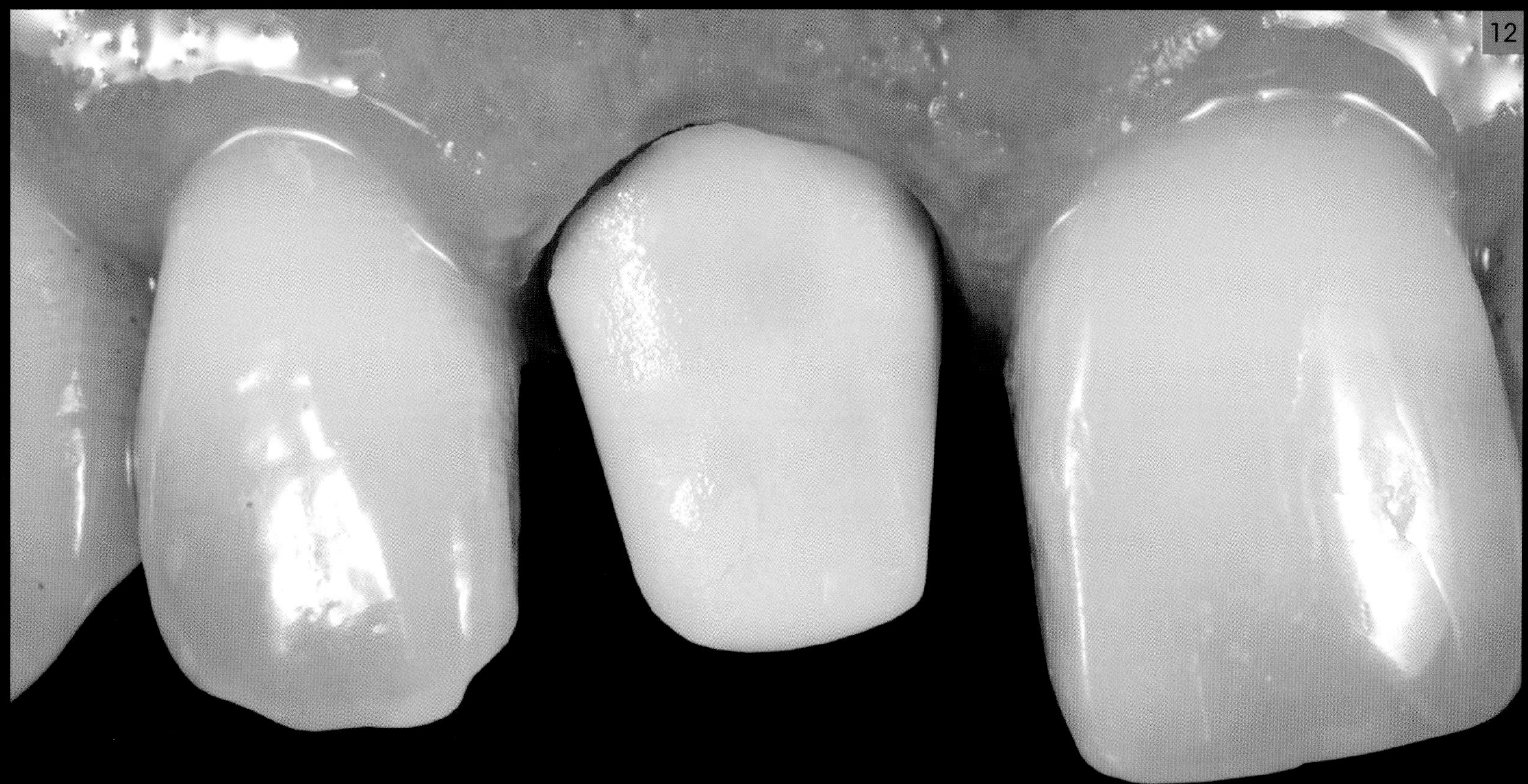
12

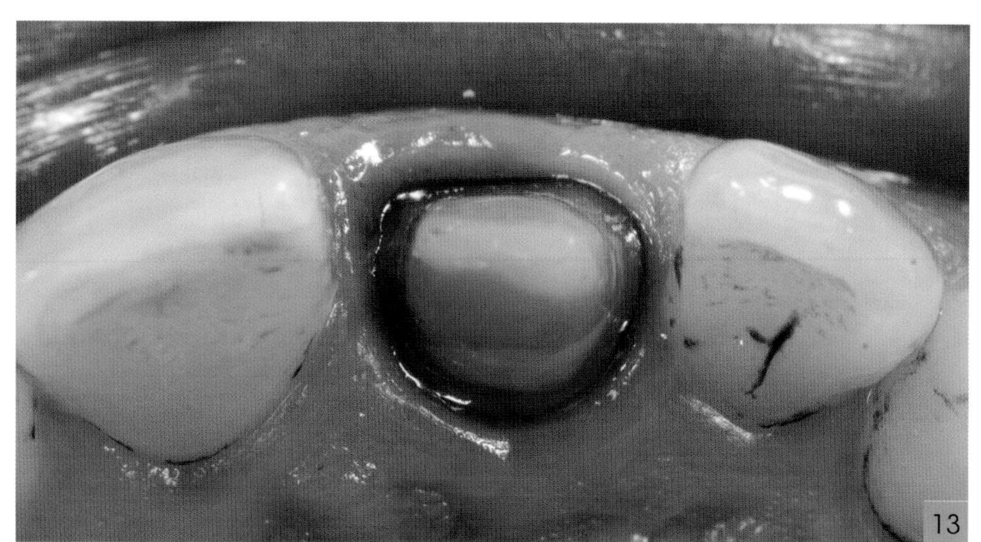
13

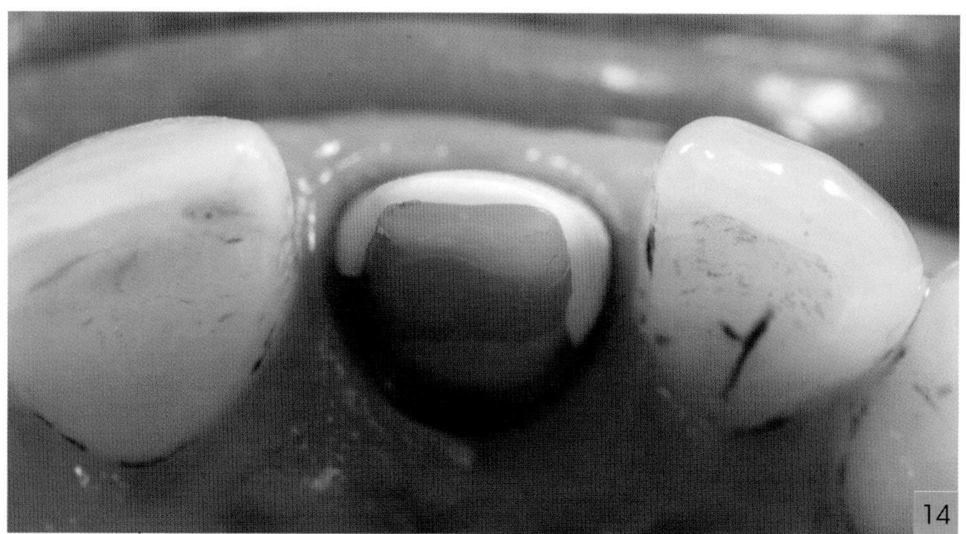
14

殆面照可以看出遮罩厚度非常薄（**图13，图14**）。另一方面在舌侧没有被遮罩覆盖的位置，仍可以透过全冠看到基牙的颜色（**图15**）。

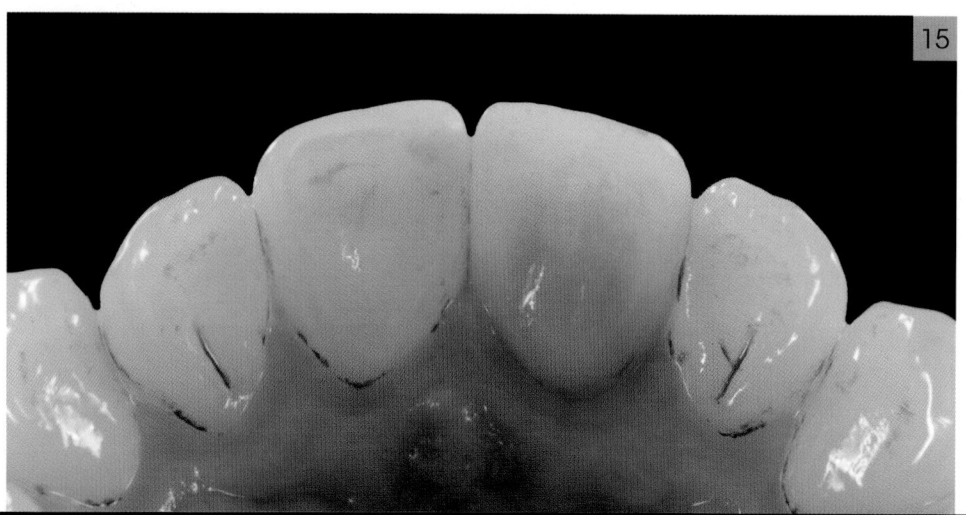
15

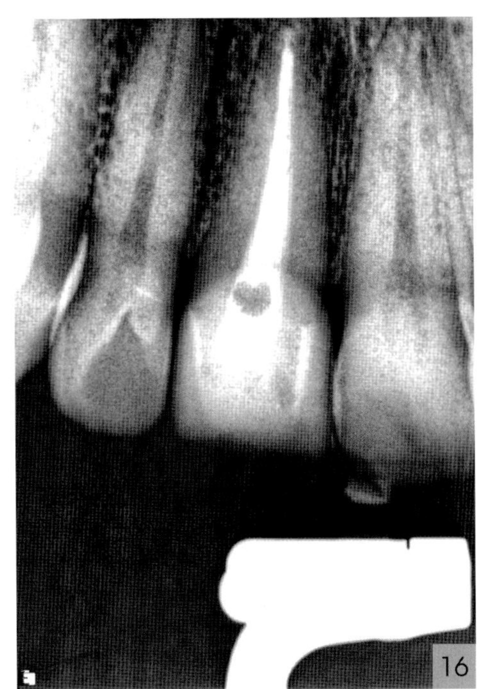

16

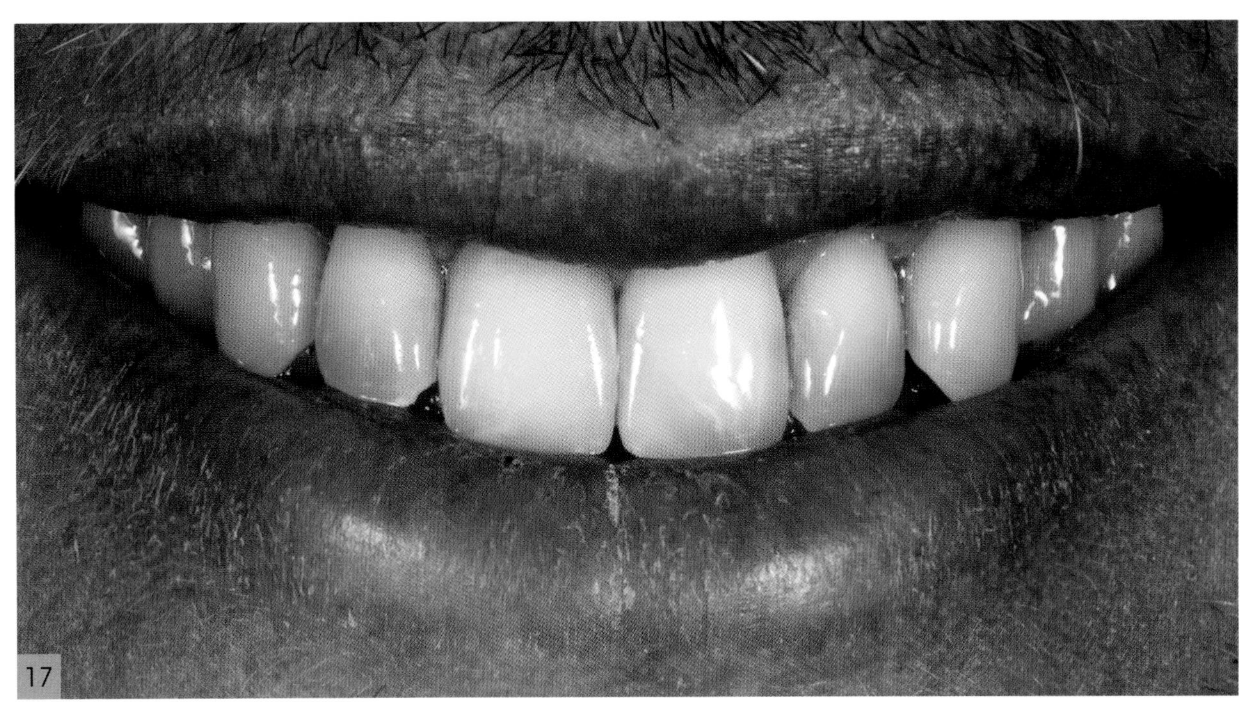

17

当粘接完成后，可以用X线片评估遮罩和全冠的密合性（**图16**）。唇齿微笑照和口内照同样证实修复体具有非常出色的美学协调性（**图17，图18**）。

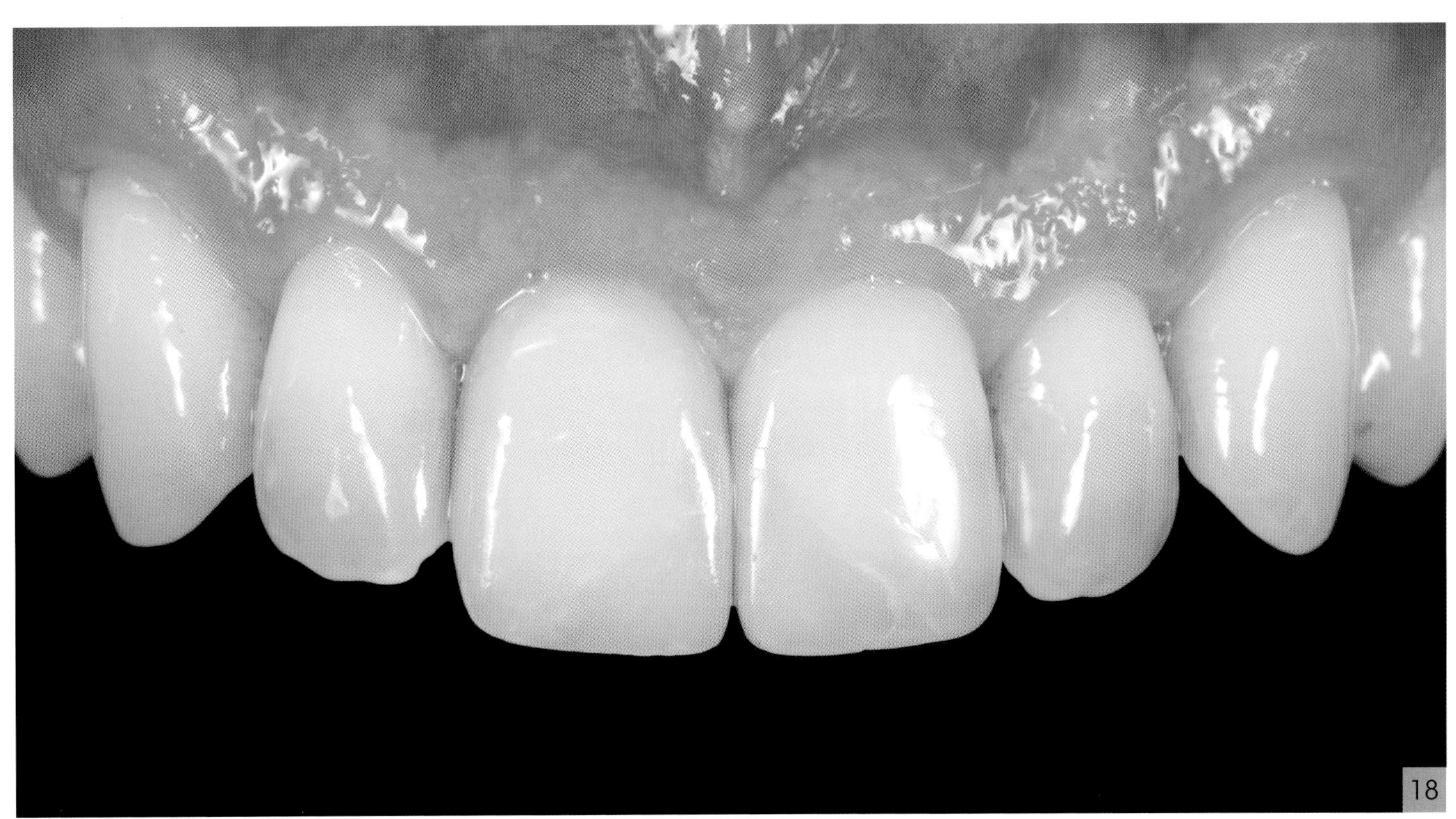

18

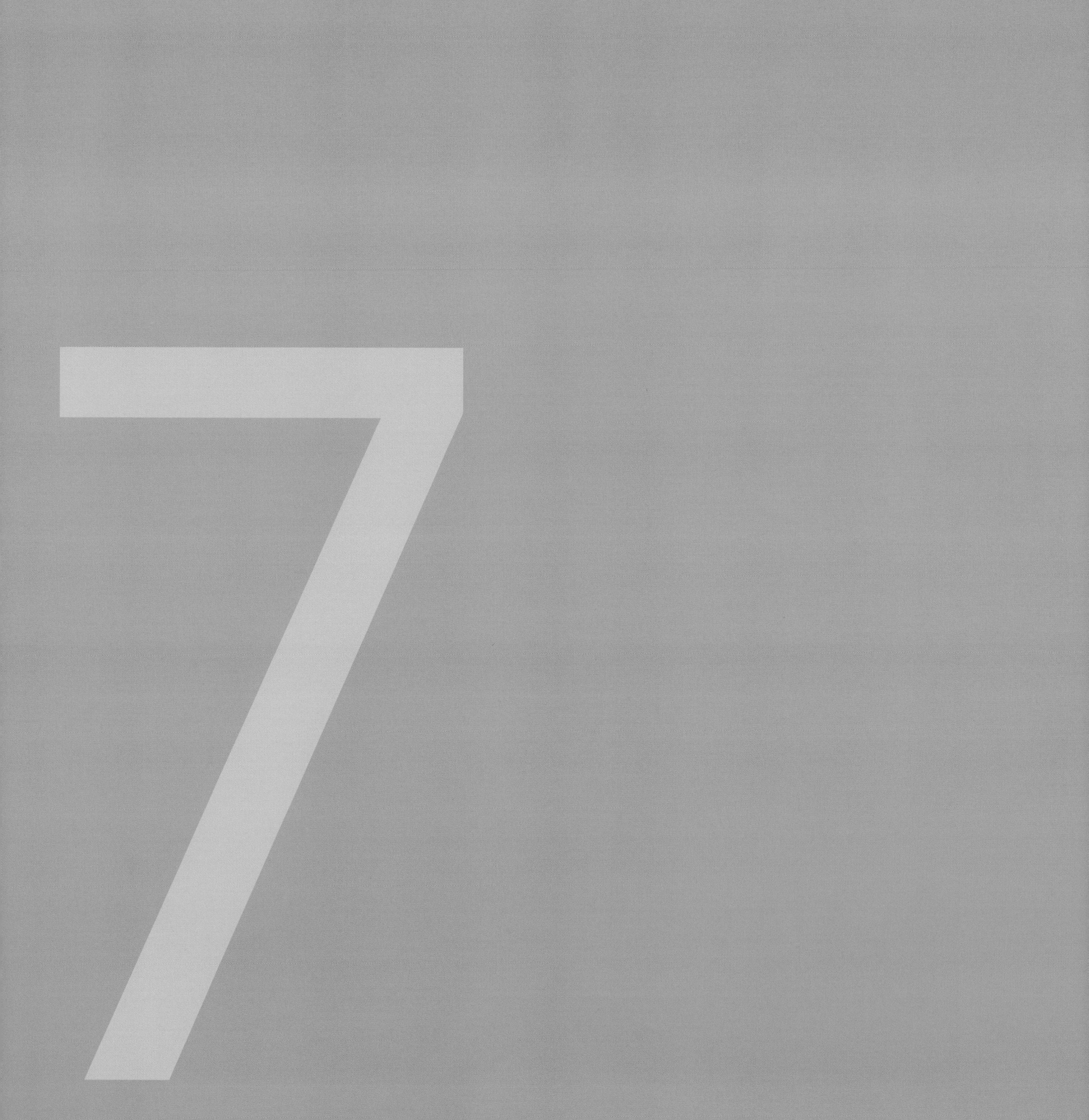
7

Vincenzo Musella, Mirela Feraru, Galit Talmor, Nitzan Bichacho

临床病例 clinical case 7

中等不透明度二硅酸锂遮罩 medium-opacity lithium disilicate copings

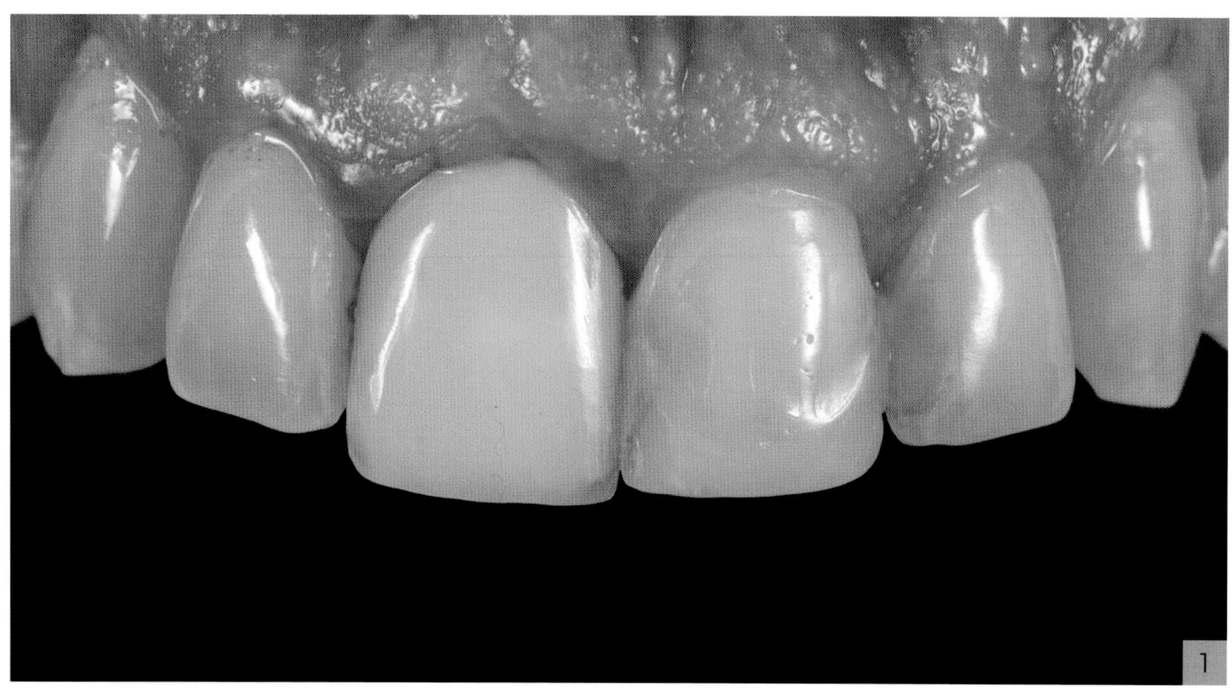
1

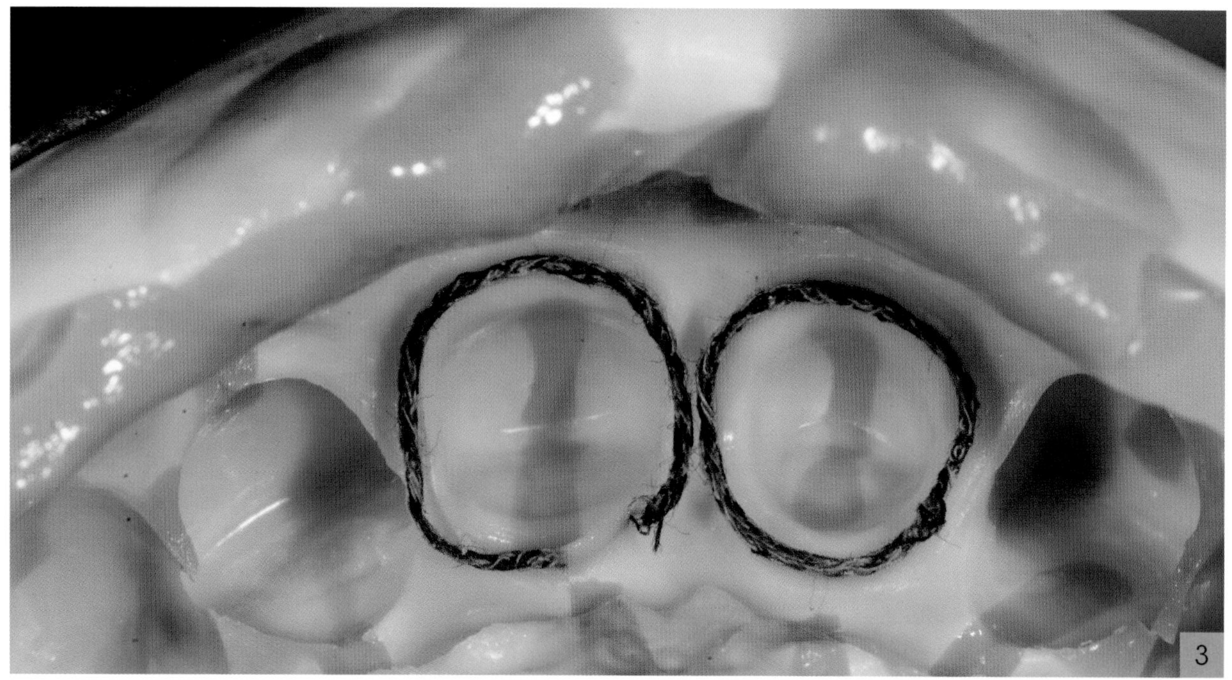
3

本病例同样利用遮罩技术遮盖变色的基牙牙体组织。遮罩层边缘甚至超出基牙边缘以确保上颌两中切牙修复体的厚度一致。

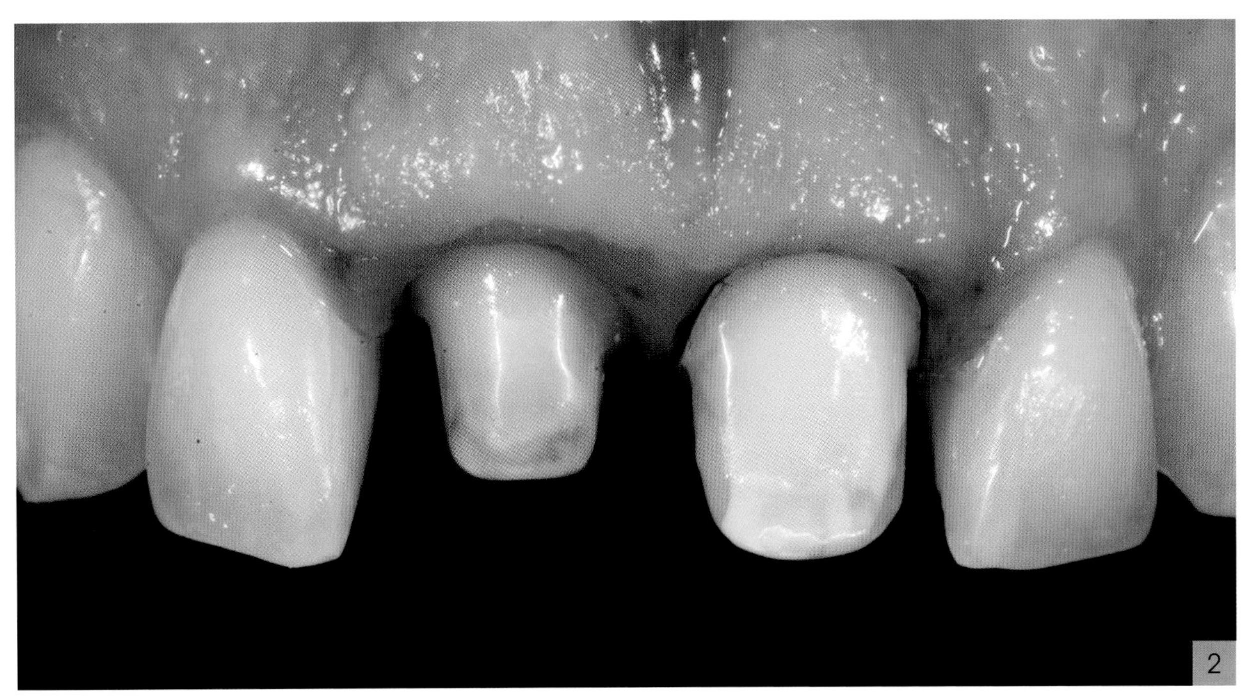
2

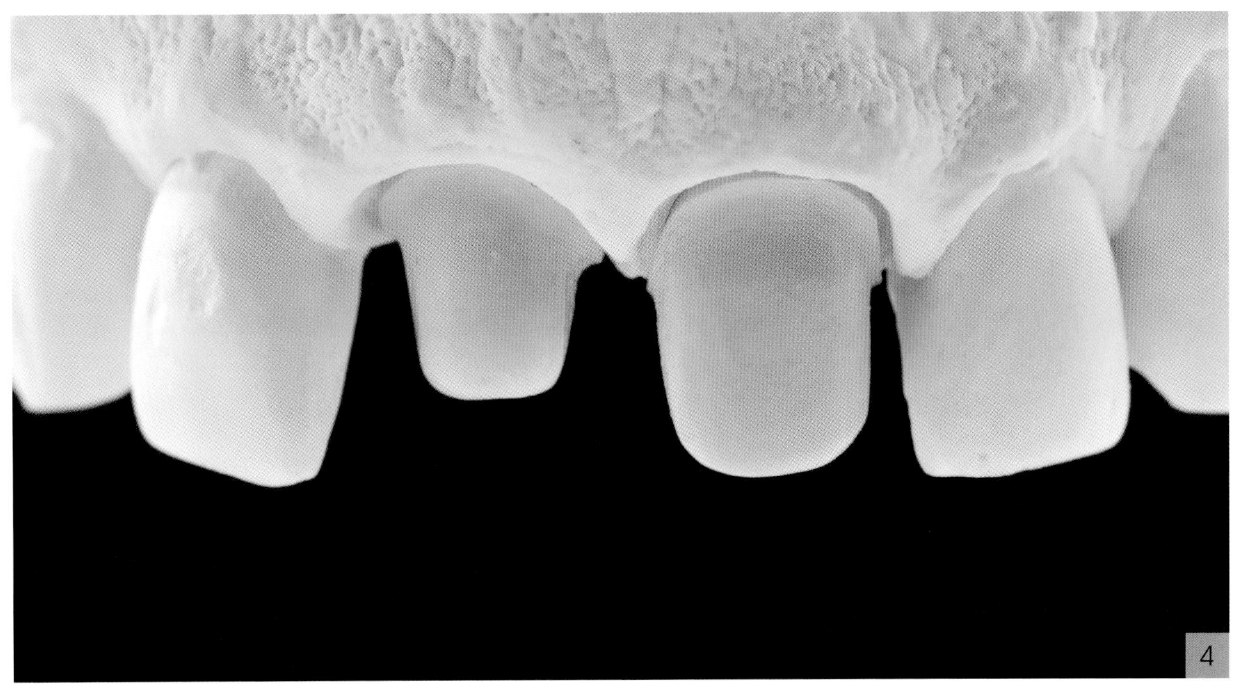
4

右上中切牙原来为瓷全冠修复体，左上中切牙原为不美观的树脂修复体（**图1**）。牙体预备后（**图2**），制取硅橡胶印模（**图3**），并用Ⅳ类石膏制作带有活动树脂代型的工作模型（**图4**）。

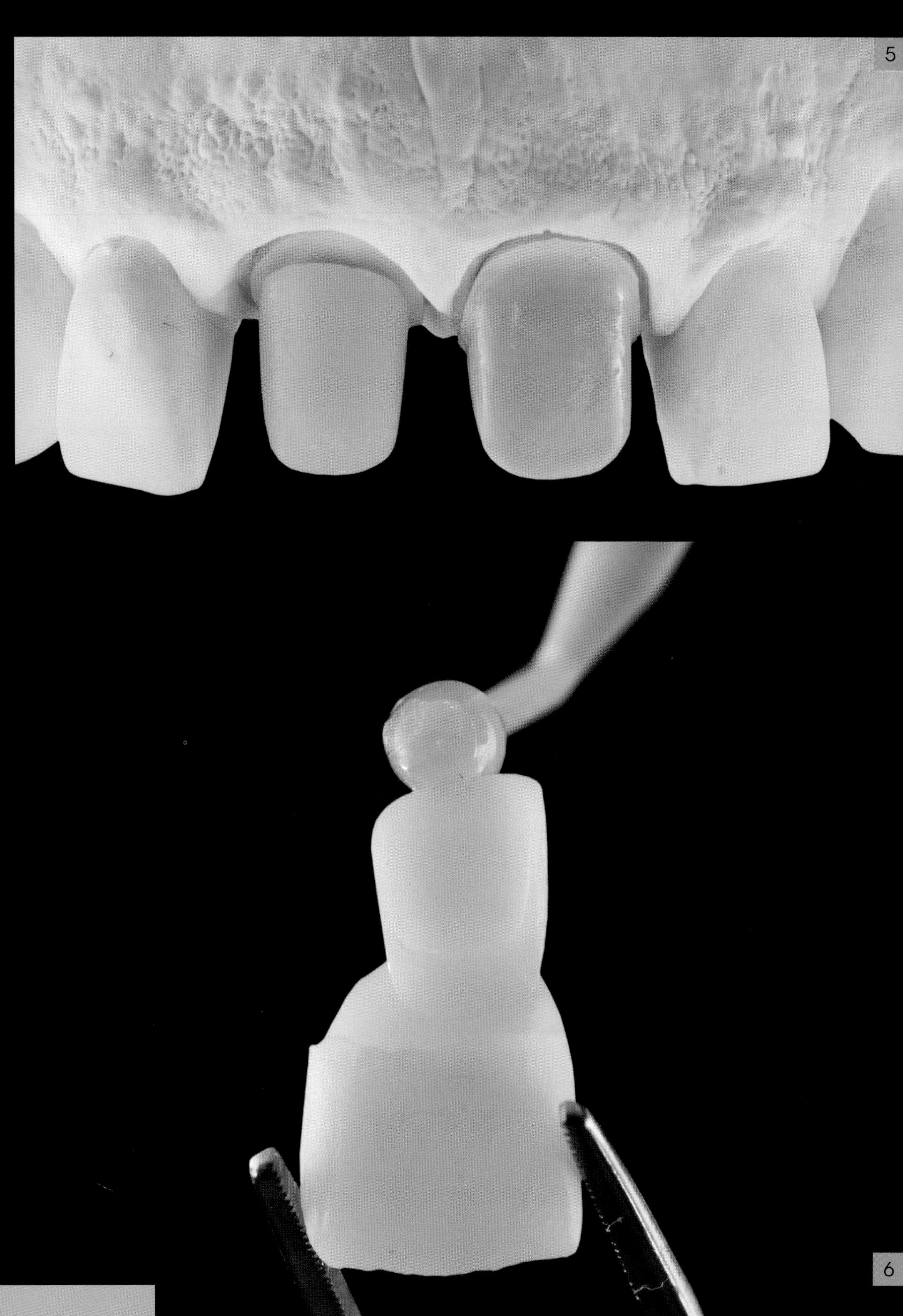
5
6

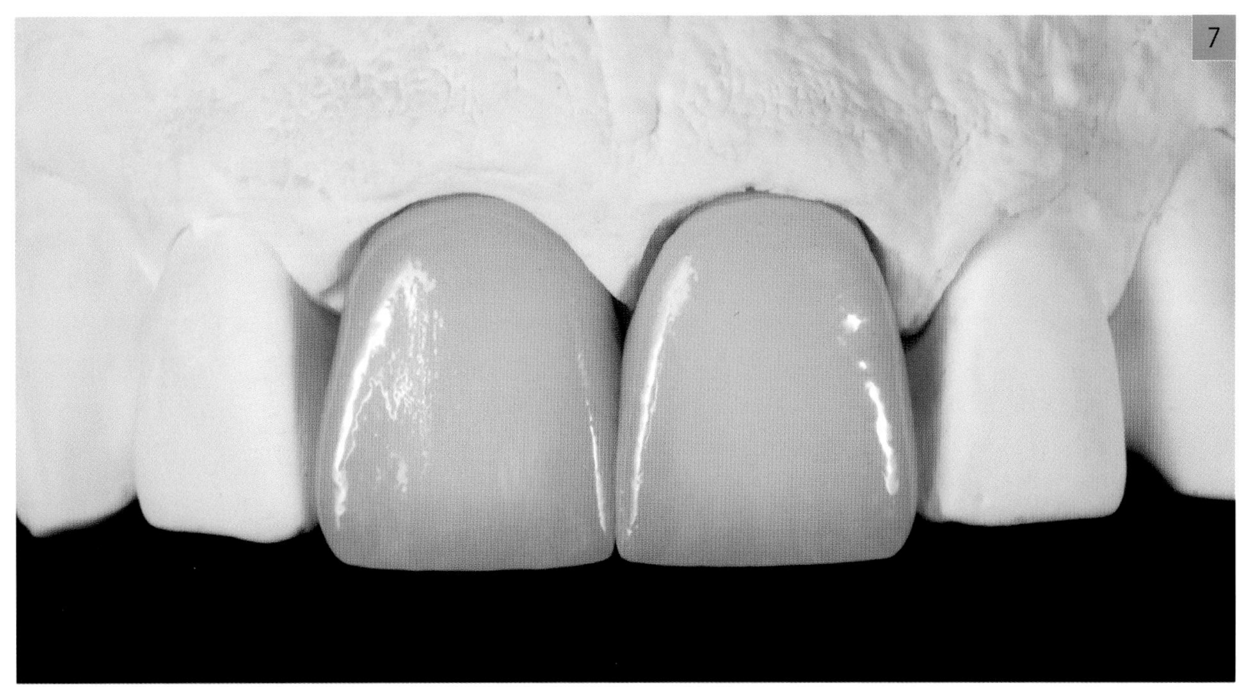
7

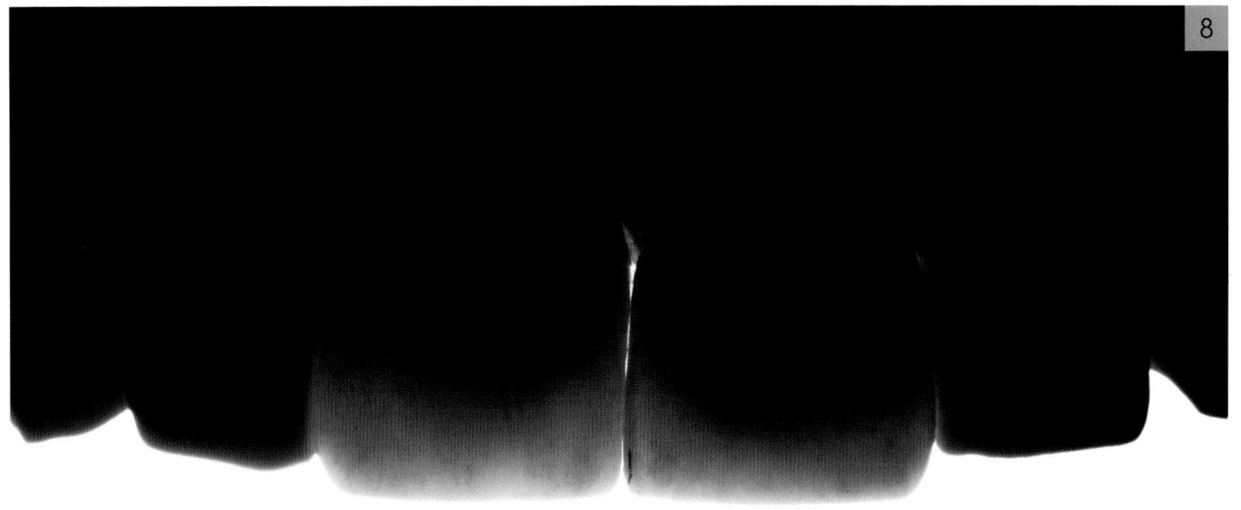
8

如**图5**可以看到右上中切牙外形在添加遮罩后与左侧中切牙外形一致。该病例中由于基牙的变色程度不严重（**图6**），所以采用了中等不透明度（MO）二硅酸锂瓷（IPS e.max MO，义获嘉伟瓦登特）制作遮罩。由于遮罩已经使两颗修复体余留厚度相同，所以应用低透明度（LT）A1色二硅酸锂瓷块完成两个全冠修复体。在石膏模型上修复体即展现出高度协调的美学性能（**图7，图8**）。两颗中切牙利用遮罩技术实现了完美契合。

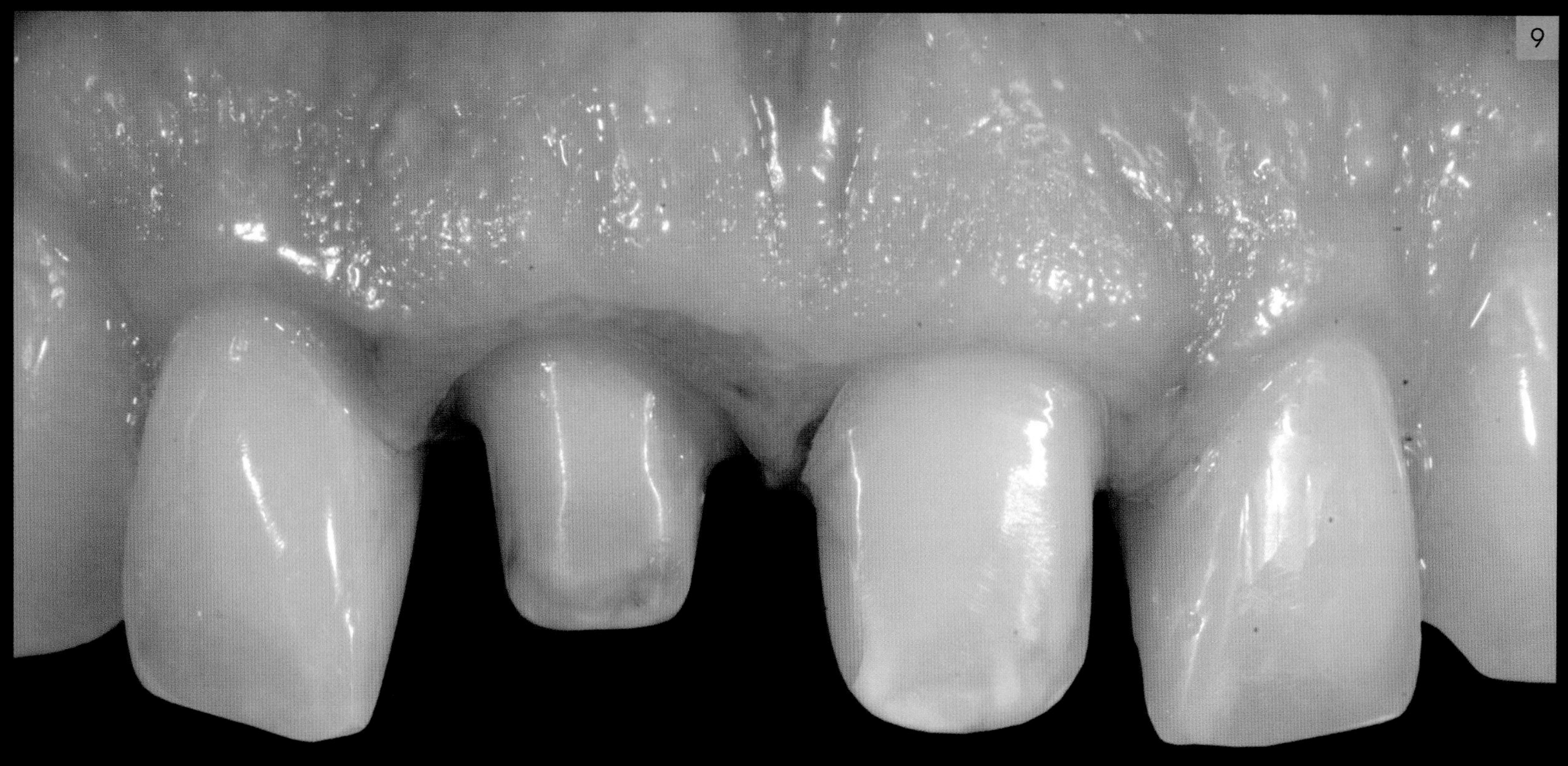
9

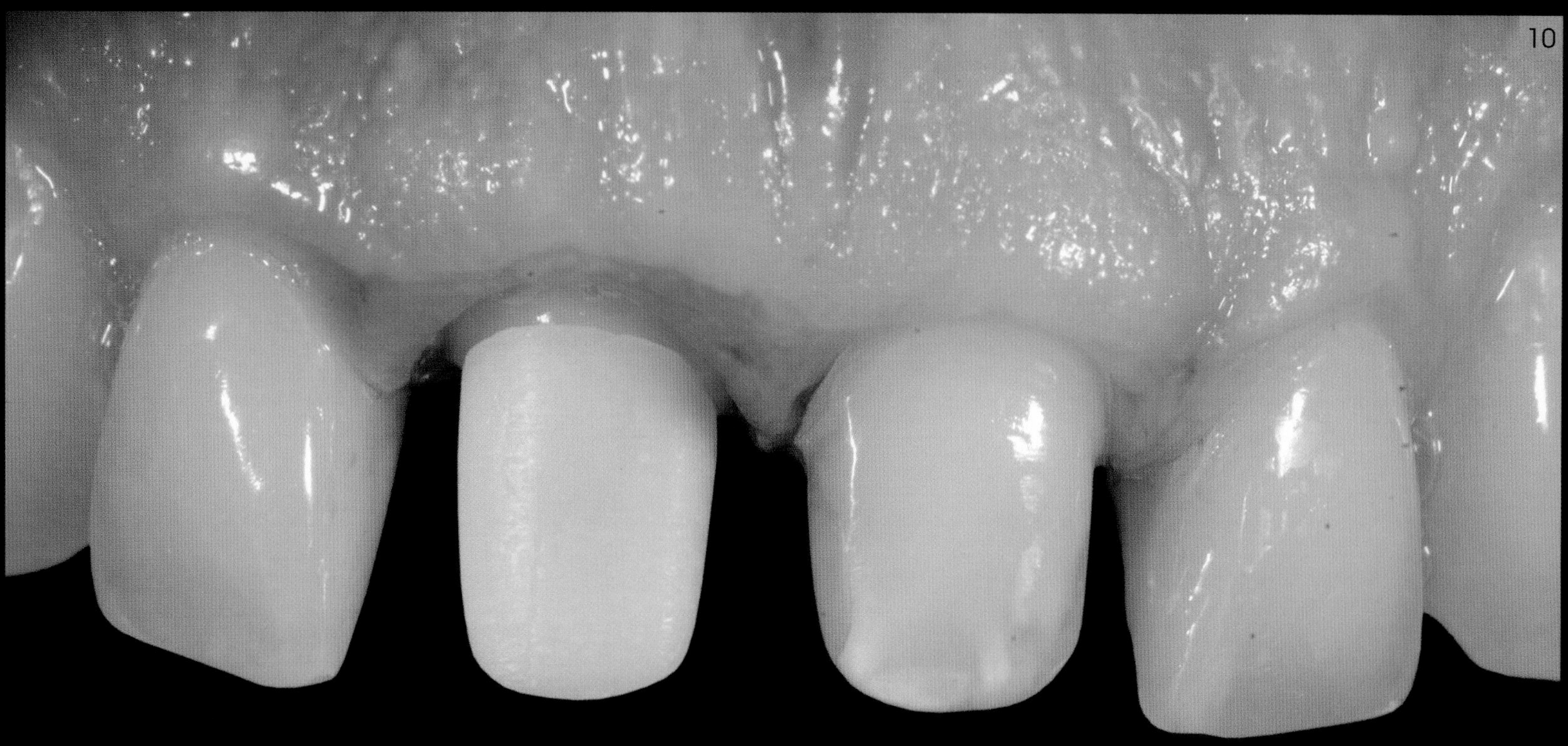
10

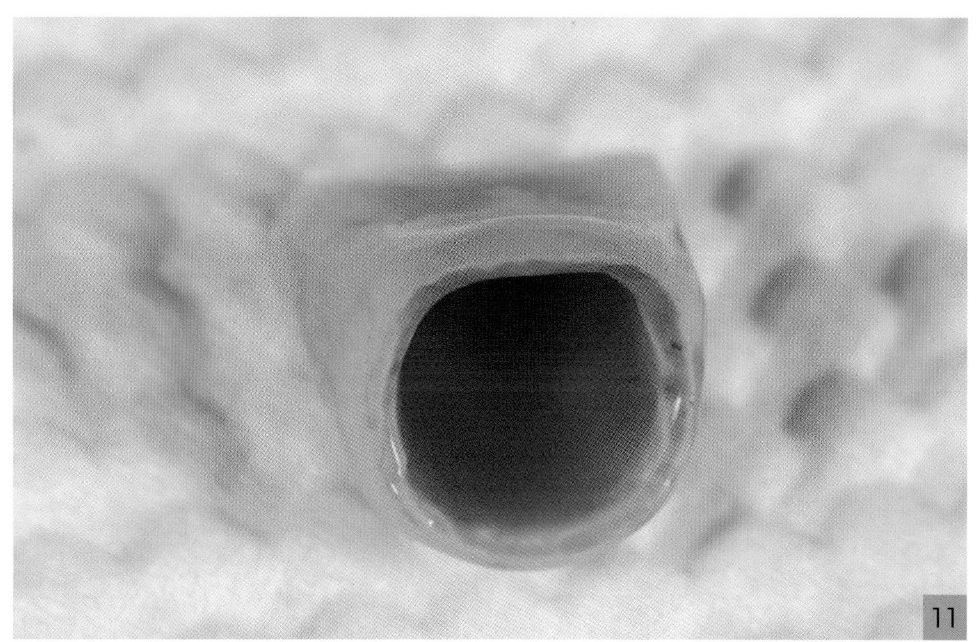

11

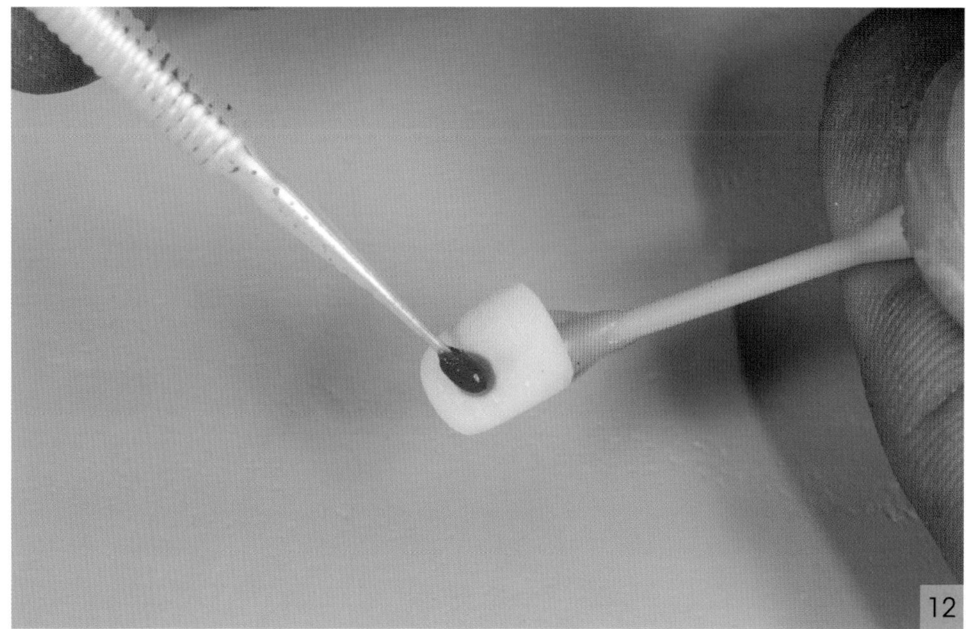

12

图9和**图10**展示了使用遮罩技术在很大程度上纠正了两中切牙比例不均匀的问题。粘接前用5%氢氟酸酸蚀低透明度（LT）A1色二硅酸锂全冠和遮罩内冠20秒（**图11，图12**），之后用水冲洗干净并用无油性气体吹干。

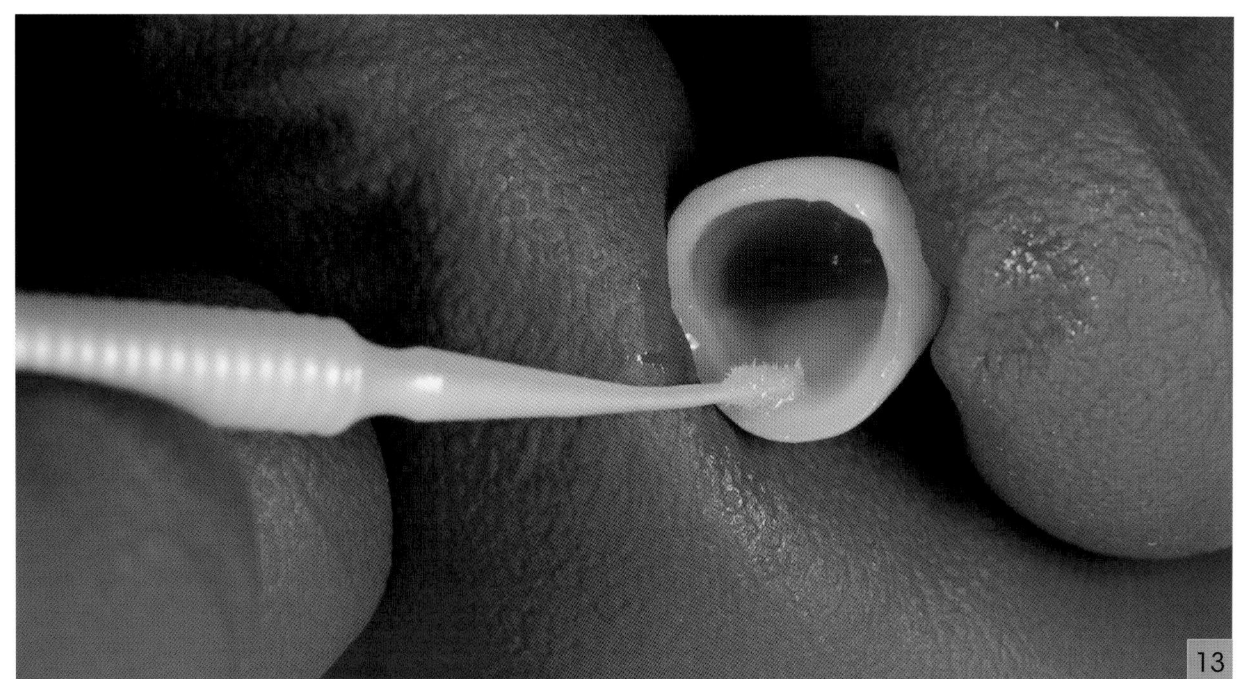
13

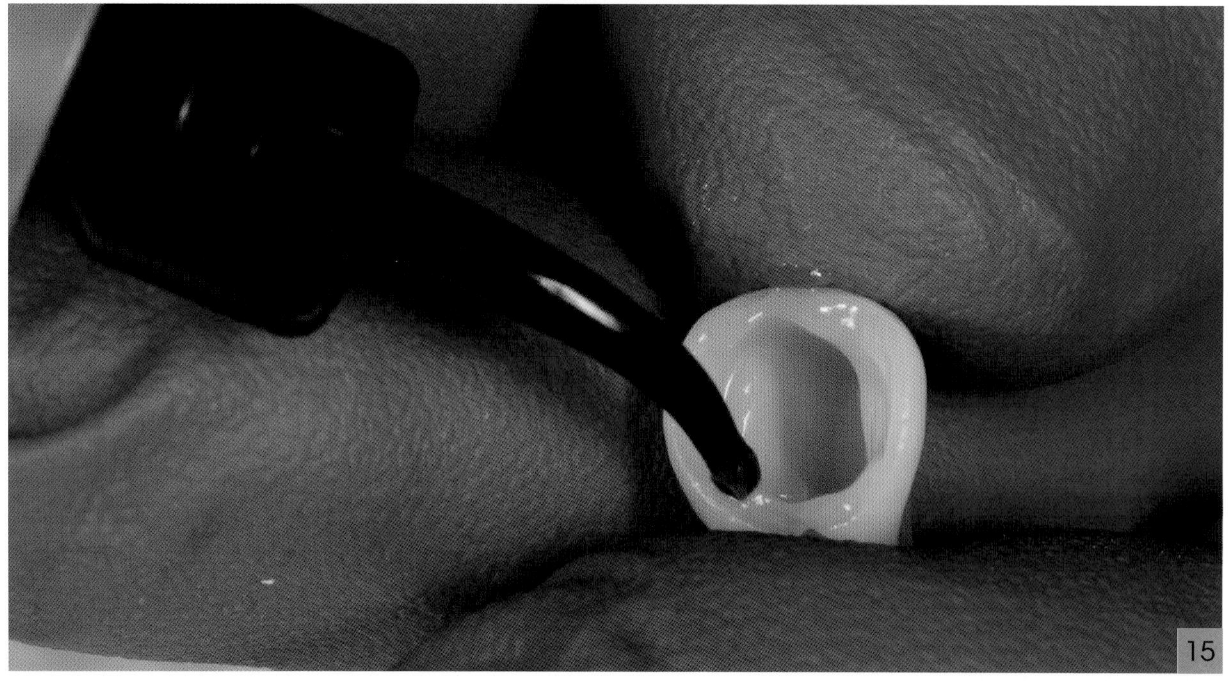
15

随后，将粘接剂Monobond Plus（义获嘉伟瓦登特）涂布在修复体表面，停留60秒，然后用气体轻轻吹匀（**图13，图14**）。

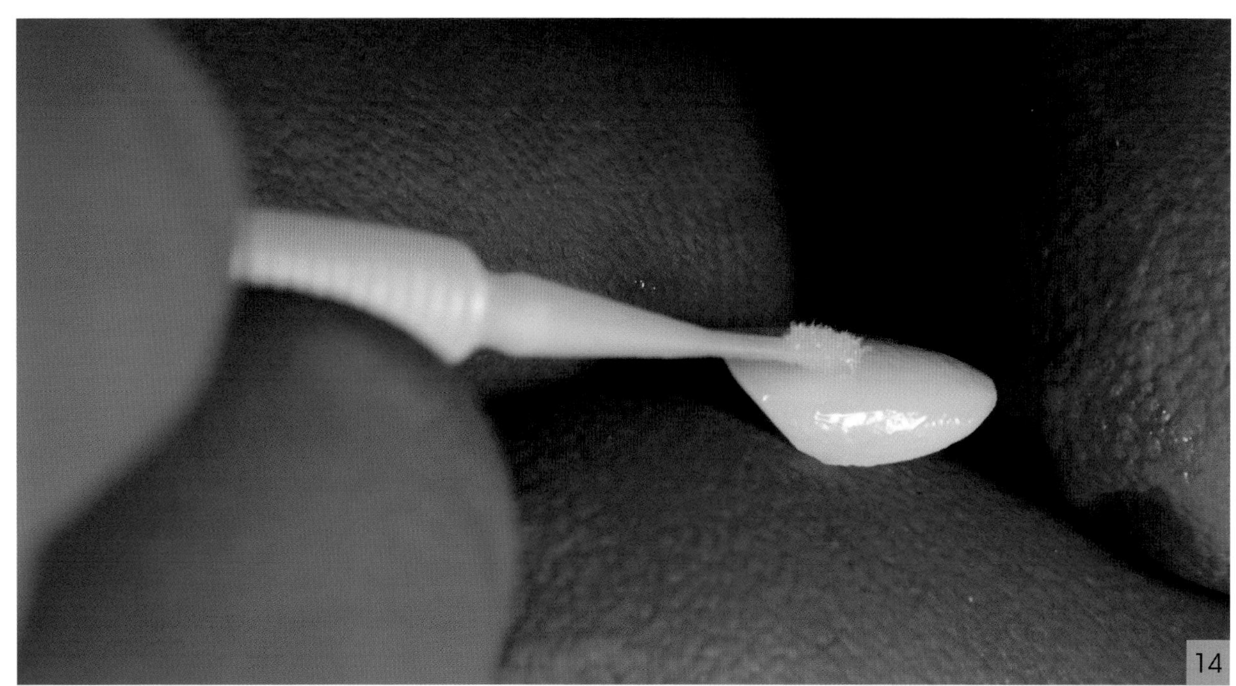
14

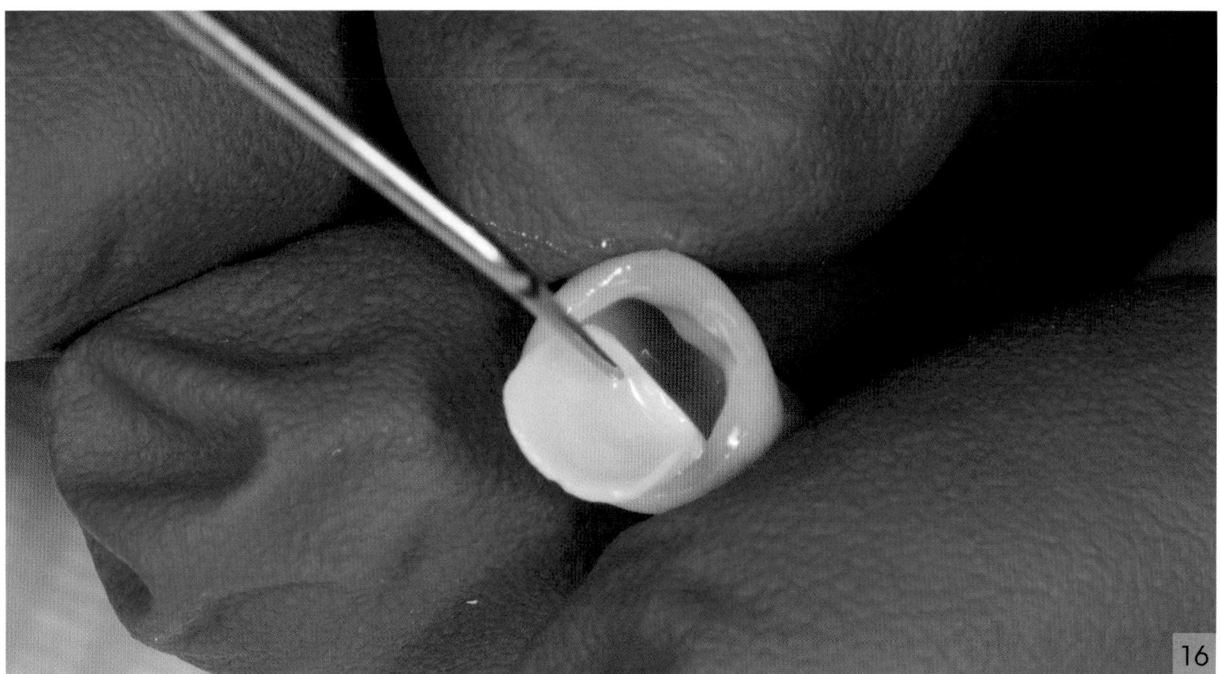
16

将粘接材料Variolink Veneer（义获嘉伟瓦登特）直接涂布于遮罩和全冠内，立刻就位于基牙上（**图15，图16**）并施加持续压力，最终完成光固化。

粘接完成数日后评估两颗中切牙的整体协调性（**图17，图18**）。由于使用了中等不透明度（MO）二硅酸锂遮罩，两颗中切牙全冠的修复效果完全一致。

由于最终修复前，左上中切牙和带有遮罩的右上中切牙的颜色与外形协调一致，医生可以制作两个颜色、厚度相似的全冠。本病例中利用A1色同时改善两颗中切牙的色彩效果，最后使用遮色技术完成修复。遮罩和全冠的密合性与一致性在X线片上也能得到充分体现（**图19**）。

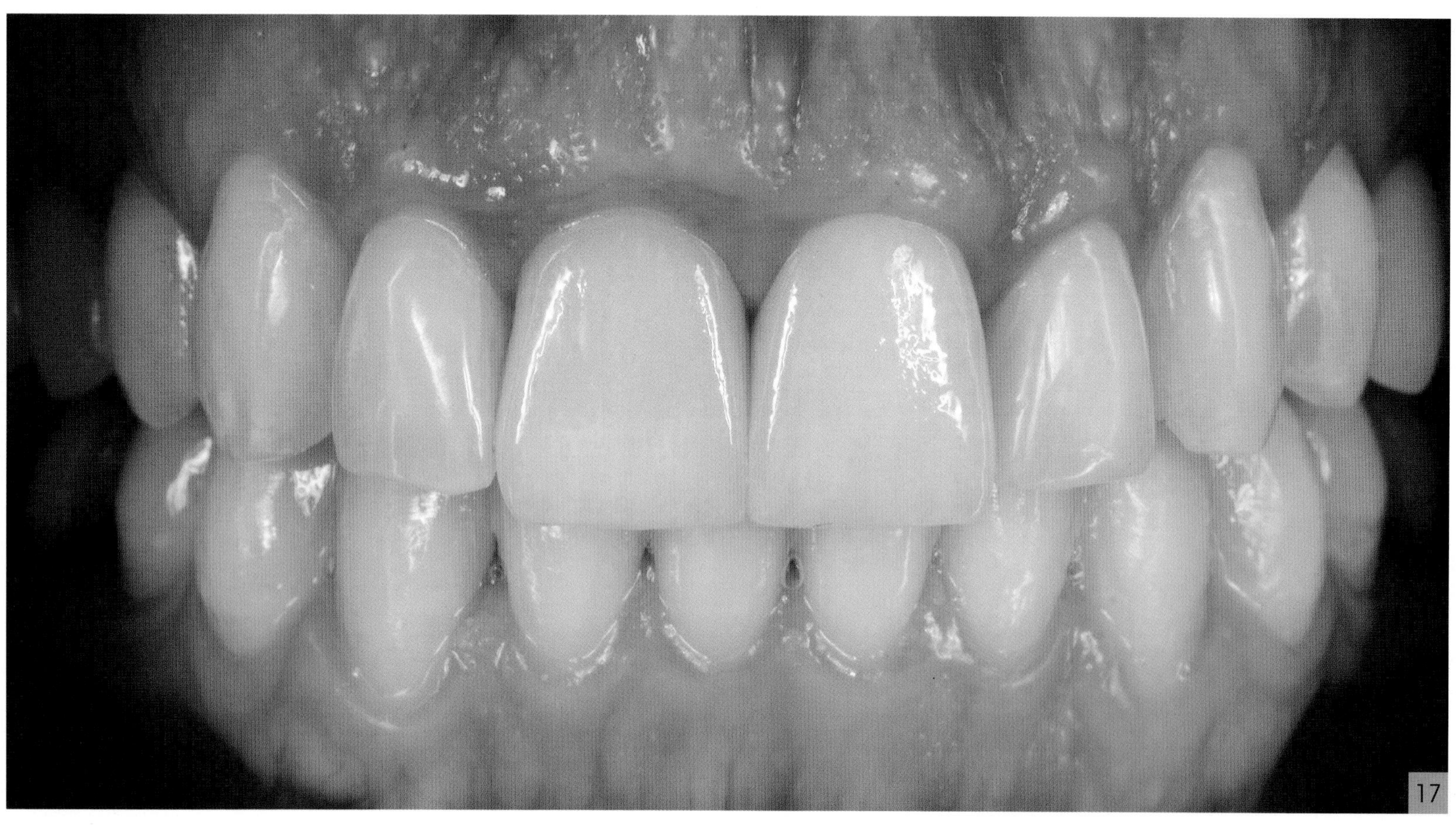

17

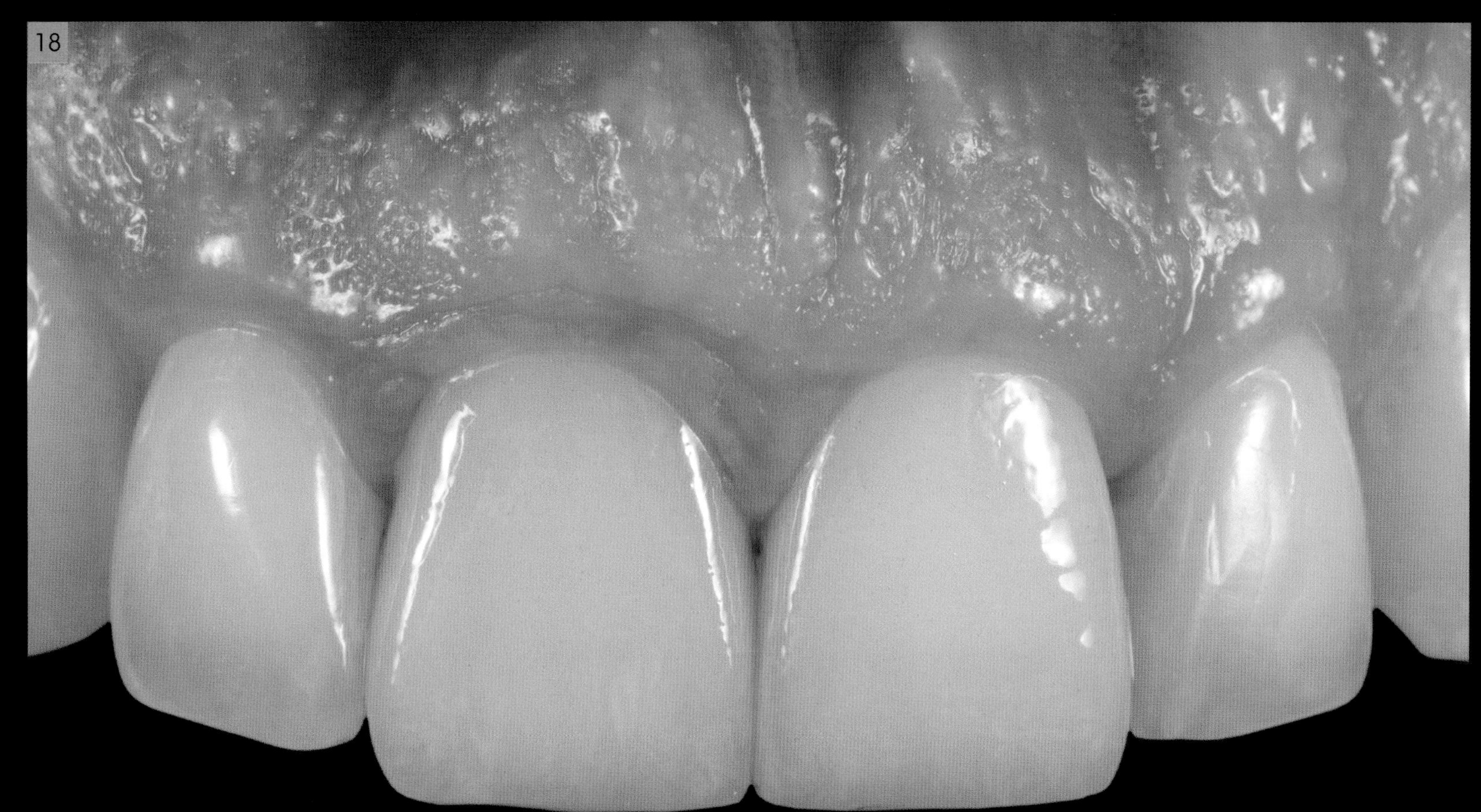
18

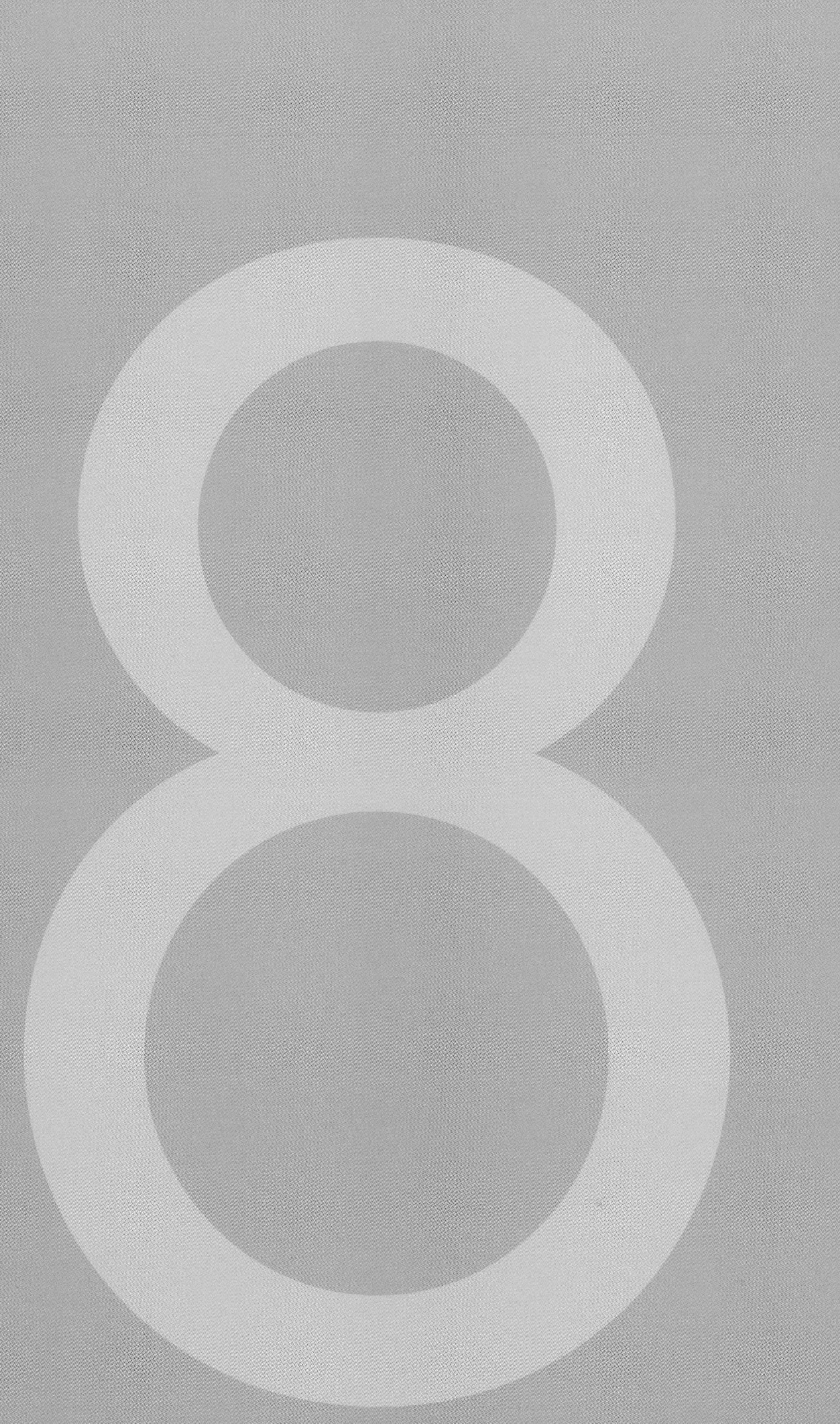

Vincenzo Musella, Mirela Feraru, Nitzan Bichacho

临床病例
clinical case 8

中等不透明度二硅酸锂种植基台
medium-opacity lithium disilicate implant abutment

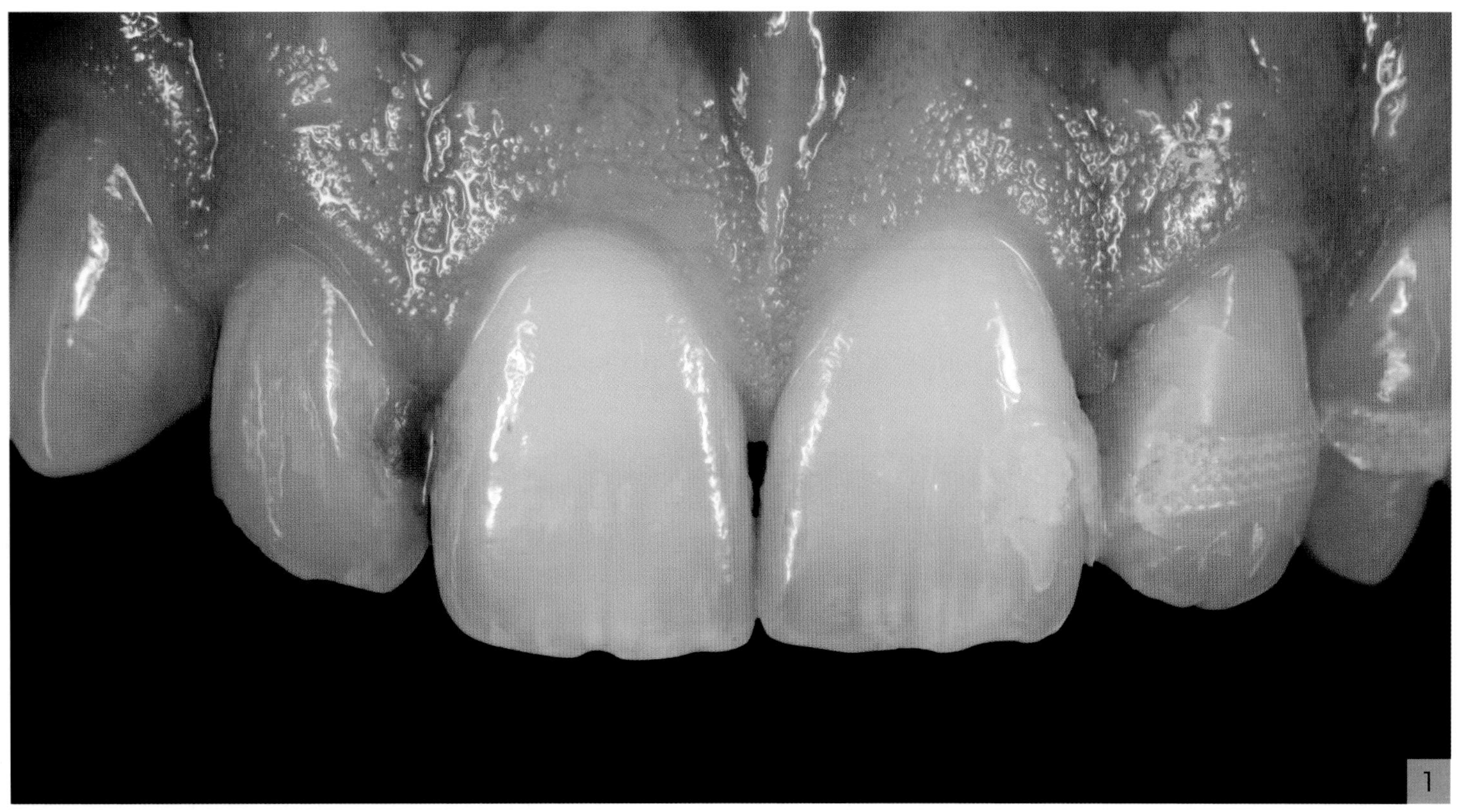
1

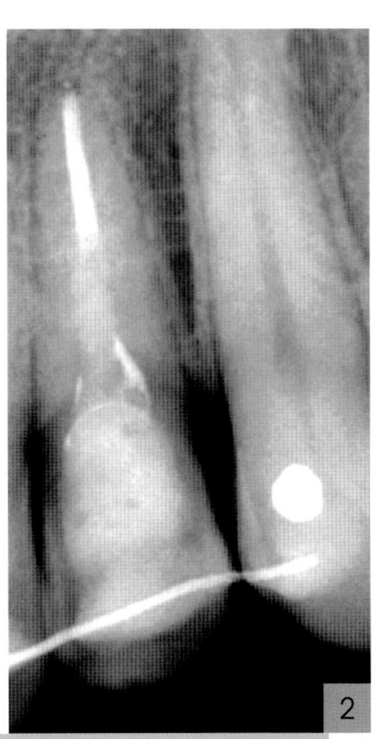
2

这个病例使用二硅酸锂材料解决单颗种植体支持式全冠的复杂美学问题。

最初的照片凸显出了脆弱的左上侧切牙（**图1**）的问题，影像学图像能看到由于牙齿折裂，在拔除前使用夹板固定了患牙（**图2**）。**图3**展示了患牙的腭侧观。植入一颗V3种植体（MIS种植体），在种植体与牙槽骨之间用牛骨替代材料充填（**图4**）。手术结束，关闭种植位点（**图5**）。

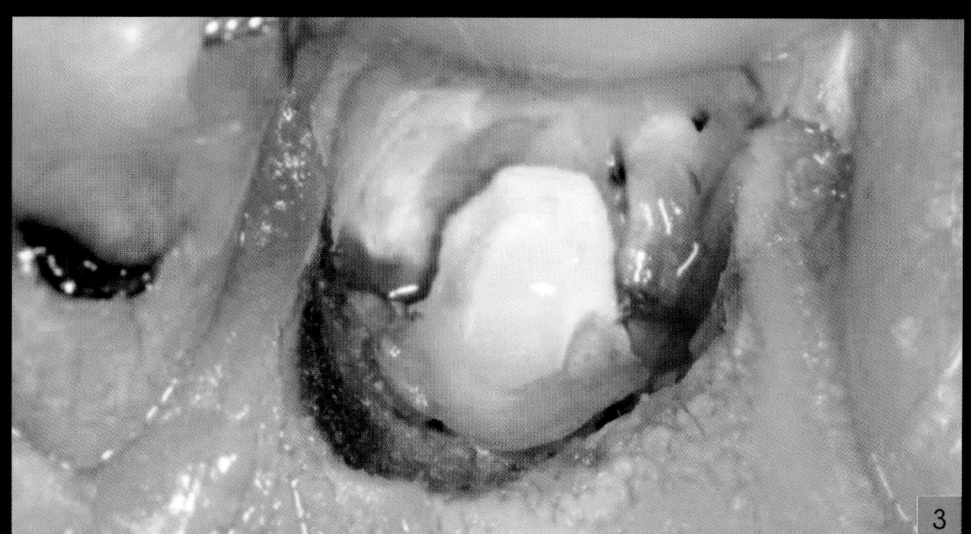
3

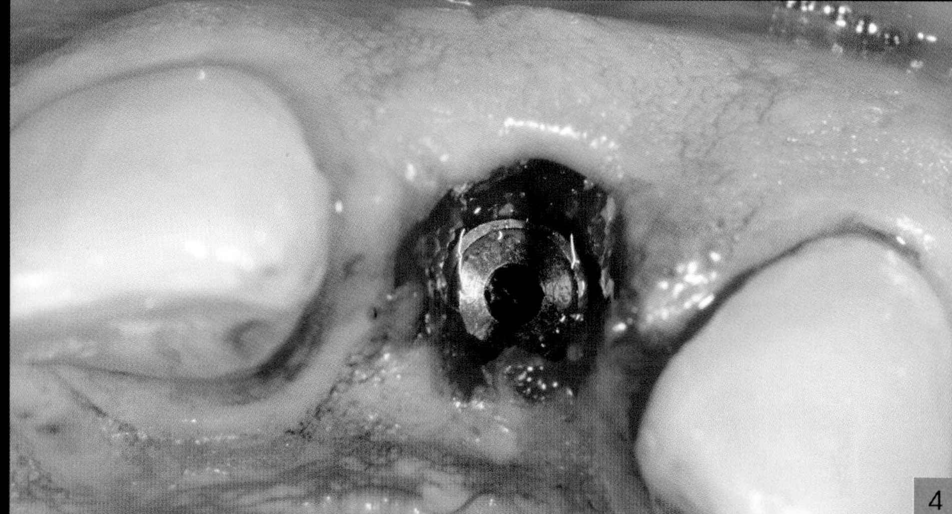
4

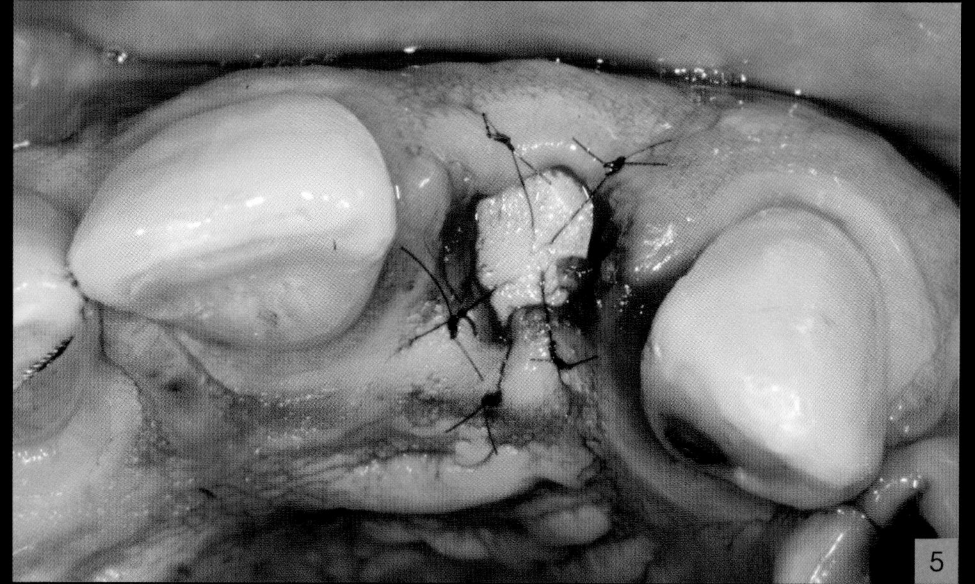
5

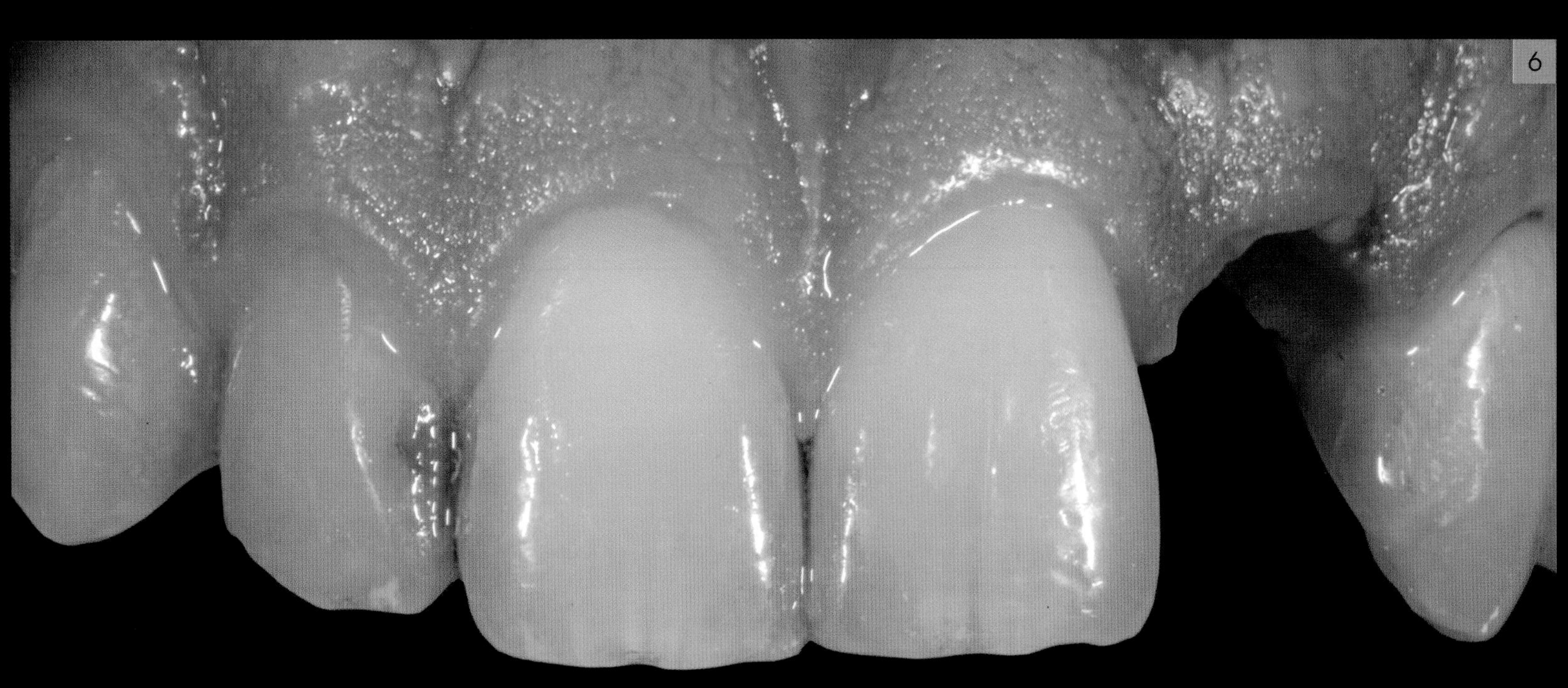
6

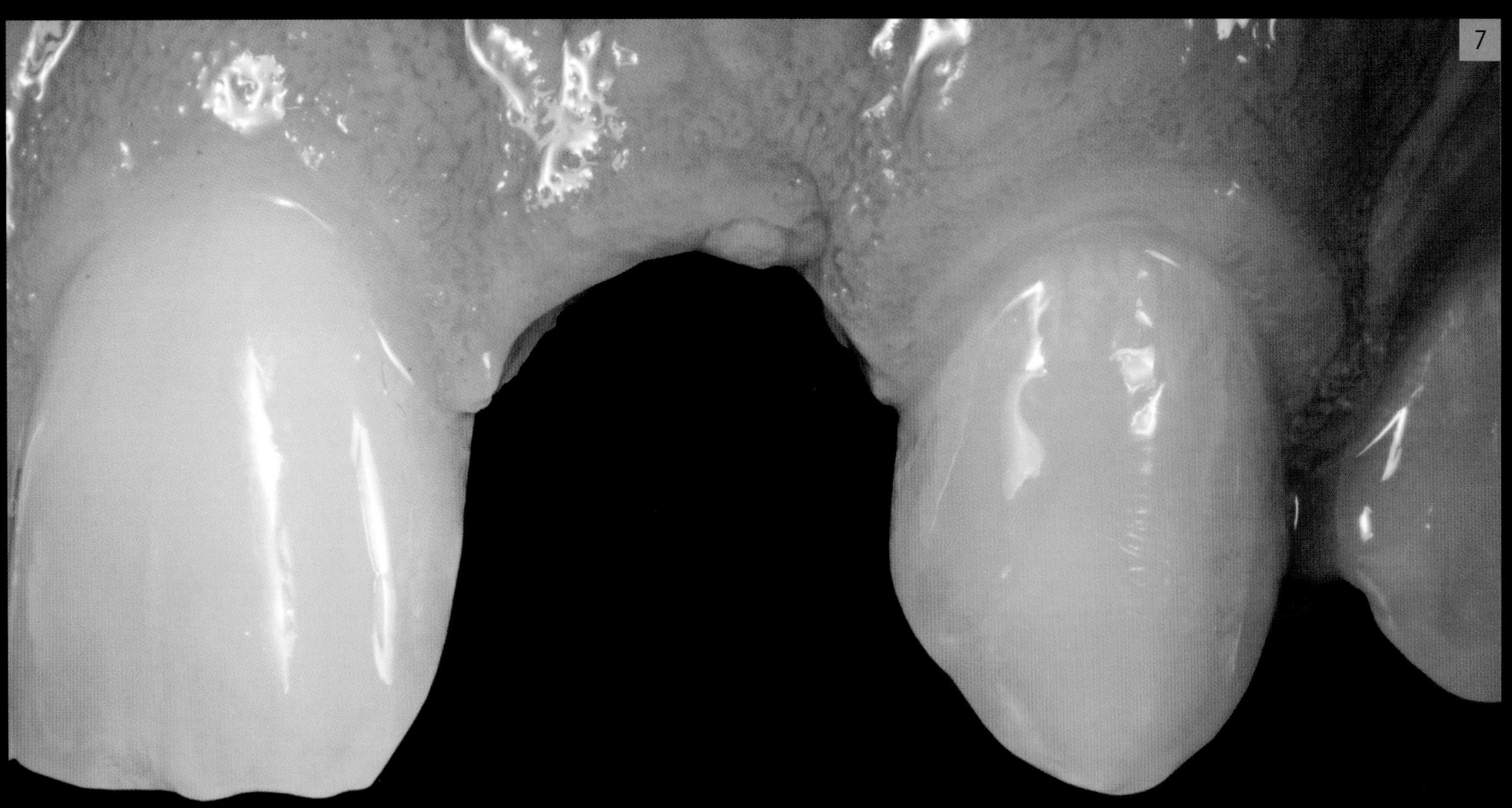
7

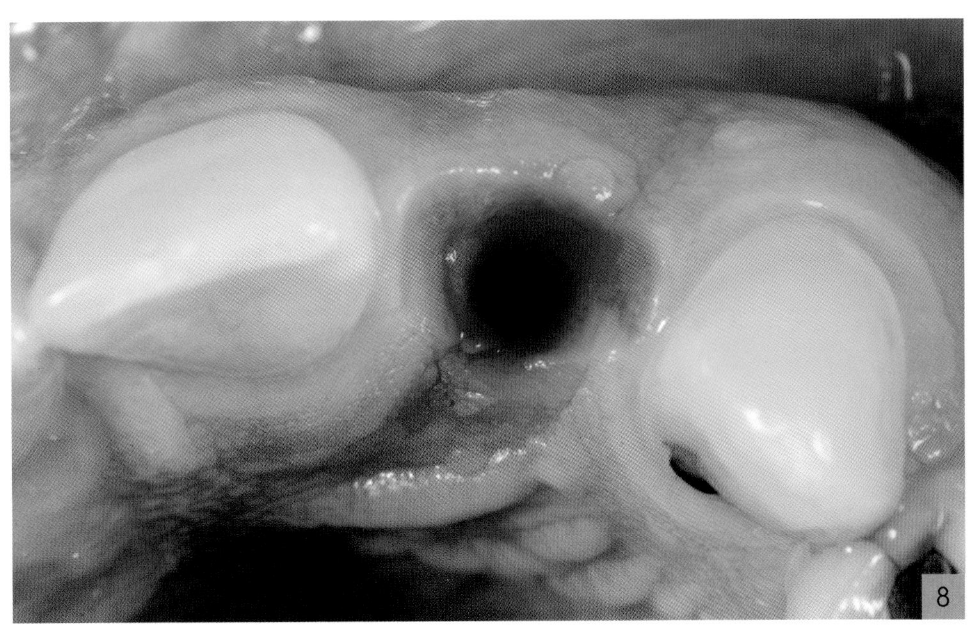
8

各个角度均有理想的组织支持，这是获得自然美学效果的关键（**图6～图8**）。**图9**为硅橡胶印模。

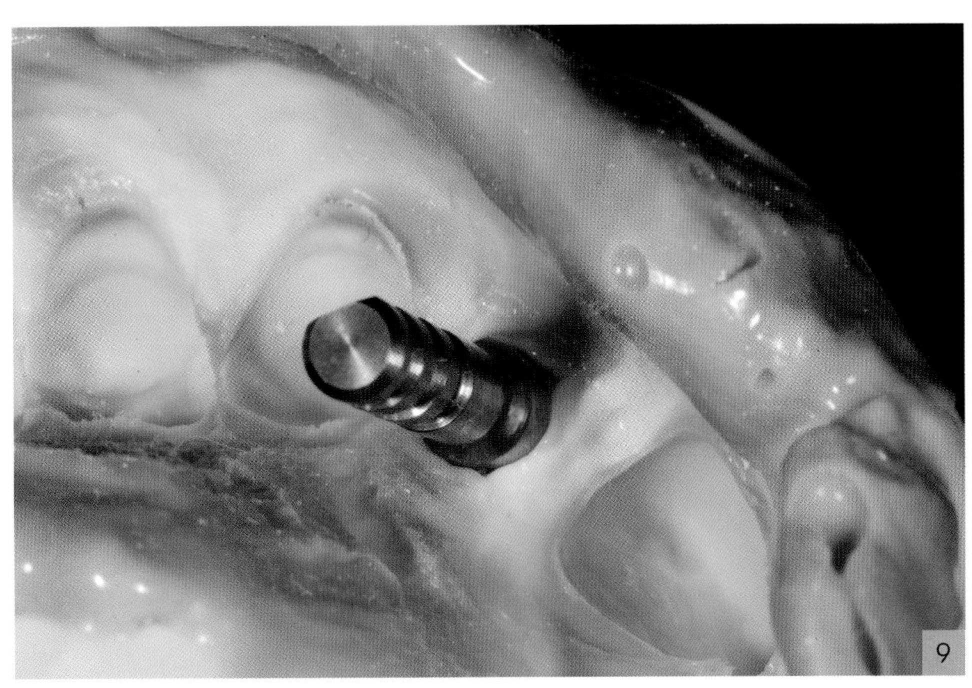
9

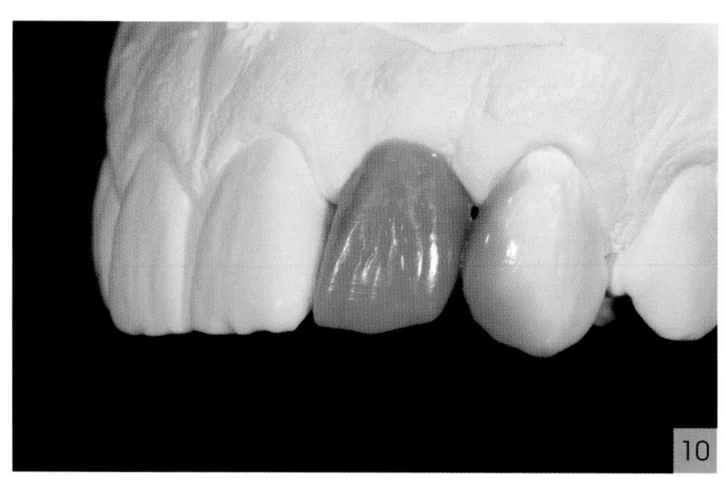
10

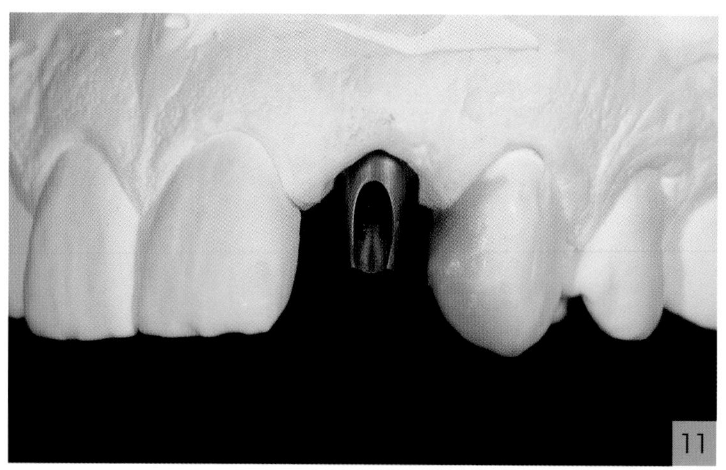
11

当使用压铸陶瓷技术时，在基台修饰之前（**图11**），诊断蜡型必须尽可能与最后修复形态一致（**图10**）。同样，在进行压铸之前（**图13**），采用硅橡胶模型调整基台蜡型使其具有正确的形态（**图12**）。

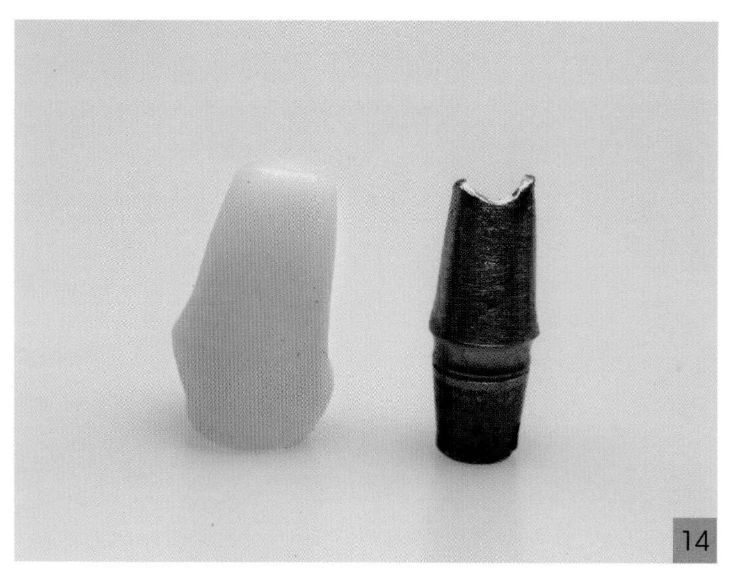
14

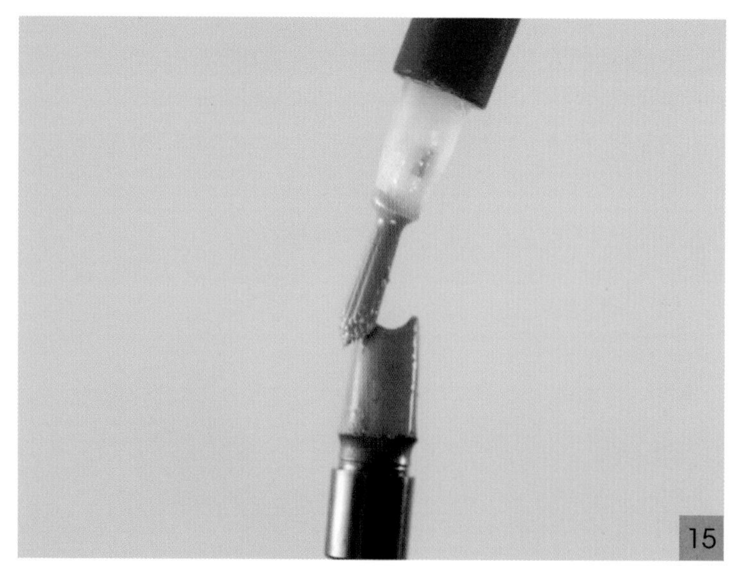
15

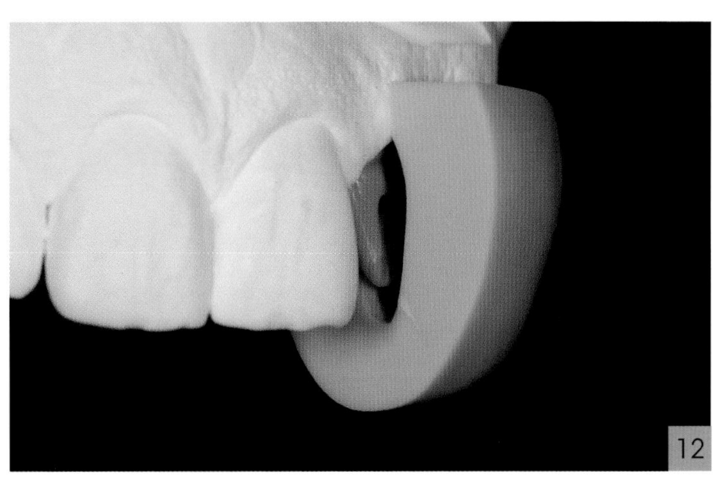
12

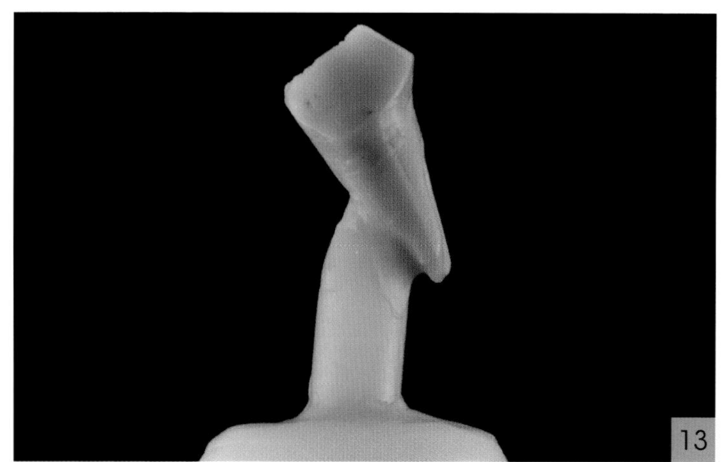
13

图14为改良的钛基台，通过中等不透明度二硅酸锂进行表面处理（IPS e.max MO 0，义获嘉伟瓦登特）。钛基台是不透明的（**图15**），使用单组分酸蚀剂（义获嘉伟瓦登特）进行表面处理（**图16**）。之后涂布树脂水门汀粘接材料（**图17**）。

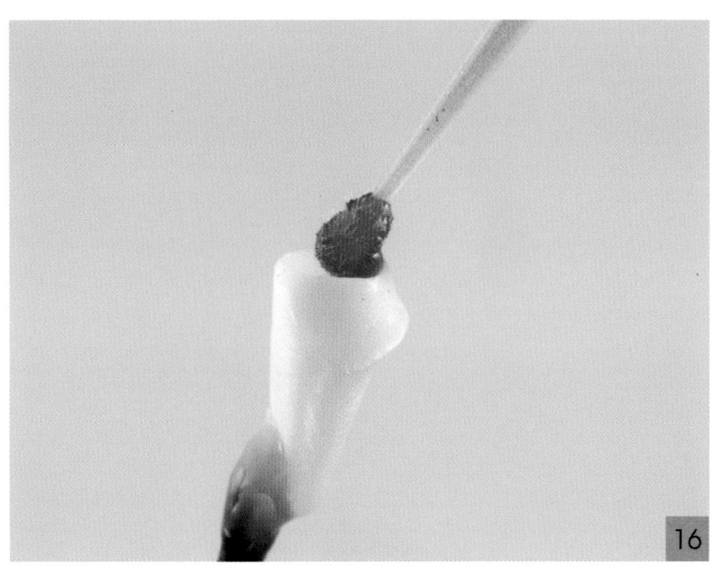
16

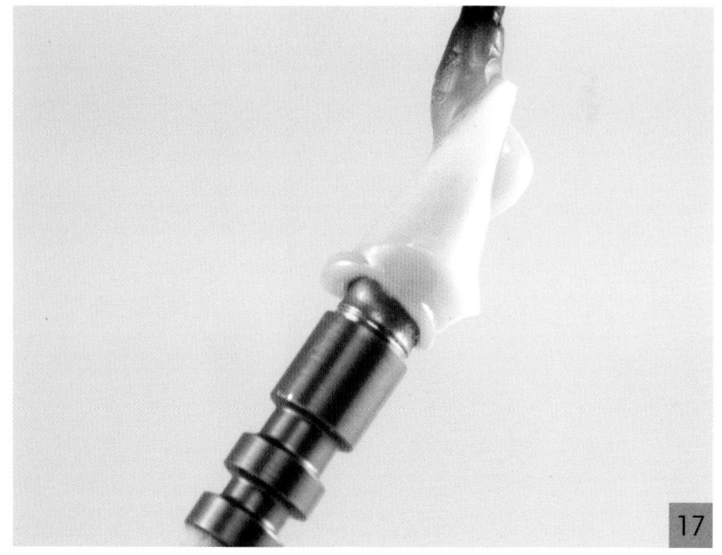
17

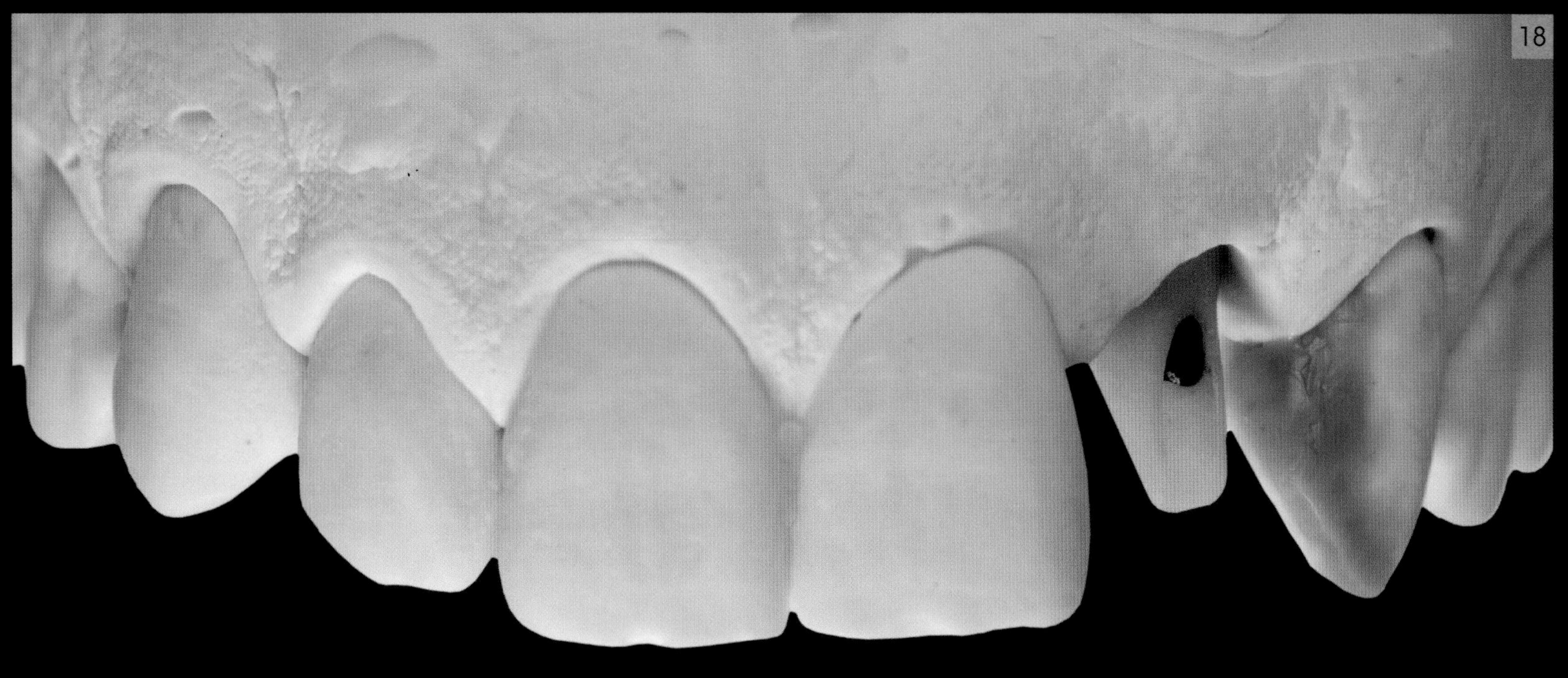
18

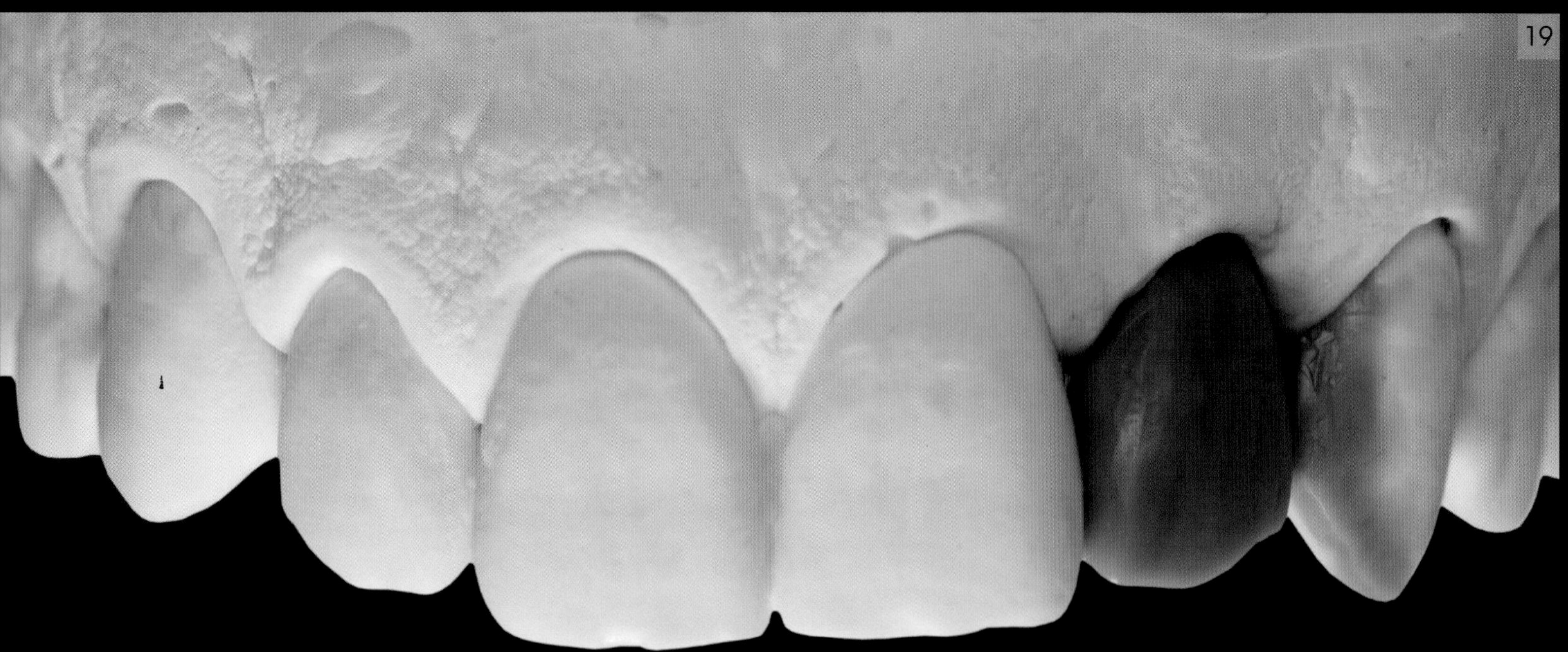
19

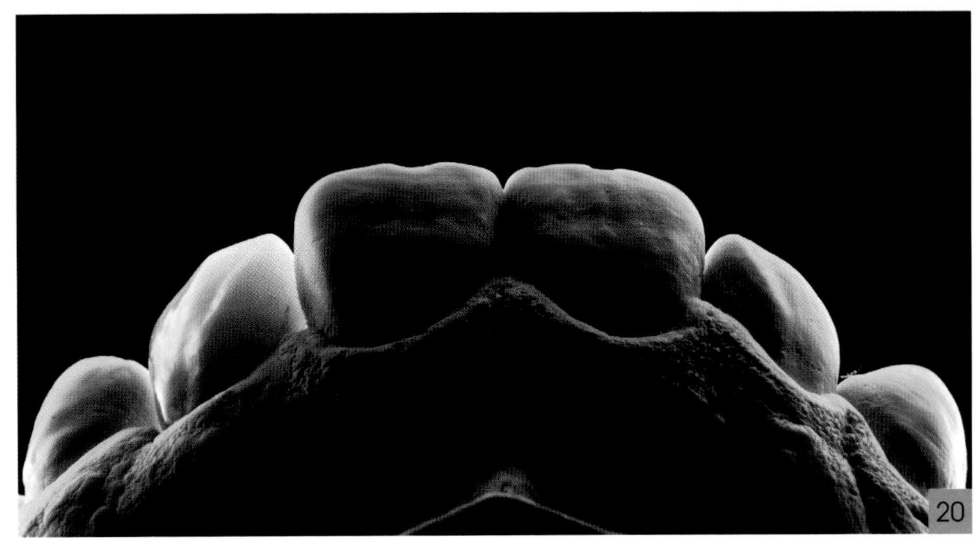
20

如**图18**所示，将二硅酸锂遮罩黏附到钛基台上。在单颗牙种植修复病例中，完美的美学效果取决于修复体的最终形态。为了给种植体支持式冠提供正确的组织形态支持，为右上尖牙制作瓷贴面修复体，这保证修复体和天然牙之间有最佳比例的空间分布（**图19～图21**）。

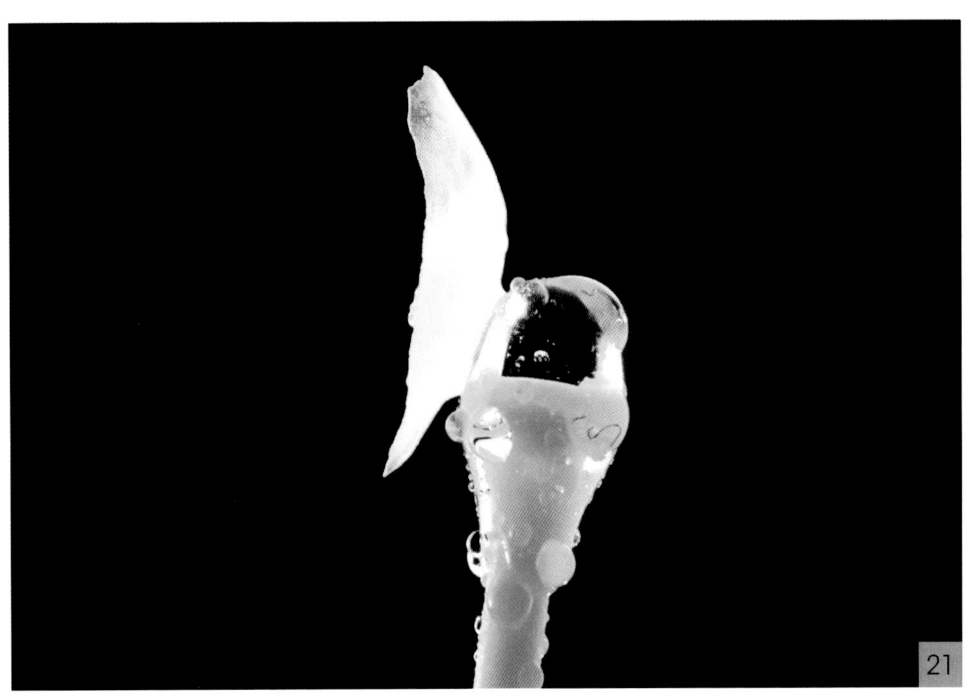
21

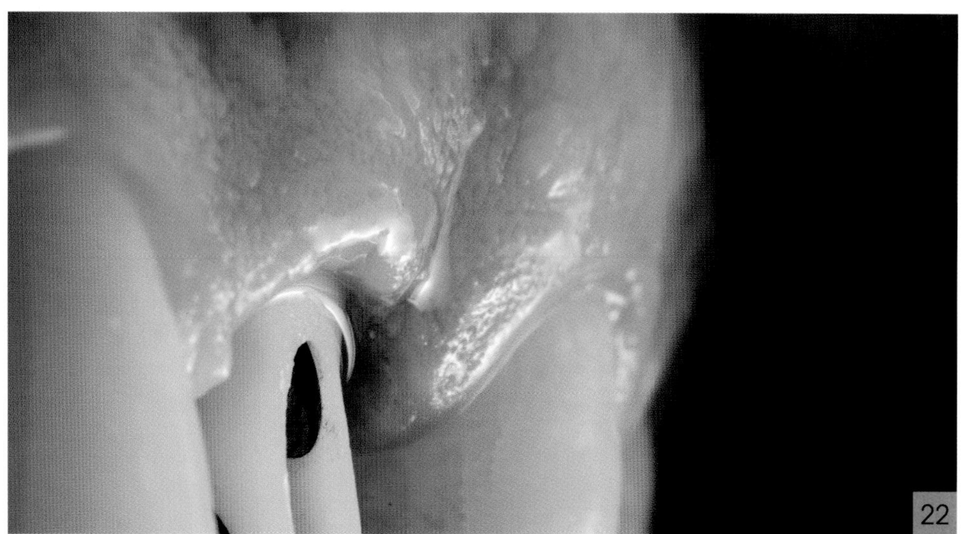
22

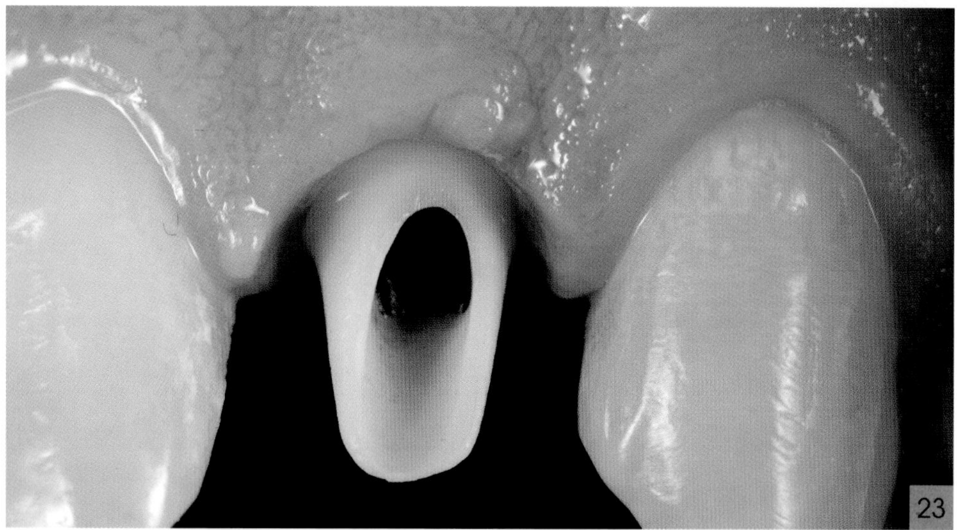
23

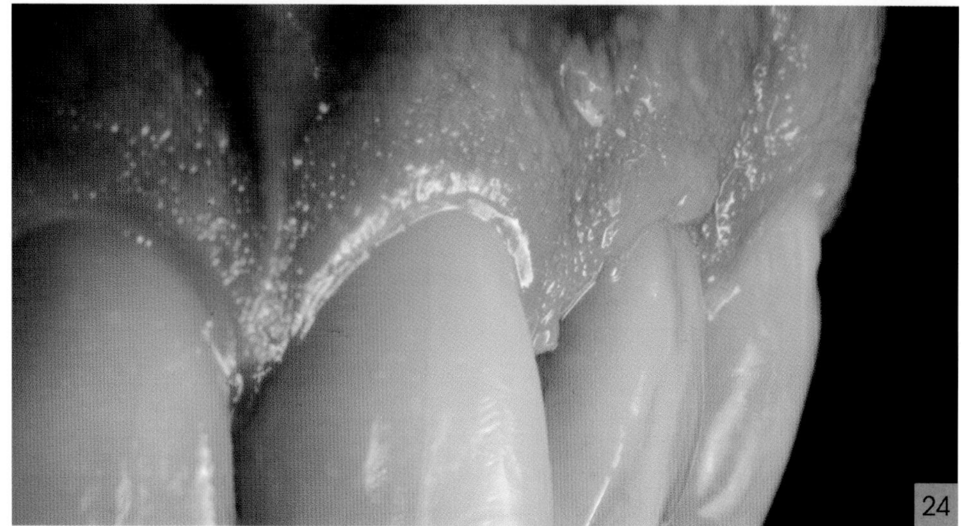
24

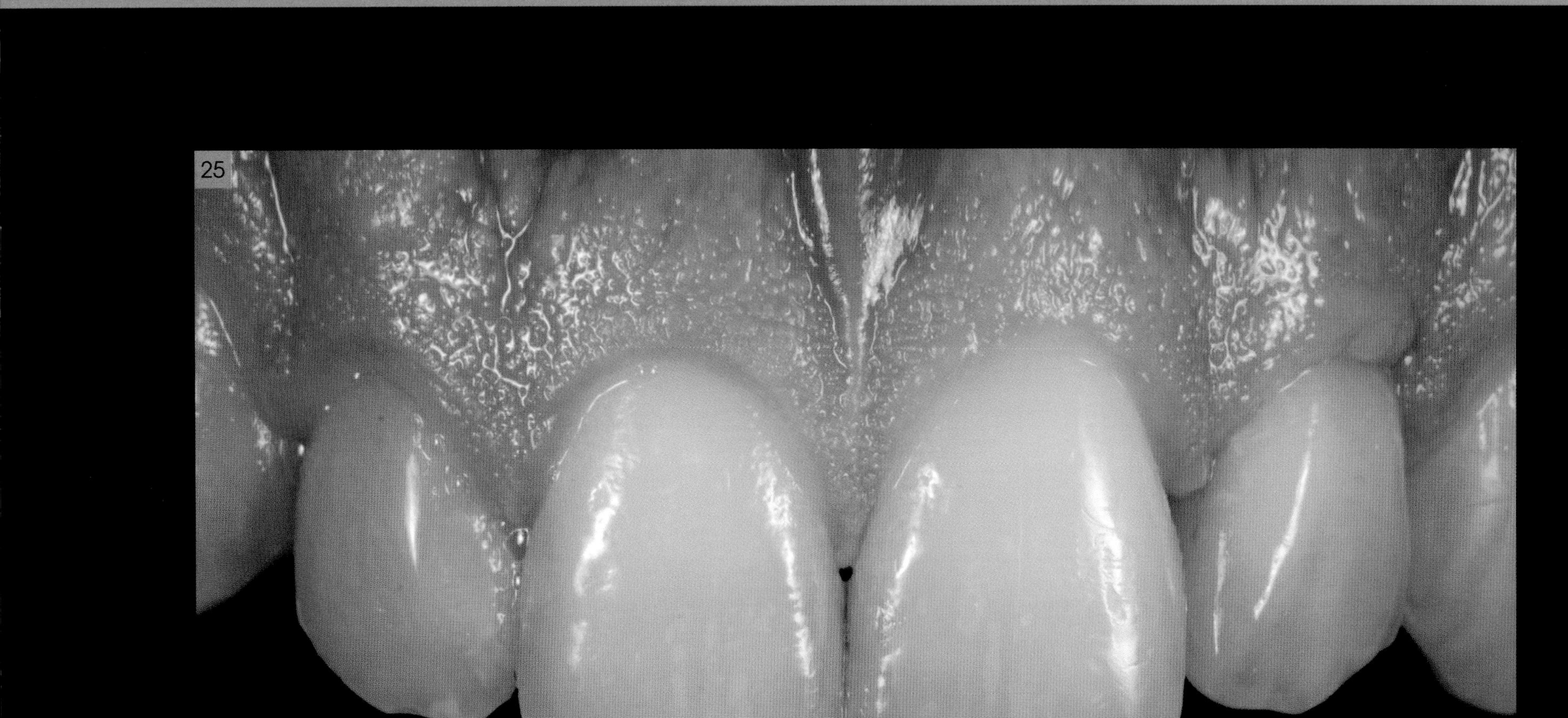
25

Vincenzo Musella, Mirela Feraru, Galit Talmor, Nitzan Bichacho

临床病例
clinical case

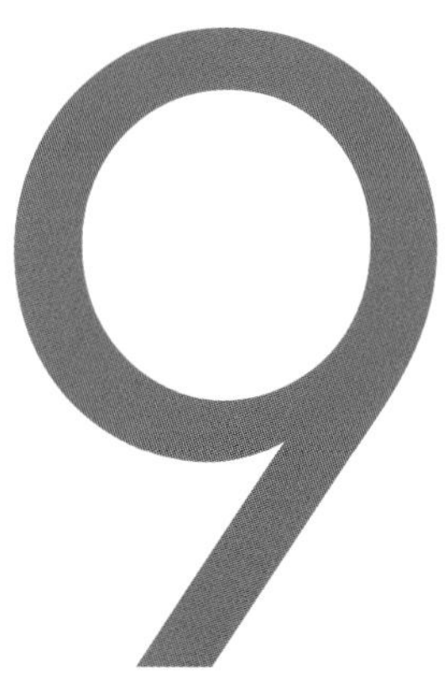

中等不透明度二硅酸锂种植基台
medium-opacity lithium disilicate implant abutment

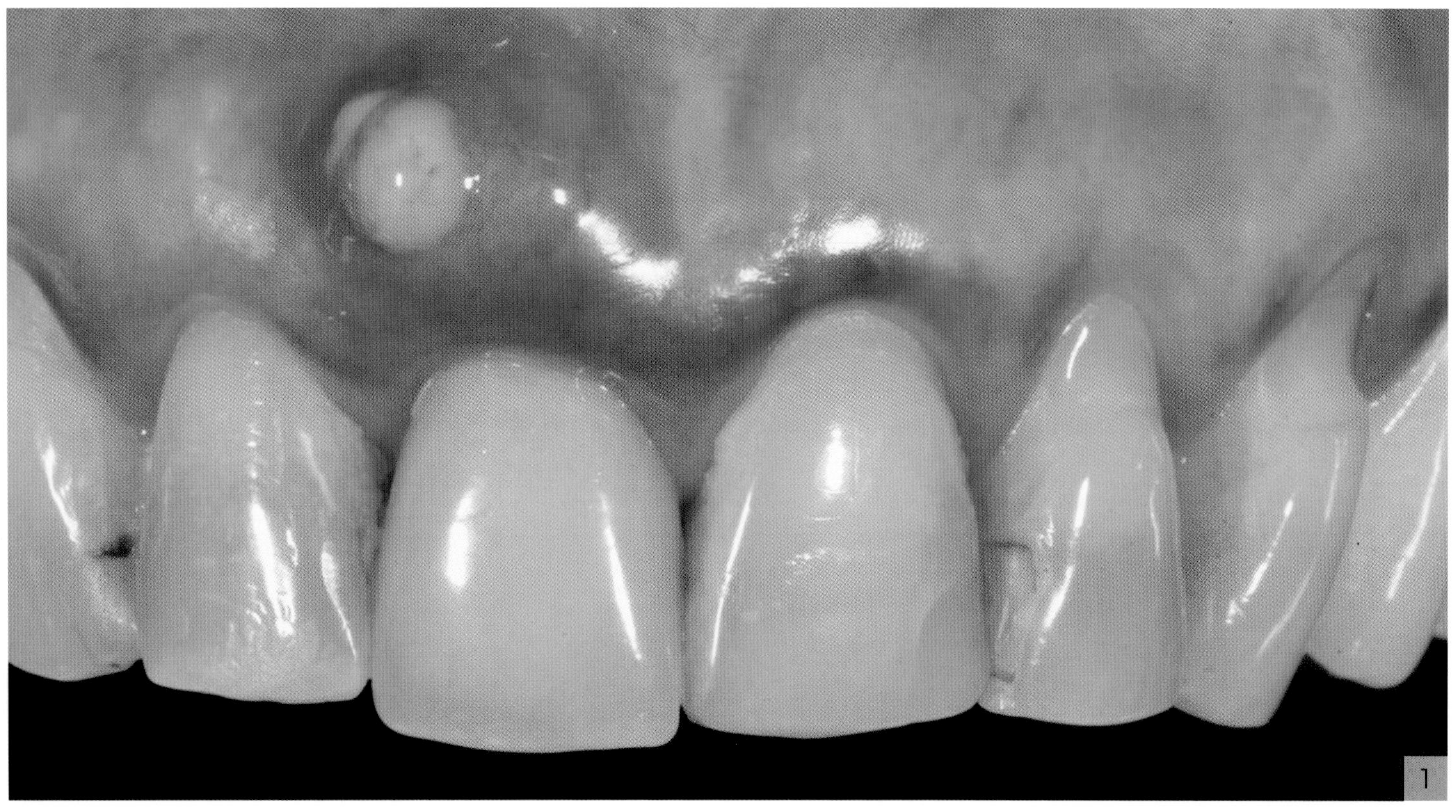

1

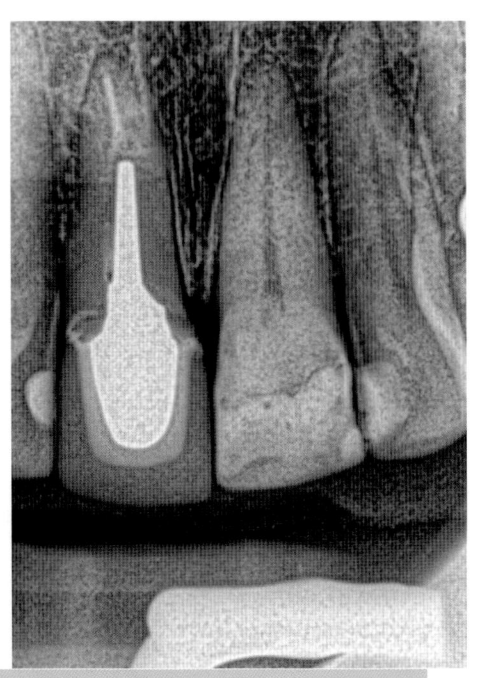

2

这个病例分析了如何优化天然牙支持与种植体支持式修复的美学效果。患者因右上中切牙牙髓治疗失败产生了化脓性感染，该患牙全瓷冠修复，邻牙伴陈旧复合树脂修复（**图1**）。X线影像学图像显示右上中切牙及其邻牙的各种问题（**图2**）。抗菌凝胶（Ligosan, Heraeus Kulzer）治疗2周后，根尖溢脓消除，急性炎症得到缓解（**图3**）。

利用基于诊断蜡型制作的外科导板植入种植体；综合考虑解剖形态、修复效果因素，得出种植体植入位置，种植体表面大部分暴露于存留骨壁外侧（**图4**）。

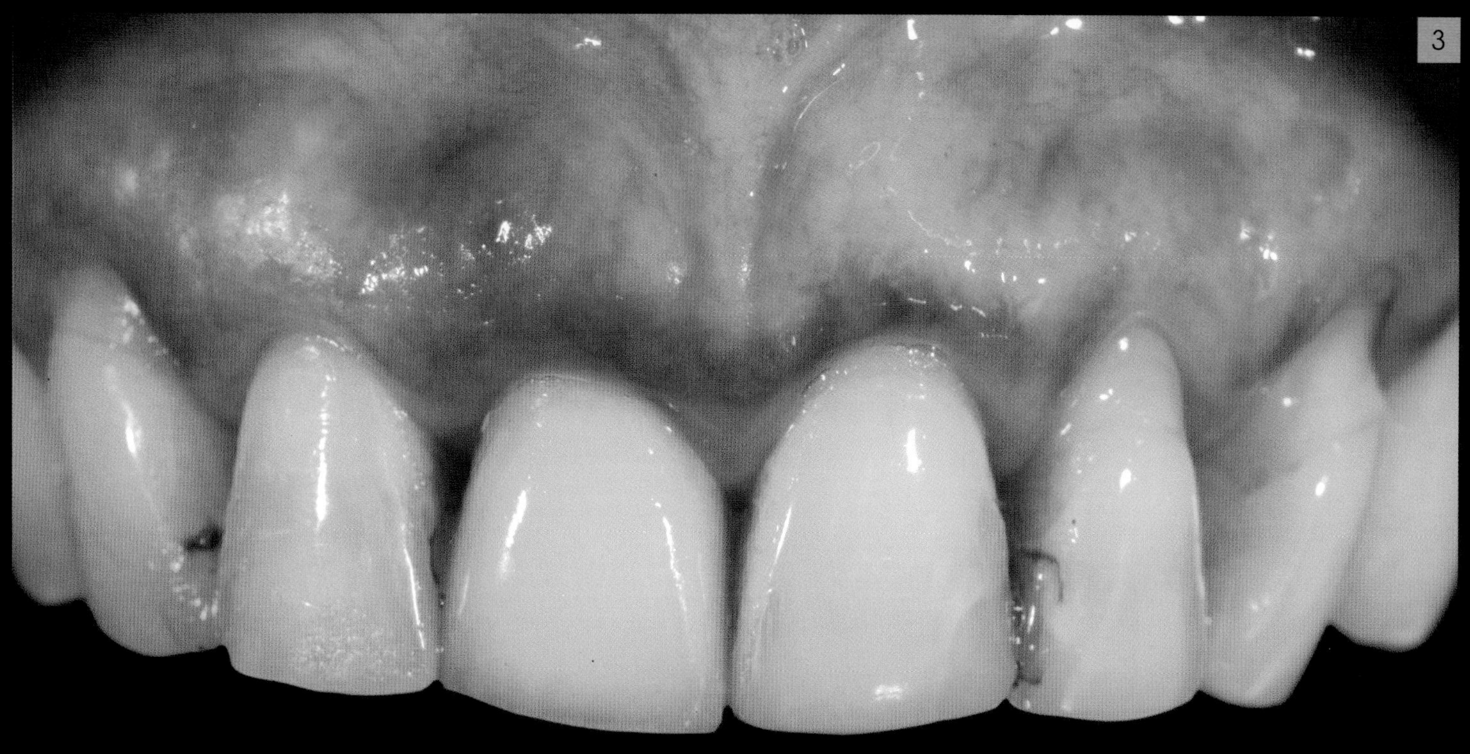

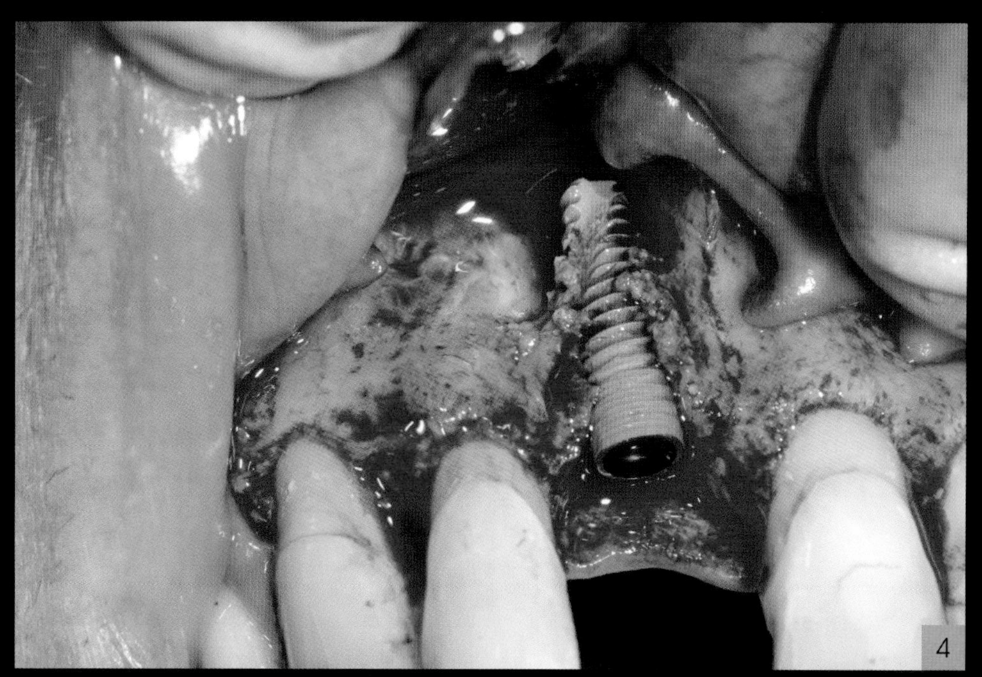

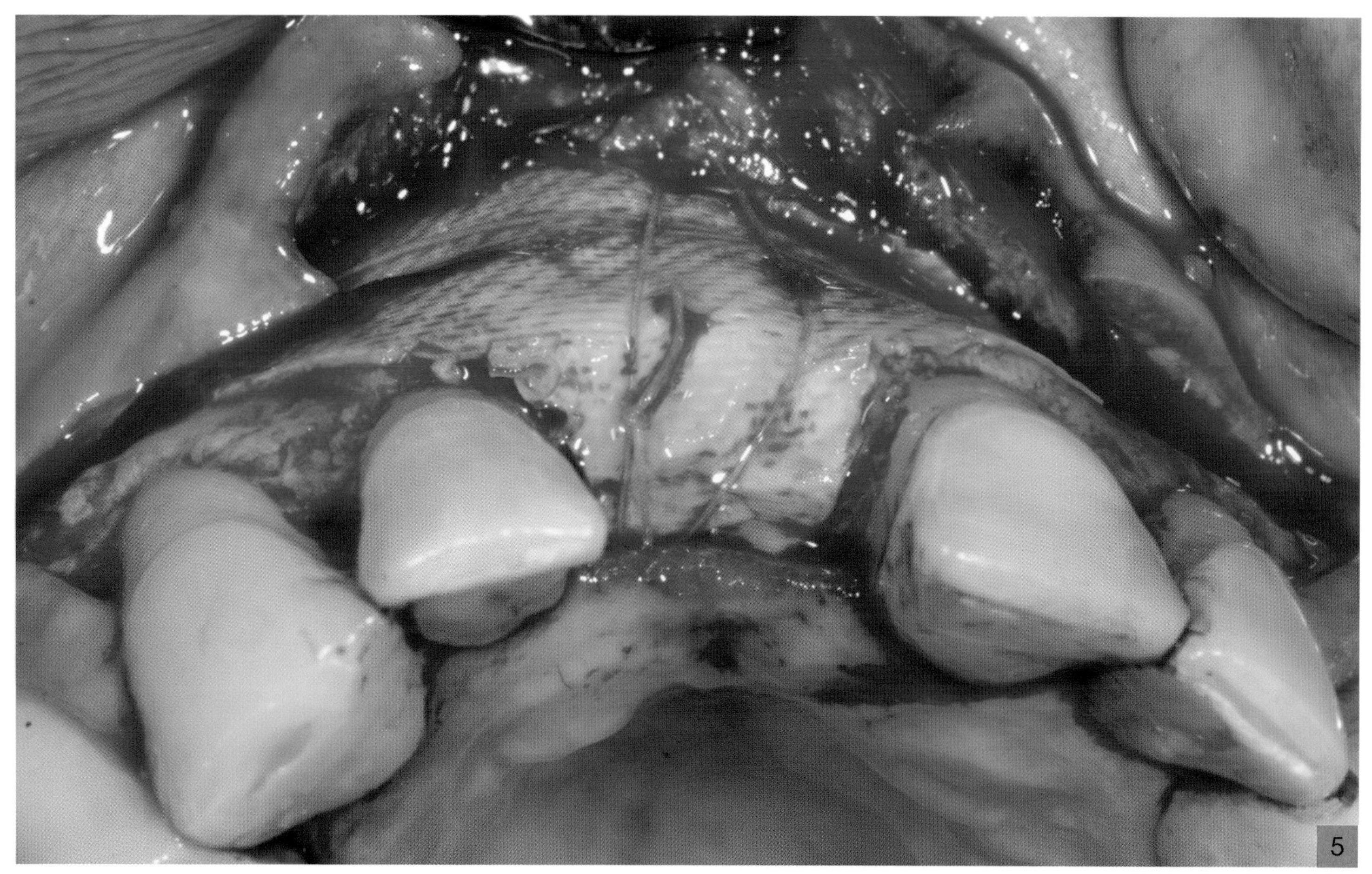

考虑到美学的因素，使用高交联胶原膜（Ossix Plus，Datum Dental）促进创口更好的愈合。可吸收线将胶原膜与骨膜缝合以保证膜的稳定（**图5**）。

图6是种植术后8个月的照片。二期手术暴露种植体，唇侧上皮游离龈瓣移植，戴入丙烯酸临时修复体（**图7**）。获得理想的种植体周围软组织厚度（**图8**）。

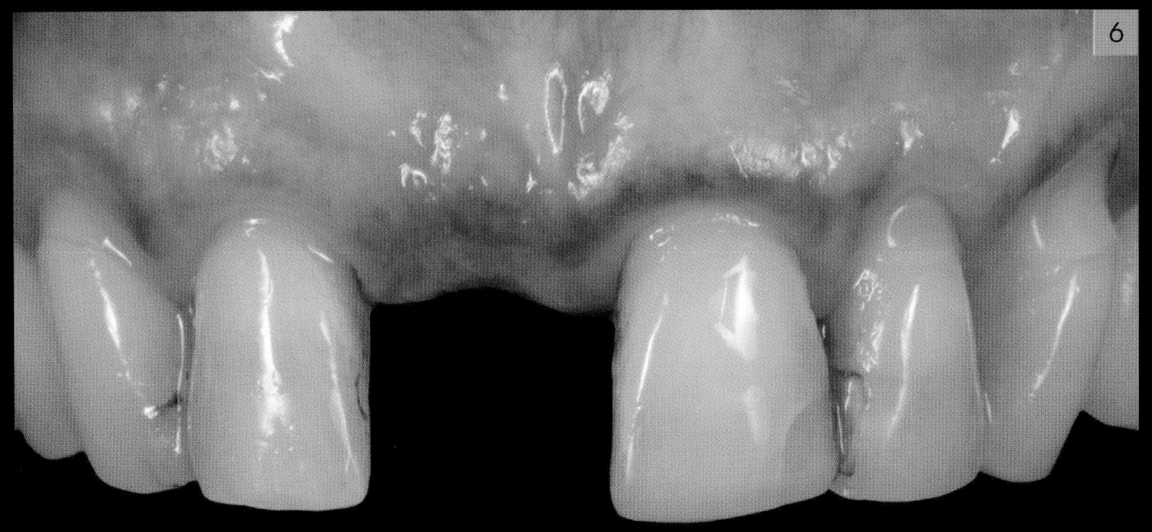
6

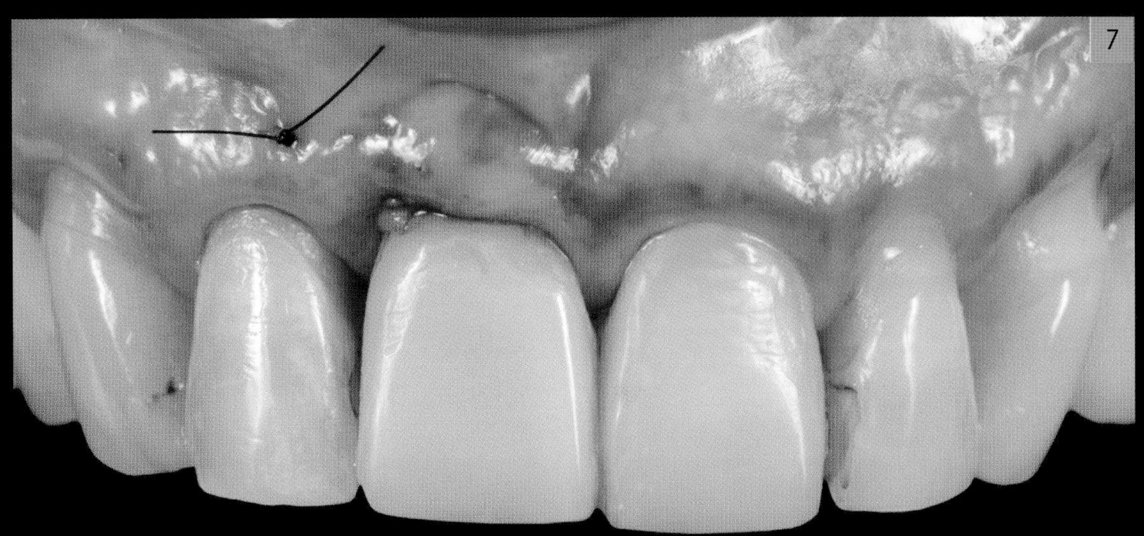
7

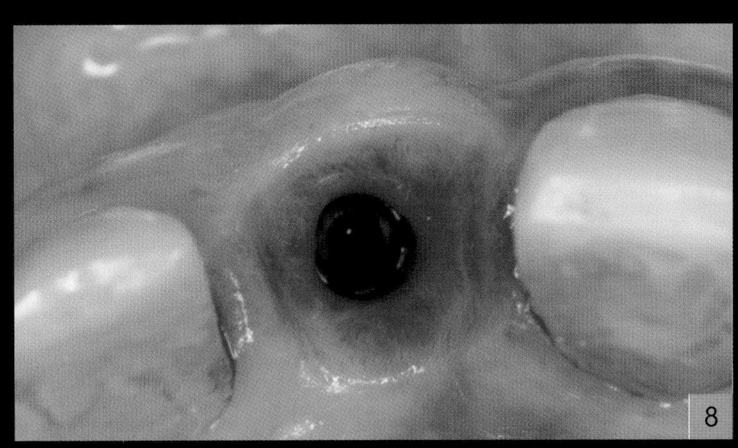
8

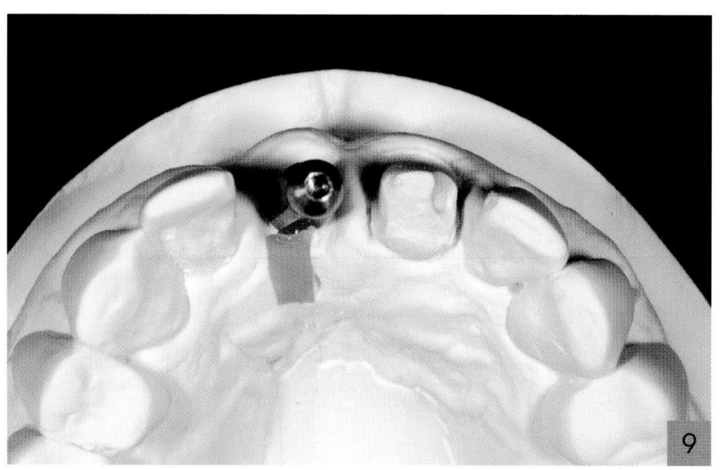
9

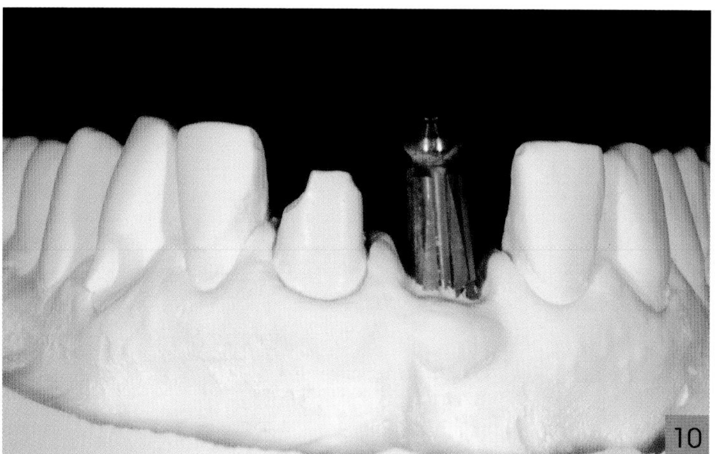
10

在这个病例中石膏模型具有重要作用，能使医生更好地控制天然牙和种植体的组织轮廓（**图9～图11**）。

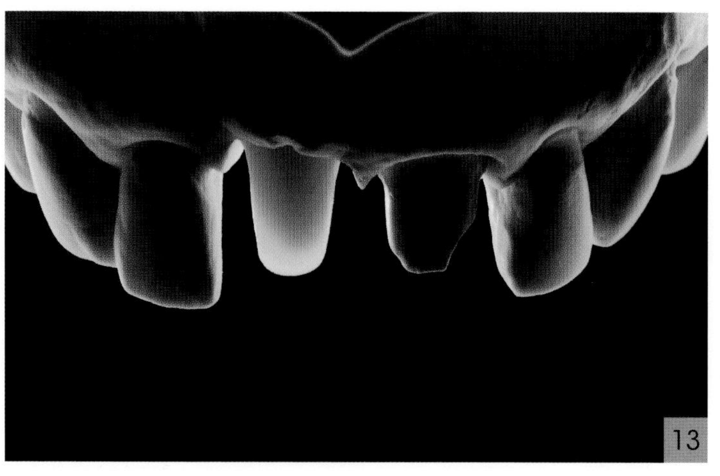
13

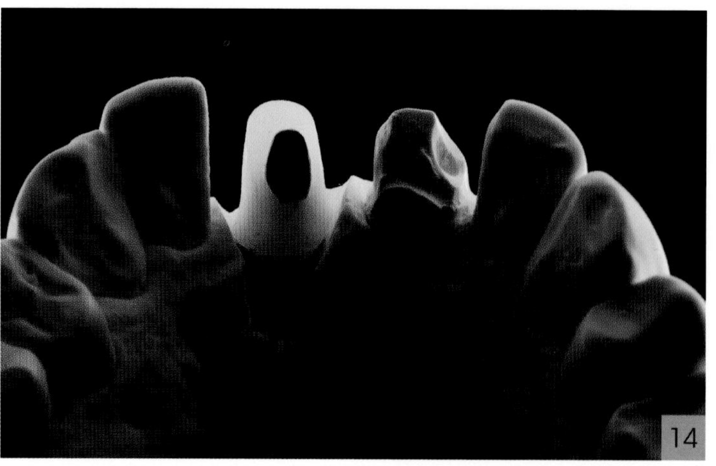
14

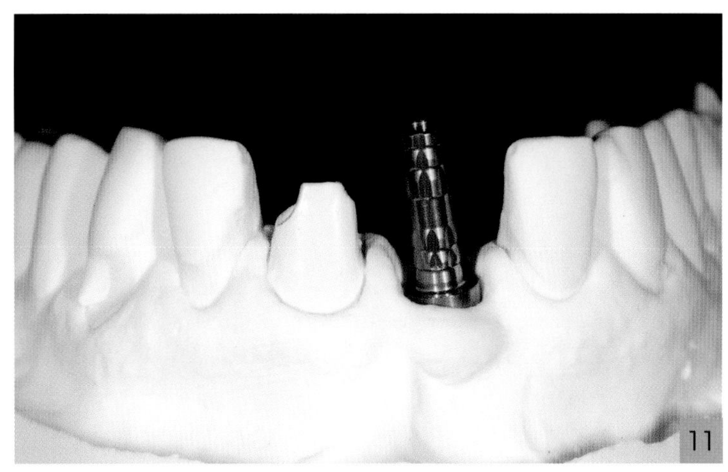
11

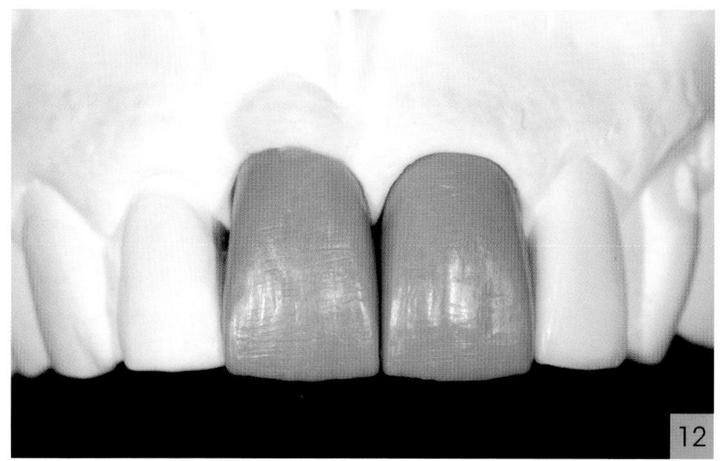
12

因为能预先确定基台和天然牙轮廓，模型能帮助更好地控制牙齿外形（**图12**）。采用中等不透明度二硅酸锂材料（IPS e.max MO 1，义获嘉伟瓦登特）修饰基台表面，使得钛基台颜色和预备后的牙体颜色相近（**图13～图16**）。

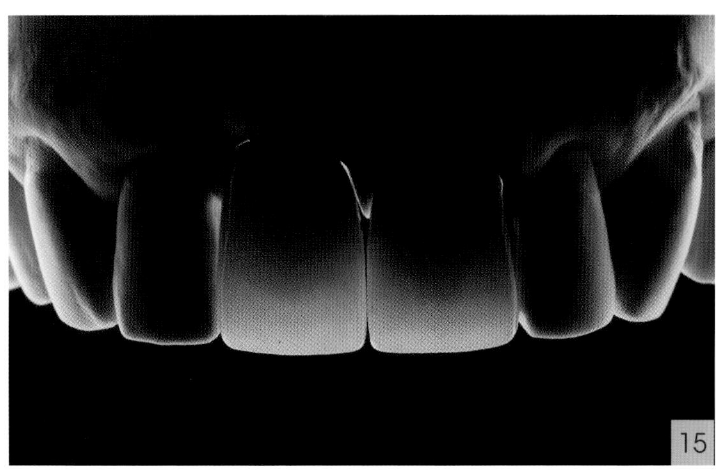
15

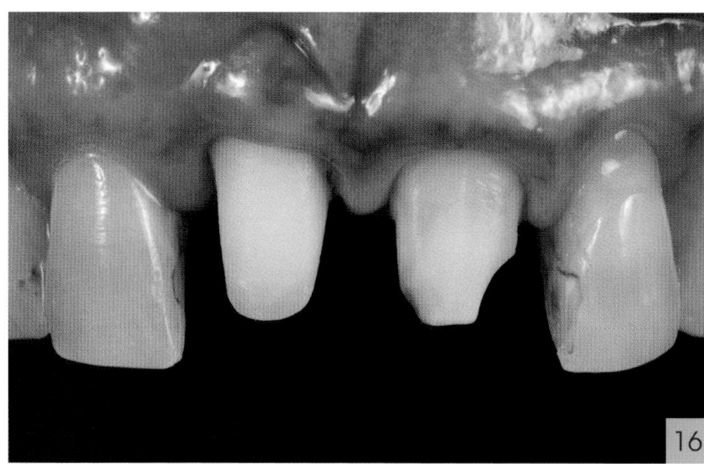
16

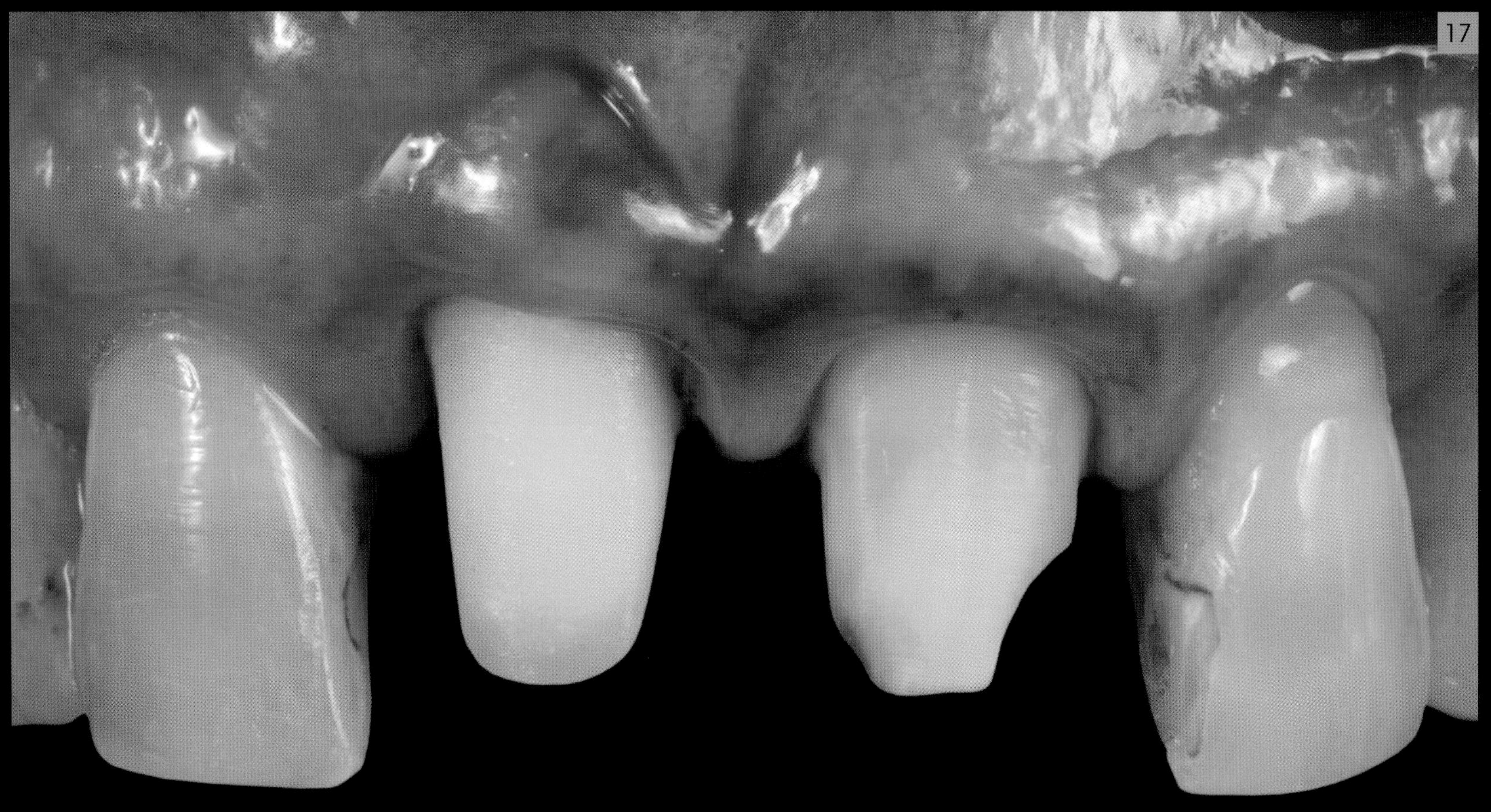

图17展现了种植体基台合适的形态和颜色。愈合基台开孔于腭侧使得医生可以选择螺丝固位上部修复冠；在戴入口内之前将冠与基台进行粘接、抛光（**图18～图20**）。

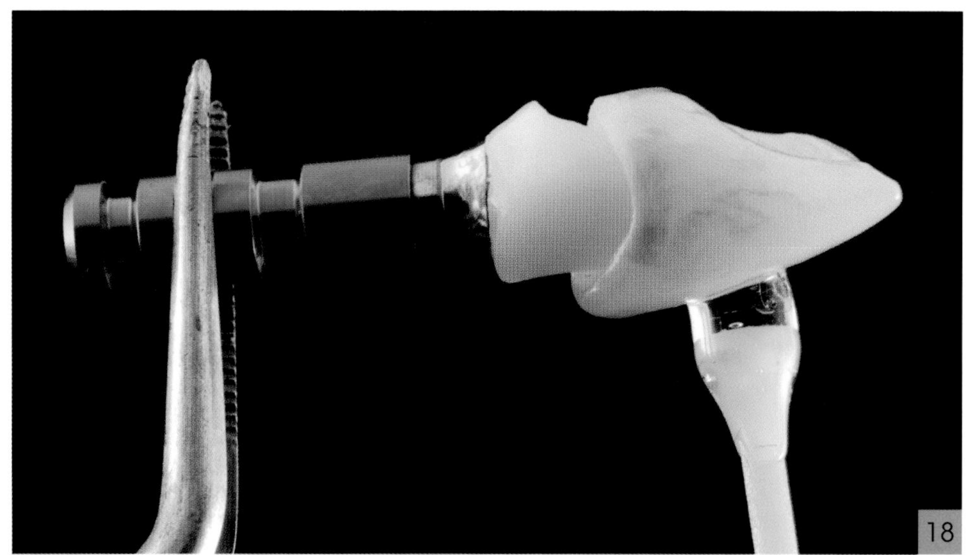
18

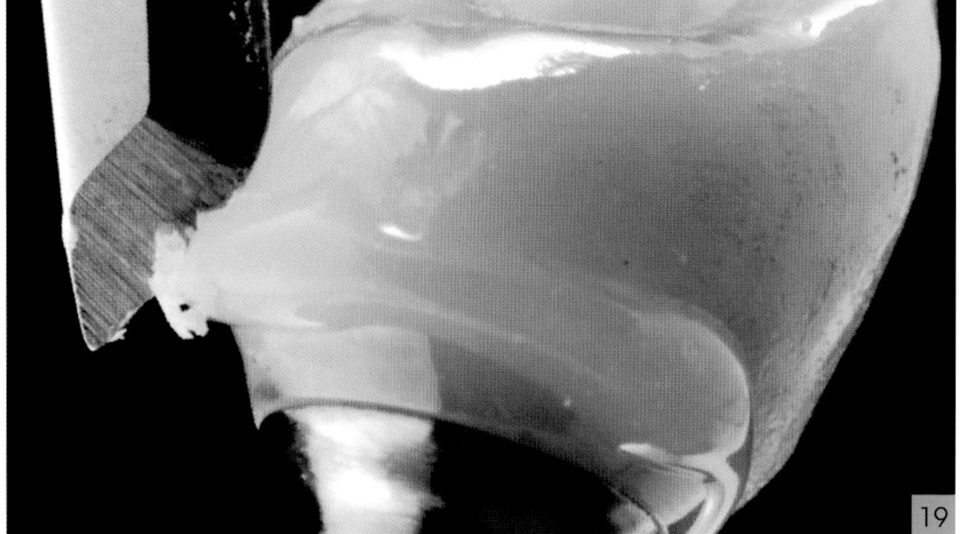
19

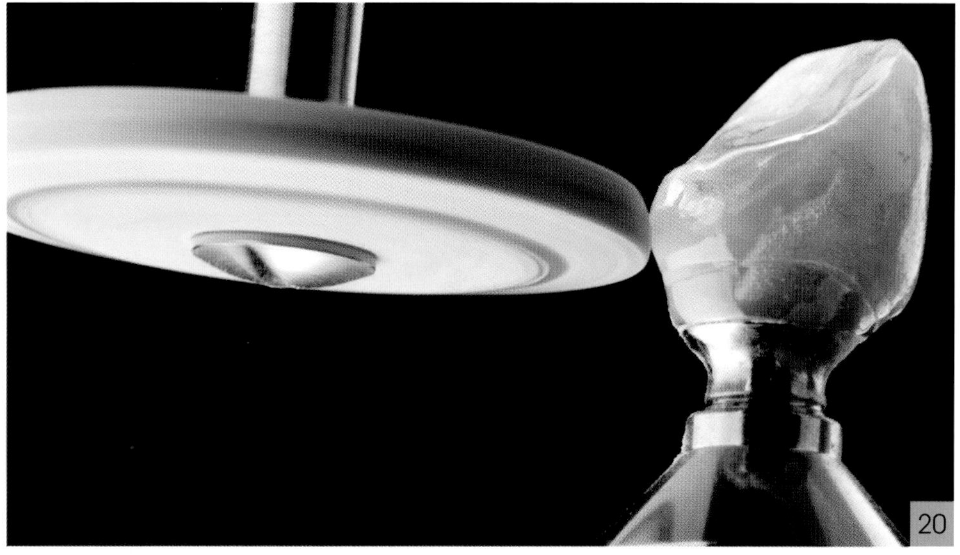
20

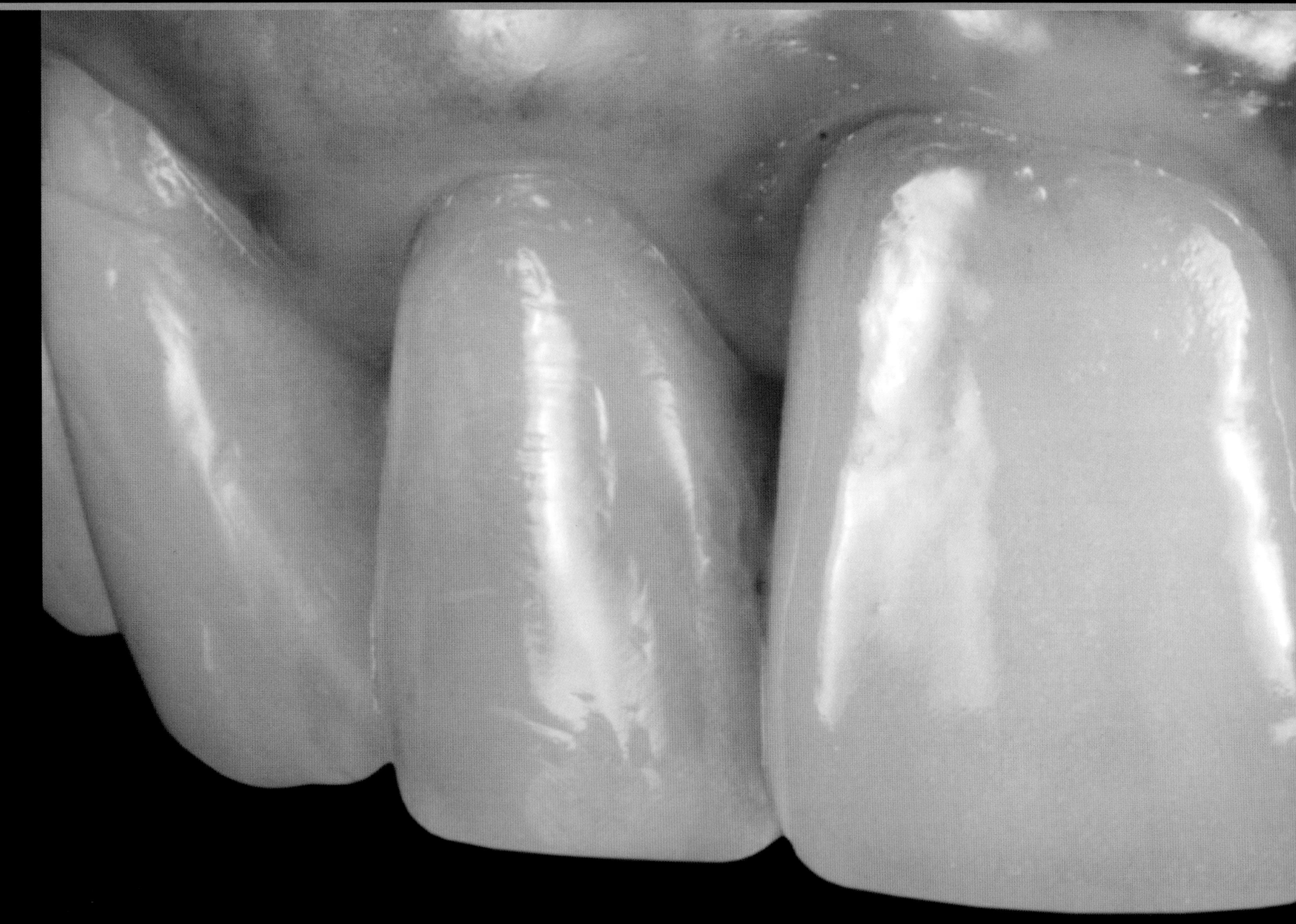

选择中等不透明度二硅酸锂材料（IPS e.max MO 1，义获嘉伟瓦登特）修饰钛基台能使种植体的形状、颜色和天然牙相似，其颜色效果较A1色低透明度二硅酸锂更好，还能使种植体与天然牙修复体拥有相似的厚度。最后使用回切技术完成修复体的制作（**图21**）。

图22和**图23**展示了修复完成后2年随访的临床照片和影像学图像。在随访过程中的影像学检查对于确保种植修复的成功十分重要，包括检查种植体骨结合的情况。

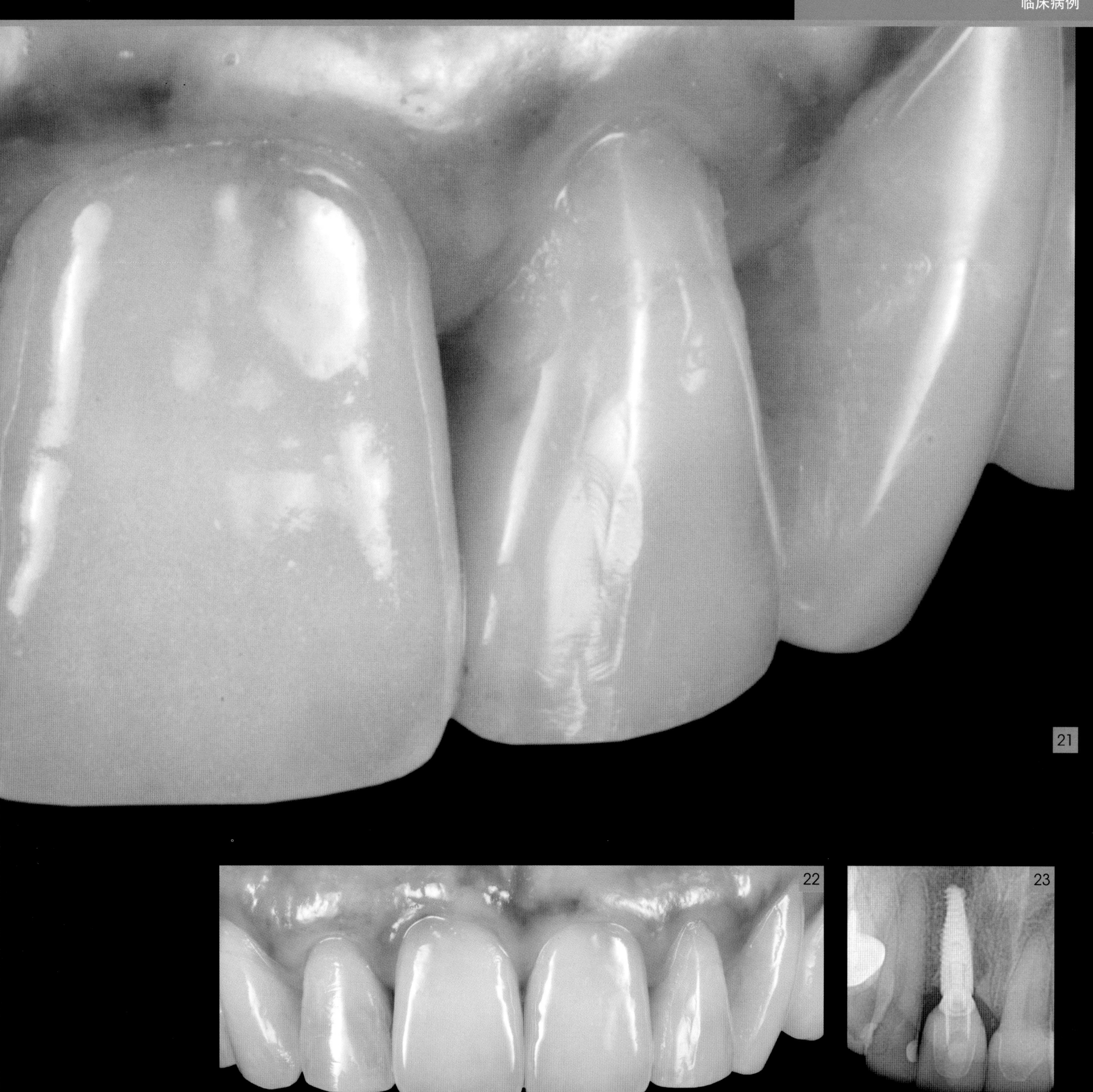
21
22
23

常规操作，持之以恒……

Vincenzo Musella

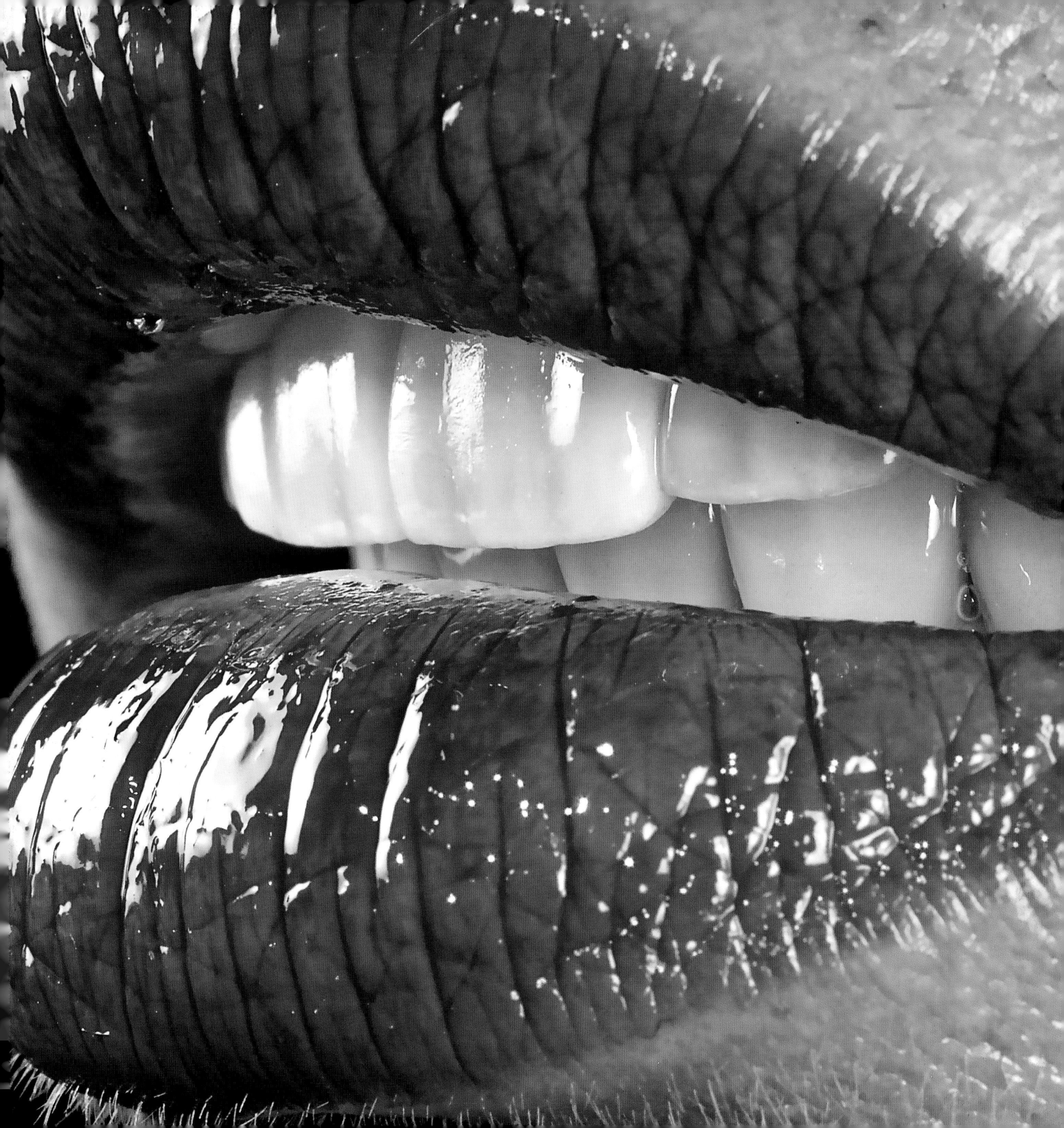

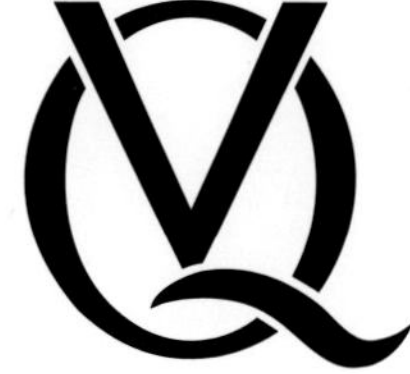